MENOPAUSA, O QUE VOCÊ PRECISA SABER

2ª edição

Abordagem prática e atual
do período do climatério

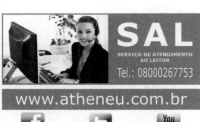

MENOPAUSA, O QUE VOCÊ PRECISA SABER

2ª edição

Abordagem prática e atual do período do climatério

EDITORES

SÔNIA MARIA ROLIM ROSA LIMA

SHELDON RODRIGO BOTOGOSKI

BENEDITO FABIANO DOS REIS

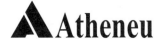

EDITORA ATHENEU

São Paulo —	*Rua Jesuíno Pascoal, 30* *Tel.: (11) 2858-8750* *Fax: (11) 2858-8766* *E-mail: atheneu@atheneu.com.br*
Rio de Janeiro —	*Rua Bambina, 74* *Tel.: (21) 3094-1295* *Fax.: (21) 3094-1284* *E-mail: atheneu@atheneu.com.br*
Belo Horizonte —	*Rua Domingos Vieira, 319 – conj. 1.104*

Produção Editorial: *Fernando Palermo*
Capa: *Equipe Atheneu*

Dados Internacionais de Catalogação na Publicação (CIP)
(Câmara Brasileira do Livro, SP, Brasil)

Menopausa o que você precisa saber: abordagem prática e atual do período do climatério/editores Sônia Maria Rolim Rosa Lima, Sheldon Rodrigo Botogoski, Benedito Fabiano dos Reis. -- 2. ed. -- São Paulo: Atheneu Editora, 2014.

Vários colaboradores.

Bibliografia

ISBN 978-85-388-0528-1

1. Menopausa 2. Menopausa - Obras de divulgação 3. Menopausa - Tratamento 4. Mulheres - Psicologia 5. Mulheres - Saúde I. Lima, Sônia Maria Rolim Rosa. II. Botogoski, Sheldon Rodrigo. III. Reis, Benedito Fabiano dos.

14-08868   CDD-612.665

Índices para catálogo sistemático:
1. Menopausa: Mulheres: Fisiologia humana   612.665

LIMA, S.M.R.R.; BOTOGOSKI, S.R.; REIS, B.F.
Menopausa, o que você precisa saber: abordagem prática e atual do período do climatério – 2ª edição

© *Direitos reservados à Editora ATHENEU – São Paulo, Rio de Janeiro, Belo Horizonte, 2014*

Sobre os Editores

Sônia Maria Rolim Rosa Lima

Mestre em Medicina, área de concentração em Tocoginecologia, pela Faculdade de Ciências Médicas da Santa Casa de São Paulo. Doutor em Medicina, área de concentração em Cardiologia, pela Universidade de São Paulo. Professor Adjunto da Faculdade de Ciências Médicas da Santa Casa de São Paulo. Docente do Curso de Pós Graduação em Ciências Cirúrgicas da Faculdade de Ciências Médicas da Santa Casa de São Paulo. Médica Primeiro Assistente da Irmandade da Santa Casa de Misericórdia de São Paulo

Sheldon Rodrigo Botogoski

Mestre em Princípios da Cirurgia, área de concentração em Cirurgia, pela Faculdade Evangélica do Paraná – FEPAR – Curitiba-PR. Doutor em Medicina, área de concentração em Tocoginecologia, pela Faculdade de Ciências Médicas da Santa Casa de São Paulo. Professor Adjunto Doutor do Departamento de Tocoginecologia do Setor de Ciências da Saúde da Universidade Federal do Paraná. Professor Assistente da Escola de Medicina, área de Ginecologia da Pontifícia Universidade Católica do Paraná. Coordenador do Ambulatório de Ginecologia Endócrina, Climatério e Anticoncepção da Santa Casa de Curitiba – Aliança PUCPR

Benedito Fabiano dos Reis

Mestre em Medicina pela Faculdade de Ciências Médicas da Santa Casa de São Paulo. Doutorando em Ciências Cirúrgicas pela Faculdade de Ciências Médicas da Santa Casa de São Paulo. Professor da Disciplina Saúde da Mulher da Universidade do Vale do Sapucaí- UNIVÁS, em Pouso Alegre-MG. Responsável pelo Ambulatório de Climatério e Ginecologia Endócrina. Chefe do Departamento de Ginecologia e Obstetrícia do Hospital das Clínicas Samuel Libânio – UNIVÁS

Sobre os Colaboradores

Aarão Mendes Pinto Neto
Professor Titular do Departamento de Tocoginecologia da Faculdade de Ciências Médicas da Universidade Estadual de Campinas – Unicamp

Adriana Bertolami
Médica da Seção Médica de Dislipidemias.

Adriana Bittencourt Campaner
Professora Assistente e Doutora do Departamento de Obstetrícia e Ginecologia da Faculdade de Ciências Médicas da Santa Casa de São Paulo – FCMSCSP. Chefe do Setor de Patologia do Trato Genital Inferior e Coloscopia do Departamento de Obstetrícia e Ginecologia da SCSP

Adriana Cristine Arent
Mestre em Patologia Geral e Experimental pela Universidade Federal de Ciências da Saúde de Porto Alegre – UFCSPA. Doutora em Patologia Geral e Experimental pela UFSCPA. Membro do Serviço de Ginecologia do Hospital São Lucas da Pontifícia Universidade Católica do Rio Grande do Sul – PUCRS. Especialista em Reprodução Humana

Adriana Orcesi Pedro Campana
Professora Doutora do Departamento de Tocoginecologia da Universidade Estadual de Campinas – Unicamp. Membro do Conselho Fiscal da Associação Brasileira do Climatério – SOBRAC

Adriana Sayuri Kurogi Ascenço
Médica Premiada em Primeiro Lugar dos Médicos Formados em Medicina na Universidade Federal do Paraná – UFPR, em 2007. Especialista em Cirurgia Geral e Cirurgia Plástica no Hospital de Clínicas da UFPR. Médica Voluntária e Preceptora do Serviço de Residência Médica do Hospital de Clínicas da UFPR. Membro da Sociedade Brasileira de Cirurgia Plástica

Adriano Namo Cury
Professor Doutor e Assistente da Disciplina de Endocrinologia da Faculdade de Ciências Médicas da Santa Casa de São Paulo – FCMSCSP

Adrienne Pratti Lucarelli
Professora Assistente e Doutora do Departamento de Obstetrícia e Ginecologia da Santa Casa de São Paulo – SCSP. Assistente da Clínica de Mastologia do Departamento de Obstetrícia e Ginecologia da Faculdade de Ciências Médicas da Santa Casa de São Paulo – FCMSCP

Alcindo Pissaia Júnior
Professor de Gastroenterologia da Pontifícia Universidade Católica do Paraná – PUCPR. Médico do Serviço de Gastroenterologia, Hepatologia e Transplante Hepático do Hospital Nossa Senhora das Graças, Curitiba-PR. Mestre em Biologie Cellulaire Physiologie et Pathologie – Université de Paris VII. Doutor em Physiologie e Physiopathologie – Université de Paris VI

Alexandre Castelo Branco de Luca
Doutor em Obstetrícia e Ginecologia pela Faculdade de Medicina da Universidade de São Paulo – FMUSP. Especialista em Acupuntura pela Associação Médica Brasileira de Acupuntura – AMBA

Almir Antonio Lara Urbanetz
Doutorando do Curso de Medicina da Escola Paulista de Medicina da Universidade Federal de São Paulo – EPM-UNIFESP

Almir Antonio Urbanetz
Professor Titular do Departamento de Tocoginecologia do Setor de Ciências da Saúde da Universidade Federal do Paraná – UFPR. Chefe do Ambulatório de Climatério do Hospital de Clínicas da UFPR. Coordenador da Ginecologia do PROAGO-FEBRASGO. Presidente da Sociedade de Obstetrícia e Ginecologia do Paraná – SOGIPA (biênio 2014-2015)

Álvaro Petracco
Professor Adjunto de Ginecologia da Faculdade de Medicina Pontifícia Universidade Católica do Rio Grande do Sul – PUCRS. Chefe do Ambulatório de Reprodução Humana do Hospital São Lucas da PUCRS. Diretor do Fertilitat – Centro de Medicina Reprodutiva

Ana Lúcia Cavalcanti
Doutora em Ciências Médicas pela Faculdade de Medicina da Universidade de São Paulo – FMUSP. Especialista em Sexualidade Humana pela USP e pela Sociedade Brasileira em Estudos da Sexualidade Humana – SBRASH

Ana Lúcia Ribeiro Valadares
Professora Doutora Pesquisador Colaborador em Ginecologia do Departamento de Tocoginecologia da Faculdade de Ciências Médicas da Universidade Estadual de Campinas – Unicamp

André Augusto Sirna dos Santos

Acadêmico da Faculdade de Medicina da Universidade de Santo Amaro – UNISA

André Lima de Oliveira

Médico Assistente da Clínica de Mastologia do Departamento de Obstetrícia e Ginecologia da Santa Casa de São Paulo – SCSP. Supervisor do Programa de Residência Médica do Departamento de Obstetrícia e Ginecologia da SCSP

Ângela Maggio da Fonseca

Livre-Docente. Professora Associada da Disciplina de Ginecologia da Faculdade de Medicina da Universidade de São Paulo –FMUSP

Antônio Marcos Coldibelli Francisco

Doutor em Medicina (Ginecologia) pela Escola Paulista de Medicina – EPM da Universidade Federal de São Paulo – UNIFESP. Pós-Doutorado pelo Obstetrician and Gynecology Departament of School of Medicine – Wake Forest University, Winston-Salem-NC – USA. Professor da Disciplina de Saúde da Mulher da Faculdade de Ciências da Saúde "Dr. José Antônio Garcia Coutinho" da Universidade do Vale do Sapucaí – UNIVÁS, Pouso Alegre-MG. Responsável pelo Setor de Cirurgia Minimamente Invasiva

Antonio Pedro Flores Auge

Professor Adjunto e Doutor do Departamento de Obstetrícia e Ginecologia da Faculdade de Ciências Médicas da Santa Casa de São Paulo – FCMSCSP. Responsável pelo Setor de Uroginecologia e Cirurgia Vaginal do Departamento de Obstetrícia e Ginecologia da FCMSCSP. Professor do Curso de Pós-Graduação em Ciências Cirúrgicas da FCMSCSP

Benedito Fabiano dos Reis

Mestre em Medicina pela Faculdade de Ciências Médicas da Santa Casa de São Paulo – FCMSCSP. Doutorando em Ciências Cirúrgicas pela FCMSCSP. Professor da Disciplina Saúde da Mulher da Universidade do Vale do Sapucaí – UNIVÁS, Pouso Alegre-MG. Responsável pelo Ambulatório de Climatério e Ginecologia Endócrina. Chefe do Departamento de Ginecologia e Obstetrícia do Hospital das Clínicas Samuel Libânio – UNIVÁS

Bianca Franco Augusto Bernardo

Mestre em Ciências Cirúrgicas pelo Curso de Pós-Graduação da Faculdade de Ciências Médicas da Santa Casa de São Paulo – FCMSCSP. Médica pela FCMSCSP. Especialista em Tocoginecologia pela Federação Brasileira das Associações de Ginecologia e Obstetrícia – FEBRASGO

Cândido Gregório Sarmet Damas dos Santos

Médico Especialista em Diagnóstico por Imagem pelo Colégio Brasileiro de Radiologia – CBR. Radiologista da UCD – Centro Diagnóstico – São Paulo. Responsável pelo Serviço de Ultrassonografia do Complexo Hospitalar Cruz Azul – São Paulo

Carlos Henrique Vianna de Andrade

Professor Titular das Disciplinas de Cardiologia e História da Medicina da Universidade do Vale do Sapucaí – UNIVÁS, Pouso Alegre-MG e da Universidade de Alfenas – UNIFENAS. Mestre em Cardiologia e Doutor em Medicina pela Escola Paulista de Medicina pela Universidade Federal de São Paulo – UNIFESP

Carolina Aguiar Moreira Kulak

Professora Adjunta do Departamento de Clínica Médica do Setor de Ciências da Saúde da Universidade Federal do Paraná – UFPR. Médica da Unidade de Metabolismo Ósseo do Serviço de Endocrinologia e Metabologia da UFPR

Carolina Furtado Macruz

Pós-Graduanda em Ciências Cirúrgicas pelo Curso de Pós-Graduação da Faculdade de Ciências Médicas da Santa Casa de São Paulo – FCMSCSP. Médica Segundo Assistente do Pronto Socorro de Ginecologia e Obstetricia do Hospital São Luiz Gonzaga da Irmandade da Santa Casa de Misericórdia de São Paulo

Carolina Pereira de Andrade

Médica Formada na Universidade Federal do Paraná – UFPR. Residência Médica em Tocoginecologia no Hospital de Clínicas da UFPR. Título de Especialista em Ginecologia e Obstetrícia – TEGO (2009). Diretora Clínica e Médica Pesquisadora do Centro de Estudos e Pesquisas Médicas em Reprodução Humana e Fertilização Assistida de Curitiba – CEPEME – CRHFAC

Ceci Mendes Carvalho Lopes

Médica Assistente e Doutora da Clínica Ginecológica do Hospital das Clínicas da Faculdade de Medicina da Universidade de São Paulo (Chefe do Setor de Fitoginecologia) – FMUSP. Diretora Fundadora da Associação Médica Brasileira de Fitomedicina – SOBRAFITO

Cláudio Barsanti

Mestre em Pediatria pela Escola Paulista de Medicina da Universidade Federal de São Paulo – EPM-UNIFESP. Doutor em Medicina pela Faculdade de Ciências Médicas da Santa Casa de São Paulo – FCMSCSP. Responsável pela UTI Pediátrica do Hospital Santa Marcelina. Coordenador do Curso de Bioética e Deontologia do Curso de Medicina da Faculdade Santa Marcelina. Advogado, Bacharel em Direito pela Universidade Presbiteriana Mackenzie – São Paulo

Cristina Kallás Hueb

Residência Médica em Tocoginecologia pela Faculdade de Ciências Médicas da Santa Casa de São Paulo – FCMSCSP. Doutorado em Medicina pela Universidade de São Paulo – USP. Pós-Doutoranda em Efetividade do Direito à Saúde da Mulher pela Faculdade de Direito do Sul de Minas

Edmund C. Baracat

Professor Titular da Disciplina de Ginecologia da Faculdade de Medicina da Universidade de São Paulo – USP. Professor Titular do Departamento de Ginecologia da Escola Paulista de Medicina da Universidade Federal de São Paulo – UNIFESP-EPM

Edna Maria Peters Kahhale

Doutora em Psicologia Experimental pelo Instituto de Psicologia da Universidade de São Paulo – USP. Professora do Departamento de Métodos e Técnicas em Psicologia da Faculdade de Ciências Humanas e da Saúde da Pontifícia Universidade Católica de São Paulo – PUCSP. Coordenadora do Laboratório de Estudos de Saúde e Sexualidade (LESSEX) Vinculado ao Núcleo de Psicossomática e Psicologia Hospitalar do Programa de Estudos Pós-Graduados em Psicologia Clínica da PUCSP

Elisa Chicareli Pinhat

Médica Residente em Tocoginecologia do Hospital de Clínicas da Universidade Federal do Paraná – UFPR

Elisa Maria Barbosa Esper

Doutora em Psicologia Clínica pela Pontifícia Universidade Católica de São Paulo – PUCSP. Professora da Universidade de Mogi das Cruzes – UMC. Professora da Pós-Graduação da Universidade de Santo André Anhanguera – UNIA

Elizabeth Regina Giunco Alexandre

Médica da Seção de Cardiologia da Mulher do Instituto Dante Pazzanese de Cardiologia São Paulo

Fabio Bagnoli

Professor Doutor Instrutor do Departamento de Obstetrícia e Ginecologia da Faculdade de Ciências Médicas da Santa Casa de São Paulo – FCMSCSP

Fábio Francisco de Oliveira Rodrigues

Médico Assistente Titular do Serviço de Oncoginecologia e Mastologia do Instituto do Câncer Arnaldo Vieira de Carvalho – IAVC. Médico Assistente do Núcleo de Mastologia – Hospital Sírio Libanês, São Paulo. Mastologista do Centro Oncológico Antonio Ermírio de Moraes. Doutor em Medicina na Área de Concentração em Tocoginecologia pela Faculdade de Ciências Medicas da Santa Casa de São Paulo – FCMSCSP

Francisco de Assis Lima Junior
Médico Especialista em Diagnóstico por Imagem pelo Colégio Brasileiro de Radiologia – CBR. Diretor Clínico da UCD – Centro Diagnóstico, São Paulo-SP. Responsável pelo Serviço de Ultrassonografia do Complexo Hospitalar Cruz Azul, São Paulo

Gil Facina
Professor Adjunto Doutor da Disciplina de Mastologia do Departamento de Ginecologia da Escola Paulista de Medicina pela Universidade Federal de São Paulo – EPM-UNIFESP

Gislaine Paviani
Médica Residente de Ginecologia e Obstetrícia do Hospital de Clínicas da Universidade Federal do Paraná – HC-UFPR

Giuliano Barboni Leite
Doutorando da Disciplina de Mastologia da Escola Paulista de Medicina pela Universidade Federal de São Paulo – EPM-UNIFESP. Médico Assistente do Setor de Mastologia do Hospital Perola Byington

Guilherme Cidade Crippa
Graduado em Medicina pela Universidade Federal do Paraná – UFPR. Especialista em Ginecologia pela Santa Casa de Curitiba. Especialista em Oncologia Ginecológica pelo Instituto Europeo di Oncologia – Milão, Itália. Médico do Serviço de Ginecologia e do Serviço de Oncologia da Santa Casa de Curitiba – Divisão de Oncologia Ginecológica. Médico do Serviço de Oncologia do Hospital Santa Cruz de Curitiba – Divisão de Oncologia Ginecológica

Gustavo Maximiliano Dutra da Silva
Professor Assistente da Disciplina de Ginecologia e Obstetrícia do Curso de Medicina da Universidade São Francisco – campus de Bragança Paulista, SP. Médico Efetivo no Centro de Referência da Saúde da Mulher – CRSM – Hospital Pérola Byington e na UGA IV Hospital Maternidade Leonor Mendes de Barros. Especialista em Tocoginecologia pela Federação Brasileira de Ginecologia e Obstetrícia – FEBRASGO. Especialista em Sexualidade Humana pela Associação Médica Brasileira – AMB – e pela FEBRASGO. Mestre em Medicina pela Faculdade de Ciências Médicas da Santa Casa de São Paulo – FCMSCSP

Hélio Rubens de Oliveira Filho
Ginecologista e Mastologista. Professor Assistente do Departamento de Tocoginecologia do Setor de Ciências da Saúde da Universidade Federal do Paraná – UFPR. Professor Assistente da Escola de Medicina, Área de Ginecologia da Pontifícia Universidade Católica do Paraná – CCBS-PUCPR. Mestre pela Universidade de São Paulo – USP – e Former Fellow do Instituto Europeu de Oncologia

Helizabet Salomão Ayroza Ribeiro

Professora Assistente e Doutora em Medicina pela Faculdade de Ciências Médicas da Santa Casa de São Paulo – FCMSCSP. Médica Assistente do Setor de Endoscopia Ginecológica e Endometriose do Departamento de Obstetrícia e Ginecologia da Irmandade da Santa Casa de São Paulo

Ivaldo Silva

Professor do Departamento de Ginecologia da Escola Paulista de Medicina da Universidade Federal de São Paulo – EPM-UNIFESP. Vice-Coordenador da Comissão de Residência Médica (COREME) da UNIFESP. Coordenador da Comissão do Mestrado Profissional Associado à Residência Médica (MEPAREM) da UNIFESP. Membro International Menopause Society

Jaime Kulak Junior

Professor Adjunto do Departamento de Tocoginecologia do Setor de Ciências da Saúde da Universidade Federal do Paraná – UFPR. Membro da Comissão Nacional Especializada em Osteoporose da Federação Brasileira de Ginecologia e Obstetrícia – FEBRASGO. Presidente da Associação Brasileira de Avaliação Óssea e Osteometabolismo – ABRASSO – Regional Paraná

João Eduardo Nunes Salles

Professor Assistente Doutor da Faculdade de Ciências Médicas da Santa Casa de São Paulo – FCMSCSP. Doutor em Ciências pela Disciplina de Endocrinologia da Universidade Federal de São Paulo – UNIFESP

José Carlos Pascalicchio

Mestre e Doutor em Medicina pela Faculdade de Ciências Médicas da Santa Casa de São Paulo – FCMSCSP. Chefe da Clínica Oncológica do Departamento de Ginecologia e Obstetrícia da FCMSCSP

José Maria Soares Junior

Livre-Docente. Professor Associado da Disciplina de Ginecologia da Faculdade de Medicina da Universidade de São Paulo – FMUSP. Coordenador do Setor de Climatério da Clínica Ginecológica do Hospital das Clínicas da FMUSP

José Mendes Aldrighi

Professor Titular e Diretor do Departamento de Obstetrícia e Ginecologia da Faculdade de Ciências Médica da Santa Casa de São Paulo – FCMSCSP. Professor Associado, Livre-docente e Coordenador da Disciplina de Pós-Graduação "Saúde da Mulher no Climatério" da Faculdade de Saúde Pública da Universidade de São Paulo – USP

Jussara Vono Toniolo

Doutora em Endocrinologia pela Universidade São Paulo – USP. Pós-Doutorado pela Northwestern University-Chicago, USA. Professora Adjunta de Clínica Médica, Área de Endocrinologia da Faculdade de Ciências da Saúde "Dr. José Antônio Garcia Coutinho" da Universidade do Vale do Sapucaí – UNIVÁS, Pouso Alegre-MG

Kleber Morais

Superintendente da Maternidade Escola Januário Cicco da Universidade Federal do Rio Grande do Norte/Empresa Brasileira de Serviços Hospitalares – UFRN/EBSERH. Professor Associado e Doutor do Departamento de Toco-Ginecologia da UFRN. Professor do Curso de Pós-Graduação de Ginecologia Minimamente Invasiva da Faculdade de Ciências Médicas de Minas Gerais - FCMMG. Presidente da Academia de Medicina do Rio Grande do Norte. Presidente do Instituto Professor Leide Morais. Membro de Honra do Colégio Nacional de Ginecologia e Obstetrícia Francês

Laerte Justino de Oliveira

Professor Titular Doutor em Ginecologia na Pontifícia Universidade Católica do Paraná – PUCPR. Chefe do Serviço de Ginecologia da Santa Casa de Curitiba – Aliança PUCPR. Coordenador do Serviço de Oncologia da Santa Casa de Curitiba e Hospital Santa Cruz de Curitiba

Lorena Ana Mercedes Lara Urbanetz

Médica Formada pela Universidade Federal do Paraná – UFPR. Aprovada no Concurso de Residência Médica de Ginecologia e Obstetrícia da UFPR

Lúcia de Fátima Cahino da Costa Hime

Professora Titular da Faculdade de Medicina da Universidade de Santo Amaro – UNISA. Doutora em Medicina pela Faculdade de Saúde Pública da Universidade de São Paulo – USP. Chefe da Disciplina de Ginecologia e Obstetrícia da Faculdade de Medicina da UNISA. Supervisora da Residência Médica de Obstetrícia e Ginecologia da UNISA. Coordenadora da Ginecologia e Obstetrícia do Hospital Geral do Grajaú. Membro do Comitê de Ética em Pesquisa do Hospital Geral do Grajaú. Membro da Sociedade Brasileira de Fitomedicina

Lucia Helena Simões da Costa Paiva

Professora Livre-Docente em Ginecologia do Departamento de Tocoginecologia da Faculdade de Ciências Médicas da Universidade Estadual de Campinas – Unicamp

Luis Paulo Gomes Mascarenhas

Professor Doutor do Departamento de Educação Física da Universidade Estadual do Centro Oeste – UNICENTRO. Coordenador do Laboratório de Atividade Física e Saúde da Unidade de Endocrinologia da Universidade Federal do Paraná – UFPR. Membro do Colégio Americano de Medicina do Esporte. Professor da Pós-Graduação – Mestrado em Saúde Coletiva da UNICENTRO. Professor da Pós-Graduação-Mestrado em Desenvolvimento Regional da Universidade do Contestado

Luiz Francisco Cintra Baccaro

Médico Tocoginecologista. Mestre em Tocoginecologia pela Faculdade de Ciências Médicas da Universidade Estadual de Campinas – FCM-Unicamp. Doutor em Ciências da Saúde pela Faculdade de Ciências Médicas da Unicamp. Pós-Doutorando do Departamento de Tocoginecologia da FCM/UNICAMP – CAPES

Lyliana Coutinho Resende Barbosa

Doutora em Ciências da Saúde pela Universidade Federal de São Paulo – UNIFESP. Professora Assistente da Disciplina Saúde da Mulher da Universidade do Vale do Sapucaí – UNIVAS, Pouso Alegre-MG. Supervisora do Estágio e Internato de Ginecologia e Obstetrícia do Quinto Ano do Curso de Graduação em Medicina da UNIVAS. Responsável pelo Setor de Cirurgia Oncoginecológica

Marcelo Chiara Bertolami

Diretor de Divisão Científica do Instituto Dante Pazzanese de Cardiologia da Secretaria de Estado da Saúde de São Paulo

Marcos Felipe Silva de Sá

Professor Titular do Departamento de Ginecologia e Obstetrícia da Faculdade de Medicina de Ribeirão Preto da Universidade de São Paulo – USP

Maria Helena Louveira

Médica Radiologista pela Universidade Federal de São Paulo – UNIFESP. Doutora em Radiologia e Diagnóstico por Imagem pela UNIFESP. Médica do Hospital de Clínicas da Universidade Federal do Paraná – UFPR – na Detecção e Avaliação do Câncer Mamário pelos Métodos de Imagem. Coordenadora Médica do Setor de Imagem no Hospital Marcelino Champagnat em Curitiba da Pontifícia Universidade Católica do Paraná – PUCPR

Maria Marta Martins

Professora Assistente e Doutora do Departamento de Obstetrícia e Ginecologia da Faculdade de Ciências Médicas da Santa Casa de São Paulo – FCMSCSP. Assistente da Clínica de Mastologia do Departamento de Obstetrícia e Ginecologia da Santa Casa de São Paulo

Mariângela Badalotti
Professora Adjunta de Ginecologia da Faculdade de Medicina da Pontifícia Universidade Católica do Rio Grande Sul – PUCRS. Chefe do Serviço de Ginecologia do Hospital São Lucas da PUCRS. Diretora do Fertilitat – Centro de Medicina Reprodutiva

Marili Doro Andrade Deonizio
Odontóloga e Especialista em Endodontia na Pontifícia Universidade Católica do Paraná –PUCPR. Doutorado em Endodontia na Faculdade de Odontologia da Universidade de São Paulo – FOUSP. Professora Adjunto III de Endodontia na Universidade Federal do Paraná – UFPR. Professora do Curso de Especialização em Endodontia na UFPR

Marilisa Carneiro Leão Gabardo
Odontóloga e Especialista em Saúde Coletiva em Odontologia e Endodontia na Pontifícia Universidade Católica do Paraná – PUCPR. Mestrado e Doutorado em Odontologia com Área de Concentração em Saúde Coletiva na Pontifícia Universidade Católica do Paraná – PUCPR

Marisa Teresinha Patriarca
Médica Assistente Doutor e Coordenadora do Setor Multidisciplinar de Pesquisa em Patologia da Pele Feminina do Departamento de Ginecologia da Universidade Federal de São Paulo – UNIFESP

Mônica Lopez Vazquez
Professora Assistente Doutora do Departamento de Obstetrícia e Ginecologia da Santa Casa de São Paulo – SCSP. Docente do Curso de Bioética e Deontologia do Curso de Medicina da Faculdade Santa Marcelina. Advogada, Bacharel em Direito pela Universidade Presbiteriana Mackenzie – São Paulo

Newton Sérgio de Carvalho
Professor Titular de Ginecologia do Departamento de Tocoginecologia da Universidade Federal do Paraná – UFPR. Coordenador do Setor de Infecções em Ginecologia e Obstetrícia do Hospital de Clínicas da UFPR

Nilza Maria Scalissi
Professora Doutora em Clínica Médica pela Faculdade de Ciências Médicas da Santa Casa de São Paulo – FCMSCSP. Professora Assistente da Disciplina de Endocrinologia da Santa Casa de Misericórdia de São Paulo – Chefe da Disciplina de Endocrinologia do Departamento de Medicina da Irmandade de Santa Casa de São Paulo

Osmar Monte
Professor Titular da Faculdade de Ciências Médicas da Santa Casa de São Paulo – FCMSCSP. Doutor em Ciências pela Disciplina de Clínica Médica da FCMSCSP

Paulo Ayroza Galvão Ribeiro

Professor Adjunto e Doutor do Departamento de Obstetrícia e Ginecologia (DOGI) da Faculdade de Ciências Médicas da Santa Casa de São Paulo – FCMSCSP. Chefe da Clínica de Ginecologia Cirúrgica do DOGI da Irmandade da Santa Casa de São Paulo. Chefe do Setor de Endoscopia Ginecológica e Endometriose do DOGI

Paulo Henrique Ferreira Brandão

Mestre em Neurologia Clínica pela Universidade Federal de São Paulo – UNIFESP. Especialista em Geriatria pela Sociedade Brasileira Geriatria e Gerontologia – SBGG. Professor Assistente do Curso de Medicina da Universidade do Vale do Sapucai – UNIVÁS, Pouso Alegre-MG

Poliana Cordeiro César Pacello

Mestre em Tocoginecologia da Universidade Estadual de Campinas – Unicamp. Doutoranda em Tocoginecologia pela Unicamp

Rafael Emmanuel Gualter Karelinsky

Médico Especialista em Homeopatia pela Associação Médica Brasileira, Associação Médica Homeopática Brasileira e Conselho Federal de Medicina

Renato da Silva Freitas

Médico Especialista em Cirurgia Geral e Cirurgia Plástica na Universidade de São Paulo – USP. Mestrado e Doutorado em Cirurgia Plástica na USP. Pós-Doutorado na Universidade de Yale e Livre-Docente em Cirurgia Plástica na USP. Professor Associado II da Universidade Federal do Paraná – UFPR. Chefe da Disciplina e do Serviço de Cirurgia Plástica da UFPR. Cirurgião Plástico e Craniofacial do Centro de Atendimento Integral ao Fissurado Lábio Palatal. Presidente da Comissão Científica do CAIF. Editor da Brazilian Journal of Craniomaxillofacial Surgery. Membro do Conselho Editorial da Brazilian Journal of Craniomaxillofacial Surgery

Roberto Adelino de Almeida Prado

Professor Assistente e Doutor do Departamento de Obstetrícia e Ginecologia da Faculdade de Ciências Médicas da Santa Casa de São Paulo – FCMSCSP. Coordenador do Ambulatório de Ginecologia Endócrina do Departamento de Obstetrícia e Ginecologia da Irmandade da Santa Casa de Misericórdia de São Paulo

Roberto Euzébio dos Santos

Diretor de Ensino do Centro de Referência de Saúde da Mulher – CRSM – Hospital Pérola Byington. Professor Nucleador da Faculdade de Medicina da Universidade Nove de Julho – UNINOVE. Mestre e Doutor em Medicina, Área de Concentração Tocoginecologia pela Faculdade de Ciências Médicas da Santa Casa de São Paulo – FCMSCSP. Professor Adjunto da FCMSCSP

Rosaly Rulli Costa

Diretora do Centro de Ensino e Pesquisa em Reprodução Assistida – CEPRA. Chefe do Serviço de Reprodução Humana e Endoscopia do Hospital Materno Infantil de Brasília – HMIB

Rosires Pereira de Andrade

Professor Titular do Departamento de Tocoginecologia do Setor de Ciências da Saúde da Universidade Federal do Paraná – UFPR. Diretor e Coordenador do CEPEME – CERHFAC – Centro de Estudos e Pesquisas Médicas em Reprodução Humana e Fertilização Assistida de Curitiba

Sergio Setsuo Maeda

Professor Assistente da Faculdade de Ciências Médicas da Santa Casa de São Paulo – FCMSCSP. Mestre e Doutor em Endocrinologia Clínica pela Escola Paulista de Medicina da Universidade Federal de São Paulo – EPM-UNIFESP – na área de Metabolismo Ósseo e Mineral

Sheldon Rodrigo Botogoski

Mestre em Princípios da Cirurgia, Área de Concentração em Cirurgia pela Faculdade Evangélica do Paraná – FEPAR. Doutor em Medicina, Área de Concentração em Tocoginecologia pela Faculdade de Ciências Médicas da Santa Casa de São Paulo – FCMSCSP. Professor Adjunto Doutor do Departamento de Tocoginecologia do Setor de Ciências da Saúde da Universidade Federal do Paraná – UFPR. Professor Assistente da Escola de Medicina, Área de Ginecologia da Pontifícia Universidade Católica do Paraná – PUCPR. Coordenador do Ambulatório de Ginecologia Endócrina, Climatério e Anticoncepção da Santa Casa de Curitiba – Aliança PUCPR

Silmar Cunha da Silva

Médica Ginecologista e Obstetra. Professora Assistente da Escola de Medicina, Área de Ginecologia da Pontifícia Universidade Católica do Paraná – PUCPR. Coordenadora do Ambulatório de Uroginecologia e Cirurgia Vaginal da Santa Casa de Curitiba – Aliança PUC-PR

Silvania de Cássia Vieira Archangelo

Doutora em Ciências da Saúde pela Universidade Federal de São Paulo – UNIFESP. Professora da Disciplina Saúde da Mulher da Universidade do Vale do Sapucaí – UNIVÁS, Pouso Alegre-MG. Responsável pela Gestação de Alto Risco e Assistente do Setor de Cirurgia Minimamente Invasiva da UNIVÁS

Silvia da Silva Carramão

Doutora em Tocoginecologia pela Faculdade de Ciências Médicas da Santa Casa de São Paulo – FCMSCSP. Médica Assistente do Setor de Uroginecologia e Cirurgia Vaginal do Departamento de Obstetrícia e Ginecologia da FCMSCSP

Sílvia Saito Yamada

Mestre em Medicina pela Faculdade de Ciências Médicas da Santa Casa de São Paulo – FCMSCSP. Especialista em Tocoginecologia pela Federação Brasileira das Associações de Ginecologia e Obstetrícia – FEBRASGO

Sônia Maria Rolim Rosa Lima

Mestre em Medicina, Área de Concentração em Tocoginecologia pela Faculdade de Ciências Médicas da Santa Casa de São Paulo – FCMSCSP. Doutor em Medicina, Área de Concentração em Cardiologia pela Universidade de São Paulo – USP. Professor Adjunto da FCMSCSP. Docente do Curso de Pós Graduação em Ciências Cirúrgicas da FCMSCSP. Médica Primeiro Assistente da Irmandade da Santa Casa de Misericórdia de São Paulo

Sylvia Seabra Mayer Rolim

Assistente Social pela Faculdade de Serviço Social da Pontifícia Universidade Católica de São Paulo – PUCSP. Pedagoga pela Faculdade Castro Alves – São Paulo

Tânia das Graças Mauadie Santana

Médica Especialista em Ginecologia e Obstetrícia – TEGO – FEBRASGO. Pós-Graduada em Educação e Terapia Sexual pela Sociedade Brasileira em Estudos da Sexualidade Humana – SBRASH. Coordenadora do Ambulatório de Sexologia do Hospital Pérola Byington – Centro de Referência e Especialização em Sexologia do Hospital Pérola Byington – CRESEX

Tayane Muniz Fighera

Médica da Unidade de Metabolismo Ósseo do Serviço de Endocrinologia e Metabologia do Hospital de Clínicas da Universidade Federal do Paraná – SEMPR/UFPR

Thais Gretis Rodrigues da Luz

Bacharel em Educação Física pela Universidade Federal do Paraná. Especialista em Massoterapia pela Universidade Gama Filho. Pós-Graduação em Nutrição Desportiva pela Universidade Gama Filho. Professora Especialista em Condicionamento Físico Personalizado

Tsutomu Aoki

Professor Adjunto e Doutor do Departamento de Obstetrícia e Ginecologia – DOGI – da Faculdade de Ciências Médicas da Santa Casa de São Paulo – FCMSCSP. Chefe do Setor de Infertilidade do DOGI

Valeria Petri

Professor Titular do Departamento de Dermatologia da Universidade Federal de São Paulo – UNIFESP

Vicente Renato Bagnoli

Livre-Docente. Professor Associado Disciplina de Ginecologia da Faculdade de Medicina da Universidade de São Paulo – FMUSP

Vinícius Milani Budel

Médico Ginecologista, Mastologista e Oncologista. Professor Adjunto do Departamento de Tocoginecologia do Setor de Ciências da Saúde da Universidade Federal do Paraná – UFPR. Presidente da Sociedade Brasileira de Mastologia – Capítulo do Paraná. Chefe do Serviço e Disciplina de Mastologia da UFPR

Vivian Ferreira do Amaral

Mestrado e Doutorado em Ginecologia e Obstetrícia pela Faculdade de Medicina de Ribeirão Preto da Universidade de São Paulo – FMRP-USP. Professora Adjunta da Escola de Medicina, Área de Ginecologia e do Programa de Pós-Graduação em Ciências da Saúde da Pontifícia Universidade Católica do Paraná – CCBS-PUCPR. Professora Adjunta do Departamento de Tocoginecologia do Setor de Ciências da Saúde da Universidade Federal do Paraná – UFPR

Wilson Maça Yuki Ariê

Doutor em Medicina pela Faculdade de Medicina da Universidade de São Paulo – FMUSP

*A nossas queridas famílias e
aos que nos ajudaram a construí-la,
a nossas amigas e nossos amigos,
a nossos mestres e as nossas Escolas,
a todos nossos colaboradores diretos
e indiretos e a todas as mulheres que
atendemos nesses muitos anos de
exercício desta profissão que
escolhemos e que temos a honra
e felicidade de exercer.*

*"Não sei se a vida é curta ou longa para nós, mas sei que nada do que vivemos
tem sentido, se não tocarmos o coração das pessoas.
Muitas vezes basta ser: colo que acolhe, braço que envolve, palavra que conforta,
silencio que respeita, alegria que contagia, lágrima que corre, olhar que acaricia,
desejo que sacia, amor que promove.
E isso não é coisa de outro mundo, é o que dá sentido à vida. É o que faz com que
ela não seja nem curta, nem longa demais, mas que seja intensa, verdadeira, pura
enquanto durar."*

"Saber Viver: Cora Coralina"

Prefácio da Segunda Edição

"Uma grande vida - escreveu Vigny – é um ideal da
juventude realizado na idade madura."

O livro *Menopausa: O Que Você Precisa Saber – Abordagem Prática e Atual do Período do Climatério* em sua segunda edição, totalmente renovado, será reconhecido pelos estudantes, residentes e médicos que atuam em consultórios ou nas frentes de atendimento as pacientes de hospitais públicos e privados, como um guia muito prático e completo, de grande utilidade e indispensável na atividade diária, particularmente nessa fase da vida das mulheres.

Certamente irá atingir seu objetivo junto ao público-alvo, oferecendo informações atualizadas sobre aspectos essenciais da menopausa e do climatério, desde os principais sintomas, passando por aspectos gerais de grande valia como sexualidade, anticoncepção, nutrição, estilo de vida, vacinas e aspectos legais dos direitos da mulher, além de aspectos clínicos de doenças que acometem as pacientes nesse período.

É muitíssimo abrangente, englobando praticamente todos os procedimentos realizados na especialidade, nesse momento importante da saúde feminina, com ênfase em exames específicos para a detecção de morbidades e comorbidades, que se diagnosticadas precocemente, podem impedir a progressão de doenças graves e incuráveis, finalizando com aspectos terapêuticos completos.

Concentra, em seus 72 capítulos, a verdadeira alma de um livro técnico na área médica, onde encontramos a experiência e o conhecimento de mestres, doutores, professores e especialistas dessa Instituição, que há 450 anos presta serviços à população da cidade de São Paulo, do Estado e do País, e professores de Instituições coirmãs, também com a mesma importância no cenário nacional, como a Universidade Federal do Paraná, Pontifícia Universidade Católica do Paraná e Universidade do Vale do Sapucaí de Pouso Alegre.

Seus experientes editores demonstraram na escolha dos temas e colaboradores, perspicácia e conhecimento daquilo que realmente tínhamos carência em nosso meio e, nesta segunda edição, realizam uma compilação completa do imprescindível para o propósito desta obra, que, sem dúvida, não servirá apenas ao especialista, mas também aos médicos em geral.

Muito bem ilustrado com figuras de fácil entendimento, alta qualidade técnica e beleza gráfica que enriquecem o livro, facilita o entendimento e o aprendizado, atingindo seu grande objetivo.

O livro também mostra o lado humanístico dos editores, quando ressalta aspectos relacionados à relação médico-paciente-família, coluna-mestre, e essencial ao bom desempenho da atividade médica.

Parabéns e obrigado a todos os profissionais que colaboraram para que esta obra tenha sucesso e beneficie colegas e pacientes.

Finalizando, esperamos contar com os leitores no envio de sugestões e opiniões, para o contínuo aprimoramento deste livro.

Dr. Valdir Golin
Professor Adjunto Doutor do Departamento
de Clínica Médica da Faculdade de Ciências
Médicas da Santa Casa de São Paulo.
Diretor da Faculdade de Ciências Médicas
da Santa Casa de São Paulo.

Prefácio da Primeira Edição

O livro *Menopausa, o que você precisa saber: abordagem prática e atual do período do climatério*, de autoria de Sônia Maria Rolim Rosa Lima e de Sheldon Rodrigo Botogoski, será um marco histórico no atendimento integral à mulher neste início de século. Este livro servirá não somente aos médicos ginecologistas, mas também a todos os profissionais que lidam com a mulher.

Com esmerada preocupação no período menopausal, os autores fizeram uma completa abordagem nos 62 capítulos que compõem este livro, estabelecendo conceitos da menopausa e climatério, passando por toda a sintomatologia clínica e psicológica da sexualidade e da anticoncepção.

Os aspectos gerais não foram esquecidos, daí a importância a todos os profissionais que atendem a saúde feminina, em que são abordados temas como nutrição, exercícios, estilo de vida, vacinas, odontologia, dermatologia, a cirurgia estética e reparadora e os aspectos legais dos direitos da mulher.

Cuidados preventivos da saúde foram amplamente estudados, enfatizando doenças cardiovasculares, osteopenia, osteoporose e demência.

Aspectos clínicos de maiores relevâncias não foram olvidados, como pólipos endometriais, miomas uterinos, diabetes mellitus, cefaleias, doenças do fígado e vesícula biliar, tireoidopatias, doenças autoimunes, artralgia e artrite, prevenção e câncer de mama, câncer ginecológico e câncer de outras localizações. A emergência tem uma atenção especial.

Parte importante na prevenção de todas as afecções que podem acometê-las são os exames diagnósticos, sendo amplamente colocados como análises clínicas, marcadores tumorais, dosagens hormonais, ultrassonografias, histeroscopia, densitometria óssea, mamografia e ressonância magnética.

Após abordagem diagnóstica, a terapêutica foi enfatizada, desde o tratamento hormonal, passando pela fitoterapia, antidepressivos, acupuntura e homeopatia.

Para facilitar e auxiliar os profissionais da saúde, um amplo bulário foi disponibilizado a todos; para avaliar os seus conhecimentos e ajudar no diagnóstico e conduta, foram colocados testes práticos.

Toda esta obra, comandada pelos autores Sônia Maria Rosa Lima e Sheldon Rodrigo Botogoski, contou com a colaboração de eminentes professores da área acadêmica e especialistas em suas respectivas áreas de atuação que deram uma conotação notória à atenção integral da Saúde da Mulher.

Com a edição deste livro, a Professora Doutora Sônia Maria Rosa Lima, Professora Adjunta da Faculdade de Ciências Médicas da Santa Casa de São Paulo e Coordenadora do Ambulatório de Climatério do Departamento de Obstetrícia e Ginecologia da Santa Casa de Misericórdia de São Paulo, e o Dr. Sheldon Rodrigo Botogoski, Doutor em Medicina pela Faculdade de Ciências Médicas da Santa Casa de São Paulo, Professor Auxiliar do Departamento de Ginecologia da Irmandade da Santa Casa de Misericórdia de Curitiba – PUC – Paraná vêm novamente demonstrar o grande interesse pela saúde integral da mulher, vidas estas dedicadas e vitoriosas em suas brilhantes carreiras no campo acadêmico e de pesquisas.

Prefaciar esta obra foi uma honra muito grande para mim e para o Departamento de Obstetrícia e Ginecologia da Santa Casa de Misericórdia de São Paulo, pois esta deverá estar à disposição de todos os profissionais da saúde, em todos os momentos de suas atividades! Confiram!

São Paulo, maio de 2009

Tsutomu Aoki

Diretor do Departamento de Obstetrícia
e Ginecologia da Santa Casa de
Misericórdia de São Paulo

Apresentação

A atenção ao período do climatério desperta o interesse de todos os profissionais que atuam na área da saúde, tendo em vista o grande número de mulheres que atingem essa faixa etária, tanto em países desenvolvidos quanto em desenvolvimento. De fato, considerando a longevidade atingida pelas mulheres, elas poderão viver mais de um terço de suas vidas nesse período.

Atendemos mulheres há mais de três décadas e temos participação ativa e permanente em eventos tanto nacionais quanto internacionais. Vivenciamos a necessidade de atualização em educação dos diferentes aspectos da manutenção da saúde nessa fase, onde, sem sombra de dúvida, há características específicas e próprias. Nosso objetivo foi contemplar a mulher sob os diversos ângulos, englobando variados aspectos de sua condição de gênero.

A expansão do conhecimento e entendimento da biologia da transição do período reprodutivo para o não reprodutivo com suas necessidades prementes e a importância de manter ativa a saúde tanto do corpo quanto da mente também foi motivo de nosso interesse. As mulheres estão cada vez mais conscientes, ativas e abertas para vivenciar de modo pleno este período.

Contamos com a colaboração de especialistas de renome e com nossos mesmos ideais. Temos o privilégio de contar com uma grande equipe altamente gabaritada e conhecedora dos aspectos básicos de atenção à saúde, dos itens relevantes de medicina preventiva, assim como a abordagem adequada dos principais problemas que podem ocorrer neste período.

Destinamos este livro a todas as pessoas e a todo profissional com interesse em conhecer um pouco mais o assunto, já que os capítulos foram elaborados de modo prático e atual; não tendo como objetivo esgotar o tema ou escrever um compêndio completo.

O conhecimento médico está em constante evolução, assim nesta nossa nova edição procuramos agregar novos conhecimentos com novos capítulos e novos colaboradores. Esperamos assim contribuir para melhor assistência às nossas mulheres cada vez mais atualizadas, modernas, práticas, exigentes e prontas para desfrutar com plena felicidade e saúde mais uma etapa de sua vida!

Os Editores

Sumário

PARTE 1 - MENOPAUSA E CLIMATÉRIO

1. **Conceitos, 3**
   Sônia Maria Rolim Rosa Lima
   Sheldon Rodrigo Botogoski
   Benedito Fabiano dos Reis

2. **Falência ovariana prematura: aspectos diagnósticos e emocionais, 11**
   Sônia Maria Rolim Rosa Lima
   Rosaly Rulli Costa
   Sheldon Rodrigo Botogoski
   Sylvia Seabra Mayer Rolim

3. **Gestação após os 40 anos: orientações básicas, 17**
   Kleber Morais
   Álvaro Petracco
   Mariângela Badalotti
   Adriana Cristine Arent

4. **Humanização na atenção à saúde da mulher no climatério, 25**
   Ana Lúcia Cavalcanti

5. **Qualidade de vida e climatério, 35**
   Aarão Mendes Pinto Neto
   Luiz Francisco Cintra Baccaro

PARTE 2 – Sintomas no Climatério

6. **Sintomas vasomotores (ondas de calor), 47**
   Roberto Adelino de Almeida Prado

7. **Sintomas psicológicos e Psicogênicos, 51**
   Edna Maria Peters Kahhale
   Elisa Maria Barbosa Esper

8. **Sintomas Urogenitais, 63**
   Antonio Pedro Flores Auge
   Silvia da Silva Carramão

PARTE 3 – ASPECTOS GERAIS

9. **Sexualidade, 71**
   Sônia Maria Rolim Rosa Lima
   Tânia das Graças Mauadie Santana
   Sheldon Rodrigo Botogoski

10. **Resposta sexual no climatério, 81**
    Gustavo Maximiliano Dutra da Silva
    Sônia Maria Rolim Rosa Lima

11. **Tratamento farmacológico das disfunções sexuais, 89**
    Ana Lúcia Ribeiro Valadares

12. **Anticoncepção, 97**
    Cristina Kallás Hueb
    Benedito Fabiano dos Reis
    Sheldon Rodrigo Botogoski
    Sônia Maria Rolim Rosa Lima

13. **Nutrição, 107**
    Vicente Renato Bagnoli
    Ângela Maggio da Fonseca
    Fabio Bagnoli

14. **Exercícios, 115**
    Luis Paulo Gomes Mascarenhas
    Thais Gretis Rodrigues da Luz

15. **Estilo de vida, 125**
    Ivaldo Silva

16. **Cuidados bucais, 131**
    Marili Doro Andrade Deonizio
    Marilisa Carneiro Leão Gabardo

17. **Vacinas, 137**
   Newton Sérgio de Carvalho

18. **Cuidados dermatológicos: pele e cabelo, 149**
   Marisa Teresinha Patriarca
   Valeria Petri

19. **Cirurgia plástica estética e reparadora, 157**
   Renato da Silva Freitas
   Adriana Sayuri Kurogi Ascenço

20. **Aspectos legais dos direitos da mulher, 169**
   Mônica Lopez Vazquez
   Cláudio Barsanti

PARTE 4 – ASPECTOS ESPECÍFICOS: CUIDADOS PREVENTIVOS

21. **Peculiaridades das cardiopatias na mulher, 177**
   Elizabeth Regina Giunco Alexandre
   Sônia Maria Rolim Rosa Lima

22. **Osteopenia e Osteoporose, 189**
   Almir Antonio Urbanetz
   Gislaine Paviani
   Almir Antonio Lara Urbanetz

23. **Demências, 203**
   Paulo Henrique Ferreira Brandão

24. **Atrofia vulvovaginal, 217**
   Bianca Franco Augusto Bernardo
   Sônia Maria Rolim Rosa Lima

PARTE 5 – ASPECTOS CLÍNICOS

25. **Pólipos endometriais no climatério, 233**
   Benedito Fabiano dos Reis
   Sônia Maria Rolim Rosa Lima
   Silvania de Cássia Vieira Archangelo

26. **Miomas no climatério, 241**
   Antônio Marcos Coldibelli Francisco

27. *Diabetes mellitus*, 255
Osmar Monte
João Eduardo Nunes Salles

28. Hipertensão arterial, 259
Carlos Henrique Vianna de Andrade

29. Dislipidemias, 271
Marcelo Chiara Bertolami
Adriana Bertolami

30. Síndrome metabólica, 287
Jussara Vono Toniolo

31. Cefaleia, 293
Silmar Cunha da Silva

32. Doenças do fígado e da vesícula biliar, 299
Alcindo Pissaia Júnior

33. Disfunções da tireoide, 311
Nilza Maria Scalissi
Adriano Namo Cury

34. Doenças autoimunes, 323
Sheldon Rodrigo Botogoski
Silmar Cunha da Silva

35. Artrite e artralgia, 331
Roberto Adelino de Almeida Prado

36. Câncer ginecológico: incidência e mortalidade, 335
José Carlos Pascalicchio

37. Fatores de risco para o câncer de mama, 343
Adrienne Pratti Lucarelli
Maria Marta Martins

38. Câncer de mama, 359
Giuliano Barboni Leite
Gil Facina

39. **Câncer do colo uterino, 377**
Adriana Bittencourt Campaner
José Mendes Aldrighi

40. **Câncer ginecológico: vulva e vagina, 393**
Lyliana Coutinho Resende Barbosa

41. **Câncer ginecológico: endométrio e ovário, 401**
Roberto Euzébio dos Santos
André Augusto Sirna dos Santos

42. **Câncer da tireoide, 415**
Adriano Namo Cury
Nilza Maria Scalissi

43. **Outros tipos de câncer, 427**
Laerte Justino de Oliveira
Guilherme Cidade Crippa

PARTE 6 – EMERGÊNCIAS NO CLIMATÉRIO

44. **Emergências, 443**
Fábio Francisco de Oliveira Rodrigues
André Lima de Oliveira

PARTE 7 – EXAMES ESPECÍFICOS

45. **Análises clínicas, 455**
Ângela Maggio da Fonseca
Vicente Renato Bagnoli
Wilson Maça Yuki Ariê

46. **Exames hormonais e genéticos, 463**
Sheldon Rodrigo Botogoski
Sônia Maria Rolim Rosa Lima
Benedito Fabiano dos Reis

47. **Ultrassonografia, 471**
Francisco de Assis Lima Junior
Sônia Maria Rolim Rosa Lima
Cândido Gregório Sarmet Damas dos Santos

48. Histeroscopia, 483
Paulo Ayroza Galvão Ribeiro
Helizabet Salomão Ayroza Ribeiro
Tsutomu Aoki

49. Densitometria óssea, 491
Carolina Aguiar Moreira Kulak
Elisa Chicareli Pinhat
Jaime Kulak Junior

50. Mamografia, 501
Vinícius Milani Budel
Maria Helena Louveira

51. Ressonância magnética, 511
Maria Helena Louveira
Hélio Rubens de Oliveira Filho

PARTE 8 – TRATAMENTO HORMONAL

52. Estrogênios e progestógenos, 531
Rosires Pereira de Andrade
Carolina Pereira de Andrade

53. Androgênios, 547
Marcos Felipe Silva de Sá

54. Tibolona, 559
Benedito Fabiano dos Reis
Sônia Maria Rolim Rosa Lima

55. Tratamento no período de transição menopausal, 565
Almir Antonio Urbanetz
Lorena Ana Mercedes Lara Urbanetz
Almir Antonio Lara Urbanetz

56. Terapia hormonal em situações especiais, 571
Lucia Helena Simões da Costa Paiva
Poliana Cordeiro César Pacello
Ana Lúcia Ribeiro Valadares

57. Hormônios bioidênticos, 581
Benedito Fabiano dos Reis
Sônia Maria Rolim Rosa Lima

58. **Perspectivas da terapia hormonal, 587**
José Maria Soares Junior
Edmund C. Baracat

59. **Vias de administração e esquemas terapêuticos, 591**
Sônia Maria Rolim Rosa Lima
Sheldon Rodrigo Botogoski
Benedito Fabiano dos Reis

60. **Tratamento das ondas de calor em mulheres com contraindicação à terapia hormonal, 601**
Adriana Orcesi Pedro Campana

PARTE 9 – TRATAMENTO FITOTERÁPICO

61. **Considerações gerais, 619**
Sônia Maria Rolim Rosa Lima
Sílvia Saito Yamada

62. **Glycine max (L.) Merr. e Trifolium pratense L., 625**
Sônia Maria Rolim Rosa Lima
Bianca Franco Augusto Bernardo

63. **Cimicifuga racemosa (L.) Nutt., 637**
Sônia Maria Rolim Rosa Lima
Carolina Furtado Macruz

64. **Tribulus terrestris, 645**
Sheldon Rodrigo Botogoski
Sônia Maria Rolim Rosa Lima
Benedito Fabiano dos Reis

65. **Ômega 6, 651**
Lúcia de Fátima Cahino da Costa Hime
Ceci Mendes Carvalho Lopes

66. **Espécies vegetais oficializadas na assistência farmacêutica financiada pelo ministério da saúde: considerações gerais, 657**
Ceci Mendes Carvalho Lopes
Lúcia de Fátima Cahino da Costa Hime

PARTE 10 – OUTROS TRATAMENTOS

67. Bisfosfonatos, SERMs e outros, 677
Sergio Setsuo Maeda

68. Cálcio e vitamina D, 687
Jaime Kulak Junior
Carolina Aguiar Moreira Kulak
Tayane Muniz Fighera

69. Antidepressivos, 697
Vivian Ferreira do Amaral

70. Acupuntura, 707
Lúcia de Fátima Cahino da Costa Hime
Ceci Mendes Carvalho Lopes
Alexandre Castelo Branco de Luca

71. Homeopatia, 729
Ceci Mendes Carvalho Lopes
Lúcia de Fátima Cahino da Costa Hime
Rafael Emmanuel Gualter Karelinsky

PARTE 11 – ANEXOS

72. Bulário, 735
Sônia Maria Rolim Rosa Lima
Sheldon Rodrigo Botogoski
Benedito Fabiano dos Reis

ÍNDICE REMISSIVO, 747

PARTE 1

Menopausa e Climatério

1 Conceitos

- Sônia Maria Rolim Rosa Lima
- Sheldon Rodrigo Botogoski
- Benedito Fabiano dos Reis

Climatério representa a transição gradual do estado reprodutivo para o não reprodutivo[1]. A Organização Mundial de Saúde também define este período como uma fase biológica da vida e não um processo patológico, que compreende a transição entre o período reprodutivo e o não reprodutivo da vida da mulher[2]. Na realidade, a definição mais abrangente desta fase é aquela que analisa o climatério como uma etapa de evolução da mulher onde seu organismo, até então direcionado a gerar vida, dirige-se livremente a outros fins, possibilitando que ela desenvolva todas as suas potencialidades[3].

Dados da Organização Mundial de Saúde estimam que, em 2025, a expectativa de vida nos países desenvolvidos será de 81 anos e de 78 anos naqueles em desenvolvimento. No Brasil, a expectativa de vida feminina aumentou de 70 anos em 1990 para 77 anos em 2009[4]. O climatério é, portanto, importante tema de Saúde Pública, haja vista o crescente aumento do número de mulheres que atingem essa faixa etária. De fato, o envelhecimento populacional tem atingido números nunca antes alcançados. Acredita-se atualmente que a mulher, após a menopausa, viverá mais 30 a 40 anos, assim cuidados preventivos adequados irão trazer benefícios, com aumento da expectativa e da qualidade de vida[4].

O climatério não é uma doença, e sim uma fase natural da vida, e muitas passam por ela sem queixas ou necessidade de medicamentos. Outras têm sintomas que variam na sua diversidade e intensidade. No entanto, em ambos os casos, são básicos o acolhimento, o acompanhamento sistemático visando a promoção da saúde, a abordagem adequada, o diagnóstico precoce e o tratamento imediato das alterações diagnosticadas visando a prevenção de futuras complicações.

Menopausa é definida como a parada definitiva da menstruação, sendo diagnosticada após 12 meses consecutivos de amenorreia e dosagem hormônio folículo-estimulante (FSH) maior ou igual a 30 UI/mL, afastadas as causas patológicas ou fisiológicas e sendo estabelecida com certeza após 1 ano ou mais do referido evento[5,6] (Figura 1.1).

A média da idade da menopausa nos Estados Unidos é de 51,1 anos[7]. No Brasil, em estudo populacional realizado na cidade de Campinas, no Estado de São Paulo, foi observado que a média etária da menopausa para aquela população foi de 51,2 anos[8].

A menopausa pode instalar-se espontaneamente ou ser induzida por intervenções médicas tais como ooforectomia, quimioterapia ou irradiação pélvica[9]. Dentre os fatores que podem interferir na antecipação da menopausa, destaca-se o tabagismo. Assim, tem sido constatado que as tabagistas têm sua menopausa antecipada em cerca de 2 anos, quando comparadas com as não fumantes, talvez por ação direta deletéria da nicotina sobre os oócitos[10]. Entre outros fatores que podem estar associados à antecipação da menopausa destacam-se mulheres submetidas a cirurgia pélvica extensa devida a múltiplas aderências relacionadas a processos inflamatórios ou endometrióticos, com diminuição importante da vascularização ovariana. O estado nutricional e o

PERÍODOS DO ENVELHECIMENTO REPRODUTIVO

MENARCA ▼

MENOPAUSA ▼

Estágio	-5	-4	-3b	-3a	-2	-1	+1a	+1b	+1c	2
	Reprodutivo				Transição Menopausal		Após a menopausa			
Terminologia	Início	Pico	Tardio		Início	Tardio	Início			Tardio
					Perimenopausa					
Duração	Variável				Variável	1-3 anos	1ano 1+1=2		3-6 anos	Vida útil remanescente
Critérios principais										
Ciclo menstrual	Variável a regular	Regular	Regular	Mudanças sutis no fluxo e duração	Duração variável persistente ≥ 7 dias em ciclos consecutivos	Intervalo de amenorreia ≥ 60 dias				
Critério de Apoio										
Endócrinos										
FSH		Baixo	Variável*	↑Variável*	↑> 25 UI/L*	↑Variável		Estabiliza		
HAM		Baixo	Baixo	Baixo	Baixo	Baixo		Baixo		
Inibina B			Baixo	Baixo	Baixo	Baixo		Baixo		
Contagem de folículo antral		Baixo	Baixo	Baixo	Baixo	Muito baixo		Baixo		
Características Descritivas										
Sintomas					Provável sintomas vasomotores	Muito provável sintomas vasomotores				Aumento dos sintomas da atrofia urogenital

*Coleta de sangue do 2-5º dia do ciclo.

Figura 1.1 – Modelo esquemático dos estádios e da nomenclatura do envelhecimento normal reprodutivo. Modificado de Stages Reproductive Aging Workshop (STRAW), NHI; ASRM; NICHHD;CAMS[6].

peso parecem também interferir na antecipação da menopausa, assim mulheres com desnutrição severa podem ter sua menopausa antecipada[11].

Transição menopausal: refere-se ao espaço de tempo onde começam a ocorrer mudanças no intervalo e na duração do ciclo menstrual, assim como alterações endocrinológicas. Esta fase termina na última menstruação (menopausa). Divide-se em estágio -2 ou início e estágio -1 ou tardio (Figura 1.1). Entre o primeiro aparecimento de irregularidades de ciclo e o último período menstrual uma série de alterações hormonais pode ocorrer. Evidências sugerem que estas mudanças são irregulares, assim, ciclos menstruais regulares podem desaparecer, e retornar novamente por um período de meses a anos. Na fase tardia da transição menopausal, já próxima da menopausa, podem ocorrer sintomas como as ondas de calor, mudanças de humor, distúrbios no sono e sintomas de atrofia vaginal[6,12].

Perimenopausa: e acordo com o Straw+10[6], a perimenopausa inicia-se no estágio -2 ou início da transição menopausal, com término após 12 meses da data da última menstruação; portanto engloba o período de transição menopausal estendendo-se por 1 ano após a menopausa (Figura 1.1)[6]. Além de sangramento irregular, muitas mulheres também se queixam de ondas de calor e outros sintomas característicos do período após a menopausa

Menopausa induzida: é a parada da menstruação imediata causada por intervenção médica (quimioterapia ou terapia por irradiação pélvica) ou intervenção cirúrgica (ooforectomia bilateral, com ou sem histerectomia). A menopausa induzida por quimioterapia, na dependência da dose utilizada e da idade da mulher, pode ser transitória, assim como a irradiação pélvica[13].

Menopausa prematura: é a ocorrência da menopausa na idade inferior a 2 desvios-padrão da idade estimada para a população de referência. De acordo com diversos autores a menopausa pode ocorrer entre 40 e 50 anos[6,13].

Falência ovariana prematura: será abordada no Capítulo 2.

Após a menopausa: refere-se a todo período de tempo transcorrido após a menopausa, quer ela seja natural ou induzida. Pode ser dividido em estádio inicial ou +1 e tardio ou estádio +2 (Figura 1.1)[6,13].

Entende-se por *síndrome climatérica* o elenco de sintomas e sinais que podem ocorrer no climatério. Vale salientar que este período envolve não apenas alterações hormonais, mas também mudanças psicológicas e sociais, devendo ser também considerado um evento biopsicossociocultural. Do ponto de vista clínico e epidemiológico, o climatério constitui importante marco dentro da vida. As alterações oriundas da carência estrogênica que poderão ocorrer constituem fator relevante para a deterioração da qualidade de vida neste período[14].

Nesta fase, identificam-se sintomas decorrentes da queda da produção de estrogênio em até 65% das mulheres[15], as quais podem cursar inicialmente com irregularidade menstrual, hemorragias disfuncionais e diminuição da fertilidade; em médio prazo, com as instabilidades vasomotoras (ondas de calor e suores noturnos), alterações emocionais (destacando-se a depressão, a ansiedade e a insônia), decréscimo da libido, distúrbios urinários e dispareunia; e em longo prazo, com osteoporose, aumento do risco de doenças cardiovasculares e cerebrais[16].

Algumas das mais profundas alterações físicas do climatério incidem no sistema reprodutor. A deficiência estrogênica que se instala paulatina e inexoravelmente, assim como o processo natural do envelhecimento, que sofre influência direta da carga genética própria de cada mulher, desempenha papel importante nas mudanças fisiológicas e no potencial de desenvolvimento de estados patológicos[17].

A passagem do período reprodutivo para o não reprodutivo ocorre de maneira gradual. Nesta fase, mudanças tanto endocrinológicas quanto as relacionadas como o envelhecimento podem ser observadas, sendo muitas vezes difícil a distinção destas situações. Dentre as condições não relacionadas com o climatério, destacam-se o diabetes, as desordens da tireoide, a hipertensão arterial, a síndrome metabólica (para maiores informações ver Capítulos 27. *Diabetes Mellitus*; 28. Hipertensão Arterial; 30. Síndrome Metabólica e 33. Desordens da Tireoide).

Ao redor dos 40 anos, os ovários começam a diminuir de tamanho, fato este que se acelera durante os anos da transição menopausal, com queda mais lenta após a menopausa. Este evento reflete as mudanças tanto nas células germinativas quanto no tecido estromal. Por ocasião da perimenopausa, o número de folículos ovarianos sofre queda substancial, e os que restaram, pouco respondem ao estímulo das gonadotrofinas, havendo o aumento das concentrações plasmáticas de FSH, fato este patognomônico da falência ovariana[12,18].

O aumento característico do FSH, traduzindo depleção folicular, ocorre de maneira gradual, precedendo a data da última menstruação. Assim, a característica deste período é o aumento significativo do FSH na fase folicular inicial, e ciclos regulares com diminuição da inibina B circulante. Nas fases finais da transição menopausal já ocorre diminuição das concentrações plasmáticas de estradiol e inibina A, a inibina B permanece baixa e ocorre um aumento importante do FSH. Assim só a inibina B é significante fator independente preditivo das concentrações plasmáticas do FSH. Entre os 44 e 45 anos encontram-se cerca de 8.000 a 10.000 folículos, com perda paulatina nos anos que se seguirão. Assim teremos como resultado ciclos irregulares, com ovulações esporádicas, caracterizando os ciclos anovulatórios[19].

Com os ciclos anovulatórios cada vez mais frequentes, a mulher deve ser alertada que, mesmo assim, corre o risco de gravidez, e tal possibilidade só deverá ser descartada quando houver

12 meses consecutivos de amenorreia, e as concentrações plasmáticas de FSH mantiverem-se acima de 25 mUl/mL[17,20].

Na fase da *transição menopausal* as concentrações estrogênicas podem apresentar-se normais ou aumentadas e os androgênios, normais ou diminuídos. As elevações do estradiol estão associadas a irritabilidade, edema e mastalgia, ao passo que a queda do mesmo associa-se com as ondas de calor e os sintomas urogenitais[6,13]. Observam-se também, devidas ao envelhecimento, diminuição da secreção do hormônio de crescimento e redução da sensibilidade à insulina, o que se traduz por ganho de peso[21] (vide Capítulo 30).

Em relação aos androgênios, sabe-se que são originários dos ovários e das suprarrenais, além da conversão periférica da androstenediona e da dehidroepiandrosterona (DHEA) em testosterona. A menopausa está associada com a queda dos androgênios circulantes, particularmente da androstenediona e da testosterona. Após a menopausa, os ovários continuam a produzir androstenediona e testosterona, porém em quantidades menores, sendo ainda menores naquelas mulheres que sofreram o processo de ooforectomia bilateral. As concentrações plasmáticas de DHEA e seu sulfato (S-DHEA) não sofrem influência da menopausa, visto serem estes androgênios secretados primariamente pelas suprarrenais. As concentrações de de-hidrotestosterona (DHT) não parecem ser afetadas pelo envelhecimento ou pela menopausa[22].

Os caminhos metabólicos não sofrem alteração com a menopausa, mas a aromatização da DHEA, androstenediona e testosterona a estrona e estradiol sofre aumento com o envelhecimento, assim, o metabolismo dos androgênios é afetado mais pelo envelhecimento do que pelo declínio da função ovariana[23].

Após a última menstruação, encontramos concentrações plasmáticas elevadas de FSH de dez a 15 vezes, quando comparadas com as concentrações encontradas na fase folicular de mulheres eumenorreicas. O mais significativo achado após a menopausa é a redução do estradiol (E_2) e da estrona (E_1) assim como as inibinas A e B, conforme já citado. Durante o menacme, a proporção de E_2 sobrepunha-se a E_1, agora a estrona é o principal estrogênio circulante, originária da conversão periférica (aromatização) da androstenediona. Devido a ser o tecido adiposo um local importante para o processo de aromatização, as concentrações plasmáticas de estrogênios observadas em mulheres obesas nada mais são do que o reflexo deste processo[20].

O grande declínio do estradiol ocorre durante o primeiro ano após a menopausa, mantendo-se em concentrações baixas estáveis após este período. Algumas elevações transitórias podem ser observadas, refletindo atividade residual de algum folículo, porém não se relacionam com a ovulação; assim a concentração plasmática de progesterona se mantém baixa após a menopausa[13].

Embora haja diminuição das concentrações plasmáticas de androgênios, as de estradiol apresentam um grande declínio, levando assim a uma diminuição da globulina carregadora dos esteroides sexuais (*Sex Hormone Bind Globulin* – SHBG), que é androgênio-dependente, com aumento da testosterona livre, biologicamente ativa[21].

Nas mulheres no período de transição menopausal, o 17 β-estradiol produzido pelos ovários é o principal hormônio estrogênio circulante, como já citado. Suas concentrações séricas são baixas em meninas pré-adolescentes e aumentam no menacme. Nas mulheres, sua concentração plasmática de cerca de 100 pg/mL (367 pmol/L) na fase folicular, e de 600 pg/mL (2.200 pmol/L) na época da ovulação, pode elevar-se para perto de 20.000 pg/mL (70.000 pmol/L) durante a gravidez. Após a menopausa, concentrações séricas de estradiol caem para valores semelhantes ou menores que as dosagens encontradas nos homens de idade semelhante (5 a 20 pg/mL) (18 a 74 pmol/L)[24].

Clínicos e pesquisadores no estudo do climatério reconheceram a necessidade de padronização universal da terminologia e dos estádios deste período. Assim, em 2001 representantes de diferentes sociedades médicas lançaram o Consenso sobre os diferentes estádios e a nomenclatura do envelhecimento normal reprodutivo – STRAW (*Stages Reproductive Aging Workshop*)[20]. Em 2012, verificando que somente as dosagens séricas de FSH, estradiol e inibina B, que haviam sido classicamente utilizadas para a avaliação da função gonadal, pouco refletiam a dinâmica folicular,

6 | MENOPAUSA, O QUE VOCÊ PRECISA SABER

visto não existir correlação com a população de folículos primordiais, tidos como representantes da reserva funcional ovariana, novos parâmetros foram adicionados visando análise mais precisa do envelhecimento ovariano: o hormônio antimülleriano (HAM) e a contagem ultrassonográfica dos folículos antrais (CFA)[6,25].

O HAM é um hormônio glicoproteico da superfamília dos fatores de crescimento de transformação, expresso nos ovários de meninas a partir da 36ª semana de vida intrauterina e com maiores concentrações a partir da puberdade[26]. O hormônio antimülleriano (HAM) tem sido considerado como um marcador da reserva folicular ovariana e um possível indicador do envelhecimento reprodutivo[27]. Verificou-se que em todas as mulheres na perimenopausa com idade média de 41,47 ± 3,52 anos e concentração sérica de HAM de 0,68 ng/mL no início do estudo, o HAM previu fortemente a menopausa. De fato, entre as mulheres com 45-48 anos e concentração basal HAM abaixo de 0,20 ng/mL, o tempo médio para a instalação da menopausa foi de 5,99 anos [IC de 95%, 4,20-6,33], já a faixa etária de 35-39 anos foi de 9,94 anos (95% IC, 3,31-12,73). Quando as concentrações de HAM basais foram acima de 1,50 ng/mL, o tempo médio para a menopausa foi de 6,23 anos na faixa etária de 45 a 48 anos e acima de 13,01 anos no grupo etário mais jovem. O HAM consiste em um marcador mais preciso do período de anos até a menopausa, quando comparado ao FSH ou à inibina B[28,29]. O HAM apresenta a vantagem da reduzida variabilidade de suas concentrações séricas ao longo do ciclo menstrual, podendo portanto ser dosado independentemente da fase do ciclo.

Mulheres no período de perimenopausa apresentaram ovários de volumes significativamente maiores do que as mulheres após a menopausa, pois possuem um maior número de folículos antrais. As curvas características mostraram que o volume ovariano, a idade e a contagem de folículos antrais possuem sensibilidade e especificidade semelhantes na previsão do estado menopausal. Os melhores pontos de corte foram observados quando o volume ovariano foi < 4 cm³, a idade de 48 anos e contagem de folículos antrais de dois folículos[30].

A avaliação ultrassonográfica dos folículos antrais e sua contagem (CFA), em particular, têm sido investigadas como uma medida biofísica de avaliação da reserva ovariana[31]. Alguns trabalhos demonstram que as relações hormonais, como os níveis de inibina B, hormônio antimülleriano e FSH, podem se somar, mas não suplantar a CFA, que parece ter maior valor para avaliação da reserva folicular[32]. A contagem de folículos antrais como parâmetro ultrassonográfico parece refletir o número de folículos primordiais remanescentes[33]. Uma CFA de ambos os ovários inferior a 10 pode representar importante parâmetro de avaliação preditiva de resposta ovariana[34]. O exame deverá ser realizado no segundo dia do ciclo menstrual por ultrassonografia por via transvaginal, com contagem do número de folículos com diâmetro de 2 a 10 mm. A cavidade antral, com líquido folicular em seu interior, é representada à ultrassonografia como pequenas imagens anecoicas arredondadas, sendo o seu registro obtido medindo-se o maior diâmetro de cada folículo[31].

As principais alterações que poderão advir da carência estrogênica serão discutidas nos capítulos correspondentes. Na Figura 1.1 apresentamos a terminologia recomendada, até o presente, para o reconhecimento dos períodos do climatério.

REFERÊNCIAS BIBLIOGRÁFICAS

1   Utian WH. The International Menopause Society menopause-related terminology definitions. Climacteric. 1999;;2:284-6.
2   World Health Organization. The World Health Report 1998. Life in the 21st century: a vision for all. Geneve: World Health organization;1998. 51st World Health Assembly;A51/3 17 march 1998.
3   Oliveira RLO. (Org.) Manual: O Climatério em suas mãos. São Paulo: Prefeitura do Município de São Paulo; 2004. p. 123-30.

4 World Health Organization, 2012 World Health Organization. World Health Statistics 2012. Disponível em: http://www.who.int Acessado em: 12 ago. 2013.

5 The North American Menopause Society. The 2012 Hormone Therapy Position Statement of the North American Menopause Society. Menopause. 2012;19(3):257-71.

6 Harlow SD, Gass M, Hall JE, Lobo R, Maki P, Rebar RW et al. Executive summary of the Stages of Reproductive Aging Workshop+ 10: addressing the unfinished agenda of staging reproductive aging. Climacteric. 2012;15(2):105-14.

7 Kato I, Toniolo P, Akhnedkhanov A, Koenig KL, Shore R, Zeleniuch-Jacquotte A. Prospective study of factors influencing the onset of natural menopause. Am Journal of Epidemiology. 1998;51:1271-6.

8 Pedro AO, Pinto Neto AM, Paiva LHSC, Osis MJ, Hardy E. Idade de ocorrência da menopausa natural em mulheres brasileiras: resultados de um inquérito populacional domiciliar. Cad Saúde Pública. 2003;19(1):07-25.

9 The North American Menopause Society. Menopause Core Curriculum Study Guide. 2ª ed. Cleveland: The North American Menopause Society; 2002. p. 9-12.

10 van Asselt KM, Kok HS, van Der Schouw YT, Grobbee DE, te Velde ER, Pearson PL et al. Current smoking at menopause rather than duration determines the onset of natural menopause. Epidemiology. 2004;15:634-9.

11 Silbergeld EK, Flaws JA. Chemicals and menopause: effects on age at menopause and on health status in the postmenopausal period. J Womens Health. 1999;8:227-34.

12 Butler L, Santoro N. The Reproductive Endocrinology of the Menopausal Transition. Steroids. 2011;76(7):627-35.

13 North American Menopause Society. Menopause Core Curriculum Study Guide. 5nd ed. Cleveland (Ohio): North American Menopause Society; 2010.

14 Lima SMRR, Botogoski SR. Conceitos. In. Lima SMRR. Menopausa. 1 ed. São Paulo: Ed. Atheneu 2009. p. 3-7.

15 Gracia CR, Sammel MD, Freeman EW, Lin H, Langan E, Kapoor S et al. Defining menopause status: creation of a new definition to identify the early changes of the menopausal transition. Menopause. 2005;12(2):128-35.

16 The Women's Heath Initiative Group. Risks and benefits of estrogen plus progestin in heath postmenopausal women. JAMA. 2002;288(3):321-33.

17 Daly E, Gray A, Barlow D, McPherson K, Roche M, Vessey M. Measuring the impact of menopausal symptoms on quality of life. BMJ. 1993;2(307):836-40.

18 Lima SMRR. Gônadas. Ciclo menstrual normal. In: Monte O, Longui CA, Calliari LEP. 2ª ed. Endocrinologia para o pediatra. São Paulo: Atheneu; 1998. p.177-83.

19 Sowers MF. Studying the complexity of the menopause transition from an epidemiological perspective. In: Santoro N, Goldstein SR. Textbook of perimenopausal gynecology. London: The Parthenon Publishing Group; 2003. p. 27-35.

20 Soules MR, Sherman S, Parrott E, Rebar R, Santoro N, Utian W, Woods N. Stages of Reproductive Aging Workshop (STRAW). Journal of Women's Health & Gender-Based Medicine. 2001;10(9):843-8.

21 Szmuilowicz ED, Stuenkel CA, Seely EW. Influence of menopause on diabetes and diabetes risk. Nature Reviews Endocrinology. 2009;5:553-8.

22 Shulman LP. Androgens and menopause. Minerva Ginecologica. 2009;61(6):491-7.

23 Burger HG, Dudley EC, CuiJ, Dennerstein L, Hopper JL. A prospective longitudinal study of serum testosterone, dehydroepiandrosterone sulfate, and sex hormone-binding globulin levels through the menopause transition. JCEM. 2000;85(8):2832-8.

24 Overlie I, Moen M, Morkrid L, Skjæraasen JS, Holte A. The endocrine transition around menopause - a five years prospective study with profiles of gonadotropines, estrogens, androgens and SHBG among healthy women. AOGS. 1999;78(7):642-7.

25 Broekmans FJ, Kwee J, Hendriks DJ, Mol BW, Lambalk CB. A systematic review of tests predicting ovarian reserve and IVF outcome. Hum Reprod Update. 2006;12(6):685-718.

26 Fanchin R, Schonäuer LM, Righini C, Guibourdenche J, Frydman R, Taieb J. Serum anti-Müllerian hormone is more strongly related to ovarian follicular status than serum inhibin B, estradiol, FSH and LH on day 3. Hum Reprod. 2003;18(2):323-7.

27 Greendale GA, Ishii S, Huang MH, Karlamangla AS. Predicting the Timeline to the Final Menstrual Period: The Study of Women's Health Across the Nation. JCEM. 2013;98:1483-91.

28 Feyereisen E, Mendez Lozano DH, Taieb J, Hesters L, Frydman R, Fanchin R. Anti-Mullerian hormone: clinical insights into a promising biomarker of ovarian follicular status. Reprod Biomed Online. 2006;12:695-703.

29 Freeman EW, Sammel MD, Lin H, Gracia CR. Anti-Mullerian Hormone as a Predictor of Time to Menopause in Late Reproductive Age Women. J Clin Endocrinol Metab. 2012;97(5):1673-80.

30 Giacobbe M, Pinto-Neto AM, Costa-Paiva LHS, Martinez EZ. The usefulness of ovarian volume, antral follicle count and age as predictors of menopausal status. Climacteric 2004;7(3):255-60.

31 Souza MCB, Souza MM, Oliveira JBA, Henriques CA, Cardoso FFO, Mancebo ACA et al. Utilização da contagem de folículos antrais para predição do padrão de resposta em ciclos de hiperestimulação controlada com antagonista de GnRHRev Bras Ginecol Obstet. 2007;30(1):36-41.

32 Hendriks DJ, Mol BW, Bancsi LF, Te Velde ER, Broekmans FJ. 5. Antral follicle count in the prediction of poor ovarian response and pregnancy after in vitro fertilization: a meta-analysis and comparison with basal follicle-stimulating hormone level. Fertil Steril. 2005;83(2):291-301.

33 Wallace WH, Kelsey TW. Ovarian reserve and reproductive age may be determined from measurement of ovarian volume by transvaginal sonography. Hum Reprod. 2004;19(7):1612-7.

34 Frattarelli JL, Lauria-Costab DF, Miller BT, Bergh PA, Scott RT. Basal antral follicle number and mean ovarian diameter predict cycle cancellation and ovarian responsiveness in assisted reproductive technology cycles. Fertil Steril. 2000;74(3):512-7.

2 Falência ovariana prematura: aspectos diagnósticos e emocionais

- Sônia Maria Rolim Rosa Lima
- Rosaly Rulli Costa
- Sheldon Rodrigo Botogoski
- Sylvia Seabra Mayer Rolim

Entende-se por falência ovariana prematura (FOP) a perda da função ovariana temporária ou definitiva que ocorre após a menarca e antes dos 40 anos de idade. A falência ovariana prematura (FOP) em mulheres com cariótipo 46, XX acomete aproximadamente 1:250 em torno dos 35 anos e 1:100 aos 40 anos[1,2]. A prevalência de FOP em pacientes com amenorreia primária é de 10 a 28% e 4 a 18% com amenorreia secundária[3,4]. Na maioria dos casos, apresenta-se de forma esporádica, podendo ocorrer em várias mulheres dentro de uma mesma família, sugerindo uma base genética para sua etiologia em 4% dos casos[5,6].

Clinicamente, manifesta-se como amenorreia hipergonadotrófica hipoestrogênica, isto é, com aumento dos hormônios hipofisários folículo-estimulante (FSH) e luteinizante (LH) e hipoestrogenismo (diminuição ou ausência da produção de estrogênios pelos ovários). Conceitualmente também vale lembrar que, nos quadros de FOP, há necessidade da diferenciação e funcionamento prévio normais dos ovários, assim como a parada do seu funcionamento antes da época usual esperada, que ocorre dos 48 aos 51 anos, aproximadamente[4].

Os eventos que sinalizam o episódio da última menstruação não estão claros. Obviamente, a depleção dos oócitos constitui importante fator, tendo sido documentada a ocorrência de aceleração deste processo próximo ao último episódio menstrual[7]. Embora poucos folículos possam estar presentes por ocasião da menopausa, eles apresentam a característica de não mais responderem à estimulação por FSH e LH. Assim, o hipotálamo, em esforço na tentativa de estimular o desenvolvimento folicular com consequente produção de estradiol, aumenta gradativamente a produção de FSH e LH, não atingindo, porém, o seu objetivo, e o aumento das concentrações séricas das gonadotrofinas que advém constitui marcador precoce da parada da função ovariana[5].

Estudos preliminares com camundongos indicam existir genes que controlam o número de oócitos e o tempo de parada da função reprodutora. Embora estes dados sejam difíceis de serem extrapolados para seres humanos, não é de todo incompreensível, que as características hereditárias possam desempenhar papel importante no eclodir de uma FOP[8].

Outro fator importante a ser lembrado é o controle do eixo hipotálamo-hipofisário, pois embora a depleção folicular possa ser a maior responsável pela ocorrência da menopausa, estudos em animais têm demonstrado que, com o envelhecimento, ocorrem mudanças nos neurotransmissores e no sistema nervoso central (SNC). De particular interesse é a observação que ovários próximos à idade da menopausa, quando transplantados em camundongos fêmeas jovens, voltam a apresentar ciclos normais, fato este não descrito quando o inverso ocorre[9].

A FOP é responsável por 2 a 3% das causas de infertilidade feminina e caracteriza-se por uma condição heterogênea, cuja etiologia permanece indeterminada na maioria dos casos[10]. Nos casos idiopáticos, vale especular uma possível relação com alterações emocionais ou vice-versa.

Dentre as causas conhecidas, citam-se: as alterações cromossômicas dos genes ligados ao cromossomo X e autossômicos, as agressões ao tecido ovariano, os distúrbios da imunidade (associados a deficiências de outras glândulas como tireoide e suprarrenal), os distúrbios estruturais ou de ação das gonadotrofinas, e a idiopática[11].

As mulheres que sofreram agressões ao tecido ovariano por radiação ionizante ou agentes quimioterápicos, pós-tratamento de tumores malignos (especialmente leucemia, linfomas e tumores de ovário), podem sobreviver vários anos com cura da neoplasia, porém apresentar lesão temporária ou permanente da função ovariana. Fato interessante observado é que as chances de desenvolver lesão ovariana são influenciadas pelo estado reprodutivo, pela idade por ocasião do tratamento, exposição aos agentes terapêuticos e o tipo de lesão a ser tratada[12]. Neste sentido, o restabelecimento da fertilidade é descrito e também depende destes mesmos fatores. O mesmo pode ocorrer nos quadros de FOP desencadeados por doenças autoimunes[5,10].

Como consequência da perda da função ovariana têm-se, inicialmente, os distúrbios do padrão menstrual, que vão desde o aparecimento de ciclos irregulares até a instalação da amenorreia; os sintomas vasomotores (as ondas de calor e a sudorese); as alterações nos órgãos-alvo dos esteroides gonadais – a atrofia do trato urogenital e da pele; o ganho ponderal e, a longo prazo, o maior risco de doenças cardiovasculares e osteoporose[4]. As alterações psicológicas descritas são a insônia, intolerância ao frio ou ao calor, a cefaleia, a instabilidade emocional com quadros de ansiedade, irritabilidade e depressão, levando a importante deterioração na qualidade de vida[12,13].

Quando se atende à mulher com FOP nota-se que, embora os sintomas possam ser similares aos que ocorrem na menopausa normal, na FOP ocorrem diferenças marcantes. Nas mulheres após a menopausa natural (na idade em que o evento é esperado), os sentimentos descritos como a perda da fertilidade, a mudança da imagem corporal, as alterações da sexualidade, as implicações à saúde que ocorrem com o envelhecimento e a carência hormonal são vivenciados de modo gradativo e, assim mesmo, caracterizam-se como difíceis e marcantes[13].

Os sintomas vasomotores, como fogachos ou ondas de calor acompanhados por sudorese intensa, são característicos desse período, ocorrendo com frequência durante a noite e resultando em piora da qualidade do sono. Podem, ainda, ocorrer palpitações, enxaqueca e cansaço fácil. A atrofia urogenital, que ocorre mais tardiamente, provoca sintomas urinários, ressecamento e desconforto vaginal, podendo levar a dispareunia, que, com a diminuição da libido e da resposta orgásmica resultantes do hipoestrogenismo, costumam conduzir a uma piora da qualidade de vida sexual. A menopausa está associada, ainda, ao aumento do risco para o desenvolvimento tardio de osteoporose e doenças cardiovasculares[14].

Assim, o impacto emocional da parada da menstruação na mulher jovem difere significativamente das mais velhas, onde tal fato já era esperado e, neste sentido, é perfeitamente compreensível que as mulheres mais jovens não estejam preparadas para tal diagnóstico, pois não têm a possibilidade de um ajuste gradativo. Os sentimentos de perda são mais exuberantes e muitas vezes requerem tratamento médico e psicológico. As mulheres com FOP, quando são informadas pela primeira vez de seu quadro, referem sentimentos como "perda de ente querido e perda de parte de sua vida"[15].

Sentem-se, frequentemente, como se tivessem tornadas estranhas em seu próprio mundo, com sentimentos de isolamento e solidão, especialmente se seus parceiros continuarem planejando ter filhos. Muitas vezes, para completar sua apreensão, a causa ou causas da FOP permanecem desconhecidas, mesmo após propedêutica médica adequada e completa; a aceitação da perda torna-se mais difícil quando a causa não é esclarecida. Os sentimentos de perda e desgosto são completados com os distúrbios do sono e outros sintomas físicos decorrentes da deficiência estrogênica, criando condição única de necessidades prementes. As mulheres com FOP com certeza se sentirão melhores quando ouvidas, compreendidas e acolhidas em todos os aspectos de suas necessidades[16,17].

Estudo com 250 mulheres portadoras de FOP recomenda que todos os profissionais de saúde estejam atentos, possibilitem o rápido diagnóstico e que o informem à mulher de modo sensível e humano. O estudo recomenda ainda que o médico permita que a mulher exponha seus sentimentos e apreensões e procure auxiliá-la, tanto no que se refere à reposição hormonal, consultas mensais iniciais, assim como também em relação aos fatos decorrentes da insuficiência hormonal que se instala em época não apropriada[2].

Em relação aos sentimentos relativos à perda da menstruação e da fertilidade que ocorre em mulheres com FOP, destacam-se a insegurança sobre as mudanças físicas e na imagem corporal; os sentimentos de perda do controle de seu corpo; o medo de tornar-se velha de "uma hora para outra" em uma sociedade que valoriza a jovem; a vergonha de levar ao conhecimento de todos seu estado de mulher após a menopausa; dúvidas sobre a sua feminilidade e a perda da atração e do desejo pelo sexo oposto; sentimentos de ansiedade e estresse por razões desconhecidas dependentes da ação hormonal; sentimentos de isolamento, solidão e preocupação sobre as consequências futuras da perda precoce de seus hormônios[18,19,20].

Em relação aos sentimentos despertados pela perda da fertilidade, citam-se: profunda tristeza e perda dos filhos que não pôde ter; sentimentos de incompletude; dúvidas a respeito da perda do amor de seu parceiro frente a sua incapacidade reprodutiva; sentimentos de inveja e ressentimento para com as amigas ou familiares que ficaram grávidas e tiveram filhos. São referidos também os sentimentos relativos à sexualidade: a perda ou a diminuição da libido; o medo da rejeição pelo parceiro; a mudança de sua imagem relacionada com a terapia de reposição hormonal; o medo de sentir desconforto durante o ato sexual, com dificuldades à penetração devido à diminuição da lubrificação[12,21].

Neste contexto, o significado psicológico da menopausa é representado pelos sentimentos de perda da fertilidade e feminilidade, pelas mudanças na sexualidade, pelos questionamentos sobre o processo de transição, tais como as irregularidades menstruais, o desconhecimento sobre a duração dos sintomas, as mudanças de atribuições e o aumento da incidência das doenças crônicas e a constatação do envelhecimento. Nos quadros de FOP, estes questionamentos surgem de modo repentino e inesperado, sendo previsível grande dificuldade de entendimento da causa.

Os sintomas de FOP foram estudados em 245 mulheres com idade inferior a 42 anos submetidas a histerectomia com ooforectomia, observou-se que 17,6% das mulheres apresentaram graves problemas emocionais, apesar de terem sido preparadas para tal e ser o procedimento absolutamente necessário[22].

Observam-se com frequência nas mulheres com FOP os princípios inerentes ao seres humanos abalados: a individualização, a aceitação de si mesma e da realidade, a atitude de não julgamento, a suscetibilidade à mudança e a sociabilidade. A constatação da perda da fertilidade e da proximidade com o envelhecimento revela-se repentinamente e o profissional de saúde deverá estar apto a reconhecer as manifestações de modo sensível, pois muitas vezes a agressividade e a "culpa" são transferidas para o mesmo[23].

O dinamismo psíquico do homem é, frequentemente, considerado como uma tendência ao equilíbrio. É a ruptura do equilíbrio que provoca a tensão e um estado de desprazer. A mulher teme o fracasso do esforço que desenvolve para ser "alguém" entre as outras que não perderam a menstruação, perde a confiança em si mesma; um estado de tensão extrema pode desenvolver-se em seu psiquismo, e a tal ponto que poderá levar à ruptura do equilíbrio normal. A passagem de uma concepção de vida para outra, que comporta normas de valor inteiramente novas, leva a um período crítico, sujeito a conflitos interiores. Esta situação conflitante é consequência de uma tensão que se desenvolve entre as antigas normas de vida, agora abandonadas, e as novas normas que se deverá adotar. A atualização por si comporta, a cada instante, uma renúncia[17,20,23].

Em relação à perda da capacidade reprodutora, deve-se considerar que a mulher não está somente integrada na esfera biológica, mas que também vive situada dentro de um mundo e de um meio social, e disto tem consciência. A cada instante de sua vida, constrói e limita sua personalidade. Não quer desaparecer socialmente. Sentir-se sem capacidade reprodutiva, isto é, ser alguém que não conta, que não pode reproduzir mais, equivale à perda da existência pessoal e social. É o momento em que se deverá estabelecer uma integração dos conteúdos psíquicos que formam as diferentes imagens da personalidade[24].

Esse processo de integração inclui numerosos aspectos, visto que se desenrola no nível da própria esfera íntima. Não é pelo contato com outrem, e sim algo íntimo, psíquico, que o homem se esforça por conservar e expandir. Consiste, essencialmente, na aceitação íntima de si. Assim, é essencial que aceite positivamente o conjunto dos laços, das potencialidades, das lacunas e das impossibilidades que são descobertos e sentidos no seu íntimo.

Quanto ao envelhecimento, pode ocorrer a manifestação do sentimento de inferioridade que é, frequentemente, muito forte. A mulher sente-se, muitas vezes, insegura de si mesma e do lugar que ocupa no pensamento das pessoas que a cercam, sente sua posição ameaçada, não só nas relações com o marido, como na direção da casa e na sociedade. A desordem manifesta-se, principalmente, pelo fato de não estar satisfeita consigo mesma, com visão inadequada de sua própria pessoa. Nas experiências felizes é que ela poderá encontrar o ponto de partida efetivo e a coragem para se reerguer. O resultado mais característico não consiste, necessariamente, numa solução do problema, mas numa libertação de tensões e numa modificação na maneira de sentir e ver a si mesma[25].

Somente a "reconstrução" do ego consciente a tornará capaz de resolver positivamente seus conflitos emocionais. Este processo desenvolver-se-á principalmente graças a experiências emocionais novas e favoráveis que ela realizará nas situações ordinárias de vida. Nestas circunstâncias concretas, desenvolverá outras atitudes e, graças a isto, irá adquirir igualmente, uma nova experiência de si mesma.

O profissional de saúde que a acolhe deve estar disponível e esforçar-se para ver e sentir o mundo da mesma forma com que ela o vivencia. Visto que o processo terapêutico emana de forças construtivas do crescimento da própria personalidade, e que este processo deve, antes de tudo, permitir chegar a uma nova visão de si própria, a função do profissional de saúde consistirá, em primeiro lugar, na criação de atmosfera na qual a cliente possa ser realmente ela própria e onde se descarregará o impulso à realização de si mesma. Esse resultado é atingível graças à "aceitação", pelo terapeuta, da personalidade da mulher tal como é. A cliente chega a uma aceitação mais completa de si mesma, e às vezes chega a reconhecer que esta "aceitação" tenha como resultado uma procura de objetivos de vida e de novos fins, mais satisfatória, que a do passado.

A personalidade total do profissional de saúde, com sua concepção de vida e seu modo de ver, exerce, mesmo sem que ele saiba, uma influência espontânea. É essencial que este profissional tenha um conhecimento compreensivo e um profundo respeito pela concepção da vida de sua cliente. No curso do processo terapêutico, uma relação afetiva positiva desenvolve-se entre a cliente e o terapeuta. Ele deverá esforçar-se na medida do possível por sentir e acolher a mulher e compreendê-la. Ele "reflete" as atitudes de espírito da mulher e não faz outra coisa que tornar estas atitudes mais claras, por meio desta própria reflexão. O poder terapêutico emana, afinal, das próprias tendências construtivas da personalidade da cliente[26,27].

RECOMENDAÇÕES[28]

- A terapia com estrogênios associados ao progestógenos é recomendada com o objetivo da prevenção da osteoporose (grau de evidência 1B). Esta terapia também traz outros benefícios adicionais, tais como o controle dos sintomas vasomotores e da atrofia vulvovaginal e possíveis benefícios para a prevenção das doenças cardiovasculares.
- Recomenda-se que a terapia hormonal instituída continue até aproximadamente a idade de 50 anos – idade da menopausa natural (grau de evidência 2B).
- Não se recomenda a complementação de androgênios em mulheres com função adrenal normal (grau de evidência 2B).

- Para o tratamento de infertilidade de causa anovulatória associada a falência ovariana primária, aconselha-se não utilizar, para a indução de ovulação, drogas como o citrato de clomifênio ou terapia com gonadotrofinas, visto que não há benefícios comprovados com esta conduta (grau 2B). Em mulheres que aceitam as técnicas de reprodução assistida, a fertilização in vitro utilizando óvulos de doadoras pode ser uma opção.
- Mulheres portadoras da síndrome de Turner necessitam de avaliação cardiovascular criteriosa antes de serem encaminhadas para a doação de oócitos, devido ao risco potencial de dissecção da aorta durante a gestação.

CONCLUSÕES

Acreditamos que a mulher que desenvolve FOP apresenta necessidades e cuidados especiais, inerentes à condição, que a diferem das demais que apresentam menopausa na época esperada. Vale salientar que elas não se encontram preparadas para receber este diagnóstico, assim, o modo como o vamos comunicar é de capital importância para seu equilíbrio emocional.

Além do amparo e acolhimento, elas devem ser tratadas com suplementação hormonal, com o intuito de prevenir doenças estrogênio-dependentes. A vigilância também se impõe na identificação da falência associada de outras glândulas, assim como na identificação de doenças autoimunes.

Aos profissionais de saúde, cabe o reconhecimento desta condição com sensibilidade, voltando-se para a mulher e procurando auxiliá-la em suas preocupações, apreensões e dúvidas. É importante a manutenção do controle e da autoestima, com suporte apropriado das alterações emocionais e físicas que acompanham o diagnóstico da FOP.

O acompanhamento por equipe multidisciplinar proverá mais segurança, esclarecimento e tranquilidade à mulher com FOP. Estamos certos de que o trabalho psíquico de uma crise emocional pode levar a uma melhora na qualidade de vida.

Muitas mulheres emergem desta condição, fortalecidas, com novos objetivos e com novo sentido para a vida. Independentemente do tipo de tratamento proposto, é imprescindível um sólido e saudável acolhimento e relacionamento entre ela e os profissionais habilitados a ajudar a restabelecer tanto sua saúde física quanto psíquica.

(Nota dos Editores: Aconselhamos a leitura do Capítulo 3).

REFERÊNCIAS BIBLIOGRÁFICAS

1 Nelson LM, Covington SN, Rebar RW. An update: spontaneous premature ovarian failure is not an early menopause. Fertil Steril. 2005;83:1327.
2 Goswami D, Conway GS. Premature ovarian failure. Hum Reprod Update. 2005;11(4):391-410.
3 Anasti JN. Premature ovarian failure: an update. Fertil Steril. 1998;70(1):1-15.
4. Van Kasteren YM, Schoemaker J. Premature ovarian failure: a systematic review on therapeutic interventions to restore ovarian function and achieve pregnancy. Hum Reprod Update. 1999;5:483-92.
5 Vilodre LC, Moretto M, Kohek MB, Spritzer PM. Premature ovarian failure: present aspects. Arq Bras Endocrinol Metabol. 2007;Aug;51(6):920-9.
5 Nelson LM, Anasti JN, Flack MR. Premature ovarian failure. In: Adashi EY, Rock JA, Rosenwarks Z. editors. Reproductive Endocrinology, surgery and technology. New York: Raven Press; 1995. p. 1393-410.
6 Christin-Maitre S, Pasquier M, Donadille B, Bouchard P. Premature ovarian failure. Ann Endocrinol (Paris). 2006;67(6):557-66.
7 Santoro N. Mechanisms of premature ovarian failure. Ann Endocrinol. 2003;64(2):87-92.

8 Spearow JL, Barkley M. Mapping genes controlling induced ovulation rate in mice. Abstr. 74th Annu Meet Endocri. Soc San Antonio, Texas.1992;1462:417.

9 Parkening TA, Collins TJ, Elder FFB. Orthotopic ovarian transplatations in young and aged C57BL/6J mice. Biol Reprod. 1995;32:989-97.

10 Goswami D, Conway GS. Premature ovarian failure. Hum Reprod Update. 2005;11(4):391-410.

11 Nelson LM; Calis KA;Crowley WF;Barbieri R;Martin KA. Management of spontaneous primary ovarian insufficiency (premature ovarian failure). Up to date. Literature review current through: Jul 2013. This topic last updated: Jun 21, 2012.

12 Rebar RW. Premature Ovarian Failure. In: Lobo RA, Kelsey J;Marcus R. Menopause: Biology and pathobiology. 2000;8:135-46.

13 Groff AA, Covington SN, Halverson LR, Fitzgerald OR, Vanderhoof V, Calis K et al. Assessing the emotional needs of women with spontaneous premature ovarian failure. Fertil Steril. 2005;83(6):1734-41.

14 Nippita TA, Baber RJ. Premature ovarian failure: a review. Climacteric. 2007;10(1):11-22.

15 Habelt K, Brosche T, Riedel HH. Syntoms of ovarian failure after hysterectomy in premenopausal women. A retrospective study based on postoperative perception of 245 women. Zentralbl Gynakol. 1996;118(4):206-12.

16 Farrel E. Premature menopause."Ï feel like an alien". Aust Fam Physician. 2002;31(5):419-21.

17 Berterö C. What do women think about menopause? A qualitative study of women's expectations, apprehensions and knowledge about the climacteric period. Int Nurs Rev. 2003;50(2):109-18.

18 VanderKruik JG. Induced Menopause: younger women, special needs. Menopause Management. 1999:10-5.

19 Ventura JL, Fitzgerald OR, Koziol DE, Covington SN, Vanderhoof VH, Calis KA et al. Functional well-being is positively correlated with spiritual well-being in women who have spontaneous premature ovarian failure. Fertil Steril. 2007;87(3):584-90.

20 Viorst J. Perdas Necessárias. São Paulo: Melhoramentos; 2003. 335p.

21 Graziottin A, Basson R. Sexual dysfunction in women with premature menopause. Menopause. 2004;11:766-77.

22 Habelt K, Brosche T, Riedel HH. Syntoms of ovarian failure after hysterectomy in premenopausal women. A retrospective study based on postoperative perception of 245 women. Zentralbl Gynakol. 1996;118(4):206-12.

23 Ventura JL, Fitzgerald OR, Koziol DE, Covington SN, Vanderhoof VH, Calis KA et al. Functional well-being is positively correlated with spiritual well-being in women who have spontaneous premature ovarian failure. Fertil Steril. 2007;87(3):584-90.

24 Schmidt PJ, Cardoso GM, Ross JL, et al. Shyness, social anxiety, and impaired self-esteem in Turner syndrome and premature ovarian failure. JAMA. 2006;22;295(12):1374-6.

25 Lindh-Astrand L, Hoffmann M, Hammar M, Kjellgren KI. Women's conception of the menopausal transition - a qualitative study. J Clin Nurs. 2007;16 (3):509-17.

26 Huffman K, Vernoy M, Vernoy J. Psicologia. São Paulo: Atlas; 2003.

27 Lima SMRR, Tedesco JJA. Aspectos emocionais da falência ovariana prematura. Femina Federação Brasileira das Sociedades de Ginecologia e Obstétrícia. 2008;(36):165-169.

28 Nelson LM, Calis KA. Management of spontaneous primary ovarian insufficiency (premature ovarian failure). Uptodate. [on line]. This topic last updated: Jan 6, 2014. Available from: http://www.uptodate.com/contents/management-of-spontaneous-primary-ovarian-insufficiency-premature-ovarian-failure [2014 Jan 27].

3 | Gestação após os 40 anos: orientações básicas

- Kleber Morais
- Álvaro Petracco
- Mariângela Badalotti
- Adriana Cristine Arent

Nas últimas décadas tem-se percebido, entre mulheres de países desenvolvidos, uma forte tendência em retardar a fertilidade para o final de suas vidas reprodutivas. Este fato é demonstrado, nos Estados Unidos, pelo número de nascimentos dentre mulheres de 40 e 44 anos, que praticamente dobrou entre 1990 e 2002. Em 2002, mais de 95.000 crianças nasceram de mulheres nesta faixa etária, representando 8,3 nascimentos/1.000 mulheres[1]. Mais de 20.000 destas mulheres estavam tendo seu primeiro filho nesta idade.

Também foi observado o dobro da taxa de nascimentos entre 45-49 anos – 0,5 nascimento/1.000 mulheres, entretanto a maioria destes nascimentos é atribuída ao uso de óvulos doados[2]. No Brasil, a Pesquisa Nacional de Demografia e Saúde da Criança e da Mulher (PNDS), realizada com 15.000 mulheres de todas as regiões do país, mostra que a média de filhos nascidos vivos para o total do país, entre as mulheres de 15 a 49 anos, é de 1,5, e no grupo etário 45-49 anos, a média é de 2,6. De acordo com levantamento do Instituto Brasileiro de Geografia e Estatística (IBGE), entre 2003 e 2012 o número de mulheres que engravidou entre 40 e 44 anos passou de 53.016 para 62.371, um aumento de 17,6%[3].

Entretanto, ao mesmo passo que mais e mais mulheres engravidam na sua quinta década de vida, 50% destas apresentam dificuldade para engravidar[4]. Na realidade, 19% das mulheres que procuram técnicas de reprodução assistida (RA) se encontram com 40 anos ou mais[5].

Neste capítulo, abordaremos os principais tópicos relacionados a gestação e climatério: avaliação da fertilidade, tratamento da infertilidade e manejo da gestação.

FERTILIDADE E ENVELHECIMENTO

De todos os acontecimentos fisiológicos da vida de uma mulher, a reprodução é a que se caracteriza por apresentar maior variabilidade na atividade funcional. O período reprodutivo feminino, que começa com a menarca e termina com a menopausa, aparentemente atinge seu potencial máximo pouco tempo depois da maturação sexual; a partir de então diminui com o passar da idade, de forma mais marcada, a partir da 4ª década de vida. A incidência de infertilidade involuntária aumenta de 4% aos 20-24 anos para 19% aos 35-39 anos e mais ainda a partir dos 40 anos[6].

Foi calculado que mulheres jovens concebem em cinco ciclos – 20% por ciclo; mulheres mais velhas (40-44 anos) em aproximadamente 20 ciclos – 5% por ciclo[7]. Após os 44 anos, a fecundidade declina rapidamente; no grupo dos 45-50 anos chega a índices desprezíveis (2-5% de índice de nascimento)[8].

O declínio da fertilidade com o avançar da idade foi documentado em vários estudos populacionais[9,10]. Tais estudos confirmaram que a *natural birth rate* (número de nascimentos vivos por 1000 mulheres em idade reprodutiva) variou entre 250 e 560 em mulheres de 20-24 anos, comparada com 70 e 200 para mulheres com 40-44 anos de idade[11]. De acordo com um estudo sobre a fertilidade natural nos *Hutterites*, 1/3 das mulheres é infértil aos 40 anos e 87% aos 45 anos. Esta é uma comunidade isolada que pratica o casamento precoce e a monogamia, não usa métodos contraceptivos e não permite o uso de drogas recreativas e comportamento promíscuo. Em um pequeno estudo de coorte destas mulheres, a média de idade do último nascimento foi 40,9 anos[11].

Outro estudo populacional estimou que 63,6% das mulheres que casam entre as idades de 40 e 44 anos estão em risco de não serem mães. Já um recente estudo que examinou uma população de mulheres de Israel, de uma comunidade com hábitos semelhantes aos dos *Hutterites*, observou que apenas 0,2% das mulheres engravida espontaneamente após os 45 anos[12]. No *pool* de dados dos estudos populacionais, o índice de fertilidade variou bastante entre os grupos, mas o padrão de declínio de fertilidade idade-dependente foi extraordinariamente similar entre eles: uma notável queda na fecundidade foi observada após os 35 anos[11,12].

É interessante que, à medida que a probabilidade de concepção declina com o avançar da idade, a probabilidade de aborto aumenta. O aumento do percentual de embriões com aneuploidia é associado ao aumento do risco de abortos. O efeito cumulativo da diminuição da fertilidade e do aumento de abortamento resulta numa profunda redução no índice de nascimentos[13].

Com o avançar da idade feminina ocorre aumento do risco de anomalias genéticas na prole[13]. O risco de ter um filho vivo com síndrome de Down, de acordo com a idade materna, pode ser observado na Tabela 3.1.

Tabela 3.1
Risco de Síndrome de Down de acordo com a Idade Materna.

Idade Materna	Risco de Síndrome de Down
20	1/1.923
25	1/1.205
30	1/885
35	1/365
38	1/177
40	1/109
42	1/67
44	1/41
45	1/32
46	1/25
47	1/20
48	1/16
49	1/12

Dados de Hoock e Chambers[13].

AVALIAÇÃO DA FERTILIDADE

O final da vida reprodutiva é caracterizado pela transição da fertilidade para subfertilidade e finalmente, esterilidade. Esterilidade devida à insuficiência ovariana relacionada com a idade pode ser difícil de caracterizar na ausência de menopausa estabelecida, porque a função ovariana oscila durante o estágio reprodutivo final. Em alguns ciclos, os folículos se desenvolvem bem, as concentrações séricas de hormônio folículo-estimulante (FSH) são baixos e a gestação é possível. Em outros ciclos, o desenvolvimento folicular é anormal, as concentrações séricas de

FSH estão altas e da progesterona, muito baixas, impossibilitando uma gestação. Por esta razão, uma única dosagem de FSH não pode predizer a chance de gestação para mulheres mais velhas. Entretanto, mulheres com concentrações séricas de FSH > 50 pg/mL em três ocasiões em 6 meses, com concentrações séricas de estradiol < 20 pg/mL, são provavelmente estéreis devido à completa ou quase completa depleção de folículos ovarianos[14].

O momento da investigação da infertilidade deve ser particularizado para cada casal. Todavia, a idade feminina é um fator determinante para o início desta investigação. Desta forma, antes dos 30 anos deve-se aguardar o período de 1 ano de tentativas de gestação para iniciá-la; aos 35, após 6 meses, e aos 40 anos deve ser iniciada a qualquer momento. A educação e a informação sobre o efeito da idade na fertilidade são essenciais no aconselhamento de pacientes que desejam gestação[14].

TRATAMENTO DA INFERTILIDADE

Como a tendência em retardar a fertilidade continua, muitas mulheres se deparam com o aumento da infertilidade. Os tratamentos de infertilidade não conseguem compensar todos os efeitos do declínio da fertilidade natural com a idade, e estes tratamentos não diminuem o risco materno e os riscos fetais. A conduta expectante da infertilidade relacionada ao envelhecimento é uma opção para casais que não desejam intervenção médica. O subgrupo de mulheres com 40 anos ou mais talvez seja aquele que mais necessita de informação sobre as reais chances de gestação. Muitas se deparam com a diminuição de oportunidades de alcançar gestação usando óvulos próprios e precisam receber a melhor informação possível que as ajude a traçar o plano de tratamento nesta situação particular.

Reprodução Assistida

Opções de reprodução assistida (RA) incluem indução da ovulação associada a inseminação artificial intrauterina (IA), fertilização *in vitro* (FIV) e doação de óvulos. Tanto a IA como a FIV podem aumentar a chance de gestação nos meses em que são utilizadas, mas não conseguem melhorar a qualidade oocitária e compensar todos os efeitos do declínio da fertilidade relacionado com a idade. No Brasil, conforme a Resolução nº 2.013/13 do Conselho Federal de Medicina: "*As técnicas de RA podem ser utilizadas desde que exista probabilidade efetiva de sucesso e não se incorra em risco grave de saúde para a paciente ou o possível descendente, e a idade máxima das candidatas à gestação de RA é de 50 anos.*"

Inseminação Artificial

A inseminação artificial intrauterina (IA) homóloga consiste na deposição de purificado de espermatozoides móveis diretamente na cavidade uterina, sincronizada com a ovulação, em um ciclo natural ou com estimulação ovariana. É um tratamento barato, tecnicamente fácil e eficaz no arsenal das tecnologias reprodutivas[15].

A idade da mulher influencia nas taxas de gravidez pós-inseminação intrauterina: 18,9% até 26 anos, 13,9% entre 26 e 30, 12,4% entre 31 e 35, 11,1% entre 36 e 40 anos, 4,7% entre 41 e 45, e 0,5% com idade superior a 45[16]. De fato, a idade feminina é um fator limitante para a IA. O efeito negativo do avanço da idade feminina sobre os resultados da IA foi ilustrado em uma revisão de 469 ciclos. A proporção de mulheres de 40, 41 e 42 anos que engravidou foi 9,6, 5,2, e 2,4% por ciclo, respectivamente, com ausência de gestações viáveis em mulheres com idade ≥

43 anos[17]. Em adição, outra análise de 751 ciclos de IA demonstrou uma fecundidade de 17 a 30% em mulheres de 19 a 35 anos, mas com declínio para 13% em mulheres com 35 a 39 anos[18].

Outro largo estudo de coorte avaliou 3.653 ciclos de FIV e 2.717 ciclos de IA realizados em mulheres com idades entre 38-44 anos, com diagnóstico de infertilidade sem causa aparente ou diminuição de reserva ovariana. Foi observado que a gestação com nascimento foi 2,5 vezes maior no grupo de FIV que no grupo de IA[15]. Analisando conjuntamente estes resultados, observa-se que a IA é uma opção de tratamento com baixa resposta para este grupo de pacientes com mais de 40 anos.

Fertilização in Vitro

Para as mulheres que desejam engravidar utilizando técnicas de FIV com idade de 40 anos ou mais, várias questões vêm sendo debatidas. Uma delas é até que idade estas tentativas são validadas e factíveis; outra é quais fatores preditivos podem ser utilizados para identificar uma chance razoável de gestação. Por muitos anos, o limite superior de aconselhamento para tentar uma FIV era escolhido arbitrariamente entre 41 e 42 anos. Estas restrições eram baseadas em um número limitado de ciclos de FIV realizados na época, onde o sucesso global de FIV era muito menor que atualmente. Também eram baseadas na presunção de que apenas ciclos de FIV em pacientes jovens iriam apresentar melhores resultados, mas não naquelas próximo ao final de suas vidas reprodutivas.

Um grande estudo analisou 1.263 mulheres submetidas a 2.705 ciclos de FIV com idade de 40 anos ou mais[19]. Foram avaliadas taxas de gestação e nascimento e estimados fatores preditivos de sucesso, como número de embriões transferidos e níveis de FSH no terceiro dia do ciclo. Observou-se uma taxa de gestação geral por ciclo de 9,7% e uma taxa cumulativa de nascimentos por paciente variando de 28,4% – com FIVs iniciadas aos 40 anos – a zero, na idade de 46 anos[19]. O maior número de embriões disponíveis para transferência, assim como a presença de embriões excedentes para criopreservar foram fatores preditivos de gestação e número de taxas maiores de gestação. Este estudo concluiu que a FIV tem uma chance razoável de sucesso até o final dos 43 anos[19].

Em outro estudo de Bopp e cols.[9], 554 ciclos de FIV foram estudados, demonstrando taxa de nascimento de 5,1% por ciclo em mulheres de 40 a 43 anos, enquanto Lass e cols., em 1.087 ciclos de FIV, não observaram nascimentos, apesar de observarem gestação em 12,7% nesta faixa etária[10]. Ron e cols., em 2000, observaram 376 ciclos de FIV em mulheres com 41 anos ou mais. Nas pacientes com 41 a 43 anos observaram 5,3% de gestação por ciclo[20].

De acordo com a literatura, podemos concluir que a FIV é uma boa opção para pacientes com até o final dos 43 anos, onde a taxa de sucesso ainda é favorável (até 5%). Já em mulheres com 44 anos ou mais, a possibilidade de gestação cai muito, sendo o impacto da aneuploidia muito profundo, o que limita todo esforço para o sucesso da FIV nestas pacientes[9,10,19,20].

Doação de Óvulos

Ciclos de FIV com uso de óvulos doados são a única opção efetiva para mulheres com diminuição da reserva ovariana. Com esta técnica, o risco de anormalidades cromossômicas na prole é correlacionado com a idade da doadora (que usualmente deve ter < 35 anos), entretanto os riscos de complicações na gestação com diabetes mellitus gestacional e hipertensão são consistentes com a idade da receptora[21].

O sucesso da doação de óvulos não varia significativamente conforme a idade da receptora até os 50 anos, mas após esta idade pode ocorrer um declínio devido à menor taxa de implantação. Em um grande estudo sobre taxas de nascimentos em receptoras de óvulos doados, as taxas de implantação com óvulos frescos doados em mulheres com ≤ 49 anos *vs*. 50 a 54 anos foram 22 e 16%, respectivamente, e as taxas de nascimento foram 40 e 32%, respectivamente[22].

Nos Estados Unidos não há uma regulamentação específica para o limite de idade para gestação através de ovodoação ou embriodoação, apesar de outros países adotarem tais medidas. A *American Society for Reproductive Medicine* (ASRM) recomenda que todas receptoras em potencial façam uma avaliação médica completa e recebam aconselhamento sobre os riscos médicos e obstétricos de uma gestação em fase tardia[23]. A ASRM também desencoraja a doação de óvulos e embriões em mulheres com problemas médicos que possam aumentar os riscos obstétricos e neonatais em todas as pacientes acima de 55 anos. No Brasil, conforme a Resolução nº 2.013/13 do Conselho Federal de Medicina, a idade máxima das candidatas à gestação com uso de RA é de 50 anos.

GESTAÇÃO

As gestações de mulheres com idade superior a 35 anos são denominadas tardias e as aquelas com mais de 45 anos são consideradas gestações com idade materna muito avançada[24]. As gestações de mulheres de idade materna avançada tradicionalmente têm sido consideradas como gestações de alto risco, em decorrência principalmente da incidência crescente de síndromes hipertensivas, maior ganho de peso, presença de obesidade, miomas, diabetes, aborto e cesárea[24].

A maioria das gestações ocorridas a partir dos 40 anos ainda é de mulheres multíparas que engravidam, frequentemente após decorrido longo período desde sua última gestação ou parto, período esse geralmente superior a 10 anos[24,25]. Mais recentemente, com o declínio da fecundidade das populações, a primeira gravidez em mulheres com idade mais elevada passou a constituir uma preocupação obstétrica também nos países em desenvolvimento. Contudo, a primiparidade é a principal característica da gestação em mulheres com idade mais elevada nos países desenvolvidos[5,14,15]. Nos Estados Unidos, a média de idade do nascimento do primeiro filho apresentou um aumento entre 1970 e 2011 – de 21,4 anos para 25,6 anos. O aumento da ocorrência de nascimentos em mulheres com idade avançada é devido ao aumento da população de mulheres entre 35 e 45 anos, assim como casamentos mais tardios, segundos casamentos, disponibilidade de métodos contraceptivos e uma larga oportunidade de melhor educação e ascensão profissional, fazendo com que as mulheres posterguem a maternidade.

Há praticamente um consenso entre os autores sobre o pior prognóstico materno e perinatal da gestação em mulheres de 40 anos ou mais, quando comparadas a mulheres mais jovens[24,25]. Entretanto, outros estudos têm observado que a maioria das mulheres com idade acima de 45 ou 50 anos apresenta gestação com boa evolução, e estão aptas a lidar com o estresse físico e emocional da gestação e maternidade. Poderíamos ilustrar esta situação: entre uma mulher de 25 anos com pressão alta, sobrepeso e fumante, e outra acima dos 40 que não fuma, não tem pressão alta ou diabetes, qual delas terá uma gestação mais saudável? Os riscos serão maiores em qual das duas situações? Podemos analisar que os riscos estão muito mais relacionados ao estado de saúde da mulher do que à sua idade.

Entretanto, quando se consideram os riscos associados à gravidez de mulheres idosas, é pertinente questionar se esses fatores são determinantes ou apenas acompanham a idade, e também a paridade, na ocorrência de piores resultados. No intuito de tentar esclarecer esse ponto, estudos demostram a influência da idade e de outros fatores sobre os resultados maternos e perinatais de gestações em mulheres com mais de 40 anos:gestantes idosas correm os mesmos riscos de complicações das gestantes jovens, mas a chance de ocorrência destas complicações é maior em idade mais avançada. As complicações que ocorrem com mais frequência são aborto espontâneo, gestação ectópica, anomalias cromossômicas fetais, placenta prévia, diabete gestacional, pré-eclâmpsia e cesariana. Estas complicações podem resultar em partos prematuros. Também existe o risco de mortalidade perinatal[24,25].

Complicações do Início da Gestação

Aborto Espontâneo

Em um grande estudo escandinavo, o risco calculado de aborto espontâneo foi de 12% em pacientes com < 30 anos; 15% entre 30 e 34 anos; 25% entre 35 e 39 anos; 51% entre 40 e 44 anos e 93% em pacientes com mais de 45 anos. A influência da idade materna sobre o aborto espontâneo foi independente da história prévia de abortamento e da paridade. Estas perdas são devidas a trissomias e euploidias resultantes da diminuição da qualidade oocitária, mas modificações uterinas e alterações hormonais podem também exercer um papel. A grande maioria das perdas ocorre entre 6 e 14 semanas[26].

Gestação Ectópica

A incidência da gravidez ectópica nos EUA praticamente triplicou na década de 1970 e continuou a elevar-se durante a década de 1980. Atualmente, representa 1,4% das gestações relatadas, e é a principal causa de morte materna no primeiro trimestre. Seu risco aumenta com a idade, sendo mais elevada para mulheres de 35-44 anos. O risco relativo de morte por uma gravidez ectópica é aproximadamente dez vezes maior que o do parto normal e mais de 50 vezes superior ao do abortamento legalmente induzido. Este risco reflete o aumento de fatores de risco ao longo do tempo, como múltiplos parceiros, infecção pélvica e patologia tubária[27].

Anormalidades Cromossômicas e Malformações Congênitas

Cariótipos de abortos espontâneos, gestações interrompidas, amniocenteses genéticas e natimortos mostram um risco aumentado de aneuploidias com o aumento da idade materna para 41, 42 e assim por diante. A aneuploidia mais comum é a trissomia. Síndromes e aneuploidias podem ocorrer em qualquer faixa etária e, apesar do risco aumentado de aneuploidias em pacientes mais velhas, a chance real continua sendo baixa e isso não é considerado um risco preocupante que contraindique uma gravidez após os 40. O risco de malformações congênitas também aumenta com a idade, mesmo as não relacionadas com alterações cromossômicas. Particularmente as malformações cardíacas parecem aumentar com a idade, independentemente de aneuploidias[26].

Complicações do Final da Gestação

Hipertensão, Diabetes e Desordens Placentárias

A hipertensão é a complicação mais frequente da gestação e a chance de ser diagnosticado com hipertensão é duas a quatro vezes maior em mulheres acima de 35 anos. A incidência de pré-eclâmpsia na população obstétrica em geral é 3 a 4%, e aumenta para 5 a 10% em mulheres acima de 40 anos, podendo chegar a 35% em mulheres com mais de 50 anos. A morbidade maternal e fetal pode ser reduzida pelo monitoramento cuidadoso e internação em momento apropriado[28]. A incidência de *diabetes mellitus* na população obstétrica é de 3%, subindo para 7 a 12% em mulheres acima de 40 anos[28]. A diabete preexistente está associada a aumento de risco de anomalias congênitas, enquanto a complicação da diabete gestacional é a macrossomia e suas sequelas[28].

A prevalência de placenta prévia e descolamento prematuro de placenta é maior em gestantes com idade avançada. A multiparidade é um fator determinante para o aumento de risco de ambas situações. Quando corrigidos os fatores como hipertensão e multiparidade, a idade não mais se relaciona com ambas as situações[28].

Morbidade Perinatal

Idade materna avançada é responsável por uma substancial proporção de aumento de baixo peso ao nascer e parto prematuro. No Brasil, um estudo demonstrou que as mulheres com idade superior a 35 anos apresentam maior frequência de resultados perinatais adversos, quando comparadas com as mulheres com idade entre 20 e 34 anos, com destaque para RN com baixo peso e macrossomia, prematuros e pós-termo, com índice de Apgar menor que 7 no 1º e 5º minutos de vida, além da presença dos óbitos fetais[25]. Em estudo realizado nos Estados Unidos, foi observado, por exemplo, que gestantes com idade superior a 40 anos apresentaram associação significativa com a mortalidade perinatal, com risco 2,2 vezes maior, em comparação com mulheres com menos de 35 anos[13].

O aumento da ocorrência de mortalidade fetal entre mulheres mais velhas pode ser explicado pela maior frequência de complicações adversas, incluindo piores índices de Apgar e baixo peso ao nascer. O mecanismo biológico que aumenta o risco de morte fetal com a idade materna avançada ainda é incerto, porém o efeito direto do envelhecimento materno pode existir. Este seria provavelmente relacionado com a deficiência de perfusão placentária causada pela baixa vascularização uterina. O aumento do risco pode ser atribuído também à associação entre a idade materna e a presença de determinados fatores de risco para óbitos fetais, tais como doenças crônicas ou complicações obstétricas[29].

Os profissionais responsáveis pelo atendimento destas mulheres precisam estar atentos para as características de uma gravidez nesta fase da vida e aptos para identificar precocemente sinais e sintomas de complicações e, ao mesmo tempo, contar com um serviço de retaguarda que garanta a assistência e os exames que se fizerem necessários. Desta forma, a gestação poderá ser acompanhada com maior segurança, diminuindo a possibilidade de complicações gravídicas e resultados perinatais desfavoráveis.

REFERÊNCIAS BIBLIOGRÁFICAS

1. U.S. National Center for Health Statistics. Health and Injury Chartbook. In U.S. National Center for Health Statistics, National Vital Statistics Report, vol. 50, no. 5. Hyattsville, Md.: Centers for Disease Control and Prevention, 2002. Disponível em: www.cdc.gov/nchs/ data/NVSR/nvsr50/nvsr50 05.pdf Acessado em: **26/02/2014**
2. U.S. National Center for Health Statistics. Health and Injury Chartbook. In U.S. National Center for Health Statistics, National Vital Statistics Report, vol. 50, no. 7, Hyattsville, MD: Centers for Disease Control and Prevention, 2002. Disponível em: www.cdc.gov/nchs/ data/NVSR/nvsr50/nvsr50 07.pdf Acessado em: **26/02/2014**
3. Brasil. Ministério da Saúde; Centro Brasileiro de Análise e Planejamento. Pesquisa Nacional de Demografia e Saúde da Criança e da Mulher - PNDS 2006. Dimensões do processo reprodutivo e da saúde da criança [Internet]. Brasília; 2009 [citado 2010 fev. 15]. Disponível em: http://bvsms.saude. gov.br/bvs/publicacoes/pnds_crianca_mulher.pdf Acessado em:**18/02/2014**

4. Speroff L, Fritz MA. Clinical gynecologic endocrinology and infertility. 6th ed. Philadelphia: Lippincott Williams & Wilkins; 2004.

5. U.S. Department of Health and Human Services; Centers for Disease Control and Prevention. Assisted reproductive technology success rates: national summary and fertility clinic reports. 2001.

6. Bongarts J. Infertility after 30: A false alarm. Family Planning Perspect. 1982;14:75.

7. Hendershot GE. Maternal age and overdue conception. Am J Publ Health. 1984;74:35-38.

8. Gray RH. Social influences in fertility at later ages of reproduction. J Biosoc Sci. 1979;6(Suppl):97-115.

9. Bopp BL, Alper MM, Thompson IE, Mortola J. Success rates with gamete intrafallopian transfer and in vitro fertilization in women of advanced maternal age. Fertil Steril. 1995;63:1278-83.

10. Lass A, Croucher C, Duffy S, Dawson K, Margara R, Winston RM. One thousand initiated cycles of in vitro fertilization in women or 40 years of age. Fertil Steril. 1998;70:1030-4.

11. Tietze C. Reproductive span and rate of reproduction among Hutterite women. Fertil Steril. 1957;8:89-97.

12. Laufer N, Simon A, Samueloff A, Yaffe H, Milwidsky A, Gielchinsky. Successful spontaneous pregnancies in women older than 45 years.Fertil Steril. 2004;81:1328 –32.

13. Badalotti M, Petracco A . Idade e Fertilidade. In Badalotti M, Telöken C, Petracco A: *Fertilidade e Infertilidade Humana*. Rio de Janeiro: Medsi; 1997; p. 101-113.

14. American College of Obstetricians and Gynecologists. ACOG Committee Opinion. Age-related fertility decline. Obstet Gynecol 2008; 112:409.

15. Eguiguren CM, Richter K, Horne JA, Osheroff, JE, Widra WE. In vitro fertilization (IVF) yields much higher success rates than intrauterine insemination (IUI) among older women aged 38-44 years. Fertil Steril. 2012;98(3):S77.

16. Corsan G, Trias A, Trout S, Kemmann E. Ovulation induction combined with intrauterine insemination in women 40 years of age and older: is it worthwhile? Hum Reprod. 1996;11:1109.

17. Dickey RP, Taylor SN, Curole DN, Rye PH, Lu PYOvulation induction and IUI in older women. Hum Reprod. 1997;12(1):199.

18. Nuojua-Huttunen S, Tomas C, Bloigu R, Tuomivaara L, Martikainen H.Intrauterine insemination treatment in subfertility: an analysis of factors affecting outcome Hum. Reprod 1999;14 (3):698-703.

19. Klipstein S, Regan M, Ryley DA, Goldman MB, Alper MM, Reindollar RH. One last chance for pregnancy: a review of 2,705 in vitro fertilization cycles initiated in women age 40 years and above. Fertil Steril. 2005;84(2):435-45.

20. Ron-El R, Raziel A, Strassburger D, Schachter M, Kasterstein E, Friedler S. Outcome of assisted reproductive technology in women over the age of 41. Fertil Steril. 2000;74:471-5.

21. Krieg SA, Henne MB, Westphal LM. Obstetric outcomes in donor oocyte pregnancies compared with advanced maternal age in in vitro fertilization pregnancies. Fertil Steril. 2008; 90:65.

22. Toner JP, Grainger DA, Frazier LM. Clinical outcomes among recipients of donated eggs: an analysis of the U.S. national experience, 1996-1998. Fertil Steril. 2002;78:1038.

23. Ethics Committee of the American Society for Reproductive Medicine. Oocyte or embryo donation to women of advanced age: a committee opinion. Fertil Steril. 2013;100:337.

24. Huang L, Sauve R, Birkett N, Fergusson D, Walraven CV. Maternal age and risk of stillbirth: a systematic review. Can Med Assoc J. 2008;178(2):165-78.

25. Gravena AAF, Sass A, Marcon SS, Pelloso SM. Resultados perinatais em gestações tardias. Rev Esc Enferm USP. 2012;46(1):15-21.

26. Nybo Andersen AM, Wohlfahrt J, Christens P, et al. Maternal age and fetal loss: population based register linkage study. BMJ. 2000;320:1708.

27. Ventura SJ, Hamilton BE. Birth Rates Among Women Aged 15–44 Years, by Maternal Age Group — National Vital Statistics System, United States, 1961, 2007, and 2011. MMWR Morb Mortal Wkly Rep. 2012;61.

28. Yogev Y, Melamed N, Bardin R et al. Pregnancy outcome at extremely advanced maternal age. Am J Obstet Gynecol. 2010; 203:558.e1.

29. Huang L, Sauve R, Birkett N, Fergusson D, Walraven CV. Maternal age and risk of stillbirth: a systematic review. Can Med Assoc J. 2008;178(2):165-78.

4 | Humanização na atenção à saúde da mulher no climatério

• Ana Lúcia Cavalcanti

A Organização Mundial de Saúde (OMS) define qualidade de vida como a percepção do indivíduo e de sua posição dentro do contexto da cultura, do sistema de valores no qual ele vive, em relação a seus objetivos, expectativas, normas e preocupações, portanto, a qualidade de vida das mulheres no climatério não envolve somente os sintomas que as mesmas apresentam nessa fase, mas também a observação de suas condições físicas e emocionais prévias, bem como a sua inserção social[1].

A primeira Conferência Internacional sobre Promoção de Saúde no Canadá, com a presença de 38 países (1986), tornou-se referência básica no desenvolvimento das ideias de promoção de saúde no mundo, na qual foi produzida a Carta de Ottawa, que a define como um processo de capacitação da comunidade para atuar na melhoria da vida e saúde, incluindo uma maior participação no controle social, tendo como princípio a articulação dos setores de saúde, educação, habitação, alimentação, renda. A compreensão sobre a qualidade de vida lida com vários campos de conhecimento numa constante inter-relação. A saúde deixa de ser apenas biologicamente definida para ser compreendida como um estado dinâmico, socialmente produzido, e a intervenção nesse processo visa não apenas diminuir o risco de doença, mas aumentar as chances de saúde e de vida, acarretando uma intervenção intersetorial e multissetorial sobre os chamados determinantes do processo saúde-doença[2].

Foi desenvolvido pela Organização Mundial de Saúde com a contribuição de 15 centros do mundo um instrumento para medir a qualidade de vida, o WHOQOL-100 e o WHOQOL-*brief*, que pode ser usado em contextos culturais diferentes e foi rigorosamente testado para verificar sua validade e confiabilidade em cada centro a partir de diferentes populações (*The WHOQOL Group*, 1995)[3]. É um conceito amplo que abrange a complexidade e inter-relaciona o meio ambiente com aspectos físicos, psicológicos, nível de independência, relações sociais e crenças pessoais. A definição do Grupo WHOQOL reflete a natureza subjetiva da avaliação que está imersa no contexto cultural, social e de meio ambiente. O que está em questão não é a natureza objetiva do meio ambiente, do estado funcional ou do estado psicológico, ou ainda como o profissional de saúde ou um familiar avalia essas dimensões: é a percepção da usuária ou do usuário.

O fenômeno do envelhecimento ocorreu inicialmente em países desenvolvidos, e mais recentemente nos países em desenvolvimento. A OMS (1984) considera a idosa, sob o ponto de vista cronológico, como aquela pessoa que possui 65 anos ou mais nos países em desenvolvimento, enquanto em países desenvolvidos prevalece a idade de 60 anos. No Brasil, no período de 2001 a 2011, o crescimento do número de idosos de 60 anos ou mais idade passou 15,5 milhões de pessoas para 23,5 milhões, 55,7% são mulheres, 55% são brancas e 84,1% vivem nas cidades. A expectativa de vida dos brasileiros nascidos em 2013 é 74,6 anos para os homens e 78,3 para as mulheres. A expectativa de vida chegará a 80 anos em 2041, e em 2060 a 81,2, sendo 78 anos para os homens e 84,4 para as mulheres. Nesse período, a expectativa média de vida do brasileiro deve aumentar dos atuais 75 anos para 81 anos, e as mulheres continuarão vivendo mais do que os homens[4].

O envelhecimento no Brasil mostra uma tendência à feminização, e hoje, frente a essa realidade demográfica, novas orientações devem ser introduzidas na atenção integral à saúde da mulher nesse período[4].

O climatério é um processo natural não restrito apenas ao aspecto biológico, porque esse foco não consegue abranger e compreender esse fenômeno na sua totalidade sem correlacionar os componentes de gênero, culturais, históricos e sociais que são determinantes nesse processo. É um período marcado por transformações fisiológicas e mudanças nas vidas das mulheres, implica em enfrentar uma série de perdas reais e simbólicas que, para algumas, traz sintomas variados em tempo e intensidade.

Pode ser definido como uma fase da evolução biológica feminina em que ocorre a transição da mulher do período reprodutivo (ovulatório) para o não reprodutivo. Essa fase é caracterizada por alterações menstruais, fenômenos vasomotores, alterações físicas, ósseas, cardiovasculares e psicológicas que podem afetar a qualidade de vida. Os sintomas não apresentam limites definidos de tempo de ocorrência, sendo variáveis para cada mulher. Os mais comuns são: ondas de calor, sudorese, calafrios, palpitações, cefaleia, tonturas, parestesia, insônia, perda de memória e fadiga. As ondas de calor podem vir acompanhadas de rubor, sudorese, calafrios, palpitações e até episódios de taquicardia. Consistem em sensação de calor acompanhada de sudorese profunda, elevação de temperatura cutânea, que se irradia da porção superior do tórax para o pescoço e a cabeça, e são mais desagradáveis à noite, determinando agitação e insônia.

Em geral se considera que a biologia e a fisiologia corporal escapam à cultura, mas ela cruza a organização e expressão das nossas sensações, dando um significado físico e simbólico. Aprendemos a distinguir e agrupar as sensações e atribuímos um sentido positivo ou negativo a elas.

Grande parte da literatura médica ocidental tem focado principalmente nas doenças e nos tratamentos, e atribui maior ênfase a pontos negativos, como depressão e ansiedade, e assim o fenômeno do climatério foi negativamente construído pelos profissionais biomédicos, que partem do princípio que as questões relacionadas à menopausa se apresentam independentemente da condição física, psíquica, social, econômica e cultural das mulheres. Tendo na medicalização desta condição uma possível solução para as mudanças fisiológicas, gera nas mulheres a expectativa de permanecerem jovens e bonitas, associando a feminilidade a menstruação, fertilidade a reprodução[5,6]. É durante essa fase que as mulheres têm maior medicalização com psicotrópicos, ansiolíticos, sedativos, hipnóticos, antipsicóticos e antidepressivos.

O crescente número de mulheres no climatério, como também o aumento do conhecimento sobre a complexidade de suas necessidades, estão levantando novas exigências para os serviços. Os cuidados em saúde devem ser abrangentes desde a terapia hormonal (TH), quando adequada e individualizada para alívio das ondas de calor e dos sintomas urogenitais, assim como outras medidas igualmente importantes devem ser orientadas no cuidado alimentar, restrição ao sedentarismo e tabagismo. A educação em saúde contribui para maior autocuidado, como para uma mudança da visão negativa sobre o envelhecimento feminino[7].

O climatério deve ser percebido em seu caráter particular e relativo, e não como sendo da ordem do universal ou padronizado. Cada mulher o vivencia de maneira singular, essa experiência é única para cada uma delas. Na vida das mulheres existem transições em diferentes fases, como a primeira menstruação (menarca), a primeira relação sexual, o primeiro filho e a última menstruação. São fases expressas em seus corpos físicos, e em cada cultura têm sua maior ou menor importância.

O discurso da medicina ainda se apresenta uniforme, defendendo em última instância que as taxas hormonais irão definir como a mulher no climatério responderá às modificações de seu cotidiano[5].

Palácios e cols.[8] (2010) estudaram a prevalência de sintomas climatéricos, e as diferenças de idade do início da menopausa em várias áreas geográficas. Europa, América do Norte, América Latina e Ásia. A menopausa na Europa variou de 50,1 a 52,8 anos, na América do Norte, 50,5 a 51,4 anos, na América Latina, 43,8 a 53 anos e na Ásia, 42,1 a 49,5 anos. A frequência dos sintomas vasomotores foi diferente, dependendo da região geográfica, do método de identificação dos sintomas e da seleção de critérios: 74% das mulheres na Europa, 36 a 50%, na América do Norte, 45 a 69%, na América Latina e 22 a 63%, na Ásia. Há diferenças geográficas importantes na prevalência de sintomas vasomotores e algumas diferenças na idade de início da menopausa. Tanto na Ásia e América Latina, as mulheres de nível socioeconômico mais baixo apresentaram sua menopausa antecipada. Já está estabelecido que existe uma considerável variação transcultural nos riscos e na incidência de doenças cardíacas e osteoporose nas populações de mulheres no climatério, fatores como genética, nutrição, estilo de vida e diferenças socioeconômicas devem ser levados em conta.

Grigoriou e cols.[9] (2013), em estudo observacional transversal, avaliaram 1.025 mulheres no climatério na Grécia nos seus primeiros 5 anos, antes e após a menopausa, correlacionando estilo de vida, prevalência dos sintomas, tempo trancorrido após a menopausa, e sua associação com variáveis demográficas. Destas, 29,8% relataram sintomas climatéricos moderados a graves, 39,2% relataram sintomas vasomotores, 21,3%, psicológicos, 6,3% e 34,5%, queixas psicossomáticas e sintomas sexuais, respectivamente. O tempo transcorrido após a menopausa e concentrações séricas de estradiol foram os únicos preditores significativos de sintomas da menopausa. Uma em cada três mulheres gregas tem sintomas climatéricos moderados a graves durante a transição ou nos primeiros anos após a menopausa. Esta frequência é comparável a outras populações brancas.

Entre as queixas importantes das mulheres estão os distúrbios do sono, eles incluem dificuldade de adormecer, sono fracionado, despertar noturno, incapacidade de retomar o sono, problemas em acordar, fadiga e sonolência durante o dia. Com a prevalência de 28-63%, muitas mulheres, durante a menopausa, atingem menos de 6 horas de sono em uma base regular, tornando-se um problema de maior risco de curto e longo prazos. Os principais efeitos da privação de sono em curto prazo incluem ansiedade, sonolência, memória, declínio cognitivo e relacionamento estressado. Além disso, os efeitos mais importantes a longo prazo da privação do sono incluem a hipertensão arterial, o infarto do miocárdio, o acidente vascular cerebral, a depressão e outros transtornos do humor. No geral, a insônia é um distúrbio mais comum entre as mulheres do que entre os homens, e aquelas com insônia crônica preexistente podem aumentar a vulnerabilidade para exacerbação de distúrbios do sono durante o climatério[10].

A prevalência de insônia aumenta com a idade e duração da menopausa, 20% das mulheres apresentam insônia de moderada a severa. Os distúrbios do sono são frequentemente atribuídos a *flashes* e suores noturnos, ao ganho de peso e mecanismos hormonais associados. A insônia, depressão, distúrbios respiratórios do sono e fibromialgia podem agravar outros distúrbios do sono preexistentes[11].

Corroborando Zohreh, Yazdi e cols.[12] (2013) referem que o distúrbio do sono é um fator negativo importante para a saúde geral e a qualidade de vida, especialmente a sonolência diurna, que leva a dores somáticas, relações sociais prejudicadas, problemas psicossociais, sexuais e tem impacto negativo na memória e concentração.

A síntese e a secreção de melatonina são discretamente modificadas pelo estrogênio e a progesterona. Alterações nas concentrações de melatonina podem trazer alterações no humor, sono e sintomas vasomotores possivelmente relacionados ao período de transição menopausal do climatério. Toffol E e cols.[13] compararam as concentrações séricas de melatonina em mulheres na perimenopausa e após a menopausa com o objetivo de avaliar a influência da melatonina sobre o humor, sono, os sintomas vasomotores e a qualidade de vida. Foi realizado estudo prospectivo com 35 mulheres saudáveis, que foram divididas: 17 na perimenopausa, com idades entre 43 a 51 anos, e 18 após a menopausa, entre 58 a 71 anos. Os intervalos de coletas da melatonina ocorreram no período noturno entre as 21 horas até as 9 da manhã do dia seguinte. A coleta da amostra sérica de melatonina por 20 minutos ocorreu no período compreendido entre as 21 horas até a meia-noite e no outro período entre as 6 até as 9 horas da manhã do dia seguinte, e a coleta da amostra sérica da melatonina pelo período de 1 hora ocorreu entre a meia-noite até as 6 horas da manhã do dia seguinte. Os questionários utilizados para avaliar a depressão foram *Beck Depression Inventory*; a ansiedade pelo *State-Trait Anxiety Inventory*, a insônia e a sonolência pelo *Basic Nordic Sleep Questionnaire (BNSQ)* e a qualidade subjetiva do sono, sintomas vasomotores e qualidade de vida pelo *EuroQoL*. Como resultados, obtiveram: as mulheres após a menopausa tinham concentrações séricas noturnas de melatonina menores em comparação com as mulheres na perimenopausa. A duração da secreção de melatonina tendeu a ser mais curta nas mulheres após a menopausa, ao passo que o tempo de pico de melatonina não diferia entre si. As médias das concentrações séricas de melatonina e os níveis de exposição não tiveram correlação com o FSH, o estradiol, índice de massa corporal, o questionário *Beck Depression Inventory*, a pontuação do *State-Trait Anxiety Inventory,* a pontuação do *BNSQ* para insônia e sonolência e a pontuação subjetiva do sono, sintomas vasomotores e a qualidade de vida do *EuroQol*. Na perimenopausa o maior pico de melatonina esteve relacionado ao maior nível de ansiedade (p = 0,022), e a secreção mais duradoura de melatonina esteve relacionada com a melhor pontuação no questionário qualidade de vida (p < 0,001). Concluíram que se faz necessário um estudo longitudinal para o melhor entendimento da possível contribuição da menopausa nos níveis baixos de melatonina.

Outro fator importante é que o consumo em excesso de gorduras saturadas associa-se a maior risco cardiovascular, câncer de mama, endométrio e cólon, e dentre os agravos à saúde mais prevalentes no climatério, grande parte se relaciona direta ou indiretamente à ingestão inadequada de alimentos, quer seja em excesso ou deficiência por longos períodos. Em contrapartida, a baixa ingestão de nutrientes, como o cálcio, favorece a ocorrência de osteoporose[14].

Em estudo transversal com 20 mulheres no climatério entre 45 a 53 anos, pesquisou-se a associação do estado nutricional, sintomas vasomotores e qualidade de vida, 40% apresentaram sobrepeso, 70% circunferência abdominal elevada, e 50% tinham alto risco de doenças associadas à obesidade quando avaliadas através da porcentagem de gordura corporal. O colesterol apresentou-se limítrofe em 45% das mulheres estudadas e em 40% foi classificado como ótimo. Já o LDL-colesterol em 45% das mulheres foi caracterizado como limítrofe e em 20%, como ótimo. O HDL-colesterol se manteve na média em 45% das mulheres com sobrepeso. A pesquisa demonstrou alta prevalência de inadequação nutricional, sobrepeso e obesidade, como também alto risco de desenvolver doenças cardiovasculares, sendo a hipertensão arterial sistêmica a alteração mais relatada nesse grupo. Quanto maior o índice de massa corpórea, circunferência abdominal e porcentagem de gordura, mais severos são os sintomas do climatério e pior a qualidade de vida[15].

Foi pesquisado em estudo transversal os perfis antropométrico, lipídico e a dieta associados ao risco de doenças cardiovasculares de mulheres no climatério. Para isso foi aplicado o questionário de inserção socioeconômica, avaliação antropométrica e composição corporal (peso, altura, bioimpedância e circunferência abdominal) e perfil bioquímico (colesterol total, LDL-colesterol, HDL-colesterol, triglicerídeos e relação LDL/HDL, relação colesterol total/HDL). Os resultados mostraram que 50% das mulheres se encontravam obesas (30% com obesidade de grau I e 20% obesidade de grau II), 70% das mulheres tinham risco de doenças cardíacas e complicações metabólicas, 50% das mulheres apresentaram proporção igual na relação entre LDL/HDL, para risco de doenças cardiovasculares, 55% através da relação entre o colesterol total/HDL demonstraram baixo risco de doenças cardiovasculares. Apenas 5% das mulheres encontravam-se com consumo alimentar adequado, 55% consumiam abaixo da média recomendada e 40% acima, 30% tinham ingestão de fibras adequada. Os resultados demonstraram uma elevada prevalência de nutrição inadequada, sobrepeso, obesidade, e um alto risco de desenvolver doenças cardiovasculares[16].

Na sociedade ocidental moderna pode ser identificada uma crescente tendência na busca por explicações fundamentadas na biologia (como as trocas neuroquímicas e as taxas hormonais), em detrimento das influências dos contextos histórico, social e pessoal de cada sujeito. Tais explicações abarcam não apenas o adoecimento físico e psíquico, mas muitas vezes o próprio cotidiano do ser humano. A definição cada vez mais frequente da mulher a partir de suas taxas hormonais vem sendo reforçada no discurso biomédico, através da indicação da TRH (terapia de reposição hormonal), sem levar em conta o indivíduo como um todo[5].

GÊNERO, CORPO E CLIMATÉRIO

O exercício de autonomia das mulheres está diretamente relacionado à garantia do uso de seus direitos, assim como do reconhecimento de sua condição de cidadã. Segundo Saffioti[17], a construção dos gêneros se dá através da dinâmica das relações sociais. Em todos os espaços de aprendizados, os processos de socialização reforçam preconceitos e estereótipos dos gêneros, que são ideias preconcebidas, generalizadas de atributos ou características sobre o homem e a mulher, como próprios de uma suposta natureza feminina e masculina, apoiando-se, sobretudo na determinação biológica que irá se transformar em desigualdade e tomar aparência de naturalidade. O gênero é um primeiro campo no seio do qual, ou por meio do qual, o poder é articulado[18]. Segundo Foucault[19], as relações de poder atravessam a construção das identidades de gênero. As desigualdades naturalizam-se e transformam-se em diferenças biológicas, assim as representações sociais no climatério estão ligadas a relações de gênero.

Na sociedade os homens têm renda mais alta, acesso a melhores postos e empregos, dominam os espaços de poder político e econômico. As mulheres foram socializadas para exercer papéis relacionados aos cuidados do trabalho doméstico e nas questões da sexualidade atribui-se a elas um papel centrado na maternidade e na família, aquelas que nasceram antes da segunda onda feminista introjetaram e naturalizaram as relações de poder mais intensamente, com base num modelo sexista do exercício do poder do homem sobre a mulher, e isso também contribui para a forma como a mulher percebe e vivencia sua menopausa e velhice[20]. Assim, os homens ficam com o poder, a vida pública e a mulher com a reprodução, sem oportunidade de adquirirem autonomia.

Perrot (2005)[21] afirma que: *o exercício do poder não passa somente pela repressão, mas, sobretudo nas sociedades democráticas, pela regulamentação do ínfimo, pela organização dos espaços, pela mediação, pela persuasão, pela sedução, pelo consentimento, consiste na produção de pensamento, dos seres e das coisas por todo um conjunto de estratégias e de táticas em que a educação, a disciplina, as formas de representação revestem-se de uma importância maior.*

As questões que permeiam a construção de gênero, a subestimação de aptidões, considerando o masculino em detrimento do feminino nas práticas cotidianas, que se estabelecem ao longo de suas vidas, na família, na sociedade, inseridas em determinado momento histórico, têm como um dos seus pilares a domesticação do corpo, o controle da sexualidade e a exaltação da função materna. Por força das imposições culturais, as mulheres assimilam valores masculinos, aceitam a reprodução como destino e a serem confinadas à esfera privada sem questionar esses papéis. Essas determinações sociais, presentes no corpo, no pensar, sentir, no olhar para o outro e para si mesmas, materaliza-se em sons, imagens, cheiro, memórias, carícias, distância, asco, evitações, esquecimento. É sobre o corpo que a sociedade irá projetar seus valores e discussões de poder; cada sociedade fabrica o seu próprio corpo moldando-os às suas regras e seus valores[22].

Assim, os discursos, as representações sociais e os significados sobre o corpo da mulher estão imbricados nesse processo de entendimento do climatério enfatizando as estreitas relações que se estabelecem entre gênero e outros marcadores sociais, como sexualidade, classe e etnia. A natureza e a cultura compreendidas como o lugar em que se dividem e produzem significados, interagem buscando, uma na outra, as explicações e sentido para si[23].

Segundo Blessmann[24], o corpo natural, resultado do processo evolutivo, corresponde ao ciclo biológico, e o corpo simbólico resulta da construção social, cuja imagem ideal é a saúde, beleza associada à juventude; estar na menopausa é estar cansada, fora de moda, fora de forma e de padrões que regem a atualidade. A ligação entre a beleza e saúde tem a feiúra como uma doença, que os remédios prometem curá-la, portanto ser bela é imperativo, e além de jovem, deve ser magra, pois se associa gordura a velhice e à feiúra. O envelhecimento é natural, mas as significações e representações atribuídas a ele são construções sociais e culturais[25].

O corpo tem sido objeto de dominação, normatização e disciplinaridade para a ordem social dentro de um contexto numa sociedade capitalista, desconsiderando a autonomia sexual e cidadania das pessoas. Um corpo aceitável e bonito, que se encaixe nos padrões estéticos determinados, é um forte capital simbólico para o mercado de casamento e sexual, passível de ser usufruído, exibido conforme o definido como belo pelo grupo social a que pertence[26]. A mulher, pressionada para ter um corpo jovem e saudável, além de negar ou fugir do envelhecimento, tenta parecer jovem, assim com a imagem feminina construída a partir de valores de beleza, juventude e fertilidade[27]. O discurso predominante é contaminado por um olhar desqualificador do envelhecimento feminino, afastando-o dos padrões de beleza e juventude[28].

A transformação que ocorre no corpo da mulher no período do climatério é definida pela medicina com termos que têm sentido negativo como: falência, perda, atrofia, assim, transformando sinais em sintomas, torna as mulheres mais vulneráveis à medicalização e reforça a visão não natural do climatério[29]. Nessa perspectiva, a reposição hormonal restabelece o padrão hormonal anterior e possibilita às mulheres a "juventude", tornando-as "sexualmente ativas e desejáveis". Ao buscar o físico, numa perspectiva de vida prolongada, o desenvolvimento biotecnológico direciona o seu interesse pelo corpo orgânico, negando o seu caráter subjetivo, desvalorizado em suas características sociais. Perde-se a sua capacidade própria, intelectual, criativa e social diante dos padrões de beleza e juventude da sociedade atual[30].

Num contexto de valorização da juventude e preconceito contra o envelhecimento, o impacto sobre a saúde tanto física como mental atinge particularmente as mulheres. Para Werthein[31], *antes mesmo que as mudanças corporais venham produzir impactos psicológicos, são os discursos vigentes, o imaginário social, que desqualificam e desvalorizam nosso corpo, que segregam nossos desejos.*

Necessitamos abrir outra possibilidade de entender o climatério como um fenômeno natural e fisiológico que precisaria de cuidado, e não de tratamento, favorecendo sua autonomia, respeitando a condição corporal, suas possibilidades e limites em suas diferentes faixas.

SEXUALIDADE

A importância da saúde sexual é reconhecida pela OMS como um dos pilares da qualidade de vida, é uma área complexa, na qual uma multiplicidade de fatores atua de forma inter-relacionada. A longevidade tem aumentado à medida que os anos vão passando, assim sendo, a mulher vivencia a fase após a menopausa por um período de tempo mais longo e o exercício da sexualidade faz parte da saúde global. Cada vez mais é reconhecida a importância das relações afetivas e sexuais como parte do bem-estar do indivíduo. Nos últimos 10 anos, as mulheres têm recorrido aos consultórios médicos em busca de soluções para os problemas que interferem na qualidade de vida, em especial os problemas sexuais no climatério, mas infelizmente a maioria dos profissionais está despreparada para lidar com o tema, não conseguem orientar de maneira adequada as queixas sexuais das mulheres nessa fase.

A sexualidade é uma dimensão central da subjetividade das pessoas, integra e expressa a forma de estar no mundo, das relações humanas, da comunicação com si mesma e com os outros. Como eixo da construção da identidade pessoal, a sexualidade, ao fazer parte das relações humanas, não é alheia à problemática do poder[19.].

É um momento delicado, em que autoestima poderá ser abalada, e questões como o temor de envelhecer, sentimento de inutilidade e carência afetiva tornam as mulheres menos motivadas para a atividade sexual. Ao perceberem-se com características corporais modificadas numa sociedade que impõe a juventude a todo custo, remete-nas a mitos e crenças acerca da sexualidade, os desconfortos da penetração com diminuição de elasticidade da vagina, junto a redução do desejo, comprometem a sua sexualidade nesse período, revelando situações conflituosas em sua vida afetiva e sexual no cotidiano, marcadas por desqualificação e opressão.

Araujo e cols.[32], em trabalho com 40 mulheres entre 45 e 65 anos na pré e pós-menopausa, com o intuito de estudar as representações sociais da vida sexual no climatério, relataram que 65% das mulheres na pós-menopausa referiram que o sexo nessa idade é algo sem razão de existir, sem propósito, sem motivação, como algo penoso e perverso de se viver, demonstrando que as mulheres mais velhas se ressentem mais de uma vida sexual prazerosa. Vários são os motivos pelos quais as mulheres nessa idade apontam o sexo como algo ruim: a incompreensão dos parceiros, mudanças corporais, fogachos, ressecamento da vagina, questões familiares, vida financeira, medo de traição, demonstrando assim a interferência significativa entre as questões emocionais, sociais e culturais na qualidade da resposta sexual e do desejo.

As mudanças ocorridas nessa fase, a absorção de valores desqualificadores durante a vida, em especial sobre a sexualidade, sempre rodeada de medo, preconceito, vergonha e mitos, atinge de forma contundente a vida sexual das mulheres no climatério. A moral sexual dupla, que estabelece valores antagônicos para homens e mulheres; valoriza a promiscuidade neles e a castidade nelas, assim como insatisfações e incômodos vividos por elas nas relações de opressão com seus companheiros são expressos pela baixa autoestima, pela discriminação, pela dependência e falta de poder. Algumas mulheres se sentem fragilizadas ao se reconhecerem estar no climatério, a ponto de se sentirem invisíveis como mulheres, com o temor do envelhecimento, o fim da reprodução, e o climatério considerado início da velhice, caminhando para a vida assexuada[32].

Para manter sua autoestima é fundamental que as mulheres encarem a sua vida no período de climatério como oportunidade e possibilidade de renovação e realização, usufruindo sua maturidade e experiência. Aquelas que trabalham com a melhora da autoconfiança, da imagem positiva de si mesmas, da estabilidade emocional e afetiva, e da capacidade fazer projeções para o futuro têm maior propensão a alcançar o bem-estar psicológico[33]. (Nota dos Editores: Vide Capítulos 9 e 10.)

HUMANIZAÇÃO NO ATENDIMENTO À MULHER NO CLIMATÉRIO

O envelhecimento populacional é uma realidade demográfica brasileira. Como consequência, espera-se nos próximos anos o aumento progressivo, na demanda dos serviços de saúde, por mulheres com queixas relacionadas ao climatério e à sexualidade. Para isso, a assistência à saúde sexual no climatério terá que passar por modificações, impondo aos profissionais mudanças de atitude, um olhar criterioso e atencioso. Na assistência ao climatério destaca-se a multidisciplinaridade e interdisciplinaridade, no sentido de acolher melhor essa parcela da população e proporcionar-lhe um cuidado integral e individualizado, aproximando o saber da sensibilidade, voltado a uma melhor qualidade vida.

Um bom atendimento inclui privacidade, confiabilidade, capacidade de escolhas, honestidade e sensibilidade. A prática clínica deve envolver nesse atendimento uma relação horizontalizada, em vez de uma postura de dominação e fragmentação do indivíduo com problemas de saúde.

É necessária uma transformação cultural da saúde, para que a clínica adquira uma dimensão singular, focada na promoção da autonomia do sujeito, entendido o cuidado clínico como uma ação humana organizada com conhecimento científico e arte, focada em necessidades humanas individuais e coletivas. É um fenômeno singular, que envolve sujeitos dinâmicos e um processo de trabalho. Para alcançar esse cuidado e assistir adequadamente à mulher no climatério, precisamos agregar ao cuidado clínico a busca pela integralidade na saúde da mulher[34].

O Cuidado da Mulher no Climatério

Cuidar de si é um imperativo que toma a forma de atitude, comportamento e a forma de viver como a arte da existência, ou seja, o princípio pelo qual convém ocupar-se de si mesmo[19]. O aumento da longevidade torna esse tema de maior importância para as mulheres, que não necessitam apenas de medicamentos, mas de uma atenção humanizada, e que possam construir atitudes interativas saudáveis, com autonomia e responsabilidade. Nessa direção, as políticas públicas de saúde devem estar atentas às situações particulares que as mulheres vivenciam, cujas necessidades específicas devem ser consideradas a partir da compreensão de que as representações sociais sobre o climatério estão intimamente ligadas às questões de gênero, como também é fundamental entender a contribuição dessa relação de poder na base do processo de saúde e doenças[33].

O climatério traz desafios, em especial para as mulheres e os profissionais de saúde, que vão além de tratar sintomas e da dimensão biológica, e não são uma responsabilidade somente dos serviços de saúde; a mulher deve assumir a posição de sujeito, buscando os seus direitos e instrumentos necessários para se cuidar. É de nossa competência estimulá-las a se responsabilizarem pelo cuidado de si mesmas, ressignificando e redirecionando suas condutas, assumindo o papel principal de suas vidas[35].

A integralidade do atendimento representa, talvez, o maior desafio nas práticas clínicas, pois exige um rompimento no processo tradicional na forma como são feitas as intervenções em saúde[36]. A ação interdisciplinar se faz necessária, tendo em vista uma maior eficácia na intervenção nos níveis das ações preventivas e de promoção da saúde, construindo o processo de trabalho coletivo. Deve ampliar os debates sobre as práticas educativas, considerando que as mulheres necessitam de informações (biológicas, psicológicas e sexuais) que lhes permitam ter um papel ativo diante das situações desconhecidas, que as deixam inseguras e vulneráveis à medicalização.

É importante introduzir a mulher no serviço de saúde para fazer exames preventivos, e diagnosticar precocemente possíveis patologias, formar vínculos com o serviço e os profissionais, dando maiores oportunidades para sensibilizá-las pelas ações educativas. Ouvir as mulheres nos serviços de saúde e consultórios médicos significa tratá-las como sujeitos capazes de tomar decisões sobre aspectos da sua sexualidade e climatério, implica no respeito pelas decisões e os valores envolvidos. Portanto, torna-se imprescindível que as mulheres tenham acesso a informação em saúde, para que compreendam as mudanças desse período e possam ver essa fase como parte do ciclo de vida, e não como sinônimo de doença, velhice, improdutividade e fim da sexualidade. No momento em que encontram um espaço para falar, ouvir e trocar informações, há uma maior compreensão do processo que estão vivendo, sendo necessário que se elaborem as informações a partir de suas realidades[36]. Assim, passam a ser capazes de intervir com autonomia no autocuidado, com vistas à melhoria da qualidade de vida[37]. Desse modo, a educação em saúde configura-se como uma estratégia com a finalidade de envolver profissionais de saúde e mulheres para a construção de uma nova forma de enxergar o mundo e uma nova visão sobre o climatério.

Conclui-se pela necessidade de vincular o fenômeno do climatério às políticas públicas de saúde da mulher, ampliando o acesso a serviços médico-assistenciais de qualidade, necessários para enfrentar os determinantes da saúde em toda a sua amplitude.

REFERÊNCIAS BIBLIOGRÁFICAS

1. Brito AM. As dimensões de gênero e classe social na análise do envelhecimento. Cadernos Pagu. 1999;13(1):191-221.
2. Buss PM. Promoção de saúde e qualidade de vida. Ciênc saúde coletiva. 2000;5(1):1-3.
3. World Health Organization. WHOQOL: study protocol. MNH/PSF/93.9. Constitution of the World Health Organization. Basic Documents. Genebra: WHO; 1946. p.39.
4. IBGE - Instituto Brasileiro de Geografia e Estatística. Estimativas 2013. Disponível em: http://www.ibge.gov.br Acessado em: 20 jan. 2014.
5. Sena RAM. Mulher, menopausa e climatério: uma análise do discurso em periódicos de medicina. [Tese - Mestrado] Instituto de Medicina Social do Rio de Janeiro; 2003.
6. Kantoviski ALL, Vargens OMC. O cuidado à mulher que vivencia a menopausa sob a perspectiva da desmedicalização, 2010. Disponível em: http://dx.doi.org/10.5216/ree.v12i3.7589 Acessado em: 20 jan. 2014.
7. Lorenzi DRS, Baracat EC, Saciloto B, Padilha JI, Fatores associados à qualidade de vida na pós-menopausa. Rev Assoc Med Bras. 2006;52(5):312-7.
8. Palacios S, Henderson VW, Siseles N, Tan D, Villaseca P. Age of menopause and impact of climacteric symptoms by geographical region. Climacteric. 2010;13:419-428.
9. Grigoriou V, Augoulea A, Armeni E, Rizos D, Alexandrou A, Dendrinos S et al. Prevalence of vasomotor, psychological, psychosomatic and sexual symptoms in perimenopausal and recently postmenopausal Greek women: association with demographic, life-style and hormonal factors. Gynecol Endocrinol. 2013;29(2):125-128.
10. Vigeta MGS, Ribeiro FMN, Tufika S, Haidan MA. O Conhecimento da higiene do sono na menopausa Rev APS. 2013;16(2):122-128.
11. Eichling PS, Sahni J. Menopause related sleep disorders. Journal of Clinical Sleep Medicine. 2005;1(3):291-300.
12. Yazdi Z, Sadeghniiat-Haghighi K, Ziaee A, Elmizadeh K, Ziaeeha M. Influence of Sleep Disturbances on quality of life Iranian Menopausal Women. Psychiatry. 2013;2013:907068,5p.
13. Toffol E, Kalleinen N, Haukka J, Vakkuri O, Partonen T, Polo-Kantola P. Melatonin in perimenopausal and postmenopausal women: associations with mood, sleep, climacteric symptoms, and quality of life. Menopause. 2013 sep 23 [Epub ahead of print].
14. Lorenzi DRS, Basso EI, Fagundes PO, Saciloto B. Prevalência de sobrepeso e obesidade no climatério. Ver Brás Ginecol Obstet. 2005;27 (8): 479-84.
15. David HR, Miranda MP, Oliveira M, Avelino APA, Saron MLG. Estado nutricional, sintomas do climatério e qualidade de vida, 2013. Disponível em: http://www.unifoa.edu.br/cadernos/especiais/nutrição/cadernos_especiais_nutrição2_online.pdf Acessado em: 20 jan. 2014.
16. Miranda PM, Oliveira MF, David HR, Avelino AP, Saron MLG. Caracterização do perfil antropométrico, lipídico e dietético de mulheres no climatério associados com o risco de doenças cardiovasculares, 2013. Disponível em: http://www.unifoa.edu.br/cadernos/especiais/nutrição Acessado em: 20 jan. 2014.
17. Saffioti HIB. Rearticulando gênero e classe social. In: Costa AO;Bruschini C. Uma questão de gênero. Rio de Janeiro: Rosa dos Tempos; 1999. p. 183-215.
18. Scott J. Gênero: uma categoria útil de análise histórica. Educação e Realidade. 1995;20(2):27-99.
19. Foucault M. História da Sexualidade 3: o cuidado de si. 9 ed. São Paulo: Graal; 2007.
20. Fernandes MG. Papéis de gênero na velhice: o olhar de si e do outro. Rev Bras Enferm. 2009;62(5). Disponível em: http://www.scielo.br Acessado em: 22 jan. 2014.
21. Perrot M. As mulheres ou os silêncios da história. São Paulo: EDUSC; 2005.
22. Rodrigues JC. O corpo e a história. Cad Saúde Pública. 2000;16(2):499-506.
23. Grosz E. Corpos reconfigurados. Cadernos Pagu. 2000;(14):45-86.
24. Blessmann EJ. Corporeidade e Envelhecimento: o significado do corpo na velhice. Revista Envelhecer. 2004;6(1):21-39.
25. Veiga MRM. Gênero e Envelhecimento: o corpo feminino na maturidade, 2010. Disponível em: http://www.fazendogenero.ufsc.br Acessado em: 22 jan. 2014.
26. Bourdieu P. A distinção - crítica social do julgamento. 2ª ed. Rio Grande do Sul: Zouk; 2008.

27. Mendonça EAP. Representações médicas e de gênero na promoção da saúde no climatério/menopausa. Ciências & Saúde Coletiva. 2004;9(1):155-166.
28. Trench B, Santos CG. Menopausa ou Menopausas? Saúde Soc. 2005;14(1):100.
29. Nagahama EEI, Santiago SM. A institucionalização médica do parto no Brasil Cien Saúde Colet. 2005;10(3):605-57.
30. Costa T, Stotz EM, Grynszpan D, Souza MCD. Naturalização e medicalização do corpo feminino: o controle social por meio da reprodução. Botucatu. 2006;10(20):363-80.
31. Werthein S, Mallol S, Ferreira A, Azcárate T. De lãs paradojas de la madurez. Cuadernos Mujer Salud / Red Salud de las Mujeres latinoamericanas y del Caribe. 1999;12-17.
32. Araújo IA, Queiroz ABA, Moura MAV, Penna LHG. Representações sociais da vida sexual de mulheres no climatério atendidas em serviços públicos de saúde. Texto Contexto Enferm. 2013;22(1):114-22.
33. Goldenberg M. Coroas: corpo, envelhecimento, casamento e infidelidade. Rio de Janeiro: Record; 2008, p. 221.
34. Viniegras VGCR, Maestre Porta S. Climaterio y bienestar psicológico. Rev Cubana Obstet Ginecol. 2003;29(3). Disponível em: http://scielo.sld.cu/scielo.php?script=sci_arttext&pid=S0138 Acessado em: 20 jan. 2014.
35. Gutierrez DMD, Minayo MCS. Produção de conhecimento sobre cuidados de saúde no âmbito da família. Ciências e Saúde coletiva. 2010;15(supl. 1):1497-1508.
36. Zampieri MFM, Tavares CMA, Hames MLC, Falcon GS, Silva AL, Gonçalves LT. O processo de viver e ser saudável das mulheres no climatério. Esc Anna Nery Rev Enferm. 2009;13(2):305-12.
37. Lopes CG. Integralidade na saúde da mulher: a questão do climatério [Tese Mestrado]. Rio de Janeiro: Escola Nacional de Saúde Pública Sérgio Arouca - Fundação Osvaldo Cruz; 2007.
38. Valença CN, Germano RM. Concepções de Mulheres sobre a menopausa e climatério. Rev Rene Fortaleza. 2010;11(1):161-171.

5 Qualidade de vida e climatério

- Aarão Mendes Pinto Neto
- Luiz Francisco Cintra Baccaro

Nos últimos séculos, o avanço no conhecimento científico levou a um aumento na expectativa de vida em praticamente todo o mundo. As ciências médicas, que antigamente visavam quase que exclusivamente combater doenças agudas infectocontagiosas e traumas, atualmente se preocupam cada vez mais com as doenças crônicas não transmissíveis que acometem o ser humano que envelhece. Além disso, cada vez mais as pessoas não se preocupam apenas em sobreviver. É necessário viver com qualidade. Com isso, a "qualidade de vida" ganha uma importância cada vez maior.

O conceito de "qualidade de vida" (QV) é subjetivo, multidimensional, influenciado por fatores socioculturais e não há consenso sobre sua definição[1]. Em 1993, a Organização Mundial da Saúde (OMS) definiu "qualidade de vida" como sendo "a percepção do indivíduo de sua posição na vida, no contexto da cultura e do sistema de valores nos quais ele vive e em relação aos seus objetivos, expectativas, padrões e preocupações"[2]. Nos últimos anos, a QV tem sido valorizada como uma forma de avaliar diferentes modalidades terapêuticas, o que pode ser feito através da avaliação da "qualidade de vida relacionada à saúde" (em inglês, *Health Relate Quality of Life* - HRQOL), ou seja, a percepção de aspectos da vida que são mais suscetíveis de serem afetados por alterações no estado de saúde. A HRQOL tem uma estrutura multidimensional, sendo composta por domínios como saúde física, funcional, estado emocional, limitações de função e aspectos sociais. O impacto de variáveis biológicas na HRQOL pode ser influenciado por sintomas e características de cada indivíduo, como personalidade e estado psicológico, além de características do ambiente, como estresse e condição econômica[3].

Nesse contexto, há a necessidade de se transformar informações subjetivas, que envolvem conceitos individuais, em dados objetivos e mensuráveis, que possam ser comparados entre diversas populações[1]. Para tanto, diversos instrumentos têm sido elaborados para que médicos e pesquisadores possam realizar ensaios clínicos e estudos econômicos[4,5]. Estes questionários são compostos por domínios, podendo ser avaliados tanto na presença quanto na ausência de algum sintoma, já que a qualidade de vida corresponde a um sentimento global de bem-estar e autossatisfação, além da presença ou ausência de sintomas[6]. Podem ser divididos em genéricos ou específicos.

Os instrumentos genéricos avaliam de forma global temas relacionados à qualidade de vida, como aspectos físicos, sociais, psicológicos e espirituais. Alguns exemplos de instrumentos genéricos são o *Medical Outcomes Study 36-item Short-Form Health Survey* (SF-36), desenvolvido em 1992 como um inventário de sintomas com oito domínios, quatro relacionados à saúde física e quatro relacionados à saúde mental, tendo sido usado primariamente para avaliar populações de idosos portadores de doenças crônicas[7]. Outro exemplo é o WHOQOL-100, desenvolvido pela Organização Mundial da Saúde com o objetivo de criar um instrumento genérico que pudesse ser usado em diversas populações do mundo. É um questionário com cem itens, contendo seis domínios para avaliar a qualidade de vida: físico, psicológico, nível de independência, relações sociais, ambiente e aspectos espirituais[2]. Mais tarde, com a necessidade de um instrumento mais curto, que demandasse menos tempo para poder ser preenchido, porém que mantivesse as mesmas características psicométricas, a OMS desenvolveu o WHOQOL-*bref*. Este questionário contém 26 questões e é composto pelos domínios físico, psicológico, relações sociais e meio-ambiente[8].

Outra maneira de abordar a influência de determinada condição ou patologia sobre a QV é a utilização de questionários específicos. Estes instrumentos podem ser mais sensíveis na detecção de alterações após uma determinada intervenção[9]. Recentemente, questionários específicos têm sido desenvolvidos visando avaliar a interferência dos sintomas menopausais em múltiplos aspectos da vida diária de mulheres. Exemplos de questionários específicos para menopausa são o *Menopause-Specific Qualitiy of Life Questionnaire* (MENQOL)[10] e o *Women´s Health Questionnaire* (WHQ)[11].

Embora muitas vezes a menopausa seja considerada um período de crise, a maneira como cada mulher reage a esta fase depende de aspectos culturais e sociais[12]. Estudos têm sido realizados na tentativa de esclarecer o real impacto da transição menopausal sobre a qualidade de vida, com resultados muitas vezes conflitantes. Em 1993, Daly e cols., em um estudo transversal com mulheres frequentadoras de um ambulatório médico, concluíram que a qualidade de vida pode ser prejudicada por sintomas relacionados com a menopausa e que a terapia de reposição hormonal poderia melhorar a qualidade de vida[13]. Em 1994, outro estudo transversal com 1.171 mulheres francesas com idade entre 45 e 52 anos, concluiu que mulheres após a menopausa, quando comparadas às na pré-menopausa, apresentavam pior qualidade de vida em relação a aspectos sociais, dor, sono e energia[14].

Mais tarde, em 2002, Dennerstein e cols., em estudo longitudinal com 438 mulheres australianas, mostraram que há melhora na sensação de bem-estar quando a mulher passa do estado perimenopausal recente para uma menopausa mais tardia[15]. Em 2003, Mishra e cols., em um estudo longitudinal com 2 anos de seguimento incluindo 8.623 mulheres australianas, encontraram piora na qualidade de vida nos domínios físicos em mulheres que se mantiveram na perimenopausa durante os anos de seguimento. Este estudo, porém, não avaliou possíveis variáveis confundidoras, como as doenças relacionadas ao envelhecimento[16]. Outras publicações não relataram nenhuma associação entre o estado menopausal e alterações nos níveis de qualidade de vida.

Dennerstein e cols., em estudo prospectivo sobre o grau de satisfação com a vida, publicado em 2000, mostraram que os níveis de satisfação pessoal não estavam relacionados com o estado menopausal ou níveis hormonais, e sim com as atitudes passadas, relacionamento com o parceiro, estresse e estilo de vida[17]. Em 2005, um estudo de corte transversal com 171 mulheres turcas na pré e após a menopausa não encontrou nenhuma diferença entre os dois grupos com relação à qualidade de vida[12]. Mais recentemente, tem se demonstrado que o maior impacto na qualidade de vida não é devido ao estado menopausal em si, e sim aos sintomas a ele relacionados. Em 2005, Kumari e cols. publicaram estudo prospectivo com 2.489 mulheres, concluindo que a transição menopausal está associada a piora na HRQOL em mulheres que apresentam sintomas relacionados à menopausa como a presença de fogachos[18]. Em 2007, estudo longitudinal com 734 mulheres taiwanesas seguidas por 2 anos concluiu que a simples transição menopausal não altera os níveis de qualidade de vida. O declínio nas limitações devido a problemas emocionais se deu basicamente pela presença de sintomas vasomotores[19].

Em 2009, o SWAN (*Study of Women´s Health Across the Nation),* um estudo de coorte observacional multiétnico conduzido nos Estados Unidos da América, que incluiu 3.302 mulheres com idade entre 42 e 52 anos no início do estudo, seguidas durante 7 anos, avaliou a evolução dos escores de cinco domínios do questionário SF-36 (dor corporal; limitação emocional; limitação física; função social; vitalidade) durante a transição da pré-menopausa para após a menopausa . Houve piora nos cinco domínios da qualidade de vida, tanto na perimenopausa quanto após a menopausa . Porém, após o ajuste de possíveis variáveis confundidoras, o estado menopausal só se associou independentemente com o domínio relacionado a limitações físicas[20]. Estes achados foram condizentes com os publicados no estudo de Mishra e cols. em 2003[16], porém apesar do achado significativo quanto às limitações físicas, as mudanças encontradas na qualidade de vida foram tão sutis que podem não ter importância clínica. Além disso, os próprios autores relatam que essa associação pode ter sido decorrente de outros problemas de saúde relacionados à menopausa e ao envelhecimento, que não foram considerados na análise estatística, já que apenas os problemas de saúde mais prevalentes foram analisados. Foi demonstrado que a piora na qualidade de vida ocorrida nas mulheres durante a transição menopausal foi devida em sua maioria à ocorrência de sintomas relacionados à menopausa e ao envelhecimento, como fogachos, secura vaginal, perda de urina, insônia, além de outras condições de saúde como artrite, humor depressivo e estresse[20].

Em 2012, outro estudo longitudinal conduzido nos Estados Unidos também avaliou os impactos da transição menopausal sobre a qualidade de vida. O estudo STRIDE (*Do stage transitions result in detectable effects?*) incluiu 728 mulheres com idade entre 40 e 65 anos, que foram seguidas durante 5 anos. Para avaliação da qualidade de vida foi utilizado o questionário RAND-36, derivado do questionário SF-36, composto por dois escores, um sobre saúde física e outro sobre saúde mental. A qualidade de vida sofreu piora tanto no escore físico quanto no mental quando as pacientes alcançaram a peri e após a menopausa . Levando-se em conta apenas o escore físico, mesmo quando ajustado para sintomas vasomotores e de atrofia genital, as mulheres na peri/pós-menopausa mantiveram pior nível de qualidade de vida[21]. Este resultado foi semelhante aos obtidos em estudos anteriores[16,20].

No escore mental do RAND-36 a associação entre estado menopausal e qualidade de vida também foi significativa, porém menos acentuada que no aspecto físico. Os autores acreditam que essa associação independente do estado menopausal, e a qualidade de vida não se deve apenas às alterações fisiológicas da menopausa, e sim a outros fatores que acompanham o envelhecimento e não foram avaliados no estudo, como disfunção sexual, alterações nos padrões de sono e piora de condições médicas crônicas. Os sintomas da menopausa claramente apresentaram um efeito adicional sobre a piora da qualidade de vida. Eles foram classificados em três categorias: não possui o sintoma; possui o sintoma, porém ele não provoca incômodo; possui o sintoma e ele causa incômodo. Mulheres que apresentavam fogachos apresentaram pior HRQOL em todos os aspectos, porém apenas se esses sintomas provocassem incômodo. Em contraste, mulheres com sintomas de secura vaginal, mesmo que não os percebessem como motivo de incômodo, apresentaram piora nos escores mentais, na sensação de bem-estar emocional e de relacionamento social[21].

Na população brasileira, a maioria dos dados é proveniente de estudos transversais. Em 2006, Conde e cols., em um estudo utilizando o SF-36 com 81 mulheres após a menopausa , identificaram que os sintomas da menopausa como suores, palpitação e nervosismo afetaram o componente físico da qualidade de vida, enquanto tontura, nervosismo, depressão, insônia e dispareunia afetaram o componente mental[22]. Em 2009, Lorenzi e cols. em estudo de corte transversal com 506 mulheres acompanhadas em um serviço de atendimento de mulheres climatéricas, verificaram que mulheres na pré-menopausa apresentaram melhores escores de qualidade de vida[23]. Como resumo de todos os estudos citados , aparentemente o simples fato de mudar de estágio, do menacme para a menopausa, não provoca alteração nos níveis de qualidade de vida. O que causa piora nos níveis de qualidade de vida, tanto nos seus componentes físicos quanto de saúde mental, é a presença de sintomas associados à menopausa, como os sintomas vasomotores e de atrofia genital, além de condições que podem estar associadas ao próprio envelhecimento, como perda de urina, insônia, artrite, humor depressivo, disfunção sexual e estresse.

A avaliação da qualidade de vida relacionada à saúde se tornou uma importante ferramenta nas pesquisas clínicas sobre diversas modalidades terapêuticas. A utilidade de determinada intervenção ou medicamento fica mais evidente se, além de melhorar certo sintoma ou condição, levar a uma melhora objetiva da qualidade de vida. Quanto às pesquisas relacionadas ao climatério, uma limitação deste tipo de avaliação é que os estudos têm utilizado diversas ferramentas para quantificar a qualidade de vida, tanto específicas quanto genéricas, além da utilização de drogas/tratamentos diferentes com formulações diferentes.

Em 2002, o estudo HERS, conduzido nos Estados Unidos, incluiu 2.763 mulheres após a menopausa com idade média de 67 anos, portadoras de doença arterial coronariana, randomizadas para receberem por via oral, continuamente, estrogênios equinos conjugados 0,625 mg/acetato de medroxiprogesterona 2,5 mg ou placebo. Os efeitos da terapia hormonal sobre a qualidade de vida dependeram da presença ou não de sintomas vasomotores no início do estudo. As mulheres que apresentavam fogachos e utilizaram reposição hormonal apresentaram melhora no domínio mental e menos sintomas depressivos, quando comparadas àquelas que receberam placebo. As mulheres que não apresentavam fogachos e que receberam terapia hormonal apresentaram maior declínio no domínio físico e piora da energia/fadiga durante o seguimento[24].

Em 2003, o estudo WHI, também realizado nos Estados Unidos, analisou 16.608 mulheres com útero intacto e média etária de 63 anos, randomizadas para receberem estrogênios equinos conjugados 0,625 mg/acetato de medroxiprogesterona 2,5 mg ou placebo. O uso de terapia hormonal teve uma associação significativa, porém pequena e sem importância clínica em termos de melhora no sono, função física e dor corporal após 1 ano de seguimento. Após 3 anos, não houve nenhum benefício significativo com relação à qualidade de vida. Para as mulheres com idade entre 50 e 54 anos que apresentavam fogachos moderados ou severos, a terapia hormonal melhorou os sintomas e resultou em um benefício pequeno quanto aos distúrbios do sono, mas nenhum outro benefício quanto aos demais aspectos da qualidade de vida[25].

Também no estudo WHI, 10.739 mulheres após a menopausa, que haviam sido submetidas a histerectomia prévia, foram randomizadas para receber estrogênios equinos conjugados, 0,625 mg continuamente ou placebo. Após 1 ano de seguimento, as mulheres que receberam reposição hormonal apresentaram efeito benéfico, porém não clinicamente significativo sobre os distúrbios do sono, e um efeito negativo, porém também não clinicamente significativo sobre o relacionamento social. Após 3 anos de seguimento não se observaram efeitos da reposição hormonal sobre a qualidade de vida. Para as mulheres com idade entre 50 e 54 anos que apresentavam fogachos moderados ou severos, o estrogênio conjugado isolado não provocou nenhuma alteração nos níveis de qualidade de vida[26].

Os estudos HERS e WHI são muito importantes e sempre citados, pois incluíram um número muito grande de sujeitos avaliados. No entanto, uma crítica que pode ser feita é que utilizaram questionários genéricos para avaliação da qualidade de vida (RAND-36), não tão sensíveis para avaliar alterações específicas associadas à menopausa. Em 2005, Archer e cols. conduziram ensaio clínico com 1.147 mulheres com média de idade de 56 anos, randomizadas para receber estradiol 1 mg em monoterapia ou estradiol 1 mg associado a doses variadas de drospirenona. Neste estudo não houve grupo placebo. A reposição hormonal se associou à melhora dos sintomas e dos escores de qualidade de vida durante os 13 meses de seguimento[27].

Um estudo com mulheres finlandesas publicado em 2005 avaliou os efeitos da terapia hormonal combinada (estradiol/medroxiprogesterona) utilizada durante um longo período de tempo (até 9 anos de seguimento) sobre a qualidade de vida. Foram incluídas 419 mulheres após a menopausa com média etária de 56 anos, comparadas a um grupo-controle de mulheres que haviam participado em outros inquéritos populacionais. As usuárias apresentaram melhores escores de qualidade de vida após 6 e 9 anos de tratamento, especialmente nas questões relativas a "desconforto e sintomas"[28].

Em 2008, um ensaio clínico randomizado multicêntrico, conduzido na Grã-Bretanha, Austrália e Nova Zelândia, incluiu 3.721 mulheres com útero intacto e idade entre 50 e 69 anos.

Foram randomizadas para receberem estrogênios equinos conjugados/medroxiprogesterona ou placebo. Após 1 ano da intervenção foi observada uma melhora pequena, porém significativa no grupo de usuárias de terapia hormonal, com respeito aos sintomas vasomotores, função sexual e distúrbios do sono. No grupo de usuárias de reposição hormonal houve menos fogachos, suores noturnos, dores articulares/musculares, insônia e secura vaginal, porém elas se queixaram de mais mastalgia e corrimento vaginal. Vale ressaltar que neste estudo foi utilizado questionário específico para avaliar qualidade de vida em mulheres na transição menopausal (WHQ)[29].

Um ensaio clínico realizado no Brasil por Moriyama e cols., em 2008, analisou os efeitos do exercício físico e da terapia hormonal em 44 mulheres após a menopausa que haviam sido submetidas previamente a histerectomia. Para avaliar a qualidade de vida foi utilizado o questionário genérico SF-36. Após 6 meses de avaliação, houve melhora dos sintomas da menopausa em todos os grupos, mas apenas os que realizaram exercício físico apresentaram melhora na qualidade de vida, independentemente da reposição hormonal[30]. Em 2009, ensaio clínico randomizado duplo-cego, comparando bazedoxifeno/estrogênio *versus* placebo, administrado para mulheres após a menopausa com sintomas vasomotores, mostrou melhora nos parâmetros do sono e nos escores totais de QV no grupo que usou terapia hormonal. Neste estudo foi utilizado um questionário específico (MENQOL)[31]. Recentemente, em 2014, um ensaio clínico randomizado, controlado por placebo, analisou 150 mulheres com média etária de 52 anos. As mulheres foram separadas em portadoras ou não de sintomas vasomotores, e depois randomizadas para o uso de terapia hormonal com estradiol transdérmico/via oral com/sem medroxiprogesterona, ou placebo. Para avaliação da qualidade de vida foi utilizado o questionário específico WHQ. Nas mulheres que apresentavam sintomas vasomotores, a terapia hormonal diminuiu os sintomas e melhorou a QV. A terapia hormonal não conferiu nenhum benefício para a qualidade de vida das mulheres que não apresentavam sintomas vasomotores no começo do estudo[32].

Em síntese, a terapia hormonal leva a uma diminuição dos sintomas relacionados ao climatério, como fogachos e atrofia genital. Seus efeitos sobre a qualidade de vida se dão através da melhora dos sintomas. Mulheres muito sintomáticas experimentam melhora significativa da QV utilizando terapia hormonal, enquanto mulheres que não apresentam sintomas exuberantes provavelmente não apresentarão melhora da qualidade de vida com a medicação.

Muitas vezes, devido a contraindicações à terapia hormonal, as mulheres procuram terapêuticas alternativas, farmacológicas ou não, para os sintomas do climatério. Não existem muitos dados na literatura quanto aos efeitos específicos dessas terapias sobre medidas objetivas de qualidade de vida. Recente, revisão sistemática não encontrou evidências suficientes para determinar que a acupuntura seja eficaz na redução dos sintomas vasomotores. Aparentemente ela é mais efetiva do que não realizar qualquer tipo de tratamento, porém é menos efetiva do que a terapia hormonal convencional para melhorar a qualidade de vida[33].

Quanto à realização de exercícios físicos, ainda não existem dados concretos de que sejam efetivos para reduzir a incidência de sintomas vasomotores, porém existem evidências de que os exercícios aeróbicos podem melhorar a saúde psicológica e a qualidade de vida em mulheres com fogachos, além do que, podem ajudar a melhorar sintomas relacionados à menopausa, como humor e insônia[34]. As medicações fitoterápicas são utilizadas muitas vezes como métodos alternativos para os sintomas da menopausa. Ainda não existem evidências científicas para o uso de *Black Cohosh* (*Cimicifuga spp*) para tratar os sintomas da menopausa e não existem dados suficientes sobre o seu efeito na qualidade de vida[35]. (Nota dos Editores: aconselhamos a leitura do Capítulo 63. *Cimicifuga Racemosa (L.) Nutt.*)

As isoflavonas têm efeito modesto no controle dos sintomas vasomotores e podem ser usadas como opção para o tratamento dos fogachos em mulheres após a menopausa [36], porém seu efeito sobre a qualidade de vida ainda é incerto. Em 2009, ensaio clínico randomizado duplo-cego com 93 mulheres com idade média de 56 anos, randomizadas para receberem isoflavonas (160 mg) ou placebo, notou melhora da qualidade de vida do grupo que recebeu isoflavonas em todas as subescalas do questionário (MENQOL), enquanto no grupo-placebo não houve mudanças significativas[37].

Em 2012, ensaio clínico randomizado com 72 mulheres iranianas na após a menopausa , comparou os efeitos de isoflavonas do trevo vermelho (45 mg) com placebo. Não houve diferença entre os dois grupos quanto à qualidade de vida avaliada pelo questionário (MENQOL)[38]. Também em 2012, ensaio clínico duplo-cego randomizado controlado por placebo com 99 mulheres espanholas após a menopausa , avaliou os efeitos de um produto derivado do leite enriquecido com isoflavonas (50 mg), tendo encontrado melhora em alguns aspectos da qualidade de vida[39].

Recentemente, em 2013, foram publicados os resultados de um ensaio clínico multicêntrico, randomizado, duplo-cego controlado por placebo, que avaliou os efeitos da suplementação de isoflavonas (80-120 mg) na qualidade de vida de 403 mulheres após a menopausa . Foi utilizado questionário específico para avaliação de qualidade de vida e após 2 anos de seguimento não foi observada nenhuma diferença na comparação com o grupo que recebeu placebo[40]. Também em 2013, ensaio clínico com 262 mulheres osteopênicas após a menopausa analisou os efeitos de genisteína (isoflavonas, 54 mg) ou placebo. Houve melhora na qualidade de vida (avaliada pelo SF-36) no grupo que recebeu isoflavonas quanto a *status* de saúde, satisfação com a vida e depressão[41]. (Nota dos Editores: aconselhamos a leitura do Capítulo 61.Tratamento Fitoterápico: Considerações Gerais e Capítulo 62. *Glycine Max (L.) Merr* e (*Trifolium Pratense*).

Não há segurança quanto ao consumo de soja ou isoflavonas por mulheres com histórico de câncer de mama[36]. Para elas, algumas opções como a clonidina, a gabapentina, os inibidores seletivos da recaptação da serotonina, os inibidores da recaptação da serotonina-norepinefrina e as terapias de relaxamento têm efeito leve a moderado para reduzir das ondas de calor[42]. Usuárias de tamoxifeno apresentaram melhora dos fogachos e da qualidade de vida quando receberam clonidina[43]. O uso de gabapentina (900 mg/dia) se mostrou efetivo na diminuição da incidência de fogachos e na melhora da qualidade de vida quando comparado ao uso de placebo[44], além de levar a uma melhor qualidade de sono nas mulheres após a menopausa que apresentam fogachos[45].

Ensaio clínico recentemente publicado analisou o uso de escitalopram *versus* placebo em 205 mulheres saudáveis apresentando fogachos. O tratamento com escitalopram levou a uma melhora nos escores totais de qualidade de vida (MENQOL), incluindo os domínios vasomotores, psicossociais e físicos[46]. A venlafaxina e a desvenlafaxina são boas opções para o tratamento dos fogachos, porém até o momento não existem dados objetivos quanto ao seu efeito na qualidade de vida[47,48].

A paroxetina se mostrou efetiva na diminuição dos fogachos e apresentou melhora nos índices de qualidade de vida e melhora do sono[49]. A fluoxetina tem efeito modesto na melhora dos fogachos e os dados disponíveis até o presente momento não mostraram melhora da qualidade de vida[50,51]. A sertralina também pode ser usada como opção para melhorar os fogachos, porém ainda não foi demonstrado que melhore os níveis de qualidade de vida[52,53]. Recente estudo publicado em 2013 mostrou que terapia de relaxamento em mulheres após a menopausa diminuiu o número de fogachos e melhorou a qualidade de vida ligada a sintomas vasomotores, sono e memória[54].

A alteração da qualidade de vida no climatério está diretamente relacionada à presença ou não de sintomas de hipoestrogenismo, como fogachos e atrofia genital, além de outras doenças que ocorrem devido ao próprio envelhecimento. Ainda faltam estudos que avaliem de maneira mais uniforme as alterações que as diversas formas de terapia para a menopausa provocam na qualidade de vida. Aparentemente, todo tratamento efetivo para reduzir os sintomas menopausais leva a uma melhora da qualidade de vida relacionada à saúde. Para mulheres que não apresentam sintomas climatéricos não há necessidade de instituição de terapia específica visando apenas melhorar a qualidade de vida.

REFERÊNCIAS BIBLIOGRÁFICAS

1. Pinto-Neto AM, Conde DM. Qualidade de vida. Rev Bras Ginecol Obstet. 2008;30(11):535-6.
2. WHO Division of Mental Health. WHO-QOL Study Protocol. The Development of the World Health Organization Quality of Life Assessment Instrument (MNG/PSF/93). Geneva, Switzerland: WHO; 1993.
3. Wilson IB, Cleary PD. Linking clinical variables with health-related quality of life. A conceptual model of patient outcomes. JAMA. 1995;273(1):59-65.
4. Faden R, Leplège A. Assessing quality of life. Moral implications for clinical practice. Med Care. 1992;30(5 Suppl):MS166-75.
5. Fitzpatrick R, Fletcher A, Gore S, Jones D, Spiegelhalter D, Cox D. Quality of life measures in health care. I: Applications and issues in assessment. BMJ. 1992;305(6861):1074-7.
6. Utian WH, Woods NF. Impact of hormone therapy on quality of life after menopause. Menopause. 2013;20(10):1098-105.
7. Ware JE Jr, Sherbourne CD. The MOS 36-item short-form health survey (SF-36). I. Conceptual framework and item selection. Med Care. 1992;30(6):473-83.
8. Development of the World Health Organization WHOQOL-BREF quality of life assessment. The WHOQOL Group. Psychol Med. 1998;28(3):551-8.
9. Guyatt GH, Feeny DH, Patrick DL. Measuring health-related quality of life. Ann Intern Med. 1993;118(8):622-9.
10. Hilditch JR, Lewis J, Peter A, van Maris B, Ross A, Franssen E et al. A menopause-specific quality of life questionnaire: development and psychometric properties. Maturitas. 1996;24(3):161-75.
11. Hunter M. The Women's Health Questionnaire (WHQ): The development, standardization and application of a measure of mid-aged women's emotional and physical health. Qual Life Res. 2000;9(suppl. 01):733-8.
12. Ozkan S, Alata ES, Zencir M. Women's quality of life in the premenopausal and postmenopausal periods. Qual Life Res. 2005;14(8):1795-801.
13. Daly E, Gray A, Barlow D, McPherson K, Roche M, Vessey M. Measuring the impact of menopausal symptoms on quality of life. BMJ. 1993;307(6908):836-40.
14. Ledésert B, Ringa V, Bréart G. Menopause and perceived health status among the women of the French GAZEL cohort. Maturitas. 1994;20(2-3):113-20.
15. Dennerstein L, Lehert P, Guthrie J. The effects of the menopausal transition and biopsychosocial factors on well-being. Arch Womens Ment Health. 2002;5(1):15-22.
16. Mishra GD, Brown WJ, Dobson AJ. Physical and mental health: changes during menopause transition. Qual Life Res. 2003;12(4):405-12.
17. Dennerstein L, Dudley E, Guthrie J, Barrett-Connor E. Life satisfaction, symptoms, and the menopausal transition. Medscape Womens Health. 2000;5(4):E4.
18. Kumari M, Stafford M, Marmot M. The menopausal transition was associated in a prospective study with decreased health functioning in women who report menopausal symptoms. J Clin Epidemiol. 2005;58(7):719-27.
19. Cheng MH, Lee SJ, Wang SJ, Wang PH, Fuh JL. Does menopausal transition affect the quality of life? A longitudinal study of middle-aged women in Kinmen. Menopause. 2007;14(5):885-90.
20. Avis NE, Colvin A, Bromberger JT, Hess R, Matthews KA, Ory M et al. Change in health-related quality of life over the menopausal transition in a multiethnic cohort of middle-aged women: Study of Women's Health Across the Nation. Menopause. 2009;16(5):860-9.
21. Hess R, Thurston RC, Hays RD, Chang CC, Dillon SN, Ness RB et al. The impact of menopause on health-related quality of life: results from the STRIDE longitudinal study. Qual Life Res. 2012;21(3):535-44.
22. Conde DM, Pinto-Neto AM, Santos-Sá D, Costa-Paiva L, Martinez EZ. Factors associated with quality of life in a cohort of postmenopausal women. Gynecol Endocrinol. 2006;22(8):441-6.
23. de Lorenzi DR, Saciloto B, Artico GR, Fontana SK. Quality of life and related factors among climacteric women from south Brazil. Acta Med Port. 2009;22(1):51-8.
24. Hlatky MA, Boothroyd D, Vittinghoff E, Sharp P, Whooley MA; Heart and Estrogen/Progestin Replacement Study (HERS) Research Group. Quality-of-life and depressive symptoms in postmenopausal women

after receiving hormone therapy: results from the Heart and Estrogen/Progestin Replacement Study (HERS) trial. JAMA. 2002;287(5):591-7.

25. Hays J, Ockene JK, Brunner RL, Kotchen JM, Manson JE, Patterson RE et al.; Women's Health Initiative Investigators. Effects of estrogen plus progestin on health-related quality of life. N Engl J Med. 2003;348(19):1839-54.

26. Brunner RL, Gass M, Aragaki A, Hays J, Granek I, Woods N et al.; Women's Health Initiative Investigators. Effects of conjugated equine estrogen on health-related quality of life in postmenopausal women with hysterectomy: results from the Women's Health Initiative Randomized Clinical Trial. Arch Intern Med. 2005;165(17):1976-86.

27. Archer DF, Thorneycroft IH, Foegh M, Hanes V, Glant MD, Bitterman P et al. Long-term safety of drospirenone-estradiol for hormone therapy: a randomized, double-blind, multicenter, trial. Menopause. 2005;12(6):716-27.

28. Ylikangas S, Sintonen H, Heikkinen J. Decade-long use of continuous combined hormone replacement therapy is associated with better health-related quality of life in postmenopausal women, as measured by the generic 15D instrument. J Br Menopause Soc. 2005;11(4):145-51.

29. Welton AJ, Vickers MR, Kim J, Ford D, Lawton BA, MacLennan AH et al.; WISDOM team. Health related quality of life after combined hormone replacement therapy: randomised controlled trial. BMJ. 2008;337:a1190.

30. Moriyama CK, Oneda B, Bernardo FR, Cardoso CG Jr, Forjaz CL, Abrahao SB et al. A randomized, placebo-controlled trial of the effects of physical exercises and estrogen therapy on health-related quality of life in postmenopausal women. Menopause. 2008;15(4 Pt 1):613-8.

31. Utian W, Yu H, Bobula J, Mirkin S, Olivier S, Pickar JH. Bazedoxifene/conjugated estrogens and quality of life in postmenopausal women. Maturitas. 2009;63(4):329-35.

32. Savolainen-Peltonen H, Hautamäki H, Tuomikoski P, Ylikorkala O, Mikkola TS. Health-related quality of life in women with or without hot flashes: a randomized placebo-controlled trial with hormone therapy. Menopause. 2013 Nov 11. [Epub ahead of print]

33. Dodin S, Blanchet C, Marc I, Ernst E, Wu T, Vaillancourt C et al. Acupuncture for menopausal hot flushes. Cochrane Database Syst Rev. 2013 Jul 30;7:CD007410.

34. Daley AJ, Stokes-Lampard HJ, Macarthur C. Exercise to reduce vasomotor and other menopausal symptoms: a review. Maturitas. 2009;63(3):176-80.

35. Leach MJ, Moore V. Black cohosh (*Cimicifuga spp.*) for menopausal symptoms. Cochrane Database Syst Rev. 2012 Sep 12;9:CD007244.

36. North American Menopause Society. The role of soy isoflavones in menopausal health: report of The North American Menopause Society/Wulf H. Utian Translational Science Symposium in Chicago, IL (October 2010). Menopause. 2011;18(7):732-53.

37. Basaria S, Wisniewski A, Dupree K, Bruno T, Song MY, Yao F et al. Effect of high-dose isoflavones on cognition, quality of life, androgens, and lipoprotein in post-menopausal women. J Endocrinol Invest. 2009;32(2):150-5.

38. Ehsanpour S, Salehi K, Zolfaghari B, Bakhtiari S. The effects of red clover on quality of life in post-menopausal women. Iran J Nurs Midwifery Res. 2012;17(1):34-40.

39. García-Martín A, Quesada Charneco M, Alvárez Guisado A, Jiménez Moleón JJ, Fonollá Joya J, Muñoz-Torres M. Effect of milk product with soy isoflavones on quality of life and bone metabolism in postmenopausal Spanish women: randomized trial. Med Clin (Barc). 2012;138(2):47-51.

40. Amato P, Young RL, Steinberg FM, Murray MJ, Lewis RD, Cramer MA et al. Effect of soy isoflavone supplementation on menopausal quality of life. Menopause. 2013;20(4):443-7.

41. Atteritano M, Mazzaferro S, Bitto A, Cannata ML, D'Anna R, Squadrito F et al. Genistein effects on quality of life and depression symptoms in osteopenic postmenopausal women: a 2-year randomized, double-blind, controlled study. Osteoporos Int. 2013 Oct 10. [Epub ahead of print]

42. Rada G, Capurro D, Pantoja T, Corbalán J, Moreno G, Letelier LM et al. Non-hormonal interventions for hot flushes in women with a history of breast cancer. Cochrane Database Syst Rev. 2010 Sep 8;(9):CD004923.

43. Pandya KJ, Raubertas RF, Flynn PJ, Hynes HE, Rosenbluth RJ, Kirshner JJ et al. Oral clonidine in postmenopausal patients with breast cancer experiencing tamoxifen-induced hot flashes: a University

of Rochester Cancer Center Community Clinical Oncology Program study. Ann Intern Med. 2000;132(10):788-93.

44. Butt DA, Lock M, Lewis JE, Ross S, Moineddin R. Gabapentin for the treatment of menopausal hot flashes: a randomized controlled trial. Menopause. 2008;15(2):310-8.

45. Yurcheshen ME, Guttuso T Jr, McDermott M, Holloway RG, Perlis M. Effects of gabapentin on sleep in menopausal women with hot flashes as measured by a Pittsburgh Sleep Quality Index factor scoring model. J Womens Health (Larchmt) 2009;18(9):1355-60.

46. LaCroix AZ, Freeman EW, Larson J, Carpenter JS, Joffe H, Reed SD et al. Effects of escitalopram on menopause-specific quality of life and pain in healthy menopausal women with hot flashes: a randomized controlled trial. Maturitas. 2012;73(4):361-8.

47. Evans ML, Pritts E, Vittinghoff E, McClish K, Morgan KS, Jaffe RB. Management of postmenopausal hot flushes with venlafaxine hydrochloride: a randomized, controlled trial. Obstet Gynecol. 2005;105(1):161-6.

48. Umland EM, Falconieri L. Treatment options for vasomotor symptoms in menopause: focus on desvenlafaxine. Int J Womens Health. 2012;4:305-19.

49. Stearns V, Slack R, Greep N, Henry-Tilman R, Osborne M, Bunnell C et al. Paroxetine is an effective treatment for hot flashes: results from a prospective randomized clinical trial. J Clin Oncol. 2005;23(28):6919-30.

50. Loprinzi CL, Sloan JA, Perez EA, Quella SK, Stella PJ, Mailliard JA et al. Phase III evaluation of fluoxetine for treatment of hot flashes. J Clin Oncol. 2002;20(6):1578-83.

51. Suvanto-Luukkonen E, Koivunen R, Sundström H, Bloigu R, Karjalainen E, Häivä-Mällinen L et al. Citalopram and fluoxetine in the treatment of postmenopausal symptoms: a prospective, randomized, 9-month, placebo-controlled, double-blind study. Menopause. 2005;12(1):18-26.

52. Gordon PR, Kerwin JP, Boesen KG, Senf J. Sertraline to treat hot flashes: a randomized controlled, double-blind, crossover trial in a general population. Menopause. 2006;13(4):568-75.

53. Kimmick GG, Lovato J, McQuellon R, Robinson E, Muss HB. Randomized, double-blind, placebo-controlled, crossover study of sertraline (Zoloft) for the treatment of hot flashes in women with early stage breast cancer taking tamoxifen. Breast J. 2006;12(2):114-22.

54. Lindh-Åstrand L, Nedstrand E. Effects of applied relaxation on vasomotor symptoms in postmenopausal women: a randomized controlled trial. Menopause. 2013;20(4):401-8.

PARTE 2

Sintomas no Climatério

6 | Sintomas vasomotores (ondas de calor)

• Roberto Adelino de Almeida Prado

Os fogachos ou ondas de calor, pela frequência e capacidade de interferirem na qualidade de vida da mulher, podem ser considerados como o fenômeno mais emblemático do climatério. Estão presentes em cerca de 85% das mulheres, sendo a provável causa de distúrbios do sono, desânimo, depressão e cansaço na peri e após a menopausa[1]. A média de duração do distúrbio é de 5,2 anos, podendo variar entre 2 e 10 anos[2].

Chamadas, genericamente, de sintomas vasomotores, as ondas de calor apresentam-se clinicamente como repentina sensação de calor, centralizada no rosto e no tórax superior que rapidamente se generaliza para todo o corpo. Esta sensação perdura por 2 a 4 minutos, sendo seguida de transpiração profunda e ocasionalmente palpitações. O quadro completo culmina com calafrios e tremores[3].

Fisiologicamente, acredita-se que as ondas de calor representam uma disfunção termorregulatória. Inicia-se por uma falha de interpretação dos influxos aferentes responsáveis pela manutenção da temperatura normal, sugerindo que o organismo esteja demasiadamente aquecido. Como resposta, para que ocorra uma rápida perda de calor, ocorre vasodilatação cutânea seguida de sudorese profusa. Geralmente, a grande perda de calor é seguida de tremores e calafrios como mecanismo compensatório, buscando recuperar a temperatura ideal[4].

A homeostase térmica é um estado dinâmico de estabilidade entre o ambiente interno e o externo do corpo humano. Quando funciona adequadamente, o sistema de termorregulação monitora e mantém a temperatura corpórea dentro de uma faixa necessária para a integridade e a função adequada dos órgãos, independentemente da temperatura externa. Quando a temperatura corpórea cai abaixo desta faixa, ocorre vasoconstrição periférica e tremores para conservar o calor corpóreo e elevar a temperatura interna. Quando ela ultrapassa essa faixa "ideal", ocorre vasodilatação periférica e sudorese para dissipar o calor pela pele. Estes dois extremos definem os limites da zona neutra de termorregulação[3,4].

Os três principais componentes envolvidos na termorregulação consistem em:
• sensores térmicos aferentes que levam à informação da temperatura corpórea central;
• áreas de processamento dessas informações no sistema nervoso central;
• vascularização periférica, que recebe sinais eferentes para o controle da temperatura.

Mudanças na temperatura central são comunicadas ao cérebro através de fibras de calor e frio e são localizadas no SNC, tecidos profundos (trato gastrointestinal e outras vísceras, veias intra-abdominais e coluna vertebral) e pele. O mecanismo primário para o controle da temperatura corpórea central é por mudanças dos fluxos sanguíneos cutâneo e subcutâneo e através do suor.

A disfunção da termorregulação parece resultar de erro na comunicação dos sinais e/ou processamento de informações entre a temperatura corpórea central, o cérebro e a vascularização periférica. Esses parecem ocorrer em mais de um local e podem ser decorrentes de diversas causas, incluindo doenças (síndrome carcinoide, leucemia, feocromocitoma, carcinoma medular da tireoide), uso de drogas que interagem com os receptores de estrogênio (levodopa, álcool, bromocriptina, tamoxifeno, raloxifeno), alterações nas concentrações de hormônios gonadais (ooforectomia, quimioterapia, falência ovariana precoce e climatério)[5].

Alguns anos antes da menopausa, a função ovariana começa a declinar e as concentrações de estrogênio circulante tornam-se instáveis. Acredita-se que essa instabilidade contribua, de forma direta ou indireta, para uma variedade de queixas relacionadas com o climatério, principalmente os sintomas vasomotores e os sintomas dela decorrentes, como distúrbios do sono, irritabilidade, depressão alterações do humor, dores e cansaço. A causa precisa dos sintomas vasomotores é desconhecida, mas sabe-se que a instabilidade nas concentrações de estrogênio resulta em estreitamento da zona termoneutra, e a percepção em um mínimo e insignificante aumento da temperatura corporal central provocaria resposta para dissipação de calor com fogachos e sudorese[3,4].

As ondas de calor de intensidade leve podem ser tratadas com medidas de ordem geral, como evitar excesso de agasalhos e ambientes muito quentes, e a conscientização de que estes fenômenos são passageiros e que desaparecerão em um breve período. Alguns autores sugerem o método de respiração pausada e profunda como medida eficaz, mas este método deve ser aprendido em seções de fisioterapia especializada que não está disponível universalmente[6,7].

O tratamento de escolha para fogachos de moderada e forte intensidade nas mulheres sem contraindicação para hormônios é com estrogênios nas variadas concentrações e vias de administração. Deve-se respeitar o princípio da menor dose eficaz pelo menor tempo necessário para o desaparecimento dos sintomas. Em princípio, a menor dose eficaz é a de 0,3 mg de estrógenos equinos conjugados ou 1 mg de 17 betaestradiol diários (por via oral) ou 50 mcg diários de 17 betaestradiol por via transdérmica[8].

O tratamento pode prolongar-se por 3 a 5 anos, quando serão realizadas tentativas de interrupção da medicação. A descontinuação pode estar associada a 50% de recorrência dos sintomas[9]. Estudos recentes não registraram diferenças entre a interrupção abrupta ou gradual [10]. Pode ser recomendada para as mulheres que apresentem recidiva das ondas de calor após a interrupção abrupta, a descontinuação gradual do tratamento, que pode durar até 6 meses. A Sociedade Norte-Americana de Menopausa (NAMS) recomenda que devam ser discutidos o risco e o benefício da retomada do tratamento para as cerca de 30% das mulheres que continuam a queixar-se de sintomas vasomotores após a interrupção da terapia hormonal[8].

Quando os sintomas persistirem, apesar do emprego de doses convencionais dos estrogênios, pode ser benéfica a interrupção do tratamento por algumas semanas e a comparação da qualidade de vida com ou sem o tratamento. É comum verificarmos que as mulheres, apesar da persistência de alguns fogachos, prefiram continuar com a terapia hormonal. Curiosamente, estudos recentes sugerem que mulheres que receberam tratamento para câncer de mama e apresentam sintomas menopausais mais intensos têm menos probabilidade de recidiva da doença do que as que não têm sintomas[11]. Nas mulheres que ainda possuem útero, a associação de progestógenos é indispensável, podendo ser realizada de maneira cíclica ou combinada e contínua. Neste último caso é importante informar à paciente sobre a possibilidade da presença de *spottings*[8].

A tibolona, largamente utilizada na Europa e no Brasil há mais de 20 anos, é um esteroide sintético cujos metabólitos exibem propriedades estrogênicas, androgênicas e progestogênicas. Tem potentes ações na redução das ondas de calor. Seu emprego não requer a utilização da progesterona, mas pode estar associada a risco aumentado de hiperplasia endometrial. Estudos sugerem que esta droga tem a propriedade de atuar de forma benéfica na sexualidade[12]. (Nota dos Editores: maiores informações no Capítulo 54).

Quando houver contraindicação ao emprego de hormônios, como no caso de mulheres tratadas por câncer de mama, infarto do miocárdio e fenômenos tromboembólicos[13], as possíveis opções terapêuticas são os ansiolíticos e fitoestrogênios (Nota dos Editores: mais informações nos Capítulos 60 a 63). Os ansiolíticos constituem medicamentos de primeira escolha no alívio dos sintomas do climatério nas mulheres que não podem receber hormônios. Nesta modalidade temos a floxetina, a paroxetina, a venlafaxina e a clonidina. Esta última é indicada nas hipertensas, apesar de não estar comprovada a sua eficácia no controle das ondas de calor[14].

A gabapentina é um anticonvulsivante que cruza a barreira hematoencefálica e simula os efeitos fisiológicos do neurotransmissor ácido gama-aminobutírico. Atua de maneira benéfica na redução da frequência das ondas de calor. Estudo randomizado mostrou redução de 45% na frequência das ondas de calor e 52% na sua severidade[15].

Entre os fitoestrogênios disponíveis, o de maior evidência é sem dúvida a *Cimicifuga racemosa*, já aprovada por organismos reguladores, tanto na América do Norte quanto no Brasil, para o tratamento das ondas de calor em mulheres com câncer de mama[16]. Da mesma maneira, os hormônios denominados bioidênticos são derivados de vegetais e quimicamente similares aos produzidos pelo organismo. Por não terem sido estudados suficientemente e aprovados e testados por órgãos oficiais a respeito da segurança, eficácia e pureza, não é recomendável o seu emprego[17].

Nota dos Editores: Para mais informações sobre os fitomedicamentos, achamos interessante a leitura dos Capítulos 61 a 66.

Apesar das ondas de calor serem consideradas "selo do climatério", outras causas também deverão ser lembradas no diagnóstico diferencial[18] (Tabela 6.1).

Tabela 6.1
Causas de Sintomas Vasomotores

Tipo	*Causas*
Fisiológicas	Período do climatério
	Bebidas alcoólicas
	Alterações emocionais (*emotional distress*)
	Anafilaxia
Drogas	Álcool (em asiáticas)
	Álcool associado a clorpromazina ou dissulfuram
	Diltiazem
	Amil nitratos
	Ácido nicotínico
	Levodopa
	Bromocriptina
Doenças	Síndrome carcinoide
	Hipertireoidismo
	Mastocitose sistêmica (*systemic mastocytosis*)
	Leucemia basofílica crônica granulocítica
	Feocromocitoma
	Carcinoma medular da tireoide
	Carcinoma renal (*renal cell carcinoma*)
	Epilepsia diencefálica (*diencephalic seizures*)

Adaptado de: Fazio SB Approach to flushing in adults. 2014 Disponível em: www.uptodate.com.

REFERÊNCIAS BIBLIOGRÁFICAS

1 Williams RE, Kalilani L, DiBenedictti DB, Zhou X, Granger AL et al. Frequency and severity of vasomotor symptoms among peri and postmenopausal women in the United States. Climateric. 2008;11:32.

2 Col NF, Guthrie JR, Politi M, Dennerstein L. Duration of vasomotor symtoms of menopause: a meta-analysis. J Gen Intern Med. 2009;23:1507.

3 Fritz MA, Speroff L. Clinical Gynecologic Endocrinology and Infertility. 8th Ed. Lippincott Williams & Wilkins. 2011.

4 Deecher DC, Dorries K. Understanding the pathophysiology of vasomotor symptoms (hot flushes and night sweats) that occur in perimenopause, menopause and posmenopause life stages. Arch Womens's Health. 2007;10:247-257.

5 Oldenhave A, Jaszmann LJB, Haspels AA, Everraerd WTAM. Impact of climacteric on well-being. Am J Obstet Gynecol. 1993;168:772.

6 Freedman RR, Woodward S. Behavioral treatment of menopausal hotflushes: evaluation by ambulatory monitoring. Am J Obstet Gynecol. 1992;167(2):436-439.

7 Daley AJ, Stokes-Lampard HJ, MacArtur C. Exercise to reduce vasomotor and other menopausal symptoms: a review. Maturitas. 2009;63:176-80.

8 American College of Obstetricians and Gynecologists. Practice Bulletin nº 141: Management of Menopausal Symptons. Obstetrics & Gynecology. 2014;123(1):202-216.

9 Ockene JK, Barad DH, Cochrane BB, Larson JC, Gass M, Wassertheil-Smoller S et al. Symtom experience after discontinuing use of estrogen plus progestin. JAMA. 2005;294:183-93.

10 Cunha EP, Azevedo LH, Pompei LM, Strufaldi R, Steiner ML, Ferreira JA et al. Effect of abrupt discontinuation versus gradual dose reduction of postmenopausal hormone therapy on hot flushes. Climateric. 2010;13:362-7.

11 Chen Y, Dorjgochoo T, Bao P-P, Zheng Y,Cai H et al. Menopausal Symptons Among Breast Cancer Patients: A potential Indicator of Favorable Prognosis. PloS ONE. 2013;8(9):e75926.

12 Formoso G, Perrone E, Maltoni S, Balduzzi S, D'Amico R, Bassi C et al. Short and long term effects of tibolone in posmenopausal women.Cochrane Database of Systematic Reviews 2012, Issue 2. Art Nº: CD008536.

13 Spritzer PM, Wender MCO. Terapia hormonal na menopausa: quando não usar. Arq Bras Endocrinol Metab. 2007;51(7):1058-1063.

14 Nelson HD, Vesco KK, Haney E, Fu R, Nedrow A, Miller J et al. Nonhormonal therapies for menopausal hot flashes: systematic rewview and meta-analisys. JAMA. 2006;295:2057-71.

15 Guttuso T Jr, Kurlan R, McDermott MP, Kieburtz K. Gabapentin's effects on hot flashes in postmenopausal women: a randomized controlled trial. Obstet Gynecol. 2003;101:337-45.

16 Leach MJ, Moore V. Black cohosh (Cimicifuga spp.) for menopausal symptoms. Cochrane Database Syst Rev. 2012;12:9.

17 American College of Obstetricians and Gynecologists. Compounded bioidentical. 2012;120:411-5.

18 Mohyi D, Tabassi K, Simons J. Differential diagnosis of hot flashes. Maturitas. 1997; 27:203.

7 | Sintomas psicológicos e psicogênicos

- Edna Maria Peters Kahhale
- Elisa Maria Barbosa Esper

Falar do climatério coloca-nos frente ao desafio que a humanidade vem enfrentando ao longo da sua constituição: reproduzir-se ou ter prazer; permanecer jovem ou envelhecer; criar ou imitar, copiar; viver ou morrer. As respostas e os enfrentamentos podem ser muito variados e dependem da postura teórica que assumimos. Neste texto explicitaremos os parâmetros de análise que utilizaremos para debater este tema e defenderemos como a questão do envelhecimento posta pelo climatério pode ser vivida e significada como uma oportunidade para saltos qualitativos de vida e subjetividade da mulher e, consequentemente, da sua rede de relações sociais.

Há apontamentos[1-4] desde 1935 que associam o climatério como uma fase crítica da vida feminina, necessitando de intervenção médica. Ela ressalta que essa abordagem já delineia os paradigmas da falta e do envelhecimento, pois o climatério é abordado como prenúncio de uma vitalidade que começa a se esgotar, sendo visto como um portal da degenerescência. Essa abordagem é um indicador do quanto esta fase estava associada às questões da morte, pois no início de 1900 coincidia com a expectativa de vida para as mulheres, na época em torno de 50 anos de idade.

O levantamento bibliográfico sobre climatério, feito junto às publicações científicas dos últimos 10 anos, reflete a ênfase nos aspectos biológicos e nos decréscimos hormonais, evidenciando também aspectos psicossociais como a síndrome do ninho vazio, a tendência à depressão e a baixa qualidade de vida. Apenas 6% dos artigos encontrados tinham como referência aspectos psicossociais que enfatizavam o esvaziamento da função social das mulheres climatéricas com relação a aspectos como o crescimento e a independência dos filhos (síndrome do ninho vazio) e aposentadoria[2-10].

Nesse levantamento, encontraram-se os fatores psicológicos mais comumente mencionados e relacionados com essa fase: nervosismo, depressão, insônia, irritabilidade, labilidade emocional e alterações de humor, problemas de memória, diminuição da libido e predisposição ao estresse. No entanto, não há posições unânimes a esse respeito, pois se encontram controvérsias em relacionar linearmente o aparecimento de sintomas psicológicos com o climatério, principalmente associados à depressão. Alguns pesquisadores defendem que os aspectos psicológicos preexistentes ao climatério tendem a se manter para as vivências desta fase de vida. Dessa forma, as pessoas que já apresentavam personalidade com traços depressivos estariam mais vulneráveis a essa sintomatologia[3,7,9-12].

Neste texto, objetivamos questionar estas análises lineares e defender a ideia de desafios criativos colocados nesta fase da vida da mulher. Iniciaremos explicitando nossos parâmetros de análise.

Concebemos o homem como ser histórico; que se constitui no seu movimento ao longo do tempo; forjado pelas condições socioculturais e pelas relações vividas. A relação indivíduo-sociedade é vista como dialética, na qual um constitui o outro. O fenômeno psicológico surge e se constitui a partir das relações do homem com seu mundo físico e social. Todos os elementos internos, do mundo psicológico, são forjados nessas relações. O homem é um ser único, envolvendo uma unidade contraditória entre corpo e psiquismo. O psiquismo, uma expressão subjetiva da realidade, expressa a capacidade do corpo humano, especificamente do cérebro humano, capacidade esta que se desenvolve a partir do trabalho humano e do desenvolvimento social, intermediado pela linguagem.

A despeito das discussões sobre como se dá a relação ou inter-relação entre corpo e psiquismo[13,15], não se pode negar que a subjetividade é construída e vivenciada no corpo. Nascemos como corpo, em torno do qual e com o qual se constituirá uma história pessoal, inserida nas histórias familiar e cultural. Este corpo vai se conformando como corporeidade, através da atividade e da consciência. O corpo, quando reconhecido como alguém, recebe identidade atribuída[16-18] ou identidade própria.

Ao se dizer que o corpo vai se conformando como corporeidade, enuncia-se que corpo é cultura, identidade, por isso não pode ser entendido só como corpo, e sim como corporeidade. A pessoa manifesta-se através de e com o seu corpo, porém estas mesmas manifestações – emoções, sentimentos, pensamentos – são próprios da corporeidade. O humano vivo é corporeidade, é cultura encarnada[16-18].

É preciso entender que qualquer alteração corporal sempre será significada, pois o corpo é vivido, significado, é corporeidade. Não existe a doença, ou o limite corporal, ou o psiquismo em si mesmo. Existe o movimento de unidades contraditórias, no qual um sempre refletirá no outro. Entendemos que o corpo é um corpo dialético, no qual qualquer mudança terá expressão subjetiva. Assim, as alterações hormonais próprias da fase do climatério precisarão ser significadas e inseridas no universo de sentidos pessoais e significados de cada mulher que se encontrar neste momento (climatério) em sua vida.

No conjunto social, através fundamentalmente de mediações como a linguagem, o homem vai desenvolvendo sua consciência, sua forma de significar o mundo; este conjunto psicológico de significações – sentidos pessoais – orienta o homem nas suas ações[19,20]. Compreendemos que as formas que assumimos como identidades, personalidades e subjetividades são construídas historicamente pela humanidade. A sociedade, construída por nós, dá os limites e as possibilidades de "sermos". Aquilo que é normal em nossa sociedade é porque interessou aos homens valorizar, mas não é nem natural, nem eterno. Tudo no psiquismo humano pode ser diferente. Os modelos de normalidade e de saúde precisam ser considerados historicamente[21,22].

Para tratarmos a questão dos sentidos subjetivos implicados no objeto de estudo deste trabalho, os aspectos emocionais da mulher no climatério, acrescentaremos ao conceito de corporeidade a articulação teórica dos conceitos de identidade e metamorfose.

Cada indivíduo encarna as relações sociais, configurando uma identidade pessoal. Uma história de vida. Um projeto de vida. Uma vida-que-nem-sempre-é-vivida, no emaranhado das relações sociais. Uma identidade concretiza uma política, dá corpo a uma ideologia. No seu conjunto, as identidades constituem a sociedade, ao mesmo tempo em que são constituídas, cada uma, por ela[23] (p. 27).

A *identidade* se constitui através da metamorfose, que é processual, motora, no sentido de movimento, de mudança da identidade. *"Identidade é metamorfose. E metamorfose é vida*[23].*"* Sendo assim, entende-se identidade como algo que se movimenta, ora num movimento circular, *não atividade,* no qual o movimento não sai de *si mesmo*, da "mesmice", ora como movimento ascendente, *atividade*, que provoca mudança, contradição e superações.

Para analisar empiricamente como o fenômeno identidade se expressa, Ciampa propõe a forma *personagem* para a análise da identidade na vida cotidiana. Utiliza-se da *personagem* pela força de não atividade que ela exerce sobre a identidade. Isto é, os indivíduos assumem "máscaras", papéis, que muitas vezes se sobrepõe à sua real identidade e, por isso, o *personagem* pode ser entendido como algo que não é ativo. Explicita esta ideia ao dizer que substantivamos os indivíduos: *Severino é lavrador*, em vez de falarmos *Severino lavra a terra*[23]. Assim, reduzimos os

52 | MENOPAUSA, O QUE VOCÊ PRECISA SABER

indivíduos a uma atividade estática, que vai contra a identidade metamorfoseada, ativa e verbal. Esta categoria permite a apreensão da dinâmica corporeidade e psiquismo, pois identidade metamorfoseada é expressa num corpo simbólico, ativo e consciente.

Discutir o psiquismo no climatério implica, pois, tentar apreender como a mulher se coloca como corporeidade, apresenta-se como personagem ou metamorfose? Iniciemos nossa análise pela discussão do "fim do período reprodutivo" da mulher, que se associa à sexualidade e à tradicional queixa ou sintoma *de falta de libido*[23]. A primeira determinação do sexo seria em princípio a determinação genética ou biológica. No entanto, ele é constituído no indivíduo não só como uma questão genética, mas principalmente como expressão das condições sociais, culturais e históricas nas quais este indivíduo está inserido e como ele integra estas condições na sua vida.

O sexo social – portanto, o gênero – é uma das relações estruturantes que situa o indivíduo no mundo e determina, ao longo da sua vida, oportunidades, escolhas, trajetórias, vivências, lugares, interesses[24](p. 16).

A sexualidade é um processo simbólico e histórico, expressa a constituição da identidade do sujeito e como ele vive a questão da corporeidade e da intimidade afetivo-sexual (o que é possível, permitido nos espaços público e privado); da significação das normas, da moral e da ética grupal (grupo social específico no qual se insere). A expressão sexual é multideterminada, dinâmica e histórica, tanto individual quanto coletivamente[21,23-27].

É interessante notar como um aspecto, que tem como uma das suas funções básicas a sobrevivência da espécie, no processo de humanização perde sua determinação predominantemente biológica para tornar-se um mecanismo complexo de expressão das relações sociais e simbólicas do homem e da mulher; sendo um dos norteadores mais contundentes na distribuição de papéis sociais, na divisão de trabalho, na desigualdade das relações e do acesso aos recursos e oportunidades disponíveis em cada momento histórico para homens e mulheres. Para a compreensão deste processo na sua dinâmica foi necessária, na década de 1960, a introdução do conceito de relações de gênero[24,26-30], que permitiu uma passagem da análise do sexo biológico ou genético para as relações entre o masculino e o feminino como construções singulares, sociais e históricas.

Neste debate, dois elementos importantes se inauguram. Primeiro, a questão do prazer que, apesar de sempre ter acompanhado a sexualidade, não foi sempre explícita na sua relação com a moral dominante; em nossa sociedade ocidental separou-se sexo e prazer, reunindo-os apenas pelo elo do amor. O prazer ficou autorizado quando existia amor. Outro elemento é que a perspectiva do prazer traz consigo a visão individualista da sociedade moderna: sexo ou sexualidade fica reduzido a uma questão individual, cindindo-se da realidade social e histórica. A sexualidade ficou concebida como algo que pertence ao indivíduo natural e que deve ser contida pelas regras sociais. Não cabe à sociedade qualquer iniciativa para o desenvolvimento ou configuração da sexualidade. Cabe apenas o seu controle. A sexualidade ficava assim restrita à vida privada dos sujeitos, sendo vista e concebida como algo da natureza ou do âmbito dos instintos humanos.

Aliada a esta noção de sexualidade estava a noção de indivíduo. Também visto como algo separado das relações sociais e da cultura, dotado de uma natureza humana caracterizada por potencialidades especificamente humanas, o homem tornou-se responsável pelo controle de seus instintos, ou seja, de sua sexualidade. Modernamente, a ideia de um sujeito mais ativo foi resgatada no pensamento ocidental. No entanto, esse resgate não foi feito a partir de uma perspectiva histórica. A sexualidade fica tomada como algo privado, algo particular de cada sujeito, cabendo a cada um a definição e/ou escolha de critérios do que é prazeroso e do que é apropriado, conveniente ou não nas suas relações afetivo-sexuais.

Essas concepções de prazer e de indivíduo nos permitem que se analise a sexualidade como uma característica humana construída por homens e mulheres no decorrer da história da humanidade. Sexualidade deve sempre ser pensada e debatida a partir do campo das relações sociais, da cultura, dos valores e formas sociais de vida[21,24-30]. Algo vivido no âmbito individual, mas que tem sua constituição possibilitada e caracterizada nos sujeitos pelas normas e valores sociais, pois só assim se escapa da discussão naturalizante e/ou moralista. Prazer é uma experiência dos indivíduos singulares, mas suas referências, suas possibilidades e limites e suas estimulações e impedimentos estão nas relações sociais e na cultura; e é deste lugar que cada um retirará os elementos para construir sua singularidade expressa na identidade[31].

Claro que a sexualidade, que tem seu lugar no corpo humano, tem seus aspectos biológicos, expressos em corporeidade. No entanto, não se pode por esse motivo naturalizar as concepções, como se tem feito ao longo dos anos. Os aspectos do corpo e do seu desenvolvimento e transformações devem ser incluídos no debate, mas também analisados a partir das construções simbólicas que a cultura fez deles, ou seja, da corporeidade. Um corpo que se transforma não tem suas significações presas às suas funções biológicas, mas, ao contrário, tem suas mudanças significadas na cultura: como embelezamento, como potencial de sedução, como autorização para o prazer, como deterioração, como incompetência, como senilidade e outros sentidos que se têm construído nos diferentes grupos sociais como referências para as vivências nas mais variadas idades dos indivíduos[32-34].

É preciso injetar concepção histórica na leitura da sexualidade, para compreendermos, por exemplo, uma queixa de *falta de libido* expressa pelas mulheres e homens no climatério[33]. É necessário resgatar a gênese da sexualidade e das relações afetivo-sexuais tal qual as vivemos e concebemos, hoje, na sociedade. A leitura histórica é a real possibilidade de compreensão dos tabus que caracterizam o assunto e também a possibilidade de desenvolvimento de versões menos preconceituosas e moralistas do assunto, sem perder, no entanto, a perspectiva de que os homens e as mulheres, por necessidades sociais (algumas já superadas) "inventaram" regras e formas para a expressão sexual, isto é, inventaram a sexualidade[21;31].

Analisemos a questão a partir do recorte do climatério: dentro destes parâmetros, entendemos o climatério como construído na história da humanidade (principalmente porque houve um tempo na história dos homens em que a longevidade das mulheres não permitia que elas chegassem à não reprodução, sem possibilidade de gerar novos filhos), não é uma fase natural do desenvolvimento psíquico humano. Não sendo um período natural do desenvolvimento, deve ser entendido no seu movimento e suas características compreendidas no processo histórico de sua constituição. Algumas das questões postas no climatério decorrem diretamente do aumento de expectativa de vida dos homens em geral e, em especial, das mulheres; no Brasil, passamos de 50 para 72,6 anos[35-37].

Há marcas que a sociedade destaca e significa para identificar o climatério; estas marcas, muitas delas são corporais e psicológicas[1-12,31-41]. Segundo Melo e Pompei[10]: *é a fase da vida da mulher de profundas modificações físicas, psíquicas e sociais, correspondendo a uma transição do período reprodutivo de sua vida para o não reprodutivo* (p. 25). Mudanças no corpo e nos papéis sociais são marcas que a sociedade destacou para identificar o climatério: alterações hormonais, fogachos, insônia, instabilidade de humor, depressão, ansiedade, falta de perspectivas e/ou objetivos para a vida[1-12]. Muitas outras coisas podem estar acontecendo nesta época da vida da mulher e nós não as destacamos. As características fisiológicas/hormonais não são tomadas enquanto tal; são significadas, ou seja, têm significado, para diferentes grupos sociais e culturais, a condição para a introdução das mulheres no universo da "velhice"[40], o fim da vida reprodutiva da mulher tem significado fragilidade, impotência, falta de utilidade social, mas também sabedoria. *É um corpo seco, não é mais capaz de gerar novas vidas.* É o que se escuta muitas vezes, exemplificando a corporeidade vivida.

Muraro[36] aponta que o corpo da mulher é dependente da classe social na qual está inserida. Ele é preparado para assumir, logo que nasce, o lugar que a realidade social lhe designou no sistema produtivo. Para ela, a classe burguesa estabelece as normas corporais – de beleza, de cuidados corporais, de moda, de vestuário – que são imitadas pelas outras classes. O papel do corpo feminino seria agradar aos homens; na classe burguesa, a mulher dispõe de maior liberdade e recursos para isso, pois não está diretamente ligada ao sistema produtivo e tem condições financeiras para isto; enquanto ocorre o inverso com as camponesas, operárias e trabalhadoras domésticas – a finalidade básica do corpo é o trabalho (doméstico e/ou no sistema produtivo). Estas são algumas das contradições vividas pelas mulheres no climatério. O corpo que envelhece precisa ser "cuidado" para minimizar os efeitos do tempo vivido e continuar cumprindo o papel social de agradar o universo masculino e sentir-se *competindo* no universo feminino[55-63]. Contradição bastante acirrada nos tempos pós-modernos[36,37;32-34;46], onde a valorização do jovem, dos corpos saudáveis e os modelos ditados pelo mundo da moda colocam metas inatingíveis pelas mulheres após os 55-60 anos[42]. Estas demandas culminam na forma como se expressa a sexualidade e na dita sintomatologia climatérica, pois num processo inconsciente, as pessoas tendem a corresponder ao que se espera delas[2-3,6,12,37,39-41,44,47-49].

A sexualidade, como expressão da corporeidade, apresentará mudanças: a quantidade e a qualidade da atividade sexual refletirão todo o processo construído pela mulher e pelo casal até esse momento e poderá estar em processo de reconstrução cotidiana, metamorfoseando-se. Ou não, a mulher poderá sentir-se inadequada, ameaçada pelas jovens, com medo de perder seu companheiro, apegar-se aos personagens que construiu ao longo de sua vida[47-49].

Assim, no climatério, a ausência de menstruação pode significar *incapacidade* para a paixão, o sexo e o amor ou *libertação* dos métodos de anticoncepção, liberdade para vivenciar prazeres e novas possibilidades de amar e ser amada. Estas questões estão postas e cabe à mulher e ao homem construírem seus caminhos: lidar com as modificações corporais e sociais que se colocam neste momento de suas vidas. Todas as vivências e significações ao longo de suas existências darão a direção e a dimensão da sexualidade vivida e do tipo de relação afetivo-sexual possível neste momento pelo casal, pelo homem e pela mulher. As dificuldades e os limites corporais vividos nessa etapa da vida podem ser redimensionados e experienciados mais pela qualidade da atividade afetivo-sexual do que pela quantidade, pois os corpos femininos e masculinos passam a apresentar limites objetivos (secura vaginal, dificuldade de manter ereção e ejaculação, entre outros)[43]. *O interesse mútuo entre duas pessoas as torna mais saudáveis e, quando se trata de pessoas de mais idade, as rejuvenesce* [44] (p. 68). Assim, não há idade e limites para se viver a sexualidade[2,27,30,34,44,46,49-51]. O que temos são impedimentos que nos pomos ou que a sociedade nos impõe e não questionamos: *por que tem quer ser assim*[31]?

As expressões e construções desenvolvidas pelas mulheres precisam ser pensadas, analisadas enquanto *metamorfose*[23], como corpo simbólico, ativo e consciente. Mas podem vir a se constituir como *máscaras*[23], personagens que a mulher construiu e não consegue romper: *ser dona de casa, ser mãe, ser esposa...* e as alterações corporais não conseguem ser significadas, como corporeidade metamorfoseada, mas se constituem como um aprisionamento na vida substantivada[31;40-41].

Para exemplificar a *questão da metamorfose*[23], tomaremos a expressão desenvolvida por Esper[40,41]: "Mulheres em desenvolvimento" para se referir a um grupo de mulheres com o seguinte perfil, são mulheres que se mostram abertas para o novo, para as mudanças contemporâneas, para novas experiências. Percebe-se uma plasticidade emocional que as ajuda a fazer o enfrentamento desta fase da vida, de forma a encarar a novidade transitória como um desafio que promove aprendizagem e crescimento pessoal. Com isso, aproveitam o capital psíquico adquirido ao longo da vida para viverem essa fase promovendo realizações pessoais, traçando projetos pessoais factíveis, indo ao encontro da realização de seus potenciais. A análise crítica e realista da imagem da figura climatérica na sociedade atual parece não influenciar negativamente na autoimagem. Nesse sentido, apresentam-se com autoestima positiva, sentindo-se valorizadas com relação à boa aparência e ao reconhecimento de um exercício profissional competente.

O fato de analisarem esse período da vida, nele constatando um saldo positivo, não significa que não se sentem afetadas com o reconhecimento da perda da beleza e da juventude. No entanto, essas percepções não são traduzidas como impossibilidades. Dizem reagir à constatação da realidade das perdas narcísicas, lançando mão da tecnologia existente no campo da estética para protelar o envelhecimento. Embora relatem um grau positivo de satisfação pessoal com relação ao próprio exercício profissional, reconhecem o preconceito que existe no tocante ao potencial de trabalho da mulher de meia-idade. Ressaltam que as conquistas profissionais na idade madura já devem estar consolidadas, pois fica muito difícil um início de atividade profissional para essa faixa etária. Estes mesmos achados encontramos em outras pesquisas mais recentes[2,34,49-51]

Quanto às questões relativas à transitoriedade, próprias do mundo contemporâneo pós--moderno[42-43,46], apresentam-se abertas para o novo, reconhecendo, no turbilhão de mudanças contemporâneas, desafios que possibilitarão novas aprendizagens, crescimentos pessoal e profissional. São mulheres que se apropriam de suas potencialidades e seguem numa trajetória desenvolvimentista e criativa. São mulheres que relatam satisfação sexual relacionada com a melhora da qualidade da relação em detrimento da quantidade. Traduzem a melhora da qualidade através de entendimento da própria sexualidade e da maior intimidade com o parceiro[2,34,49-51].

Por outro lado, podemos exemplificar o processo de *máscara, mesmidade*[23] pelo termo "as que choram" [40,41], que se refere ao perfil desse grupo de mulheres que aponta para uma vulnerabilidade emocional decorrente de poucos investimentos afetivos que se refletem em insatisfações pessoais, com reflexo nas áreas familiar e profissional, quando esta existe. Percebe-se certo sofrimento no enfrentamento desta etapa da vida. Apresentam-se resistentes ao novo, com pouca flexibilidade para suportar mudanças e com dificuldades para desenvolver projetos de vida compatíveis e factíveis. Os aspectos contemporâneos pareceram ser um complicador a mais nas vivências relativas ao climatério, agravando as questões desta fase da vida. Em comparação com os outros grupos de mulheres, são as que apresentaram sintomas climatéricos mais expressivos, níveis de qualidade de vida comprometidos e adoecimentos psicossomáticos.

Mas, o que significa o fim da vida reprodutiva para as mulheres? A sociedade tem chamado este período como "meia-idade". Se entendermos a questão da meia-idade como uma temática psicológica e social, então podemos situá-la entre os 50-65 anos de vida, época que se inicia com grandes mudanças familiares e que culmina com a adaptação à aposentadoria (se não própria, mas a do marido), além da aterradora dificuldade no que se refere à sobrevivência econômica e de participação no mercado de trabalho[36-41].

Assumir este momento de muitas contradições (conquistas e perdas) como um desafio a ser enfrentado pode constituir-se como um processo de apreensão de significações e ressignificações, de enfrentamentos criativos e saudáveis tanto para a mulher quanto para a sua rede de relações sociais. No entanto, isto não significa que todas as mulheres conseguirão ou que assumirão enfrentar este desafio. Para algumas, manter-se numa personagem-máscara pode ser a alternativa possível[1*]. É ilusório pensar que este processo se resolve ou se enfrenta unicamente com a reposição hormonal, pois implicaria em uma visão fragmentada de corpo e psiquismo, negaria a possibilidade de a mulher constituir ativamente sua identidade e, ainda, daria a ilusão de uma autonomia do corpo com relação à própria construção histórica de cada mulher[52-54].

Para ilustrar as contradições vividas pelas mulheres, apresento depoimentos[2*] que nos permitem apreender um pouco deste processo de personagem-máscara presente na subjetividade de algumas mulheres: "Quando a menstruação falta, o sangue fica preso e engrossa... Aí o nervoso vem... Acaba a saúde... Acaba tudo!" "A menopausa mexe até com a cabeça da gente... Por causa dessa tal de menopausa, não vale a pena ser mulher." "Entrou na menopausa, para sair dela é superdifícil". "Tem gente que pensa que mulher só é válida quando pode ter filhos... O marido faz pensar assim... Quando não tem filhos, não tem ocupação, não tem o que pensar". "O calor é

[1*] Um atendimento em grupo, como espaço de reflexão e de construção coletiva de alternativas, pode ser uma possibilidade a ser oferecida, por psicólogos, em equipamentos de saúde para as mulheres enfrentarem de forma mais criativa e saudável e menos limitada este momento de suas vidas.

[2*] Estes depoimentos são fruto do trabalho desenvolvido pela primeira autora junto com estagiários de Psicologia do Núcleo de Atuação do Psicólogo em Instituições de Saúde (Faculdade de Psicologia – PUC-SP) em equipamentos de saúde pública.

que mata! É ardido, agitado, queimor, caloria, fogo..." "Morro de vergonha desse calor!" "A gente come de nervoso... Não tem o que enche..." "Perdi o apetite... Fiquei doente de tanto nervoso... A gente magoa a família... E é magoada por ela."

Por outro lado, também podemos apreender um processo de metamorfose em outras mulheres nesta idade: "Pensar mais em si... A ter amor próprio e a não ligar tanto para as coisas." "Ninguém é ajudado se não se ajudar a si próprio." "Afinal, estamos apenas na meia-idade. "Eu quero continuar vaidosa e ser uma velha enxuta, me renovar e não ficar rabugenta!"

As relações afetivo-sexuais bem vividas e prazerosas relaxam, ativam o sistema imunológico e dão colorido à vida. Este é um desafio que cabe às mulheres e aos homens conquistarem e romperem com as estereotipias e pré-concepções sobre a sexualidade e as possibilidades de vida nos adultos em fase não reprodutiva.

A multideterminação desta fase da vida fica ainda mais complexa na contemporaneidade[40,42]. As mulheres e os homens têm o "grau de afetação" determinado pelo capital psíquico que cada um apresenta, incluindo todas suas vivências, o que conquistaram ou deixaram de conquistar, ao longo de sua história de vida. As que possuem capital psíquico mais estruturado e potente conseguem formas de compensação efetivas. Para as mais fragilizadas, os fatores contemporâneos podem assumir uma dimensão maior, em consonância com as demais questões que compõem a problemática do climatério.

Dessa forma, a afetação pode se dar de dois modos:

1. *negativamente*: para as mulheres que possuem fragilidades em seu capital psíquico, os fatores contemporâneos podem exacerbar a problemática do climatério. Vale ressaltar os aspectos associados ao aumento de ansiedade relacionados com as necessidades de adaptação constantes, em virtude da aceleração das mudanças, produzindo verdades transitórias e efêmeras. São sensações de desamparo que se refletem em percepções de invisibilidade e isolamento social. Decorrem da ideologia narcísica vigente e do agravamento do individualismo contemporâneo. Esses fatores aparecem refletidos em sentimentos de insegurança pela percepção da fragilidade das relações afetivas e do laço social. Portanto, para essas mulheres, as questões contemporâneas podem se presentificar na aceleração de sintomas do climatério, piora da qualidade de vida e produção de sintomatologia psicossomática;

2. *positivamente*: para as mulheres que apresentam capital psíquico potente e estruturado, os fatores contemporâneos podem se refletir em possibilidades de desenvolvimento criativo. Esta posição desconstrói o paradigma médico e algumas expectativas ideológicas de que o climatério se desenvolve sob o signo da falta, da decadência, de problemas emocionais e rigidez psíquica. Para essas mulheres, é época de possibilidades de criação, desenvolvimento de potencialidades, procura de seus desejos mais autênticos e busca de realizações[40] (p. 106-7).

Com relação aos "fatores que ajudam as mulheres em suas vivências, no climatério temos: atitudes positivas frente à vida, importância da família, enquanto fonte e apoio vivenciais e investimentos em qualidade de vida" (p. 107)[40].

A título de conclusão um diálogo de Mario Prata, retirado da Internet em 2003, sobre os cinquentões de hoje:

Não, não se fazem mais velhos como antigamente.
– É verdade. Não se fazem.
– Veja você. Você está com 54. Lembra quando você era jovem, 54 era um velhinho, não era?
– Avô, avô...
– Então. E as mulheres de 54?
– Bisavós, bisavós...

– Não exagera. Avós, também. Aliás, mulher de 40 já tava velhinha. Todas de preto. Iam à igreja. A mãe da gente tinha 40, né? Era uma santa, né? Imagina se fazia o que as de 40 fazem hoje...

– Onde é que você quer chegar?

– É que a nossa geração mudou tudo. Mudou até a velhice. A gente é de uma turma que rompeu com tudo. Esse negócio de Beatles, Rolling Stone, pílula, tropicalismo, isso fez mudar tudo.

– Prossiga.

– É que a gente mudou os velhos que a gente ia ser. Veja a sua roupa. Você está vestido igual a um cara de 20, 30 anos. Você não está de terno e gravata como os cinquentões de antigamente.

– Você está é justificando a nossa velhice.

– Que velhice, cara! Você hoje faz tudo que um cara de 20 faz.

– Mais ou menos, mais ou menos.

– A nível comportamental...

– A nível, cara?

– Desculpa, mas comportamentalmente falando, ficou tudo igual. O cara de hoje, com 50, não se comporta mais como um cara de 50 dos anos 50. Nivelou, entendeu?

– Explica melhor.

– As meninas também. As nossas amigas de 40, por exemplo.

– Melhor não citar nomes.

– É que hoje elas fazem coisas que a gente não poderia imaginar que a mãe da gente fizesse com a idade delas. Estão todas aí, inteiraças. Liberadas, está entendendo? Mandando ver. E nós também. Fora que tem o Viagra que – dizem, dizem – vai segurar mais pra frente.

– Você já usou?

– O que?

– Viagra.

– O que é isso cara? Ouvi falar, ouvi falar. Mesmo porque não se conhece ninguém no mundo que assuma que já tomou. Parece que existe um acordo lá entre eles. Ninguém conta. É de lei. Mas não desvia o assunto. Eu não estou falando no desempenho sexual. Estou falando de cabeça. Nivelou tudo. E, pra sorte nossa, nivelou por baixo. Veja a roupa do seu filho. Igual à sua. Antigamente um cara de 23 se vestia completamente diferente de um cara de 53. Ou você alguma vez viu o seu pai de tênis? (nem pênis) Acho que até para jogar tênis ele devia jogar de sapato.

– Se a gente então não está velho, vai ficar velho quando?

– Pois é aí que eu quero chegar. Não existe mais a velhice. Nos anos 60 a gente fez tanta zorra que, sem querer, garantimos o nosso futuro sem velhice. Pode escrever aí. Não existe mais velhice...

– Ficamos imortais?

– Quase. Antigamente o sujeito começava a morrer mais cedo. Ficava uns 10, 15 anos morrendo. Agora não, ele vai ficar até os 80, 90. Daí ele fica doente e morre logo. Acabou a agonia. Pensa bem: a gente está com 50. Temos mais uns 30 pela frente. Firmes. É isso, cara: não existe mais a velhice. E fomos nós que detonamos com ela.

– Mas tem o cabelo branco, as rugas, a barriguinha...

– Detalhes, cara, detalhes. O cabelo branco, as rugas e a barriguinha hoje em dia são encarados como charme. Mesmo porque os cabelos não ficam mais tão brancos como nos nossos pais. E as rugas também. Os velhos estão cada vez com menos rugas. E pra barriguinha, estão aí as academias. Tem fórmulas.

– E isso vale também para as mulheres, né?

– Principalmente. Eu estava falando nas nossas amigas de 40. Pega as de 50. Tudo com corpinho de 30. Cabeça de 20. Tão até melhores do que nós, cara.

– Peraí, a sua namorada não tem nem 30.

– E isso me preocupa. Tem cabeça de 50. De 50 das antigas. O que serve para a nossa geração, não serve para a nova geração. Resumindo: não existe velhice para a nossa geração. A gente batalhou

isso. Agora essa nova geração que vem aí vai envelhecer. Se ela quiser continuar a ser como a gente, vai acabar sendo igual aos nossos pais, como diria o grande Belchior.
– Eu não estou entendendo aonde é que você quer chegar.
– Quero chegar nos 90.

Todos nós queremos chegar aos 90 anos com qualidade de vida e criativos, rompendo as estereotipias, num eterno movimento de metamorfosear-se.

REFERÊNCIAS BIBLIOGRÁFICAS

1. Greer G. Mulher: maturidade e mudança. São Paulo: Augustus; 1994.
2. Araujo IA, Queiroz ABA, Moura MAV, Penna LHG. Representações sociais da vida sexual de mulheres no climatério atendidas em serviços públicos de saúde. Texto contexto - enferm [online]. 2013;22((1):):114-122. ISSN: 0104-0707. Disponível em: http://dx.doi.org/10.1590/S0104-07072013000100014.
3. Oliveira DM.; Jesus MCPE, Merighi MAB. Climatério e sexualidade: a compreensão dessa interface por mulheres assistidas em grupo. Texto Contexto - Enferm. [online]. 2008;17(3):519-526. ISSN: 0104-0707. Disponível em: http://dx.doi.org/10.1590/S0104-07072008000300013.
4. Fernandes RCL, Rozenthal M. Avaliação da sintomatologia depressiva de mulheres no climatério com a escala de rastreamento populacional para depressão CES-D. Rev psiquiatr Rio Gd Sul [online]. 2008;30(3):192-200. ISSN: 0101-8108. Disponível em: http://dx.doi.org/10.1590/S0101-81082008000400008.
5. Silva MNM, Brito LMO, Chein MBC et al. Depressão em mulheres climatéricas: análise de mulheres atendidas ambulatorialmente em um hospital universitário no Maranhão. Rev psiquiatr Rio Gd Sul [online]. 2008;30(2):150-154. ISSN: 0101-8108. Disponível em: http://dx.doi.org/10.1590/S0101-81082008000300011.
6. Abdo C, Melo VH. HIV em mulheres de meia-idade: fatores associados. Rev Assoc Med Bras [online]. 2010;56(1):112-115. ISSN: 0104-4230. Disponível em: http://dx.doi.org/10.1590/S0104-42302010000100025.
7. Valadares AL, Pinto-Neto AM, Conde DM et al. Depoimentos de mulheres sobre a menopausa e o tratamento de seus sintomas. Rev Assoc Med Bras [online]. 2008;54(4):299-304. ISSN 0104-4230. Disponível em: http://dx.doi.org/10.1590/S0104-42302008000400013.
8. Hegg R.; Melo(R.; Pinotti M. Síndrome do Climatério – conceito importância e epidemiologia. Revista Brasileira de Medicina 1994;51(3):327-334.
9. Bossemeyer R. Aspectos gerais do climatério. In: Fernandes C.E, Melo(, Wehba S (eds.). Climatério Feminino: fisiopatologia diagnóstico e tratamento. São Paulo: Lemos Editorial; 1999. p. 17-33
10. Melo NRE, Pompei LM. Síndrome do climatério. Revista Brasileira de Medicina. 2002;59(5):333-345.
11. Halbe HW, Fonseca AM, Bagnoli VR. Estilo de Vida e Climatério. In: Fernandes CE, Melo NR, Wehba S (eds.). Climatério Feminino: fisiopatologia diagnóstico e tratamento. São Paulo: Lemos Editorial; 1999. p. 309-318.
12. Lopes GP. Sexualidade no climatério. In: Fernandes CE, Melo NR, Wehba S (eds.). Climatério Feminino: fisiopatologia diagnóstico e tratamento. São Paulo: Lemos Editorial; 1999. p. 283-295.
13. Cheptulin A. A dialética materialista: categorias e leis da dialética. São Paulo: Ed. Alfa-Omega; 1982.
14. Kahhale EMP, Peixoto MG, Gonçalves MGM. A produção do conhecimento nas revoluções burguesas: aspectos relacionados à questão metodológica. In: Kahhale EMP (org.). A diversidade na Psicologia: uma construção teórica. São Paulo: Cortez; 2002. p. 17-74
15. Kahhale EMP, Andriani AGP. A constituição histórica da Psicologia como ciência. In: Kahhale EMP (org.). A diversidade na Psicologia: uma construção teórica. São Paulo: Cortez; 2002. p. 75-96.
16. Kolyniak CF. O esporte como objeto da educação física ou da ciência da motricidade humana. Dicorpo: São Paulo. 1997;7:31-46.
17. Kolyniak CF. A concepção de motricidade humana em ação. Dicorpo: São Paulo. 2001a;10:33-48.
18. Kolyniak CF. Contribuições para uma reflexão epistemológica sobre a ciência da motricidade humana. Dicorpo: São Paulo. 2001b;1111-28.

19. Aguiar WMJ, Bock AMB, Ozella S. A orientação profissional com adolescentes: um exemplo de prática na abordagem sócio-histórica. In: Bock AMB, Gonçalves MG e Furtado O (org). Psicologia Sócio-Histórica: uma perspectiva crítica em Psicologia. São Paulo: Cortez; 2001. p. 163-178.

20. Aguiar WMJ, Liebesny B, Marchesan EC, Sanchez SG. Reflexões sobre ssentido e significado. In: Bock AMB, Gonçalves MG (org.). A dimensão subjetiva da realidade: uma leitura sócio-histórica. São Paulo: Cortez; 2009. p. 54-72.

21. Kahhale EMSP. Orientação sexual na adolescência: uma experiência com jovens da escola pública. In: Bock AMB (org.). Psicologia e Compromisso social. São Paulo: Cortez; 2003. p. 333-346.

22. Kahhale EMSP, Rosa EZ. A construção de um saber crítico em Psicologia. In: Bock AMB, Gonçalves MG. (org.) A dimensão subjetiva da realidade: uma leitura sócio-histórica. São Paulo: Cortez; 2009. p. 19-53.

23. Ciampa AC. A estória do Severino e a história da Severina: um ensaio de psicologia social. São Paulo: Brasiliense; 1986.

24. Lavinas L. Gênero cidadania e adolescência. In: Madeira FR. Quem mandou nascer mulher? Estudos sobre crianças e adolescentes pobres no Brasil. Rio de Janeiro: Record/Rosa dos Tempos; 1997. p. 11-44.

25. Paiva V. Sexualidades adolescentes: escolaridade gênero e o sujeito sexual. In: Parker R e Barbosa RM (orgs). Sexualidades brasileiras. Rio de Janeiro: Relume Dumará/ABIA:IMS/UERJ; 1996. p. 213-234.

26. Samara EM, Soihet R, Matos MIS. Gênero em debate: trajetória e perspectivas na historiografia contemporânea. São Paulo: EDUC; 1997.

27. Helman CG. Gênero e Reprodução. In: Cultura, Saúde & Doença. Porto Alegre: Artmed; 2003. p. 146-169.

28. Helman CG. Fatores culturais em epidemiologia. Porto Alegre: Artmed; 2003. p. 282-295.

29. Correa S. Gênero e sexualidade como sistemas autônomos: idéias fora do lugar? In: Park R e Barbosa RM. Sexualidades brasileiras. Rio de Janeiro: Relume Dumará: ABIA:IMS/UERJ; 1996. p. 149-159.

30. Villela WV, Barbosa RM. Repensando as relações entre gênero e sexualidade. In: Richard Park e Regina M. Barbosa Sexualidades brasileiras Rio de Janeiro: Relume Dumará: ABIA: IMS/UERJ; 1996. p. 189 199 .

31. Kahhale EMSP. Enfrentamento à patologização e à homofobia: Código de Ética do psicólogo e a Resolução CFP 001/1999. In: Conselho Federal de Psicologia Psicologia e Diversidade sexual: desafios para uma sociedade de direitos. Brasília: CFP; 2011. p. 201-215.

32. Valença CN, Nascimento Filho JM, Germano RM. Mulher no Climatério: reflexões sobre desejo sexual beleza e feminilidade. Saúde Soc São Paulo. 2010;19(2):273-285.

33. Leite MT, Taschetto A, Hildebrandt LM, Van Der Sand ICP. O homem também fala: o climatério feminino na ótica masculina. Rev Eletr Enf [Internet]. 2013 abr/jun;15(2):344-51. Disponível em: http://dx.doi.org/10.5216/ree.v15i2.15424. doi: 10.5216/ree.v15i2.15424.

34. Separavich M.A, Canesqui AM. Análise das narrativas sobre a menopausa de um site brasileiro da internet . Interface - Comunic. Saúde Educ. jul./set.2012;16(42):609-22.

35. IBGE Síntese dos indicadores sociais – Extraída de Pesquisa Nacional por Amostra de Domicílios: Contínua 2012 e 2013. Disponível em: ftp://ftp.ibge.gov.br/Trabalho_e_Rendimento/Pesquisa_Nacional_por_Amostra_de_Domicilios_continua/Fasciculos_Indicadores_IBGE/pnadc_201302caderno.pdf. Acesso em: 04 fev 2014.

36. Muraro RM. Sexualidade da Mulher Brasileira – corpo e classe social no Brasil. Petrópolis RJ: Ed. Vozes; 1983.

37. Masters WH, John VE. Respuesta sexual humana. Buenos Aires/Argentina: Inter-médica Editorial; 1976.

38. Maldonado MT, Goldin A. Maiores de 40: guia de viagem para a vida. São Paulo: Saraiva; 1995.

39. Maldonado MT. Amor sexualidade e erotismo nos maiores de 40. RBSH. 1994;5(2).

40. Esper EMB. O Climatério na contemporaneidade. São Paulo: PUC; 2005. Dissertação de mestrado em Psicologia Clínica Pós-Graduação em Psicologia Clínica da Pontifícia Universidade Católica de São Paulo.

41. Esper EMB, Kahhale EMSP, Neder M. O Climatério na contemporaneidade. In: Amazonas MCLA, Lima AO, Dias CMSB (org.). Mulher e família: diversos dizeres. São Paulo: Oficina do Livro; 2006. p. 77-112.

42. Lipovestsky G. O império do efêmero: a moda e seu destino nas sociedades modernas. Barcelona: Editorial Anagrama; 1990.

43. Fraiman AP. Menopausa: conceitos e preconceitos. São Paulo: Hermes; 1989.

44. Abdo CHN, Fonseca AM, Bagnoli VR et al. Perfil sexual da mulher no climatério. Rev Gin Obst. 1997;8(1).

45. Galiás I. A mãe-coruja e a menopausa. Junguiana. 2002;20-36

46. Sand G. Está quente aqui ou sou eu? Um exame pessoal dos fatos equívocos e sem sanções da menopausa. São Paulo: Summus; 1995.

47. Borges VLF, Medeiros S. Validação de questionário para avaliar a função sexual feminina após menopausa. Rev Bras Ginecol Obstet [online]. 2009;31(6):293-299. ISSN: 0100-7203. Disponível em: http://dx.doi.org/10.1590/S0100-72032009000600005.

48. Valadares ALR, Pinto-Neto AM, Sousa MH, Osis MJD. Adaptação sociocultural do short personal experiences questionnaire (SPEQ) no Brasil. Rev Bras Ginecol Obstet [online]. 2010;32(2):72-76. ISSN: 0100-7203. Disponível em: http://dx.doi.org/10.1590/S0100-72032010000200004.

49. Goncalves R, Merighi MAB. Reflections on sexuality during the climacteric. Rev Latino-Am Enfermagem [online]. 2009;17(2):160-166. ISSN: 0104-1169. Disponível em: http://dx.doi.org/10.1590/S0104-11692009000200004.

50. Marquez MJ, Granero-Moline J, Salmerón MJS et al. Qualidade de vida em mulheres climatéricas que trabalham no sistema sanitário e educativo. Rev Latino-Am Enfermagem [online]. 2011;19(6):1314-1321. ISSN: 0104-1169. Disponível em: http://dx.doi.org/10.1590/S0104-11692011000600006.

51. Zampieri MFM, Tavares CMA, Hames MLC et al. El proceso de vivir y ser saludable de las mujeres y el climaterio. Esc Anna Nery [online]. 2009;13(2):305-312. ISSN: 1414-8145. Disponível em: http://dx.doi.org/10.1590/S1414-81452009000200010.

52. Lorenzi DRS, Catan LB, Moreira K, Artico GR. Assistência à mulher climatérica: novos paradigmas. Rev bras enferm [online]. 2009;62(2):287-293. ISSN: 0034-7167. Disponível em: http://dx.doi.org/10.1590/S0034-71672009000200019.

53. Salazar MA, Valenzuela SS. Teoria de Orem aplicada a intervenciones durante embarazo y climaterio. Rev bras enferm [online]. 2009;62(4):613-619. ISSN: 0034-7167. Disponível em: http://dx.doi.org/10.1590/S0034-71672009000400021.

54. Vidal CRPM, Miranda KCL, Pinheiro PNC, Rodrigues DP. Mulher climatérica: uma proposta de cuidado clínico de enfermagem baseada em ideias freireanas. Rev bras enferm [online]. 2012;65(4):680-684. ISSN: 0034-7167. Disponível em: http://dx.doi.org/10.1590/S0034-71672012000400019.

55. Paschoal MA, Polessi EA, Simioni FC . Avaliação da variabilidade da frequência cardíaca em mulheres climatéricas treinadas e sedentárias. Arq Bras Cardiol [online]. 2008;90(2):80-86. ISSN: 0066-782X. Disponível em: http://dx.doi.org/10.1590/S0066-782X2008000200002.

56. Fernandes RCL, Silva KS, Bonan C et al. Avaliação da cognição de mulheres no climatério com o Mini-Exame do Estado Mental e o Teste de Memória da Lista de Palavras. Cad Saúde Pública [online]. 2009;25(9):1883-1893. ISSN: 0102-311X. Disponível em: http://dx.doi.org/10.1590/S0102-311X2009000900003.

57. Avelar LFS, Oliveira Junior MNS, Navarro F. Influência do exercício físico na sintomatologia de mulheres climatéricas. Rev bras geriatr gerontol [online]. 2012;15(3):537-545. ISSN: 1809-9823. Disponível em: http://dx.doi.org/10.1590/S1809-98232012000300014.

58. Tairova OS, De Lorenzi DRS. Influência do exercício físico na qualidade de vida de mulheres na pós-menopausa: um estudo caso-controle. Rev bras geriatr gerontol [online]. 2011;14(1):135-145. ISSN: 1809-9823. Disponível em: http://dx.doi.org/10.1590/S1809-98232011000100014.

59. Silva Filho EA, Costa AM. Avaliação da qualidade de vida de mulheres no climatério atendidas em hospital-escola na cidade do Recife Brasil. Rev Bras Ginecol Obstet [online]. 2008;30(3):113-120. Epub 29-Fev-2008. ISSN: 0100-7203. Disponível em: http://dx.doi.org/10.1590/S0100-72032008005000001.

60. Polisseni ÁF, Araújo DAC, Polissemi F et al. Depressão e ansiedade em mulheres climatéricas: fatores associados. Rev Bras Ginecol Obstet [online]. 2009;31(1):28-34. ISSN: 0100-7203. Disponível em: http://dx.doi.org/10.1590/S0100-72032009000100006.

61. Gallon CW, Wender MCO. Estado nutricional e qualidade de vida da mulher climatérica. Rev Bras Ginecol Obstet [online]. 2012;34(4):175-183. ISSN: 0100-7203. Disponível em: http://dx.doi.org/10.1590/S0100-72032012000400007.

62. Gravena AAF, Rocha SC, Romeiro TC et al. Sintomas climatéricos e estado nutricional de mulheres na pós-menopausa usuárias e não usuárias de terapia hormonal. Rev Bras Ginecol Obstet [online]. 2013;35(4):178-184. ISSN: 0100-7203. Disponível em: http://dx.doi.org/10.1590/S0100-72032013000400008.

63. Lorenzi DRS, Catan LB, Cusin T et al. Caracterização da qualidade de vida segundo o estado menopausal entre mulheres da Região Sul do Brasil. Rev Bras Saúde Mater Infant [online]. 2009;9(4):459-466. ISSN: 1519-3829. Disponível em: http://dx.doi.org/10.1590/S1519-38292009000400011.

8 | Sintomas Urogenitais

- Antonio Pedro Flores Auge
- Silvia da Silva Carramão

Os hormônios, especialmente o estrogênio, influenciam diretamente os tecidos do corpo feminino. Isto implica que as alterações hormonais da mulher resultem em alterações sistêmicas e locais. O período mais marcante ocorre com o início do climatério e continua após a menopausa.

O climatério representa um período de modificações fisiológicas – embora alguns[1] considerem essa fase como verdadeira endocrinopatia porque afeta vários órgãos e sistemas – prejudicando sobremaneira a qualidade de vida de algumas mulheres. Decorre da redução abrupta da reserva folicular ovariana com progressiva perda da função ovariana.

Nesta fase da vida, 2/3 das mulheres apresentam alterações físicas e neurovegetativas, como sintomas de fogacho, as "ondas de calor"; sudorese excessiva, alterações de humor; irritação; labilidade emocional, diminuição da libido, entre outros[2]. Inicialmente ocorrem alterações do ciclo menstrual, sangramentos uterinos anormais e quadros de infertilidade.

Sabemos que no período do climatério há maior risco de perda de massa óssea, diminuição da qualidade do colágeno, envelhecimento dos tecidos e atrofia de estruturas como as mamas, sendo notória a atrofia urogenital, dispareunia e disfunções miccionais.

Sabemos também que, no Brasil, dados revelam que em 2009 a expectativa de vida das mulheres aumentou para 77 anos quando comparados aos 70 anos em 1990. Estima-se que a expectativa de vida nos países desenvolvidos seja de 81 anos em 2025[3].. No Canadá e nos Estados Unidos os dados demonstram que mulheres acima de 80 anos representam o segmento populacional de crescimento mais rápido e que essa população feminina continuará a aumentar progressivamente até 2050[4].

Dessa maneira é importante conhecer, entender e prevenir as consequências do hipoestrogenismo, revestindo-se de interesse de saúde pública.

A Tabela 8.1 resume as principais alterações do trato genitourinário.

ATROFIA GENITAL

A atrofia genital consiste em sintoma característico e progressivo deste estado de hipoestrogenismo, contrariamente aos sintomas vasomotores, que melhoram com o passar dos anos[5]. Os sintomas podem evoluir de desconforto, prurido e dor local (15%), até dispareunia (38%) e secura vulvovaginal, presente em 75% das mulheres[6].

Alguns estudos demonstram a presença de receptores estrogênicos nos tecidos do trato genitourinário. A principal função deste hormônio é estimular o crescimento celular destes tecidos, portanto o hipoestrogenismo pode ser responsável pela atrofia genitourinária[7].

A mucosa vaginal é rica em receptores estrogênicos, sendo muito sensível à sua deprivação. Desse modo, queixas clínicas, como a secura vaginal, são consequentes da diminuição da produ-

Tabela 8.1

Principais Alterações do Trato Genitourinário Decorrentes do Hipoestrogenismo

Vagina	Vulva	Uretra	Bexiga
			Atrofia da mucosa
Mucosa seca	Adelgaçamento da pele	Atrofia da mucosa	Aumento da sensibilidade parassimpática
Palidez	Diminuição do introito vaginal	Diminuição de alfa-receptores	
Diminuição das pregas	Diminuição dos pelos vulvares	Diminuição da irrigação vulvar	Diminuição da atividade beta-adrenérgica
Adelgaçamento da mucosa	Fusão labial	Prolapso da mucosa uretral	
Aumento do pH		Carúncula	
Diminuição do hiato genital			
Modificação da flora			

ção de secreções pelas glândulas vestibulares. Este sintoma associado à diminuição da espessura do epitélio vaginal determina a irritação vaginal e a dispareunia.

A atrofia vaginal torna-se clinicamente aparente 4 a 5 anos após a menopausa. Nesse período, aproximadamente, metade das mulheres apresentam queixas afetando seu desempenho sexual e a qualidade de vida[8].

Com a progressão do hipoestrogenismo advêm outras alterações importantes, como diminuição do fluxo vascular, palidez da mucosa e adelgaçamento do epitélio. Estes sintomas podem regredir com a reposição tópica de estrogênio[9]. No entanto, em situações de hipoestrogenismo prolongado, pode ocorrer importante estreitamento do diâmetro vaginal levando à disfunção sexual permanente.

A atrofia do epitélio vaginal induz à diminuição da produção de glicogênio produzido por estas células, e à consequente elevação do pH com diminuição dos bacilos de Döderlein. Com a alteração da flora vaginal, as mulheres após o climatério ficam mais propensas às infecções vaginais e urinárias. As disfunções miccionais, tais como disúria, urgência miccional e incontinência urinária, também podem ocorrer.

Recomenda-se, nesta fase, a ingestão líquida adequada, assim como os cuidados de higiene e reposição hormonal tópica com cremes vaginais contendo estrógenos com baixo potencial sistêmico – o estriol ou o promestrieno – e o tratamento não hormonal local utilizando gel hidratante ou lubrificante[9].

VULVA

É frequente a associação da atrofia vaginal à atrofia vulvar. A pele da vulva torna-se mais fina, podendo culminar com lesões esbranquiçadas, características do líquen escleroso. Também podemos observar a rarefação dos pelos pubianos, a fusão labial, a perda do volume labial, a irritação vulvar e a diminuição do introito vaginal[10].

ATROFIA URETRAL

A atrofia da mucosa uretral inicia-se com o adelgaçamento do epitélio e a diminuição da vascularização, com o desaparecimento da submucosa. O hipoestrogenismo se reflete ao envolver elementos responsáveis pela continência urinária, tais como receptores alfa-adrenérgicos e colágeno.

Estudo brasileiro de dopplerfluxometria da vascularização do assoalho pélvico, observou que, após a menopausa, o número de vasos, a diástole mínima e o pico sistólico são menores nas mulheres portadoras de incontinência urinária[11]. O estrogênio induz à diminuição da produção de colágeno pelos fibroblastos nos tecidos[12]. A perda da qualidade do tecido conjuntivo periuretral, associada à hipovascularização determinam a perda do coxim pressórico, progredindo com a perda da coaptação do lúmen uretral. Conjuntamente ocorre o adelgaçamento do epitélio e a palidez da mucosa.

Essas alterações podem ser reversíveis com a utilização de estrogênio tópico.

SINTOMAS DA ATROFIA UROGENITAL

O déficit de estrogênio propicia a protrusão da mucosa uretral, que assume o aspecto de lesão avermelhada, denominada carúncula uretral. Em situações de hipoestrogenismo prolongado, a carúncula uretral pode ter aparência tumoral e hiperemiada. A estrogenioterapia tópica proporciona importante regressão destes sintomas.

O trato urinário inferior e a vagina têm a mesma origem embriológica, portanto apresentam propriedades histoquímicas semelhantes. Os epitélios vaginais, uretrais e do trígono vesical são ricos em receptores estrogênicos. O efeito biológico do estrogênio no trato genital é mediado pela interação com os receptores. Seu declínio é o principal fator de mudanças biológicas que ocorre nas mulheres após a menopausa[13,14].

Essas estruturas respondem ao estímulo estrogênico com a maturação celular[10]. Os receptores estrogênicos também estão presentes nos ligamentos que suportam as estruturas pélvicas[15]. O hipoestrogenismo está associado ao agravamento das distopias genitais e à incontinência urinária nas mulheres após a menopausa, as principais alterações são demonstradas na Figura 8.1.

A perda do tônus uretral, a diminuição dos receptores alfa-adrenérgicos (estrógeno-dependente) e a fina espessura do epitélio, proporcionam perda do coxim pressórico e atrofia do esfíncter uretral determinando a incontinência urinária de esforço. Também podem estar presentes outros sintomas como disúria por exposição das fibras sensitivas, decorrente da atrofia do epitélio uretral.

A incontinência urinária que apresenta maior prevalência após a menopausa é justificada pelas alterações teciduais da bexiga, da uretra e do assoalho pélvico, associadas ou não às lesões da inervação vesical. Com o avanço da idade é comum a queixa de aumento de frequência urinária, noctúria, urgência e incontinência de urgência. Estes sintomas estão associados a diminuição da capacidade vesical, aumento da sensibilidade vesical e atividade do detrusor, que geralmente resultam em sintomas de urgência miccional e aumento da frequência urinária[16,17].

A Figura 8.2 apresenta sumariamente as alterações do trato genitourinário e as condutas a serem seguidas.

A atrofia da mucosa vesical com a diminuição dos receptores beta-adrenérgicos (responsáveis pelo relaxamento da musculatura vesical durante o armazenamento de urina) proporciona a redução da capacidade vesical e o aumento da frequência de micção e noctúria. Os sintomas de urgência miccional, aumento da frequência urinária e noctúria após a menopausa podem melhorar com o uso de estrógeno tópico. Devemos salientar também que o tratamento comportamental por meio de orientações como: micção a cada 2 horas, não ingerir líquidos à noite, a orientação para evitar ingestão de bebidas que contenham xantinas (como, por exemplo, café, chá preto, bebidas à base de cola etc.), podem trazer melhora significativa da qualidade de vida para as mulheres que apresentem estes sintomas. A terapia comportamental pode ser complementada com a

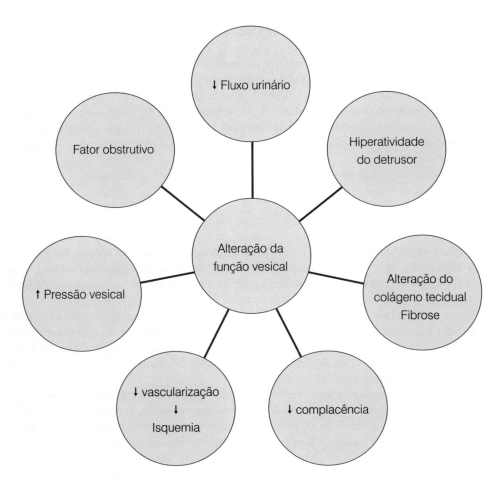

Figura 8.1 – Algoritmo das alterações da função vesical.

realização de exercícios para o fortalecimento da musculatura do assoalho pélvico apresentando bons resultados na prevenção e no tratamentoda incontinência urinária.

Nos casos em que os sintomas de urgência miccional e incontinência de urgência forem refratários ao tratamento fisioterápico, pode ser necessária a prescrição de medicação anticolinérgica, como, por exemplo, a oxibutinina, tolterodina, darifenacina, solifenacina ou mesmo a imipramina. O uso dos anticolinérgicos é benéfico, desde que não haja contraindicações (hipertensão arterial não controlada, cardiopatia, glaucoma, megaesôfago ou megacólon).

O hipoestrogenismo leva a atrofia muscular e do tecido conjuntivo, o que agrava as distopias genitais[18]. Desse modo, as lesões prévias dos músculos levantadores do ânus e de sua fáscia exacerbam-se. A pressão máxima de fechamento uretral e o comprimento funcional da uretra atingem o ápice de suas funções até a terceira década de vida e então declinam com o avançar da idade. A atrofia uretral inclui a hipovascularização e a atrofia das musculaturas lisa e esquelética, contribuindo para o declínio da pressão de fechamento uretral e da incontinência urinária de esforço.

A perda do mecanismo intrínseco de continência urinária (perda do coxim pressórico) e a diminuição dos receptores alfa-adrenérgicos, associadas à hipermobilidade do colo vesical, levam à diminuição da pressão de fechamento uretral e consequentemente favorecem a incontinência

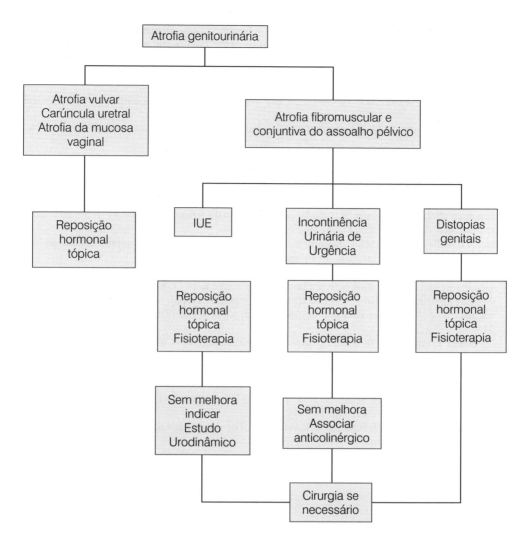

Figura 8.2 – Conduta na vigência da atrofia genitourinária.

urinária de esforço. Frequentemente estes sintomas melhoram após fisioterapia do assoalho pélvico, associada à estrogenioterapia tópica.

Quando a incontinência urinária de esforço (IUE) persiste após o tratamento conservador, é conveniente a solicitação do estudo urodinâmico. Confirmando o diagnóstico de IUE por hipermobilidade do colo vesical ou por lesão esfincteriana, podemos propor o tratamento cirúrgico para a sua correção.

REFERÊNCIAS BIBLIOGRÁFICAS

1. Ettinger B. Overview of the efficacy of hormone replacement therapy. Am J Obstet Gynecol. 1987;156:1298-9.
2. Gracia CR, Sammel MD, Freeman EW, Lin H et al. Defining menopause status: creation of a new definition to identify the early changes of the menopausal transition. Menopause. 2005;12(2):128-35.

3. World Health Organization. Health Statistics 2012. Disponível em: www.who.int.

4. Harold P. Drutz, May Alarab. Pelvic organ prolapse: demographics and future growth prospects. Int Urogynecol J. 2006;17: S6-S9.

5. Lima SMRR, Botogoski SR. Conceitos. In: Lima SMRR Menopausa. 1ª ed. São Paulo: Ed Atheneu; 2009, p. 3-7.

6. Bachmann GA, Nevadunsky NS. Diagnosis and treatment of atrophic vaginitis. Am Fam Physician. 2000;61:3090-6.

7. Schaffer J, Fantl JA. Urogenital effects of the menopause. Ballieres Clin Obstet Gynaecol. 1996;10:401-17.

8. Sturdee DW, Panay N. Recommendations for the management of postmenopausal vaginal atrophy, International Menopause Society Writing Group. Climateric. 2010; Early online:1-14.

9. Schmidt P. The 2012 Hormone Therapy Position Statement of The North American Menopause Society Menopause. 2012; 19(3):257-71.

10. Blakeman PJ, Hilton P, Bulmer JN. Cellular proliferation in the female lower urinary tract with reference to oestrogen status. Br J Obstet Gynecol. 2001;108:813-16.

11. Jármy Di Bella ZIK, Girão MJBC, Sartori MGF. Power Doppler of the urethra in continent or incontinent, pre and postmenopausal women. Int Urogynecol J. 2000;11:148-55.

12. Brincat M, Moniz CF, Kabalan S. Decline in skin collagen content and metacarpal index after the menopause and its prevention with sex hormone replacement. Br J Obstet Gynecol. 1987;94:126-9.

13. Gebhart JB, Rickard DJ, Barret TJ et al. Expression of estrogen receptor isoforms and messenger RNA in vaginal tissue of premenopausal and postmenopausal women. Am J Obstet Gynecol. 2001;185:1325-31.

14. Goldstein I, Alexander JL Practical aspects in the management of vaginal atrophy and sexual dysfunction in perimenopausal and postmenopausal women. J Sex Med. 2005;3:154-65.

15. Smith P, Heimer G, Norgren A, Ulmsten U. Steroid hormone receptors in pelvic muscles and ligaments in women. Gynecol Obstet Invest. 1990;3027-30.

16. Madersbacher S, Pycha A, Schatzl G et al. The aging lower urinary tract: A comparative urodynamic study of men and women. Urology. 1998;51:206-12.

17. Pfisterer MH, Griffiths DJ, Schaefer W, Resnick NM. The effect of age on lower urinary tract function: A study in women. Jags march. 2006;54(3):406-412.

18. Davila GW. Hormonal influences on the pelvic floor. In Davila GW, Ghoniem GM, Wexner SD. Pelvic Floor Dysfunction. London: Springer-Verlag London Limited; 2006. p. 295-8.

PARTE 3

Aspectos Gerais

9 | Sexualidade

- Sônia Maria Rolim Rosa Lima
- Tânia das Graças Mauadie Santana
- Sheldon Rodrigo Botogoski

O climatério é um período de transição associado a ajustes hormonais, físicos, psicológicos e sociais, assim como o comportamento sexual humano, que também pode ser influenciado por aspectos psicológicos e socioculturais, possuindo estreita relação com a saúde física, mental, qualidade de vida e autoestima[1,2]. Diversos estudos têm demonstrado o grande impacto do climatério na função sexual, podendo levar a quadros disfuncionais com alterações importantes no âmbito da saúde da mulher[3-5].

O envelhecimento sexual é um dos fatores mais frequentemente apontados como fonte de angústia para mulheres e homens nessa fase da vida. Os conflitos são mais frequentes no Ocidente do que em outras culturas, como a oriental, principalmente devido à desvalorização dos indivíduos mais maduros, incluindo as mulheres após a menopausa. De fato, existem vários mitos que reforçam a ideia de que, nesse período, a mulher torna-se assexuada. Um deles é a identificação da função reprodutora com a função sexual. Outro é a ideia de que a atração erótica se faz à custa somente da beleza física associada à jovialidade. Há ainda um terceiro mito que considera a sexualidade feminina relacionada diretamente aos hormônios ovarianos, vinculando a diminuição da função do ovário com a redução da função sexual[6].

A sexualidade engloba a identidade sexual (masculina e feminina), os afetos e a autoestima, as alterações físicas e psicológicas ao longo da vida, o conhecimento anatômico e fisiológico do homem e da mulher, a gravidez, a maternidade e a paternidade, os métodos anticoncepcionais, as doenças sexualmente transmissíveis, os transtornos sexuais, entre outros. É uma experiência individual regida por diferentes desejos e condutas que a tornam um processo absolutamente pessoal e natural. A forma como cada indivíduo se percebe como um ser sexual é intrínseca à sua natureza, não podendo ser modificada por fatores externos como a moral, a religião e a imposição de papéis sexuais sem que isto resulte em grande sofrimento e angústia[7].

Segundo Kaiser, a sexualidade é dinâmica e mutável, podendo ser abordada por diferentes ângulos da ciência, pelos seus aspectos fisiológicos, psicológicos, e do relacionamento interpessoal e intrapessoal. Sofre diretamente influência sociocultural e é tema abordado pelas ciências sociais e humanas em seus aspectos biológicos e genéticos, e pelas ciências políticas. Fatores internos, como afetividade, intelecto, cognição e emoção, e fatores externos, como área geográfica, religião, sistema econômico, hábitos e costumes, ambientes social e cultural também a influenciam. Constitui, assim, a expressão global da personalidade, e mesmo variando entre culturas e indivíduos, deve ser entendida como parte integrante da história global da mulher[8].

No Brasil, o Conselho Federal de Medicina (CFM), na emenda 1.666/2003, modificou o anexo II da Resolução 1.634/2002, reconhecendo a sexologia como uma área de atuação dentro da especialidade médica de Ginecologia e Obstetrícia[9].

A visão do sexo com finalidade reprodutiva foi uma norma de comportamento que vigorou com bastante força no Ocidente até o final do século XIX. Assim, toda atividade sexual – como a masturbação, a busca do prazer, as relações homossexuais – que não seguia esse paradigma era considerada anormal. Freud foi um dos pioneiros que rompeu com esse conceito, ao afirmar que o sexo não tinha somente a função reprodutiva, pois ia além dos órgãos sexuais[10].

Desde a Grécia antiga até o final do século XIX, a investigação da sexualidade se limitou a esporádicas revelações na área da biologia reprodutiva. A relação entre sexo e reprodução está historicamente tão ligada, que ainda hoje é impossível falar em sexualidade em sociedades contemporâneas sem considerar este fato[11]. Os primeiros trabalhos relacionados à sexualidade surgiram no século XIX, nos países de língua alemã. A homossexualidade foi um dos primeiros fenômenos com os quais os pioneiros em sexologia tentaram a formulação de teorias de entendimento e explicação, mais sob uma perspectiva médica do que moral[12,13]. Estudos formais e mais rigorosos com enfoque na satisfação e práticas sexuais somente foram publicados no início de 1900, a partir das obras pioneiras de Freud. Assim, teve origem a psicanálise apresentando como foco principal as alterações sexuais[10].

Foucault relatou que os estudiosos do século XIX, em seus protocolos de conduta, organizavam o que era permitido e proibido, o desejado e o desejável, o considerado erótico e sensual para um determinado grupo através de diversos discursos sobre sexo; estes discursos regulavam, normatizavam e instauravam novos saberes para a época, produzindo falsas verdades[14]. No decorrer dos séculos de história da humanidade, apenas em breves períodos houve uma visão mais liberal do exercício da sexualidade, porém com poucos relatos[15]. Nunca, no entanto, seu estudo foi considerado importante, e apenas nas últimas décadas vem sendo visto como um tema merecedor de atenção por um ramo da ciência[16].

Alfred Kinsey, nascido em 1894 e falecido em 1956, biólogo que se tornou estudioso em sexualidade humana, inicia em 1938 um amplo trabalho onde documenta "quem faz o quê, onde e com quem", em termos sexuais. Em relação à homossexualidade, revela ao público que 4% da população masculina eram exclusivamente homossexuais, 37% dos homens adultos haviam experimentado um orgasmo numa experiência homossexual na adolescência e 50% já haviam respondido a estímulos homoeróticos. Ele cria a famosa Escala Kinsey, que avalia as pessoas numa escala homossexual-heterossexual de sete pontos, de zero (completamente heterossexual) até seis (completamente homossexual), constituindo assim a homossexualidade um *continuum* de comportamentos sexuais aceitos. Pesquisou a sexualidade de 10.000 homens e mulheres a partir de 16 anos de idade no final da década de 1930 e em meados de 1960 e obteve resultados que chocaram a sociedade americana da época. Até então, filósofos e estudiosos ainda confundiam a função reprodutiva com o comportamento sexual[13,17-19].

Masters e Jonhson publicaram seu trabalho caracterizando o ciclo da resposta sexual. Essa teoria demonstrava que a resposta sexual humana, comum a ambos os gêneros, era constituída por quatro fases: excitação, platô, orgasmo e resolução. Preconizaram, através de estudos científicos inovadores, que a resposta sexual humana provinha de estímulos sexuais internos, os pensamentos e fantasias, e externos, desencadeados pelos sentidos humanos, o tato, olfato, audição, gustação e visão. A excitação pôde ser identificada como a ereção no homem e a vasocongestão da vagina e vulva na mulher. Com a continuidade do estímulo, haveria aumento da tensão sexual conduzindo à fase de platô, à qual se seguiria, caso o estímulo perdurasse, o orgasmo, tanto no homem quanto na mulher. O orgasmo é o ápice das sensações sexuais. A seguir, haveria o chamado período refratário (resolução), mais pronunciado no homem do que na mulher, a qual possui a capacidade de se manter no ápice e ter orgasmos múltiplos. Após essas fases e cessados os estímulos, o organismo retornaria às condições físicas e emocionais prévias. Durante o ciclo da resposta sexual há alteração da respiração, de batimentos cardíacos, pressão arterial, circulação periférica, piloereção, sudorese, dentre outras, devidamente registradas nos estudos de Master e Johnson[20].

Kaplan incluiu o desejo à resposta sexual criada por Master e Johnson, transformando-a em desejo, excitação, orgasmo e resolução. Ela teorizou que a excitação se originava de uma sensação subjetiva, a qual denominou desejo. Segundo Kaplan, a fase do desejo envolve fantasias acerca da atividade sexual e a vontade de iniciar uma atividade sexual constituindo um estado básico do indivíduo para o início do ciclo da resposta sexual. As experiências prazerosas anteriores acerca da sexualidade e as fantasias (fatores subjetivos) estimulam o apetite sexual através do funcionamento do sistema nervoso central (fator anatomofisiológico). Também colocou que a excitação é uma fase constante até atingir o orgasmo, e não mais se justificaria haver um platô[21].

A partir da associação entre os modelos de Master e Johnson (1966)[20] e de Kaplan (1977)[21] estabeleceram-se critérios diagnósticos para os transtornos da sexualidade, os quais constam no Manual Diagnóstico e Estatístico dos Transtornos Mentais (*American Psychiatric Association*, 2002)[22], que definiu a resposta sexual saudável como um conjunto de etapas sucessivas: desejo, excitação, orgasmo e resolução. A partir daí caracterizaram-se as disfunções sexuais, entendidas como um excesso, falta, desconforto e/ou dor na expressão do ciclo da resposta sexual, afetando uma ou mais fases. Quanto mais precocemente esse ciclo for comprometido, maior prejuízo acarretará à resposta sexual, e mais complexo será o quadro clínico e respectivo prognóstico e tratamento[23].

À medida que o conhecimento da sexualidade avançou, começaram-se identificar nítidas diferenças entre os gêneros masculino e feminino no que diz respeito à resposta sexual. Essas diferenças são atribuídas a fatores de ordem biopsicossocial, em especial aos hormônios sexuais (estrógenos *versus* andrógenos), educação sexual (repressora *versus* permissiva), ambiente (controlador *versus* estimulante)[24,25].

Nesse sentido, Basson e cols. explicam que, ao iniciar a experiência sexual, a mulher deve ter motivação, a qual é encontrada na intimidade emocional com o parceiro, a fim de seguir para a fase de desejo e excitação. Para Basson e cols., o tempo de relacionamento também diferenciará o tipo de desejo. No início do relacionamento o desejo é espontâneo, enquanto num relacionamento de muitos anos o desejo é responsivo. A motivação é necessária principalmente em relacionamentos mais duradouros, em que as respostas femininas resultam mais da necessidade de intimidade do que propriamente de uma estimulação sexual física[26].

MÉTODOS DE AVALIAÇÃO DA RESPOSTA SEXUAL

O ciclo da resposta sexual vem se apresentando como objeto de pesquisa num grande número de ensaios clínicos, e os instrumentos de avaliação das disfunções sexuais masculinas e femininas se multiplicaram nos últimos anos, incentivados pelo desenvolvimento de novos tratamentos destes distúrbios[27].

As avaliações podem ser objetivas e subjetivas. As objetivas, como medição fisiológica da tumescência e rigidez peniana, do fluxo sanguíneo vaginal e clitoridiano (fotopletismografia e ultrassonografia com Doppler) e ressonância magnética pélvica desempenharam importante papel em pesquisas, entretanto são métodos não padronizados e com resultados não reprodutíveis e ainda sem aplicação clínica[28-30].

Os métodos subjetivos vêm demonstrando elevado grau de credibilidade e validade. Baseiam-se em questionários, agenda diária ou registro de eventos sexuais, geralmente autoavaliáveis. A agenda diária e o registro de eventos foram idealizados para serem completados após cada episódio de atividade sexual, com o objetivo de avaliar a função e a satisfação. Entretanto, os questionários parecem ser mais suscetíveis a capturar os aspectos subjetivos e complexos da função sexual feminina, por sua habilidade em avaliar os múltiplos componentes da resposta sexual[31].

Os questionários vêm desempenhando um grande papel na avaliação de mulheres com disfunção sexual e foram, ao longo da história, amplamente utilizados em estudos psicológicos e sociológicos do comportamento sexual. Primariamente, não foram desenvolvidos como instrumento diagnóstico, mas para uso em estudos clínicos ou para obtenção de dados epidemiológicos. Todos esses questionários foram criados no sentido de propiciar avaliações de caráter populacional e/ou facilitar/anteceder à consulta propriamente dita. O ideal procurado em todos os questionários é a facilidade e a rapidez de administração, assim como a capacidade de avaliar multidimensionalmente a função sexual[27].

Em sua maioria, apresentam critérios psicométricos básicos de credibilidade e validade. Credibilidade significa que o instrumento de medida é capaz de gerar dados ou informações reprodutíveis. No processo de validação, a ferramenta de medida deverá ser capaz de mensurar o que se propôs a avaliar[31]. Os questionários atualmente utilizados foram desenvolvidos e são particularmente recomendados na pesquisa da disfunção sexual feminina, pois são de baixo custo e não intimidativos.

Atualmente, uma variedade de questionários encontra-se disponível para avaliação das disfunções sexuais femininas, dentre eles: Quociente Sexual – Versão Feminina (QS-F)[32], Estudo do Comportamento Sexual no Brasil (ECOS)[33], *Brief Sexual Functioning Index for Women* (BSFI-W) – Breve Índice do Funcionamento Sexual para as Mulheres[34,35], *Female Sexual Function Index* (FSFI) – Índice da Função Sexual Feminina[36-38], *Modified McCoy Sexual Scale* – Escala Sexual Modificada de McCoy[39], *Profile of Female Sexual Function* (PSFS) – Perfil da Função Sexual Feminina[40] e unidimensionais: o *Female Sexual Distress Scale* (FSDS) – Escala de Distúrbio Sexual Feminino[41].

Todos os questionários empregados no estudo da disfunção sexual feminina são instrumentos de autorresposta, de fácil compreensão e breve administração de, no máximo, 15 a 20 minutos. Os multidimensionais têm o propósito de avaliar pelo menos as três fases da resposta sexual humana, e o unidimensional foi desenhado especialmente para avaliar o grau de insatisfação sexual[27].

Quociente Sexual – Versão Feminina (QS-F)[32]

O Quociente Sexual (QS-F) versão feminina é um instrumento que analisa a função sexual e pode auxiliar no diagnóstico da DSF. Sua avaliação abrange vários domínios da atividade sexual, por mensurar elementos de ordem física, emocional e relacional pertinentes ao desempenho/satisfação sexual. É de fácil manuseio e com linguagem acessível tanto para o médico quanto para a mulher.

Utilizando-se de dez questões autorresponsivas, este questionário avalia as fases do ciclo de resposta sexual e outros domínios: desejo e interesse sexual (questões 1, 2 e 8); preliminares (questão 3); excitação pessoal e sintonia com o parceiro (questões 4 e 5); conforto (questões 6 e 7); orgasmo e satisfação (questões 9 e 10). Cada questão é respondida numa escala que varia de zero a cinco e o escore obtido é multiplicado por dois, resultando numa soma entre zero e 100. Os valores maiores indicam melhor desempenho.

O QS-F foi recentemente validado comparando-se os escores obtidos pela avaliação de 30 mulheres com disfunção sexual (DS) e 30 que não apresentavam DS. As médias dos escores totais no QS-F para as duas amostras foram de 29,5 ± 10, 7, para as portadoras de DS, e 94,5 ± 3,9 (p < 0,001), para as sem DS.

Estudo do Comportamento Sexual no Brasil (ECOS)[33]

O ECOS é um questionário multidimensional, desenvolvido para avaliar o comportamento sexual da população brasileira. Representa um instrumento de autorresposta, ágil e específico, para ambos os sexos, que utiliza expressões populares para melhorar a compreensão das questões. O questionário é composto de 28 itens que se subdividem em quatro grupos: identificação

(1 a 7), saúde geral (8), hábitos sexuais (9 a 17) e práticas sexuais (18 a 28), avaliando seis domínios da função sexual: desejo, excitação, orgasmo, envolvimento físico e afetivo, dor e satisfação pessoal e do parceiro.

Trata-se de uma segunda versão, validada para pesquisa de campo, de um questionário original, composto de 38 itens, que foi elaborado no início do ano 2000 e aplicado de fevereiro a abril do mesmo ano, a uma população de 2.853 indivíduos maiores de 18 anos e residentes em sete estados brasileiros (São Paulo, Bahia, Minas Gerais, Pernambuco, Rio Grande do Sul, Paraná e Rio de Janeiro).

Moreira e cols. (2005), utilizando o questionário para avaliar a prevalência de problemas sexuais e de comportamentos relacionados à busca de ajuda em adultos no Brasil, identificaram que a dificuldade de lubrificação (23,4%) foi o problema sexual feminino mais comum, seguido por falta do interesse sexual (22,7%)[42].

Brief Sexual Functioning Index for Women (BSFI-W)[34,35]

O *Brief Sexual Functioning Index for Women* foi um dos primeiros instrumentos a fornecer uma avaliação detalhada da satisfação e funcionalidade sexual da mulher. É um questionário de autorresposta, multidimensional, com 22 itens, utilizado para avaliar a função sexual em mulheres saudáveis, bem como naquelas com causas orgânicas ou psicogênicas de disfunção sexual[34]. Sua versão original foi modificada em 2000, com a introdução de quatro dimensões avaliáveis da função sexual (além das três anteriores) e uma escala algorítmica[35]. Esta fornece um escore total, bem como de cada dimensão separadamente, o que facilita seu uso em pesquisas clínicas. As dimensões analisadas são: interesse/desejo, excitação, frequência de atividade sexual, iniciação/receptividade, prazer/orgasmo, satisfação sexual e interpessoal, e problemas que afetem a função sexual, avaliando quantitativa e qualitativamente os componentes da experiência sexual feminina. O escore geral é gerado pela soma dos resultados da primeira dimensão até a sexta, subtraindo a sétima (problemas que afetem a função sexual) para que não ocorra viés de interpretação, posto que um elevado índice pode refletir um melhor grau de função sexual. Os valores variam de –16 (pobre função) a + 75 (máxima função), com um valor médio de 33,6.

Originalmente, o questionário foi validado utilizando um grupo-controle de mulheres saudáveis, entre 22-55 anos, das quais 187 tinham parceiros sexuais fixos. Shifren e cols., 2000, utilizando este questionário, identificaram melhora na função sexual em mulheres que receberam testosterona após ooforectomia, resultados que consolidam ainda mais esse instrumento[43].

Female Sexual Function Index (FSFI)[36-38]

O *Female Sexual Function Index* foi desenvolvido por um grupo multidisciplinar de estudiosos da disfunção sexual feminina. Suas categorias e seus subitens foram baseados na classificação de disfunção sexual feminina da AFUD (*American Foundation for Urologic Disease*). São 19 itens que analisam seis domínios da função sexual: desejo, excitação, lubrificação, orgasmo, satisfação e dor, enfatizando o distúrbio da excitação. Esta categoria é subdividida em dois domínios separados de lubrificação (quatro itens) e excitação propriamente dita (quatro itens), permitindo avaliar componentes periféricos (lubrificação), bem como centrais (excitação subjetiva e desejo).

O FSFI é fácil de administrar e analisar. Consiste num questionário de autorresposta, composto por uma escala algorítmica capaz de avaliar cada domínio separadamente ou toda a composição. Nas questões 3 a 14 e 17 a 19, a graduação varia de 0-5, e nas questões 1, 2, 15 e 16, de 1-5. O resultado global é determinado pela somatória de cada domínio multiplicada por seu fator correspondente, e pode variar entre 2 a 36. O ponto de corte para uma boa função sexual

SEXUALIDADE | *75*

é 26,5; como demonstrado durante o processo de validação deste instrumento numa população de mulheres entre 18 e 74 anos com e sem DSF[36,37]. Este questionário é validado para a língua portuguesa[44].

O ponto de corte do escore FSFI foi fixado em 23, com base nos resultados dos estudos de Nappi e cols.,[45], nos quais há a avaliação da função sexual em mulheres saudáveis que frequentam consultório ginecológico, e de Esposito e cols.[46].

Modified McCoy Sex Scale[39]

Inicialmente foi desenhado para estudar os efeitos da menopausa na sexualidade. Trata-se de questionário de autorresposta com sete itens que abrangem experiência sexual e receptividade durante os últimos 30 dias e suas respostas variam numa escala de intensidade, de zero a três. O item 1 aborda a frequência sexual; o 2, o desejo; os itens 3, 4 e 5, satisfação; o 6, a lubrificação vaginal e o 7, dor coital.

Foi utilizado em estudo envolvendo mulheres brasileiras após a menopausa e com sintomas sexuais, demonstrando melhora na sensibilidade sexual e no desejo com o uso da terapia de reposição hormonal associada a andrógenos[47].

Profile of Female Sexual Function (PFSF)[40]

São 37 questões multidimensionais de autorresposta, desenhadas com o objetivo de avaliar a diminuição do desejo sexual e sintomas associados em mulheres com menopausa natural ou cirurgicamente induzida. Sete domínios são estudados: desejo, prazer, excitação, receptividade, autoestima, orgasmo e preocupações sexuais. O PFSF apresenta excelentes propriedades psicométricas e é validado em diversos idiomas.

Female Sexual Distress Scale (FSDS)[41]

Trata-se de um instrumento unidimensional, com 12 itens de autorresposta, cujo objetivo é avaliar o grau de insatisfação sexual em mulheres. Seu ponto de corte ≥ 15 foi altamente preditivo de angústia na população-controle e em muitos grupos de mulheres com várias disfunções sexuais. É recomendado como instrumento complementar a outros questionários multidimensionais na avaliação da DSF.

Outros Questionários

Nos últimos anos, outros questionários também foram publicados com o intuito de avaliar aspectos peculiares da função e disfunção sexual. Incluem-se: *The Golombok-Rust Inventory of Sexual Satisfaction* (GRISS) – Inventário de Satisfação Sexual de Golombok-Rust[48], o *The Changes in Sexual Functioning Questionnaire* (CSFQ) – Questionário de Mudanças no Funcionamento Sexual[49], o *The Sexual Function Questionnaire* (SFQ) – Questionário da Função Sexual[50], o *The Sexual Satisfaction and Distress Scale for Women* (SSS-W) – Questionário de Satisfação e Angústia Sexual para Mulheres[51], o *The Sexual Quality of Life/Female* (SQOL-F) – Qualidade de Vida Sexual/ Feminino[52], o *Sexual Interest and Desire Inventory/Female* (SIDI-F) – Inventário do Interesse e Desejo Sexual/ Feminino[53].

Todos os questionários empregados no estudo da DSF são instrumentos de autorresposta, de fácil compreensão e breve administração (máximo de 15 a 20 minutos). Os multidimensionais têm o propósito de avaliar, pelo menos, as três fases da resposta sexual humana (QS-F, ECOS, BSFI-W, FSFI, McCoy e o PFSF) e o único unidimensional (FSDS) foi desenhado especialmente para avaliar o grau de insatisfação sexual.

Alguns pontos os diferem entre si: variação do número de questões (7 a 37) somente o ECOS integra identificação e saúde geral, além da queixa sexual; o domínio preliminar é contemplado no QS-F, BSFI-W e ECOS; os distúrbios de dor não são mencionados no PFSF e no FSDS. O PFSF é diretamente direcionado a mulheres após a menopausa (natural ou cirúrgica). A composição dos resultados pode ser dada por somatória de valores (QS-F, BSFI-W, FSFI, PFSF, FSDS e McCoy) ou por análise pontual das questões (ECOS).

Como, na prática clínica, os distúrbios do desejo e do orgasmo são prevalentes entre as mulheres, um instrumento de avaliação de excelência, como os questionários, torna-se necessário para identificar anormalidades na resposta sexual. Jones revisou três questionários multidimensionais, incluindo o *Brief Index of Sexual Functioning for Women* (BISF-W), o *Derogatis Interview for Sexual Functioning* e o *Female Sexual Function Index* (FSFI), e concluiu que um instrumento ideal para avaliar a DSF deve ser multidimensional, reprodutível e validado, principalmente em diversas línguas, além de breve, com um período máximo de 15 a 20 minutos para sua administração[54].

No 6º *Workshop* da Sociedade Internacional de Menopausa sobre menopausa e envelhecimento, qualidade de vida e sexualidade, no ano de 2006, os métodos de avaliação da função sexual e suas diversas aplicações, também foram motivo de discussão[55]. Quatro questionários foram descritos como os mais utilizados em estudos clínicos randomizados sobre DSF: BSFI-W, FSFI, PFSF e FSDS.

A investigação das três fases do modelo de Kaplan é ponto de interseção entre os instrumentos multidimensionais. E, em todos, os aspectos comportamentais e emocionais das disfunções sexuais são considerados[27].

Concluímos que uma variedade de instrumentos é capaz de avaliar a DSF. Embora medidas fisiológicas, como a fotopletismografia vaginal, estejam disponíveis, estas não são adequadas para o uso em estudos clínicos de larga escala. Entretanto, os questionários, o registro dos eventos sexuais e os diários são ferramentas que vêm demonstrando adequada propriedade psicométrica, credibilidade e validade no manejo da função sexual.

Os questionários, em especial os de autorresposta, são instrumentos de avaliação utilizados com excelência não só em estudos, mas também como método pré-diagnóstico na prática clínica, quando utilizados apropriadamente durante uma consulta, num ambiente confidencial.

A grande diversidade de questionários pode refletir a ausência de consenso ou até mesmo a inexistência de um método completo que permita uma avaliação integral da função sexual em todos os seus domínios, aplicável a todas as culturas. Alguns dos questionários empregados na atualidade em muito divergem nos domínios pesquisados e utilizados para classificar a função sexual.

Outro grande problema do uso exclusivo de tais instrumentos simples e ágeis é praticar uma medicina apenas baseada na mensuração de níveis de funcionalidade, sem considerar um contexto ou uma história pessoal. Todos esses questionários foram criados no sentido de propiciar avaliações de caráter populacional e/ou facilitar/anteceder à consulta propriamente dita, entretanto, estes instrumentos nunca devem substituir uma análise global da mulher em questão, representando apenas um componente do arsenal diagnóstico.

REFERÊNCIAS BIBLIOGRÁFICAS

1. Dennerstein L, Koochaki P, Barton I, Graziottin A. Hypoactive sexual desire disorder in menopausal women: A survey of western European woman. J Sex Med. 2006;3:212-22.
2. Genazzani AR, Gambacciani M, Simoncini T. Menopause and aging, quality of life and sexuality. Climacteric. 2007;10:88-96.
3. Chedraui P, Pérez-López FR, Mezones-Holguin E, San Miguel G, Avila C; Collaborative Group for Research of the Climacteric in Latin America (REDLINC). Assessing predictors of sexual function in mid-aged sexually active women. Maturitas. 2011;68(4):387-90.
4. Cabral PUL, Canário ACG, Spyrides MHC, Uchôa SAC, Eleutério Júnior J, Amaral RLG et al. Influência dos sintomas climatéricos sobre a função sexual de mulheres de meia-idade. Rev Bras Ginecol Obstet. 2012;34(7):329-34.
5. Machado VSS, Valadares ALR, Costa-Paiva L, Morais SS, Pinto-Neto AM. Morbidity and associated factors in climacteric women: a population based study in women with 11 or more years of formal education. Rev Bras Ginecol Obstet. 2012;34(5):215-20.
6. Manual do Ministério da Saúde. Bezerra I, Benevides MAS, Lima, SMRR, orgs. Manual de Atenção à Saúde da Mulher no Climatério/Menopausa. 1a ed. Brasília: Ministério da Saúde, 2008. v. 1.
7. Foucault M. História da sexualidade 2: o uso dos prazeres. 8ª. ed. Rio de Janeiro: Graal, 1984. 223p. (Biblioteca de Filosofia e História das Ciências, v. n. 15).
8. Kaiser FE. Sexual function and the older woman. Clin Geriatri Med. 2003;19:463-72.
9. Conselho Federal de Medicina. Resolução CFM nº 1785/2006. [on line] Dispõe sobre a nova redação do Anexo II da Resolução CFM nº 1763/05, que celebra o convênio de reconhecimento de especialidades médicas firmado entre o Conselho Federal de Medicina (CFM), a Associação Médica Brasileira (AMB) e a Comissão Nacional de Residência Médica (CNRM). [Acesso em 20 Jan 2011]. Disponível em: http://www.portalmedico.org.br/resolucoes/cfm/2006/1785_2006.htm
10. Freud S. Três ensaios sobre a teoria da sexualidade, 1905. In: Freud S. Três ensaios sobre a teoria da sexualidade. Rio de Janeiro: Imago; 1996. p. 163-195. (Edição standard brasileira das obras psicológicas completas de Sigmund Freud, 7).
11. Loyola MA. Sexualidade em medicina: a revolução do século XX. Cad Saúde Pública. 2003;19:875-84.
12. Person ES. The sexual century. New Haven (Conn): Yale University Press; 1999. 387p.
13. Saadeh A. Transtorno de identidade sexual: um estudo psicopatológico de transexualismo masculino e feminino. [Tese – Doutorado]. São Paulo: Faculdade de Medicina da Universidade de São Paulo; 2004.
14. Foucault M. História da sexualidade 1: a vontade de saber. 14a. ed. Rio de Janeiro: Graal; 2001. 153p. (Biblioteca de Filosofia e História das Ciências, v. n. 15).
15. Vitiello N. Um breve histórico do estudo da sexualidade humana. Rev Bras Med. [periódico on line] 1998; 55 (edição especial) 5-9. Disponível em: http://www.drcarlos.med.br/sex_historia.htlm Acessado em: 12 jan 2011.
16. Cavalcanti R, Cavalcanti M. Tratamento clínico das inadequações sexuais. São Paulo: Roca; 1992. 472p.
17. Kinsey AC, Pomeroy WB, Martin CE. Sexual behavior in the human male. Philadelphia: W.B. Saunders; 1948. 834p.
18. Kinsey AC, Pomeroy WB, Martin CE. Sexual behavior in the human female. Philadelphia: W.B. Saunders; 1953. 842p.
19. Person ES. The sexual century. New Haven (Conn): Yale University Press; 1999. 387p.
20. Masters WH, Johnson V. Human sexual response. Boston: Little Brown; 1966. 366p.
21. Kaplan HS. Hypoactive sexual desire. J Sex Marital Ther. 1977;3:3-9.
22. American Psychiatric Association. Manual Diagnóstico e Estatístico de Transtornos Mentais (DSM-IV). 4ª ed. Porto Alegre: Artmed; 2002. 880p.
23. Abdo CHN. Desempenho difícil, satisfação impossível. In: Abdo CHN. Descobrimento do Brasil: para curiosos e estudiosos. São Paulo: Summus; 2004. p. 89-100.
24. Abdo CHN. Ciclo da resposta sexual: menos de meio século de evolução de um conceito. Diagn Tratamento. 2005;10:220-2.
25. Silva GMD, Lima SMRR, Morais JC. Avaliação da função sexual em mulheres após a menopausa portadoras de síndrome metabólica. Revista Brasileira de Ginecologia e Obstetrícia. 2013;35:301-308.

26. Basson R, Leiblum S, Brotto L, Derogatis L, Fourcroy J, Fugl-Meyer K et al. Definitions of women's sexual disfunctions reconsidered: advocating expansion and revision. J Psychosom Obstet Gynaecol. 2003;24:221-9.

27. Lima SMRR, Silva HFS, Postigo S, Aoki T. Disfunções sexuais femininas: questionários utilizados para avaliação inicial. Arquivos Médicos dos Hospitais e da Faculdade de Ciências Médicas da Santa Casa de São Paulo. 2010;55:1-6.

28. Rosen RC, Beck JG. Patterns of sexual arousal: psychophysiological processes and clinical applications. New York: Guilford Press; 1988.

29. Goldstein R, Berman JR. Vasculogenic female sexual dysfunction: vaginal engorgement and clitoral insufficiency syndrome. Intl J Impot Res. 1998;10(Suppl 2):S84-90.

30. Heiman JR. Vaginal photoplethysmography and pelvic imaging: a comparison of measures. In: Program and abstracts of the 3rd Annual Female Sexual Function Forum, Boston, MA, 2001:167.

31. Rosen RC. Assessment of female sexual dysfunction: review of validated methods. Fertil Steril. 2002;77(Suppl 4):89-93.

32. Abdo CHN. Elaboração e validação do quociente sexual – versão feminina: uma escala para avaliar a função sexual da mulher. RBM. 2006;63(9):670-2.

33. Abdo CHN, Moreira Jr ED, Fittipaldi JAS. Estudo do comportamento sexual no Brasil - ECOS. Rev Bras Med. 2000;57:1329-35.

34. Taylor JF, Rosen RC, Leiblum SR. Self-report assessment of female sexual function: psychometric evaluation of the brief index of sexual functioning for women. Arch Sex Behav. 1994;23:627-43.

35. Mazer NA, Leiblum SR, Rosen RC. The brief index of sexual functioning of women (BISF-W): a new scoring algorithm and comparison of normative and surgically menopausal populations. Menopause. 2000;7:350-63.

36. Rosen RC, Brown C, Heiman J, Leiblum S, Meston C, Shabsigh R et al. The female sexual function index (FSFI): a multidimensional self-report instrument for the assessment of female sexual function. J Sex Marital Ther. 2000;26:191-208.

37. Meston CM. Validation of the Female Sexual Function Index (FSFI) in women with female orgasmic disorder and in women with hypoactive sexual desire disorder. J Sex Marital Ther. 2003;29:39-46.

38. Wiegel M, Meston C, Rosen R. The female sexual function index (FSFI): cross-validation and development of cutoff scores. J Sex Marital Ther. 2005;31:1-20.

39. McCoy NL, Davidson JM. A longitudinal study of the effects of menopause on sexuality. Maturitas. 1985;7:203-10.

40. Derogatis L, Rust J, Golombok S, Bouchard C, Nachtigall L, Rodenberg C et al. Validation of the Profile of Female Sexual Function (PFSF) in surgically and natural menopausal women. J Sex Marital Ther. 2004;30:25-36.

41. Derogatis LR, Rosen R, Leiblum S, Burnett A, Heiman A. The Female Sexual Distress Scale (FSDS): initial validation of a standardized scale for assessment of sexually related personal distress in women. J Sex Marital Ther. 2002;28:317-330.

42. Moreira ED Jr, Glasser D, Santos DB, Gingell C. Prevalence of sexual problems and related help-seeking behaviors among mature adults in Brazil: data from the Global Study of Sexual Attitudes and Behaviors. São Paulo Med J. 2005;123(5):234-41.

43. Shifren JL, Braunstein GD, Simon JA, Casson PR, Buster JE, Redmond GP et al. Transdermal testosterone treatment in women with impaired sexual function after oophorectomy. N Engl J Med. 2000;343:682-8.

44. Hentschel H, Alberton DL, Capp E, Goldim JR, Passos EP. Validação 16 do Female Sexual Function Index (FSFI) para uso em português. Rev HCPA. 2007;27:10-4.

45. Nappi R, Albani F, Vaccaro P, Gardella B, Salonia A, Chiovato L et al. Use of the Italian translation of the female sexual function index (FSFI) in routine gynecological practice. Gynecol Endocrinol. 2008;24:214-219.

46. Esposito K, Ciotola M, Maiorino MI, Giugliano F, Autorino R, De Sio M, et al. Hyperlipidemia and sexual function in premenopausal women. J Sex Med. 2009;6:1696-703.

47. Paula FJF, Soares JMJr, Haidar MA, Lima G, Baracat E. The benefits of androgens combined with hormone replacement therapy regarding to patients with postmenopausal sexual symptoms. Maturitas. 2007;56:69-77.

48. Rust J, Golombok S. The GRISS: a psychometric instrument for the assessment of sexual dysfunction. Arch Sex Behav. 1986;15:157-65.

49. Clayton AH, McGarvey EL, Clavet GJ. The Changes in Sexual Functioning Questionnaire (CSFQ): development, reliability, and validity. Psychopharmacol Bull. 1997;33:731-45.

50. Quirk FH, Heiman JR, Rosen RC, Laan E, Smith MD, Boolell M. Development of a sexual function questionnaire for clinical trials of female sexual dysfunction. J Women's Health Gend Based Med. 2002;11:277-89.

51. Meston C, Trapnell P. Development and validation of a five-factor sexual satisfaction and distress scale for women: the Sexual Satisfaction Scale for Women (SSS-W). J Sex Med. 2005;2:66-81.

52. Symonds T, Boolell M, Quirk F. Development of a questionnaire on sexual quality of life in women. J Sex Marital Ther. 2005;31:385-97.

53. Clayton AH, Segraves RT, Leiblum S, Basson R, Pyke R, Cotton D et al. Reliability and validity of the Sexual Interest and Desire Inventory-Female (SIDI-F), a scale designed to measure severity of female hypoactive sexual desire disorder. J Sex Marital Ther. 2006;32:115-35.

54. Jones LRA. The use of validated questionnaires to assess female sexual dysfunction. World J Urol. 2002;20:89-92.

55. Nappi R. Sexuality scoring systems and different applications. 6th IMS Workshop – Menopause and Ageing, Quality of life and Sexuality. Proceedings. 2006:1-8.

10 | Resposta sexual no climatério

- Gustavo Maximiliano Dutra da Silva
- Sônia Maria Rolim Rosa Lima

A função sexual de uma mulher deve ser vista como os outros aspectos individuais de sua forma de ser[1]. Os problemas sexuais devem ser avaliados com sensibilidade, no que diz respeito a diferenças individuais na atividade e no interesse sexual[2]. Com o aumento da expectativa de vida, os estudos sobre sexualidade e suas diversas formas de expressão têm se tornado relevantes, uma vez que a função sexual influencia a qualidade de vida dentro do processo de envelhecimento[3,4].

As queixas sexuais são prevalentes durante toda a vida reprodutiva, mas durante o climatério as mulheres podem ficar mais vulneráveis à disfunção sexual (DSF) devido à interação de vários fatores[5]. No Quadro 10.1 listam-se os fatores que influenciam a resposta sexual feminina.

A disfunção sexual de curta duração pode provocar frustração e angústia. Quando crônica, pode levar a ansiedade e depressão, prejudicando relacionamentos, ou criando problemas em diferentes áreas da vida[5]. Durante a transição menopausal e após a menopausa, além dos fatores físicos, psicológicos, sociais e relativos ao parceiro, que influenciam a função sexual, aparecem alterações hormonais que provocam diferentes efeitos nos órgãos genitais e no sistema nervoso central. Esse fato é compreensível, uma vez que os hormônios podem influenciar direta ou indiretamente a função sexual feminina[6,7].

Os estrogênios são particularmente importantes na prevenção da atrofia vulvovaginal, causada pela sua deficiência característica do período após a menopausa. Essa carência leva a atrofia do epitélio, perda de elasticidade, aumento do pH vaginal, redução da lubrificação, alterações na sensação genital, ressecamento vaginal e dispareunia, sintomas muito comuns nessa fase[8].

A atrofia vaginal tem impacto significativo sobre o funcionamento sexual e pode afetar todos os domínios da função sexual, incluindo o desejo[9]. Além disso, durante os períodos de transição menopausal ou após a menopausa, os efeitos sistêmicos da deficiência estrogênica, tais como sintomas vasomotores, insônia, alterações do humor e sentimentos negativos, que são frequentes, podem piorar a função sexual[10].

Embora não haja compreensão precisa do seu papel na sexualidade feminina, os andrógenos, produzidos na glândula adrenal e nos ovários, parecem ter importância no desejo e na excitação sexual[11]. A concentração sérica dos andrógenos circulantes declina gradualmente com a idade, devido a uma redução da produção adrenal: de fato, em uma mulher de 40 anos correspondem à metade do que é encontrado aos 20 anos[12].

A redução da produção hormonal, que afeta os receptores em vários sistemas do corpo, provoca, portanto, consequências na função sexual que variam de efeitos na função cognitiva à resposta genital local. Quando há diminuição abrupta da produção desses hormônios, como na menopausa cirúrgica ou quimioterapia, o efeito adverso sobre a função sexual, especialmente no desejo sexual, é ainda mais significante[13]. Mulheres que realizaram procedimento cirúrgico como mastectomia ou histerectomia podem não se sentir atraentes e evitam encontros sexuais. Além disso, seus parceiros referem receio da prática sexual (medo de causar dor). Outros fatores importantes são aumento da frequência de incontinência urinária, distúrbios do sono e medi-

Quadro 10.1 – Fatores que Influenciam a Resposta Sexual Feminina

- *Atitudes prévias:* mulheres sexualmente ativas quando jovens, na transição menopausal e após a menopausa apresentarão o mesmo comportamento
- *Parceiro com disfunção sexual:* pode apresentar decréscimo da capacidade de realizar uma atividade sexual satisfatória (especialmente homens com disfunção erétil); aqueles que retomam capacidade de ereção (com uso de medicações), podem causar desconforto no intercurso sexual, pela redução da lubrificação e elasticidade vaginal
- *Perda do parceiro por doença, morte ou divórcio*
- *Mudanças relacionadas à idade:* o estímulo sexual, geralmente, reduz com a idade em ambos os sexos. Entretanto, esse declínio não acontece de forma abrupta, e sua intensidade varia de pessoa para pessoa
- *Autoimagem:* a menopausa geralmente altera a aparência física da mulher, e aquelas que aceitam estas mudanças e mantêm um olhar positivo sobre seu corpo e autoestima não sofrem influência em sua resposta sexual. Em contraste, aquelas que julgam o envelhecimento sem atrativos e provocador de disfunções sexuais frequentemente se sentem indesejáveis e indispostas para a manutenção da vida sexual
- *Preocupações com a saúde:* após procedimentos cirúrgicos como mastectomia ou histerectomia, uma mulher pode não se sentir atrativa e evitar encontros sexuais. Seus parceiros também podem se sentir receosos devido ao medo da atividade sexual causar dor
- *Ganho de peso:* muitas mulheres na fase do climatério ganham peso independentemente de realizarem regularmente dieta e exercícios físicos
- *Incontinência urinária e fecal:* pode levar a evitação sexual
- *Distúrbios do sono:* frequentemente levam a fadiga e irritabilidade, consequentemente afetando o interesse sexual
- *Fatores de estresse:* no climatério pode haver um incremento de estresse oriundo da família, trabalho e relacionamentos
- *Medicações:* algumas drogas, tais como antidepressivos e possivelmente anti-hipertensivos, podem afetar o desejo sexual e a capacidade de orgasmo
- *Concentrações séricas de estrogênios e androgênios:* diminuídas

Adaptado da ref. 7

cações que causam redução do desejo ou capacidade de orgasmo[14,15]. (Nota dos Editores: Vide Capítulo11).

Existem evidências de que fatores psicossociais, incluindo a qualidade do relacionamento interpessoal, suporte social, bem-estar emocional, doenças crônicas e depressão influenciam a função sexual[16], assim como a ausência de parceiro ou parceiro com problemas de saúde[17]. No entanto, entre todos os fatores que afetam o desejo sexual feminino, o envelhecimento parece ser o mais significante[18]. Além disso, as doenças crônicas, que aparecem com o envelhecimento e os tratamentos relacionados, podem afetar direta ou indiretamente a função sexual, pela diminuição das concentrações séricas dos esteroides sexuais, inervação e perfusão sanguínea dos órgãos genitais[19]. Dentre elas, podemos citar a síndrome metabólica, doença altamente prevalente nesta faixa etária. Estudo recente demonstrou que mulheres após a menopausa portadoras de síndrome metabólica apresentam uma função sexual mais prejudicada do que aquelas não portadoras da síndrome[20].

Para as mulheres no período do climatério, sentir-se bem/excelente foi fator protetor para a ocorrência de disfunção sexual e associou-se à melhoria de diversos domínios da função sexual[21], o que foi também demonstrado em estudo que verificou a associação entre maior satisfação sexual e um sentido maior de propósito de vida, evidenciando mais prazer em atividades que envolvem intimidade sexual, independentemente de fatores demográficos, menopausa ou terapia hormonal[22].

Em relação ao parceiro sexual, estudos indicam associação entre grau de intimidade emocional com o parceiro e satisfação sexual. No entanto, a maior duração do relacionamento teve efeitos adversos na sexualidade em estudo realizado com mulheres brasileiras no climatério[23]. Algumas possíveis explicações incluem a habituação, rotina, papéis de gênero, assim como polarização de interesses, e outros problemas como conflitos e dificuldades de comunicação[24]. Nesse mesmo estudo, a sexualidade foi influenciada positivamente pela presença de relações sexuais com penetração[25], o que foi confirmado também em outro estudo[26]. No entanto, constatou-se que no decorrer do envelhecimento, a atividade sexual parece mudar e consiste predominantemente de beijos, abraços e toque sexual, como foi documentado em pesquisas com casais com 65 anos ou mais[27].

Além da mudança na forma de expressão da sexualidade, estudos mostram também uma diminuição da frequência da atividade sexual com o envelhecimento, mas a satisfação sexual permanece para a maioria das que continuam sexualmente ativas[28]. A presença de atividade sexual, durante o transcorrer dos anos, apesar de menos frequente, pode tornar-se cada vez mais importante, não somente como ato sexual físico, mas como preservação de relacionamento íntimo que ajuda diminuir os sentimentos de solidão e isolamento, uma vez que, no processo de envelhecimento, existe um estreitamento na rede de relacionamentos sociais e o papel social dos indivíduos se restringe. Além disso, a atividade sexual pode ser uma força básica para conectar as pessoas com o significado de suas próprias vidas[29].

AVALIAÇÃO DA FUNÇÃO SEXUAL

Para realizar um bom atendimento, diagnóstico e tratamento, é necessário realizar uma anamnese completa, pois em sexualidade os questionamentos iniciais são considerados terapêuticos. A entrevista terapêutica, como é chamada, é considerada uma técnica de tratamento sexológico e psicoterápico e, portanto, devido a sua importância, deve ser sistematizada, estudada e desenvolvida. O exame objetivo e crítico dos próprios sentimentos e reações em relação à sexualidade farão, aos poucos, com que o profissional fique à vontade com o que terá de ouvir e lidar[7,30]. No Quadro 10.2 fazemos um resumo da avaliação da história sexual que deve ser realizada.

Além das entrevistas terapêuticas, os instrumentos de avaliação das disfunções sexuais masculinas e femininas multiplicaram-se nos últimos anos, incentivados pelo desenvolvimento de novos tratamentos destes distúrbios e padronização para publicações científicas[31]. As avaliações podem ser objetivas e subjetivas. As objetivas, como medição fisiológica da tumescência e rigidez peniana, do fluxo sanguíneo vaginal e clitoridiano (fotopletismografia e ultrassonografia com Doppler) e ressonância magnética pélvica desempenharam importante papel em pesquisas, entretanto são métodos não padronizados e com resultados não reprodutíveis e ainda sem aplicação clínica[32-34].

Os métodos subjetivos têm desempenhado um grande papel na avaliação de mulheres com disfunção sexual, e foram, ao longo da história, amplamente utilizados em estudos psicológicos e sociológicos do comportamento sexual[10,35]. Primariamente não foram desenvolvidos como

Quadro 10.2 – Avaliação da História Sexual

- História ginecológica
- História obstétrica
- História menstrual
- Prática de sexo seguro e orientação sexual
- Uso de medicações e efeitos colaterais
- História de relacionamento conjugal
- Uso de drogas ou álcool
- História de abuso sexual
- Conflitos psicológicos relacionados à idade
- Satisfação sexual
- Função sexual do parceiro

Adaptado da ref. 7.

instrumento diagnóstico, mas para uso em estudos clínicos ou para obtenção de dados epidemiológicos. Esses questionários foram criados no sentido de propiciar avaliações de caráter populacional e/ou facilitar/anteceder à consulta propriamente dita.

O ideal procurado em todos os questionários é a facilidade e a rapidez de sua administração, assim como a capacidade de avaliar multidimensionalmente a função sexual. Em sua maioria, apresentam critérios psicométricos básicos de credibilidade e validade. Credibilidade significa que o instrumento de medida é capaz de gerar dados ou informações reprodutíveis. No processo de validação, a ferramenta de medida deverá ser capaz de mensurar o que se propôs a avaliar[36]. (Nota dos Editores: Vide Capítulo 9.)

TRATAMENTO DAS DISFUNÇÕES SEXUAIS

Como o Capítulo 11 abordará esse tema, o faremos de forma sucinta. Homens e mulheres idosos, em nossa cultura, podem ser psicologicamente afetados pelos ajustamentos fisiológicos de sua resposta sexual. A falta de conhecimento das modificações anatomofisiológicas que ocorrem com a idade, aliada à falta de interesse, são as causas mais frequentes de evitação sexual. Os casais idosos poderão encontrar conforto se souberem que essas mudanças sexuais são normais, produtos dos ritmos biológicos da vida e não da qualidade de seu amor ou de seus atrativos.

Para resolver as eventuais dificuldades sexuais devidas ao envelhecimento, a franqueza, o amor, o esclarecimento e a aceitação são os determinantes principais. Com esses elementos os casais podem aprender as formas de utilizar as diferenças e as mudanças, a fim de solidificar a intimidade e aumentar o prazer e a satisfação que cada um pode oferecer ao outro[7,30]. No Quadro 10.3 apresentamos resumo das Estratégias que podemos lançar mão para o tratamento da disfunção sexual. O Capítulo 11 descreve o tratamento medicamentoso das disfunções sexuais.

No caso da presença de depressão e ansiedade, há necessidade de tratamento, e as medicações antidepressivas podem ser ajustadas. A bupropiona pode ser uma alternativa aos inibidores seletivos da receptação da serotonina (ISRS), demonstrando melhora na função sexual[7]. Sildenafil (Viagra), nas doses diárias de 10, 50 e 100 mg, não melhorou a resposta sexual em mulheres na peri ou após a menopausa com disfunção sexual, mas pode beneficiar mulheres que desenvolveram problemas no desejo e na excitação com o uso de antidepressivos ISRS. O tratamento da disfunção sexual do parceiro pode ser muito importante para a satisfação sexual da mulher. De qualquer maneira, o casal pode apresentar maiores problemas sexuais quando o parceiro é tratado com sucesso, principalmente quando não realizam um intercurso sexual há anos. A mulher pode ter extremo desconforto vaginal devido à diminuição da elasticidade e lubrificação[7].

No Quadro 10.4 apresentamos sugestões para o aconselhamento sexual.

Quadro 10.3 – Estratégias para o Tratamento da Disfunção Sexual

Não farmacológicas
- Prolongar estímulo
- Experimentar materiais eróticos, fantasias sexuais ou vibradores... Experimentar massagem sexual ou banhos quentes
- Modificar a rotina sexual, como localização ou horário
- Usar hidratantes ou lubrificantes vaginais
- Experimentar atividades sexuais como sexo oral ou masturbação mútua
- Dialogar sobre preocupações conjugais e sexo
- Buscar aconselhamento, terapia sexual ou ambos, se necessário

Farmacológicas
- Terapia com estrogênios local ou sistêmica
- Terapia com androgênios
- Considerar modificação no tipo e na dose das drogas que apresentam efeitos adversos na função sexual

Adaptado da ref. 7.

Quadro 10.4 – Sugestões para o Aconselhamento Sexual

- Primeiro passo é tratar a atrofia genital
- Orientar a mulher sobre as mudanças fisiológicas, como diminuição da lubrificação, necessidade de maior estímulo para a excitação, diminuição das contrações orgásmicas, diminuição da ereção dos mamilos, redução da sensibilidade clitoriana
- Orientar o parceiro sobre as mudanças relacionadas a idade, como redução da rigidez peniana, necessidade do aumento da estimulação para ereção e orgasmo, período refratário mais longo
- Orientar os casais sobre a mudança da resposta sexual com a idade
- Tentar banhos quentes antes do ato sexual
- Aumentar a duração das preliminares
- Experimentar fantasias sexuais, materiais (filme, revista) e acessórios eróticos
- Usar masturbação como alternativa ao coito
- Experimentar atividades não coitais, como massagem, sexo oral, masturbação
- Mudar rotina da atividade sexual, por exemplo fazer sexo pela manhã, quando a vitalidade e energia estão em níveis mais altos
- Experimentar novas posições

Adaptado da ref. 7.

CONCLUSÕES

Como a sexualidade envolve a percepção e o controle do corpo, e como a vida é movimento, é importante adequar este movimento do corpo no decorrer do climatério e envelhecimento, assumir limitações impostas pelas mudanças corporais, cientes de que elas são parte da evolução natural dos indivíduos e ferramentas usadas para o amadurecimento e crescimento dos seres humanos[29].

Todos esses dados confirmam a complexidade da resposta sexual feminina e a importância do entendimento dos fatores que podem influenciar os diversos domínios da função sexual no climatério, assim como a compreensão das mudanças que ocorrem no decorrer do processo de envelhecimento para um melhor atendimento e entendimento dessas mulheres pelos ginecologistas, promovendo saúde e qualidade de vida.

REFERÊNCIAS BIBLIOGRÁFICAS

1. Kingsberg S. Hypoactive sexual desire disorder: when is low sexual desire a sexual dysfunction? J Sex Med. 2010;7(8):2907-81.
2. Taylor A, Gosney MA. Sexuality in older age: essential considerations for healthcare professionals. Age Ageing. 2011;40(5):538-43.
3. Genazzani AR, Gambacciani M, Simoncini T. Menopause and aging, quality of life and sexuality. Climacteric. 2007;10(2):88-96.
4. Laumann EO, Paik A, Rosen RC. Sexual dysfunction in the United States: prevalence and predictors. JAM. 1999;281(6):537-44.
5. Dennerstein L, Lehert P, Burger H, Guthrie J. Sexuality. Am J Med. 2005;118 Suppl 12B:59-63.
6. Goldstein I, Traish A, Kim N, Munarriz R. The role of sex steroid hormones in female sexual function and dysfunction. Clin Obstet Gynecol. 2004;47(2):471-84. 12.
7. The North American Menopause Society. Menopause practice: A Clinician's Guide. 4rd ed. 2010. p. 4.32-36.
8. Levine KB, Williams RE, Hartmann KE. Vulvovaginal atrophy is strongly associated with female sexual dysfunction among sexually active postmenopausal women. Menopause. 2008;15(4 Pt 1):661-6.
9. Santoro N, Komi J. Prevalence and impact of vaginal symptoms among postmenopausal women. J Sex Med. 2009;6(8):2133-42.
10. Valadares AL, Pinto-Neto AM, Osis MJ, Conde DM, Sousa MH, Costa-Paiva L. Sexuality in Brazilian women aged 4 0 to 65 years with 11 years or more of formal education: associated factors. Menopause. 2008;15(2):264-9.
11. Valadares AL, Pinto-Neto AM, Conde DM, Osis MJ, Sousa MH, Costa-Paiva L. Depoimentos de mulheres sobre a menopausa e o tratamento de seus sintomas. Rev Assoc Med Bras. 2008;54(4):299-304.
12. Somboonporn W, Davis S, Seif MW, Bell R. Testosterone for peri- and postmenopausal women. Cochrane Database Syst Rev. 2012;(4):CD004509.
13. Zumoff B, Strain GW, Miller LK, Rosner W. Twenty-four-hour mean plasma testosterone concentration declines with age in normal premenopausal women. J Clin Endocrinol Metab. 1995;80(4):1429-30.
14. Basson R, Brotto LA, Petkau AJ, Labrie F. Role of androgens in women's sexual dysfunction. Menopause. 2010;17(5):962-71.
15. Whiskye D, Taylor E. A review of the adverse effects and safety of noradrenergic antidepressants. J Psychopharmacol 2013 Aug; 27(8):732-9.
16. Abdo CH, Valadares AL, Oliveira WM Jr, Scanavino MT, Afif-Abdo J. Hypoactive sexual desire disorder in a population-based study of Brazilian women: associated factors classified according to their importance. Menopause. 2010;17(6):1114-21.
17. Gott M, Hinchliff S. How important is sex in later life? The views of older people. Soc Sci Med. 2003;56(8):1617-28.

18. Hayes RD, Dennerstein L, Bennett CM, Koochaki PE, Leiblum SR, Graziottin A. Relationship between hypoactive sexual desire disorder and aging. Fertil Steril. 2007;87(1):107-12.

19. Basson R, Schultz WW. Sexual sequelae of general medical disorders. Lancet. 2007;369(9559):409-24.

20. Silva GMD, Lima SMRR, Moraes JC. Avaliação da função sexual em mulheres após a menopausa portadoras de síndrome metabólica. Rev Brasil Ginecol Obstet. 2013;35(7):301-308.

21. Valadares AL, Pinto-Neto AM, de Souza MH, Osis MJ, da Costa Paiva LH. The prevalence of the components of low sexual function and associated factors in middle-aged women. J Sex Med. 2011;8(10):2851-8.

22. Prairie BA, Scheier MF, Matthews KA, Chang CC, Hess R. A higher sense of purpose in life is associated with sexual enjoyment in midlife women. Menopause. 2011;18(8):839-44.

23. Valadares AL, Pinto-Neto AM, Conde DM, Osis MJ, Sousa MH, Costa-Paiva L. The sexuality of middle-aged women with a sexual partner: a population-based study. Menopause. 2008;15(4 Pt 1):706-13.

24. Klusmann D. Sexual motivation and duration of partnership. Arch Sex Behav. 2002;31(3):275-87.

25. Brody S, Costa RM. Satisfaction (sexual, life, relationship, and mental health) is associated directly with penile-vaginal intercourse, but inversely with other sexual behavior frequencies. J Sex Med. 2009;6(7):1947-54.

26. Palacios-Ceña D, Carrasco-Garrido P, Hernández-Barrera V, Alonso-Blanco C, Jiménez-García R, Fernández-de-las-Peñas C. Sexual behaviors among older adults in Spain: results from a population-based national sexual health survey. J Sex Med. 2012;9(1):121-9.

27. Gass ML, Cochrane BB, Larson JC, Manson JE, Barnabei VM, Brzyski RG et al. Patterns and predictors of sexual activity among women in the hormone therapy trials of the Women's Health Initiative. Menopause. 2011;18(11):1160-71.

28. Choi KB, Jang SH, Lee MY, Kim KH. Sexual life and self-esteem in married elderly. Arch Gerontol Geriatr. 2011;53(1):e17-20.

29. Gonçalves R, Merighi MA. Reflections on sexuality during the climacteric. Rev Latinoam Emferm. 2009;17(2):160-6.

30. Cavalcanti R, Cavalcanti M. Tratamento clínico das inadequações sexuais. São Paulo: Roca; 1992. 472p.

31. Lima SMRR, Silva HFS, Postigo S, Aoki T. Disfunções sexuais femininas: Questionários utilizados para avaliação inicial. Arq Méd Hosp Fac Ciênc Med Santa Casa de São Paulo. 2010; 55:1-6.

32. Rosen RC, Beck JG. Patterns of sexual arousal: psychophysiological processes and clinical applications. New York: Guilford Press; 1988. 404p.

33. Goldstein R, Berman JR. Vasculogenic female sexual dysfunction: vaginal engorgement and clitoral insufficiency syndrome. Int J Impot Res. 1998;10(Suppl 2):S84-90.

34. Heiman JR. Vaginal photoplethysmography and pelvic imaging: a comparison of measures. In: Annual Female Sexual Function Forum 3, Program and abstracts. Boston, MA, 2001:167.

35. Meston CM. Female orgasmic disorder: Treatment strategies and outcome results. In: Goldstein I, Meston C, Davis S, Traish A, eds. Women's sexual function and dysfunction: study, diagnosis and treatment. New York: Taylor & Francis; 2006. p. 449-61.

36. Rosen RC. Assessment of female sexual dysfunction: review of validated methods. Fertil Steril. 2002; 77(Suppl 4):89-93.

11 | Tratamento farmacológico das disfunções sexuais

• Ana Lúcia Ribeiro Valadares

INTRODUÇÃO

A função sexual feminina é o resultado de uma complexa interação entre fatores fisiológicos, psicológicos e sociais. O entendimento do ciclo sexual feminino, assim como da fisiologia do ciclo hormonal, fornece uma base para a concepção e o desenvolvimento de intervenções para o tratamento de transtornos da disfunção sexual feminina (DSF).

Ciclo da Resposta Sexual

Masters e Johnson, em 1966, dentro dos modelos tradicionais, lineares, biologicamente determinados da resposta sexual humana, dividiram a resposta sexual em quatro fases distintas: excitação, platô, orgasmo e resolução[1]. Cerca de uma década mais tarde, Kaplan incorporou o desejo no seu modelo[2] . A maior compreensão da função sexual feminina levou à proposição de representações não lineares, que enfatizam a importância de fatores não biológicos, tendo Basson apontado para a importância da associação entre intimidade emocional e satisfação no relacionamento e a função sexual. Ela sugeriu que as mulheres têm muitas razões para se envolverem nas atividades sexuais que não sejam o desejo sexual, como os modelos tradicionais sugerem.

O desejo espontâneo e o interesse aparecem mais frequentemente no início de um relacionamento, ou após uma longa separação de um parceiro, por exemplo, e não é frequente em relacionamentos de longa duração. Nesse último caso, sugere Basson, a maior proximidade emocional e intimidade podem predispor as mulheres a se envolverem na atividade sexual. A partir de um ponto de neutralidade sexual ocorre a excitação e o desejo sexual é ativado. A excitação, portanto, pode preceder o desejo e acioná-lo, permitindo que a relação sexual ocorra de forma prazerosa[3]. No entanto, para cada mulher, individualmente, haverá uma definição específica do que é uma função sexual normal, com base na sua cultura, na sua história de vida, nas suas experiências sexuais anteriores e na sua própria estrutura biológica. Neste sentido, a função sexual de uma mulher deve ser vista como os outros aspectos individuais de sua forma de ser. Os problemas sexuais devem ser avaliados com sensibilidade no que diz respeito a diferenças individuais na atividade e no interesse sexual[4].

Ciclo Hormonal, Neurotransmissores e Função Sexual

Os estímulos sexuais são processados na mente, influenciados por fatores psicológicos e biológicos. O ciclo hormonal é parte importante da função sexual, uma vez que os hormônios sexuais aumentam a sensibilidade individual para os estímulos sexuais. A produção de estrógenos, andrógenos e progesterona envolve uma complexa interação ao longo do eixo hipotálamo-hipófise-gonadal. Durante a transição menopausal e a menopausa, a queda da produção hormonal, resultante da falência ovariana, provoca diferentes efeitos nos órgãos genitais e no sistema nervoso central. Esse fato é compreensível, uma vez que os hormônios podem influenciar direta ou indiretamente a função sexual feminina.

Os estrogênios são particularmente importantes na manutenção do tecido genital saudável, e a atrofia vulvovaginal, causada pela deficiência de estrogênio na após a menopausa, acarreta afinamento do epitélio vaginal, perda de elasticidade, aumento do pH vaginal, redução da lubrificação e alterações na sensação genital, ressecamento vaginal e dispareunia, sintomas muito comuns nessa fase. A atrofia vaginal tem impacto significativo sobre o funcionamento sexual e pode afetar todos os domínios da função sexual, incluindo o desejo sexual[5]. Além disso, durante a peri ou após a menopausa, os efeitos sistêmicos da deficiência estrogênica, tais como sintomas vasomotores, insônia, alterações do humor e sentimentos negativos, que são frequentes, podem piorar a função sexual nas mulheres[6,7].

Embora não haja compreensão precisa do seu papel na sexualidade feminina, os andrógenos, produzidos na glândula adrenal e nos ovários, parecem ter importância no desejo e na excitação sexual. As concentrações séricas de andrógenos circulantes declinam gradualmente com a idade, devido a uma redução da produção adrenal: as concetrações séricas de e andrógenos circulantes em uma mulher de 40 anos correspondem à metade do que é encontrado aos 20[8].

Vários neurotransmissores influenciam a função sexual, o que é evidenciado pelo número de medicamentos centralmente ativos que produzem efeitos colaterais na função sexual. A dopamina parece mediar o desejo sexual e o sentimento subjetivo de excitação, bem como o impulso para continuar a atividade sexual, uma vez iniciada. Tanto no cérebro quanto na genitália, a noradrenalina é o principal neurotransmissor que regula a excitação sexual. Esse depende de estímulo do sistema nervoso central, através de aumento de norepinefrina, que estimula o hipotálamo.

Uma maior transmissão serotoninérgica modula a dopamina e a noradrenalina e diminui os efeitos excitatórios de ambas. A serotonina parece afetar a excitação sexual em tecidos periféricos, por meio de efeitos sobre o tônus vascular e o fluxo sanguíneo. Pode também mediar as contrações uterinas durante o orgasmo e interferir com a excitação através de efeito negativo sobre a sensação e também pela inibição da síntese do óxido nítrico (NO). Finalmente, a serotonina inibe o orgasmo em algumas pessoas, por estimulação dos receptores 5-HT2, evidenciado pelos efeitos colaterais dos inibidores da recaptação de serotonina (ISRS), que podem induzir a anorgasmia e outros problemas com orgasmo.

Uma vez que a estimulação sexual começa, a vasocongestão do tecido do clitóris durante a excitação é mediada positivamente pelo óxido nítrico (ON) e pelos peptídeos vasoativos (PVA). Níveis suficientes de testosterona livre também são necessários para o ON iniciar a vasocongestão sanguínea, com consequente estimulação sexual. Fibras nervosas colinérgicas inervam o músculo liso vascular da vagina que, sob a ação do neurotransmissor acetilcolina, permite a congestão vaginal durante a excitação, com consequente lubrificação. Vários neurotransmissores agem em sintonia para que aconteça o adequado funcionamento sexual. Acredita-se que a função sexual normal é obtida com um balanço entre a atividade excitatória de dopamina e norepinefrina e a atividade inibitória da serotonina[9,10]. O óxido nítrico (ON), outro neurotransmissor que causa o relaxamento do músculo liso, pode estar indiretamente envolvido na excitação em ambos os sexos[11].

A estimulação parassimpática resulta na congestão do tecido genital durante a excitação, enquanto o sistema simpático (adrenérgico) é responsável pela contração da vagina, da uretra e do útero durante o orgasmo feminino[12].

Climatério e Função Sexual

Na América Latina, a prevalência de disfunção sexual no climatério varia de 21 a 98,5%, dependendo da região investigada[13]. Fatores psicológicos e interpessoais, particularmente do relacionamento da mulher com seu parceiro sexual, podem afetar a função sexual. Estresse, dificuldades de relacionamento, envelhecimento, transição menopausal ou menopausa, comorbidades médicas e seus tratamentos farmacológicos são algumas das muitas causas subjacentes de DSF[7].

A redução da produção hormonal, que afeta os receptores em vários sistemas do corpo, provoca consequências na função sexual que variam de efeitos na função cognitiva à resposta genital local. Quando há diminuição abrupta da produção desses hormônios, como na menopausa cirúrgica ou quimioterapia, o efeito adverso sobre a função sexual, especialmente no desejo sexual, é ainda mais significativo[14,15].

Morbidades que podem afetar neurotransmissores incluindo distúrbios neurológicos, disfunção endócrina como hipotireoidismo e hiperprolactinemia, doenças cardiovasculares e condições pélvicas podem causar disfunção sexual. Depressão, transtornos de ansiedade e transtornos alimentares também estão associados à disfunção sexual[16].

Além disso, medicamentos que afetam os esteroides sexuais, como estrogênio oral, aumentam as globulinas carreadoras de hormônios sexuais e diminuem a biodisponibilidade da testosterona[25]. Com relação ao uso de progestógenos, deve-se levar em consideração os derivados antiandrogênicos em mulheres com queixa de disfunção sexual, particularmente diminuição de libido. Em mulheres sem queixas sexuais, esses compostos parecem não interferir na libido[26].

Outros medicamentos que contribuem para a disfunção sexual incluem bloqueadores dos receptores de histamina (H_2), narcóticos, AINEs, diuréticos tiazídicos, antagonistas beta não seletivos e psicotrópicos, como antidepressivos, antipsicóticos e benzodiazepínicos. Os antidepressivos inibidores da recaptação de serotonina (citalopram, escitalopram, fluvoxamina, fluoxetina, paroxetina e sertralina), juntamente com o antidepressivo inibidor de recaptação de serotonina-noradrenalina, a venlafaxina, conferem um maior risco de disfunção sexual[17].

Tratamento

A abordagem da mulher climatérica com disfunção sexual deve compreender uma anamnese detalhada, levando-se em consideração o contexto no qual ela está inserida, o seu relacionamento com o parceiro, as morbidades existentes e o uso de medicamentos que possam interferir com a função sexual.

Os diferentes domínios da função sexual feminina (desejo, excitação e prazer) e a dispareunia são interligados[3]. Assim, se uma mulher apresenta dispareunia provavelmente terá disfunção do desejo. Portanto, torna-se necessário avaliar cada componente da função sexual para uma conduta adequada.

Terapia Hormonal

A terapia hormonal inclui tratamento com estrógenos, testosterona, dehidroepiandrosterona e tibolona. Os benefícios devem superar os riscos e deve-se utilizar a menor dose que seja eficaz.

Estrógenos

Embora o papel dos esteroides sexuais na função sexual não esteja bem definido, a reposição estrogênica sistêmica parece favorecer a resposta sexual feminina no climatério, por melhorar os sintomas como fogachos, irritabilidade, insônia e diminuição da lubrificação vaginal, que resulta em dispareunia. No entanto, em mulheres após a menopausa sem sintomas climatéricos com queixa de DSF, a terapia de reposição hormonal (TRH) não se mostrou eficaz[17].

Em geral, o estrogênio ministrado por via sistêmica atinge níveis ótimos em todas as camadas da parede vaginal, com resposta local adequada. No entanto, se a queixa de ressecamento vaginal persistir, faz-se necessária a complementação local do estrogênio. Quando a paciente apresenta somente sintomas de vulvovaginite atrófica (VVA) associada à disfunção sexual, a terapia hormonal tópica é a mais apropriada. Com o tratamento diário ocorre melhora do pH, restabelecimento da flora e dos sintomas de secura vaginal e queimação, bem como dos sintomas urinários[18]. Resultados recentes demonstraram que a menor dose sistêmica de estradiol efetiva para tratamento de VVA foi a aplicação de 0,06% de gel transdérmico de estradiol (0,75 mg de estradiol), com melhora significativa dos sintomas e boa tolerabilidade[19].Com relação à ultrabaixa dose de comprimidos vaginais de 10 µg de estradiol, essa se mostrou altamente efetiva para o tratamento da VVA[18].

Testosterona

Existem dificuldades com relação ao estudo da testosterona e seus efeitos na saúde sexual, uma vez que exames plasmáticos para a mensuração de testosterona não refletem com precisão as concentrações e os efeitos nos tecidos, devido ao metabolismo androgênico nos tecidos extragonadais. Como a testosterona é um precursor obrigatório para a produção estrogênica, é difícil avaliar seus efeitos independentes com relação ao estrogênio para resultados fisiopatológicos. A decisão de tratar as mulheres climatéricas com sinais/sintomas de insuficiência androgênica baseia-se principalmente no julgamento clínico, juntamente com a coadministração de estrogênios[20].

Revisão da Cochrane concluiu que a adição de testosterona à terapia estrogênica após a menopausa melhorou todos os parâmetros da função sexual[21].

Vias de Administração dos Androgênios

A forma de terapia androgênica mais investigada e que parece mais fisiológica é o adesivo que libera 300 µg de testosterona por dia (Intrinsa), trocado duas vezes por semana[22]. Ainda não é comercializado no Brasil, nem aprovado pela Anvisa.

No nosso meio, uma forma bastante utilizada, *off-label,* é o creme de propianato de testosterona 1 a 2% em petrolado branco, devendo ser aplicado diariamente no clitóris e pequenos lábios. O creme de testosterona mostrou-se eficaz no tratamento da disfunção sexual em mulheres na pré e apos a menopausa [23].

A utilização de decanoato de testosterona injetável não está indicada por maior risco de exposição à dose suprafisiológica, aumentando o risco de efeitos adversos.

Apesar da eficácia do uso oral de metiltestosterona, na dose de 1,25 a 2,5 mg ao dia, para a disfunção do desejo sexual hipoativo (DDSH) os efeitos adversos com relação à diminuição do colesterol HDL e hepatotoxicidade limitam a sua utilização.

O gel de testosterona (Libigel) a 1% parece não ter apresentado resultados significativos com relação ao placebo para o tratamento de disfunção sexual e os efeitos no aparelho cardiovascular estão sendo avaliados.

Com relação aos implantes subcutâneos, seu uso atual se limita a alguns poucos centros especializados[22,23].

A respeito do efeito do uso vaginal de testosterona, estudo-piloto de 4 semanas, em 20 mulheres após a menopausa com câncer de mama, utilizando doses de 150 e 300 µg, evidenciou melhoras no índice de maturação vaginal, secura vaginal e dispareunia sem aumentar as concentrações séricas de estradiol plasmático; as concentrações séricas médias de testosterona aumentou de 15,5 ng/dL para 21,5 ng/dL (P = 0,02)[24].

Outro estudo em 80 mulheres após a menopausa mostrou melhora do ressecamento vaginal utilizando a dose de 300 mcg de gel vaginal de propianato de testosterona, três vezes por semana. Além disso, houve melhora de todos os parâmetros da função sexual[25]. (Nota dos Editores: Vide Capítulo 53.)

Dehidroepiandrosterona (DHEA)

Os pré-androgênios, androstenediona e DHEA são produzidos pelos ovários e adrenais, sendo essas últimas o principal local de produção de sulfato de dehidroepiandrosterona (DHEAS). A produção de androstenediona e do DHEAS diminui com o aumento da idade e isso pode contribuir para o declínio de seu principal metabólito,a testosterona. A utilização de DHEA não se mostrou efetiva, em diversos estudos, para o tratamento de disfunção sexual em mulheres após a menopausa. No entanto observou-se que em mulheres com valores séricos de dehidroepiandrosterona (DHEAS) abaixo do 10º percentil para a idade, houve piora da função sexual[22].

Recentemente, o DHEA intravaginal, que parece exercer um efeito através de receptores de andrógeno e estrógeno, vem sendo utilizado no tratamento de VVA. Tratamento por 12 semanas, com a dose diária de 0,5% DHEA intravaginal mostrou melhoras em todos os parâmetros de atrofia vaginal sem afetar significativamente os níveis séricos dos estrogênios, evitando assim os riscos sistêmicos. Dado que a eficácia e a segurança em longo prazo de terapia de baixa dose vaginal de estradiol e estriol estão bem estabelecidas e que o estrogênio vaginal requer aplicação de duas a três vezes por semana, em vez de dosagem diária, o benefício da aplicação de DHEA vaginal diária sobre o estrogênio deve ser considerado com relação à aderência[26].

Tibolona

É um esteroide sintético que tem efeitos estrogênicos, progestogênicos e androgênicos combinados. Tem impacto positivo na resposta sexual, particularmente no desejo e na excitação e parece ser bem mais efetivo do que a TRH tradicional. Reverte também a VVA e melhora o muco cervical, resultando em melhor lubrificação e menos dispareunia e sintomas urinários. Pode ser utilizada nas doses de 1,25 mg ou 2,5 mg diariamente em mulheres após a menopausa [27]. (Nota dos Editores: Vide Capítulo 54.)

Tratamentos Não Hormonais

Fibanserina

Age como agonista, nos receptores pós-sinápticos da serotonina (5-HT1A), como antagonista dos receptores 5-HT2A e como agonista fraco dos receptores da dopamina. Por agir seletivamente nesses receptores, a fibanserina pode levar a um equilíbrio nos neurotransmissores nas mulheres com DDSH. Os estudos utilizando a dose de 50 e 100 mg em dose oral única diária ao deitar mostraram-se promissores no tratamento da DSF. Efeitos colaterais como náuseas, tonturas, fadiga e sonolência foram registrados com a dose de 100 mg/dia. No momento, a fibanserina se mostra uma droga promissora, mas não tem seu uso aprovado[28].

Inibidores da Fosfodiesterase Tipo 5 (PDE5I)

Este grupo de medicamentos provou ter sucesso no tratamento da disfunção erétil em homens, mas essas drogas não funcionam tão bem no tratamento da disfunção sexual feminina.

O tecido muscular liso não vascular da vulva, do clitóris e do mamilo expressa fosfodiesterase tipo 5. Embora os dados sugiram um possível papel do sildenafil (PDE5I) para o tratamento de DSF, as informações devem ser interpretadas com cautela. Parece que o sildenafil pode ser benéfico para as mulheres com DSF causada por doenças tais como esclerose múltipla, diabetes tipo 1, lesão da medula espinal, e uso de antidepressivos.

Apesar de muitos dos estudos incluírem amostras de pequenas dimensões, utilizarem testes estatísticos inadequados e ferramentas de avaliação não validadas, deve-se levar em conta que a DSF, principalmente a disfunção da excitação, não é predominantemente uma disfunção do processo de intumescimento da genitália. A falta de eficácia do tratamento de PDE5 em mulheres também pode ser atribuída às diferenças de gênero, na concordância entre os componentes psicológicos e fisiológicos da resposta sexual[29].

Agentes Farmacológicos Monoamina

Agentes farmacológicos que modulam as monoaminas podem ajudar no tratamento da DSF. Bupropiona é uma droga antidepressiva que inibe a receptação de neurotransmissores, dopamina e norepinefrina, sem efeitos serotonérgicos. Diminui a incidência de disfunção sexual em mulheres com depressão, como terapia única ou como tratamento adjuvante. Em mulheres sem depressão, melhora a qualidade da função sexual, mas não aumenta a frequência de atividade sexual. Pode ser utilizada na dose de 150 mg administrada três vezes ao dia ou sob a forma de liberação lenta. A dose poderá ser individualizada[30].

Outros Medicamentos

A bremelanotida, análogo do hormônio estimulante dos melanócitos, é agonista nos receptores da melanocortina e parece promissora como tratamento da disfunção da excitação sexual feminina. A fentalomina (antagonista adrenoceptor), prostaglandinas (alprostadil), a L-arginina e a ocitocina também são outras drogas cujo efeito sobre a DSF deverá ser mais bem avaliado.

Com relação aos afrodisíacos naturais, não existem evidências de sua eficácia tanto na DSF quanto na masculina[22]. (Nota dos Editores: Vide Capítulo 64.)

CONCLUSÕES

A disfunção sexual feminina é um problema frequente, de etiologia multifacetada e complexa, uma vez que ultrapassa a esfera do biológico. Requer, muitas vezes, abordagem medicamentosa e não medicamentosa. Apesar de haver uma diversidade de medicamentos estudados para o tratamento da DSF no climatério, poucos são os que têm respaldo na literatura para esse uso.

As pacientes que apresentem sintomas climatéricos deverão ser tratadas com TRH, caso não apresentem contraindicação. Naquelas em TRH, que apresentem sinais clínicos de insuficiência androgênica, deve-se administrar a testosterona. O tratamento deverá ser sempre monitorado. O uso de bupropiona pode ser uma opção terapêutica.

São necessários estudos com maior casuística, multicêntricos, aleatorizados, duplamente cegos, com critérios de avaliação meticulosos, utilizando questionários validados, para obterem-se respostas claras com relação aos fármacos para o tratamento de DSF.

REFERÊNCIAS BIBLIOGRÁFICAS

1. Masters WH, Johnson VE. Human sexual response. Boston: Little, Brown; 1966.
2. Kaplan HS. Hypoactive sexual desire. J Sex Marital Ther. 1977;3(1):3-9.
3. Basson R. The female sexual response: a different model. J Sex Marital Ther. 2000;26(1):51-65.
4. Pinto Neto AM, Valadares AL, Costa-Paiva L. Climacteric and sexuality. Rev Bras Ginecol Obstet. 2013;35(3):93-6.
5. Goldstein I, Traish A, Kim N, Munarriz R. The role of sex steroid hormones in female sexual function and dysfunction. Clin Obstet Gynecol. 2004;47(2):471-84.
6. Valadares AL, Pinto-Neto AM, Conde DM, Osis MJ, Sousa MH, Costa-Paiva L. Depoimentos de mulheres sobre a menopausa e o tratamento de seus sintomas. Rev Assoc Med Bras. 2008;54(4):299-304.
7. Valadares AL, Pinto-Neto AM, Conde DM, Osis MJ, Sousa MH, Costa-Paiva L. The sexuality of middle-aged women with a sexual partner: a population-based study. Menopause. 2008;15(4 Pt 1):706-13.
8. Davison SL, Bell R, Donath S et al. Androgen levels in adult females: changeswith age, menopause, and oophorectomy. J Clin Metab. 2005;90(7):3847-53.
9. Lee AW, Pfaff DW. Hormone effects on specific and global brain functions. J Physiol Sci. (2008);58(4:213-220.
10. PF Frolich, CM Meston. Evidence that serotonin affects female sexual functioning via peripheral mechanisms. Physiol Behav. 2000;71:383-393.
11. R. Marin A, Escrig P, Abreu *et al*. Androgen-dependent nitric oxide release in rat penis correlates with levels of constitutive nitric oxide synthetase isoenzymes. Biol Reprod. 2002;61:1012-1016.
12. Pfaus JG. Reviews pathways of sexual desire. J Sex Med. 2009;6(6): 1506-33.
13. Blümel JE, Chedraui P, Baron G, Belzares E, Bencosme A, Calle A et al.; Collaborative Group for Research of the Climacteric in Latin America (REDLINC). Sexual dysfunction in middle-aged women: A multicenter Latin American study using the Female Sexual Function Index. Menopause. 2009;16:1139-48.
14. Simon JA. Identifying and treating sexual dysfunction in postmenopausal women: the role of estrogen. J Womens Health (Larchmt). 2011;20(10):1453-65.
15. Davey DA. Androgens in women before and after the menopause and post bilateral oophorectomy: clinical effects and indications for testosterone therapy. Womens Health (Lond Engl). 2012;8(4):437-46.
16. Clayton A, Ramamurthy S. The impact of physical illness on sexual dysfunction. Balon R, editor. Sexual Dysfunction: the brain body connection. Karger: Adv Psychosom Med Basel; 2008, p. 70-88.
17. Nastri CO, Lara LA, Ferriani RA, Rosa-e-Silva AC, Figueiredo JB, Martins WP. Hormone therapy for sexual function in perimenopausal and postmenopausal women. Cochrane Database Syst Rev. 2013 5;6:CD009672. doi: 10.1002/14651858.CD009672.pub2.
18. Simon JA. Identifying and treating sexual dysfunction in postmenopausal women: the role of estrogens. J Womens Health. 2011;20(10):1453-65.
19. Archer DF, Pickar JH, MacAllister DC et al. Transdermal estradiol gel for the treatment of symptomatic postmenopausal women. Menopause. 2012;19(6):622-9.
20. Yasui T, Matsui S, Tani A, Kunimi K, Yamamoto S, Irahara M. Androgen in postmenopausal women. The Journal of Medical Investigation. 2012;59:12.
21. Somboonporn W, Davis S, Seif MW, Bell R. Testosterone for peri and postmenopausal women. Cochrane Database Syst Rev. 2005; 19 (4):CD004509.

22. Davis S. An update on the pharmacological management of the female sexual dysfunction. Expert Opin Pharmacother. 2012; 13(15):2131-42.
23. El-Hage G, Eden JA, Manga RZ. A double-blind, randomized, placebo-controlled trial of the effect of testosterone cream on the sexual motivation of menopausal hysterectomized women with hypoactive sexual desire disorder. Climacteric. 2007;10(4):335-43.
24. Witherby S, Johnson J, Demers L, Mount S, Littenberg B, Maclean CDet al. Topical testosterone for breast cancer patients with vaginal atrophy related to aromatase inhibitors: a phase I/II study. Oncologist. 2011;16(4):424-31.
25. Fernandes T, Costa-Paiva L, Pinto-Neto AM. Efficacy of vaginally applied estrogen, testosterone or polyacrylic acid on sexual function in postmenopausal women: a randomized controlled trial. J Sex Med. 2014 (in process).
26. Panjari M, Davis SR. Vaginal DHEA to treat menopause related atrophy: a review of the evidence. Maturitas. 2011;70(1):22-5.
27. Nijland EA, Weijmar Schultz WC, Nathorst-Boös J, Helmond FA, Van Lunsen RH, Palacios Set al. Tibolone and transdermal E2/NETA for the treatment of female sexual dysfunction in naturally menopausal women: results of a randomized active-controlled trial. J Sex Med. 2008;5(3):646-56.
28. Thorp J, Simon J, Dattani D, Taylor L, Kimura T, Garcia M Jr et al.; DAISY trial investigators. Treatment of hypoactive sexual desire disorder in premenopausal women: efficacy of flibanserin in the DAISY study. J Sex Med. 2012;9(3):793-804.
29. Chivers ML, Rosen RC. Phosphodiesterase type 5 inhibitors and female sexual response: faulty protocols or paradigms? J Sex Med. 2010;7(2 Pt 2):858-72.
30. Moll JL, Brown CS. The use of monoamine pharmacological agentes in the treatment of sexual dysfunction: evidence in the literature. J Sex Med. 2011;8(4):956-70.

12 | Anticoncepção

- Cristina Kallás Hueb
- Benedito Fabiano dos Reis
- Sheldon Rodrigo Botogoski
- Sônia Maria Rolim Rosa Lima

INTRODUÇÃO

As necessidades e os hábitos contraceptivos das mulheres são dinâmicos e mudam ao longo dos anos reprodutivos. O desejo de uma futura gestação e a procura por benefícios não contraceptivos dos métodos é o que mais influenciam na tomada de decisão[1].

Apesar de a fertilidade declinar no período do climatério, o risco de gestação persiste, havendo necessidade de contracepção efetiva para se evitar uma gestação não planejada[2]. Observa-se neste período um aumento dos ciclos anovulatórios, mas ainda existe função folicular e, portanto, possibilidade de ovulação, desta forma a contracepção deve ser praticada até 1 ano após a menopausa[1]. O climatério pode ser um período difícil para as mulheres, por terem que lidar com novas circunstâncias. Muitos ajustes são necessários, desde domésticos e familiares, até profissionais e financeiros. E finalmente a adaptação com as mudanças hormonais e corporais, que podem gerar medo do envelhecimento ou mesmo de perda da feminilidade[2].

A menopausa é a última etapa do envelhecimento ovariano. A diminuição relacionada com a idade do número de folículos ovarianos dita o início de ciclos menstruais irregulares, culminando com a cessação natural e definitiva da menstruação[3].

A gravidez acima dos 40 anos envolve riscos para mãe e para o feto. Existe um aumento da incidência de abortamentos e de malformações congênitas, refletindo a diminuição da qualidade dos oócitos[4,5]. Da mesma forma, com o envelhecimento há um aumento dos riscos de complicações gestacionais, pela concomitância com doenças crônicas tais como hipertensão, obesidade e diabetes, miomas uterinos, aumentando o risco relativo de perdas fetais e de mortalidade materna[5]. Portanto, uma gestação no período do climatério só deve ocorrer se criteriosamente planejada, levando-se em consideração todas as características biológicas específicas deste período[4,5].

A diminuição da frequência sexual também contribui para o declínio da fertilidade no climatério. Este fato estaria associado à dispareunia, pela menor lubrificação vaginal, às condições de saúde do parceiro, à desarmonia conjugal e ao aumento das taxas de divórcio[2,3]. Temos observado que com a melhora dos cuidados com a saúde e com a beleza, além do maior acesso a informação e aconselhamento, estas mulheres têm vivido melhor a sua sexualidade[2,3]. Tendências sociodemográficas recentes apontam para um número crescente de novos relacionamentos na vida adulta, causando impacto sobre o direcionamento dos cuidados com a saúde sexual[6].

Apesar de todos os riscos que uma gestação possa oferecer a uma mulher no período do climatério, muitos casais, por questões profissionais e econômicas, optam por ter filhos após os 40 anos. Neste sentido, o planejamento familiar deve ser tratado dentro do contexto dos direitos reprodutivos, garantindo às mulheres o direito de decidir quantos filhos querem ter e quando tê-los. Cabe aos profissionais da saúde cuidar da educação e do aconselhamento para que as decisões sejam conscientes[7,8].

Na seleção do método anticoncepcional a ser usado devem ser levados em consideração a escolha da mulher, as características dos métodos, os fatores individuais e os critérios de elegibilidade descritos pela Organização Mundial de Saúde (OMS) para cada método[9]. Segundo a OMS, quatro categorias estabelecem a conveniência ou a restrição ao uso de um método anticoncepcional, descritas a seguir:

Categoria 1: O método pode ser usado sem restrição.

Categoria 2: O método pode ser usado com restrições. As vantagens de se usar o método geralmente superam os riscos. O método não deve ser o de primeira escolha.

Categoria 3: Os riscos decorrentes do seu uso, em geral, superam os benefícios do método. É o método de última escolha.

Categoria 4: O método não deve ser usado, pois apresenta um risco inaceitável.

Métodos de Barreira

São métodos que colocam obstáculos mecânicos ou químicos à penetração dos espermatozoides no canal cervical. Os métodos de barreira disponíveis em nosso meio são: os preservativos (masculinos e femininos), o diafragma e os espermaticidas. Têm a vantagem de não apresentarem efeitos sistêmicos e poucos efeitos secundários[9]. Devem ser estimulados, pois previnem a transmissão de doenças sexualmente transmissíveis (DST), em especial do vírus da imunodeficiência humana (HIV)[9]. Apresentam eficácia inferior à dos métodos hormonais e à dos dispositivos intrauterinos (DIU), mas como a fertilidade se encontra diminuída nesta faixa etária, observa-se menor índice de falha[8]. Apresenta especial importância nas mulheres com insuficiência ovariana primária, nas quais o uso da contracepção hormonal pode não ser suficiente para suprimir as concentrações séricas elevadas de FSH características desta condição[10].

Preservativo Masculino

Envoltório de látex que recobre o pênis durante a relação sexual e retém o esperma por ocasião da ejaculação. A segurança do método depende do armazenamento adequado, da técnica de uso e da utilização em todas as relações sexuais[9]. O condom pode prejudicar a ereção do usuário, por diminuir a sensibilidade peniana[7]. Aconselhamos o uso desde o início da relação.

Preservativo Feminino

Tubo de poliuretano com uma extremidade fechada e outra aberta acoplada a dois anéis flexíveis também de poliuretano. A extremidade fechada é inserida até o fundo da vagina e o anel aberto permanece do lado de fora da vagina, por onde deve ocorrer a penetração. Já vem lubrificado e deve ser usado uma única vez[9]. É particularmente de difícil adesão entre as mulheres no climatério, que nunca utilizaram este método anteriormente[7].

Diafragma

Anel flexível, coberto no centro por uma delgada membrana de látex ou silicone em forma de cúpula, que é colocado na vagina cobrindo o colo uterino e a porção superior da vagina. Antes da introdução deve ser aplicado creme espermaticida na parte côncava do diafragma. Pode ser inserido antes da relação sexual, só podendo ser retirado após pelo menos 6 horas do coito. O diafragma previne apenas algumas DST (cervicites)[9]. O método não pode ser usado por mulheres com prolapso genital, manifestação cuja frequência aumenta nesta faixa etária[7].

Espermaticidas

São substâncias químicas que imobilizam ou destroem os espermatozoides, além de recobrirem a vagina e o colo uterino, impedindo sua penetração no canal cervical. Devem ser usados conjuntamente com outro método de barreira (diafragma e preservativo masculino)[9]. Possuem a vantagem de aumentar a lubrificação vaginal[7]. O uso frequente de espermaticidas pode causar, em algumas mulheres, irritação, fissuras e microfissuras na mucosa genital, aumentando o risco de infecção pelo HIV e outras DST[9].

Dispositivo Intrauterino (DIU)

É um pequeno dispositivo de polietileno e cobre que, inserido na cavidade uterina através da vagina, exerce sua função contraceptiva por longo período de tempo (5 a 10 anos). Atua impedindo a fecundação, por dificultar a passagem dos espermatozoides pelo trato reprodutivo feminino, reduzindo a possibilidade de fertilização do óvulo[9].

Mecanismo de ação: espermatozoides – reduz a motilidade, a vitalidade, a capacitação e a concentração amilase-muco, diminui mucopolissacarídeos necessários à sobrevida dos espermatozoides; óvulos – aumenta a motilidade uterotubária, pelas prostaglandinas e atividade fibrinolítica, acelera o transporte do óvulo através da tuba; endométrio – modificações endometriais com presença de infiltrado inflamatório crônico, aumento de leucócitos, monócitos, plasmócitos e macrófagos[7].

Representa uma boa opção contraceptiva para mulheres acima dos 40 anos de idade, por tratar-se de método de elevada eficácia e que, quando inserido nesta faixa etária. pode permanecer até a menopausa sem a necessidade de substituição. Isto reduz o risco de doença inflamatória pélvica, que é particularmente mais frequente nos primeiros 20 dias pós-inserção do DIU[8,9]. A fecundidade reduzida deste grupo de mulheres diminui também a ocorrência de prenhez ectópica; complicação relacionada com o método em idades mais precoces[10]. O tabagismo, a hipertensão, a obesidade e o tromboembolismo não são contraindicações ao uso[11]. O principal problema do método no climatério é associar-se ao aumento do sangramento uterino (menorragia), nesta fase da vida na qual as alterações menstruais são muito frequentes[11].

Sistema Intrauterino Liberador de Levonorgestrel (SIU)

É um pequeno dispositivo em forma de T, apresenta-se com um reservatório com 52 mg de levonorgestrel (LNG), que libera 20 µg/dia. Possui uma taxa de falha de 0 a 0,2/100 mulheres/ano. É inserido na cavidade uterina através da vagina, exercendo sua função contraceptiva por um período de 5 anos[11]. O SIU difere do DIU convencional por tornar o muco hostil ao espermatozoide promovendo a supressão uniforme do endométrio, o que leva à atrofia endometrial, diminuindo assim, progressivamente o fluxo menstrual.. Atua suprimindo os receptores de estradiol no endométrio e também inibindo a passagem dos espermatozoides pela cavidade uterina[12]. O SIU tem sido usado em associação com a terapia hormonal estrogênica nas mulheres com sintomas climatéricos. Estudos mostram que o uso do estrogênio parenteral associado à progesterona intrauterina, além de prático e benéfico para o endométrio, proporciona melhor qualidade de vida . Há fortes argumentos para categorizar o regime como um dos mais eficazes, seguros e com maior adesão pelas mulheres, proporcionando benefícios máximos para as que estão nos períodos da peri e após a menopausa[12].

Anticoncepção Cirúrgica

É um método contraceptivo definitivo, que pode ser realizado na mulher por meio da laqueadura tubária e, no homem, através da ligadura dos canais deferentes (vasectomia)[9]. São procedimentos cirúrgicos com seus riscos inerentes. A vasectomia é um método mais simples e que pode ser realizado ambulatorialmente. A laqueadura é mais complexa e pode associar-se a alterações menstruais futuras[9]. A esterilização cirúrgica nesta faixa etária é uma excelente opção contraceptiva, desde que culturalmente aceitável e disponível. Métodos de esterilização têm a menor taxa de falha entre os demais[11].

Outro método de esterilização feminina disponível é o *Essure*. Este envolve a inserção de um pequeno dispositivo flexível espiral em cada uma das tubas, causando cicatrizes e obstruindo--as permanentemente. O procedimento *Essure* não necessita de incisões, o acesso é através da vagina/cérvix, e pode ser realizado sob anestesia locorregional. O sistema *Essure* é realizado em regime ambulatorial através de histeroscopia. Após o implante do dispositivo no primeiro terço da tuba uterina ele se expande e acomoda-se. Ocorre uma reação tecidual natural e a completa obstrução da tuba uterina estabelece-se decorridos 90 dias do implante[11, 13].

Anticoncepção Hormonal

Contraceptivo Oral Combinado

O contraceptivo oral combinado, popularmente designado como pílula, é constituído por uma combinação dos hormônios estrogênios e progestógenos. Atuam inibindo a liberação de gonadotrofinas hipofisárias (FSH e LH); o estrogênio previne a seleção do folículo dominante, e o progestógeno evita a ovulação. Tornam o muco cervical espesso, ocluindo o canal cervical e o endométrio não receptivo ao ovo, além de alterar o transporte ovular tubário[9].

No passado, foi recomendado que as mulheres utilizassem as pílulas até a idade de 35 anos. Entretanto as baixas dosagens utilizadas nos dias de hoje permitem que mulheres não fumantes e sem fatores de risco para doenças cardiovasculares possam prosseguir com esta forma de contracepção até a menopausa[11].

Os contraceptivos orais combinados (COC), além de serem métodos eficazes, podem fornecer às mulheres outros benefícios, tais como corrigir ciclos irregulares, melhorar os sintomas vasomotores e prevenir a osteoporose. O uso da pílula também está associado a uma redução da incidência de doenças ginecológicas, tais como: infecção pélvica, cistos do ovário e câncer de endométrio e ovários[14], além de ser uma alternativa ao controle dos sintomas causados por leiomiomas uterinos[15]. Estudos recentes também associam o uso prolongado de COC a uma melhor função cognitiva após a menopausa, que se mantém anos após a descontinuação do contraceptivo hormonal[16].

Deve-se dar preferência aos COC com menor dosagem (15, 20 ou 30 µg). Os efeitos secundários podem incluir mastalgia, náuseas, edema e diminuição da libido[9].

Mais recentemente, o 17 -estradiol, que é o estrogênio natural das mulheres, passou a ser uma alternativa ao etinilestradiol, estrogênio habitualmente presente nas pílulas contraceptivas. Graças a sua estrutura bioquímica, o estradiol tem um efeito muito menor sobre a síntese de proteínas hepáticas que o etinilestradiol, o que provavelmente resulta em um melhor perfil metabólico e vascular[17].

Os COC são o método hormonal mais comumente utilizado pelas mulheres com mais de 40 anos. E apresentam taxas de falha inferiores às observadas em outras faixas etárias, que é de 8% para uso habitual, mais uma vez refletindo o declínio da fertilidade, a menor frequência sexual e o fato de não serem usuárias iniciantes[11].

Pílula de Progesterona Isolada ou Minipílula

A pílula só de progestógeno (PP) consiste em baixas doses do hormônio sintético. As mulheres com restrições ao uso dos COC (em aleitamento materno, tabagistas, história de trombose ou cardiopatia grave), ou que apresentaram efeitos adversos a partir do seu componente estrogênio, podem se beneficiar do uso da PP[9].

A minipílula é uma opção para as mulheres no climatério, já que, associada à redução da fertilidade, própria desta faixa etária, apresenta elevada eficácia[6]. Atua promovendo o espessamento do muco cervical, o que dificulta a penetração dos espermatozoides, além de inibir a ovulação em aproximadamente metade dos ciclos menstruais. Os efeitos secundários incluem sangramento menstrual irregular, por vezes com incômodo para a usuária. Menos comumente: amenorreia, cefaleia, dislipidemia e mastalgia. Não proporciona benefícios adicionais como os da pílula contraceptiva combinada[9].

Contracepção de Emergência

Também chamada contracepção pós-coital ou pílula do dia seguinte, pode ser usada em caráter emergencial quando do esquecimento do método contraceptivo habitual ou do uso inadequado do mesmo[8]. A pílula contraceptiva de emergência deve ser tomada no prazo de até 72 horas da relação sexual desprotegida. Sua eficácia é tanto maior quanto mais precocemente for introduzida a medicação. É composta de duas doses elevadas de progestógeno (levonorgestrel 0,75 mg), tomadas em intervalo de 12 horas. Atua inibindo ou adiando a ovulação, interfere na capacitação espermática e na maturação do oócito. A contracepção de emergência não tem nenhum efeito após a implantação se ter completado. Não deve ser utilizada de maneira regular, por ser menos eficaz e ter mais efeitos colaterais que os demais métodos hormonais[9]. Qualquer mulher pode usar a contracepção oral de emergência, desde que não esteja grávida[9].

Injetáveis Combinados

São chamados de combinados porque contêm uma associação de estrógeno e progestógenos. Atuam inibindo a ovulação, da mesma forma que os COC, porém sem o efeito da primeira passagem hepática. Por conterem estrogênios naturais, podem ser usados com segurança na mulher climatérica, desde que observados os critérios de elegibilidade. A primeira opção deve recair sobre os injetáveis que contenham a menor dose de estrógeno (5 mg)[9]. As apresentações comerciais mais comumente utilizadas são:

- Acetofenido de dihidroxiprogesterona 150 mg
- Enantato de estradiol 10 mg
- Acetato de medroxiprogesterona 25 mg
- Cipionato de estradiol 5 mg
- Enantato de noretisterona 50 mg
- Valerato de estradiol 5 mg

A primeira injeção deve ser feita até o quinto dia do ciclo (de preferência no primeiro dia). Deve-se repetir a injeção a cada intervalo de 30 ± 3 dias. A aplicação é intramuscular profunda, na região glútea ou no braço, para permitir a formação de depósito. Não massagear o local após a injeção[9].

Progestógeno Injetável

Consiste na administração de progestógeno isolado (acetato de medroxiprogesterona – 150 mg), via intramuscular, com efeito contraceptivo por 3 meses[1,2].

Suprime a ovulação com manutenção da secreção tônica de gonadotrofinas, aumenta a viscosidade do muco cervical, e em longo prazo leva à atrofia endometrial. É uma boa opção na pré-menopausa pela sua elevada eficácia e por proteger o endométrio do efeito proliferativo dos estrogênios[9].

Deve ser aplicado nos primeiros 5 a 7 dias do ciclo menstrual, via intramuscular profunda, na região glútea ou no braço, sem massagem ou calor local. Repetir a injeção a cada intervalo definido (3 meses), podendo ser feita no máximo até 7 dias após data estipulada[9].

O acetato de medroxiprogesterona de depósito (DMPA) tem ação prolongada e, em algumas mulheres, o retorno da fertilidade é atrasado, em média, 10 semanas após a última injeção[2]. Existem controvérsias quanto ao efeito do uso prolongado de DMPA e à densidade mineral óssea (DMO)[18]. Pode haver uma pequena perda de densidade óssea, que é normalmente reversível após a interrupção do método[1,18]. Estudo brasileiro comparou a DMO de mulheres após a menopausa que fizeram uso prolongado de DMPA ou DIU de cobre, não observando diferença estatística da DMO entre os grupos, pelo contrário, a DMO foi ligeiramente maior entre as usuárias de DMPA[19]. Atualmente não existem provas de que as usuárias em longo prazo de DMPA tenham um aumento do risco para osteoporose e fraturas após a menopausa[18,19]. Têm como inconveniente a alta frequência de irregularidades menstruais. Cinquenta por cento das mulheres usando DMPA podem apresentar amenorreia após 1 ano. É muito menos efetivo no controle dos sintomas climatéricos que os métodos hormonais combinados e pode acentuar a tendência a ganho de peso e depressão[7,9].

Outros Métodos Hormonais

Contraceptivo Hormonal Transdérmico

Apresenta-se na forma de três adesivos de 20 cm² (4 x 5 cm), de uso semanal, com 1 semana de intervalo. Sua composição química inclui 20 µg/dia de etinilestradiol e 150 µg/dia de norelgestromina[9]. Possui elevada eficácia, mas, pode apresentar maior índice de falha entre as mulheres obesas com peso superior a 90 kg[8]. O mecanismo de ação é idêntico ao dos COC. São vantagens do método: não apresentar o efeito da primeira passagem hepática e ser de uso semanal. Deve ser aplicado no braço, no dorso, na nádega ou na virilha e não sai com água, umidade ou suor. Tem como desvantagens o alto custo e o formato do adesivo, que é relativamente grande e de cor única (rosa claro)[7,8].

Anel Vaginal

É um copolímero, no formato de um anel flexível de acetato vinil etileno, com 54 mm de diâmetro x 4 mm de espessura, que libera 15 µg/dia etinilestradiol e 120 µg/dia etonogestrel. Este é introduzido no fundo da vagina, pela própria usuária, onde permanece por 21 dias. Após este período deve ser retirado seguindo-se uma pausa de 7 dias antes da inserção de um novo anel. Não precisa ser removido nas relações sexuais. O mecanismo de ação é idêntico ao dos COC[8].

Tem como principal vantagem não apresentar o efeito da primeira passagem hepática. E tem, como desvantagens, o aumento da ocorrência de corrimentos e vaginites, principalmente quando do esquecimento de retirada após os 21 dias de uso[7,9].

Implante Subdérmico

É um pequeno bastão de aproximadamente 4 centímetros de comprimento e 2 milímetros de largura contendo etonogestrel. É disponível em embalagem esterilizada com aplicador para a introdução subcutânea na face interna do antebraço esquerdo. Devem-se realizar técnicas de inserção e remoção apropriadas. O método libera uma baixa dose de etonogestrel, cujo metabólito ativo é o desogestrel, e possui duração do efeito contraceptivo por 3 anos[9]. A maioria das usuárias de implante tem pouca irregularidade menstrual, porém 30% destas podem apresentar pequenos sangramentos frequentes ou prolongados[7,9] (Quadro 12.1).

Quadro 12.1 – Métodos Contraceptivos comumente Utilizados no Climatério e Seus Critérios Médicos de Elegibilidade[20]

1. Anticoncepcionais orais combinados de baixa dose $\leq$ 35 μg etinilestradiol:
   - 1.a. Doença cardiovascular:
     - 1.a.1. Múltiplos fatores de risco (DM, HAS, idade > 35 anos, tabagista): categoria 3/4
2. Anticoncepcionais combinados injetáveis, transdérmico ou vaginal:
   - 2.a. Doença cardiovascular:
     - 2.a.1. Múltiplos fatores de risco (DM, HAS, idade > 35 anos, tabagista): categoria 3/4
     - 2.a.2. Hipertensas, em uso regular de medicação:
     - 2.a.3. PAS 140-159 ou PAD 90-99: categoria 3
     - 2.a.4. PAS $\geq$ 160 ou PAD $\geq$ 100: categoria 3
   - 2.b. Doença vascular: categoria 4
3. Anticoncepcionais somente de progestógenos (minipílula, injetável de depósito e implante de etonogestrel):
   - 3.a. Antecedente de HAS: categoria 2
   - 3.b. HAS em bom controle: minipílula e implante: risco 1; injetável: categoria 2
   - 3.c. Hipertensas, em uso regular de medicação:
     - 3.c.1. PAS 140-159 ou PAD 90-99: minipílula e implante: risco 1; injetável: categoria 2
     - 3.c.2. PAS $\geq$ 160 ou PAD $\geq$ 100: minipílula e implante: risco 2, e injetável: categoria 3
   - 4.d. Doença vascular: minipílula e implante: risco 2; injetável: categoria 3
4. Dispositivo intrauterino:
   - 1.a. Múltiplos fatores de risco (DM, HAS, idade > 35 anos, tabagista): DIU-cobre: categoria 1; DIU-levonorgestrel (SIU): categoria 2
5. Laqueadura tubárea: método irreversível para mulheres > 35 anos, prole definida e com comorbidades: categoria 2
6. Métodos comportamentais: Método Ogino-Knauss, Tabelinha, muco cervical, temperatura basal. Desaconselhável pela alta taxa de falhas e pela irregularidade do ciclo menstrual nesta fase da vida.

Quando Interromper a Contracepção no Climatério

- Com a aproximação da menopausa, questiona-se o momento correto para interromper os métodos contraceptivos [1] Em geral, recomenda-se que uma mulher de até 50 anos continue a utilizar a contracepção durante 2 anos após a última menstruação. Porém, se ela está com idade superior a 50 anos, deverá usar por mais 1 ano após o último catamênio[1]. Entretanto, essas orientações aplicam-se às mulheres usando contraceptivos não hormonais (preservativo, diafragma, DIU), pois aquelas que utilizam métodos hormonais terão o fim da sua menstruação mascarado. Ou seja, as usuárias de métodos hormonais combinados que sangram por privação hormonal continuarão sangrando mesmo após a menopausa[1]. As usuárias de contraceptivos de progestógeno isolados podem experimentar amenorreia encobrindo o verdadeiro fim da sua menstruação[1,21,22]. Desta forma, para as mulheres usuárias de pílulas de progestógenos ou implante subdérmico, recomenda-se continuar o método até atingir uma idade em que a perda natural da fertilidade provavelmente já tenha ocorrido (95,9% das mulheres terão atingido a idade da menopausa aos 55 anos)[20,21]. Para as usuárias de COC recomenda-se a substituição por uma forma de contracepção não hormonal, com o objetivo de verificar se ainda há menstruação. Caso não retorne o sangramento, ela poderá então seguir as orientações gerais para a interrupção da contracepção (2 anos após a última menstruação, para as mulheres com até 50 anos, e 1 ano após, para aquelas com mais de 50 anos)[20-22]. Outra recomendação seria a de suspender o método hormonal aos 50 anos e fazer dosagens de FSH em intervalos de 3 meses (vide Quadro 12.2). Se as dosagens forem persistentemente elevadas, a mulher pode suspender a contracepção[20-22].

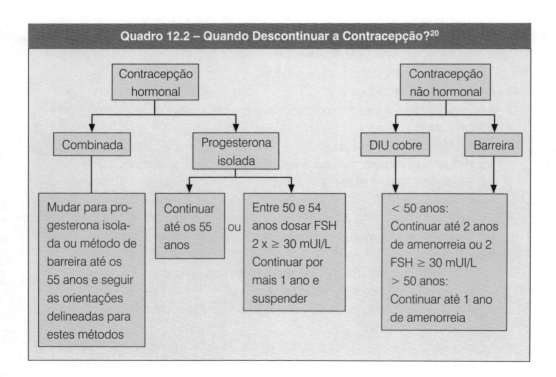

Quadro 12.2 – Quando Descontinuar a Contracepção?[20]

CONSIDERAÇÕES FINAIS

A mulher no climatério pode utilizar qualquer método contraceptivo, desde que não apresente alguma das condições clínicas que contraindiquem seu uso, conforme os critérios de elegibilidade descritos pela OMS para cada método[1,2]. O climatério sinaliza para um período de mudanças, inclusive no estilo de vida. As mulheres de 40 anos ou mais têm maior interesse na prevenção de doenças e, portanto, são mais receptivas quanto à adoção de medidas preventivas. A contracepção nesta faixa etária previne a gestação de alto risco e suas comorbidades[1,2].

Os métodos contraceptivos disponíveis podem desde melhorar os sintomas climatéricos, tais como irregularidade menstrual e fogachos, prevenir osteoporose, evitar doenças sexualmente transmissíveis, até proteger as mulheres contra alguns tipos de câncer[1,2]. Existe uma grande diversidade de condições médicas e sociais entre as mulheres, principalmente as brasileiras, o que torna impossível uma regra de contracepção que contemple a todas. A história de cada uma delas deve ser considerada para a orientação na escolha do método contraceptivo. Todas as mulheres devem conhecer a relação risco/benefício da contracepção no climatério e receber orientação para continuarem com o uso do método até alcançarem a esterilidade natural.

REFERÊNCIAS BIBLIOGRÁFICAS

1. Kelsey B. Contraception for women over 40. Nurse Pract. 2012;37(6):40-5.
2. Hardman SM, Gebbie AE. Hormonal contraceptive regimens in the perimenopause. Maturitas. 2009;63(3):204-12.
3. Broekmans FJ, Soules MR, Fauser BC. Ovarian aging: mechanisms and clinical consequences. Endocr Rev. 2009;30(5):465-93.
4. Savva GM, Walker K, Morris JK. The maternal age-specific live birth prevalence of trisomies 13 and 18 compared to trisomy 21 (Down syndrome). Prenat Diagn. 2010;30(1):57-61.
5. Luke B, Brown MB. Contemporary risks of maternal morbidity and adverse outcomes with increasing age and plurality. Fertil Steril. 2007;88 (2):283-6.
6. Cumming GP, Cochrane R, Currie HD, Moncur R, Lee AJ. Web-based survey "contraception and attitudes to sexual behavior" completed by women accessing a UK menopause website. Menopause Int. 2012;18(3): 106-9.
7. Arie WMY, Fonseca AM, Melo NR, Bagnoli VR. Anticoncepção no climatério. Rev Bras Med. 2004;34-40.
8. Organização das Nações Unidas. Relatório Anual do Fundo de População das Nações Unidas. Situação da população mundial 2012: por escolha, não por acaso: planejamento familiar, direitos humanos e desenvolvimento, 2012.
9. Ministério da Saúde. Assistência em Planejamento Familiar: Manual Técnico; 4ª. ed. 2002.
10. Lawrence MN. Primary ovarian insufficiency. N Engl J Med. 2009; 360(6):606-14.
11. The ESHRE Capri Workshop Group. Female contraception over 40. Human Reproduction Update. 2009;15(6):599-612.
12. Wildemeersch D. Potential health benefits of continuos LNG-IUS combined with parenteral ERT for seamless menopausal transition and beyond- a commentary based on clinical experience. Gynecol Endocrinol. 2013;29(6):569-73.
13. Franchini M, Boeri C, Calzolari S, Imperatore A, Cianferoni L, Litta Pet al. *Essure* transcervical tubal sterilization: a 5-year x-ray follow up. Fertility and Sterility. 2011; 95(6):2114-5.
14. Mueck AO, Seeger H, Rabe T. Hormonal contraception and risk of endometrial câncer: a systematic review. Endocr Relat Cancer. 2010; 14(4):263-71.
15. Marret H, Fritel X, Ouldamer L, Bendifallah S, Brun JL, De Jesus Iet al. Therapeutic management of uterine fibroid tumors: updated French guidelines. Eur J Obstet Gynecol Reprod Biol. 2012;165(2):156-64.
16. Egan KR, Gleason CE. Longer duration of hormonal contraceptive use predicts better cognitive outcomes later in life. J Women Health. 2012;21 (12):1259-66.

17. Trémollieres F. Oral contraception: is there any difference between ethinyl-estradiol and estradiol? Gynecol Obstet Fertil. 2012;40(2):109-15.
18. Isley MM, Kaunitz AM. Update on hormonal contraception and bone density. Rev Endocr Metab Disord. 2011;12(2):93-106.
19. Viola AS, Castro S, Marchi NM, Bahamondes MV, Viola CF, Bahamondes L. Long-term assessment of forearm bone mineral density in postmenopausal former users of depot medroxyprogesterone acetate. Contraception. 2011;84(2):122-7.
20. Organização Mundial de Saúde. Critérios Médicos de Elegibilidade para o uso de Métodos Anticoncepcionais. 3ª. ed. Genebra, 2004. p. 1-174.
21. Bhathena RK, Guillebaud J. Contraception for the older woman: an update. Climacteric. 2006;9(4):264-76.
22. Kaunitz AM. Clinical practice. Hormonal contraception in women of older reproductive age. N Engl J Med. 2008;358(12):1262-9.

13 | Nutrição

- Vicente Renato Bagnoli
- Ângela Maggio da Fonseca
- Fabio Bagnoli

INTRODUÇÃO

A alimentação desde o início da humanidade sempre fez parte das suas necessidades para a sobrevivência. Em relatos dos tempos primitivos, sobre homens e animais, estão citadas a colheita de frutas silvestres, a caça esporádica, o cultivo de grãos e raízes e a criação de animais, praticados com o objetivo de alimentar-se e sobreviver. Embora a história dos alimentos inicie-se com a da humanidade, a ciência da nutrição e os diferentes aspectos com ela relacionados é recente, com registros principalmente a partir dos primeiros anos do século XX. Estes relatos descrevem e apontam para os tipos de nutrientes, seus efeitos em animais, e na sequência suas correlações com a espécie humana[1].

A partir destes trabalhos pioneiros, a nutrição passou a ser preocupação constante, nas diferentes etapas da vida, procurando explicar as características dos elementos químicos presentes nos alimentos consumidos e as suas influências no desenvolvimento das pessoas, seus benefícios e também os efeitos negativos. A nutrição nas últimas décadas tornou-se ciência multidisciplinar, pesquisando na procura da alimentação saudável, sempre com o objetivo de melhorar as condições de saúde dos seres vivos nas diferentes fases da vida, procurando aumentar a longevidade com maior qualidade de vida[2,3].

O período do climatério reveste-se de importância por diferentes aspectos, e entre estes a nutrição, que ocupa lugar de destaque, para que as modificações endócrinas e metabólicas, comuns a esta fase, não interfiram negativamente na saúde da mulher. O papel da nutrição adequada é cada vez mais valorizado, pois atua na prevenção de doenças, melhora a qualidade de vida e possibilita o envelhecimento em melhores condições. As mulheres com este pensamento deverão equacionar sua alimentação se necessário, orientadas por profissionais qualificados, para que ingiram todos os nutrientes essenciais (proteínas, lipídeos, carboidratos, sais minerais, fibras e água) com os intervalos regulares e nas proporções adequadas[4].

A importância da nutrição no climatério é reconhecida pelas diferentes comunidades, sendo considerada cuidado efetivo, pois atua tanto na prevenção quanto no controle e tratamento de diferentes comorbidades como: sobrepeso, obesidade, hipertensão arterial, dislipidemias, aumento dos triglicérides, diabetes tipo II, doenças cardiovasculares e neoplasias entre outras, todas mais prevalentes neste período da vida[5-8].

COMORBIDADES NO CLIMATÉRIO, NUTRIÇÃO E DESVIOS PONDERAIS

A saúde da mulher é influenciada por vários fatores no decorrer da vida, inclusive no climatério e após a menopausa, podendo-se assim entender o motivo de grandes variações em uma mesma população com relação à intensidade dos sintomas decorrentes do hipoestrogenismo e das repercussões clínicas que se podem manifestar nesta etapa da vida[5].

Os desvios ponderais têm-se tornado mais prevalentes na população feminina e masculina, e sem dúvida são motivo de apreensão, pois cada vez mais observam-se relações indesejáveis destes desvios com a saúde em geral. O índice de massa corpórea das pessoas (IMC), avaliado através do índice de Quetelet (peso em kg/altura em m³), tem sido pesquisado nas diferentes faixas etárias, e apresentando cada vez mais evidências de influenciar desfavoravelmente, quando elevado, a saúde da população em geral, e com destaque para as mulheres no climatério e na pós-menopausa[5,7,8].

O aumento do IMC da população feminina e suas influências no desencadeamento ou agravamento de distúrbios clínicos, endócrinos e metabólicos, mais frequentes e preocupantes no climatério e após a menopausa, tem motivado diversos estudos sobre o assunto. Trabalhos realizados em mulheres brasileiras observaram que 68,13% atingem o climatério e a pós-menopausa com IMC compatível com sobrepeso e obesidade, e as mesmas apresentam prevalência relevante de hipertensão arterial, diabetes e outras comorbidades, com relação significativa com o aumento do IMC; estas mulheres ainda referem mais sintomas vasomotores, também com maior frequência e intensidade, relacionados com sobrepeso e obesidade[5,7-9].

A literatura pertinente apresenta resultados semelhantes aos acima citados e refere ainda outros achados relevantes associados ao aumento do IMC, como maior risco de doenças cardiovasculares e neoplasias estrogênio-dependentes, como o câncer de mama, entre outras[6,7,10,11].

A síndrome metabólica é a evolução esperada para a maioria dos indivíduos não assistidos adequadamente. Esta síndrome é caracterizada segundo a Organização Mundial de Saúde (OMS) pela concomitância em uma mesma pessoa de duas ou mais das seguintes ocorrências: níveis alterados de glicemia e/ ou resistência à insulina; <u>pressão arterial elevada (≥ 140/90 mmHg);</u> trigliceridemia elevada (≥ 150 mg/dL), HDL baixo (< 40 mg/dL); obesidade central (cintura/quadril > 0,85); índice de massa corpórea ≥30 kg/m²; microalbuminúria)[10-14].

As características observadas e comentadas já estão bem estabelecidas, constituindo fatores que poderão comprometer a saúde e a qualidade de vida em idade mais avançada. Contudo deve ser salientado que as mesmas são passíveis de prevenção e correção, através de cuidados simples como alimentação, atividade física e assistência médica regular, e sempre que possível a partir de idade cada vez mais jovem[1,2,15].

O profissional, ao atender mulheres no climatério e na pós-menopausa, frente às observações clínicas comentadas, deverá sempre discutir as vantagens dos cuidados gerais, entre estes orientar a nutrição, sugerindo cardápios diferenciados de acordo com as características de cada mulher, do seu IMC, bem como do aumento dos benefícios quando da prática regular de atividade física associada à dieta adequada[1,16,17].

ASPECTOS BÁSICOS DOS ALIMENTOS

A alimentação sempre fez e fará parte da sobrevivência dos seres vivos, e, para a atuação dos alimentos na promoção de saúde e prevenção de doenças, é fundamental nutrir o organismo de forma adequada. Assim, é importante que a ingestão de alimentos ofereça todos os nutrientes essenciais e outros adicionais de forma correta[1,4].

As prevalência de sobrepeso e obesidade é fato consumado nas diferentes partes do mundo, e cada vez mais são propostas intervenções nutricionais isoladas ou preferencialmente associadas à atividade física regular para prevenção e controle de doenças crônicas desde fases precoces da vida. As comorbidades relacionadas com os desvios ponderais em geral passam a se manifestar com o passar dos anos, isto é, em pessoas com mais idade. O aumento da frequência das diferentes doenças tem sido cada vez maior, devido a fatores como aumento do peso e da longevidade.

Estas medidas preventivas, se bem aplicadas, podem oferecer melhora das condições de saúde da população mais idosa e também perspectiva de melhor qualidade de vida[2,15-18].

A dieta considerada saudável deve ser individualizada, pois as necessidades variam muito entre as pessoas, e em se tratando de climatério e pós–menopausa, mais ainda. Aspectos importantes que influenciam nestas variações e cuidados a serem tomados são: IMC, comorbidades, preferências individuais e outros parâmetros.

Nutrientes Essenciais

Estes alimentos são assim denominados por serem os mais importantes para a manutenção das funções vitais, mantidas pela sua ingestão regular. As principais funções controladas por estes nutrientes são: formação de músculos, tecido adiposo, conjuntivo, órgãos, produção de hormônios, de outras secreções, e também fornecendo energia e participando de funções metabólicas, entre outras. Os alimentos essenciais são: carboidratos, proteínas, lipídeos, vitaminas, sais minerais, fibras e água, todos indispensáveis para o bom funcionamento do organismo. É importante salientar que o hábito alimentar adequado, para cada grupo de indivíduos, pois as necessidades variam entre os mesmos, fará com que estes nutrientes sejam bem digeridos, absorvidos e utilizados, e as sobras do metabolismo sejam eliminadas, contudo, alguns metabólitos, chamados de resíduos oxidativos ou radicais livres, permanecem no organismo e podem exercer ações não desejáveis nas pessoas[1,19,20].

É relevante salientar que qualquer padrão de cardápio a ser proposto deverá conter todos os elementos considerados vitais (proteínas, gorduras, carboidratos, sais minerais, vitaminas, fibras e água) em quantidades adequadas para produzirem em conjunto atuação benéfica no organismo. A quantidade de ingestão diária de cada um destes nutrientes é de grande importância e será determinada pelas necessidades de cada indivíduo, das calorias e características de cada um deles[2,18]. Em estudo com mulheres brasileiras no climatério e após a menopausa, observou-se que o tipo de alimentação e o perfil metabólico das mesmas apresentaram valores fora dos padrões da normalidade em frequência significativa, vindo reforçar a necessidade de cuidados com os hábitos alimentares da população, com destaque para este período de vida da mulher, caracterizado por grandes modificações endócrinas e metabólicas[21].

As fibras alimentares são nutrientes que merecem destaque, pois apresentam propriedades importantes e praticamente restritas a elas. Estão presentes principalmente nos vegetais (celulose, hemicelulose, pectinas, gomas, mucilagens, betaglicanos e ligninas). Devem constar da alimentação diária, pois são benéficas na dieta para prevenção e controle de diabetes melito, obesidade, dislipidemia e doenças do tubo digestivo. Estes benefícios se devem às suas ações na metabolização e absorção dos alimentos, e também facilitando a evacuação, entre outros mecanismos. Embora não haja consenso, as evidências sugerem para adultos a ingestão diária de 25 a 30 mg de fibras. Mais recentemente passou-se a utilizar os fruto-oligossacarídeos, que são substâncias funcionalmente semelhantes às fibras, mostrando benefícios idênticos[22,23].

Alimentos Funcionais

Estes alimentos são assim chamados, pois além do seu valor nutricional intrínseco, atuam de forma significativa na prevenção de doenças através de seus componentes biologicamente ativos. Entre os alimentos funcionais mais estudados destacam-se: soja, tomate, peixes, linhaça, alho, cebola, todas as frutas cítricas, chá verde, uva, vinho tinto, aveia e crucíferas (brócolis, couve-de-Bruxelas e repolho). Estes alimentos, por serem já mais conhecidos, são os mais utilizados.

É importante salientar que a maioria dos alimentos funcionais faz parte dos nutrientes básicos, e considerados importantes agentes antioxidantes[1,4,24].

- **Prébióticos** (inulina e fruto-oligossacarídeos): estes alimentos são carboidratos complexos resistentes à ação das enzimas salivar e intestinal, atingindo o cólon na sua forma intacta, e assim reduzindo o pH das fezes, aumentando seu peso e favorecendo a proliferação das bifidobactérias.
- **Probióticos** (lactobacilos acidófilos, bifidobactérias, estreptococos termófilos): organismos vivos capazes de superar a acidez do estômago, atingindo o intestino, capazes de controlar a multiplicação excessiva de bactérias patogênicas, ativar favoravelmente as imunidades humoral (IgA) e celular (linfócitos T e B), e ainda facilitar a digestão da lactose. Deve-se ressaltar que os leites fermentados e iogurtes são probióticos de grande uso no dia a dia.
- **Fitoquímicos** (flavonoides, ácidos fenólicos, fitoestrógenos): estas substâncias químicas podem estar presentes ou não em alimentos. Os fitoquímicos mais relevantes são compostos fenólicos como os flavonoides, ácidos fenólicos e os fitoestrogênios.
- **Simbióticos** (peptídeos ativos e glutationa): as suas características são semelhantes às dos probióticos e prebióticos. A principal fonte dos peptídeos ativos está no leite e em seus derivados, mas também se encontra na sardinha, no atum, na soja e no milho. Deve-se salientar que, a partir do leite de vaca por hidrólise da betacaseína, formam-se sequências de aminoácidos com ações anti-hipertensiva, relaxante do sistema nervoso central, além de antitrombótica e imunomoduladora. A partir do soro do leite, rico em proteínas, ocorre a síntese da glutationa, que atua na destruição dos radicais livres, no sistema imunológico, entre outros efeitos benéficos a diferentes funções no organismo.

RECOMENDAÇÕES DIETÉTICAS NO CLIMATÉRIO E APÓS A MENOPAUSA

Aspecto relevante a ser considerado como prerrogativa é que os profissionais que assistem mulheres no climatério e na após a menopausa devem discutir sobre os benefícios de cuidados gerais, como alimentação saudável e atividade física. O profissional deverá recomendar o tipo de dieta mais adequada para cada paciente, e o mesmo não deve prescindir da contribuição de especialista em nutrição que, sem dúvida, constitui elemento fundamental, particularmente em se tratando do atendimento das portadoras de desvios ponderais significativos[2,15-17].

As recomendações nutricionais deverão ser feitas sempre de forma individualizada, de acordo com algumas características de cada grupo de mulher. Entre estas, o IMC sem dúvida é da maior relevância, pois é o indicador de normalidade ou de desvios ponderais menores e maiores que determinarão qual a meta de IMC a ser atingida. Ressalta-se que cerca de 68% das mulheres avaliadas em estudos no Brasil apresentaram desvio ponderal para mais, e entre estas foi observada elevada prevalência de comorbidades (hipertensão arterial, dislipidemias, aumento dos triglicérides, diabetes tipo II e doenças cardiovasculares), que apresentavam correlação estatisticamente significativa com o aumento do IMC, assim como maior frequência e severidade dos sintomas vasomotores próprios do climatério[5,8,9]. Estes dados devem ser considerados, pois apontam para a necessidade cada vez maior de estimular cuidados com a alimentação mais apropriada a cada situação.

Contudo, o cardápio escolhido para qualquer condição clínica deve conter obrigatoriamente os nutrientes vitais para a sobrevivência (proteínas, gorduras, carboidratos, sais minerais, vitaminas, fibras e água), em quantidades ajustadas a cada situação. É importante considerar as limitações impostas pela presença de comorbidades que conduzem para cuidados especiais na prescrição da dieta, como por exemplo as dislipidemias, para as quais será sempre recomendada a restrição na ingestão de gorduras, devendo substituir o leite integral e seus derivados por produtos à base de leite desnatado e em menores quantidades, assim como em portadoras de diabetes, reduzir a ingesta dos hidratos de carbono ou mesmo a eliminação do açúcar. Outros aspectos importantes são as modificações do apetite e preferências da mulher nesta fase da vida que, com frequência, desequilibram o padrão de alimentos ingeridos e o seu metabolismo[1,2,15,16,25].

O profissional, ao iniciar o atendimento de mulher no climatério e após a menopausa, deve avaliar, já na primeira consulta, o peso, a altura e calcular o IMC, a relação cintura-quadril (ideal < 0,85) e os demais tempos do exame clínico. O conjunto destes dados é relevante para indicar qual será a melhor orientação[8,9]. Os resultados apontando para IMC normal, relação cintura/quadril < 0,85 e demais informações indicando normalidade, conduzem para a orientação da paciente apresentando os benefícios de dieta saudável e da atividade física, mas que a mesma deve permanecer atenta, pois a redução progressiva do estradiol facilita o aumento de peso e os riscos para o aumento da gordura abdominal. É fundamental que a paciente se engaje seguindo as instruções de dieta para a manutenção ou a eventual redução de IMC associada à atividade física e concordando em fazer retornos periódicos[10,11,17].

A elevada prevalência de IMC revelando sobrepeso e obesidade, bem como pelas modificações endócrinas na mulher climatérica e na pós-menopausa, valoriza ainda mais, já na primeira consulta, a avaliação acima proposta, e a detecção de desvio ponderal sugere conduta mais rigorosa com o objetivo não somente de controlar este desvio, mas também de controlar comorbidades e prevenir a síndrome metabólica[10,15,16].

A redução de peso e consequentemente do IMC deverá ser feita de acordo com o desvio ponderal e com a meta de IMC a ser atingida. Como orientação básica para a ingesta diária de alimentos, sugerir redução de gorduras, principalmente poli-insaturadas (carnes vermelhas e frituras), farinhas refinadas, outros hidratos de carbono e açúcar. Não se justificam dietas de fome ou de exclusão total de nutrientes essenciais, pois a perda de peso nem sempre será saudável e poderá comprometer processos importantes no organismo e desencadear distúrbios de gravidade variável[1,15,16,26].

As dietas bem conduzidas, com redução calórica de 1.500 kcal/semana, principalmente associadas à atividade física regular, em geral, conduzem à redução de peso entre 5 e 10% do inicial, e em geral reduzindo os níveis de colesterol, triglicérides e glicose. Esta orientação é a mais adequada quando os desvios ponderais e metabólicos são leves ou moderados, e embora levem tempo maior para atingir o objetivo, são mais seguras[1,2,26].

Dietas com redução calórica de 3.500 kcal/semana ou mais nem sempre são bem toleradas e merecem cuidados adicionais, pois com frequência podem causar complicações, mas devem ser cogitadas para portadoras de obesidade nos seus diferentes graus, nas quais as comorbidades como hipertensão arterial, diabetes e dislipidemias apresentam prevalência elevada[1,2,8,26]. O estabelecimento da dieta deve ser discutido com a mulher para atender suas preferências e expectativas, mas sempre priorizando as necessidades médicas individualizadas.

A fase inicial de perda deve ser de redução dos alimentos mais calóricos e também suas proporções na ingesta diária. Posteriormente, na fase de manutenção, a mesma poderá ser mais liberal. O ginecologista ou outro profissional assistindo mulheres no climatério e após a menopausa deve sempre solicitar a colaboração de nutricionista, que seguramente apresenta melhores condições de elaborar a lista e a quantidade de nutrientes diários mais apropriada a cada caso. A seguir estão resumidos os alimentos mais recomendados que servem como orientação geral para a redução calórica através de alimentos pobres em gorduras e hidratos de carbono (Quadro 13.1). As medidas adequadas da ingestão de nutrientes deverão ser estabelecidas por nutricionista, de acordo com o número de calorias desejadas[1,2,16].

A Tabela 13.1 mostra as necessidades das principais vitaminas e dos sais minerais, consideradas em suas quantidades mínimas diárias para a saúde das mulheres no climatério e após a menopausa. Deve-se salientar que a ingestão de alimentação saudável na maioria das vezes supre o organismo, não se fazendo necessárias complementações, prática esta frequentemente

NUTRIÇÃO | *111*

Quadro 13.1 – Sumário dos Nutrientes Sugeridos para Dieta Saudável (Adaptado de Laudanna, 2005[1])
• Leite e laticínios semidesnatados ou desnatados (iogurtes, queijos, ricota) • Frutas vermelhas, cítricas, até cinco porções moderadas ao dia, evitando-se as mais calóricas (abacate, banana nanica, caqui e similares) • Carnes magras grelhadas sem pele e sem gordura, preferencialmente brancas (aves e peixes) • Legumes e saladas de qualquer variedade; evitar batata, mandioca e similares (ricas em amido) • Tempero à base de sal (quantidade pequena); azeite de oliva; limão ou vinagre • Grãos e cereais integrais (gorduras boas) ingeridos moderadamente • Pão e massas para ingestão eventual, feitos sem gordura e sem açúcar • Adoçantes • Nota: Até atingir a meta do IMC, não ingerir açúcar, pães, bolachas, massas e bolos, frituras, doces em geral, vísceras, embutidos e queijos gordos. Estas últimas recomendações devem ser consideradas como critério de uso excepcional, principalmente para portadores de comorbidades

divulgada como benéfica, mas sem comprovação de benefícios reais, a não ser para pessoas que apresentam carência (hipovitaminose).

Tabela 13.1 Vitaminas e Sais Minerais Recomendados como Dieta Diária Balanceada para Mulheres no Climatério e após a Menopausa (Adaptada de Botogoski & Coutinho[4])	
Nutrientes	Recomendações na Dieta Diária (Mulheres 51-70 Anos)
Vitaminas	
Vitamina A	700 μg (2.330 UI)
Vitamina C	-
Não tabagistas	75 mg
Tabagistas	110 mg
Vitamina D	-
Idade 51-69 anos	10 μg (400 UI)
Idade > 70 anos	15 μg (600 UI)
Vitamina E	15 mg (22 UI)
Folatos	400 mg
Vitamina B_6	1,5 mg
Vitamina B_{12}	2,4 mg
Minerais	
Cálcio	1.200 mg
Magnésio	320 mg
Fósforo	700 mg

É importante salientar que entre os nutrientes dos grupos de vitaminas e sais minerais, o cálcio e a vitamina D são os de maior importância. Esta característica deve-se a participação de ambos no metabolismo ósseo, principalmente no climatério e após a menopausa, quando a reabsorção óssea aumenta. Assim, níveis adequados de ambos são necessários para preservar a massa óssea[27].

As necessidades diárias de cálcio variam no decorrer da vida, em geral, entre 25 e 50 anos de idade, recomenda-se ingesta diária de 1 grama de cálcio, após a menopausa em tratamento hormonal a mesma dose e se a mulher não estiver em uso de hormônios, 1,5 grama por dia. A principal fonte de cálcio na alimentação está na ingestão diária de leite e derivados em doses variáveis a cada caso. A mulher, principalmente a partir do início do período do climatério, necessita mais ainda de dose adequada de vitamina D. A mesma está presente em alimentos como sardinha, leite, suco de laranja e outros, por vezes adicionados com esta vitamina, cereais enriquecidos, gema de ovo, óleos de fígado de bacalhau, atum e cação, manteiga, salmão e raios solares. A exposição solar três a quatro vezes por semana no início da manhã é recomendada para a formação da vitamina D[4,20].

A necessidade de ferro após cessarem os períodos menstruais torna-se menor, mas deve ser ingerido regularmente através de alimentos, pois é fundamental para manter os níveis séricos adequados[4,20].

CONSIDERAÇÕES

1. Aspecto relevante a ser considerado é o acompanhamento das mulheres no climatério e após a menopausa, pois elas devem sentir-se amparadas pelos profissionais que a assistem. Recomendam-se retornos frequentes, nos quais deve ser feita a avaliação clínica e laboratorial para o acompanhamento da evolução.
2. A nutrição correta individualizada a cada caso (inclusão de todos os nutrientes), e principalmente quando associada à atividade física, promove melhora do IMC e dos distúrbios metabólicos, reduzindo as comorbidades e a evolução para síndrome metabólica.
3. Estes cuidados, se bem orientados e bem seguidos, são efetivos em melhorar a saúde de mulheres no climatério, que apresentarão melhor qualidade de vida e aumento da longevidade em condições mais favoráveis.

REFERÊNCIAS BIBLIOGRÁFICAS

1. Laudanna E, Cury DD, Cardoso EB, Sauerbronn AVD. Nutrição in Climatério Terapêutica não Hormonal. BagnoliVR, Fonseca AM, Halbe HW, Pinotti JA. São Paulo: Roca; 2005. p. 39 .
2. Figueroa A, Arimandi BH, Wong A, Sanchez-Gonzalez MA, Simonavice E, Daggy B. Effects of hypocaloric diet, low-intensity resistance exercise with slow movement, or both on aortic hemodynamics and muscle mass in obese postmenopausal women. Menopause. 2013;20(9):967-972.
3. Roberts MA, Mutch DM, German JB. Genomics: food and nutrition in current opinion. Biotechnology. 2001;12:516-522.
4. Botogoski SR & Coutinho EM. Nutrição. In Lima SMRR, Botogoski SR. Menopausa, o que você precisa saber: abordagem prática e atual do período do climatério. . 1ª ed. Atheneu: São Paulo; 2009. p. 71.
5. Fonseca AM, Bagnoli VR, Arie WMY, Azevedo Neto RS, Couto Jr. EB, Baracat EC. Dados demográficos, epidemiológicos e clínicos de mulheres brasileiras climatéricas. São Paulo: Casa Leitura Médica; 2010.
6. Amadou A, Ferrari P, Muwonge R, Moskal C, Biessy C, Romieu I et al. Overweight ,obesity and risk of premenopausal breast câncer according to ethinicity: a systematic review and dose - response meta-analysis. Obes Rev. 2013;14(8):665-678.

7. Lynch CP, McTigue KM, Bost JE, Tinker LF, Vitolins M, Adams-Campbell L et al. Excess weight and physical health-related quality of life in postmenopausal women of diverse racial/ethnic backgrounds. J Womens Health (Larchmt). 2010;19(8):1449-58.

8. Bagnoli VR, Fonseca AM, Arie WMY, Neves EM, Bagnoli F, Baracat EC. Aspectos epidemiológicos e clínicos relevantes da mulher no climatério e pós-menopausa. Rev Bras Med. 2012;69(ed Especial Climatério ,setembro):8-13.

9. Fonseca AM, Bagnoli VR, Souza MA, Moraes SDTA, Soares Junior JM, Baracat EC. Impact of age and body mass on the intensity of menopausal symptoms in 5968 Brazilian women. Gynecological Endocrinology. 2013;29(2):116-118.

10. Goss AM, Damell BE, Brown MA, Oster RA, Gower BA. Longitudinal associations of the endocrine environment on fat partitioning postmenopausal women. Obesity. 2012;20(5):939-944.

11. Park JK, Lim YH, Kim KS, KimJH, Lim HG et al. Body fat distribution after menopause and cardiovascular disease risk factors: Korean National Health and Nutrition Examination Survey. 2010. J Womens Health (Larchmt). 2013;22(7):587-594.

12. OMS. WHI consultation: definition, diagnosis and classification of diabetes mellitus and its complications. WHI/NDC/NCS. 1999;2:31-33.

13. Munoz J, Derstine A, Gower BA. Fat distribution and insulin sensivity in postmenopausal women: influence of hormone replacement. Obes Res. 2002;10(6):424-431.

14. Sowers M, Zheng H, Tomey K, Karvonen-Gutierrez C, Jannausch M, Li X et al. Changes in body composition in women over six years at midlife: ovarian and chronological aging. J Clin Endocrinol Metab. 2007;92(3):895-901.

15. Bradley U, Spence M, Courtney CH, McKinley MC, Ennis CN, McCance DR et al. Low-fat versus carbohydrate weight reduction diets: effects on weight loss, insulin resistence, and cardiovascular risk: a randomized control trial. Diabetes. 2009;58:2741-2748.

16. Wycherley TP, Brinkworth GD, Keogh JB, Noakes M, Buckley JD, Clifton PM. Long-term effects of weight loss with a very low carbohydrate and low fat diet on vascular function in overweight and obese patients. J Intern Med. 2010;267:452-461.

17. Hayashida SAY, Halbe HW, Vieira C, Lopes CMC. Atividade Física. In: Bagnoli VR, Fonseca AM, Halbe HW, Pinotti JÁ. Climatério Terapêutica não Hormonal. São Paulo: Roca; 2005, p. 1.

18. Barrocas A, Belcher D, Champagne C, Jastram C. Nutritional Assessment Practical Approaches . Clinics in Geriatric Medicine. 1995;11(4):675-713.

19. Watzberg DL. Nutrição Oral, Enteral e Parenteral na prática Clínica. 3ª ed. São Paulo: Atheneu; 2001.

20. National Academy of Sciences. Dietary reference intakes (DRIs): recommendations for individuals, vitamins. Food and Nutrition Board, Institute of Medicine, National Academies. 2004.

21. Martinazzo J, Zemolin GP, Spinelli RB, Zanardo VPS, Ceni GC. Avaliação nutricional de mulheres no climatério atendidas em ambulatório de nutrição no norte do Rio Grande do Sul. Ciência e Saúde Coletiva. 2013;18(11):3349-3356.

22. Brown L, Rosner B, Willit WW, Sacks FM. Cholesterol-Lowering effects of dietary fiber: a meta-analysis. Am J Clin Nutr.1999;69:30-42.

23. Coppini l, Marco D, Watzberg DL. Introdução à Fibra Terapêutica. São Paulo: BYK; 2003.

24. Milner JA. Functional foods and wealth promotion. J Nutr. 1999;129(7):13955-13975.

25. Duval K, Pru'homme D, Rabasa-Lhoret R, Strychar I, Brochu M, Lavoie JM et al. Effects of the menopausal transition on dietary intake and appetite: a MONET Group Study. Eur J Clin Nutr. 2013;Sep 25 doi 10.1038/ejc.2013171 (Epu ahead of print).

26. Halpern A & Mancini MC. Obesidade. In: Halbe HW (ed). Tratado de Ginecologia. São Paulo: Roca; 2000. p. 1582.

27. Brunner RL, Cochrane B, Jackson RD, Larson J, Lewis C, Limacher M et al. Calcium, vitamin D supplementation, and physical function in the Women's Health Initiative. J Am Diet Assoc. 2008;108:1472-1479.

14 | Exercícios

- Luis Paulo Gomes Mascarenhas
- Thais Gretis Rodrigues da Luz

INTRODUÇÃO

A importância da atividade física no cotidiano das pessoas pode apresentar-se de muitas maneiras. A própria definição de saúde como um estado de bem-estar mental, físico e social, é fruto da promoção de uma vida ativa, gerando melhora na qualidade de vida. Atualmente não se pode prevenir ou diminuir os inúmeros efeitos do envelhecimento sem que, dentre as medidas de saúde adotadas, se inclua o exercício físico. Segundo o Instituto Brasileiro de Geografia e Estatística, no último censo demográfico de 2010 a expectativa de vida se elevou para 78 anos nos homens e 84 anos para as mulheres, e o Brasil terá aproximadamente 58,4 milhões de idosos, cerca de 26,7% da população em 2060, composta principalmente por mulheres[1].

Os benefícios da prática regular de atividade física sobre a saúde são indiscutíveis, entretanto, com a maturidade, um conjunto de alterações funcionais e estruturais ocorre progressivamente, reduzindo o desempenho das habilidades básicas motoras. O poeta Afonso Romano de Sant'Ana[2] nos traz a conotação sobre o amadurecimento feminino dizendo: "A maturidade é essa coisa dupla: um jogo de espelhos revelador. Cada idade tem seu brilho e é preciso que cada um descubra o fulgor do próprio corpo".

Descobrir o corpo e principalmente entendê-lo se mostra uma ferramenta importante no climatério, o qual representa um período de várias modificações físicas e psicológicas, associadas com o fim da fase reprodutiva. Devido à flutuação hormonal decorrente da falência ovariana, diversos sintomas podem se manifestar, como: calor repentino, chamado de fogachos; dores pelo corpo; osteoporose; doenças cardiovasculares; mudanças no perfil lipídico e sobrepeso[3].

A atenção ao corpo está diretamente interligada com a saúde, lembrando que a redução da massa óssea, massa magra e aumento do tecido adiposo são fatores de risco associados às doenças ósseas, cardiovasculares e predisposição a hipertensão arterial, patologias estas que podem atingir até 65% da população feminina na fase do climatério[4].

O corpo feminino apresenta em geral uma redução da densidade óssea, devido ao envelhecimento de 0,5% ao ano até o período do climatério. Posteriormente pode ocorrer uma aceleração da perda óssea de 3 a 10% no osso cortical e trabecular nas mulheres após a menopausa, ocasionando, em alguns casos, a osteopenia, que é caracterizada pelo desequilíbrio ósseo devido à soberania da reabsorção óssea sobre sua formação, tendo como principal fator desse declínio a diminuição da produção do estrogênio[5,6]. Autores relatam que a prática regular de atividade física desacelera o processo de perda e, em alguns casos, até ligeiros aumentos de massa óssea podem surgir[5,6].

Outro fato importante é a alteração da composição corporal feminina, que apresenta maior elevação da quantidade de gordura durante este período de transição menopáusica. Segundo dados do Ministério da Saúde, de 2013[7], estima-se que atualmente 25,4% das mulheres entre 18 e 24 anos apresentam excesso de gordura além do recomendado, subindo para 39,9% entre 25 e 34 anos e praticamente dobrando entre 45 e 54 anos.

Autores sugerem que durante e após o climatério há uma redução da atividade da lipoproteína lipase (LpL) no músculo esquelético, favorecendo um armazenamento de triglicerídeos intramuscular, o qual, associado à diminuição do metabolismo oxidativo da gordura em decorrência das alterações na circulação de estrogênio, cria um quadro favorável ao aumento do tecido adiposo[8,9].

Estudo longitudinal que acompanhou mulheres anteriormente ao período do climatério por 3 anos identificou um aumento anual no peso corporal de 0,70 kg e alterações na circunferência abdominal em até 0,75 cm/ano, verificando-se o maior ganho de circunferência no ano posterior à última menstruação. Constatou-se que apenas as mulheres que aumentaram a pratica de atividade física com exercícios conseguiram reduzir o ganho de peso corporal em 0,32 kg e de circunferência abdominal em 0,10 cm durante esta fase[10].

Com o avanço da idade há uma diminuição progressiva da demanda energética associada à perda progressiva de massa muscular e um acúmulo do tecido adiposo[11]. A aceleração do processo de sarcopenia pode ocorrer durante a menopausa e se estender durante todo o período do climatério, associada a diversos fatores como redução da ingestão proteica, aumento do estresse oxidativo, alterações hormonais, baixos valores de vitamina D e inatividade física[12,-15].

Uma mudança do perfil sedentário através da atividade física, em especial o treinamento resistido, é determinante para a manutenção da função muscular e, por sua vez, para reduzir o processo sarcopênico. Estudos demonstraram que mulheres com idade entre 50 e 70 que participavam regularmente de treinamento resistido preservavam níveis mais elevados de massa muscular do que aquelas que treinavam aerobicamente ou eram sedentárias[16,17], sugerindo assim que esses exercícios podem ser uma boa ferramenta de trabalho caso o objetivo seja a manutenção de massa magra.

As repercussões sistêmicas e metabólicas observadas durante o climatério no perfil feminino culminam em importantes reflexões sobre os cuidados preventivos e/ou recuperativos, para uma melhor qualidade de vida da mulher no climatério. Estudo conduzido na Suécia demonstrou que somente 5% das mulheres com atividade física regular apresentavam fogachos intensos, em comparação a 15% das mulheres que se exercitavam pouco ou nada por semana (risco relativo de 0,26, IC 95%, 0,10-0,71)[18]. Assim, a realização de atividade física antes, durante e após o climatério é de grande importância para a saúde feminina, sendo que os profissionais da área da saúde deveriam despender maior atenção a este fator preventivo.

Assim, a prática de atividade física realizada de maneira estruturada e planejada, seja ela aeróbia e/ou anaeróbia, como será explicado posteriormente, associada a uma ingestão alimentar adequada, constitui-se uma importante ferramenta para minimizar eventuais sintomas e favorecer o ganho de massa óssea, a diminuição do peso corporal, o aumento da taxa metabólica basal e a melhora nos sintomas de depressão e ansiedade[19], oferecendo inúmeros benefícios, sejam eles musculares, cardiovasculares, autonômicos, metabólicos e/ou psicológicos[20].

As adaptações e mudanças fisiológicas decorrentes do treinamento são dependentes do tipo, da intensidade e duração da atividade física, ocasionando melhoras na prevenção e até o tratamento de doenças cardíacas[21], dislipidemias[22], obesidade, diabetes, hipertensão arterial e osteoporose.

O processo de envelhecimento, o climatério e o sedentarismo, do ponto de vista fisiológico e metabólico, não transcorre de maneira previsível para a população em geral, apresentando considerável variação individual de acordo com fatores como genética, estilo de vida e alimentação.

Sendo assim, toda a prescrição de exercício deve ser individualizada e adequar-se às necessidades do praticante.

A negligência com a atividade física, independentemente da idade ou estrutura física pode, por si só, desencadear mudanças negativas nas estruturas do corpo humano, e assim causar a diminuição da capacidade neuromuscular, do equilíbrio, da agilidade e coordenação. Portanto, o sedentarismo junto à menopausa e ao envelhecimento pluralizam esse quadro.

A elaboração de um programa de exercícios que vise à prevenção ou o tratamento das doenças ocasionadas nessa fase do climatério deve atentar-se ao nível de aptidão física, mobilidade articular e peculiaridades da patologia. Para tanto, é necessário um programa de exercícios individualizado com especificidade da intensidade e do objetivo para a promoção de saúde e diminuição dos fatores de risco[23].

A grande questão a ser levantada é: qual seria a melhor atividade ou exercício a ser recomendado? A resposta também parece bastante simples: buscar uma condição de vida saudável através da implementação na melhora dos componentes básicos da aptidão física, ou seja, na função cardiorrespiratória, força e flexibilidade. A simples melhora nesses componentes acarreta o incremento de valores nas medidas de massa óssea, massa muscular, taxa metabólica, gasto calórico, força dinâmica e explosiva, potência, resistência, VO_2 máximo, flexibilidade, hormônios anabólicos, estética corporal, HDL-colesterol, sensibilidade à insulina e bem-estar psicológico[24].

A utilização dos critérios classificadores dos exercícios é uma ferramenta útil na seleção dos exercícios que irão aprimorar os componentes básicos. Na escolha da atividade física, deve ser observada a via metabólica, o ritmo, a intensidade relativa e mecânica muscular, como descrito na Tabela 14.1.

Tabela 14.1
Classificação do Exercício Físico

Denominação	Características
Pela via metabólica predominante	
Anaeróbio alático	Grande intensidade e curtíssima duração
Anaeróbio lático	Grande intensidade e curta duração
Aeróbio	Baixa ou média intensidade e longa duração
Pelo ritmo	
Fixo ou constante	Sem alternância de ritmo ao longo do tempo
Variável ou intermitente	Com alternância de ritmo ao longo do tempo
Pela intensidade relativa	
Baixa ou leve	Repouso até 30% do VO_2 máx ou percepção de esforço <10
Média ou moderada	Entre 30% do VO_2 e o limiar anaeróbio ou percepção de esforço 10 a 13
Alta ou pesada	Acima do limiar anaeróbio ou percepção de esforço 14
Pela mecânica muscular	
Estático	Não ocorre movimento e o trabalho é zero
Dinâmico	Há movimento e trabalho positivo ou negativo

Fonte: Sociedade Brasileira de Cardiologia – Consenso de Reabilitação Cardíaca.

Em termos práticos, se o objetivo geral é a redução dos fatores de riscos à saúde, exercícios com intensidade relativa entre média ou moderada são os recomendados e a aplicação de variações dentro da mecânica muscular e/ou ritmo pode ser indicada para dinamizar e favorecer a aderência à prática regular. Entretanto, se o objetivo é a melhora do condicionamento físico

EXERCÍCIOS | *117*

como a elevação da massa magra e/ou aptidão física cardiorrespiratória, então a mistura entre alta e moderada intensidade deve ser aplicada.

Pessoas debilitadas, sedentárias ou com lesões devem iniciar uma atividade de maneira leve a moderada dentre quaisquer outras seriações do exercício, progredindo de maneira sistemática e amparada, viabilizando os benefícios da atividade. Para elucidar se determinado exercício está de acordo com os objetivos e a intensidade pretendida, um bom mecanismo é utilizar a frequência cardíaca (FC) e/ou percepção subjetiva de esforço (PSE). Na Tabela 14.2 podemos observar que a aplicação da FC ou PSE permite um maior fracionamento distributivo da intensidade, viabilizando um melhor controle do exercício realizado.

Tabela 14.2
Fracionamento da Intensidade através da Frequência Cardíaca e Percepção do Esforço

% Frequência Cardíaca (FC)	Nível de Esforço	Percepção do Esforço	Objetivo
Menor que 50	Muito leve	< 10	Reabilitação cardiorrespiratória e osteomuscular
50 a 63	Leve	10 a 11	Ativação do sistema oxidativo
64 a 76	Moderado	12 a 13	Ativação do sistema oxidativo e glicolítico
77 a 93	Pesado	14 a 18	Melhora do limiar anaeróbio
94 a 100	Muito pesado ou máximo	19 a 20	Melhora na potência anaeróbia

Fonte: Modificado do ACSM - American College of Sports Medicine (2009)[25].

As duas tabelas apresentadas visam controlar a intensidade da atividade e advêm do exercício físico ser dose-resposta-dependente, possibilitando o planejamento de atividades aeróbias ou anaeróbias de acordo com o tipo, a intensidade e duração do exercício. A recomendação sugerida pelos órgãos internacionais e nacionais seria a realização de exercícios físicos por 3 e 7 dias semanais, com duração mínima de 30 minutos, podendo ser contínuo ou intervalado.

ATIVIDADE AERÓBIA

Os exercícios aeróbios dependem, principalmente, dos sistemas respiratório, cardiovascular e metabólico, onde o indivíduo utiliza a captação de oxigênio para produção de energia. Os exercícios aeróbios mais comuns são caminhar, correr, pedalar, nadar, dançar, patinar, esquiar, entre outros. Com diferentes intensidades, durações e frequências, independentemente da faixa etária, os exercícios aeróbios produzem melhoras nos níveis de aptidão cardiorrespiratória[24], diminuição dos riscos das doenças coronarianas e redução significativa do peso corporal total, quando associados a uma alimentação saudável.

A recomendação para início de um programa de exercício físico voltado à saúde da mulher deve ser realizada de três a cinco vezes por semana, com sessões com duração entre 30 e 120 minutos e intensidade variando entre 40 e 75% do VO_2 máximo, ou 50 a 77% da frequência cardíaca máxima (FC máx.) ou PSE entre leve a moderado.

Avelar e cols. demonstraram que com apenas 8 semanas de treinamento aeróbio em mulheres no climatério, com intensidade variada, que não ultrapassou os 70% da FC máx., houve um alivio em até 23% na sintomatologia climatérica, associado a uma elevação na capacidade aeróbia ou componente cardiorrespiratório[26]. Podemos observar, como demonstra a Figura 14.1, alguns exemplos de exercícios aeróbios.

118 | MENOPAUSA, O QUE VOCÊ PRECISA SABER

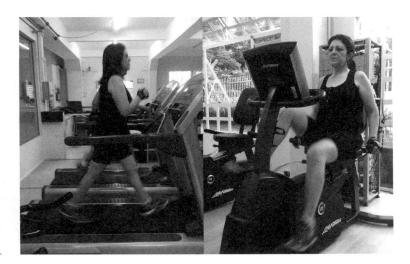

Figura 14.1 – Fotos ilustrativas de exercícios aeróbios. Na foto da esquerda: andar ou correr na esteira e na foto da direita: pedalar.

ANAERÓBIOS

Os exercícios anaeróbios ou de força são movimentos realizados contra alguma resistência com a utilização de pesos livres ou máquinas, ocasionando maior tensão e recrutamento das fibras musculares tipo II, que são fibras glicolíticas, e são apontados como parte indispensável de qualquer programa de atividade física voltado à saúde e/ou condicionamento físico, segundo o *American College of Sports Medicine* (ACSM)[27].

Exemplos de exercícios anaeróbios incluem musculação, *sprints*, saltos e/ou qualquer exercício que consiste de movimentos rápidos de alta intensidade. Vários são os benefícios dos exercícios anaeróbios, como redução dos fatores de risco ligados à redução da massa magra, melhora do equilíbrio, coordenação e mobilidade funcional para prevenção da osteopenia e melhora da osteoporose[28].

Em casos de osteoporose severa, onde se evita qualquer tipo de atividade de impacto, os exercícios de força tornam-se praticamente obrigatórios, impedindo o agravamento do quadro. Isto pode ser explicado pelo fato de que a intensidade, e não o número de repetições, proporciona ganho de força, massa muscular e melhora da densidade mineral óssea.

Estudos apontam que, durante o processo de envelhecimento da mulher, a diminuição na capacidade de troca de calor acontece através de uma redução da vascularização, associada à alteração hormonal preponderante durante o período do climatério, pode acentuar os sintomas deste período, principalmente os fogachos, e os exercícios anaeróbios podem ajudar a melhorar essa sintomatologia[19]. A atividade física pode levar a alterações significativas na vascularização muscular após um período de exercícios intervalados anaeróbios durante o climatério, demonstrando assim que a realização de exercícios anaeróbios anteriores ou durante essa fase seria importante na prevenção da redução da vascularização muscular e, assim, minimizar os fogachos[29].

Ainda que o mecanismo envolvido no alívio das queixas vasomotoras não seja totalmente conhecido, acredita-se que o exercício físico regular e mais vigoroso promova um aumento das endorfinas hipotalâmicas, estabilizando a termorregulação hipotalâmica e consequentemente redução deste sintoma[30]. Podemos observar, como demonstra a Figura 14.2, alguns exemplos de exercícios anaeróbios.

ASSOCIAÇÃO EXERCÍCIOS AERÓBIO E ANAERÓBIO

A utilização dos exercícios resistidos e aeróbios, na forma de circuitos, demonstra ser uma ferramenta interessante no intuito da promoção de saúde e bem-estar durante o climatério, pois associa melhoras na aptidão cardiorrespiratória e na força muscular. Além do que, este tipo de atividade é de grande importância para a prevenção da osteopenia ou melhora da osteoporose, por promover um estímulo mecânico que é uma sobrecarga tensional, levando a osteogênese, incentivando as células osteoblásticas na formação óssea[31].

O exercício físico combinado é benéfico, pois reduz a suscetibilidade à fratura e predisposição a acidentes, aumentando a força muscular, a coordenação e a aptidão aeróbia[31]. No entanto, existem vários relatórios clínicos indicando que o efeito benéfico dos exercícios físicos combinados é conseguido apenas quando há a ingestão suficiente de cálcio na dieta diária[32].

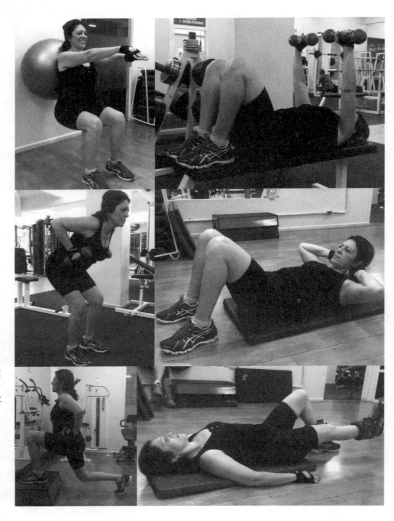

Figura 14.2 - Fotos ilustrativas de exercícios anaeróbios. Na foto superior à esquerda: agachamento com bola; na foto superior à direita: supino com halteres. Na foto do meio à esquerda: remada com halteres; na foto do meio à direita: abdominal no solo. Na foto inferior à esquerda: afundo no tablado; na foto inferior à direita: flexão de quadril com caneleira.

FLEXIBILIDADE

Os exercícios que promovem flexibilidade objetivam prevenir disfunções, restaurar, melhorar ou manter força, resistência à fadiga e preparo cardiovascular, estabilidade, coordenação, equilíbrio, habilidades funcionais podendo ser executados por todas as mulheres, independentemente da idade ou do estado clínico. São movimentos realizados de maneira harmoniosa, podendo ser estáticos e/ou dinâmicos, envolvendo combinações de manipulação, aumento das dimensões de alcance e coordenação do corpo.

Estudo realizado com brasileiras sedentárias no climatério demonstraram melhoras nas dimensões da qualidade de vida após 6 meses de alongamento muscular, para memória, concentração e sintomas vasomotores[33]. Não há consenso na literatura quanto ao tempo e à frequência dos alongamentos, porém a maioria das pesquisas científicas relata que 30 segundos de sustentação de exercícios multiarticulares com uma frequência de três vezes por semana são suficientes para aumentar a amplitude do movimento[34]. Podemos observar, na Figura 14.3, alguns exemplos de flexibilidade e alongamento.

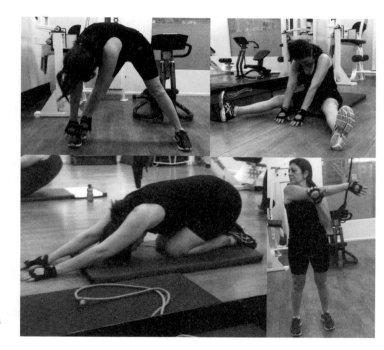

Figura 14.3 – Fotos ilustrativas de flexibilidade e alongamentos. Nas fotos superiores à esquerda e direita: flexibilidade. Nas fotos inferiores à esquerda e direita: alongamentos.

CONCLUSÃO

Levando em consideração os diferentes tipos de exercícios físicos, um programa de atividade física voltado à saúde feminina durante o período do climatério deve conter certa quantidade de exercícios de cunho aeróbio, força e flexibilidade, planejados de maneira individual e de acordo com a necessidade da praticante.

REFERÊNCIAS BIBLIOGRÁFICAS

1. IBGE - Instituto Brasileiro de Geografia e Estatística. Estimativas 2013. Disponível em: http://www.ibge.gov.br Acessado em: 20 dez. 2013.
2. Sant'Ana AR. A mulher madura. 1ª ed. Rio de Janeiro: Editora Rocco; 1986. p. 09.
3. Navega MT, Oishi J. Comparação da qualidade de vida relacionada á saúde entre mulheres na pós-menopausa praticantes de atividade física com ou sem osteoporose. Rev Bras Reumatol. 2007;47(4):258-264.
4. Weineck J. Biologia do Esporte. 6ª ed. São Paulo: Editora Manole; 2000.
5. Pardini D. Menopausal hormone therapy. Arq Bras Endocinol Metabol. 2007;51(6):938-42.
6. Parayba MI, Veras R, Melzer D. Disability among ederly women in Brazil. Rev Saúde Pública. 2005;39(3):383-91.
7. Radominski SC, Pinto Neto, AM, Massaro AR, Longoi AL, Bacellar A. Osteoporose em mulheres na pós-menopausa. Projeto Diretrizes: Associação Médica Brasileira e Conselho Federal de Medicina, 2002; 16p.
8. Cesario GC, Navarro AC. O exercício físico em mulheres menopausadas promove a redução da gordura visceral. Rev Bras de Obes Nutr Emagr. 2008;2(7):20-30.
9. Lorenzi DRS, Basso E, Fagundes PO, Saciloto B. Prevalence of overweight and obesity among climacteric women. Rev Bras Ginecol Obstet. 2005;27(8):479-84.
10. Sternfeld B, Wang H, Quesenberry CP, Abrams B, Everson-Rose SA, Greendale GA et al. Physical activity and changes in weight and waist circumference in midlife women: findings from the study of women's health across the nation. Am J Epidemiol. 2004;160:912-922.
11. Safe S, Kim K. Non-classical genomic estrogen receptor ER/specificity protein and ER/activating protein-1 signaling pathways. J Mol Endocrinol. 2008;41(5):263-75.
12. Signorelli SS, Neri S, Sciacchitano S, Pino LD, Costa MP, Marchese G. Behaviour of some indicators of oxidative stress in postmenopausal and fertile women. Maturitas. 2006;53:77-82.
13. Baumgartner RN, Waters DL, Gallagher D, Morley JE, Garry PJ. Predictors of skeletal muscle mass in elderly men and women. Mech Ageing Dev. 1999;107:123-136.
14. Iannuzzi-Sucich M, Prestwood KM, Kenny AM. Prevalence of sarcopenia and predictors of skeletal muscle mass in healthy, older men and women. J Gerontol A Biol Sci Med Sci. 2002;57:772-777.
15. Ceglia L. Vitamin D and skeletal muscle tissue and function. Mol Aspects Med. 2008;29:407-414.
16. Pollock ML, Graves JE, Swart DL, Lowerthal DT. Exercise training and prescription for erderly. South Med J. 1994;87:s88-95.
17 .Bouchard DR, Soucy L, Senechal M, Dionne JJ, Brochu M. Impact of resistance training with or without caloric restriction on physical capacity in obese older women. Menopause. 2009;16:66-72.
18. Ivarson T, Spertz AC, Hammar M. Physical exercise and vasomotor symptoms in postmenopausal women. Maturitas. 1998;29(2):139-46.
19. Leitão MB, Lazzoi JK, Oliveira MAB, Nobrega CL, Silveira GG, Carvalho T et al. Posicionamento oficial da Sociedade Brasileira de Medicina do Esporte: atividade física e saúde na mulher. Rev Bras Med Esporte. 2000;6(6):215-20.
20. Tairova OS, Lorenzi DRS. Influência do exercício físico na qualidade de vida de mulheres na pós-menopausa: um estudo caso-controle. Rev. Bras. Geriatr. Gerontol. 2011;14(1):135-145.
21. Daley AJ, MacArthur C, McManus M. Factors associated with the use of complementary medicine and non-pharmacologic interventions in symptomatic menopausal women. Climacteric. 2006;9 (5): 336-46.
22. Pollock ML, Franklin BA, Balady GL et al. Resistance exercise in individual with and without cardiovascular disease. Circulation. 2000;101:828-833.
23. Nieman DC. Exercício e saúde: como se prevenir de doenças usando o exercício como medicamento. 1ª ed. São Paulo: Editora Manole; 1999.
24. Prado ES, Dantas EHM. Efeitos dos exercícios físicos aeróbio e de força nas Lipoproteínas HDL, LDL e Lipoproteína(a). Arq Bras de Cardiol. 2002;79(4).
25. American College of Sports Medicine. Exercise and sport sciences reviews. Disponível em: http://www.acsm.org Acessado em: 28 dez. 2013.

26. Avelar LFS, Oliveira Jr MNS, Navarro F. Influência do exercício físico na sintomatologia de mulheres climatéricas. Rev bras geriatr Gerontol. 2012;15(3).
27. Garber CE, Blissmer B, Deschenes MR et al. Qauntity and quality of exercise for developing and maintaining cardiorespiratory, musculoskeletal and neuromotor fitness in apparently healthy adults: guidance for prescribing exercise. Medicine & Science in Sports & Exercise. 2011;43(7):1334-1359.
28. Marinho SP, Martins IS, Perestrelo JP, Oliveira DC. Obesidade em adultos de segmentos pauperizados da sociedade. Rer Nutr. 2003;16(2):195-201.
29. Elavsky S, Molenaar PCM, Gold CH, Williams NI, Aronson KR. Daily physical activity and menopausal hot flashes: applying a novel within-person approach to demonstrate individual diferences. Maturita. 2012;71(3):287.
30. Czeczuk A, Dmitruk A, Popławska H. Effect of calcium intake on bone parameters in women training and nottraining in the past being in the postmenopausal period. Med Sport. 2006;10(3):81-84.
31. Silva A, Macri SPCS. Avaliação da qualidade de vida e flexibilidade de mulheres climatéricas após alongamento muscular. Revista PIBIC. 2007;4(1):71-80.
32. Rosário JL, Marques AP, Maluf AS. Aspectos clínicos do alongamento: uma revisão de literatura. Revista de Fisioterapia da Universidade de São Paulo. 2004;8(1):83-88.
33. Brown M. Skeletel muscle and bone: effect of sex steroids and aging. Adv Physiol Educ. 2008;32:120-126.
34. Melendez-Ortega A. Osteoporosis falls and exercise. Eur Rev Aging Phys Act. 2007;4:61-70.

15 Estilo de vida

• Ivaldo Silva

Estilo de vida é uma expressão que se refere à estratificação da sociedade por meio de aspectos comportamentais, expressos geralmente sob a forma de padrões de consumo, rotinas, hábitos ou uma forma de vida adaptada ao dia a dia[1]. Fica evidente que sua determinação está fortemente ligada às regras culturais e do meio ambiente.

A definição do estilo de vida, aparentemente fácil, não demonstra toda a complexidade e as interligações de viver em comunidade e os moldes que seguimos frente à normalidade; por exemplo, a idade adulta propõe tarefas importantes que devem ser enfrentadas e transpostas. A formação de relacionamentos, sua natureza, duração, significado e término são partes cruciais da experiência dos adultos. A escolha profissional e sua relação com o trabalho também marcam essa etapa. Decisões sobre viver sozinho, viver junto com alguém, o casamento, os filhos são alguns dos importantes aspectos que compõem o viver[2]. A percepção do apogeu e declínio físico é também aspecto marcante da vivência intrapsíquica do indivíduo nessa fase, sendo relacionada intrinsecamente ao estilo de vida.

Como vivemos em fases, fica claro que o estilo de vida também segue estas mudanças. A mulher madura busca, então, escapar dos estereótipos que cobram determinados padrões de comportamento, seguindo em direção à sua individualidade.

O mundo feminino ainda se debate nas dúvidas e implicações sobre o ser esposa/mãe/dona de casa ou profissional e, neste último caso, ter que fazer a falsa opção pela ausência de uma família ou, pelo menos, de filhos. A mulher, ao assumir sua carreira profissional, pode ter culpa, gerada pela ideia de não estar atendendo adequadamente às outras funções, mas principalmente, aos filhos.

De forma lenta, mas constante, a mulher busca ainda hoje percorrer uma trajetória ascendente, pretendendo igualdade social, profissional e independência econômica. Por isso, uma das questões importantes da mulher adulta quanto à sua autoestima relaciona-se com a posição que ela ocupa no mundo, frente ao companheiro, aos filhos e à sociedade.

Nas últimas décadas observa-se que o número de idosos vem aumentando, particularmente em países em desenvolvimento como o Brasil. Esse fato ocorre devido, principalmente, ao avanço e desenvolvimento do sistema de saúde no país, e consequentemente à redução na mortalidade dos idosos. Dessa forma, esse assunto passou a ser discutido no âmbito social, da política e saúde, passando a ser reconhecido como uma questão previdenciária e de saúde pública[4,5].

No processo do envelhecimento feminino, alguns estudos mostram que quanto mais a idade aumenta, mais as mulheres são numerosas. A informação do grande crescimento da população com mais de 60 anos é conhecida por todos, sabemos que as mulheres passaram uma boa parte de suas vidas neste período após a menopausa. No entanto, esse fato é visto apenas sob uma perspectiva estatística, não considerando que o envelhecimento se tornou uma questão global e particularmente feminina[5].

A transição menopausal constitui-se em um dos períodos de transição no ciclo vital da mulher, sendo caracterizada por variadas alterações metabólicas, psicológicas e/ou sociais. Neste período, a sexualidade deixa de ter características reprodutivas, aspecto que delimita esta fase[6]. A transição menopausal é mais um estágio de desenvolvimento feminino. Porém, para algumas mulheres, esta fase está diretamente associada ao medo de envelhecer, fato que desencadeia uma crise psicológica, seja devida a problemas não resolvidos em períodos anteriores ou devida a conflitos atuais.

Além disso, frequentemente, a transição menopausal acontece juntamente com momentos de ruptura, divórcio, viuvez, doença grave, desemprego. Mas pode também acontecer em momentos desejáveis e esperados, como a saída dos filhos de casa, aposentadoria, nascimento dos netos, mudança de casa, novo casamento. Nestes casos, a mudança é mais progressiva, com os novos modos de vida se instaurando, pouco a pouco, durante vários anos[7].

A não aceitação do envelhecimento serve para alimentar quadros de depressão, problemas conjugais e disfunções sexuais[8]. Este sentimento da mulher como "menos feminina" e, portanto, "menos desejada" irá gerar uma atitude negativa frente a sua sexualidade, que terminará diminuindo sua atividade sexual. Muitas vezes, a transição menopausal é a desencadeadora de transtornos psicológicos, uma vez que traz à tona todos estes conflitos[8].

A tecnologia e a medicina estética tendem a mostrar que o tempo deve ser "interrompido" no que diz respeito à pele, ao cabelo e ao corpo, cujo significado alia saúde e beleza a um modelo jovem. Sendo assim, "os sinais de envelhecimento tornam-se estigmatizantes e transformam-se em um problema moral, pois é como se fossem o resultado de um estilo de vida inadequado"[9]. Está demonstrado que mulheres informadas, antes da menopausa, das mudanças corporais que acontecerão, têm uma menor complicação para enfrentá-las e tratá-las[6].

Sentimentos negativos sobre a menopausa constituem resquícios de velhas crenças como, por exemplo, que as mulheres são valiosas apenas pela capacidade de gerar filhos, crença ainda aceita pela maior parte da população mundial. Embora a maioria das mulheres do Ocidente tenha sido aparentemente liberada nesse particular, esta liberação ainda é muito recente, e a ideia de que o principal valor da mulher reside na capacidade de conceber permanece ainda viva no inconsciente coletivo.

A velhice enquanto destino biológico é uma realidade inquestionável, embora o destino psicossocial da pessoa idosa seja uma realidade socialmente construída, segundo o contexto social, político e cultural no qual ela se insere. A autoimagem do idoso é construída a partir do olhar do outro e da sociedade, que o reconhece ou não. Em uma época em que o poder do corpo físico é priorizado, a pessoa idosa torna-se alvo de desvalorização[10]. Também em uma sociedade capitalista, o trabalho é a maior medida da qualidade de uma pessoa, podendo isso ser percebido no relato dos idosos ao associarem a velhice com a perda da capacidade laborativa e a sensação de inutilidade[10].

O indivíduo pode não se reconhecer como idoso e negar essa condição, seja por consequência de uma sociedade que desvaloriza o velho, ou pela dificuldade afetiva em aceitar a conclusão do ciclo vital. O indivíduo deve ser capaz de realizar reflexões sobre estas transformações, estando atento às mudanças corporais, psíquicas e relacionais. De acordo com a mesma autora, o processo de amadurecimento e a constatação do envelhecimento exigem importante investimento psíquico, já que é uma fase de grandes mudanças em todos os sentidos.

MUDANÇAS DE ESTILO DE VIDA

Embora a transição menopausal e após a menopausa sejam processos fisiológicos, nem todas as mulheres irão passar por estes períodos sem sintomas, sendo mais prevalentes os sintomas vasomotores (fogachos). Sabemos que o fogacho é o principal motivo para a procura médica (70%), sendo seguido por sudorese noturna (49%), mudanças de humor (50%) e insônia (49%)[11,12].

Algumas mudanças no estilo de vida destas mulheres são o uso de roupas leves de algodão, uso de ventiladores ou ar condicionado, consumo de bebidas ou comidas geladas[13,14] para aliviar os sintomas.

MUDANÇAS NA DISTRIBUIÇÃO DE GORDURA

Alguns estudos mostraram que as mulheres após a menopausa têm mais gordura visceral que mulheres na pré-menopausa[15]. As principais mudanças ocorrem durante a transição menopausal e estabilizam-se após a menopausa[16]. O papel dos hormônios sexuais sobre a distribuição visceral não é totalmente entendido, assume-se que o acúmulo de gordura ocorra nas fêmeas (animais ou humanas) quando a concentração de estrogênio está baixa. O estrogênio pode estimular a lipólise e inibe a lipogênese em adipócitos viscerais através da ativação do receptor alfa[17].

Balanço de Energia e Peso Corpóreo

Não está muito claro se a menopausa pode afetar a massa total através da influência do balanço energético. Existem evidências em modelos animais de que a flutuação de estradiol durante o ciclo menstrual influencia o ganho de energia, pois os receptores de estrogênio estão presentes no hipotálamo e em áreas responsáveis pelo controle da fome[17].

A circunferência abdominal da mulher na fase após a menopausa aumenta, enquanto a atividade física diminui[15]. Sabemos que outros fatores são importantes, como alteração do sono, alterações de humor, entre outros.

Prevalência de Obesidade e Riscos à Saúde

A prevalência de obesidade tem aumentado drasticamente em vários países nas duas últimas décadas[18]; concomitantemente, temos o aumento da prevalência de doenças relacionadas à obesidade como diabetes tipo 2, doenças cardiológicas, osteoartrites e alguns cânceres[18].

RISCOS ESPECÍFICOS NA PERIMENOPAUSA

Tabagismo

O fumo é determinante em doenças e mortes entre homens e mulheres. A menopausa aparece aproximadamente mais cedo em um ano em mulheres fumantes[19], e com isto as consequências do hipoestrogenismo. O tabagismo está relacionado a infarto agudo do miocárdio e outras doenças cardiovasculares, doenças pulmonares obstrutivas, dentre outras, portanto é crucial a conscientização quanto a mudanças de hábito frente ao cigarro.

Dieta

Embora saibamos sobre uma dieta equilibrada, ainda temos o consumo em demasia de carboidratos, gordura e proteínas animais, que podem levar a problemas futuros. Neste período temos a necessidade de equilíbrio, com redução de gorduras animais, ingestão de mais fibras, frutas, leite e seus derivados (cálcio) em tomadas fragmentadas durante o dia. (Nota dos Editores: vide Capítulo13: Nutrição.)

Álcool

O consumo de álcool aumenta o risco relativo de algumas doenças, como o câncer de mama, através de alterações hepáticas, aumento dos níveis de SHBG, sendo a sua ação não bem entendida[20]. (Nota dos Editores: Vide Capítulo 37: Fatores de Risco para o Câncer de Mama.)

Exercício

O exercício reduz a prevalência de algumas doenças e ajuda a manter o peso, nível de colesterol, o humor e, em outras palavras, traz benefício geral, agindo de forma direta ou indireta nas mulheres em várias fases[21]. (Nota dos Editores: Vide Capítulo 14: Exercícios.)

CONCLUSÃO

O estilo de vida, ainda que mutável durante a toda a existência, é importante para a qualidade de vida e principalmente para a manutenção da saúde física e mental. Sabemos o que devemos fazer para manter ou mudar o estilo de vida para efeitos de curto, médio e longo prazos, entretanto, não damos a este tema muita importância no cotidiano. A mudança de hábitos de vida é fundamental e compreende modificações comportamentais, alimentares, atividade física, resgate da autoestima, dentre outras. Devemos ter em mente que o estilo de vida está ligado à nossa maneira de ver e viver, portanto, depende principalmente de nós a escolha do melhor estilo de vida.

REFERÊNCIAS BIBLIOGRÁFICAS

1. Banks J, Breeze E, Lessof E, Nazroo J, eds. Retirement, Health and Relationship of the Older Population in England. The 2004 English Longitudinal Study of Ageing (Wave 2). London, England: The Institute of Fiscal Studies; 2006.
2. Carrera M. Sexo – Os Fatos, os Atos e os Prazeres do Amor. Rio de Janeiro: Editora Record; 1981.
3. Guerra ACLC & Caldas CP. Dificuldades e recompensas no processo de envelhecimento: a percepção do sujeito idoso. Ciência & Saúde Coletiva. 2010;15(6):2931-2940.
4. Ayres B, Forshaw M, Hunter MS. The impact of attitudes towards the menopause on women's symptom experience: a systematic review. Maturitas 2010;65:28-36.
5. Figueiredo MLF Tyrrel MAR, Carvalho CMRG, et al. As diferenças de gênero na velhice. Rev Bras Enferm 2007;60(4):422-7.
6. Silva RM, Araújo CB, Silva ARV. Alterações biopsicossociais da mulher no climatério. RBPS 2003;16(1/2):28-33.
7. Johnson L, Clem JR. Management of hot flashes in menopausal women. S D Med 2013;66(9):376-7.
8. Silva I, Naftolin F. Brain health and cognitive and mood disorders in ageing women. Best Pract Res Clin Gynecol 2013;27(5):661-72.
9. Doubova SV, Infante-Castaneda C, Martinez-Vega I, Perez-Cuevas R. Toward healthy aging through empowering self-care during the climacteric stage. Climacteric 2012;15(6):563-72.
10. Ávila AH, Guerra M, Meneses MP. Se o velho é o outro, quem sou eu? A construção da autoimagem na velhice. Pensamiento Psicológico 2007;3(8):7-18.

11. Utian WH. Psychosocial and socioeconomic burden of vasomotor symptoms in menopause: a comprehensive review. Health Qual Life Outcome 2005;3:47-9.
12. Williams RE, Kalilani L, Dibenedetti DB, Zhou X, Fehnel SE, Clark RV. Health care seeking and treatment for menopausal symptoms in the United States. Maturitas 2007;58:348-58.
13. AACE Menopause Guidelines Revision Task Force. American Association of Clinical Endocrinologists medical guidelines for clinical practice for the diagnosis and treatment of menopause. Endocr Pract 2006;12:315-37.
14. North American Menopause Society. Treatment of menopause-associated vasomotor symptoms: position statement of The North American Menopause Society. Menopause 2004;11:11-33.
15. Lovejoy JC, Champagne CM, de Jonge L, Xie H, Smith SR. Increased visceral fat and decreased energy expenditure during the menopausal transition. Int J Obesity 2008;32:949-58.
16. Franklin RM, Ploutz-Snyder L, Kanaley JA. Longitudinal changes in abdominal fat distribution with menopause. Metabolism 2009;58:311-5.
17. Shi H, Clegg DJ. Sex differences in the regulation of body weight. Physiol Behav 2009;97:199-204.
18. Schokker DF, Visscher TLS, Nooyens ACJ, van Baak MA, Seidell JC. Prevalence of overweight and obesity in the Netherlands. Obes Rev 2006;8:101-7.
19. Parente RC, Faerstein E, Keller Celeste R, Werneck GL. The relationship between smoking and age at the menopause: a systematic review. Maturitas 2008;61(4):287-98.
20. Key J, Hodgson S, Omar RZ, Jensen TK, Thompson SG, Boobis AR, et al. Meta-analysis of studies of alcohol and breast cancer with consideration of the methodological issues. Cancer Causes Control 2006;17:759-70.
21. Lahmann PH, Friedenreich C, Schuit AJ, Salvini S, Allen NE, Key TJ et al. Physical activity and breast cancer risk: the European Prospective Investigation into Cancer and Nutrition. Cancer Epidemiol Biomarkers Prev 2007;16:36-42.

16 | Cuidados bucais

- Marili Doro Andrade Deonizio
- Marilisa Carneiro Leão Gabardo

INTRODUÇÃO

No período após a menopausa ocorrem alterações significativas nos tecidos bucais, decorrentes da condição geral em que a mulher se encontra[1]. A manutenção da saúde bucal é essencial e o cirurgião-dentista deve conhecer as alterações bucais e sistêmicas dessas pacientes. É necessário diálogo mais efetivo entre odontologia e medicina, para que os resultados terapêuticos alcancem maiores índices de sucesso.

A progressiva redução da taxa hormonal acarreta, além das diversas manifestações sistêmicas, doenças que envolvem os dentes e os tecidos periodontais, como a gengiva e os ossos[2]. As perdas dentárias ocasionam desvios e inclinações dos dentes vizinhos e antagônicos e causam interferências no alinhamento das arcadas dentárias, levando a uma mastigação ineficiente dos alimentos. Nesse caso, partículas maiores de alimentos são deglutidas, e quando isso ocorre, o sistema digestivo é prejudicado. Além da mastigação, a fonação e a estética ficam comprometidas, tais mudanças podem alterar o comportamento social e o estado psicológico.

A diminuição do fluxo salivar, prevalente nas mulheres na pós-menopausa, favorece o acúmulo de placa bacteriana e cria um meio favorável para o surgimento de cáries, em especial a radicular, e de problemas periodontais. Com o avançar da idade há o aumento da prevalência e severidade da xerostomia (boca seca), bem como de ardência bucal e distúrbios no paladar[3].

As medicações de uso contínuo e o fumo são fatores de extrema relevância a serem considerados, uma vez que estão associados a diversas morbidades bucais. Ainda, o tabaco guarda relação com o aumento do risco de cárie[4] e o desenvolvimento de câncer de boca[5].

É valido ressaltar que qualquer estratégia com foco na prevenção, com adesão a hábitos saudáveis, é bem-vinda. Assim, os cuidados com a higiene bucal e uma orientação profissional adequada auxiliam na minimização de possíveis sintomas.

Nesse contexto, este capítulo tem como objetivo divulgar, aos profissionais da saúde, conhecimentos importantes sobre os cuidados bucais e suas complicações no período do climatério.

Cáries e Problemas Periodontais

A cárie dentária é uma doença de etiologia multifatorial, transmissível, considerada o principal problema de saúde bucal, afetando a maior parte da população mundial[6]. A progressão da doença se dá pela desmineralização da parte inorgânica e destruição da parte orgânica do dente[7]. Ao alcançar a dentina, a doença progride com certa rapidez e pode afetar a polpa dentária, gerando desconforto e levando à necessidade de ser feito o tratamento endodôntico.

Há diversas teorias que buscam elucidar a causa da cárie. Atribui-se aos microrganismos, em especial aos estreptococos do grupo *mutans*[8], a formação de ácidos capazes de alterar a estrutura do dente, mediante a presença de um ambiente favorável, com baixo pH e rico em substâncias fermentáveis como os carboidratos. Outros fatores correlatos, como características morfológicas dos dentes, fatores sistêmicos e nutricionais, também estão no rol das causas da doença. Contudo, o fato de os dentes estarem constantemente banhados pela saliva faz com este fluido corpóreo esteja diretamente relacionado ao estado de saúde bucal de um indivíduo, e a cárie se insere neste contexto[9], pois a saliva "lava" a superfície dentária, removendo resíduos de alimentos e dificultando a adesão dos microrganismos[10,11].

A composição da saliva é variável entre as pessoas, assim como o seu fluxo[12]. Entre os componentes inorgânicos destacam-se o cálcio, o fósforo, o magnésio, o fosfato e o fluoreto. Entre os orgânicos, ficam a ureia, a amônia e os aminoácidos. Ainda, as enzimas salivares, com destaque para a amilase, ou ptialina, responsável pelo processo de degradação inicial do amido. Pesquisas indicam que as propriedades antibacterianas da saliva se devem à presença de um fator bacteriolítico, presente nos sujeitos imunes à cárie. A capacidade tampão da saliva é outro fator de destaque, pois reflete a capacidade de neutralização de ácidos[13]. Em suma, a saliva tem propriedades peculiares que atuam na redução do desenvolvimento do processo carioso, e se há uma redução em sua qualidade e/ou seu fluxo, típicos na pós-menopausa, a suscetibilidade às doenças bucais surge[14].

Quanto aos problemas periodontais em mulheres na pós-menopausa, estes basicamente ocorrem também em decorrência das alterações salivares e se caracterizam pelo comprometimento da estrutura dos tecidos que dão suporte aos elementos dentários[15]. A gengiva saudável do adulto apresenta coloração rosada clara, é firme ao tato e com uma superfície pontilhada que lembra uma casca de laranja. A presença de sangramento pode estar associada a um processo inflamatório chamado gengivite. Esta doença se caracteriza pela alteração de cor da gengiva, que passa a ficar avermelhada e com tumefação.

Os fatores que podem levar à gengivite são divididos em locais e sistêmicos. Os fatores locais são: microrganismos, presença de cálculo (tártaro), dentes mal posicionados, restaurações ou próteses com defeitos, respiração bucal e aplicação tópica de algum agente agressor. Os fatores sistêmicos são imunopatias, distúrbios da nutrição, alergias, gravidez, diabetes, infecções, dentre outros. Aqui, cabe ressaltar, principalmente, que as alterações hormonais estão envolvidas com a etiologia da gengivite[15,16]. Nesta fase, o exame radiográfico não revela alterações ósseas. Quando esse processo evolui, a condição recebe o nome de periodontite, maior responsável pela perda dentária em adultos.

Existem hipóteses em pesquisas científicas que buscam esclarecer a associação entre as doenças periodontais e diabetes, problemas cardiovasculares, osteoporose, nascimento de bebês prematuros ou com baixo peso, doenças respiratórias e artrite reumatoide[15,17]. Os fatores etiológicos da periodontite, em geral, são os mesmos da gengivite, porém mais intensos e de longa duração. Nesta fase, a gengivite severa faz com que a aderência epitelial migre no sentido apical do dente, ou seja, a gengiva se destaca da sua posição coronária, e assim o sulco gengival fica mais profundo, o que dá origem à chamada "bolsa periodontal". O sangramento espontâneo e a presença de coleção purulenta são evidenciados e o indivíduo pode relatar um gosto ruim na boca.

A resposta inflamatória resulta em ulcerações na gengiva, o que dá entrada no sistema circulatório de microrganismos e seus subprodutos, bem como de fragmentos de peptideoglicanos e enzimas hidrolíticas. O resultado se torna uma resposta de aumento de citocinas e mediadores biológicos, com acréscimo nos níveis de anticorpos séricos[15].

A retração gengival e, por conseguinte, a exposição da raiz do dente são um fenômeno comum neste quadro, com relatos de sensibilidade na região, uma vez que o cemento, tecido que recobre a raiz, é menos duro e se desgasta facilmente com a escovação, deixando a dentina radicular, parte mais sensível, exposta. É importante ser ressaltado que as cáries nessa área ocorrem com maior facilidade.

À medida que a periodontite progride, os dentes vão sendo abalados, pois os tecidos mais profundos do periodonto são acometidos.

A Osteoporose e as Suas Implicações Bucais

A osteoporose tem manifestações bucais reconhecidas[15,18,19], uma vez que a falta de estrogênio, neste contexto, compromete o remodelamento ósseo (Figura 16.1). Na maioria das pacientes com periodontite o tecido reabsorvido excede o neoformado e assim a perda de osso é resultante[19]. Nas pacientes com osteoporose sistêmica é possível a identificação da doença nos ossos da maxila e da mandíbula. Earnshaw e cols.[20] analisaram uma amostra de 1.365 mulheres de 45 a 59 anos de idade, que foram submetidas ao exame físico para contagem de dentes remanescentes e ao exame de densidade mineral óssea da coluna lombar e da região proximal do fêmur. Os autores não indicaram, nos resultados, relação significativa entre quantidade de dentes e a densidade mineral óssea sistêmica. Contrariando o descrito anteriormente, Krall e cols.[21], em estudo com 189 mulheres que não faziam reposição hormonal, evidenciaram a associação entre massa óssea sistêmica e aumento de risco de perda dentária.

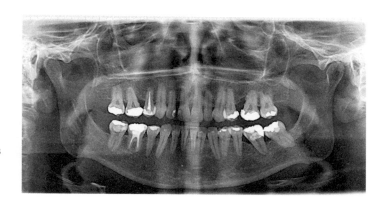

Figura 16.1 – Radiografia panorâmica de paciente do gênero feminino, de 36 anos de idade, com osteoporose precoce nas regiões da maxila e da mandíbula.

Xerostomia ou "Boca Seca"

A xerostomia se refere à sensação da boca seca e a hipossalivação se trata da redução da secreção de saliva pelas glândulas salivares[22]. O fluxo salivar sofre variações em decorrência de diferentes condições bucais e estímulos[10]. As causas da hipossalivação que podem levar à xerostomia são:
- *fisiológicas*: alterações hormonais[23], ansiedade, redução da ingestão de líquidos e aumento da temperatura ambiente;
- *patológicas*: locais – processos inflamatórios, infecciosos ou obstrutivos nas glândulas salivares, radiação[14] e ausência de tecido glandular por anomalia de desenvolvimento; sistêmicas – doença autoimune como a síndrome de Sjögren[14], hipovitaminose, uso de drogas e medicações como os antialérgicos, antidepressivos, diuréticos, remédios para hipertensão arterial, antibióticos, relaxantes musculares e alguns analgésicos derivados de morfina[14].

As mulheres em pós-menopausa apresentam alteração quantitativa no fluxo salivar e as enfermidades de ordem psicológica podem estar relacionadas com a manifestação da xerostomia[24]. As alterações qualitativas da saliva são o aumento da viscosidade, a acidificação do pH e as mudanças na composição proteica, acompanhadas das alterações nos componentes da microflora bacteriana, em especial em direção à formação de uma microflora altamente acidogênica[25].

Síndrome da Ardência Bucal

A síndrome da ardência bucal (SAB) caracteriza-se pela queixa de ardência constante na cavidade bucal, em especial na língua, sem que qualquer alteração clínica seja constatada. Ela está associada à xerostomia e a alterações no paladar[26].

Sua origem provavelmente é multifatorial, e frequentemente idiopática, onde fatores sistêmicos e psicológicos têm implicações[26]. As mulheres após a menopausa são as mais acometidas por esta síndrome[1,26,27] e a associação com a candidíase é frequente[1].

ESTRATÉGIAS PREVENTIVAS

O estímulo aos hábitos de higiene bucal deve ser constante, e o uso de fio dental, escova e enxaguatório bucal com solução de fluoreto de sódio para uso diário (a 0,05%), são essenciais para se evitar cárie, doença periodontal e perdas dentárias. O acompanhamento profissional regular também faz parte deste contexto, pois relatos de alterações percebidas devem ser comunicados ao cirurgião-dentista. A redução do consumo de carboidratos também irá diminuir o potencial de desenvolvimento da cárie.

A gengivite, se diagnosticada precocemente, pode ser controlada por meio de sessões de profilaxia e higiene bucal adequada. Se houver a suspeita de que fatores sistêmicos estejam envolvidos, o médico deverá ser consultado.

Quanto à periodontite, além das medidas de higiene, intervenções cirúrgicas podem de fazer necessárias, a fim de que o cálculo subgengival seja removido e a relação entre gengiva e osso alveolar seja restabelecida.

Já a administração de cálcio e de vitamina D ajuda a prevenir a osteoporose e tem efeito benéfico na retenção dentária[21]. A manutenção da saúde bucal é essencial em pacientes com essa doença e o acompanhamento médico é aconselhável.

Nos casos em que há queixa e constatação de xerostomia ou ardência bucal, pode-se lançar mão do recurso da saliva artificial, que é uma excelente medida paliativa para estes casos. Para o tratamento da xerostomia, algumas medidas podem ser adotadas, como o uso de saliva artificial e estimulantes, como a pilocarpina[28]. A saliva artificial recomendada deve ser rica em cálcio, fosfato e fluoretos[25].

As gomas de mascar sem açúcar também podem auxiliar no estímulo à salivação daquelas mulheres que têm capacidade secretória residual[29]. Pelo fato de a síndrome da ardência bucal ser um quadro considerado enigmático, o tratamento é empírico e é recomendado que alimentos que exacerbem os sintomas sejam evitados, como condimentos, bebidas fortes ou muito quentes.

Aconselham-se, ainda, avaliações periódicas das condições dos tecidos bucais, a fim de ser investigada a presença de câncer bucal, em especial para as mulheres inseridas em grupos de risco, como as fumantes[5]. É importante que o tabagismo seja desaconselhado com veemência.

Por fim, é necessário que haja um diálogo efetivo entre médicos e cirurgiões-dentistas, para que o paciente seja visto como um todo e o sucesso terapêutico seja alcançado.

REFERÊNCIAS BIBLIOGRÁFICAS

1. Dutt P, Chaudhary S, Kumar P. Oral Health and Menopause: A Comprehensive Review on Current Knowledge and Associated Dental Management. Ann Med Health Sci Res. 2013;3(3):320-3.
2. Friedlander AH. The physiology, medical management and oral implications of menopause. J Am Dent Assoc. 2002;133(1):73-81.
3. Lee E, Lee YH, Kim W, Kho HS. Self-reported prevalence and severity of xerostomia and its related conditions in individuals attending hospital for general health examinations. Int J Oral Maxillofac Surg 2014;43(4):498-505.I.
4. Benedetti G, Campus G, Strohmenger L, Lingström P. Tobacco and dental caries: a systematic review. Acta Odontol Scand. 2013;71(3-4):363-71.
5. Galbiatti AL, Padovani-Junior JA, Maníglia JV, Rodrigues CD, Pavarino ÉC, Goloni-Bertollo EM. Head and neck cancer: causes, prevention and treatment. Braz J Otorhinolaryngol. 2013;79(2):239-47.
6. Petersen PE. The World Oral Health Report 2003: continuous improvement of oral health in the 21st century – the approach of the WHO Global Oral Health Programme. Community Dent Oral Epidemiol. 2003;31(Sup. 1):3-23.
7. Kidd EA, Fejerskov O. What constitutes dental caries? Histopathology of carious enamel and dentin related to the action of cariogenic biofilms. J Dent Res.. 2004;83(C):C35-8.
8. Jenkinson HF, Lamont RJ. Streptococcal adhesion and colonization. Crit Rev Oral Biol Med. 1997;8(2):175-200.
9. Guo L, Shi W. Salivary biomarkers for caries risk assessment. J Calif Dent Assoc. 2013;41(2):107-9, 112-8.
10. Fejerskov O. Concepts of dental caries and their consequences for understanding the disease. Community Dent Oral Epidemiol. 1997;25(1):5-12.
11. Carpenter GH. The secretion, components, and properties of saliva. Annu Rev Food Sci Technol. 2013;4:267-76.
12. Almeida PV, Grégio AM, Machado MA, Lima AA, Azevedo LR. Saliva composition and functions: a comprehensive review. J Contemp Dent Pract. 2008;9(3):72-80.
13. Dogra S, Bhayya D, Arora R, Singh D, Thakur D. Evaluation of physio-chemical properties of saliva and comparison of its relation with dental caries. J Indian Soc Pedod Prev Dent. 2013;31:221- 4.
14. Guggenheimer J, Moore PA. Xerostomia: etiology, recognition and treatment J Am Dent Assoc. 2003;134(1):61-9; 118-9.
15. Krejci CB, Bissada NF. Women's health issues and their relationship to periodontitis. J Am Dent Assoc. 2002;133(3):323-9.
16. Soory M. Hormonal factors in periodontal disease. Dent Update. 2000;27(8):380-3.
17. Otomo-Corgel J, Pucher JJ, Rethman MP, Reynolds MA. State of the science: chronic periodontitis and systemic health. J Evid Based Dent Pract. 2012;12(Supl. 3):20-8.
18. Mattson JS, Cerutis DR, Parrish LC. Osteoporosis: a review and its dental implications. Compend Contin Educ Dent. 2002;23(11):1001-4, 1006, 1008, 1014.
19. Inagaki K, Kurosu Y, Sakano M, Yamamoto G, Kikuchi T, Noguchi T et al. Oral osteoporosis: a review and its dental implications. Clin Calcium. 2007;17(2):157-63.
20. Earnshaw SA, Keating N, Hosking DJ, Chilvers CE, Ravn P, McClung M et al. Tooth counts do not predict bone mineral density in early postmenopausal Caucasian women. EPIC study group. Int J Epidemiol. 1998;27(3):479-83.
21. Krall EA, Wehler C, Garcia RI, Harris SS, Dawson-Hughes B. Calcium and vitamin D supplements reduce tooth loss in the elderly. Am J Med. 2001;111(6):452-6.
22. Sreebny LM. Dry 1. mouth and salivary gland hypofunction, Part I: Diagnosis. Compendium. 1988;9(7):569-70, 573-4, 576.
23. Ben-Aryeh H, Gottlieb I, Ish-Shalom S, David A, Szargel H, Laufer D. Oral complaints related to menopause. Maturitas. 1996; 24(3):185-9.
24. Lopes FF, Gomes e Silva LF, Carvalho FL, Oliveira AEF. Estudo sobre xerostomia, fluxo salivar e enfermidades sistêmicas em mulheres na pós-menopausa. RGO. 2008;56(2):127-30.
25. Tschoppe P, Wolgin M, Pischon N, Kielbassa AM. Etiologic factors of hyposalivation and consequences for oral health. Quintessence Int. 2010;41(4):321-33.

26. López-Jornet P, Camacho-Alonso F, Andujar-Mateos P, Sánchez-Siles M, Gómez-Garcia F. Burning mouth syndrome: an update. Med Oral Patol Oral Cir Bucal. 2010;15(4):562-8.

27. Javali MA. Burning mouth syndrome: an enigmatic disorder. Kathmandu Univ Med J (KUMJ). 2013;11(42):175-8.

28. Ram S, Kumar S, Navazesh M. Management of xerostomia and salivary gland hypofunction. J Calif Dent Assoc. 2011;39(9):656-9.

29. Furness S, Worthington HV, Bryan G, Birchenough S, McMillan R. Interventions for the management of dry mouth: topical therapies. Cochrane Database Syst Rev. 2011;12:CD008934.

17 | Vacinas

• Newton Sérgio de Carvalho

As vacinas são o meio mais eficaz e seguro de proteção contra várias doenças, sobretudo aquelas originadas por agente infecciosos. Mesmo quando a imunidade não é total, quem está vacinado tem maior capacidade de resistência na eventualidade da doença surgir. Não basta vacinar-se uma vez para ficar devidamente protegido. Em algumas situações, é preciso receber várias doses da mesma vacina para que esta seja eficaz. Outras vezes é também necessário fazer doses de reforço, em alguns casos ao longo de toda a vida. A vacinação, além da proteção pessoal, traz também benefícios para toda a comunidade, pois quando a maior parte da população está vacinada maior chance de se interrompe a transmissão da doença.

O principal objetivo do Ginecologista ou outro profissional de saúde que atende a mulher no Climatério deve ser a promoção da qualidade de vida nesta fase, ou seja, acompanhamento adequado para evitardoenças e/ou incapacidadesfuncionais relacionadas a esta faixa etária, assegurando, dessamaneira, o melhor bem-estar possível. Sabemos que a medida que o organismo envelhece existe aumento das doenças degenerativas e, contra elas, a ciencia tem se dedicado a buscar meios para o controle ou a cura. Neste particular a prevenção de doenças infecciosas insere-se nesse contexto ao possibilitar a redução da morbimortalidade e a melhoria da qualidade de vida.

Assim sendo, e associando a vacinação com a faixa etária do Climatério podemos dizer que estádiretamente relacionada com a melhor qualidade e expectativa de vida. Pessoas imunocompetentes tem mais condições de enfrentar adversidades associadas a ação de vírus e bactérias. Portanto, seria um grande equivoco negligenciar a prevenção de danos a saúde por meio de imunização, independentemente da faixa etária.

No Brasil, a esperança de vida ao nascer já ultrapassa os 74 anos sendo que tal expectativa, quando analisando a população feminina, vai além dos 77. Entretanto a equação que aponta um incremento na taxa de longevidade da população só faz real sentido se acrescentarmos a ela o coeficiente daqualidade[1].

Para tentarmos sugerir um calendário vacinal que poderia ser utilizado no Climatério os conceitos de Menopausa e Climatério bem como as faixas etárias que estão situados é assunto de importância. Em relação a idade da menopausa em nosso País, Pedro e cols., em estudo na região de Campinas e avaliando 456 mulheres, na faixa etária de 45-60 anos, encontraram como sendo 51,2 a idade média[2]. Ainda, em estudo de base populacional e mais amplo, Fonseca e cols, avaliando a população brasileira de forma geral encontraram a media em torno de 48,1 anos [3]. Entretanto, nosso objetivo básicose prende a vacinação no Climatério, sendo conceituado como alguns anos antes e após a Menopausa.Em relação a esta faixa de idade da mulher no Climatério e onde necessitamos desta definição para eventualmente associar os calendários vacinais já instituídos em varias faixas etárias existem controvérsias.Segundo o Ministério da Saúde e dados da avaliação de Fonseca, o climatério inicia-se ao redor dos 40 anos e se estende até os 65 anos de idade [4, 5]. Em estudo clássico Notelovitz refere que a faixa etária do Climatério se inicia aos 35 se estendendo até os 65 anos [6]. Outro estudo em nosso meio,refere a faixa de mulheres climatéricas no Brasil com sendo dos 40 aos 65 anos [7]. Portanto e tomando por base a maioria destes estudos optamos por conceituar a faixa etária de Climatério nos intervalos de idade entre 40 e 65 anos e desta forma incluir os calendários de vacinação do adulto mesclando com aquele do inicio da mulher acima do 60 anos. Os principais objetivos da vacinação nesta população estão listados no Quadro 17.1.

Quadro 17.1 – Principais objetivos do calendário de vacinação da mulher no Climatério

1. Proteger de doenças infecciosas potencialmente graves (sobretudo aquelas de origem no trato respiratório)
2. Reduzir a suscetibilidade e o risco de quadros infecciosos graves associados com correspondentes comorbidades (ex.: a infecção pelo HPV e o câncer do colo do útero)
3. Prevenir a descompensação de doenças crônicas de base causada por doenças infecciosas (ex.: *diabetes mellitus* e descompensação por quadro infeccioso)
4. Melhorar a qualidade e a expectativa de vida

A ideia errônea de muitos adultos sobre vacinação, de que somente estaria indicada para recém-nascidos e crianças, necessita ser modificada por meio de campanhas esclarecedoras, sobretudo enfocando a mulher e devido a determinadas particularidades, nesta faixa etária do Climatério. Algumas destas particularidades podem ser observadas no Quadro 17.2.

Quadro 17.2 – Particularidades implicadas na necessidade de vacinação de mulheres na fase do climatério

1. Diminuição progressiva da imunidade com o avançar da idade (senescência imunológica)
2. Observação de aumento da vida social aumentando chance de contato com agentes infecciosos sobretudo através da via aérea
3. Maior contato com crianças (netos) facilitando a contaminação de agentes de infecções pediátricas
4. Mudanças nos padrões da sexualidade, com aumento do relacionamento sexual e consequente aumento da incidência de doenças sexualmente transmissíveis (ex.: a Infecção pelo HPV)
5. Participação das terapias hormonais com consequente maior inserção na sociedade podendo se associar para explicar os quesitos 2 e 4

---

138 | MENOPAUSA, O QUE VOCÊ PRECISA SABER

Portanto, a medida que se desenvolvem novas vacinas, que a cobertura vacinal de crianças se mantém em níveis bons ou satisfatórios,e que a população, sobretudo feminina, aumenta a longevidade, faz-se necessário que os Gestores de Saúde se voltem para a imunização de adultos e nestes caso focando também as mulheres no climatério.As alterações imunológicas associadas ao envelhecimento ou imunossenescencia fazem aumentar o risco de infecções que, em faixa etária de maior idade, podem estar associadas com declínio funcional inespecífico e comorbidades, promovendo nesse grupo populacional maiores taxas de hospitalizações e morbimortalidade. Esses são alguns dos aspectos que justificam a imunização como parte fundamental dos programas de prevenção e promoção da saúde da mulher no climatério. Importante ressaltar que a maioria das mulheres com mais de 60 anos e, segundo o que vimos acima , ainda no Climatério, encontram-se em franca atividade profissional, com responsabilidades e contribuindo na renda familiar. Portanto, seu adoecimento poderia acarretar, alem de absenteísmo e prejuízo financeiro, a eventual transmissão de doenças infecciosas à sua família, situação que pode prejudica-lo ainda mais no trabalho, devido a necessidade, muitas vezes, de acompanharo familiar doente. Outros aspectos importantes são: a proximidade entre avos e netos, sendo as crianças importantes agentes transmissores de doenças infecciosas; e as mudanças nos padrões da sexualidade, com o consequenteaumento da incidência de doenças sexualmente transmissíveisentre os maiores de 50 anos, como tem sido visto no caso da Infecção pelo HPV[8].

A vacinação tem se mostrado uma medida custo-efetiva na prevençãode doenças infecciosas em todas as faixas etárias e a do Climatério não deve fazer exceção. Vacinas contra gripe, antipneumocócica, antitetânica, além daquelas contra difteria, hepatite A e B, sarampo, parotidite, rubéola, varicela-zoster e meningocócica fazem parte de programas da imunização para adultos.

Nos Estados Unidos, o programa *Immunization Action Coalization* se propõe a vacinar adultos, utilizando o *slogan* "você nunca estará demasiado idoso para ser vacinado" e isto se aplica por exemplo na vacinação contra o tétano que deveria ser realizada até os cinco anos de idade, com três doses da vacina tríplice; após, indicando-se o reforço com toxóide tetânico, a cada dez anos[9].

Em relação as características do processo de vacinação e segundo a Associação Americana de Infectologia (IDSA) existem alguns níveis de evidencia que devem ser associados com preceitos na vacinação que acreditamos seja de interesse se conhecer (Quadro 17.3).

As vacinas são recomendadas para adultos com base na sua idade, vacinação previa, estilo de vida, ocupação, condições de saúde e viagens. Na administração vacinal existem várias metas como objetivos, e quando indicamos uma vacina nesta faixa do Climatério algumas situações das enumeradas no Quadro 17.4 podem ser observadas.

Entretanto,pelo fato já comentado de que a vacinação tem sido relacionada apenas com a faixa etária pediátrica é citado que existe baixa cobertura vacinal entre adultos. As possíveis razões para tal seriam multifatoriais incluindo pouca consciência dos serviços públicos acerca da vacinação dos adultos e existência de intervalos que descontinuam a sequencia do calendário vacinal[12].

Tendo o foco nesta faixa de idade e dentre inúmeras vacinas indicadas por várias sociedades cientificas e entidade publicas optamos em sugerir para a vacinação no Climatério a normativa divulgada pela Sociedade Brasileira de Imunização modificada com algumas adaptação para esta faixa etária e mostrada no Tabela 17.1.

Quadro 17.3 – Recomendações vacinais para todas as faixas etárias populacionais, segundo níveis de evidência científica (Adaptado de ISAD[10])

1. Todas as pessoas deveriam receber em todas as idades as vacinas recomendadas de acordo com as normativas das Sociedades Científicas e Órgãos Governamentais de Saúde (A-I)
2. Qualquer dose de vacina que não tenha sido administrada na idade recomendada deveria ser administrada, quando indicada, na consulta realizada subsequente e completado o esquema vacinal sem necessidade de reiniciá-lo (A-III)
3. Recomendar o intervalo mínimo entre as doses para pessoas que tenham, por algum motivo, atrasado o calendário de vacinação ou que necessitem acelerar o processo de imunização (B-III)
4. Quando adequado, todas as vacinas indicadas deveriam ser administradas simultaneamente (B-III)
5. Vacinas combinadas que estejam licenciadas para determinado uso, deveriam ser administradas sempre que algum dos seus componentes esteja indicado, desde que os demais componentes não tenham contraindicação (A-I)
6. A vacinação deveria ser coordenada com outros serviços de prevenção de doenças (ex.: vacinação contra o HPV e manutenção dos programas de rastreamento do câncer do colo do útero pelo exame de Papanicolaou e/ou teste de HPV) (B-III)
7. Todas as vacinas devem ser armazenadas e administradas de acordo com as normas estabelecidas pelos órgãos governamentais de saúde (B-II)

Quadro 17.4 – Situações em relação a eventuais indicações de vacinas na faixa etária do Climatério

1. Vacinar com vacinas que ainda não tenham sido administradas (ex.: Hepatite B que ainda não tenha sido administrada)
2. Completar com alguma dose que tenha sido esquecida (ex.: mesmo caso de hepatite B que devido a algum motivo tomou apenas uma dose)
3. Administrar um reforço (*booster*) (ex.: em paciente que vai viajar para área endêmica de febre amarela e que recebeu a ultima dose há mais de 10 anos)
4. Administrar uma nova vacina que possa ter sido descoberta e que seja indicada (ex.: vacinas do herpes zoster ou do HPV)

Tabela 17.1
Vacinas Sugeridas para a Faixa Etária do Climatério
(Modificado da Sociedade Brasileria de Imunizações – SBIN[10])

Vacina	Esquema	Disponibilidade: Serviço Público	Clínicas
HPV	Preferencialmente a vacina *HPV* deve ser aplicada na adolescência, antes de iniciada a vida sexual, a partir dos 9 anos de idade. Duas vacinas estão disponíveis no Brasil: uma contendo os tipos 6, 11, 16, 18 de *HPV* com esquema de 0-2-6 meses, indicada para meninas, meninos entre 9 e 26 anos; outra, contendo os tipos 16 e 18 de *HPV* com esquema de 0-1-6 meses,indicada para meninas e mulheres a partir dos 9 anos de idade, sendo que esta liberada para pela ANVISA para ser aplicada em mulheres a partir dos 9 anos sem limite superior de idade	Não	Sim
Tríplice viral sarampo caxumba e rubéola	Está considerado protegido o individuo que tenha recebido, em algum momento da vida,duas doses da vacina triplice viral acima de 1 ano de idade, e com intervalo mínimo de um mes entre elas. Aplicar uma dose para individuos que receberam uma dose préviamente; aplicar duas doses para os que ainda nao receberam nenhuma dose da vacina ou com antecedentes vacinais desconhecidos. O intervalo minimo de 30 dias entre as doses precisa ser respeitado.	Sim (até 49 anos)	Sim
Hepatites A, B ou A e B	Hepatite A: duas doses, no esquema 0-6 meses.	Não	Sim
	Hepatite B: três doses, no esquema 0-1-6 meses..	Sim (até 49 anos)	Sim
	Hepatite A e B: três doses, no esquema 0-1-6 meses. A vacinação combinada para as hepatites A e B é uma opção podendo substituir a vacinação isolada para as hepatites A e B.	Não	Sim
Vacinas difteria, tétano coqueluche	Com esquema de vacinação básico para tétano completo: reforço com dTpa (tríplice bacteriana acelular do tipo adulto), a cada dez anos. Com esquema de vacinação básico incompleto (menos de três doses): uma dose de dTpa (tríplice bacteriana acelular do tipo adulto) a qualquer momento e completar a vacinação básica com uma ou duas doses de dT (dupla bacteriana do tipo adulto) de forma a totalizar três doses de vacina contendo o componente tetânico. Em ambos os casos: na impossibilidade do uso da vacina dTpa, substituir a mesma pela vacina dT; e na impossibilidade da aplicação das outras doses com dT, substituir a mesma pela vacina dTpa completando três doses da vacina com o componente tetânico.	Sim (dT)	Sim (dTpa)
Varicela (catapora)	Duas doses com intervalo de um a três meses entre elas.	Não	Sim
Influenza (gripe)	Dose única anual.	Sim (> 60 anos)	Sim
Febre amarela	Uma dose para residentes ou viajantes para áreas com recomendação da vacina (de acordo com classificação do MS e da OMS). Se persistir risco, fazer reforços cada 10 anos.	Sim	Sim

Continua > >

>> Continuação

| Meningocócica conjugada | Uma dose, mesmo para aquelas vacinadas na infância ou há mais de cinco anos | NÃO | SIM |

Comentários:

1. Vacinas de vírus atenuados são de risco teórico para o feto, sendo, portanto, contra- indicadas em gestantes.

2. Hepatite A - é vacina inativada, portanto, sem evidencias de riscos teóricos para a gestante e o feto. Deve ser preferencialmente aplicada fora do período da gestação, mas em situações de risco aumentado de exposição ao vírus (como risco ocupacional ou viagem a locais com saneamento básico e manipulação de alimentos não adequados e dificuldade de acesso a água potável), não esta contraindicada em gestantes.

3. HPV- A vacinação de mulheres com mais de 26 anos e considerada segura e eficaz por órgãos regulatórios de muitos países do mundo, onde as duas vacinas HPV estão licenciadas também para essa faixa etária. Recentemente, a ANVISA aprovou no Brasil, em bula, a indicação da vacina fabricada pela GSK a partir dos 9 anos de idade e sem limite superior de idade. Pode-se indicar a vacinação de mulheres com mais de 26 anos, mesmo que previamente infectadas, no entanto, o maior potencial de benefício para vacinação rotineira do sexo feminino é na pré-adolescência, a partir dos 9 anos de idade(faixa de idade que está liberada pelo MS).

4. Influenza - está indicada nos meses da sazonalidade do vírus.

5. Febre Amarela (de vírus vivo atenuado) - contraindicada na gravidez (pode ser permitida após ponderação do risco/beneficio da vacinação das gestantes. Está contraindicada durante a lactação até 6 meses. Se necessária a vacinacao, nesses casos, suspender o aleitamento materno por 15 dias após a imunização.

6. Meningocócica - a vacina conjugada quadrivalente (tipos A, C, W e Y) deve ser considerada a melhor opção para a imunização das adolescentes e mulheres adultas.

De forma semelhante e para termos uma ideia geral das indicações vacinais adaptando--as às mulheres nesta faixa de idade no Tabela 17.2, foram comparadas as varias indicação de vacinação na faixa de adultos e mulheres acima de 60 anos com adaptação para o Climatério segundo as Sociedade Científicas de Ginecologia e Obstétrica (Febrasgo), Sociedade Brasileira de Imunizações (SBIN), Ministério da Saúde do Brasil através do Programa Nacional de Vacinação (PNI) e Centro de Controle de Doenças (CDC) do governo americano através do seu comitêde vacinação (ACIP) sendo elegidas aquelas de maior importância:

Também achamos de importância mostrar o quadro de vacinação das idades entre 20 e 59 anos e entre os 60 anos ou mais,nos quais estácompreendido a faixa do Climatério, indicado pelo Programa Nacional de Imunizações (PNI) do Ministério da Saúde do Brasil (Quadro 17.5), baseado na sua ultima atualização e proposto pelo Programa Nacional de Imunizações (PNI) sendo esta regido pela portaria N° 3.318, DE28 DE OUTUBRO DE 2010[16].

Tabela 17.2
Vacinas consideradas de maior importância no Climatério e possíveis recomendações de acordo com várias Entidades *[11-14]

Vacina	Febrasgo	SBIM	PNI(MS)	CDC**
1. HPV	R(até os 59a.)	R (1)	NR (2)	NR(3)
2. Tríplice viral (sarampo, caxumba e rubéola)	R (até 59a)(4)	R	R(até 59a.)	R(até 55a.)
3. Hepatite A	R	R	NR	NR(5)
4, Hepatite B	R	R	R (6)	NR/R (7)
5. Difteria, Tétano, Coqueluxe (dT, dTpa)	R	R	R (dT até 59a.)	R
6. Varicela	R(até 59a.)(8)	R	NR	R
7. Influenza	R	R	R(acima dos 60a.)	R
8.Febre Amarela	R	R	R	NR(9)
9.Meningocócica conjugada	R (até os 59a.) (10)	R	NR	NR(11)

*Analise de calendários de várias entidade publicas e sociedades médicas

**O calendário de recomendações aprovado pelo CDC e ACIP (Advisory Committee on Immunization Practices) foi também aprovado pela Academia Americana de Médicos de Família (AAFP), Colégio Americano de Médicos(ACP), Colégio Americano de Obstetras e Ginecologistas (ACOG) e Colégio Americano de Enfermeiras Obstetricas (ACNM)

Notas: R=recomendada NR=não recomendada

ORIENTAÇÕES:

1. A SBIM recomenda a vacinação contra o HPV no Climatério, sendo que a vacina contra o HPV oncogênico contendo adjuvante AS04 (da GSK) tem liberação da ANVISA para esta faixa etária.

2. O PNI inicia em março de 2014 a vacinação contra o HPV com a vacina quadrivalente (contra HPV 16,18 6 e 11) em colaboração com o instituto Butantã de São Paulo que receberá transferência de tecnologia do Laboratório MSD detentor da patente desta vacina. Faixa etária a ser vacinada será de 9 até 13 anos e com esquema vacinal de aplicações nos tempos 0-6 meses e 60 meses, não tendo ainda recomendação para faixas etárias acima desta.

3. O CDC-ACIP recomendam a vacinação dos 9 aos 26 anos em caráter publico podendo vacinar idades acima em caso privativo a critério do medico e da paciente.

4. Após os 60 anos indicada no caso de epidemias ou a critério médico (surtos, viagens)

5. Recomendada apenas se apresentar risco profissional (ex.: profissional da saúde) ou na dependência do estilo de vida (ex.: drogadidos ou potencial exposição a regiões endêmicas como viagens)

6. Recomenda-se oferecer aos grupos vulneráveis não vacinados ou sem comprovação de vacinação anterior, no caso das mulheres aquelas que apresentem risco profissional como: trabalhadores da saúde; bombeiros, policiais militares, civis e rodoviários; carcereiras; coletores de lixo hospitalar e domiciliar; comunicantes sexuais de pessoas portadoras de

Continua >>

>> Continuação

VHB; doadores de sangue; mulheres que mantenham relações sexuais com pessoas do mesmo sexo (MSM); lésbicas, bissexuais; pessoas reclusas (presídios, hospitais psiquiátricos, instituições de menores, forças armadas); manicures, pedicures e podólogas; populações de assentamentos e acampamentos; potenciais receptores de múltiplas transfusões de sangue ou politransfundidas; profissionais do sexo/prostitutas; usuárias de drogas injetáveis, inaláveis e pipadas; portadoras de DST.

7. A indicação de rotina não é definida, entretanto sendo estendida a um contingente significante de pessoas que a fazem praticamente como sendo rotineira. Indicada em pessoas com relacionamento sexual não fixo (ex. pessoas com mais de 1 parceiro sexual nos últimos 6 meses); pessoas doentes ou em tratamento para DST, usuários de drogas injetáveis; profissionais da saúde com potencial exposição a sangue ou outros fluidos infectantes; diabéticas menores de 60 anos ou com 60 anos ou mais a critério do médico assistente com base na probabilidade de contrair a infecção pelo HBV, incluindo o risco representado por uma maior necessidade de monitoramento da glicose no sangue, pessoas com doença renal em estágio final, incluindo pacientes submetidos a hemodiálise,todas que apresentem infecção pelo HIV e pessoas com doença hepática crônica; contatos domiciliares e parceiros sexuais de pessoas com antígeno de superfície da hepatite B positivo, clientes e funcionários de instituições para pessoas com deficiência de desenvolvimento, e os viajantes internacionais para países com prevalência alta ou intermediária de infecção crônica por HBV . Ainda todas as adultas que apresentem atividades em : instalações de tratamento para DST, instalações de teste e tratamento do HIV, instalações proporcionando o tratamento do abuso de drogas e serviços de prevenção, de cuidados de saúde que visam serviços para usuários de drogas injetáveis e homens que fazem sexo com homens, estabelecimentos prisionais, em fase final programas de doenças renais e instalações para pacientes crônicos em hemodiálise e instituições e instalações não residenciais de creches para as pessoas com deficiências de desenvolvimento.

8. Nas mulheres com 60 anos ou mais não é rotina. Avaliar no caso de ter ocorrido exposição com história negativa de vacinação ou no caso de epidemias.

9. A Febre Amarela exige reforço a cada 10 anos e nos EUA está indicada basicamente para casos de pacientes que irão viajar para locais de risco ou para países que exijam esta vacina para se obter o visto de entrada.

10. Meningocócica para a população acima de 60 anos em casos de epidemias ou a critério médico.

11. Administrar uma única dose de vacina meningocócica para microbiologistas rotineiramente expostos a cepas de isoladas de Neisseria meningitidis, recrutas militares, pessoas em situação de risco durante um surto atribuível a um sorogrupo da vacina e as pessoas que viajam ou vivem em países em que a doença meningocócica é hiperendêmica ou epidêmica. Administrar 2 doses de vacina meningocócica conjugada quadrivalente (MenACWY) com pelo menos 2 meses de intervalo para adultos de todas as idades com baço não funcionante (asplenia) ou deficiências de componentes do complemento persistentes.

Quadro 17.5 – Vacinas disponíveis no calendário de vacinação (PNI-Governo do Brasil) – (versão de outubro de 2010)

Idade	Vacina	Dose	Doenças Evitadas
20 a 59 anos	Hepatite B (1) (Grupos vulneráveis) vacina Hepatite B (recombinante)	Três doses	hepatite B
	Dupla tipo adulto (dT) (2) vacina adsorvida difteria e tétano adulto	Uma dose a cada dez anos	difteria e tétano
	Febre Amarela (3) vacina febre amarela (atenuada)	Uma dose a cada dez anos	febre amarela
	Tríplice viral (4) vacina sarampo, caxumba e rubéola	Dose única	sarampo, caxumba e rubéola
60 anos e mais	Hepatite B (1) (Grupos vulneráveis) vacina Hepatite B (recombinante)	Três doses	hepatite B
	Febre Amarela (3) vacina febre amarela (atenuada)	Uma dose a cada dez anos	febre amarela
	Influenza sazonal (5) vacina influenza (fracionada, inativada)	Dose anual	influenza sazonal ou gripe
	Pneumicócica 23-valente (Pn23) (6) vacina pneumocócica 23-valente (polissacarídica)	Dose única	infecção causadas pelo Pneumococo

Nota: Mantida a nomenclatura do Programa Nacional de Imunização e inserida a nomenclatura segundo a Resolução de Diretoria Colegiada – RDC nº 61 de 25 de agosto de 2008 – Agência Nacional de Vigilância Sanitária - ANVISA

Orientações importantes a respeito do calendário.

(1) *vacina hepatite B (recombinante):* oferecer aos grupos vulneráveis não vacinados ou sem comprovação de vacinação anterior, a saber: Gestantes, após o primeiro trimestre de gestação; trabalhadores da saúde; bombeiros, policiais militares, civis e rodoviários; caminhoneiros, carcereiros de delegacia e de penitenciarias; coletores de lixo hospitalar e domiciliar; agentes funerários, comunicantes sexuais de pessoas portadoras de VHB; doadores de sangue; homens e mulheres que mantêm relações sexuais com pessoas do mesmo sexo (HSH e MSM); lésbicas, gays, bissexuais, travestis e transexuais, (LGBT); pessoas reclusas (presídios, hospitais psiquiátricos, instituições de menores, forças armadas, dentre outras); manicures, pedicures e podólogos; populações de assentamentos e acampamentos; potenciais receptores de múltiplas transfusões de sangue ou politransfundido; profissionais do sexo/ prostitutas; usuários de drogas injetáveis, inaláveis e pipadas; portadores de DST. A vacina esta disponível nos Centros de Referência para Imunobiológicos

Continua >>

>> Continuação

Especiais (CRIE) para as pessoas imunodeprimidas e portadores de deficiência imunogênica ou adquirida, conforme indicação médica.

(2) *vacina adsorvida difteria e tétano - dT (Dupla tipo adulto):* Adultos e idosos não vacinados ou sem comprovação de três doses da vacina, seguir o esquema de três doses. O intervalo entre as doses é de 60 (sessenta) dias e no mínimo de 30 (trinta) dias. Os vacinados anteriormente com 3 (três) doses das vacinas DTP, DT ou dT, administrar reforço, dez anos após a data da última dose. Em caso de gravidez e ferimentos graves antecipar a dose de reforço sendo a última dose administrada a mais de cinco (5) anos. A mesma deve ser administrada no mínimo 20 dias antes da data provável do parto. Diante de um acaso suspeito de difteria, avaliar a situação vacinal dos comunicantes. Para os não vacinados, iniciar esquema com três doses. Nos comunicantes com esquema incompleto de vacinação, este deve ser completado. Nos comunicantes vacinados que receberam a última dose há mais de 5 anos, deve-se antecipar o reforço.

(3) *vacina febre amarela (atenuada):* Indicada aos residentes ou viajantes para as seguintes áreas com recomendação da vacina: estados do Acre, Amazonas, Amapá, Pará, Rondônia, Roraima, Tocantins, Maranhão, Mato Grosso, Mato Grosso do Sul, Goiás, Distrito Federal e Minas Gerais e alguns municípios dos estados do Piauí, Bahia, São Paulo, Paraná, Santa Catarina e Rio Grande do Sul. Para informações sobre os municípios destes estados, buscar as Unidades de Saúde dos mesmos. No momento da vacinação considerar a situação epidemiológica da doença. Para os viajantes que se deslocarem para os países em situação epidemiológica de risco, buscar informações sobre administração da vacina nas embaixadas dos respectivos países a que se destinam ou na Secretaria de Vigilância em Saúde do Estado. Administrar a vacina 10 (dez) dias antes da data da viagem. Administrar dose de reforço, a cada dez anos após a data da última dose. *Precaução:* A vacina é contra indicada para gestantes e mulheres que estejam amamentando, nos casos de risco de contrair o vírus buscar orientação médica. A aplicação da vacina para pessoas a partir de 60 anos depende da avaliação do risco da doença e benefício da vacina.

(4) *vacina sarampo, caxumba e rubéola – SCR:* Administrar 1 (uma) dose em mulheres de 20 (vinte) a 49 (quarenta e nove) anos de idade e em homens de 20 (vinte) a 39 (trinta e nove) anos de idade que não apresentarem comprovação vacinal.

(5) *vacina influenza sazonal (fracionada, inativada):* Oferecida anualmente durante a Campanha Nacional de Vacinação do Idoso.

(6) *vacina pneumocócica 23-valente (polissacarídica):* Administrar 1 (uma) dose durante a Campanha Nacional de Vacinação do Idoso, nos indivíduos de 60 anos e mais que vivem em instituições fechadas como: casas geriátricas, hospitais, asilos, casas de repouso, com apenas 1 (um) reforço 5 (cinco) anos após a dose inicial.

Caso desejemos mais detalhes a respeito de vacinação , eficacia, imunogenicidade e segurança alem de utilização, efeitos colaterais e esquemas de vacinação selecionamos 10 sites abaixo que podem ser consultados:

Sites selecionados com assuntos sobre vacinação

1. SBIN = http://www.sbim.org.br/wp content/uploads/2013/10/mulher_calendarios--sbim_2013 2014_130916.pdf
2. PNI-MS = http://pni.datasus.gov.br/calendario_vacina_idoso.asp
3. FEBRASGO = http://www.febrasgo.org.br/site/wp-content/uploads/2013/11/Manual_vacinasMulher.pdf
4. Sociedade Brasileia de Pediatria = http://www.sbp.com.br/pdfs/calendario_vacina_2013.pdf
5. ACIP = http//www.cdc.gov/vaccines/pubs/acip-list.htm.
6. World Health Organization = http://www.who.int/immunization/en/
7. American Academy of Pediatrics = http://www.aap.org
8. Infectious Diseases Society of America = http://www.idsociety.org
9. Global Alliance for Vaccines and Immunization = http://www.gavialliance.org/
10. Centers for Disease Control and Prevention = http://http://phil.cdc.gov/phil (image library), http://wwwn.cdc.gov/

REFERÊNCIAS BIBLIOGRÁFICAS

1. IBGE - Tabuas de Mortalidade,2011 - ftp://ftp.ibge.gov.br/ Tabuas_Completas_de_Mortalidade/Tabuas_Completas_de_Mortalidade_2011/pdf/mulheres_pdf.pdf.
2. Adriana Orcesi Pedro; Aarão Mendes Pinto Neto; Lucia Helena Simões da Costa Paiva; Maria José Osis; Ellen Hardy -Idade de ocorrência da menopausa natural em mulheres brasileiras: resultados de um inquérito populacional domiciliar. Cad. Saúde Pública, vol.19 no.1, Rio de Janeiro Jan./Feb., 2003.
3. Fonseca AM et al. Dados demográficos, epidemiológicos e clínicos de mulheres brasileiras climatéricas. 1ª edição-São Paulo: Casa Leitura Médica 2010.
4. MINISTÉRIO DA SAÚDE. Secretaria de Assistência à Saúde. Assistência ao Climatério. Brasília. 1994.
5. Fonseca. AM; Baenoli. VR; HW & Pinotti. JÁ - *Menopausa*. RBM. Ginecologia e Obstetrícia 3:3; 1992.
6. Notelovitz M. Gynecologic problems of menopausal women: part 1. Changes in genital tissue. Geriatrics 1978 Aug;33(8):24-30.
7. Valadares A. L.R., Pinto-Neto A. M., Osis M. J., Sousa M. H., Costa-Paiva L., Conde D.M.. Prevalence of Sexual Dysfunction and its Associated Factors in Women Aged 40–65 Years with 11 Years or More of Formal Education: A Population-Based Household Survey. Clinics 2008; 63(6):775–82
8. Xavier Castellsagué, , Achim Schneider , Andreas M. Kaufmann , F. Xavier Bosch HPV vaccination against cervical cancer in women above 25 years of age:key considerations and current perspectives. Gynecologic Oncology 115 (2009):S15-S23.
9. Mauricio Paulo A.Mieli, José Mendes Aldrigh - Tétano no Climatério - Rev. AssocMed Bras 2006;52(4):229-31.
10. Pickering LK,1 Baker CJ, Freed GL, et al. Immunization Programs for Infants, Children, Adolescents, and Adults: Clinical Practice Guidelines by the Infectious Diseases Society of America- Clinical Infectious Diseases 2009; 49:817-40.
11. Bridges CB, Coyne-Beasley T. Advisory Committee on Immunization Practices (ACIP), ACIP Adult Immunization Work Group Morbidity and Mortality Weekly Report Advisory Committee on Immunization Practices Recommended Immunization Schedule for Adults Aged 19 Years or Older — United States, 2014 / February 3, 2014 / Vol. 63, MMWR 2014;63:110–2.
12. Bridges CB. Recommended Adult Immunization Schedule: United States, 2013 - *Ann Intern Med* 2013;158(3):191-9.
13. FEBRASGO - Manual de Orientação - Vacinação da Mulher, 2013 - 1ª Ediçãohttp://www.febrasgo.org.br/site/wpcontent/uploads/2013/11/Manual_vacinasMulher.pdf (acessado em 20/02/2014)

14. SBIN - Calendário de Vacinação na Mulher -Recomendações da Sociedade Brasileira de imunizações – 2013/2014http://www.sbim.org.br/wp-content/uploads/2013/10/mulher_calendarios-sbim_2013-2014_130916.pdf(acessado em 20/02/2014)
15. Staples JE, Gershman M, Fischer M; Centers for Disease Control and Prevention (CDC) - Yellow fever vaccine: recommendations of the Advisory Committee on Immunization Practices (ACIP). MMWR RECOMM2010;59(RR-7):1-27.
16. PORTARIA Nº 3.318, DE 28 DE OUTUBRO DE 2010, http://brasilsus.com.br/legislacoes/gm/106024-3318.html acessado em 20 de fevereiro de 2014

18 | Cuidados dermatológicos: pele e cabelo

- Marisa Teresinha Patriarca
- Valeria Petri

Como envoltório do corpo humano, a pele reflete os sinais do envelhecimento e pode comprometer a autoestima e a qualidade de vida da mulher. O tegumento é um órgão complexo formado por tecido conjuntivo delimitado externamente por tecido epitelial e internamente pela gordura subcutânea, com apêndices (pelos, unhas, glândulas) e vasos sanguíneos, que interagem para formar a *barreira cutânea*. Essa interface protege o organismo contra agressões externas, estabelece homeostase, protege contra perdas hídricas e calóricas e contra os raios UV, realiza a excreção de metabólitos pelas glândulas sudoríparas, participa da síntese da vitamina D_3, interage com o meio ambiente por meio das terminações nervosas, tem intensa atividade bioquímica em todas as camadas e provê o organismo de respostas imunológicas a diversos antígenos. Prevenir, portanto, o envelhecimento da pele ou a perda de suas funções é tão importante quanto prevenir doenças degenerativas, neoplásicas, cardiovasculares, e transcende o intuito puramente estético.

O envelhecimento cutâneo é consequência das variáveis intrínsecas (cronológicas, geneticamente definidas e inexoráveis) e extrínsecas (ambientais, com destaque para a exposição solar). O envelhecimento cronológico é mais suave e gradual que o extrínseco, este mais agressivo, que responde por manchas, câncer de pele e rugas, acentuado pelos hábitos do fumo, álcool, estresse e alimentação inadequada[1,2].

O hipoestrogenismo após a menopausa é um importante catalizador do envelhecimento cutâneo, haja vista a correlação positiva entre os níveis séricos de estrogênios e o trofismo da pele, órgão estrogênio-dependente com grande quantidade de receptores estrínicos em todos os seus componentes.

A redução de espessura, celularidade e quantidade de colágeno ocorre ao longo da vida, com início por volta dos 30 anos e intensificação aos 40 e 50 anos, coincidindo com a instalação da menopausa. Nessa fase, a flacidez tecidual aumenta e diminuem o conteúdo hídrico e a elasticidade da pele. A renovação epidérmica sofre declínio de cerca de 10 a 50% entre os 30 e 80 anos de idade, período em que é maior a perda de água do tegumento. A junção dermoepidérmica sofre achatamento, aumentando a suscetibilidade da pele aos traumas[3]. A perda das fibras elásticas e colágenas e o comprometimento da microvascularização diminuem a espessura da derme, modificando a pele em termos de aspecto e tônus[3].

O colágeno, proteína essencial à sustentação do tecido cutâneo, diminui cerca de 1% ao ano na mulher adulta. Essa perda é ainda mais rápida nos primeiros anos após a menopausa e o declínio anual é de 2%. Nos primeiros cinco anos, o total de perda de colágeno pode atingir os 30%[4,5].

A relação direta entre espessura epidérmica, quantidade de colágeno dérmico e densidade mineral óssea é bastante evidente[6], uma vez que o osso é predominantemente formado por matriz de colágeno tipo I, em que se depositam cálcio e fósforo na forma de cristais de hidroxiapatita. A osteoporose de alta remodelação desencadeada pelo hipoestrogenismo após a menopausa, quando afeta os ossos da face (como os maxilares e mandíbulas), compromete a arquitetura facial, favorece a perda dentária, acentua a flacidez cutânea e os sulcos inestéticos.

A atrofia cutânea generalizada afeta igualmente o epitélio urogenital e o tecido conjuntivo adjacente, com a participação dos receptores estrínicos existentes na musculatura vesical e nos epitélios da bexiga, trígono e uretra. A atrofia, aliada à redução do aporte sanguíneo local e da sustentação muscular do assoalho pélvico, produz sintomas urogenitais que muito comprometem a qualidade de vida da mulher. São mais evidentes os distúrbios irritativos e ressecamento vulvovaginal, dispareunia, sangramento pós-coito, disúria, nictúria, urgência miccional, incontinência urinária e infecções urinárias recorrentes[7].

Há evidências de que as alterações cutaneomucosas após a menopausa podem ser atenuadas ou até revertidas pela reposição estrogênica sistêmica, com proliferação de fibroblastos, retardo na degradação e aumento do colágeno, e consequente aumento da espessura tegumentar. Alguns autores afirmam que a reposição estrínica pode promover aumento de 40% no conteúdo de colágeno da pele de mulheres após a menopausa, quando comparadas com mulheres não tratadas. A terapia hormonal favorece, ao mesmo tempo, a manutenção da barreira constituída pelo estrato córneo e do conteúdo de glicosaminoglicanos (polímeros solúveis com propriedades hidrofílicas, importantes na retenção do conteúdo hídrico da pele)[8-13].

A estrogenioterapia tópica com estriol (0,3%) e estradiol (0,01%) auxilia na preservação do conteúdo de colágeno dérmico, mesmo sem reposição estrogênica sistêmica, resultando em melhora significativa da aparência da pele feminina[11,12].

Ainda assim, as mulheres submetidas à reposição hormonal se queixam de progressiva flacidez cutânea. Há evidências de que o estradiol (0,01%) aplicado na face durante 16 semanas pode aumentar de forma significativa a quantidade de colágeno dérmico em pacientes sob estrogenioterapia sistêmica, sugerindo que ambas as formas de tratamento (tópico e sistêmico) podem ser complementares e sem riscos, pois não há incremento da concentração sérica de estradiol na terapia tópica estrogênica de curto período em área corpórea limitada (p. ex., face)[9]. Pesquisas adicionais são necessárias para que se comprove o impacto e, principalmente, a segurança da estrogenioterapia tópica prolongada em áreas corporais extensas.

Os fitoestrogênios, entre eles as isoflavonas, apresentam semelhanças estruturais com os estrogênios naturais e, em alguns tecidos, como a pele, podem exercer atividades biológicas semelhantes ao hormônio feminino, quando usados nas formas sistêmica ou tópica. Alguns autores sugerem que a genisteína a 4%, aplicada na face por período mínimo de 24 semanas, aumenta de forma significante a concentração de ácido hialurônico dérmico[13]. Ainda que os benefícios da fitoestrogenioterapia sejam inferiores aos do estrogênio natural, é inegável a ação antioxidante protetora (do DNA e das membranas celulares) dos fitoestrogênios[14].

Embora a terapia hormonal possa contribuir para amenizar os efeitos do tempo, sua utilização isolada não é suficiente para revitalizar a pele na transição menopausal e após a menopausa. Alguns cuidados, portanto, são sugeridos com base no conhecimento dos fenômenos associados ao envelhecimento cutâneo.

Os sinais de envelhecimento são mais pronunciados na pele exposta à radiação solar. Clinicamente, a pele fotoenvelhecida tem aspecto coriáceo, rugoso e coloração amarelada, ao passo que a pele cronologicamente envelhecida se apresenta menos marcada, mais macia, com perda relativa da elasticidade e com rugas finas. A identificação das alterações mais importantes em cada paciente permite individualizar e otimizar o controle de algumas alterações que implicam na aparência envelhecida por fatores intrínsecos e extrínsecos.

A prevenção do fotoenvelhecimento deve ser precoce, especialmente nos fototipos mais suscetíveis. Admite-se que a utilização dos filtros seja mais confortável quando loções ou outros veículos não untuosos contenham ativos com FPS 15 a 30 para aplicação a cada 2 horas durante a exposição da pele em dia claro.

A higienização da pele facial e corporal deve ser feita com produtos suaves e hipoalergênicos (pH próximo do fisiológico), que preservam a barreira cutânea, evitam comprometer o manto hidrolipídico e limitam o ressecamento da pele. Saponinas suaves com substâncias que compõem o manto hidrolipídico natural, ceramidas (0,5 a 1%), ácido lático (1 a 3%) e aminoácidos (PCA-Na 2 a 5%) são sempre úteis quando aplicados após o banho.

O ácido retinoico (0,05 a 0,1%), os alfa-hidroxiácidos (ácido glicólico 5 a 10%) e o ácido lático (5 a 15%) são indicados pela a ação queratolítica, reidratante e tensora (por aumento dos fibroblastos e colágeno tipo l). O ácido glicólico, ao diminuir a adesão dos corneócitos, pode favorecer a penetração dos princípios ativos[15].

Agentes clareadores podem ser necessários, como o ácido fítico (1 a 2%) e o ácido kójico (1 a 3%) em cremes, para aplicação à noite, sobre as manchas.

A reidratação cutânea se processa com a recuperação fisiológica da epiderme, ou seja, recompondo as propriedades protetoras e seletivas do estrato córneo para limitar a perda hídrica transepidérmica. A pele dessecada requer o emprego de substâncias que recuperam a película hidrolipídica, como o ácido hialurônico (3 a 5%), ureia (5 a 10%), alguns óleos vegetais, vitaminas e nicotinamida (1 a 2%).

Entre os agentes de correção da barreira cutânea estão os hormônios sexuais de uso tópico. como o estradiol (0,01%) e o estriol (0,3%), que melhoram o trofismo da epiderme e têm ação reidratante à custa do aumento da produção de glicosaminoglicanas[12,13].

O estímulo ao *turnover* epidérmico, com eliminação dos queratinócitos atípicos e envelhecidos, favorece a recomposição do manto hidrolipídico, regula a eventual desordem dos queratinócitos e a disposição do pigmento melânico, corrigindo paulatinamente as manchas pigmentares. O processo inflamatório induzido pela estimulação da troca celular pode favorecer o aumento das fibras colágenas e elásticas, em virtude da melhora circulatória e de todas as funções biofisioquímicas, incluídos os benefícios do incremento da força tênsil e da redução da fragilidade cutânea[15].

Os retinoides (ácido retinoico 0,01 a 0,1% e outros retinoides de geração mais recente, como o adapaleno a 0,1%) são substâncias muito eficazes nesse sentido. Contudo, são fotossensibilizantes e irritantes, o que requer cuidados: devem ser aplicados em pequena quantidade, gradualmente, à noite. As concentrações podem ser crescentes, obedecendo à tolerância individual. Os estudos pertinentes concordam que 12 semanas de aplicação diária são suficientes para a renovação de 80% dos queratinócitos. Excessos podem induzir dermatite irritativa com telangiectasias. Quando houver intolerância aos retinoides, podem ser empregados os alfa-hidroxiácidos (AHA) em concentrações variáveis entre 8 e 10% (concentrações maiores podem ser irritantes para a pele sensível ou previamente tratada com retinoides)[15]. Cabe considerar que os AHA têm menor eficácia. Filtros solares são essenciais durante o uso dos aceleradores/estimuladores de *turnover* celular.

Os fotoprotetores que trabalham contra o fotoenvelhecimento devem ser de largo espectro (proteção UVA e UVB), conter substâncias antioxidantes – parte do fotodano é mediada por radicais livres e FPS entre 15 e 30, preferivelmente associados a um protetor físico (óxido de zinco, dióxido de titânio ou tinosorb). Devem ser aplicados de forma generosa, 20 minutos antes da exposição solar e reaplicados a cada 2 ou 3 horas.

Na tentativa de prevenir e reduzir a capacidade oxidativa da radiação solar que induz envelhecimento, é útil aplicar produtos com vitaminas C e E (10 a 20% e 1 a 2%, respectivamente)[15].

ALTERAÇÕES DERMATOLÓGICAS COMUNS NA PERIMENOPAUSA

Algumas queixas dermatológicas são bastante frequentes no dia a dia do consultório do ginecologista durante o período da transição menopausal e após a menopausa.

Vulvovaginite Atrófica

O ressecamento vulvovaginal é queixa comum após a menopausa e os principais sintomas são dispareunia e prurido. O persistente ato de coçar a vulva induz liquenificação (espessamento e aumento dos sulcos naturais da pele), mais frequente nos grandes lábios[7].

O tratamento tópico com estrogênios melhora o trofismo vulvovaginal e auxilia na interrupção do ciclo vicioso prurido-coçar-prurido. No início e por curtos períodos (dias), o uso de corticosteroide de potência moderada pode ser benéfico.

Líquen Escleroso

Anteriormente denominado líquen escleroatrófico, distrofia ou craurose vulvar, o líquen escleroso é um processo inflamatório crônico de etiologia desconhecida que pode ocorrer em qualquer idade e é mais comum na transição menopausal e após a menopausa (sugerindo correlação hormonal). Alguns autores admitem associação com doenças autoimunes (vitiligo, líquen plano, tireoidopatias). Essa dermatose compromete, quase sempre, a região anogenital – as raras lesões extragenitais ocorrem principalmente no tronco. O prurido pode ser expressivo, de intensidade variável ou pode estar ausente por vários anos. Dor e dispareunia não são sintomas comuns, mas podem ocorrer quando há escoriações ou lesões profundas pelo ato de coçar ou quando há atrofia intensa com laceração da comissura labial posterior[7].

O exame clínico é caracterizado por placas brancas semelhantes a porcelana ou ao marfim, envolvendo a vulva e o ânus (padrão de fechadura invertida). Tais lesões podem progredir lentamente, aparecendo com discreta palidez, edema e espessamento cutâneo antes de evoluir para atrofia vulvar significativa, com distorção da arquitetura vulvar e até sepultamento do clitóris, desaparecimento dos lábios menores e estenose do introito. A vagina é tipicamente poupada porque o líquen escleroso não ocorre em epitélio não queratinizado. A monitoração estreita e constante se justifica pelo risco de transformação maligna (cerca de 5%)[7,16]. O diagnóstico é confirmado pelo exame histopatológico. O encontro de hiperplasia de células escamosas pode sugerir maior risco para carcinoma espinocelular.

O tratamento é difícil, pois a utilização tópica de estrogênios, testosterona, retinoides e até cloroquina oral oferece resultados precários. Esteroides potentes visam redução do prurido (propionato de clobetasol por tempo limitado até 3 meses), com os previsíveis efeitos adversos – atrofia da derme, rebote com dermatite de contato e piora da lesão principal, absorção sistêmica, infecção fúngica e até supressão do eixo hipotálamo-hipófise-gonadal[17].

Os imunorreguladores pimecrolimus (Elidel®) e tacrolimus (Protopic®) têm sido alternativas eficazes, com menores efeitos adversos que o tratamento convencional com corticosteroides. A aplicação tópica tem ação anti-inflamatória, capacidade imunomoduladora e baixo potencial de imunossupressão sistêmica. O início da terapêutica em estágios precoces pode prevenir as sequelas tardias (atrofia, esclerose e, eventualmente, carcinoma espinocelular)[18].

O tratamento cirúrgico é excepcional e deve ser considerado apenas quando a fusão labial requer reconstituição do introito. Nessa eventualidade está indicada a vulvoperineoplastia, com resultados aleatórios em decorrência das características da pele vulvar.

Keratoderma Climatericum

Consiste na hiperceratose da planta dos pés e mais raramente da palma das mãos, com espessamento da camada córnea nas áreas de maior pressão, como os calcanhares. São úteis os queratolíticos e emolientes (ácido salicílico e ureia)[19].

Complicações Cutâneas da Terapia Hormonal

Dermatites desencadeadas ou exacerbadas por estrogênio ou progestogênio já são bastante conhecidas, principalmente no período pré-menstrual, sendo consideradas parte da síndrome pré-menstrual. A terapia hormonal também pode estimular algumas dermatoses crônicas, entre elas a acne vulgar, acne rosácea, lúpus eritematoso, psoríase, eczema atópico, líquen plano, dermatite herpetiforme, desidrose, urticária e eritema multiforme. Terapia antiestrogênica com tamoxifeno tem sido efetiva para atenuar essas manifestações. Alguns pesquisadores, porém, acreditam que o uso crônico de estrogênio, ao melhorar gradativamente a capacidade de barreira do estrato córneo, pode contribuir para a prevenção de diversas formas de dermatoses[7].

Distúrbios Pigmentares

Especula-se que a terapia hormonal (TH) possa estimular a melanogênese e a hiperpigmentação cutânea. Entre as discromias por hiperpigmentação, o melasma é o mais frequente e representa considerável dano estético. Por outro lado, é controversa a terapia hormonal em pacientes com antecedente de melanoma. Algumas pesquisas refutam a interferência da terapia hormonal na evolução do melanoma, ao passo que outras a questionam, uma vez que existem receptores estrínicos em alguns tipos de melanoma. Estudos adicionais são necessários para avaliar a segurança da TH nessas pacientes[20-23].

Porfiria Cutânea Tardia

Dermatose rara causada por deficiência hereditária ou adquirida de uroporfirinogênio-descarboxilase (UD), que pode ser desencadeada por várias substâncias químicas ou fármacos, entre eles os estrogênios, que parecem diminuir a atividade e a produção hepática da UD. Manifesta-se por fotossensibilidade acentuada, com hiperpigmentação exuberante, hipertricose, alopecia cicatricial, placas esclerodermiformes e formação de bolhas, particularmente no dorso das mãos, após trauma leve. A doença contraindica formalmente a estrogenioterapia[24].

CABELOS

O crescimento do cabelo é influenciado pelos esteroides sexuais. Altos níveis de estrogênios durante a gestação, por exemplo, intensificam seu crescimento. O receptor capilar de estrogênio regula a transição do folículo anágeno (em crescimento) para o telógeno (de repouso, que é seguido pela fase de queda). Situações de hipoestrogenismo, transitório ou permanente, como as que ocorrem no pós-parto e após a menopausa, encurtam a fase de crescimento (anágena) e promovem maior queda[25].

A alopecia androgenética, condição genética de caráter autossômico dominante e baixa penetrância no sexo feminino[26], também pode ser precipitada pela insuficiência estrogênica. Caracteriza-se por queda de cabelos principalmente na região frontoparietal com miniaturização dos fios, normalmente poupando a linha de implantação capilar[27]. As mulheres apresentam cerca de quatro vezes mais aromatase no couro cabeludo, quando comparadas aos homens[28]. Essa enzima transforma a testosterona e a androstenediona em estradiol e estrona, respectivamente, o que explica a manifestação mais suave da calvície na mulher, que normalmente mantém a linha frontal com rarefação, porém sem recesso. Ademais, o homem possui maior quantidade de 5 -redutase tipos 1 e 2, e de receptores celulares de androgênios[29,30].

CUIDADOS DERMATOLÓGICOS: PELE E CABELO | *153*

O tratamento da alopecia androgenética deve ser instituído o mais rápido possível, já que toda e qualquer tentativa não recupera os fios perdidos, apenas estabiliza o processo de afinamento ou miniaturização dos cabelos. A finasterida, clássico inibidor seletivo da 5α-redutase tipo 2, mostra algum benefício no tratamento da alopecia androgenética, embora ainda sejam necessários estudos clínicos aleatorizados que estabeleçam a segurança, a dose e o modo de administração na variante feminina. Recentemente, o dutasteride, um inibidor potente da 5α-redutase (tipos 1 e 2) tem se mostrado uma nova perspectiva para o tratamento[31].

Após a menopausa, apesar de o hipoestrogenismo tornar a expressão da doença mais exuberante, não há evidências, até o momento, que justifiquem a utilização da reposição estrogênica para atenuar ou impedir sua progressão. O uso tópico de estradiol em loção capilar contendo estradiol a 0,025% (AVICIS®) parece limitar timidamente a miniaturização dos fios, porém há necessidade de maiores investigações quanto a sua eficácia e segurança[25].

Os modificadores biológicos de uso tópico são opções terapêuticas que buscam normalizar o ciclo do folículo e minimizar o processo de miniaturização dos fios. O mais utilizado é o minoxidil, isoladamente por via tópica ou associado ao ácido retinoico, veiculados, separadamente, em loção capilar na concentração de 2 a 5% e 0,025%, respectivamente[32,33]. Podem ser aplicados em noites alternadas, massageando-se o couro cabeludo com a ponta dos dedos. Os efeitos colaterais são basicamente irritadiços, além da possibilidade de fotossensibilização do retinoide.

REFERÊNCIAS BIBLIOGRÁFICAS

1. Yaar M, Gilchrest BA. Aging of the skin. In: Freedberg IM, Eisen AZ, Wolf K, Austen KF, Goldsmith LA, Katz SI, eds. Fitzpatrick's Dermatology in General Medicine. New York: McGraw-Hill; 2003. p. 1386-1398.
2. Green AC, Hughes MCB, McBride P, Fourtanier A. Factors associated with premature skin aging before the age of 55: A population-based study. Dermatology 2011;222:74-80.
3. Calleja-Agius J, Brincat M, Borg M. Skin connective tissue and aging. Best Pract Rev Clin Obstet Gynecol 2013;27(5):727-40.
4. Brincat M, Versi E, Moniz CF, De Trafford J, Studd JWW. Skin collagen in postmenopausal women receiving different regimens of estrogen therapy. Obstet Gynecol 1987;70:123-7.
5. Shuster S, Black MM, McVitie E. The influence of age and sex on skin thickness, skin collagen and density. Br J Dermatol 1975;93:639-43.
6. Castelo-Branco C, Pons F, Gratacos E et al. Relationship between skin collagen – The benefits of estrogen replacement therapy on oral health. Arch Intern Med 1995;155:2325-9.
7. Wines N, Willsteed E. Menopause and the Skin. Aust J Dermatol 2001;42:149-60.
8. Sator PG. Skin Aging and sex hormones in women – clinical perspectives for intervention by hormone replacement therapy. Exp Dermatol 2004;13(4):36-40.
9. Patriarca MT, Goldman KZ, Santos JM, Petri V, Freitas V, Baracat EC. Effects of topical estradiol on the facial skin collagen of postmenopausal women under oral hormone therapy: A pilot study. Eur J Obst Gynecol Reprod Biol 2007;130:202-5.
10. Moraes ARB, Haidar MA, Soares Jr JM, Simões MJ, Baracat EM, Patriarca MT. The effects of isoflavones on postmenopausal skin: Double-blind and randomized clinical trial of efficacy. Eur J Obst Gynecol Reprod Biol 2009;146:188-92.
11. Rittié L, Kang S, Voorhees JJ, Fisher J. Induction of collagen by Estradiol. Arch Dermatol 2008;144(9):1129-40.
12. Schmidt JB, Bender M, Demschi K. Treatment of skin aging with topical estrogens. Inter J Dermatol 1994;35(9):669-74.
13. Patriarca MT, Moraes ARB, Nader HB, Petri V, Martins JR, Gomes RC et al. Hyaluronic acid concentration in postmenopausal facial skin after topical estradiol and genistein teratment: A Double-blind, randomized clinical Trial of efficacy. Menopause 2013;20(3):336-41.

14. Vérdier-Sévrain S, Bonté F, Gilchrest B. Biology of estrogens in skin: implications for skin aging. Exp Dermatol 2006;15:83-94.
15. Kockaert M, Neumann M. Systemic and topical drugs for aging skin. J Drugs Dermatol 2003;2(4):435-41.
16. Tasker GL, Wojnarowska F. Lichen sclerosus. Clin Exp Dermatol 2003;28:128-33.
17. Oskay T, Sezer HK, Genç C, Kutluay L. Pimecrolimus 1% cream in the treatment of vulvar lichen sclerosus in postmenopausal women. Int J Dermatol 2007;46:527-32.
18. Hengee UR, Krause W, Hofmann H. Multicentre phase II trial on the safety and efficacy of topical tacrolimus oitment for the treatment of lichen sclerosus. Br J Dermatol 2006;155:1021-9.
19. Graham- Brown R. Dermatologic problems of the menopause. Clin Dermatol 1997;15:143-5.
20. Naldi L, Altieri A, Imberti GL, Giordano L, Gallus S, La Vecchia C. Cutaneous Malignant Melanoma in Women. Phenotypic Characteristics, Sun Exposure, and Hormonal Factors: A Case- Control Study from Italy. Ann Epidemiol 2005;15:545-50.
21. Duncan LM, Traves RL, Koerner FC, Mihm MC, Sober AJ. Estrogen and progesterone receptor analysis in pregnancy-associated melanoma: Absence of immunohistochemically detectable hormone receptors. Human Pathology 1994;25:36-40.
22. Gandini S, Iodice S, Koomen E, Di Pietro A, Sera F, Caini S. Hormonal and reproductive factors in relation to melanoma in women: Current review and meta-analysis. Eur J Cancer 2011;47:2607-17.
23. Gupta A, Driscoll MS. Do hormones influence melanoma? Facts and controversies. Clinics in Dermatology 2010;28:287-92.
24. Mor Z, Caspi E. Cutaneous complications of hormonal replacement therapy. Clin Dermatol 1997;15:147-54.
25. Filippo AA. Alopecia Androgenética Feminina. In: Kede MPV e Sabatovich O. Dermatologia Estética. São Paulo: Ed Atheneu; 2003. p. 181-4.
26. Bergfeld WF. Androgenic alopecia. An autossomal dominant disorder. An J Med 1995;98(1A):S95-S98.
27. Ramos LD, Santilli MC, Bezerra FC, Ruiz MF, Petri V, Patriarca MT. Dermoscopic findings in female androgenetic alopecia. Ann Bras Dermatol 2012;87:691-4.
28. Pereira JM. Alopecia androgenética difusa na mulher. Rev Bras Med 1998;87-93.
29. Lee WS, Ro BI, Hang SP et al. A new classification of pattern hair loss that is universal for man and women: basic and specific classification. J Am Acad Dermatol 2007;57(1):37-46.
30. Iorizzo M, Vincenzi C, Voudouris S et al. Finasteride treatment of female pattern hair loss. Arch Dermatol 2006;142(3):298-302.
31. Olszenwska M, Rudnicka C. Effective treatment of female androgenic alopecia with dutasteride. J Drugs Dermatol 2005;4:637-40.
32. Price VH. Androgenic alopecia in women. J Invest Dermatol Symp Proc 2003;8(1):24-7.
33. Lucky AW, Piacquadio DJ, Ditre CM et al. A randomized, placebo-controlled trial of 5% and 2% topical minoxidil solutions in the treatment of female pattern hair loss. J Am Ac Dermatol 2004;50(4):541-53.

19 | Cirurgia plástica estética e reparadora

- Renato da Silva Freitas
- Adriana Sayuri Kurogi Ascenço

INTRODUÇÃO

Verifica-se no Brasil um novo cenário com o aumento da expectativa de vida, e de acordo com dados estatísticos do ano de 2010 do IBGE, a população feminina brasileira totaliza 97.348.809 milhões de mulheres. Entre elas, cerca de 35 milhões estão entre 35 e 65 anos, o que significa que 36% das mulheres estão no período do climatério[1].

Apesar das alterações fisiológicas e patológicas que ocorrem com o avanço da idade, há uma busca constante pela "juventude eterna". Nesse contexto, acentua-se a preocupação das mulheres com a aparência, que é agravada pelo período do climatério, pois o organismo já não tem o mesmo vigor, levando, muitas vezes, a uma distorção da imagem corporal, com consequente insatisfação e autoestima debilitada. Grande parte das mulheres, na tentativa de retardar esse processo, recorre a tratamentos estéticos. Entre os mais procurados está a cirurgia plástica que, apesar de invasiva, pode proporcionar ótimos resultados físicos e mentais[2].

CARACTERÍSTICA DA PELE NO CLIMATÉRIO

Neste período, com o hipoestrogenismo, a pele tende a ficar adelgaçada, com diminuição do coxim adiposo e das fibras colágenas, favorecendo o aparecimento de rugas[3]. Ocorre também aumento da fragilidade vascular e aparecem acúmulos localizados de pigmentos de melanina.

Dois grupos com múltiplas teorias tentam explicar o complexo processo do envelhecimento. O primeiro grupo inclui as teorias que postulam um determinado programa genético e cronológico para a gradual mudança no fenótipo[4]. O segundo grupo assume a exposição repetitiva às influências danosas, as quais são a explicação para as mudanças que levam ao envelhecimento[4]. Para evitar esse processo, a pele possui seu próprio mecanismo de defesa. A capacidade protetora desse mecanismo diminui com o envelhecimento, entretanto o uso de compostos exógenos pode reforçar a proteção natural da pele[4].

A queda natural na produção hormonal traz prejuízo a todas as funções da pele, com perda de sua densidade, firmeza e elasticidade. O processo de envelhecimento da pele ocorre de forma lenta e progressiva[4,6]. São três os fatores que corroboram com a perda da jovialidade: idade, gravidade e fatores exógenos.

A idade é um fator inexorável que os pacientes não têm como evitar. Leva para a face os seguintes defeitos: as rugas finas e as manchas na pele[5]. A gravidade é o segundo fator, e age promovendo a flacidez de pele e do subcutâneo[5,6]. O terceiro fator é o exógeno, como tabagismo crônico e exposição solar, os mais frequentes[6]. O sol leva a elastose dérmica e displasia epidérmica.

Várias são as transformações que se observam na pele, e identificam o processo de envelhecimento[5,6]:

- alteração da camada de queratina, que em jovens é mais macia e organizada e, em idosos, é descamativa e irregular;
- *adelgaçamento* – ao redor de 40 anos de idade ocorre a diminuição das papilas dérmicas e da camada de gordura da pele, processo que se acelera depois dos 50 anos. O resultado é a perda da elasticidade e maciez da pele. A perda da camada de gordura também torna a pele mais frágil e propensa à abrasão;
- *capacidade de reparo celular reduzida* – de um modo geral, o corpo perde a capacidade de reparar os danos provocados pelos radicais livres. Por isso, as mudanças nas células tornam-se mais profundas, acelerando o envelhecimento;
- *danos provocados pelo sol* – os melanócitos reduzem sua capacidade entre 30 e 40 anos, reduzindo a habilidade da pele de combater os danos provocados pela radiação solar e, geralmente, causam pigmentação irregular, como a melanose solar;
- *menor resposta imunológica* – a pele possui células de Langerhans, receptores do sistema imunológico que registram a presença de agentes estranhos e toxinas. No climatério há uma diminuição destas células e de suas funções;
- *perda de firmeza e elasticidade* – na derme, uma diminuição da quantidade e da qualidade do gel coloidal, principalmente das glicosaminoglicanas, provoca uma perda de sua capacidade de reter água e manter o equilíbrio na produção pelo fibroblasto das fibras de colágeno, especialmente as do tipo III, e de elastina, que dão sustentação à pele;
- *perda do controle de temperatura* – as glândulas sudoríparas também perdem, lentamente, sua capacidade funcional, limitando a regulação do organismo para as sensações de frio e calor;
- *renovação celular mais lenta* – os vasos sanguíneos perdem, aos poucos, a capacidade de irrigação, o que prejudica a renovação celular;
- *ressecamento* – as glândulas sebáceas da pele diminuem significativamente sua produção após os 30 anos e mantêm esta produção reduzida no climatério.

Isto tudo leva a pele a um afinamento de sua espessura, maior fragilidade, com diminuição da resistência, perda da elasticidade, alterações imunológicas, maior suscetibilidade aos raios ultravioletas, ocasionando a alteração da coloração da pele, tonalidade mais amarelada, e o aparecimento de cânceres de pele.

CARACTERÍSTICA DA CICATRIZAÇÃO NO CLIMATÉRIO

Os possíveis efeitos da deficiência hormonal no período do climatério sobre a pele e sobre o processo de reparação das feridas ainda é pouco documentado. Estudos, em modelos animais, mostraram que o estrógeno é um mediador crítico na cicatrização de feridas[7]. A deficiência estrogênica, aliada aos efeitos da menopausa, é importante no processo de cicatrização cutaneomucosa[7]. Este fato é fundamentado no princípio de que há receptores estrogênicos em várias células da pele.

O metabolismo das células epiteliais da pele é influenciado pelo hipoestrogenismo, havendo alteração do conteúdo do colágeno e da concentração de glicosaminoglicanas[8,9]. A terapia hormonal (TH) aumenta de forma significante a espessura da pele, sua hidratação e elasticidade, bem como aumenta a síntese de colágeno tipo III e do total de fibras colágenas[9]. O estrógeno induz a elevação da secreção do fator de crescimento transformador beta 1 (TGF- 1) latente, secretado pelos fibroblastos, com isto naquelas mulheres usuárias de TH n o há um retardo na cicatrização da pele, observado em mulheres após a menopausa[11-13].

158 | MENOPAUSA, O QUE VOCÊ PRECISA SABER

Um estudo de coorte que comparou a incidência de úlceras de pressão e úlceras venosas, em mulheres com idade acima de 65 anos, mostrou que aquelas que faziam reposição de estrogênio eram menos propensas a desenvolver úlceras venosas ou úlceras de pressão[12].

CIRURGIA PLÁSTICA ESTÉTICA

Alguns autores investigaram quais os procedimentos cirúrgicos mais procurados por mulheres acima de 50 anos, na tentativa de compreender o quanto a insatisfação corporal afeta as suas vidas no processo de envelhecimento[14]. Verificaram que, no Brasil, dentre as cirurgias plásticas, a mais procurada foi a abdominoplastia associada à lipoaspiração corporal (48%), seguida de lipoaspiração isolada (12%), abdominoplastia associada a lipoaspiração e mamoplastia de aumento (11%), ritidoplastia (10%), blefaroplastia (8%), mamoplastia de aumento (6%) e mamoplastia redutora (5%)[14]. Desse modo, descreveremos cada procedimento, conforme a sua frequência.

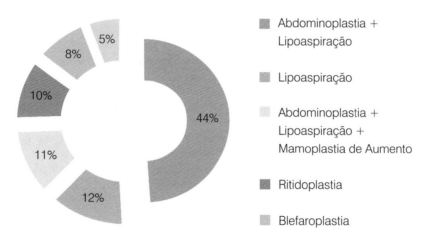

Figura 19.1 – Procedimentos cirúrgicos estéticos mais procurados por mulheres acima de 50 anos[14].

Abdominoplastia

As alterações estéticas que acometem a parede abdominal em geral são decorrentes de gestações, alterações ponderais e do envelhecimento. As pacientes podem apresentar flacidez de pele e estrias abdominais, excesso de tecido adiposo, flacidez muscular, com diástase dos músculos retos abdominais. Além disso, hérnias de parede abdominal podem estar presentes. O objetivo da abdominoplastia é melhorar o aspecto estético e também restaurar a diástase dos músculos retos abdominais[15].

Consiste na ressecção de um fuso de pele e gordura de abdome inferior, plicatura da musculatura abdominal, tração inferior do retalho de pele e reposicionamento da cicatriz abdominal[15]. Conforme alguns autores, a associação de lipoaspiração à abdominoplastia ganhou grande número de adeptos nas últimas décadas, substituindo os grandes descolamentos das abdominoplastias tradicionais por túneis mais estreitos associados à lipoaspiração[15]. Como consequência, houve uma diminuição das complicações, em especial, das necroses.

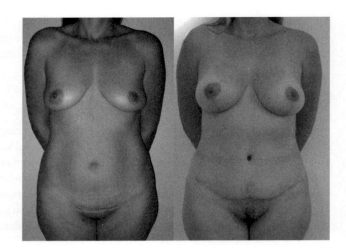

Figura 19.2 – Paciente no pré-operatório de abdominoplastia e mastopexia e resultado pós-operatório.

Lipoaspiração

A lipoaspiração é um dos procedimentos mais realizados em todo o mundo, podendo ser aplicada isoladamente ou em associação com outros procedimentos[15,16]. É definida como a exérese de depósitos de gordura no tecido subcutâneo, por meio de cânulas de diâmetros variáveis conectadas a aparelhos de aspiração, que são introduzidas através de pequenas incisões. A lipoaspiração é indicada para tratamento de gordura localizada e melhora do contorno corporal. Enfatiza-se que não há indicação para emagrecimento. Pode ser realizada com a infiltração de solução salina e adrenalina com o objetivo de diminuir o sangramento e reduzir a espoliação hídrica. No Brasil, o Conselho Federal de Medicina[15] diz que os volumes aspirados não devem ultrapassar 7% do peso corporal, quando se usar a técnica infiltrativa, ou 5% quando usar a técnica não infiltrativa (seca).

Podem ocorrer complicações em dois tempos distintos: imediato e tardio. Entre as complicações imediatas estão os seromas, hematomas, e formas mais graves, como embolia gordurosa, perfuração da parede abdominal, infecção e hiper-hidratação ou hipo-hidratação. Entre as complicações tardias estão as retrações cicatriciais, assimetrias, e insatisfação[15].

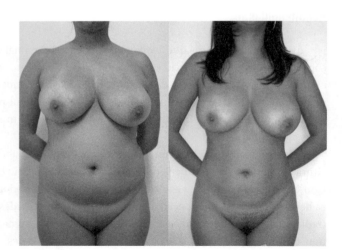

Figura 19.3 – Paciente no pré e pós-operatório de lipoaspiração de abdome e flancos.

Mamoplastia de Aumento

Atualmente, a cirurgia para aumento das mamas ocupa lugar de destaque dentro da cirurgia plástica. Apesar de ser um procedimento muito procurado por mulheres jovens, vem sendo cada vez mais realizado em pacientes no período do climatério. Nesses casos, é muito frequente a necessidade de realização de mastopexia, que é a retirada do excesso de pele associada à colocação do implante mamário, devido à flacidez inerente à idade[15,16].

A técnica consiste na colocação de um implante de silicone-gel contido em um envoltório de silicone polimerizado nas mamas. As vias de acesso mais utilizadas são: sulco submamário, periareolar e axilar, e os implantes podem ser colocados nos seguintes planos: subglandular, subfascial ou submuscular.

É sabido que a prótese de silicone não tem relação com o câncer de mama e as doenças reumatológicas[15]. Durante muitos anos, as próteses preenchidas com gel de silicone foram proibidas nos Estados Unidos, devido a esta dúvida. Porém, há 7 anos estão sendo utilizadas pela ausência de comprovação científica destas relações. A prótese mamária tem expectativa de durabilidade ao redor de 10 anos, não sendo necessária a troca se não houver complicações após este período. As principais complicações relacionadas ao procedimento consistem em hematomas, seromas, infecção, extrusão do implante, rotura do implante e contratura capsular.

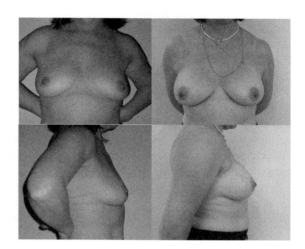

Figura 19.4 – Paciente no pré e pós-operatório de mamoplastia de aumento.

Mastopexia/Mamoplastia Redutora

As mamas apresentam nitidamente a influência desfavorável do hipoestrogenismo, pois diminuem de tamanho, tornam-se flácidas e há perda progressiva do parênquima, que é substituído por tecido adiposo. Algumas mulheres podem ter aumento do volume mamário devido à substituição por gordura, quando do ganho de peso corporal[17].

A ptose mamária é definida como o posicionamento do complexo aréolo-papilar abaixo da linha que passa pela metade dos úmeros. É mais encontrada em pacientes que emagreceram exageradamente ou que lactaram, e também naquelas que tiveram por outras causas variação do volume mamário. Este fato ocorre devido à perda da relação entre os meios anatômicos de sustentação que são a pele e as fáscias de Cooper e Giraldes e o volume mamário. Associa-se a estes fatores a ação contínua da força da gravidade.

As ptoses mamárias são classificadas em três graus[18]:

- *ptose leve:* mamilo está até 5 cm da linha média dos úmeros, porém há proporcionalidade entre o volume, altura do cone e sua base;
- *ptose média:* mamilo está entre 5 e 10 cm da posição normal, apresentando aumentado o volume, o cone e a base da mama;
- *ptose severa:* acima de 10 cm, com acentuada desproporcionalidade entre os parâmetros antes citados.

O objetivo da cirurgia é reposicionar o complexo aréolo-papilar e corrigir a forma mamária, elevando as estruturas à posição considerada normal. As hipertrofias mamárias podem ser classificadas em formas leve (ressecções de tecido até 500 gramas de cada mama), moderada (entre 500 e 1.000 gramas) e severa (acima de 1.000 gramas). Esta última é também denominada gigantomastia[18]. O volume a ser reduzido advém de um consenso entre o estado propedêutico e características físicas da mulher, seus desejos, o volume existente e as limitações técnicas da operação, quer seja do tipo da cicatriz resultante e/ou da lactação futura.

A mastopexia consiste na cirurgia para tratamento da ptose mamária, devido ao excesso de pele e flacidez dos tecidos de sustentação mamários. A mamoplastia redutora é o procedimento realizado para reduzir o tamanho das mamas. Existem diversas técnicas descritas para tratamento dessas deformidades: mastopexia periareolar, vertical, em L, em T invertido, com ou sem uso de implante mamário associado[17,18]. As principais complicações observadas são: alargamento da cicatriz, sofrimento do complexo aréolo-papilar, assimetrias, hematomas e infecção local.

RITIDOPLASTIA

As linhas e sulcos de expressão acentuam-se como resultado da contração e do relaxamento repetidos da musculatura facial ao longo da vida, somados ao efeito da gravidade. A contração associada à perda da vitalidade da pele, já descrita, leva à formação de rugas perpendiculares ao músculo subjacente[8,9,14]. O envelhecimento também leva a uma atrofia da arquitetura óssea facial, perda dentária e alveolar, pálpebras redundantes, protrusão da gordura periorbital e acúmulo de gordura cervical.

A ritidoplastia objetiva corrigir os sinais de envelhecimento facial, sobretudo, a flacidez dos tecidos. O conhecimento da anatomia local é fundamental para a realização do procedimento. Diversas técnicas têm sido utilizadas com o objetivo de restaurar a aparência jovial e natural, porém não existe uma uniformidade quanto à melhor técnica de ritidoplastia[14]. As complicações relacionadas são: hematoma, necrose cutânea, lesão nervosa, alopecia e cicatriz inestética.

BLEFAROPLASTIA

As pálpebras consistem em um dos primeiros locais em que mais se evidenciam aspectos relativos ao envelhecimento. A avaliação clínica pré-operatória é de suma importância para detectar as alterações palpebrais presentes em cada caso, como blefarocalázio, ptose palpebral, herniação das bolsas de gordura, posição da pálpebra inferior e frouxidão ligamentar[15].

A blefaroplastia objetiva oferecer um rejuvenescimento dessa região, mantendo a sua funcionalidade. Dentre as possibilidades técnicas da blefaroplastia, pode-se citar a realização de excisão cutânea, muscular e de bolsas de gordura da órbita, plicatura e encurtamento do músculo levantador da pálpebra superior, nos casos com ptose, e cantoplastia lateral. As complicações relacionadas são: edema, retrações palpebrais, epífora, ectrópio, lesão corneana, hematoma retrobulbar, assimetrias e enoftalmo[16].

162 | MENOPAUSA, O QUE VOCÊ PRECISA SABER

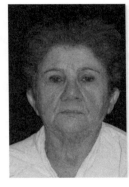 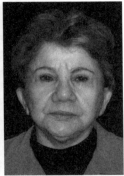

Figura 19.5 – Paciente apresentando sinais de envelhecimento facial e o resultado pós-operatório de 1 ano após ritidoplastia e blefaroplastia total.

PROCEDIMENTOS ESTÉTICOS COMPLEMENTARES

Mulheres que desejam rejuvenescimento com procedimentos menos invasivos dispõem na atualidade de inúmeras opções de tratamentos complementares à cirurgia plástica, como toxina botulínica[17], *peelings* químicos, preenchimentos e *lasers*. Esses procedimentos não cirúrgicos podem ser realizados em caráter ambulatorial e propiciam melhora das rugas de expressão com o uso da toxina botulínica, sulcos faciais sendo melhorados com substâncias para preenchimentos e melhora da qualidade da pele envelhecida usando os *peelings* e *lasers*[18]. É importante lembrar que estes procedimentos não venham a estigmatizar as faces dessas mulheres.

CIRURGIA PLÁSTICA REPARADORA

São inúmeras as necessidades e as possibilidades de tratamento com cirurgias plásticas reconstrutoras. Descreveremos, nesse capítulo, apenas as patologias e reconstruções mais relevantes nesta faixa etária.

Reconstrução de Mama

No Brasil, o Instituto Nacional do Câncer (INCA) estimou para 2014 o surgimento de 57.120 casos novos de câncer de mama[23]. É o segundo tipo de câncer mais frequente no mundo, e é o câncer mais comum entre as mulheres, respondendo por 22% dos casos novos a cada ano. Se diagnosticado e tratado oportunamente, o prognóstico é relativamente bom. Infrequente antes dos 35 anos, acima desta faixa etária sua incidência cresce rápida e progressivamente. A reconstrução mamária tem como objetivo o restabelecimento físico e psicológico da mulher[22]. Através da reconstrução, tenta-se restituir uma nova mama com aspecto estético natural e obtenção da simetria mamária. A reconstrução mamária pode ser imediata, quando é realizada no mesmo tempo cirúrgico da cirurgia oncológica proposta, ou tardia, quando é realizada alguns meses ou anos após a mastectomia ou quadrantectomia.

Existem inúmeras técnicas descritas para reconstrução da mama, que devem se adequar para cada caso específico de mulher. As mais utilizadas em nosso meio são reconstruções com expansores teciduais e implantes mamários, retalhos musculocutâneos, como o retalho do músculo transverso do reto do abdome (TRAM) e o retalho do músculo grande dorsal, até reconstruções mais complexas, com retalhos microcirúrgicos[22].

Na maioria dos casos, é necessário mais de um tempo cirúrgico para a completa reconstrução e a simetrização, a reconstrução do complexo areolopapilar. Atualmente, o cirurgião plástico pode oferecer melhor resultado estético-funcional obedecendo aos princípios oncológicos modernos, que permitem menor ressecção cutânea e muscular, com preservação do grande peitoral, sem implicações das margens de segurança. O cirurgião deve expor didática e cuidadosamente todas as opções à paciente, demonstrando as vantagens e limitações de cada método, e o que melhor se adaptaria à parceria terapêutica constituída pela paciente, pelo oncologista e o cirurgião plástico[23].

As principais complicações pós-operatórias são: necrose parcial ou total dos retalhos, hematomas, seromas, necrose gordurosa, infecção, assimetrias e contratura capsular quando os implantes são utilizados.

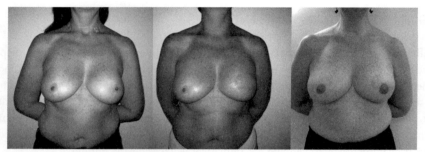

Figura 19.6 – Paciente no pré-operatório de mastectomia por câncer na mama esquerda (foto à esquerda), resultado após reconstrução imediata com retalho do músculo grande dorsal (foto central) e o resultado após reconstrução da papila e tatuagem da região areolar (foto à direita).

Úlceras de Membros Inferiores

A etiologia mais comum das úlceras de membros inferiores é a insuficiência venosa crônica. O tratamento é difícil, demorado e muitas vezes frustrante. As alterações de pigmentação da pele são irreversíveis[24].

O tratamento consiste em acompanhamento conjunto com a cirurgia vascular para melhora da insuficiência venosa, repouso, compressão e curativos. Úlceras complicadas com necrose e infecção precisam ser desbridadas e em casos selecionados pode-se realizar cobertura cutânea com enxertos de pele[25].

Câncer de Pele

De acordo com dados do INCA (2013), o câncer de pele é o mais frequente no Brasil e corresponde a 25% de todos os tumores malignos registrados no país[26]. Apresenta altos percentuais de cura, se for detectado precocemente. Entre os tumores de pele, o tipo não melanoma é o de maior incidência e mais baixa mortalidade. O câncer de pele é mais comum em pessoas com mais de 40 anos. Pessoas de pele clara, sensível à ação dos raios solares, ou com doenças cutâneas prévias, são as principais vítimas[27].

Como a pele – maior órgão do corpo humano – é heterogênea, o câncer de pele não melanoma pode apresentar tumores de diferentes linhagens. As mais frequentes são o carcinoma basocelular, responsável por 70% dos diagnósticos, e o carcinoma epidermoide, representando 25% dos casos. O carcinoma basocelular, apesar de mais incidente, é também o menos agressivo[27].

O melanoma cutâneo é um tipo de câncer de pele que tem origem nos melanócitos e tem predominância em adultos brancos. O melanoma representa apenas 4% das neoplasias malignas da pele, apesar de ser o mais grave devido à sua alta possibilidade de metástase.

As reconstruções necessárias após a retirada de um câncer de pele são as mais variadas possíveis e dependem do tipo de tumor, da localização da lesão e do grau de invasão tumoral. Na maioria das vezes é possível realizar reconstruções com retalhos locais de tecidos do entorno, porém reconstruções mais complexas com retalhos musculares e até retalhos microcirúrgicos podem ser necessárias[27].

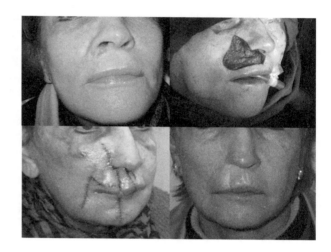

Figura 19.7 – Paciente submetida a exérese de carcinoma espinocelular em região nasolabial e reconstrução com retalho de Abbé, que é o retalho de transposição do lábio inferior para o lábio superior associado ao retalho nasogeniano.

CUIDADOS PÓS-OPERATÓRIOS

Os cuidados pós-operatórios das mulheres no período do climatério não são diferentes dos mesmos para pacientes de outras faixas etárias. Atenção deve ser dada à profilaxia para trombose venosa profunda (TVP) e tromboembolismo pulmonar (TEP), já que muitas dessas mulheres apresentam a idade pontuando como fator de risco e algumas ainda fazem uso da terapia hormonal, o que aumenta ainda mais o risco de eventos tromboembólicos[28].

CONSIDERAÇÕES FINAIS

As mulheres em processo de envelhecimento preocupam-se, cada vez mais, em manter um padrão estético jovem com o auxílio de cirurgias plásticas, além de outros tratamentos estéticos e cosméticos. Nessa perspectiva, uma boa interação entre cirurgiões plásticos, ginecologistas e outros profissionais da área da saúde proporcionará a realização de tratamentos cirúrgicos seguros, resultando em um envelhecimento belo e saudável.

REFERÊNCIAS BIBLIOGRÁFICAS

1. IBGE - Instituto Brasileiro de Geografia e Estatística. Atlas do Censo Demográfico 2010. Rio de Janeiro; 2013. 256p.
2. Thoma A, Ignacy TA, Li YK, Coroneos CJ. Reporting the level of evidence in the Canadian Journal of Plastic Surgery: Why is it important? Can J Plast Surg 2012;209 (1):12-16.
3. Fonseca AM, Sauerbronn AVD, Bagnoli VR. Terapia de reposição hormonal. In: Piato S. Tratado de Ginecologia. São Paulo: Editora Artes Médicas; 1997. p. 509.
4. Makrantonaki E, Bekou V, Zouboulis CC. Genetics and skin aging. Dermatoendocrinol 2012;4(3):280-4.
5. Pandolfo MLM. O Processo de Envelhecimento. [Monografia de conclusão de pós-graduação em estética e cosmetologia]. Universidade Veiga de Almeida do Rio de Janeiro; 2011.
6. Kim EJ, Kim MK, Jin XJ, Oh JH, Kim JE, Chung JH. Skin aging and photoaging alter fatty acids composition, including 11,14,17-eicosatrienoic acid, in the epidermis of human skin. J Korean Med Sci 2010;25(6):980-3.
7. Calvin M, Dyson M, Rymer J, Young SR. The effects of ovarian hormone deficiency on wound contraction in a rat model. Br J Obstet Gynnaecol 1998;105(2):223-7.
8. Sator PG, Sator MO, Schmidt JB, Huber JC, Hönigsmann H. Measurement of skin thickness by high-frequency ultrasound to objectify the effects of hormone replacement therapy in the perimenopause. Ultraschall Med 2001;22(5):219-24.
9. Piérard GE, Humbert P, Berardesca E, Gaspard U, Hermanns-Lê T, Piérard-Franchimont C. Revisiting the cutaneous impact of oral hormone replacement therapy. Biomed Res Int 2013;2013:1-7.
10. Thornton MJ. Estrogens and aging skin. Dermatoendocrinol 2013;5(2):264-70.
11. Ashcroft GS, Greenwell-Wild T, Horan MA, Wahl SM, Ferguson NW. Topical estrogen accelerates cutaneous wound healing in aged humans associated with an altered inflammatoty response. Am J Pathol 1999;155:1137-46.
12. Margolis DJ, Knauss J, Bilker W. Hormone replacement therapy and prevention of pressure ulcers and venous leg ulcers. Lancet 2002;359:675-7.
13. Rockwell WB, Cohen IK, Ehrlich HP. Keloids and hypertrophic scars: a comprehensive review. Plast Reconstr Surg 1989;84(5):827-37.
14. Audino MCF, Schmitz A. Cirurgia plástica e envelhecimento. RBCEH 2012;1:21-6.
15. Sugamata A. Infraeyebrow blepharoplasty for blepharochalasis of the upper eyelid: its indication and priority. Plast Surg Int 2012;2012:1-5.
16. Oestreicher J, Mehta S. Complications of blepharoplasty: prevention and management. Plast Surg Int 2012;2012:1-10.
17. Cheng CM. Cosmetic use of botulinum toxin type A in the elderly. Clin Interv Aging 2007;2(1):81-3.
18. Bagatin E, Miot HA. How to design and write a clinical research protocol in cosmetic dermatology. An Bras Dermatol 2013;88(1):69-75.
19. Saldanha O, Maloof RG, Dutra RT. Lipoabdominoplastia – Técnica Saldanha. In: Mélega JM. Cirurgia Plástica: Os princípios e a Atualidade. Rio de Janeiro: Guanabara Koogan; 2011. p.1202-10.
20. Conselho Federal de Medicina. Resolução nº 1.711/03. Brasília-DF; 2003.
21. Nelson RA, Colohan SM, Sigurdson LJ, Lalonde DH. Practice profiles in breast reduction: A survey among Canadian plastic surgeons. Can J Plast Surg 2008;16(3):157-67.
22. Robutti BG, Lupo G. Chirurgia plástica del seno e della regione mammaria. Itália: Minerva Medica; 1970. p. 172.
23. Rubin JP, Landfair AS, Shestak K, Lane D, Valoski A, Chang Y et al. Health characteristics of postmenopausal women with breast implants. Plast Reconstr Surg 2010;125(3):799-810.
24. Petherick ES, Cullum NA, Pickett KE. Investigation of the effect of deprivation on the burden and management of venous leg ulcers: a cohort study using the THIN database. PLoS One 2013;8(3):e58948.
25. Herber OR, Schnepp W, Rieger MA. A systematic review on the impact of leg ulceration on patients quality of life. Health Qual Life Outcomes 2007;5:44.
26. Instituto Nacional do Câncer (Brasil). Estimativa de Câncer 2012. Rio de Janeiro: INCA; 2013.

27. Pannicci CJ, Reavey PL, Kaweski S, Hamill JB, Hume KM, Wilkins EG et al. A randomized controlled trial of skin care protocols for facial resurfacing: lessons learned from the plastic surgery educational foundation's skin products assessment research study. Plast Reconstr Surg 2011;127(3):1334-42.
28. Pannucci CJ, Wachtman CF, Dreszer G, Bailey SH, Portschy PR, Hamill JB et al. The effect of post-operative enoxaparin on risk for re-operative hematoma. Plast Reconstr Surg 2012;129(1):160-8.

20 | Aspectos legais dos direitos da mulher

- Mônica Lopez Vazquez
- Cláudio Barsanti

A lei acompanha as mudanças históricas e sociais. Ela foi modificada pela batalha feminista. Em passado recente, havia a possibilidade de alegação, pelo agressor da mulher, de legítima defesa da honra. Neste diapasão, a mulher poderia ser considerada a causadora da reação violenta do homem que, por sua vez, comparativamente às situações de legítima defesa, teria atuado com motivação. Mesmo em casos de homicídio, se o agressor não fosse completamente absolvido, ao menos, poderia se beneficiar de atenuantes, para justificar sua conduta.

Atualmente, a sociedade rechaça esse tipo de julgamento. Ainda que o marido surpreenda a esposa em adultério, não se aceita mais, de modo inquestionável, a legítima defesa da honra. Pelos entendimentos atuais predominantes, não haveria mais ofensa à honra do marido pelo adultério da esposa, posto não haver honra conjugal. A honra caracterizar-se-ia por ser pessoal e própria de cada indivíduo.

No fim do século passado, principiando-se em países nórdicos, surgiu um novo ramo do direito, denominado "Direito das Mulheres", com a finalidade de descrever, entender e explicar a situação jurídica das mulheres. Em nosso País, os direitos das mulheres, inicialmente requisitados por uns e questionados por outros, foram tomando assento graças às mudanças históricas, políticas e sociais recentes. Para abordar os direitos da mulher brasileira, na atualidade, não se pode deixar de mencionar, em primeiro lugar, o avanço que a Constituição Federal de 1988 trouxe neste campo. Esta foi um grande marco e, por ser a "Lei Maior" do país, rompeu com um sistema legal prévio altamente discriminatório. A mulher foi contemplada, nesta ocasião, com diversos dispositivos inovadores, sendo um dos mais relevantes, o artigo 5º, que em seu Inciso I, se refere à igualdade entre homens e mulheres.

Desta forma, foi lançado o princípio fundamental na relação humana, que trata da eliminação das desigualdades de gênero. Na mesma Carta Magna, o art. 226, em seu parágrafo 5º, assegura que os direitos e deveres na sociedade conjugal devem ser exercidos de forma igualitária entre o homem e a mulher. Passamos de uma sociedade patriarcal para uma nova situação, em que os direitos e os deveres, tanto de homens como de mulheres se mostram como iguais. não sendo mais possível qualquer questionamento sobre prioridades ou importância entre eles[1,2].

Hoje, a mulher, quando se casa, pode optar em manter o seu nome de solteira ou acrescentar o sobrenome de seu cônjuge. Direito igual tem o homem. Em desejando, pode ser ele o consorte a adicionar o sobrenome de sua esposa. Destruiu-se o caráter impositivo de que apenas a esposa poderia "aceitar" o acréscimo de sobrenome. Não se fala mais em "pátrio poder", mas sim, em "poder de família", demonstrando a igualitária importância dos dois sexos, detentores de direitos e também de deveres, na condução dos rumos da família. Neste mesmo caminho, a guarda compartilhada de filhos, quando da separação de casais, já é caracterizada por inúmeros julgados de nossos Tribunais. Acrescentaram-se direitos e deveres às duas partes.

Por outro lado, o maior questionamento dos deveres dos homens, com o subsequente reconhecimento das prerrogativas das mulheres, vem impedindo – ou ao menos dificultando – que indivíduos mal intencionados possam se amparar em falsas escusas para questionar direitos das mulheres. Embora, para alguns, e nos dias de hoje, pleno século XXI, possam parecer lógicas estas possibilidades, estes direitos femininos há ínfimo tempo atrás não eram sequer imaginados. Caracterizou-se um grande avanço nas conquistas das mulheres e um verdadeiro exercício de direito, não só delas, mas de todos os indivíduos – mulheres e homens – de nosso País[3,4].

Não só no campo das relações familiares os progressos se fizeram presentes. No âmbito trabalhista, outros avanços expressivos surgiram, tais como a licença maternidade de 4 meses – e atualmente, em algumas empresas de 6 meses – e a proibição de diferenças de salário por motivo de sexo, exercício de funções e critérios de admissão. O trabalho da mulher passou a receber, desde então, proteção legal sólida. Embora se saiba que o mercado de trabalho, de maneira inexplicável e inadmissível, pratique diferenças de salários entre homens e mulheres, no caso de que se caracterize a igualdade de funções, o questionamento jurídico é possível e, se adequadamente documentado, poderá trazer o ressarcimento devido à parte requisitante.

Legalmente, há no Brasil, no momento atual, elevado patamar em relação aos direitos da mulher. Porém, na prática, muitos direitos que foram conquistados nos diplomas legais infelizmente continuam sendo desrespeitados. Embora a Constituição Federal e outros títulos jurídicos tenham dado uma nova proteção à mulher, ainda restam comportamentos discriminatórios e intolerantes. Direitos básicos da mulher, como cidadã, são aviltados, não raramente pelas pessoas de seu convívio mais próximo[1].

Neste contexto, a violência doméstica, lamentavelmente, é ainda muito comum nos dias de hoje. E, mesmo antes da Carta Magna, este tipo de violência nem deveria legalmente subsistir, visto que o Código Penal já criminalizava diversas atitudes características da violência. A violência doméstica continua como um grave problema a ser enfrentado pela sociedade contemporânea. É uma drástica forma de violência que não obedece a fronteiras, leis, classe social ou idade. Continua a ocorrer em nosso País, diariamente, a despeito da existência de diversos dispositivos constitucionais de proteção aos direitos humanos[5].

Não é raro que o ginecologista se depare com pacientes que relatam tal queixa, cabendo-lhe conhecer o assunto, lidar com a problemática e fornecer orientações para estas mulheres. Além do mais, deve o profissional médico estar atento que, não infrequentemente, estas vítimas não detêm, àquele momento, o discernimento psicológico para quantificar o abuso sofrido e, muito menos, o conhecimento de que possuem o direito de serem amparadas e protegidas pela lei e seus órgãos controladores.

A violência contra a mulher atinge todas as faixas etárias, etnias, religiões e níveis socioculturais, sendo engano crer que existiria classe ou tipo de mulher que não seria atingida. O que ocorre é que a violência doméstica costuma ser, ainda hoje, ocultada pela própria mulher, que sofre as agressões calada. Vivencia a mulher, diuturnamente, a agressão que se faz silenciosa e inexistente às demais pessoas que lhe circundam, e com que ela convivem.

Em São Paulo, os dados alarmantes das Delegacias Especializadas demonstraram que, em 84,3% dos casos de delitos domésticos, as vítimas eram do sexo feminino. De 849 inquéritos policiais instaurados em duas Delegacias de Defesa da Mulher de São Paulo, 81,5% se referiram a lesões corporais dolosas.

Segundo as estatísticas do Setor Técnico de Apoio às Delegacias de Defesa da Mulher do Estado de São Paulo, foram registradas 187.282 ocorrências contra a mulher, sendo 92.682 denúncias de lesões corporais, 4.402 de maus-tratos e 90.198 de ameaças. Há a estimativa de que uma em cada cinco brasileiras sofra algum tipo de violência. E o mais grave: muitos desses abusos não são denunciados, confirmando, ainda, que a mulher, em nossa sociedade, continua sofrendo mutilações, físicas e psicológicas, sem que os covardes agressores respondam por seus atos, ou sequer sejam questionados. É o descrito como pacto do silêncio.

O Brasil, apesar de possuir leis que tratam de combater a violência doméstica, ainda demonstra o despreparo na condução dos casos. Em parte pela passividade das pessoas envolvidas, pela ausência de denúncias e, também, pela demora policial e jurídica na condução dos casos conhecidos. Desta forma, muitos acontecimentos ainda permanecem sem solução. Como já enfatizado, a impunidade, não raro, tem como própria fonte a mulher vitimizada, que receia buscar o auxílio. Como a maioria dos casos ocorre no ambiente familiar, a denúncia depende da vontade da vítima. Entretanto, como parte, o Poder Público também é responsável, pois as medidas para minimizar o sofrimento e efetivamente auxiliar a mulher são muito tímidas e de difícil acesso[6].

Este dano adicional causado à mulher, que advém do funcionamento inadequado do Sistema Público, é conhecido como "Vitimização Secundária". Além de sofrer pelos fatos decorrentes da agressão, a vítima padece, adicionalmente, com o descaso do sistema público, podendo se agregar aos males já existentes danos psíquicos, sociais e econômicos, gerados pela falta da adequada condução e aplicação da lei. Embora com inúmeras dificuldades, as vítimas não deveriam esmorecer na busca de auxílio.

A violência sexual também pode, e deve, ser mais facilmente detectada pelo médico. Cabe lembrar que existem diversas formas de violência contra a mulher, merecendo todas as formas a devida atenção e imediata orientação pelo profissional atendente. O médico que socorre a mulher vitimizada deve se lembrar que, além dos danos visíveis, há outros que não se revelam facilmente, porém, igualmente, trazem graves prejuízos à mulher. Desta forma, o atendimento torna-se complexo, necessitando de equipe multiprofissional e multidisciplinar[7].

Embora seja o presente objetivo apresentar os aspectos legais da violência contra a mulher, não se pode deixar de destacar a obrigatoriedade de que o atendimento médico deva priorizar a saúde da paciente, em toda a sua totalidade. Inclui-se nesta toada o reconhecimento do acontecido, por parte do médico atendente, além do imediato tratamento e da adequada orientação sequencial. Mesmo em casos de violência sexual, antes da preocupação com o resguardo das provas, a atenção deve ser dirigida à saúde da mulher, sendo as demais medidas tomadas em etapa ulterior. Contudo, estas não podem ser olvidadas por nenhum dos partícipes do atendimento da vítima.

A Constituição Federal, em seu artigo 226, parágrafo 8º, estabeleceu que a família mereceria proteção a todos seus integrantes, sendo obrigação do Estado criar os mecanismos para coibir a violência no âmbito de suas relações. Dada a característica genérica da citada Lei, foi necessária a criação de outra específica, o que ocorreu com a promulgação da Lei 11.340/2006, conhecida como "Lei Maria da Penha"[8].

A Lei de Violência Doméstica e Familiar Contra a Mulher recebeu o nome de Lei Maria da Penha Maia, em homenagem à mulher que lutou por 20 anos para condenar seu agressor. Tornou-se o símbolo contra a violência doméstica, depois que seu marido tentou matá-la por duas vezes, deixando-a paraplégica. Esta cearense atuou, incansavelmente, em movimentos sociais contra a violência e impunidade, no intuito de que outras pessoas não viessem a sofrer o que ela vivera por diversos anos em sua vida.

A definição de "Violência Doméstica e Familiar Contra a Mulher" é encontrada na Lei 11.340/2006, como sendo qualquer ação ou omissão baseada no gênero que lhe cause morte, lesão, sofrimento físico, sexual ou psicológico e dano moral ou patrimonial. A definição pode estender-se a série de atos praticados, geralmente progressivamente, com intuito de forçar a mulher a abandonar os seus preceitos e identidade. Por conceito, o agressor atua com o intuito de abolir os suportes desta identidade e eliminar os desejos, autonomia e liberdade da vítima.

A força e o vigor, que seriam características positivas no ser humano, como forma de enfrentamento da vida, revelam-se extremamente nocivas quando transmutadas em violência. Violência que insiste no uso da força física, psicológica ou intelectual, com a finalidade de obrigar outra pessoa a fazer algo, constrangendo-a, tolhendo-a de sua liberdade, impedindo-a de manifestar seus desejos. Esta submissão da mulher ao domínio de outrem é forma de violação dos direitos essenciais do ser humano.

Importante assinalar que a violência tem múltiplas facetas e que pode se apresentar por diversos modos. Assim, ela pode ser subdivida, em razão de sua forma de manifestação, nos seguintes tipos: física, sexual, psíquica, patrimonial ou moral. Os diversos tipos podem, nas situações concretas, mesclarem-se. Muitas vezes, a violência inicia-se de forma mais branda e tende a progredir, agravando-se com o tempo e, não raramente, passando a estar presente nas diversas esferas de acometimento.

A violência pode ocorrer em diversos momentos da vida social da mulher, tanto em ambiente privado como também em âmbito público, como nos casos de assédio moral e sexual. Entretanto, sabidamente, as práticas mais violentas e de maior frequência transcorrem dentro do lar, antagonicamente, o local em que a pessoa deveria estar mais protegida[9].

Pela definição legal, a violência física é caracterizada como qualquer conduta que ofenda a integridade ou saúde corporal da mulher; a psicológica, como a atitude que cause dano emocional e/ ou diminuição da autoestima; a sexual, como qualquer conduta que constranja a mulher a presenciar, manter ou participar de relação sexual não desejada, mediante intimidação, ameaça, coação ou uso da força; a violência patrimonial é considerada como a ação que leve a qualquer forma de retenção, subtração, destruição parcial ou total de bens de qualquer natureza, pertencentes à mulher; a moral é entendida como a atitude do agressor que se cristalize como forma de calúnia, difamação ou injúria à vítima.

De acordo com a lei, o local de ocorrência da violência doméstica não se restringe ao espaço demarcado pelo recinto do domicílio, mas se amplia. Qualquer espaço pode ser cenário da violência doméstica, desde que o agressor tenha ou tenha tido relação íntima de afeto com a mulher e tenha convívio ou convivido com a ofendida.

Com a "Lei Maria da Penha" ficou determinada a criação do Juizado Especial de Violência Doméstica e Familiar contra a Mulher, com o precípuo fim de agilizar os processos. Assim, as investigações passariam a ser mais detalhadas, sem que houvesse prejuízo no tocante ao tempo da elucidação do ocorrido. Outras modificações foram trazidas pelo novo diploma legal, como no caso da penalização, em que se aumentou, de 1 para 3 anos, o tempo máximo de prisão do agressor, além de melhoria nos mecanismos de proteção das vítimas[8]. Também, com a nova Lei, houve alteração substancial, ao acabar com as penas pecuniárias, permitindo, ao Juiz, a determinação de comparecimento obrigatório do agressor a programas de recuperação, que lhe sejam atribuídos por sentença.

A mulher em situação de violência doméstica e familiar, por força da Lei, deverá ser assistida pelo Poder Público. Caberá a proteção policial (art. 10) para efetivar o seu encaminhamento aos serviços de saúde, o seu abrigo em local seguro, conjuntamente com seus dependentes, se for o caso, além do seu acompanhamento ao local da ocorrência/domicílio, para a retirada de seus pertences (art. 11).

O juiz deverá determinar as medidas emergenciais protetivas à mulher, quanto ao agressor, tais como: encaminhamento da mulher e dependentes a programas de proteção; recondução ao domicílio após afastamento do agressor; afastamento da mulher do lar, sem prejuízo aos seus direitos; separação de corpos (art. 23); restituição de bens subtraídos pelo agressor; proibição temporária de celebração de contratos sobre a propriedade comum; suspensão de procurações conferidas pela mulher ao agressor; depósito judicial por caução provisória por perdas e danos materiais (art. 24).

Havia diferenças entre o já disposto no Código Penal e a Lei 11.346/2006, e a última permitiu alterações no aludido Código. Assim, o texto do Código Penal foi alterado em seu artigo 61, inciso II, letra "f".

Era, originalmente, assim descrito:

"Art. 61. São circunstâncias que sempre agravam a pena, quando não constituem ou qualificam o crime:
(..)II - ter o agente cometido o crime:
f) com abuso de autoridade ou prevalecendo-se de relações domésticas, de coabitação ou de hospitalidade".

Com a mudança, ocorrida em 2006, o texto foi ampliado para acrescentar: *"ou violência contra a mulher na forma da lei específica."*. Este acréscimo não modifica o cerne do agravamento da penalidade, mas traz reforço à nova Lei.

Outra inovação da Lei Maria da Penha é a extinção de aplicação de penas pecuniárias ou que resultem em pagamento de multa ou cesta básica (art. 17, Lei 11.340/2006). Esta mudança implica em maior rigor na punição aos condenados por violência doméstica contra a mulher, não se permitindo que o agressor se veja livre de uma sanção que restrinja seus direitos individuais, pela simples compensação pecuniária[8].

Também com a Lei Maria da Penha, houve mudança no artigo 129 do Código Penal, que trata de lesões corporais, acrescentando-lhe a violência doméstica. O desrespeito aos direitos da mulher, dentre os quais se destaca a violência doméstica, indubitavelmente, deve ser erradicado. Contudo, apenas as mudanças no ordenamento legal não serão suficientes. É necessária a mudança social. Neste caso, as mudanças históricas e sociais deverão acompanhar a Lei[10].

Enquanto a violência doméstica for a realidade e se conviver com esta problemática, o ginecologista pode ser forte aliado da mulher que é vítima de agressões, como reconhecedor do fato ocorrido e como apontador dos caminhos que a paciente tem à sua disposição. Por isso, deve o médico estar atento para a sua detecção, preparado para orientar e dar seguimento ao caso, lembrando a possibilidade de ocorrência em qualquer faixa etária e camada social.

REFERÊNCIAS BIBLIOGRÁFICAS

1. Constituição da República Federativa do Brasil: promulgada em 05 de outubro de 1988.
2. Araújo N, Montebello M. Proteção internacional aos direitos da mulher. In: Direitos humanos, globalização econômica e integração regional: desafios do direito constitucional internacional. Piovesan F. São Paulo: Max Limonad; 2002.
3. Pereira CMS. Instituições de Direito Civil, V. 14ª ed. Rio de Janeiro: Editora Forense; 2004.
4. Lei nº 10.406, de 10 de janeiro de 2002. Código Civil Brasileiro.
5. Decreto-Lei Nº 2.848, de 7 de dezembro de 1940. Código Penal.
6. Piovesan F. Direitos humanos e o direito constitucional internacional. 5ª ed. São Paulo: Max Limonad; 2002.
7. Lima SMRR. Estupro. In: Tratado de Ginecologia. Halbe HW. 3ª ed. São Paulo: Editora Roca; 2000.
8. Lei nº 11.340, de 7 de agosto de 2006. Lei Maria da Penha.
9. Saffioti H, Almeida SS. Violência de gênero: poder e impotência. Rio de Janeiro: Editora Revinter; 1995.
10. Souza SR. Comentários à lei de combate à violência contra a mulher. Curitiba: Editora Juruá; 2007.

PARTE 4

Aspectos Específicos: cuidados preventivos

21 | Peculiaridades das cardiopatias na mulher

- Elizabeth Regina Giunco Alexandre
- Sônia Maria Rolim Rosa Lima

É sabido que, como todas as outras disciplinas, a medicina é um espelho da sociedade em que está inserida. Até meados dos anos 1980, manteve-se um olhar restrito em relação à saúde feminina. Dessa forma, seu enfoque estava direcionado à especificidade biológica e social da mulher enquanto mãe e doméstica, restringindo-a aos aspectos ligados aos seus órgãos reprodutivos, gravidez e parto[1].

A partir da década de 1990, a saúde feminina emergiu como um campo de conhecimento científico e de pesquisa em grande expansão, gerando importantes implicações para a prática clínica e para a formação médica. O *National Institute of Health* (NIH), nos EUA, criou em 1990 o *Office of Research on Women's Health* (ORWH), com o objetivo de ampliar o conhecimento médico nesta área[2].

Até então, as informações usadas na elaboração de diagnósticos clínicos em mulheres tinha como base estudos conduzidos em populações predominantemente masculinas. Exemplo mais sólido deste fato é a exportação para o sexo feminino de informações obtidas através de ensaios sobre cardiopatia isquêmica com população exclusivamente masculina, visto que se acreditava que era doença própria do sexo masculino[2].

A partir de 1990, o *National Institutes of Health* (NIH) introduziu a política de inclusão de mulheres nos estudos de pesquisa envolvendo seres humanos e, a partir de 1994, exigiu que a análise de resultados fosse feita por sexo. Posteriormente, os cuidados médicos ambulatoriais passaram a integrar o documento – *1998 National Ambulatory Medical Care Survey* – e forneceram uma visão sobre a maneira como as mulheres recebiam cuidados médicos, bem como a qualidade do seu conteúdo[3]. A análise deste estudo levou à conclusão de que a falta de padrões uniformes de atendimento, principalmente na área de prevenção, e a fragmentação dos cuidados de rotina médica, resultavam em um atendimento mal coordenado e incompleto.

Em seguida, foi apresentado em 2001 um relatório do *Institute of Medicine – Exploring the Biological Contribution to Human Health: Does Sex Matter?*, que mostrou a importância das diferenças entre os sexos na compreensão dos mecanismos fisiopatológicos das doenças[4].

EPIDEMIOLOGIA

A doença cardiovascular é a principal causa de mortalidade nos países desenvolvidos e em desenvolvimento, tanto para os homens quanto para as mulheres. Entende-se por doença cardiovascular principalmente a insuficiência coronária, o acidente vascular cerebral e a insuficiência vascular periférica, que têm como processo fisiopatológico de base o acometimento aterosclerótico dos vasos[5].

No Brasil, as principais causas de mortalidade feminina estão relacionadas com as doenças do aparelho circulatório, como o acidente vascular cerebral (AVC) e o infarto do miocárdio, que

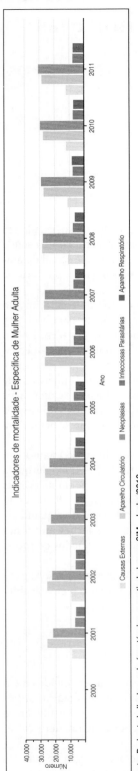

Fonte: Dados trabalhados, pela área técnica, a partir do banco: SIM - Junho/2013

Figura 21.1 – Gráfico das principais causas de mortalidade das mulheres no período reprodutivo (19 a 59 anos) desde 2001 até 2011.

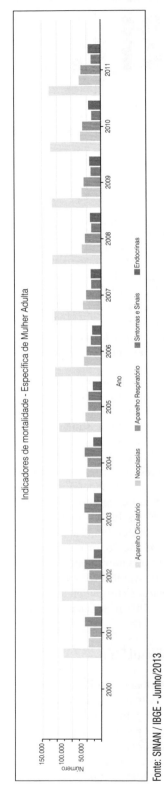

Fonte: SINAN / IBGE - Junho/2013

Figura 22.2 – Gráfico das principais causas de mortalidade na mulher acima de 60 anos, desde 2001 até 2011.

aparecem em primeiro lugar, representando 34,2% das causas de morte[5]. As Figuras 21.1 e 22.2 representam, respectivamente, os gráficos das principais causas de mortalidade das mulheres no período reprodutivo (19 a 59 anos) e na mulher acima de 60 anos, desde 2001 até 2011[6].

A partir dos anos 1980, observamos um decréscimo na mortalidade cardiovascular graças ao desenvolvimento de ferramentas diagnósticas e terapêuticas eficazes, no entanto, o decréscimo foi mais acentuado para o sexo masculino. Contudo, desde o ano 2000 observou-se um declínio da mortalidade feminina, que se deve à combinação entre controle dos fatores de risco e aplicação bem-sucedida de tratamentos baseados na evidência científica das terapias clínicas e cirúrgicas, do que propriamente da redução da incidência da doença, segundo relatório do NHBLI[7].

No Brasil, as doenças cerebrovasculares e as isquêmicas do coração apresentaram redução no período de 2000 a 2010. A taxa das doenças cerebrovasculares em mulheres, como o AVC, caiu de 43,87 em 2000, para 34,99 em 2010. As doenças isquêmicas do coração, como o infarto, também tiveram a taxa reduzida de 34,85 para 30,04[5].

As mulheres desenvolvem a doença mais tardiamente que os homens, em geral 10 anos, com acentuado aumento após a menopausa, o que induz a hipótese de que mudanças no período transicional aumentem o risco cardiovascular. Antes da menopausa, os eventos coronarianos são raros e predominantemente associados ao tabagismo. Mulheres com menopausa precoce (antes dos 40 anos) apresentam redução da expectativa de vida de 2 anos, quando comparadas com mulheres que apresentaram sua menopausa na idade normal ou mesmo mais tardiamente. O estudo WISE (*Women's Ischemia Syndrome Evaluation*) mostrou que mulheres jovens com deficiência estrogênica endógena têm o risco quintuplicado para doença coronária[8].

CLASSIFICAÇÃO DO RISCO CARDIOVASCULAR

A *American Heart Association* publicou, em 2011, uma atualização da Diretriz sobre Prevenção da Doença Cardiovascular nas Mulheres, estratificando-as em três categorias[9]:

Alto risco	Doença arterial coronariana estabelecida
	Doença cerebrovascular
	Doença arterial periférica
	Aneurisma de aorta abdominal
	Doença renal crônica
	Diabetes mellitus
	Escore de Framingham > 10% em 10 anos
De risco	Tabagismo
	PA ≥ 120 x 80 mmHg ou hipertensão arterial tratada
	Colesterol total ≥ 200 mg/dL, HDL-C < 50 mg/dL ou dislipidemia tratada
	Obesidade, particularmente abdominal
	Dieta inadequada
	Sedentarismo
	História familiar para DCV prematura em parentes de 1º grau
	Síndrome metabólica
	Evidência de aterosclerose subclínica avançada (calcificação coronária, placa carotídea ou espessamento mediointimal)
	Baixa capacidade de exercício no teste ergométrico ou recuperação anormal da FC após a interrupção do exercício
	Doença vascular sistêmica autoimune (lúpus, artrite reumatoide)
	História de pré-eclâmpsia, diabetes gestacional ou hipertensão arterial induzida pela gestação

Saúde cardiovascular desejável	Colesterol < 200 mg/dL (sem tratamento) PA < 120 x 80 mmHg (sem tratamento) Glicemia de jejum < 100 mg/dL (sem tratamento) IMC < 25 kg/m² Não tabagista Atividade física para adulto > 20 anos: 150 min/sem de atividade física moderada ou 75 min/sem de atividade física intensa Dieta saudável (p. ex.: *dash diet*)

FATORES DE RISCO

O termo fator de risco foi utilizado pela primeira vez na literatura médica, em 1961, por William Kannel, um dos pioneiros do *Framingham Heart Study,* e implica em causalidade e previsão de evento futuro[10].

De modo bem prático, podemos classificar os fatores de risco em duas categorias: modificáveis e não modificáveis (Tabela 21.1).

Tabela 21.1
Classificação dos Fatores de Risco

Fatores de Risco Modificáveis	*Fatores de Risco Não Modificáveis*
LDL-colesterol	Idade
HDL-colesterol	Sexo
Triglicérides	História familiar
Hipertensão arterial	
Tabagismo	
Diabetes	
Obesidade/obesidade abdominal	
Sedentarismo	

A confecção da placa aterosclerótica requer a presença e exposição a fatores de risco que, ao longo de anos, a produzirão. Cerca de 90% dos pacientes com doença cardiovascular estiveram previamente expostos a pelo menos um fator de risco. O estudo INTERHEART, realizado em 52 países e publicado em 2004, identificou nove fatores de risco mensuráveis e potencialmente modificáveis que poderiam resultar em 90% de redução de risco de mortalidade por infarto do miocárdio[11].

Os principais fatores de risco envolvidos, de acordo com o estudo INTERHEART[11], pela ordem de importância na América Latina são: relação cintura/quadril, ou melhor, a adiposidade abdominal, tabagismo, colesterol e triglicérides aumentados, hipertensão arterial, depressão, diabetes e estresse permanente. Foram identificados como fatores protetores: atividade física regular, consumo moderado de álcool e consumo diário de frutas e legumes (Tabela 21.2).

Há algumas particularidades quanto aos fatores de risco, na comparação entre homens e mulheres:

Tabela 21.2 – Fatores de Risco e Protetores para Doenças Cardiovasculares

Fator de Risco	% de Controles		Razão de Chance (IC de 95%)	
	AL	IH-GLOBAL	AL	IH-GLOBAL
ApoB/ApoA1*	42	32	2,31 (1,83-94)	3,0 (2,8-3,3)
Tabagismo†	48,1	48,1	2,31 (1,97-2,71)	2,26 (2,1-2,4)
Diabetes mellitus	9,54	7,2	2,59 (2,09-3,22)	3,16 (2,9-3,49)
Hipertensão	29,1	20,8	2,81 (2,39-3,31)	2,41 (2,3-2,6)
Razão Cintura-Quadril*	48,6	31,2	2,49 (1,97-3,14)	2,22 (2,1-2,4)
Depressão	28,9	15,8	1,17 (0,98-1,38)	1,6 (1,5-1,7)
Estresse permanente‡	6,8	3,9	2,81 (2,07-3,82)	2,1 (1,8-2,4)
Exercício regular	22	18,9	0,67 (0,55-0,82)	0,7 (0,65-0,76)
Álcool	19,4	11,9	1,05 (0,86-1,27)	0,78 (0,74-0,84)
Fruta e/ou legumes diariamente	15	16,3	0,69 (0,57-0,83)	0,78 (0,73-0,84)
Todos os fatores de risco acima combinados			63 (23,7-168)	71,8 (51,5-100)

IH-GLOBAL: Indivíduos na amostra geral do INTERHEART excluindo a AL; AL: América Latina; * 1º versus 3º tercil; † Nunca versus Atual e ex-fumante; ‡ Nunca versus permanente
Para os fatores de proteção (dieta, exercício e álcool), a % no grupo de controle e os RAPs são fornecidos para o grupo sem estes fatores.

Idade

As mulheres em geral são 10 anos mais velhas que os homens por ocasião da manifestação da doença cardiovascular, e isto ocorre ao redor dos 45 anos nos homens e 55 anos nas mulheres.

Lípides

Até a menopausa o HDL-colesterol é mais elevado nas mulheres e o LDL-colesterol menos, entretanto, no período após a menopausa as concentrações séricas de HDL diminuem e as do LDL aumentam, definindo um padrão pró-aterogênico. O HDL baixo é preditor de doença coronária (DAC) em mulheres, assim como os triglicérides elevados, como foi demonstrado em uma metanálise de 17 estudos, publicada em 1996, que apontou que o risco relativo para DAC em pacientes com hipertrigliceridemia era 32% nos homens e 76% nas mulheres[12]. (Nota dos Editores: Vide Capítulo 29.)

Diabetes

O diabetes impõe um risco relativo maior para o desenvolvimento da doença cardiovascular nas mulheres do que nos homens, particularmente para a doença aterosclerótica coronária (RR 3,3 para mulheres e RR 1,9 para homens) quando ajustado para a idade e outros fatores de risco[13].

Dados do Framingham Heart Study mostram que o diabetes aumenta significativamente o risco de desenvolver doença cardiovascular (HR 2,5 para mulheres e 2,4 para os homens) e de morte quando a DCV está presente (HR 2,2 para as mulheres e de 1,7 para os homens)[14].

Assim sendo, a presença de diabetes elimina a "vantagem feminina" de baixa prevalência da doença coronária. (Nota dos Editores: Vide Capítulo 27.)

Síndrome Metabólica (SM)

Estudos iniciais de metanálise observaram um aumento de risco cardiovascular para portadores de SM (RR 1,78, 95% CI 1,58-2,00)[14]. Entretanto, uma metanálise de 87 estudos com 951.083 pacientes mostrou um maior risco cardiovascular (RR 2,63) associado a SM[15].

O risco tende a ser maior nas mulheres (RR 2,63) do que nos homens (RR 1,98) e o mecanismo responsável pode estar associado a adiposidade abdominal (mais acentuada após a menopausa), ao perfil lipídico mais aterogênico após a menopausa, à maior associação de triglicérides elevados com doença coronária entre as mulheres[12]. A SM no sexo feminino também está associada à síndrome dos ovários policísticos, ao uso de contraceptivos orais e ao diabetes gestacional.

A prevalência da SM está altamente relacionada à idade, atingindo maior percentual entre mulheres acima de 60 anos de idade (54,4%)[14]. No Brasil, em estudo apresentado no *The North American Menopause Society* – NAMS – 2008 – EUA, a prevalência da SM segundo critérios de IDF e NCEP-ATP-III foi semelhante[16]. (Nota dos Editores: Vide Capítulos 29 e 30.)

Hipertensão Arterial

A hipertensão arterial é a doença mais comum da vida adulta do homem. Nos EUA, um em cada três adultos são hipertensos e, até os 45 anos de idade, a hipertensão é mais comum no sexo masculino, entre 45 e 64 anos a incidência é igual, mas após os 65 anos o sexo feminino supera o masculino[14].

A hipertensão arterial é duas a três vezes mais comum em mulheres que fazem uso de contraceptivos orais, quando comparadas com as que não o utilizam. Dados americanos do NHANES e BRFSS estimam que a prevalência da hipertensão em adultos acima dos 30 anos é de 37,6% para os homens e de 40,1% para as mulheres[14]. (Nota dos Editores: Vide Capítulo 28.)

Tabagismo

É o grande fator de risco para infarto do miocárdio em mulheres jovens, sendo mais danoso para o coração das mulheres do que para o dos homens. Aumenta em 57% o risco de infarto no sexo feminino em relação ao masculino.

Em geral, uma mulher que fuma morre 14,5 anos antes do que a que não fuma, e o *Nurse's Health Study* mostrou, ainda, que fumar um a quatro cigarros por dia dobra o risco de infarto ou de óbito cardiovascular[17].

Em 2013 foram publicados os resultados de cinco estudos de coorte, onde foi demonstrado que o risco para doença coronária x tabagismo em população acima de 55 anos está aumentando. Entre as mulheres, o RR ajustado para multivariáveis aumentou de 2,00 (95% IC; 1,88-2,13) registrado no *Cancer Prevention Study II* (CPF II) para 2,86 (95%IC; 2,65-3,0)[17].

Esses estudos concluem que para homens e mulheres entre 55-74 anos, 2/3 das mortes por doença coronária são atribuíveis ao tabagismo. O risco para doença coronária em fumantes é maior para os mais jovens do que para os mais idosos. O risco atribuível para as mulheres é de 81% (entre 50-59 anos), de 71% (entre 60-69 anos) e de 68% (acima de 70 anos)[17].

Sedentarismo

A inatividade física está relacionada a maior risco de desenvolvimento da doença aterosclerótica coronária e é responsável por 12,2% da carga global do infarto do miocárdio, após a contabilização de fatores de risco tais como tabagismo, diabetes, hipertensão arterial, obesidade abdominal, perfil lipídico e fatores psicossociais. O sedentarismo é maior entre as mulheres do que entre os homens (31% *versus* 28,6%) e aumenta com a idade[14]. Somente 17% das mulheres alcançaram as recomendações da 2008 *Federal Physical Activity Guidelines* em 2011[18].

Um estudo de revisão sistemática e metanálise mostrou um benefício ligeiramente maior da atividade física para as mulheres (RR 0,85 para os homens *versus* 0,83 para as mulheres), bem como que a maior redução na mortalidade ocorreu quando indivíduos menos ativos começavam a praticá-la[19]. (Nota dos Editores: Vide Capítulo 14.)

PREVENÇÃO DA DOENÇA CARDIOVASCULAR

As recomendações para a prevenção estão categorizadas como intervenções no estilo de vida (Nota dos Editores: Vide Capítulos 13, 14 e 15), em fatores de risco e intervenções medicamentosas, com base na Diretriz Americana para Prevenção da Doença Cardiovascular na Mulher, publicada em 2011[9].

O texto está organizado conforme Graus de Recomendação e Níveis de Evidência, detalhados na Tabela 21.3.

Tabela 21.3 Graus de Recomendação e Níveis de Evidência	
Graus de Recomendação	*Definição*
I Definitivamente recomendado (evidência excelente)	Eficácia e efetividade comprovada
II Aceitável	Seguro, útil, requer confirmação definitiva
IIa Evidência muito boa	Considerado tratamento de escolha
IIb Evidência razoável	Considerado tratamento opcional
III Aceitável	Sem utilidade, pode ser prejudicial.
Níveis de Evidência	*Definição*
A	Derivado de estudos randomizados com grande número de pacientes ou metanálise
B	Derivado de estudos randomizados ou não, com número limitado de pacientes ou registro de observação
C	Opinião de especialistas, pequenos estudos, estudos retrospectivos e registros

Intervenções no Estilo de Vida

Tabagismo

Evitar o cigarro ativa e passivamente; sugerir a reposição de nicotina ou outros medicamentos em conjunto com terapia comportamental ou de cessação tabágica formal. (Classe I, nível B.)

Atividade Física

As mulheres devem ser aconselhadas a acumular pelo menos 150 min/semana de exercício moderado ou 75 min/semana de exercício vigoroso, ou uma combinação equivalente de atividade física aeróbica moderada e de intensidade vigorosa. A atividade aeróbia deve ser realizada em episódios de pelo menos 10 minutos, de preferência ao longo de toda a semana (Classe I, Nível de evidência B).

As mulheres que precisam perder peso ou manter a perda de peso devem ser aconselhadas a acumular um mínimo de 60 a 90 min/semana de atividade física, pelo menos, moderada (por exemplo, caminhada rápida) de preferência diariamente (Classe I, Nível de evidência B).

Reabilitação Cardíaca

A reabilitação cardiovascular deve ser estimulada em todas as pacientes que sofreram episódios coronarianos recentes ou revascularização miocárdica, angina, AVC, doença arterial periférica (I,A) ou sintomas de ICC e FE ≤ 35% (Classe I, Nível de evidência B).

Dieta

Estimular o consumo de dieta rica em frutas, vegetais, grãos integrais e fibras. Consumir peixes duas vezes por semana; limitar o consumo de colesterol até 300 mg/dia; álcool a um *drink/* dia (uma taça de vinho, um copo de cerveja); a ingestão de sal deve ser até 2,3 g/dia (uma colher de chá).

Ácidos graxos ômega-3 podem ser considerados em mulheres com hipercolesterolemia e/ ou hipertrigliceridemia, para prevenção primária ou secundária, por exemplo, cápsulas de EPA 1.800 mg/dia. Lembrar que suplementos de óleo de peixe podem conter quantidades variáveis de EPA e DHA, que são os ingredientes realmente ativos (Classe IIb, nível B).

Gestantes devem evitar peixes com alto potencial de contaminação por mercúrio. No Brasil, peixes como tucunaré, cação, peixe-espada, cavala, pescada branca e tainha-curimã podem apresentar concentrações elevadas de mercúrio.

Peso

Deve-se manter o peso através de adoção de dieta, atividade física e terapia comportamental, de tal forma que o índice de massa corpórea (IMC) permaneça entre 20 e 25 kg/m^2 (Classe I, Nível B).

Depressão

Recomenda-se a avaliação e o tratamento para mulheres com doença arterial coronária, em razão da elevada prevalência desta associação. (Nota dos Editores: O item Depressão não foi incluído nessa nova Diretriz. Devido à importância do tema, foi aqui incluído[20].)

Intervenções em Fatores de Risco e Intervenções Medicamentosas

Pressão Arterial

O nível tensional desejável é < 120/80 mmHg e deve ser estimulado através da adoção de hábitos de vida saudáveis (I,B). A farmacoterapia está indicada quando, após a adoção das medidas não farmacológicas, a pressão arterial se mantém acima de 140/90 ou, caso a paciente seja diabética ou renal crônica PA ≥ 130/80. As classes terapêuticas recomendadas são: antagonistas da enzima de conversão da angiotensina (IECA), antagonistas do receptor da angiotensina (BRA), betabloqueadores e diuréticos. Diuréticos tiazídicos devem fazer parte dos esquemas terapêuticos, a menos que seja contraindicado ou se houver indicação convincente para outros agentes (Classe I, Nível de evidência A).

Inibidores do sistema renina/angiotensina são contraindicados na gestação e devem ser usados com cautela em mulheres em idade fértil. (Nota dos Editores: Vide Capítulo 28.)

Lípides

As concentrações séricas desejáveis idealmente são: LDL-C < 100 mg/dL, HDL-C > 50 mg/dL, triglicérides (TGC) < 150 mg/dL e não HDL-C < 130 mg/dL (Classe I, Nível de evidência B). A farmacoterapia está indicada de acordo com a estratificação de risco, recomendando-se:
- muito alto risco – LDL-C < 70 mg/dL (aterosclerose significativa);
- alto risco – LDL-C < 100 mg/dL;
- de risco – LDL-C < 130 mg/dL se houver associação de fatores de risco;
- LDL-C < 160 mg/dL se hipercolesterolemia isolada;

As estatinas são os fármacos de primeira escolha para tratamento da hipercolesterolemia, atuando mais significativamente na redução do LDL-C, mas também reduzindo TGC e elevando HDL-C. Niacina ou fibratos podem ser usados quando o HDL-C estiver abaixo de 50 mg/dL ou o não HDL-C elevado (> 130 mg/dL), em mulheres de alto risco, depois de atingidas as metas de LDL-C (Classe IIb, Nível de evidência B). (Nota dos Editores: Vide Capítulo 29.)

Diabetes

Modificações do estilo de vida, isto é, dieta adequada e atividade física, bem como farmacoterapia, devem ser recomendadas com a finalidade de manter a hemoglobina glicada abaixo de 7%. (Nota dos Editores: Vide Capítulo 27.)

Cardiopatia Isquêmica na Mulher

O diagnóstico da doença isquêmica do coração na mulher se reveste de peculiaridades, de tal forma que constitui um indiscutível desafio aos cardiologistas. Cerca de 2/3 dos infartos são diagnosticados como primeira manifestação de insuficiência coronária, ocorrendo sem sinais ou sintomas prodrômicos que possam nortear médicos ou mulheres. O quadro clínico pode ser atípico, com queixas como fadiga, dispneia, náuseas ou dispepsia e a angina, sintoma de elevada prevalência no sexo feminino, pode estar ausente por ocasião do infarto agudo[21].

A mortalidade é maior no sexo feminino para eventos cardiovasculares em todas as dimensões: hospitalar pós-infarto, tardia e pós-revascularização. Possivelmente se deve ao retardo do diagnóstico e do início do tratamento, bem como a menor agressividade praticada pelos médicos quanto à implementação das recomendações de diretrizes.

Pesquisas têm demonstrado que o comportamento funcional do sistema cardiovascular da mulher difere do homem e isso está relacionado à população específica de receptores estrogênicos, progestagênicos e androgênicos em células endoteliais, células da musculatura lisa e células miocárdicas[22].

Fatores de risco convencionais como diabetes, tabagismo, triglicérides elevados e HDL-C baixo conferem risco mais elevado em mulheres do que em homens. Doenças sistêmicas autoimunes conferem maior probabilidade de risco às mulheres principalmente entre as mais jovens, e fatores de risco exclusivos, tais como pré-eclâmpsia, diabetes gestacional e hipertensão induzida pela gravidez podem se apresentar na mulher muito precocemente durante os anos reprodutivos[23].

A fisiopatologia da doença isquêmica na mulher é consideravelmente diferente. De modo geral, há um menor grau de obstrução da artéria coronária e maior propensão à instabilização da placa por erosão, principalmente entre as mais jovens[23].

Cerca de 20% das mulheres que apresentam testes funcionais isquêmicos têm cinecoronariografia sem lesões coronárias no território epicárdico e constituem a denominada disfunção microvascular/angina microvascular, que se caracteriza pela tríade: angina, testes funcionais isquêmicos e cinecoronariografia normal. A razão desse comportamento se deve à isquemia no território microvascular coronário, e essa condição é mais comum no sexo feminino. A angina no sexo feminino está mais relacionada à disfunção microvascular do que propriamente a estenose coronária epicárdica. Mulheres sintomáticas (angina) com disfunção microvascular apresentam maior mortalidade, quando comparadas com mulheres assintomáticas[23].

Mulheres com angina estável e ausência de obstrução coronária epicárdica têm o triplo de probabilidade de experimentar um evento cardíaco no primeiro ano após o cateterismo. Além disso, as mulheres com doença microvascular coronária têm um prognóstico intermediário, pior do que as mulheres normais, mas melhor do que as que têm doença epicárdica obstrutiva. A disfunção microvascular coronária também pode estar relacionada com a insuficiência cardíaca diastólica com fração de ejeção preservada. Esta entidade é mais prevalente no sexo feminino, até o momento é pobremente compreendida e a correlação com disfunção microvascular é uma hipótese recente que requer estudos futuros[24].

A estratificação do risco cardiovascular faz parte da prática clínica a ser implementada em toda mulher. A prática clínica e o programa de prevenção a serem aplicados à paciente ficam estabelecidos a partir do seu grau de risco.

REFERÊNCIAS BIBLIOGRÁFICAS

1. Alexandre ERG, Lima SMRR, Aoki T. Prevenção e compreensão das doenças cardiovasculares na mulher: é questão de gênero? Arquivos Médicos dos Hospitais e da Faculdade de Ciências Médicas da Santa Casa de São Paulo. 2008; 53:133-4.
2. Agency for Healthcare Research and Quality. Results of Systematic Review of Research on Diagnosis and Treatment of Coronary Heart Disease in Women. Evidence Report/Technology Assessment Number 80. AHRQ Publication Number 03-E034. Washington, DC: US Department of Health and Human Services; 2003.
3. National Ambulatory Medical Care Survey. National Center for Health Statistics, 1998. Disponível em: www.cdc.gov. Acessado em:28/01/2014
4. Wizemann TM, Pardue ML. Exploring the biological contributions to human health: does sex matter? Institute of Medicine. National Academy of Sciences; 2001. p 1-267.
5. Ministério da Saúde. Saúde Brasil 2011: uma análise da situação de saúde e a vigilância da saúde da mulher. Brasília: Ministério da Saúde; 2012, v. 1.
6. SAGE. Sala de Apoio a Gestão Estratégica. Disponível em: www.saude.gov.br/sage Acessado em: 15/01/2014
7. Wenger NK. Evidence for Women Must Inform Emerging Prevention Strategies for Women The Female Heart Is Vulnerable to Cardiovascular Disease: Emerging Prevention. Circ Cardiovasc Qual Outcomes. 2010;3:118-119.

8. Maas AHEM, Appelman YEA. Gender differences in coronary heart disease. Netherland Heart Journal. 2010;18(12):598-602.
9. Mosca L, Benjamin EJ, Berra K et al.; American Heart Association. Effectiveness-based guidelines for the prevention of cardiovascular disease in women--2011 update: a guideline from the American Heart Association. J Am Coll Cardiol. 2011;57(12):1404-23.
10. Kannel WB, Dawber TR, Kagan A et al. Factors of risk in the development of coronary heart disease: 6-year follow-up experience. The Framingham Study. Ann Intern Med. 1961;55:33-50.
11. Yusuf S, Hawken S, Ounpuu S et al.; INTERHEART Study Investigators. Effect of potentially modifiable risk factors associated with myocardial infarction in 52 countries (the INTERHEART study): case-control study. Lancet. 2004;364(9438):937-52.
12. Hokanson JE, Austin MA. Plasma triglyceride level is a risk factor for cardiovascular disease independent of high density level: a meta-analysis of population-based prospective studies. J Cardiovasc Risk. 1996;3:213-9.
13. Barret-Connor el, Cohn BA, Wingard DL et al. Why is Diabetes Mellitus a Stronger Risk factor for fatal Ischemic heart Disease in Women than Men? The Rancho Bernardo Study. JAMA. 1991;265(5):627-631.
14. Go AS, Mozaffarian D, Roger VL et al.; on behalf of the American Heart Association Statistics Committee and Stroke Statistics Subcommittee. Heart disease and stroke statistics—2014 update: a report from the American Heart Association. Circulation. 2014; 128:e6-e245.
15. Montillo S, Filion KB, Genest J et al. The Metabolic Syndrome and Cardiovascular Risk A Systematic Review and Meta-Analysis. JACC. 2010;(56)14:1113-32.
16. Lima SMRRL, Reis BF, Botogoski SR, Saito S, Aoki T. Multicentric studied of the prevalence of metabolic syndrome using NCEP-ATP III and IDF definitions in brazilian women after menopause. Abstract Book.19th Annual Meeting september 24-28. 2008. p. 55.
17. U.S. Department of Health and Human Services. The Health Consequences of Smoking—50 Years of Progress. A Report of the Surgeon General. Atlanta, GA: U.S. Department of Health and Human Services, Centers for Disease Control and Prevention, National Center for Chronic Disease Prevention and Health Promotion, Office on Smoking and Health, 2014. January 2014. Disponível em: www.surgeongeneral.gov/library/reports/50-years-of-progress/ Acessado em: 04/02/2014
18. Go AS, Mozaffarian D, Roger VL et al.; on behalf of the American Heart Association Statistics Committee and Stroke Statistics Subcommittee. Heart disease and stroke statistics—2013 update: a report from the American Heart Association. Circulation. 2013;127:e6-e245.
19. Woodcock J, Franco OH, Orsini N, Roberts I. Non-vigorous physical activity and all-cause mortality: systematic review and meta-analysis of cohort studiesInternational Journal of Epidemiology 2011;40:121-138.
20. Evidence-based guidelines for cardiovascular disease prevention in women: 2007 update. Circulation. 2007;115: Disponível em: www.circ.ahajournals.org Acessado em: 09/01/2014
21. Alexandre ERG, Brasil CKOI, Del Monaco MI, Sette JBC. Cardiopatia Isquêmica e Doença Coronária não Obstrutiva. Peculiaridades das cardiopatias na Mulher. Revista da Socesp. 2009(19);4:511-24.
22. Mendelsohn ME, Karas RH. Molecular and Cellular Basis of Cardiovascular Gender Differences. Science 2005;308:1583-87.
23. Patel AR, Kramer CM. Assessing cardiovascular risk in women. J AM Coll Cardiol. 2013;62(20):1877-1879.
24. Sedlak TL, Lee M, Izadnegahdar M, Bairey-Merz CN. Sex differences in clinical outcomes in patients with stable angina and no obstructive coronary artery disease. Am Heart J. 2013(166);1:38-44.

22 | Osteopenia e Osteoporose

- Almir Antonio Urbanetz
- Gislaine Paviani
- Almir Antonio Lara Urbanetz

CONCEITO

A osteopenia/osteoporose é uma doença comum que acomete cerca de 44 milhões de homens e mulheres americanos, o que corresponde a 55% da população com mais de 50 anos[1]. Predomina no sexo feminino em cerca de 80% dos casos. Nos Estados Unidos (EUA), a doença está presente em 17% de todas as mulheres após a menopausa, e em 30% daquelas com mais de 65 anos[2]. No Brasil, estima-se que cerca de 10 milhões de indivíduos tenham a doença e que 2,4 milhões sofrerão algum tipo de fratura a cada ano[3].

A Organização Mundial da Saúde (OMS) define osteoporose como redução da massa óssea associada ao desarranjo da microarquitetura óssea, que resulta em maior fragilidade óssea e risco aumentado de fraturas[4]. Nos primeiros anos após a menopausa, em resposta ao hipoestrogenismo, ocorre rápida perda da massa óssea[5]. O declínio na densidade mineral óssea (DMO) e na integridade estrutural resulta em aumento do risco para osteoporose em mulheres[6]. A principal consequência clínica é a fratura osteoporótica, que ocorre principalmente no colo do fêmur, na vértebra lombar e no punho[7].

Fraturas de coluna vertebral geralmente ocorrem a partir dos 55 anos e causam dor (presente em 1/3 dos casos), perda de altura, cifose e morbidade significativa, principalmente quando são múltiplas. A prevalência de fraturas vertebrais é de 42% para mulheres com idade avançada ou que tenham uma massa óssea diminuída. Fraturas do colo do fêmur são as repercussões mais graves da osteoporose, pois resultam em uma taxa de mortalidade que pode chegar a 20% em 1 ano em indivíduos com mais de 70 anos e até 40% em indivíduos com mais de 80 anos. Entre aqueles que sobreviveram, 50% ficarão permanentemente incapacitados[8-11].

FISIOLOGIA DA FORMAÇÃO ÓSSEA/PATOGENIA

Existem dois tipos de ossos no esqueleto adulto: o osso trabecular e o cortical. O osso cortical é denso, compacto, representa 80% do esqueleto e constitui a parte externa das estruturas esqueléticas. O osso trabecular preenche a parte interna de ossos, como corpos vertebrais e a pelve. Este é o responsável pelo suprimento nos estados de deficiência mineral, pelo fato de ser o mais metabolicamente ativo, portanto é o primeiro a sofrer as ações do hipogonadismo[2,8,12].

Durante a vida, a mulher perde em torno de 50% do osso trabecular e 30% do cortical. A perda do osso trabecular se inicia após os 30 a 35 anos e a do cortical, após os 50 anos. É inevitável a perda de massa óssea ao longo da vida, tanto na pré quanto após a menopausa[2,8,12].

O processo de remodelamento ósseo é dinâmico e depende basicamente de duas células: o osteoclasto e osteoblasto. Os osteoclastos têm como função a reabsorção óssea. São controlados por diversos fatores hormonais que regulam sua inibição/proliferação. O estrogênio exerce efeito sobre os osteoclastos, promovendo a inibição do recrutamento celular. Os osteoblastos, por sua vez, têm como função a produção de matriz óssea. O equilíbrio entre as atividades de reabsorção/produção mantém a massa óssea inalterada. Quando ocorre um desequilíbrio, pode advir a osteoporose. Essa desarmonia pode surgir tanto da hiperatividade dos osteoclastos quanto da disfunção dos osteoblastos[2,8,13].

ETIOLOGIA

A osteoporose pode ser primária ou secundária. A primária é a mais comum e resulta da perda óssea decorrente da menopausa ou do envelhecimento. A secundária é aquela causada por alterações decorrentes de condições mórbidas preexistentes ou do uso de medicações.

Osteoporose Primária

Osteoporose após a menopausa geralmente surge nos primeiros 10 anos após a última menstruação. A deficiência de estrogênio é a causa de base dessa doença. Acredita-se que o déficit hormonal aumente fatores indutores da reabsorção óssea ou aumente a sensibilidade óssea aos efeitos reabsortivos do paratormônio (PTH). Em nível intestinal, a queda hormonal promove diminuição da absorção de cálcio. Estudos mais recentes mostraram receptores de estrogênio nos osteoblastos, sugerindo diminuição da osteogênese após a menopausa. Osteoporose senil: ocorre após os 70 anos em ambos os sexos. Decorre da diminuição da formação óssea devido a reduzida capacidade renal em produzir $1,25(OH)_2D_3$ (forma mais ativa da vitamina D), o que resulta na diminuição da absorção intestinal de cálcio[2,13,14].

Osteoporose Secundária

Acomete ambos os sexos, em qualquer idade. Está associada a condições que resultem no aumento da reabsorção ou diminuição da formação óssea (Tabela 22.1)[8,13,14].

Tabela 22.1 Diversas Causas de Osteoporose Secundária[8,13,14]	
Causas de Osteoporose Secundária	
Doenças endócrinas	Tireotoxicose
	Síndrome de Cushing
	Hipogonadismo
	Diabetes mellitus
	Hiperparatireoidismo
	Deficiência de GH
	Acromegalia
Doenças do tecido conjuntivo	Osteogênese imperfeita
	Síndrome de Marfan
	Síndrome de Ehlers-Danlos
	Homocistinúria
	Lisinúria
	Síndrome de Menkes
	Escorbuto

Continua >>

> > Continuação

Tabela 22.1
Diversas Causas de Osteoporose Secundária[8,13,14]

Causas de Osteoporose Secundária	
Doenças renais	Insuficiência renal crônica
	Acidose tubular renal
Distúrbios nutricionais, hepáticos e gastrointestinais	Má absorção (doença celíaca, doenças inflamatórias intestinais etc.)
	Nutrição parenteral total
	Gastrectomia
	Cirurgia de derivação para obesidade mórbida
	Hepatopatia crônica
	Síndrome de Menkes
	Escorbuto
	Anorexia nervosa
Distúrbios hematopoéticos	Discrasias plasmocitárias: mieloma múltiplo e macroglobulinemia
	Mastocitose sistêmica
	Leucemia e linfomas
	Anemia falciforme e talassemia menor
	Doença de Gaucher
	Policitemia
Distúrbios cromossômicos	Síndrome de Turner
	Síndrome de Klinefelter
Miscelânia	Imobilização prolongada
	Artrite reumatoide
	Gravidez e lactação
	Osteoporose relacionada ao exercício
	Doença óssea metastática
	Disautonomia familiar (síndrome de Riley-Day)
	Distrofia simpático-reflexa
Medicamentosa	Glicocorticoides, hormônios tireoidianos, heparina, varfarina, quimioterápicos, ciclosporina, anticonvulsivantes, lítio, hidróxido de alumínio, análogos do GnRH, inibidores de aromatase, glitazonas, inibidores da bomba de prótons, etc.

FATORES DE RISCO

Os principais determinantes do risco de osteoporose são o pico de massa óssea e a velocidade de perda óssea. O pico de massa óssea é atingido no final da segunda década de vida e é extremamente variável de acordo com a genética – fatores não modificáveis e fatores exógenos, como ingestão de álcool, sedentarismo, idade da puberdade, entre outros fatores modificáveis. A partir da terceira década de vida, inicia-se o processo de perda óssea, tornando-se mais evidente nas mulheres após a menopausa. Portanto, o processo de perda óssea é inerente ao envelhecimento humano (Tabela 22.2)[2,15,16].

Os principais fatores de risco para osteoporose incluem: aumento da idade particularmente nas mulheres após a menopausa, corticoterapia, artrite reumatoide, história de fragilidade óssea ou fratura, hipogonadismo, baixa DMO, tabagismo, consumo excessivo de álcool. Além disso, história familiar de fraturas e deficiência de vitamina D são fatores de risco adicionais[17].

Tabela 22.2
Fatores de Risco e o Tipo de Osteoporose[2,15,16]

Tipo de Osteoporose	Fator de Risco
Osteoporose primária	Não modificável
	• Sexo feminino
	• Idade avançada
	• Raça branca
	• História familiar de osteoporose
	• História pessoal de fratura prévia
	Potencialmente modificável
	• Deficiência de estrogênio
	• Menopausa prematura
	• Índice de massa corpórea < 19 kg/m^2
Osteoporose secundária	• Hipogonadismo
	• Alcoolismo
	• Má absorção intestinal
	• Anorexia nervosa
	• Terapia prolongada com glicocorticoides
	• Uso de anticonvulsivantes
	• Imobilização prolongada
	• Hiperparatireoidismo
	• Hipertireoidismo

QUADRO CLÍNICO

O quadro clínico da paciente com osteopenia/osteoporose não é muito abundante. Queixas relacionadas a desordem motora devem ser consideradas e avaliadas cuidadosamente. A dor em região lombar é o sinal mais indicativo de compressão vertebral. Diminuição da estatura e mobilidade também alertam sobre alterações importantes na arquitetura óssea.

Entretanto, o sinal mais evidente e catastrófico da osteoporose é a fratura. Estudos recentes sugerem que o aumento da mortalidade persiste por 10 anos após a fratura de quadril e 1 ano após fratura vertebral[18]. As fraturas mais comuns e mais danosas são: quadril, vertebral e parte distal do antebraço, chamada de fratura de Colle's.

DIAGNÓSTICO

O diagnóstico da osteoporose se faz através da medida da densidade mineral óssea (DMO) e da radiografia simples. Exames laboratoriais e marcadores bioquímicos são mais utilizados para avaliação de osteoporose secundária e acompanhamento das taxas de perda óssea, risco de fratura e resposta ao tratamento. Nenhum exame complementar dispensa uma boa avaliação clínica – anamnese e exame físico[8,11,13].

Na anamnese é importante avaliar as queixas dos pacientes e questionar sobre função gonadal como menarca, ciclos menstruais, menopausa, padrão nutricional, hábitos de vida como sedentarismo, a ingesta alcoólica, ingesta de medicações. No exame físico, observar estigmas característicos como estrias violáceas, baixa estatura, índice de massa corporal (IMC), cirurgias disabsortivas, escleras azuladas, entre outras. Apesar dos vários sinais que podem ser observados num paciente com osteoporose, geralmente ela é assintomática[8,13].

DENSIDADE MINERAL ÓSSEA (DMO)

A técnica mais utilizada para avaliação e acompanhamento da DMO é a medida da absorção de dupla energia de raios X (DXA), pois ela fornece medições precisas em sítios esqueléticos clinicamente relevantes. É um exame sensível, preciso, rápido e seguro. As desvantagens são: é um aparelho grande, caro e que utiliza radiação ionizante, ainda que em baixas doses. As medidas geralmente são feitas na coluna lombar (L1-L4 ou L2-L4) e no colo do fêmur, pois são os lugares mais acometidos pelas fraturas. A avaliação é feita através de desvios-padrões (DP) em relação a uma média feita com adultos jovens entre 20-29 anos (escore "T") e uma média feita entre adultos da mesma idade (escore "Z"). Para cada DP de diminuição na DMO o risco de fratura aumenta em 1,5 a três vezes[2,12].

A OMS propôs os seguintes critérios para diagnóstico de osteopenia/osteoporose, considerando o escore T, descritos na Tabela 22.3.

Tabela 22.3 Valores da Densitometria Mineral Óssea (Modificado)[4]	
Densidade Mineral Óssea (DMO)	
Normal	DMO de até 1 desvio-padrão (DP) em relação ao adulto jovem (escore T)
Osteopenia	DMO entre −1 DP e −2,4 DP
Osteoporose	DMO menor que −2,5 DP
Osteoporose grave	DMO menor que −2,5 DP, associada a uma ou mais fraturas patológicas

Existem divergências na literatura quanto às indicações para realização de densitometria (Quadro 22.1). Em geral, a densitometria não deve ser repetida em menos de 1 ano[1].

A NAMS – *The North American Menopause Society*[19] recomenda que a DMO deve ser avaliada nas seguintes populações:

- todas as mulheres de 65 anos ou mais, independentemente dos fatores de risco clínicos;
- mulheres após a menopausa com causas médicas de perda óssea como exemplo: uso de corticosteroides, hiperparatireoidismo, independentemente da idade;
- mulheres após a menopausa com 50 anos ou mais com fatores de risco adicionais: fratura após menopausa, peso menor que 57,7 kg ou IMC menor que 21 kg/m^2, História familiar de fratura de quadril, tabagismo, artrite reumatoide, ingesta de álcool de maior que duas unidades por dia (uma unidade = 360 mL de cerveja ou 120 mL de vinho ou 30 mL de licor);
- mulheres após a menopausa com fratura por fragilidade óssea, como em queda da sua própria altura.

Mais detalhes do exame densitométrico são abordados no Capítulo 49. Os demais métodos diagnósticos, como tomografia computadorizada quantitativa (TCQ), ultrassonografia e radiografia são discutidos com mais detalhes no Capítulo 47.

> ## Quadro 22.1 – Indicações de Densitometria Mineral Óssea segundo os Critérios da *National Osteoporosis Foundation*[1]
>
> Indicações para Realizar a Densitometria Mineral Óssea (DMO)
>
> 1. Mulheres com mais de 65 anos e homens com mais de 70 anos, independentemente da presença ou não de fatores de risco
> 2. Mulheres jovens após a menopausa e homens com idade entre 50-69 anos, com associação a fatores de risco
> 3. Mulheres na transição menopausal com fator de risco aumentado para fratura, com associação a baixo peso corporal, história prévia de fratura pós-trauma pequeno ou em uso de medicação de risco
> 4. Adultos com história de fratura após os 50 anos
> 5. Adultos com doenças prévias (p. ex.: artrite reumatoide) ou em uso de corticoterapia por longos períodos, com associação a baixa massa óssea ou perda óssea
> 6. Qualquer paciente candidato à terapia farmacológica para osteoporose
> 7. Qualquer paciente em tratamento para osteoporose, com a intenção de monitorar o efeito do tratamento
> 8. Qualquer paciente que não esteja em vigência de tratamento para osteoporose mas que apresente evidência de perda óssea que indique o tratamento
> 9. Mulheres após a menopausa que irão interromper a terapia estrogênica deverão ser consideradas para realização do teste
> 10. Deficiência estrogênica em mulheres com fatores de risco
> 11. Mulheres na pós-menopausa ou homens com idade maior que 50 anos, se houver fraturas ou anormalidades vertebrais
> 12. Indivíduos com hiperparatireoidismo primário
> 13. Pacientes recebendo ou planejando fazer uso de corticoterapia a longo prazo

EXAMES LABORATORIAIS

A avaliação laboratorial deve ser direcionada aos achados na anamnese e no exame físico. Porém, uma rotina básica de exames deve ser requisitada para investigação inicial, entre eles hemograma, velocidade de sedimentação das hemácias (VHS), creatinina, cálcio sérico, fósforo sérico, fosfatase alcalina, albumina sérica, TSH e parcial de urina, que são abordados nos Capítulos 45 e 46. Num paciente com osteoporose típica, nenhum outro exame complementar é necessário. Na suspeita de osteoporose secundária ou frente a alguma alteração importante e sugestiva de doença secundária durante o exame físico, outros exames laboratoriais devem ser solicitados seguindo o devido rastreio clinico. Exames como TSH, T_4 livre, T_3, PTH, teste de supressão com dexametasona, dosagem de 25-hidroxivitamina D, anticorpo antigliadina e/ou antiendomísio fazem parte da investigação complementar[8,13,15].

MARCADORES BIOQUÍMICOS DE REMODELAÇÃO ÓSSEA

Os marcadores bioquímicos refletem as taxas globais de formação e reabsorção óssea e têm sido utilizados em pesquisas, avaliação clínica para predizer a perda óssea, o risco de fratura, a fim de selecionar pacientes para uso de drogas antirreabsortivas e para monitoração de resposta terapêutica. Os principais marcadores de formação óssea são a fosfatase alcalina, osteocalcina e pró-peptídeo do colágeno tipo I (PINP e PICP), todos dosados no soro. Já os marcadores de reabsorção, como o N-telopeptídeo e o C-telopeptídeo, podem ser dosados tanto no soro quanto na urina[1].

Os valores desses marcadores são geralmente mais elevados em pacientes com osteoporose do que em indivíduos normais pareados. É sabido que valores maiores que 2 desvios-padrões estão relacionados com o aumento de duas vezes o risco de fraturas. Após o início do tratamento podem ser repetidos em 3-6 meses para avaliação terapêutica[1].

PREVENÇÃO/TRATAMENTO

Diversas medidas para diminuição do risco de fraturas têm sido recomendadas à população em geral. A prevenção é a melhor forma de tratamento, uma vez que nenhuma medida farmacológica restaura completamente a massa óssea perdida. A ideia da prevenção visa maximizar o pico de massa óssea e reduzir a perda associada ao processo natural de envelhecimento. As terapias para prevenção e tratamento da osteoporose incluem medidas farmacológicas e não farmacológicas[15]. Daremos ênfase, neste capítulo, para as medidas preventivas não farmacológicas.

Como outras condições crônicas, a osteoporose tem uma origem multifatorial. Se admitirmos que pelo menos 46-62% da variação na densidade mineral óssea (DMO) dependem de fatores genéticos, consequentemente ao redor de 38-54% da variação da DMO podem ser modificados por fatores ambientais, sendo que a nutrição participa em grande parte desse processo[20,21].

Uma dieta balanceada é importante para o desenvolvimento e a manutenção óssea, bem como para a saúde em geral. Algumas populações, como mulheres acima de 65 anos, sem dentes, com redução de apetite por alguma causa, ou por desordens alimentares, podem não consumir adequadamente minerais e vitaminas para manter uma ótima massa óssea. Mulheres idosas que perdem peso têm risco de perda óssea acelerada e alto risco de fratura de quadril[22].

MEDIDAS NÃO FARMACOLÓGICAS

Ingesta Adequada de Cálcio e Vitamina D

É aconselhado que todos os indivíduos, indiferentemente da idade, ingiram 1.200 mg de cálcio diariamente para que ocorra um adequado pico de massa óssea e consequente saúde óssea. Um consumo superior a 1.500 mg de cálcio não mostra efeitos ósseos superiores, além de aumentar o risco de nefrolitíase e doenças cardiovasculares (Tabela 22.4)[1,23].

Homens e mulheres com mais de 50 anos consomem em media 600 a 700 mg de cálcio por dia. O aumento da ingesta é a primeira medida na abordagem da osteoporose e a suplementação só está indicada quando a ingestão adequada não for atingida. A vitamina D é fundamental para a absorção do cálcio. A *National Foundation of Osteoporosis* (NOF) recomenda a ingesta de 800 a 1.000 UI de vitamina D em adultos com mais de 50 anos. Essa ingesta mantém o nível de 25-hidroxivitamina D em 30 ng/mL ou mais, o que é considerado normal. Pacientes com doenças disabsortivas devem receber doses maiores dessas vitaminas[1,23].

Tabela 22.4

Fontes Nutricionais de Cálcio com suas Quantidades e Equivalência em Miligramas[1,23]

Fontes	Quantidade	Cálcio (mg)
Leite integral	1 copo	291
Leite desnatado	1 copo	302
Queijo	30 g	150-340
Sorvete	½ xícara	88
Iogurte	1 xícara	35-400
Salmão	1 copo	167
Brócolis	1 talo	100
Couve	½ xícara	150

O Instituto Nacional de Saúde recomenda que as mulheres na pré-menopausa, com idade entre 25-50 anos, tenham uma ingesta de cálcio de 1.000 mg/dia. Mulheres após a menopausa, abaixo de 65 anos e usando terapia hormonal (TH) devem ingerir a mesma dosagem. Após a menopausa e não usando TH, todas as mulheres acima de 65 anos devem ingerir 1.500 mg/dia. A Academia Nacional de Saúde orienta que para mulheres entre 31-50 anos a dose seja de 1.000 mg/dia e com 51 anos ou mais, 1.200 mg/dia[19].

Em diferentes estudos, a suplementação de vitamina D em torno de 400 a 800 UI/dia e cálcio (1,2 g/dia) em mulheres idosas proporcionou um ganho de massa óssea com redução do risco de fraturas de colo do fêmur em 23 a 43% e de fraturas não vertebrais em 32%. Uma metanálise sugeriu que a combinação de cálcio e vitamina D, nas doses diárias de 1,2 g/dia e 800 UI/dia, respectivamente, em pessoas com 50 anos ou mais, seria eficaz na prevenção e no tratamento da osteoporose, principalmente quando há baixa ingestão e exposição solar[23].

Mais detalhes sobre cálcio e vitamina D no Capítulo 68.

Ingesta de Sódio

O excesso da ingesta de sódio tem um impacto negativo no balanço de cálcio, pelo aumento na excreção urinária de cálcio. Existe, porém, uma diferença interindividual na sensibilidade ao sal. Obrigatoriamente a perda urinária de cálcio está correlacionada com a excreção urinária de sódio[24].

Em um estudo que comparou uma baixa dieta em sódio (3,9 g/dia) e uma alta ingesta de sódio (11,2 g/dia), comprovou-se que a alta ingesta de sódio provocou um aumento significativo na excreção urinária de cálcio em mais de 36%. O balanço de cálcio ósseo negativo não foi contraposto pela alta ingesta de cálcio em torno de 1.284 mg/dia. Paradoxalmente, o balanço de cálcio ósseo negativo induzido por alta ou baixa ingesta de sal foi menos marcante com a baixa ingesta de cálcio[25].

Atividade Física Regular

Aumento local da massa óssea ocorre em resposta às atividades que causam maior estresse ao osso. Um exemplo marcante é a comparação da DMO entre os braços dominante e não dominante da jogadora de tênis, na qual a DMO no braço dominante é marcadamente maior[26].

O objetivo principal do exercício físico na prevenção ou no tratamento da osteoporose é a redução da incidência de fratura. Porém, não há grandes ensaios bem desenhados e controlados avaliando o efeito da terapia com exercício e fratura[27].

Exercícios para mulheres com osteoporose não devem incluir atividades aeróbicas de alto impacto ou com alta probabilidade de queda. A atividade física tem um importante papel na redução de risco de quedas, por manter o tônus muscular, a agilidade e o equilíbrio[19]. Exercícios que envolvam sobrecarga óssea são mais eficazes em estimular a osteogênese e prevenção da perda óssea. Atividades como corrida, caminhada, dança, tênis, entre outras, são as preferidas. Atividades aquáticas como natação e hidroginástica são menos eficazes do ponto de vista do metabolismo ósseo. No *Nurse's Health Study*, evidenciou-se uma redução em 6% no risco de fraturas de colo de fêmur para cada hora de caminhada semanal[28].

Em conclusão, alguma evidência indireta sustenta a ideia do uso do exercício para reduzir o risco de fratura. O tipo de exercício, a duração e intensidade ainda não estão bem determinados, porém, algumas recomendações práticas podem ser baseadas no conhecimento geral. É recomendada a prática do exercício duas a três vezes por semana, sendo 15-60 minutos de exercício aeróbico e musculação. A intensidade do exercício será de 70-80% da capacidade funcional. As pacientes com osteoporose devem ser orientadas a realizar musculação para fortalecer alguns grupos musculares como os músculos ao redor do quadril, quadríceps, flexores dorsoplantares, entre outros. A persistência de exercício regular e atividade física é de extrema importância[27].

Prevenção de Quedas

Entre 28 e 35% dos adultos com idade de 65 anos ou mais e que tiveram pelo menos uma queda por ano, a prevalência da queda aumenta anualmente com a idade[29]. Quedas são o fator predominante em cerca de 90% de todas as fraturas apendiculares, incluindo a fratura de quadril[30].

Várias intervenções de cuidados da saúde têm demonstrado efetividade em reduzir o risco de quedas. O foco primário é a prática de exercícios para melhorar o equilíbrio e o tônus muscular, o ajuste das doses de medicamentos, especialmente drogas psicotrópicas, e reduzir o risco de queda em casa. Diminuir ou descontinuar o uso de benzodiazepínicos, agentes neurolépticos e antidepressivos tem reduzido o risco de quedas em mais de 60%[31].

Vários ensaios controlados têm avaliado o efeito dos protetores externos de quadril na incidência de fraturas, porém os resultados têm sido conflitantes[27]. Em alguns estudos, o uso de protetores do quadril tem uma significante redução do risco de fraturas[32,33], e outros estudos não mostraram diferença estatística[34,35]. O uso de protetores do quadril durante o dia tem evidenciado reduzir tanto as fraturas de quadril como as da pelve que resultam de quedas, entre as mulheres após a menopausa com mais de 75 anos de idade com uma história de quedas frequentes, embora os protetores não reduzam o risco de queda[36]. Contudo, uma revisão da Cochrane encontrou evidências inconclusivas da eficácia em diminuir fraturas de quadril[37]. Além disso, as taxas de aderência nos estudos foram baixas, aproximadamente 50%, sobretudo devido à inconveniência do uso do protetor dia e noite[19].

A prevenção de quedas deve ser uma preocupação especial para homens e mulheres com diagnóstico de osteoporose, uma vez que a fratura osteoporótica aumenta consideravelmente a morbidade e mortalidade dos pacientes, além do importante prejuízo na qualidade de vida. Têm sido aconselhadas estratégias como o uso de calçados apropriados, estes sendo emborrachados e não escorregadios, e adoção de medidas de segurança domiciliares, como escadas e banheiros com corrimão, eliminação de tapetes não fixos, etc. Pacientes com marcha instável se beneficiam de uso de bengalas ou utensílios similares[15,28].

OSTEOPENIA E OSTEOPOROSE | *197*

Evitar Tabagismo e Consumo Excessivo de Álcool

Assim como o tabagismo, o álcool, quando ingerido em doses altas, três ou mais drinques ao dia, além de promover aumento considerável do risco de quedas, é prejudicial para a saúde óssea[1]. O consumo excessivo de álcool é geralmente reconhecido como uma causa secundária de osteoporose e como fator de risco para fratura. O álcool pode interferir com o metabolismo ósseo por efeitos tóxicos diretos nos osteoblastos e indiretamente com efeitos adversos no esqueleto, devido às deficiências nutricionais no cálcio, vitamina D e proteínas, que são prevalentes em usuárias de grandes quantidades de álcool[27].

O nível de consumo de álcool, associado ao aumento do risco de quedas, é mais do que sete unidades por semana (uma unidade = 360 mL de cerveja ou 120 mL de vinho ou 30 mL de licor), como estabelecido pelo *Framingham Heart Study*[38]. Estima-se que o consumo de duas ou mais unidades de álcool dentro de 6 horas seja responsável por aproximadamente 20% das quedas em casa[39].

O tabagismo tem efeitos adversos no esqueleto e o fumo está associado com o aumento do risco de fratura[40]. Comparando mulheres não fumantes, mulheres fumantes têm uma perda óssea mais rápida, têm baixa massa óssea e atingem a menopausa 2 anos antes do que a média[41]. Alguns dados mostram que mulheres após a menopausa que fumam têm significativamente maior taxa de fraturas que as não fumantes[42]. Os mecanismos pelos quais o fumo pode ter efeitos adversos na massa óssea não são conhecidos, embora algumas evidências sugiram que cigarro pode comprometer a absorção de cálcio[43] e baixos níveis de 17-betaestradiol[44]. As mulheres tabagistas têm relativa inatividade física e comorbidades como doença pulmonar crônica, resultando em fragilidade e aumento do risco para quedas[27].

Está indicada a orientação de cessação do tabagismo como medida de intervenção para tratamento da osteoporose, uma vez que o tabaco promove alterações danosas no esqueleto e sistemicamente. São indicadas medidas para interrupção do tabagismo, incluindo prescrição de medicamentos, com ou sem nicotina, e programas que modificam o comportamento[19].

Vitamina K

A ingesta adequada de vitamina K é de 90 µg/dia[45]. A forma predominante de vitamina K é vitamina K_1 (*phylloquinone*), encontrada nos vegetais verdes, e a biodisponibilidade desta forma de vitamina K não é maior do que 20%. Num estudo, a suplementação com vitamina K_1 em torno de 1 mg/dia junto com cálcio, magnésio, zinco e vitamina D parece estar associada a efeitos benéficos no *turnover* ósseo e na DMO do colo do fêmur[46]. Em outro estudo, a vitamina K_1 em torno de 2 mg/dia foi associada ao cálcio e vitamina D, sugerindo efeito benéfico na DMO da porção distal do rádio, porém, não no colo do fêmur e trocanter[47]. Um terceiro estudo sugere não haver benefício com a dose de 5 mg/dia de vitamina K_1 em prevenir a perda óssea na coluna lombar e no fêmur proximal em mulheres após a menopausa com adequada ingesta de vitamina D que tinham osteopenia[48].

Não existem conhecimentos de efeitos adversos com altas doses de vitamina K em mulheres saudáveis, porém está faltando uma forte evidência de que a vitamina K_1 é útil na prevenção ou no tratamento da osteoporose que ocorre após a menopausa. Suplementação de vitamina K é contraindicada em mulheres tomando warfarina[19].

Magnésio

A suplementação de outro nutriente, o magnésio, algumas vezes mencionada como necessária para a proteção da saúde óssea e/ou absorção do cálcio. O magnésio é amplamente encontrado em vegetais verdes, grãos não polidos e nozes[49].

Deficiência severa de magnésio é encontrada em má nutrição avançada por alguma causa, e pode resultar em hipocalcemia e resistência a vitamina D. Contudo, os dados do papel da suplementação do magnésio na prevenção ou no tratamento da osteoporose após a menopausa são inconclusivos[50]. Em mulheres com excesso de perda de magnésio, usualmente devida a doença gastrointestinal como diarreia e vômito, diuréticos de alça ou quimioterapia, a suplementação de magnésio poderá ser indicada[51,52].

TERAPIA FARMACOLÓGICA

Todos os pacientes que estão sendo considerados para tratamento de osteoporose devem também ser aconselhados para controle dos fatores de risco. Devem ser orientados quanto à importância do consumo adequado de cálcio e vitamina D, ao controle do uso de álcool e cessação do tabagismo. Antes do início do tratamento é importante a avaliação clínica com diagnóstico de osteoporose de causa primária e realização de exames complementares que ajudarão na avaliação terapêutica[1].

Diversas drogas com esquema de atuação já estão disponíveis. O objetivo principal do tratamento é estabilizar a perda óssea e com isso reduzir os riscos de fratura. Basicamente as drogas são classificadas como: antirreabsortivas e agentes anabólicos[28]. As principais indicações de tratamento farmacológico, segundo as diretrizes da *National Osteoporosis Foundation* (NOF), estão voltadas para mulheres após a menopausa e homens com mais de 50 anos que possuam os seguintes critérios:

1. fratura de quadril ou coluna vertebral;
2. escore T (menor ou igual) –2,5 no colo do fêmur ou na coluna vertebral – uma vez que causa secundária foi afastada;
3. baixa massa óssea (escore T entre –1,0 e –2,5 no colo do fêmur ou na coluna vertebral) associada a fator de risco para fratura osteoporótica.

O tratamento farmacológico com a utilização de bisfosfonatos como: alendronato, ibandronato, risedronato, ácido zoledrônico e outras opções medicamentosas: calcitonina, SERMS (moduladores seletivos do receptor de estrogênio), ranelato de estrôncio, terapia hormonal, denosumabe, entre outros, é discutido no Capítulo 67.

MONITORAÇÃO DE TRATAMENTO

Em pacientes com osteoporose após a menopausa, sem outras causas secundárias conhecidas da doença, recomenda-se, com o intuito de monitorar o tratamento farmacológico, a realização da densitometria óssea com intervalo de 1 a 2 anos entre cada exame. O uso de marcadores de reabsorção e formação óssea pode ser recomendado para seguimento de tratamento e melhora da aderência[53].

CONCLUSÕES

Devemos orientar as pacientes a cessar com tabagismo, alcoolismo, praticar exercícios físicos regulares, ingesta adequada de cálcio, vitamina D, dieta balanceada com quantidade de sódio adequada e alimentos ricos em magnésio. Retirar as armadilhas domésticas, como tapetes soltos no ambiente domiciliar e notadamente nos banheiros, boa iluminação principalmente à noite, cuidado com animais de estimação que estejam no ambiente de repouso e que no período noturno podem se locomover, constituindo obstáculos que irão ocasionar quedas. Adequar as doses de medicamentos utilizados para depressão, nervosismo e insônia.

REFERÊNCIAS BIBLIOGRÁFICAS

1. National Osteoporosis Foundation. Clinician's guide to prevent and treatment of osteoporosis, 2010. Disponível em: http://nof.org/files/nof/public/content/file/344/upload/159.pdf Acessado em: 15 fev. 2014.
2. Raisz LG, Rodan GA. Pathogenesis of osteoporosis. Endocrinol Metab Clin North Am. 2003;32:15-24.
3. Bandeira FA. Prevalência da osteoporose, fraturas vertebrais, ingestão de cálcio e deficiência de vitamina D em mulheres na pós menopausa. [Tese de Doutorado em Ciências] Fundação Osvaldo Cruz, Escola Nacional de Saúde Publica, São Paulo; 2003.
4. Kanis JA. Assessment of fracture risk and its application to screening 3. for postmenopausal osteoporosis: synopsis of a WHO report. WHO Study Group. Osteoporos Int. 1994;4(6):368-81.
5. Riggs BL, Khosla S, Melton LJ 3rd. A unitary model for involutional 4. osteoporosis: estrogen deficiency causes both type I e type II osteoporosis in postmenopausal women and contributes to bone loss in aging men. J Bone Miner Res. 1998;13(5):763-73.
6. Reginster JY, Burlet N. Osteoporosis: a still increasing prevalence. 5. Bone. 2006;38(2 Suppl 1):S4-9.
7. Brasil. Ministério da Saúde [homepage on the Internet]. Saúde 6. do idoso: apresentação. [cited 2011 Mar 15]. Disponível em: http://portal.saude.gov.br/portal/saude/visualizar_texto.cfm?idtxt=26466 Acessado em: 15 fev. 2014.
8. Raisz LG, Kream BE, Lorenzo JA. Metabolic bone disease. In Larsen PR et al. (ed.) Williams Textbook of Endocrinology. 10th ed. Philadelphia: W.B. Saunders. 2003;1373-410.
9. Brow SA, Rosen CJ. Osteoporosis. Med Clin North Am. 2003;87:1039-63.
10. Cummings SR, Nevitt MC, Browner WS et al. Risck factors for hip fracture in white women. N Engl J Med. 1995;332:767-73.
11. Sambrook P, Cooper C. Osteoporosis. Lancet. 2006;367:2010-8.
12. Wei GS, Jackson JL, Hatzigeorgiou C, Tofferi JK. Osteoporosis management in the new millennium. Prim Care. 2003;30:711-41.
13. Walker J. Osteoporosis: pathogenesis, diagnosis and management. Nurs Stand. 2008;22:48-56.
14. Painter SE, Kleerekoper M, Camacho PM. Secondary osteoporosis: a review of the recent evidence. Endocr Pract. 2006;12:436-45.
15. Lewiecki EM. Prevention and treatment of postmenopausal osteoporosis. Obstet Gynecol Clin North Am. 2008;35:301-15.
16. Rosen CJ. Postmenopausal osteoporosis. N Engl J Med. 2005;353:595-603.
17. Katz S. Prevention, Detection, and Treatment of Osteopenia and Osteoporosis. Gastroenterology & Hepatology. 2013;9(3):176-178.
18. Bliuc D, Nguyen ND, Milch VE, Nguyen TV, Eisman HA, Center JR. Mortality risk associated with low-trauma osteoporotic fracture and subsequent fracture in men and women. JAMA. 2009;310(5):513-521.
19. NAMS, Management of osteoporosis in postmenopausal women: 2010 position statement of The North American Menopause Society. Menopause. 2010;17(11):25-54.
20. Krall EA, Dawson-Hughes B. Heritable and life-style determinants of bone mineral density. J Bone Miner Res. 1993;8:1-9.
21. Rizzoli R, Bonjour JP, Ferrari SL. Osteoporosis, genetics and hormones. J Mol Endocrinol. 2001;26:79-94.
22. Ensrud KE, Ewing SK, Stone KL, Cauley JA, Bowman PJ, Cummings SR, for the Study of Osteoporotic Fractures Research Group. Intentional and unintentional weight loss increase bone loss and hip fracture risk in older women. J Am Geriatr Soc. 2003;51:1740-1747.
23. Tang BMP, Eslick GD, Nowson C, Smith C et al. Use of calcium or calcium in combination with vitamin D supplementation to prevent fractures and bone loss in people aged 50 years and older: a meta-analysis. Lancet. 2007;370:657-66.

24. Massey LK, Whiting SJ. Dietary salt, urinary calcium, and bone loss. J Bone Miner Res. 1996;11:731-736.
25. Teucher B, Dainty JR, Spinks CA et al. Sodium and bone health: impact of moderately high and low salt intakes on calcium metabolism in postmenopausal women. J Bone Miner Res. 2008;23:1477-1485.
26. Kannus P, Haapasalo H, Sievanen H, Oja P, Vuori I. The site-specific effects of long-term unilateral activity on bone mineral density and content. Bone. 1994;15:279-284.
27. Body JJ, Bergmann P, Boonen S et al. Non-pharmacological management of osteoporosis: a consensus of the Belgian Bone Club. Osteoporos Int. 2011;22(11):2769-2788.
28. Cole Z, Dennison E, Cooper C. Update on the treatment of post-menopausal osteoporosis. Br Med Bull. 2008;86:129-43.
29. Kannus P, Sievanen H, Palvanen M, Jarvinen T, Parkkari J. Prevention of falls and consequent injuries in elderly people. Lancet. 2005;366:1885-1893.
30. Cummings SR, Melton LJ. Epidemiology and outcomes of osteoporotic fractures. Lancet. 2002;359:1761-1767.
31. Campbell AJ, Robertson MC, Gardner MM, Norton RN, Buchner DM. Psychotropic medication withdrawal and a home-based exercise program to prevent falls: a randomized, controlled trial. J Am Geriatr Soc. 1999;47:850-853.
32. Kannus P, Parkkari J, Niemi S, Pasanen M, Palvanen M, Jarvinen M et al. Prevention of hip fracture in elderly people with use of a hip protector. N Engl J Med. 2000;343:1506-1513.
33. Harada A, Mizuno M, Takemura M, Tokuda H, Okuizumi H, Niino N. Hip fracture prevention trial using hip protectors in Japanese nursing homes. Osteoporos Int. 2001;12:215-221.
34. Van Schoor NM, Smit JH, Twisk JW, Bouter LM, Lips P. Prevention of hip fractures by external hip protectors: a randomized controlled trial. JAMA. 2003;289(154):1957-1962.
35. Kiel DP, Magaziner J, Zimmerman S, Ball L, Barton BA, Brown KM et al. Efficacy of a hip protector to prevent hip fracture in nursing home residents: the HIP PRO randomized controlled trial. JAMA. 2007;298:413-422.
36. Cameron ID, Cumming RG, Kurrle SE et al. A randomized trial of hip protector use by frail older women living in their own homes. Inj Prev. 2003;9:138-141.
37. Parker MJ, Gillespie WJ, Gillespie LD. Hip protectors for preventing hip fractures in older people. Cochrane Database Syst Rev. 2005;3:CD001255.
38. Felson DT, Kiel DP, Anderson JJ, Kannel WB. Alcohol consumption and hip fractures: the Framingham Study. Am J Epidemiol. 1988;128:1102-1110.
39. Kool B, Ameratunga S, Robinson E, Crengle S, Jackson R. The contribution of alcohol to falls at home among working-aged adults. Alcohol. 2008;42:383-388.
40. Kanis JA. Assessment of osteoporosis at the primary health-care level. Technical report, University of Sheffield, South Yorkshire; 2008.
41. Kato I, Toniolo P, Akhmedkhanov A et al. Prospective study of factors influencing the onset of natural menopause. J Clin Epidemiol. 1998;51:1271-1276.
42. Baron JA, Farahmand BY, Weiderpass E et al. Cigarette smoking, alcohol consumption, and risk for hip fracture in women. Arch Intern Med. 2001;161:983-988.
43. Rapuri PB, Gallagher JC, Balhorn KE, Ryschon KL. Smoking and bone metabolism in elderly women. Bone. 2000;27:429-436.
44. Jensen J, Christiansen C, Rodbro P. Cigarette smoking, sérum estrogens and bone loss during hormone replacement therapy early after menopause. N Engl J Med. 1985;313:973-975.
45. Food and Nutrition Board, Institute of Medicine. Dietary Reference Intakes for Vitamin A, Vitamin K, Arsenic, Boron, Chromium, Copper, Iodine, Iron, Manganese, Molybdenum, Nickel, Silicon, Vanadium, and Zinc. Washington, DC: National Academy Press; 2001.
46. Braam LA, Knapen MH, Geusens P et al. Vitamin K1 supplementation retards bone loss in postmenopausal women between 50 and 60 years of age. Calcif Tissue Int. 2003;73:21-26.
47. Bolton-Smith C, McMurdo ME, Paterson CR et al. Two-year randomized controlled trial of vitamin K1 (phylloquinone) and Vitamin D3 plus calcium on the bone health of older women. J Bone Miner Res. 2007;22:509-519.
48. Cheung AM, Tile L, Lee Y et al. Vitamin K supplementation in postmenopausal women with osteopenia (ECKO Trial): a randomized controlled trial. PLoS Med. 2008;5:e196.

49. Standing Committee on the Scientific Evaluation of Dietary Reference Intakes. Food and Nutrition Board Institute of Medicine. Dietary Reference Intakes: Calcium, Phosphorus, Magnesium, Vitamin D, and Fluoride. Washington, DC: National Academy Press; 1997.

50. Odabasi E, Turan M, Aydin A, Akay C, Kutlu M. Magnesium, zinc, copper, manganese, and selenium levels in postmenopausal women with osteoporosis. Can magnesium play a key role in osteoporosis? Ann Acad Med Singapore. 2008;37:564-567.

51. Durlach J, Bac P, Durlach V, Rayssiguier Y, Bara M, Guiet-Bara A. Magnesium status and ageing: an update. Magnes Res. 1998; 11:25-42.

52. Rude RK, Olerich M. Magnesium deficiency: possible role in osteoporosis associated with gluten-sensitive enteropathy. Osteoporos Int. 1996;6:453-461.

53. Cunha EP, Steiner ML, Strufaldi R et al. Diretrizes Clínicas na Saúde Complementar – Osteoporose: tratamento, 2011.

23 | Demências

• Paulo Henrique Ferreira Brandão

INTRODUÇÃO

As demências constituem um grupo de doenças que afetam as funções cognitivas e/ou comportamentais e a vida diária do indivíduo. Funções cognitivas são as funções corticais superiores como memória, linguagem, habilidades motoras, reconhecimento, função executiva, orientação em tempo e espaço, julgamento e raciocínio.

Estima-se que o número de pessoas com demência no mundo hoje seja de aproximadamente 35,6 milhões, e este número poderá chegar a 65,7 milhões em 2030, a menos que medidas preventivas efetivas sejam implementadas. Nos Estados Unidos esta prevalência é de 9,6% e no Brasil, 7,1% em indivíduos com mais de 65 anos[1-3]. Afeta predominantemente indivíduos a partir de 60 anos, com uma distribuição maior entre as mulheres; este dado pode ser analisado pela maior expectativa de vida entre as mulheres e não pelo maior risco do gênero, no entanto, são necessários estudos adicionais para esclarecer esta questão[4]. Demências antes dos 60 anos podem acontecer, mas com incidência bem menor. Aos 60 anos a prevalência é de 1,17%, sendo que este número dobra a cada 5 anos, chegando a mais de 30% após os 90 anos. O fato de as demências terem uma maior visibilidade atualmente se deve à maior expectativa de vida da população, já que é uma doença relacionada ao envelhecimento, e também aos avanços tecnológicos e de conhecimento científico para seu diagnóstico.

Considerando-se que mulheres após a menopausa integram esta faixa etária de risco, é extremamente pertinente que os profissionais médicos que recebem estas pacientes possuam formação adequada para identificação e condução destes casos.

QUEIXA DE MEMÓRIA

Diminuição da memória é uma queixa frequente nos consultórios médicos, e um estudo realizado na região metropolitana de São Paulo mostrou que 54% das pessoas com mais de 65 anos se queixavam de dificuldade de memória, porém apenas 12% admitiam que esta queixa prejudicasse seu dia a dia[5]. A questão é identificar até que ponto esta diminuição é aceitável como normal, associada à idade ou patológica.

Esquecer é uma possibilidade presente em qualquer etapa da vida. Com o processo fisiológico natural do envelhecimento, pode ocorrer uma dificuldade para novos aprendizados e retenção de novas informações, assim como maior tempo para acessar informações já aprendidas e armazenadas, sem que isto signifique necessariamente uma doença. Este tipo de "esquecimento" é considerado aceitável para a idade, desde que não esteja interferindo nas atividades cotidianas. Entretanto, o envelhecimento em si não justifica uma perda de memória, não é "normal" o velho ficar esquecido, e portanto, todos os idosos com queixa de memória devem ser investigados. O diagnóstico precoce das demências oferece maiores possibilidades de melhor qualidade de vida, e por mais tempo, para os doentes e seus familiares.

Indivíduos com maior escolaridade tendem a se cobrar mais por pequenos deslizes de memória, gerando angústia por um possível quadro de demência e a consequente procura pelo médico. Outras situações que podem causar esquecimento e devem ser diferenciadas de demências são: diminuição da concentração, atenção dividida, ou seja, fazer atividades simultaneamente ou fazer uma pensando em outra, cansaço, sono não reparador, estresse e alterações do humor como ansiedade e depressão.

De qualquer maneira, uma queixa de memória não deve ser menosprezada, assim como não pode ser avaliada subjetivamente. Existem instrumentos específicos para se constatar objetivamente um real *deficit* cognitivo e também dimensioná-lo, quantificando sua extensão e seu impacto na vida.

HIPÓTESE DE DEMÊNCIA

Para se levantar a hipótese de uma síndrome demencial, alguns critérios clínicos devem ser avaliados. A Associação Americana de Psiquiatria publica um manual de diagnóstico e estatística de transtornos mentais (DSM-IV)[6] que é referência científica mundial, e traz critérios clínicos para o diagnóstico de demência. A Academia Brasileira de Neurologia recomenda para aplicação, no Brasil, dos seguintes critérios[7]:

1. presença de sintomas cognitivos ou comportamentais (neuropsiquiátricos) que interferem com a habilidade no trabalho ou em atividades usuais; representam um declínio em relação a níveis prévios de desempenho e não são explicáveis por doenças psiquiátricas.
2. o comprometimento cognitivo é detectado por anamnese, com paciente e informante que tenha conhecimento da história, e avaliação cognitiva objetiva, mediante exame breve do estado mental.
3. os comprometimentos cognitivos ou comportamentais afetam no mínimo dois dos seguintes domínios:
   3.1. *memória,* caracterizada por comprometimento da capacidade para adquirir ou evocar informações recentes, com sintomas que incluem: repetição das mesmas perguntas ou assuntos, esquecimento de eventos, compromissos ou do lugar onde guardou seus pertences;
   3.2. *funções executivas,* caracterizadas por comprometimento do raciocínio, da realização de tarefas complexas e do julgamento, com sintomas tais como: compreensão pobre de situações de risco, redução da capacidade para cuidar das finanças, de tomar decisões e planejar atividades complexas ou sequenciais;
   3.3. *habilidades visuoespaciais,* com sintomas que incluem: incapacidade de reconhecer faces ou objetos comuns, encontrar objetos no campo visual, dificuldade para manusear utensílios e para vestir-se, não explicáveis por deficiência visual ou motora;
   3.4. *linguagem* (expressão, compreensão, leitura e escrita), com sintomas que incluem: dificuldade para encontrar e/ou compreender palavras, erros ao falar e escrever, com trocas de palavras ou fonemas, não explicáveis por *deficit* sensorial ou motor;
   3.5. *personalidade ou comportamento,* com sintomas que incluem alterações do humor (labilidade, flutuações incaracterísticas), agitação, apatia, desinteresse, isolamento social, perda de empatia, desinibição, comportamentos obsessivos, compulsivos ou socialmente inaceitáveis.

Ao se estabelecer a presença de no mínimo dois domínios afetados como necessária para diagnóstico, não se coloca como condição a presença de prejuízo de memória, isto porque algumas formas de demências podem não apresentar comprometimento de memória em suas fases iniciais. Portanto, a hipótese de demência pode ser levantada mesmo sem uma queixa de memória.

AVALIAÇÃO COGNITIVA, COMPORTAMENTAL E FUNCIONAL

Uma vez encontrados na anamnese os critérios clínicos para diagnóstico de síndrome demencial, estes dados devem ser constatados objetivamente e avaliados quantitativamente. As informações não podem se limitar à esfera subjetiva, o que comprometeria o diagnóstico. Para tanto, existem variados instrumentos de avaliação cognitiva, comportamental e funcional.

Avaliação Cognitiva

Os instrumentos de *avaliação cognitiva* podem sofrer, em maior ou menor grau, a interferência da escolaridade do indivíduo testado. Portanto, ao se avaliar os resultados, diferentes pontos de corte são adotados conforme a escolaridade. Para o profissional médico não especialista em saúde mental, uma recomendação prática é se valer de instrumentos de mais simples e rápida aplicação. Notar que estes testes não dão o diagnóstico de demência, mas são extremamente úteis como rastreio, quantificação do problema e acompanhamento da evolução.

Segundo a Academia Brasileira de Neurologia, o Miniexame do Estado Mental[8,9] (Tabela 23.1) é um instrumento de rastreio cognitivo padrão, sendo também sugerida a Bateria Breve de Rastreio Cognitivo[10]. A Bateria Breve tem a característica de menor influência da escolaridade, o que pode ser importante em nosso meio.

Tabela 23.1
Miniexame do Estado Mental (adaptado por Brucki e cols., 2003)

Paciente:

Data de Avaliação: ____ / ____ / _____

Avaliador:

ORIENTAÇÃO:
- Dia da semana (1 ponto) .... (   )
- Dia do mês (1 ponto) .... (   )
- Mês (1 ponto) .... (   )
- Ano (1 ponto) .... (   )
- Hora aproximada (1 ponto) .... (   )
- Local específico
  (aposento ou setor) (1 ponto) .... (   )
- Instituição (1 ponto) .... (   )
- Bairro ou rua próxima (1 ponto) .... (   )
- Cidade (1 ponto) .... (   )
- Estado (1 ponto) .... (   )

MEMÓRIA IMEDIATA
- Fale com 3 palavras não correlacionadas. Posteriormente pergunte ao paciente sobre as 3 palavras.
  Dê um ponto para cada resposta certa ...... (   )
  Depois repita as palavras e certifique-se de que o paciente aprendeu, pois mais adiante você irá perguntá-las novamente.

ATENÇÃO E CÁLCULO
- (100 - 7) Sucessivos, 5 vezes sucessivamente (1 ponto para cada cálculo correto) .... (   )

EVOCAÇÃO
- Pergunte ao paciente sobre as 3 palavras ditas anteriormente.
  (1 ponto por palavra) .... (   )

LINGUAGEM
- Nomear um relógio e uma caneta (2 pontos) .. (   )
- Repetir: nem aqui, nem ali, nem lá (1 ponto) .. (   )
- Comando: pegue este papel com a mão direita, dobre ao meio e coloque no chão (3 pontos) . (   )
- Ler e obedecer: feche os olhos (1 ponto) .... (   )
- Escrever uma frase (1 ponto) .... (   )
- Copiar um desenho (1 ponto) .... (   )

Escore (____ / 30)

Fonte: FOLSTEIN *et al.* Mini-Mental State. A pratical method for grading the cognitive state of patients for the clinician. Journal of Psichiatry Research, v. 12, n. 3, p. 189-198, 1975.

Na aplicação deste instrumento, as três palavras utilizadas e validadas para o Brasil são: vaso, carro e tijolo; ou: gelo, planta e leão. De um total de 30 pontos, considera-se como ponto de corte aceitável, 13 para analfabetos, 18 para escolaridade entre 1 e 7 anos, e 26 para escolaridade de 8 ou mais anos[11].

Avaliação Comportamental

A *avaliação comportamental* pode utilizar o Inventário Neuropsiquiátrico[12] aplicado ao informante, questionando sobre o paciente a respeito de agitação, agressividade, delírio, alucinação, apatia, etc. Alterações comportamentais são frequentes em qualquer demência e assumem importância especial nos quadros em que são as primeiras manifestações clínicas, antes mesmo do comprometimento da memória.

Avaliação Funcional

É um critério para diagnóstico de demência que as alterações cognitivas representem um impacto negativo na vida do indivíduo. Alterações de memória que não interferem na vida cotidiana geralmente não preenchem critérios para esta hipótese diagnóstica. Para avaliar a perda da capacidade para realizar as atividades da vida diária (AVD) existem escalas de *avaliação funcional* que são aplicadas aos informantes, como Bayer, Pfeffer[13] e Katz. Na suspeita de uma síndrome demencial, o papel do acompanhante do paciente é fundamental, porque se tratando realmente de uma demência, as informações do paciente são questionáveis. O ideal é que o acompanhante seja alguém que conviva com o paciente ou conheça seu dia a dia, com condições de avaliar reais alterações. O impacto nas funções de vida do paciente, chamadas de funcionalidade, pode ser mensurado através de instrumentos de avaliação funcional (Tabela 23.2).

As AVDs são divididas em básicas e instrumentais.

* *AVDs básicas:* comer, tomar banho, trocar roupa, ir ao toalete para suas necessidades e transferir-se da cama à cadeira, por exemplo. Estas são as últimas AVDs a serem comprometidas.
* *AVDs instrumentais:* controle do dinheiro, manuseio de remédios, cozinhar, capacidade de fazer compras, sair de casa sozinho, atender telefone, ir ao banco, lembrar de compromissos ou compreender um programa de TV, por exemplo; são as primeiras afetadas nas fases iniciais ou leves das demências.

Pontuação acima de cinco sugere prejuízo funcional.

A partir da constatação objetiva que os critérios clínicos para diagnóstico estão presentes, pode-se falar em hipótese de síndrome demencial, para, então, investigar sua etiologia.

Tabela 23.2						
Avaliação das Atividades de Vida Diária. Pfeffer e cols., 1982.						
0. Normal 0. Nunca o fez, mas poderia fazê-lo						
1. Faz, com dificuldade 1. Nunca o fez e agora teria dificuldade						
2. Necessita de ajuda						
3. Não é capaz						
	0	1	2	3	0	1
Ele (Ela) é capaz de preparar uma comida?						
Ele (Ela) manuseia seu próprio dinheiro?						
Ele (Ela) é capaz de manusear seus próprios remédios?						
Ele (Ela) é capaz de comprar roupas, comida, coisas para casa sozinho(a)?						
Ele (Ela) é capaz de esquentar a água para o café e apagar o fogo?						
Ele (Ela) é capaz de manter-se em dia com as atualidades, com os acontecimentos da comunidade ou da vizinhança?						
Ele (Ela) é capaz de prestar atenção, entender e discutir um programa de rádio ou televisão, um jornal ou uma revista?						
Ele (Ela) é capaz de lembrar-se de compromissos, acontecimentos, familiares, feriados?						
Ele (Ela) é capaz de passear pela vizinhança e encontrar o caminho de volta para casa?						
Ele (Ela) pode ser deixado(a) em casa sozinho(a) de forma segura?						
0. Normal 0. Nunca ficou, mas poderia ficar agora						
1. Sim, com precauções 1. Nunca ficou e agora teria dificuldade						
2. Sim, por curtos períodos						
3. Não poderia						
PONTUAÇÃO						

DEMÊNCIAS E ETIOLOGIAS

As demências apresentam um quadro clínico bastante semelhante, mas com algumas diferenças de início, evolução e de determinadas características clínicas. Existem diferentes causas e tipos de demência que podem ser agrupados em: degenerativas, vasculares, mistas e um amplo e heterogêneo grupo de outras causas.

Degenerativas: são as mais comuns, sendo que uma delas, a doença de Alzheimer (DA), é a mais frequente, cerca de 60 a 70% de todos os casos de demência[14]. Entre as degenerativas também estão a demência frontotemporal, a por corpos de Lewy e a demência da doença de Parkinson.

Vasculares: compõem o segundo grupo em prevalência, podendo manifestar-se como infarto lacunar cerebral, múltiplos infartos corticais ou microangiopatia. Fatores de risco cardiovasculares, como diabetes, hipertensão, dislipidemia, etc., são dados relevantes da história clínica.

Mistas: apresentam simultaneamente características de DA e de demência vascular.

Outras causas: grupo que, embora com uma frequência bem menor que os grupos anteriores, tem a grande importância de apresentar algumas causas com potencial de reversibilidade. Esta possibilidade torna mandatória a sua investigação:

- *tóxicas:* uso de drogas, notadamente benzodiazepínicos por longo tempo, álcool, metais pesados, drogas ilícitas;
- *infecciosas:* neurossífilis, HIV, encefalites;

- *metabólicas:* deficiência de vitamina B_{12} e de ácido fólico, hipotireoidismo, hiponatremia, insuficiência renal e hepática;
- *estruturais:* hidrocefalia de pressão normal, tumores, hematoma subdural, trauma cranioencefálico.

Após realizado o diagnóstico de uma síndrome demencial, exames subsidiários concorrem para o esclarecimento etiológico e a definição da demência. A Academia Brasileira de Neurologia recomenda a investigação com: hemograma completo, creatinina, TSH, albumina, enzimas hepáticas, vitamina B_{12}, ácido fólico, cálcio e sorologia para sífilis e, em casos específicos, sorologia para HIV. Exames de neuroimagem estrutural, tomografia computadorizada ou preferencialmente ressonância magnética, complementam o rastreio.

O mais prevalente dos grupos, degenerativas, tem um diagnóstico por exclusão. Quando os exames de rastreio não apresentam causa explícita, conclui-se que se trata de uma demência degenerativa. Importante ressaltar que uma imagem cerebral com sinais de atrofia (sulcos e fissuras alargados e aprofundados), que sugere degeneração, pode simplesmente ser compatível com o envelhecimento. Não há resultado de exame específico para as degenerativas, apesar de atrofias localizadas, acentuadas e atrofia de hipocampos serem dados bastante sugestivos.

É um grave erro rotular-se qualquer paciente com demência como possuidor de doença de Alzheimer, uma vez que existem diferentes etiologias e, consequentemente, diferentes tratamentos.

DEPRESSÃO E DEMÊNCIA

Depressão é uma doença que traz enorme prejuízo da qualidade de vida. Além de ser mais prevalente em mulheres, as alterações hormonais do climatério podem predispor mais as mulheres a transtornos do humor. Possui interessantes relações com a demência. A depressão de início tardio, após os 60 anos, é considerada fator de risco para o desenvolvimento de demência; consideram-se aqui indivíduos que nunca apresentaram depressão no passado. A presença de sintomas depressivos em pacientes com mais de 60 anos que não apresentavam esta história pregressa é um dado clínico importante da anamnese, que sugere uma avaliação e o acompanhamento de suas funções cognitivas, mesmo que não apresente queixas de memória. Outra correlação entre as duas doenças é que podem ser comorbidades. Não raro, a paciente com demência pode desenvolver depressão.

Muito importante é o fato de a depressão ser diagnóstico diferencial com demência. A paciente idosa deprimida pode apresentar um quadro em que uma suposta perda de memória é o que mais chama a atenção na história. Mesmo sendo o esquecimento a queixa principal, a hipótese de depressão deve ser levantada. Entre os critérios clínicos para diagnóstico de transtorno depressivo maior está o sintoma de diminuição da concentração. A diminuição da concentração na deprimida está relacionada ao alheamento e desinteresse pelo meio em que vive. Posto que a memória tem relação direta com a concentração (se não nos concentramos, não retemos informação), este sintoma leva a deprimida a apresentar queixa de esquecimento, quadro já denominado pseudodemência.

É fundamental se fazer este diagnóstico diferencial porque é um quadro absolutamente reversível. Tratadas com antidepressivos, estas pacientes voltam ao normal em relação à memória. Lamentavelmente, existem pacientes rotuladas indevidamente como demenciadas e que, na verdade, são deprimidas.

Além dos critérios do DSM-IV[6] (Tabela 23.3) sugeridos para diagnóstico de depressão, instrumentos de rastreio para depressão, como a Escala de Depressão Geriátrica[15] (Tabela 23.4), são opção prática e de rápida aplicação, onde perguntas feitas à paciente trazem um escore final que sugere a presença ou não de depressão. De uma maneira geral, observa-se que as pacientes deprimidas enfatizam suas queixas de memória, sobrevalorizando-as; ao passo que as demenciadas procuram disfarçar seus *deficits*, minimizando-os.

Tabela 23.3
Sintomas Maiores de Depressão. DSM-IV, 1994.

Sintomas Maiores de Depressão: DSM-IV

1. Interesse ou prazer acentuadamente diminuídos	( )
2. Humor deprimido (sente-se triste ou vazio)	( )
3. Perda ou ganho significativo de peso, ou diminuição ou aumento do apetite	( )
4. Insônia ou hipersonia	( )
5. Agitação ou retardo psicomotor	( )
6. Fadiga ou perda de energia	( )
7. Sentimento de inutilidade ou culpa excessiva ou inadequada	( )
8. Capacidade diminuída de pensar ou concentrar-se	( )
9. Pensamento recorrente de morte, ideação suicida recorrente	( )
Duração da sintomatologia:	
A sintomatologia trouxe alteração do seu funcionamento anterior?	Sim Não

Para se considerar depressão, pelo menos cinco dos nove sintomas da Tabela 23.3 devem estar presentes, sendo obrigatória a presença de pelo menos um dos dois primeiros. O tempo de evolução deve ser de pelo menos 2 semanas, salvo em quadros de início grave, e os sintomas devem estar interferindo no cotidiano das atividades de vida diária.

Tabela 23.4
Escala de Depressão Geriátrica. Yesavage e cols., 1982

Para cada questão, escolha a opção que mais se assemelha ao que você está sentindo nas últimas semanas:

Você está basicamente satisfeito com sua vida?	( ) Sim ( ) Não
Você se aborrece com frequência?	( ) Sim ( ) Não
Você se sente inútil nas atuais circunstâncias?	( ) Sim ( ) Não
Você prefere ficar em casa a sair e fazer coisas novas?	( ) Sim ( ) Não
Você sente que sua situação não tem saída?	( ) Sim ( ) Não
Você tem medo que algum mal vá lhe acontecer?	( ) Sim ( ) Não
Você acha que sua situação é sem esperanças?	( ) Sim ( ) Não
Você acha maravilhoso estar vivo?	( ) Sim ( ) Não
Você sente que sua vida está vazia?	( ) Sim ( ) Não
Você sente que a maioria das pessoas está melhor que você?	( ) Sim ( ) Não
Você se sente com mais problemas de memória do que a maioria?	( ) Sim ( ) Não
Você deixou muitos de seus interesses e atividades?	( ) Sim ( ) Não
Você se sente de bom humor a maior parte do tempo?	( ) Sim ( ) Não
Você se sente cheio de energia?	( ) Sim ( ) Não
Você se sente feliz a maior parte do tempo?	( ) Sim ( ) Não
PONTUAÇÃO:	

Neste questionário, computa-se o número de respostas que estão em negrito e a partir de seis pontos já se considera humor deprimido.

DEMÊNCIAS | *209*

PREVENÇÃO

Prevenir o surgimento de demência é objeto de inúmeras pesquisas por todo o mundo, uma vez que a grande maioria das demências não tem tratamento curativo até o presente, mas a heterogeneidade das demências impede uma linha de pesquisa única. A doença de Alzheimer, por exemplo, apresenta uma forma esporádica, que é a mais prevalente, e uma forma familiar, que é um transtorno autossômico dominante. Famílias portadoras destas alterações têm um risco aumentado para desenvolver demência, porém a pesquisa destes genes não se aplica à prática clínica, uma vez que nenhuma intervenção poderá ser realizada. Nas formas esporádicas, a presença do alelo 4 da apolipoproteína E aumenta entre três e 15 vezes o risco para desenvolver doença de Alzheimer[16,17].

A idade é o maior fator de risco para demência, tanto por mecanismos neurodegenerativos como vasculares, ou ambos. Nos últimos anos, muito se tem pesquisado sobre as bases vasculares da neurodegeneração e das demências. O envelhecimento dos vasos envolve rigidez arterial, disfunções na barreira hematoencefálica e piora da qualidade do endotélio, alterações estas que levam a um processo de hipoperfusão crônica, com danos à rede neuronal, alterações na substância branca e atrofia cerebral. As alterações na regulação deste complexo processo neurovascular podem trazer um acúmulo indevido de proteína beta-amiloide, com formação de placas no tecido cerebral, achado histopatológico comum nas demências degenerativas, assim como emaranhados de novelos neurofibrilares e diminuição da população neuronal. Recentemente, estudos identificaram uma mutação no gene envolvido na proteína precursora amiloide como possível protetor contra doença de Alzheimer, motivo de várias pesquisas em andamento, ainda em laboratório.

A prevenção é tradicionalmente dividida em três níveis: *prevenção primária, secundária e terciária.*

A *prevenção primária* objetiva reduzir a incidência de determinada doença, eliminando ou tratando seus fatores de risco, mas a maior parte das demências envolve riscos não modificáveis, como o envelhecimento e a genética. Por outro lado, o estilo de vida na meia-idade pode ser modificado com atitudes saudáveis que em tese preservariam o cérebro para o futuro.

A *prevenção secundária* nas demências teria a meta de detectar precocemente a doença antes de suas manifestações clínicas, tentando evitar sua evolução, estratégia que tem sido objeto de pesquisas em busca de biomarcadores da doença. Alguns já foram encontrados no líquido cefalorraquiano, como a diminuição da proteína beta-amiloide e o aumento das proteínas tau e tau-fosforilada. Estes biomarcadores ainda carecem de uma definição do seu valor como indicador prognóstico, assim como ainda não se sabe qual o intervalo de tempo entre seu surgimento e o desenvolvimento da doença. O achado de depósito amiloide no cérebro de indivíduos de meia-idade sem disfunção cognitiva sugere que o risco para desenvolver demência pode já estar presente décadas antes de sua manifestação clínica, mas ainda é incerto se todos que apresentam estes depósitos irão desenvolver demência. Ensaios clínicos em andamento testam novas drogas com ação antiamiloide[18], abrindo uma nova perspectiva de intervenção farmacológica.

A *prevenção terciária* objetiva a redução das complicações da doença e de suas disfuncionalidades. As drogas disponíveis usadas atualmente para tratamento de demências encontram-se neste nível, promovendo estabilização parcial e retardamento da progressão da doença, apesar de nem todos os pacientes apresentarem resposta.

Controle de Riscos Cardiovasculares

Vários estudos epidemiológicos têm demonstrado que condições vasculares como hipertensão arterial, diabetes, obesidade, fibrilação atrial, acidentes vasculares encefálicos e doenças ateroscleróticas não só aumentam o risco para demência vascular, como também para doença de Alzheimer, além de piorarem sua evolução[19].

Se temos a idade como fator de risco imutável, por outro lado fatores controláveis que afetam o sistema vascular, como hipertensão arterial, diabetes *mellitus*, tabagismo, dislipidemia e obesidade, podem ser um alvo para prevenção de demências. Modificações no estilo de vida, com dietas saudáveis, uso moderado de álcool e atividades físicas regulares, diminuíram o risco para demências em estudos observacionais. Estas intervenções que melhoram a função vascular são importantes para a manutenção do estado cognitivo, mesmo durante a velhice.

Esta linha de raciocínio foi avaliada por vários estudos e há algumas discrepâncias nos resultados. A dificuldade destes estudos se deve principalmente a questões metodológicas que vão desde critérios para diagnóstico, espectro amostral com sua amplitude etária, nível educacional e sociocultural, heterogeneidade das demências e suas diferentes etiologias, até diferentes domínios, avaliados como desfechos[20].

Estudos observacionais apontam para o controle de fatores de risco como possível prevenção e retardamento de demência, o que não é confirmado em ensaios clínicos controlados. Os resultados que associam controle cardiovascular com diminuição de demências vasculares e de demências relacionadas às doenças vasculares cerebrais são os mais consistentes; o mesmo não se demonstra tão bem na doença de Alzheimer[19]. O grande estudo populacional multicêntrico europeu SCOPE (*Study on Cognition and Prognosis in the Elderly*)[21,22] randomizou 4.964 pacientes entre 70 e 89 anos de idade, dos quais 1.518 preenchiam critérios para hipertensão arterial sistólica isolada. Destes, foram randomizados 754 para intervenção com um bloqueador de receptor de angiotensina e 764 no grupo-controle, com duplo-cego, e acompanhados por um tempo médio entre 3 a 5 anos. Os resultados demonstraram uma significante redução dos eventos vasculares cerebrais, porém não houve diferença significativa quanto a função cognitiva e demência.

OUTRAS ESTRATÉGIAS PREVENTIVAS ESTUDADAS

O desafio das demências, como doenças incuráveis, traz uma busca pela prevenção em diferentes linhas de pesquisa:

- *vitamina B_{12}* em níveis insuficientes e sua associação com distúrbios neuropsiquiátricos são conhecidas de longa data. O *deficit* de vitamina B_{12} é uma das causas secundárias potenciais de síndrome demencial, e sua reposição poderia melhorar o quadro cognitivo. Este *deficit* pode estar associado ao alcoolismo e a pacientes submetidos à gastrectomia, assim como pode estar presente em cerca de 10% dos idosos assintomáticos e nos portadores de doença de Alzheimer. Entretanto, uma revisão sistemática da Colaboração Cochrane concluiu pela falta de evidências suficientes sobre a eficácia da vitamina B_{12} na função cognitiva de pessoas com demência e baixos níveis séricos desta vitamina[23];
- *estatinas, anti-inflamatórios não hormonais, folatos, lecitina, vitaminas C e E, e* Ginkgo biloba foram alvo de estudos intervencionais para prevenção de demência. O efeito protetor sugerido de todas estas substâncias em estudos observacionais não foi confirmado em ensaios clínicos controlados e randomizados. Esta aparente contradição entre os diferentes métodos de estudo pode ter explicação por vários fatores: tempo da intervenção ou observação (janela de oportunidade); período de tratamento e acompanhamento; tamanho das amostras e força estatística; e a multifatorial natureza das demências;
- *intervenções não farmacológicas:* atividade social, atividade cognitiva, treino cognitivo, atividade física e atividade de lazer foram avaliados por poucos estudos bem desenhados. Especificamente, o treinamento da atividade cognitiva como estratégia preventiva tem sido respaldado pelo fato de indivíduos de maior escolaridade apresentarem menos demências que os de baixa escolaridade. A possível explicação seria a capacidade cerebral

de desenvolver uma reserva cognitiva suficiente para suprir *deficits*. Estudos longitudinais avaliando todas estas variáveis citadas sugerem relação inversa entre estas atividades e declínio cognitivo e demência. Entretanto, estudos experimentais demonstram uma limitada evidência destas associações, dado que não deve desvalorizar estas indicações, que são absolutamente benéficas para melhora da qualidade de vida de uma maneira geral.

As dificuldades metodológicas para o estudo da prevenção em demência, e seus decepcionantes resultados, despertaram nos pesquisadores a busca por novas abordagens e mudanças nos desenhos dos ensaios clínicos em grandes estudos populacionais atualmente em andamento. Uma das promissoras inovações propõe uma intervenção em múltiplos domínios simultaneamente, ao invés de intervenções únicas ou separadas, como na maioria das pesquisas, o que parece mais compatível com a complexidade e multifatorialidade das demências[24].

A HIPÓTESE HORMONAL

As flutuações e o declínio hormonal relacionados à menopausa foram investigados quanto a sua influência na cognição e no risco para demência, porém a compreensão dos mecanismos subjacentes a estas situações ainda é pouco elucidada. Em modelos animais, o hipocampo de ratas com idade avançada apresentou menor sensibilidade à ação de estradiol e diminuição de receptores para estrogênio. A proteção cerebral conferida pelo estrogênio foi avaliada *in vitro* e em animais, sugerindo ação antioxidante, melhora do fluxo sanguíneo, aumento de acetilcolina (neurotransmissor que está diminuído na doença de Alzheimer), incremento na formação de sinapses e diminuição do depósito de proteína beta-amiloide[4].

Com o crescente aumento da expectativa de vida, doenças relacionadas ao envelhecimento passam a ser mais evidentes, entre elas, as demências por diversas causas e principalmente doença de Alzheimer. Além das mulheres terem maior expectativa de vida que os homens, também apresentam maior prevalência de doença de Alzheimer que os homens. Diversos estudos observacionais procuram relacionar a terapia hormonal em mulheres após a menopausa com proteção contra declínio cognitivo e doença de Alzheimer, entretanto ensaios clínicos randomizados e controlados não apontaram para o mesmo resultado.

Publicado em 2004, um grande estudo norte-americano patrocinado pelo *National Institutes of Health* veio trazer luz para a questão: o *Women's Health Initiative Memory Study* (WHIMS)[25,26], ensaio clínico multicêntrico, placebo- controlado, duplo-cego, randomizado, avaliou os efeitos da terapia hormonal em demência e comprometimento cognitivo leve durante 6 anos. O estudo teve dois braços, um envolvendo 4.532 mulheres após a menopausa que receberam estrogênios conjugados assocoados a acetato de medroxiprogesterona ou placebo e o outro envolvendo 2.947 mulheres histerectomizadas que receberam estrogênios conjugados ou placebo. Todas participantes tinham 65 anos ou mais.

Os resultados demonstraram que a terapia hormonal não protegeu contra declínio cognitivo e demência, pelo contrário, aumentou substancialmente o risco de demência por qualquer causa e declínio cognitivo. Ainda hoje existem autores discutindo estes resultados, argumentando que em uma faixa etária entre 50 e 55 anos, a terapia hormonal, apesar de não trazer benefícios para a cognição, não aumentaria os riscos em relação ao comprometimento cognitivo.

A *British Menopause Society* publicou, em 2013, recomendações de que, com base nas atuais evidências, a terapia hormonal não deve ser iniciada em mulheres após a menopausa com o objetivo de melhorar a cognição ou diminuir o risco para demência[27]. Reforçando estas recomendações, a Colaboração Cochrane divulgou também, em 2013, uma revisão sistemática sobre terapia hormonal e função cognitiva em mulheres após a menopausa . Os autores concluem que esta terapia não previne o declínio cognitivo, usadas em curto ou longo prazos (acima de 5 anos).

Acrescentam que, com base nas atuais evidências disponíveis, a terapia hormonal não deve ser indicada para melhora cognitiva, nem manutenção da cognição nestas mulheres, posição semelhante à recente revisão sistemática da *U.S. Preventive Services Task Force Recommendations*[28].

DIMINUIÇÃO DA PREVALÊNCIA

Desde as primeiras pesquisas epidemiológicas sobre demências, nos anos 1980, dados apontavam para um crescimento preocupante desta doença na população com o aumento da expectativa de vida globalmente. Nos Estados Unidos, pesquisadores estimam 4,7 milhões de indivíduos com DA em 2010 e projetam 13,8 milhões para 2050[29].

A novidade chega agora com surpreendentes resultados de um estudo populacional na Inglaterra, que comparou dados com intervalo de 20 anos[30]. Entre 1989 e 1994, um estudo de função cognitiva na idade de 65 anos ou mais, em três regiões da Inglaterra e no País de Gales, em um total de 7.635 indivíduos, estimou a prevalência de demência desta população para 2011 em 8,3%. Entre 2008 e 2011, nas mesmas regiões geográficas, um desdobramento do mesmo estudo em um total de 7.796 indivíduos encontrou que a prevalência de demência foi de 6,5%, um decréscimo de 1,8% do esperado. As análises estatísticas sugerem que os resultados são suficientemente robustos para se dizer que a população que nasceu mais tarde tem um risco menor de prevalência de demência que aquela que nasceu antes.

A discussão dos resultados sugere que esta nova característica se aplique a países de maior renda, com melhoria dos cuidados com saúde, maiores níveis de educação e prevenção das morbidades de doenças cardiovasculares. Eles sugerem que modificações no estilo de vida, como cessação do tabaco, dieta saudável e atividades físicas, podem reduzir o risco para demência. A tendência é considerar que, apesar de as demências serem doenças relacionadas ao envelhecimento, os fatores de risco para seu desenvolvimento já devem estar presentes na meia-idade, e que um estilo de vida saudável na meia-idade é o possível caminho para a prevenção. Novos estudos serão necessários para se confirmar estes dados que, de toda maneira, abrem uma perspectiva para a prevenção das demências.

REFERÊNCIAS BIBLIOGRÁFICAS

1. Breitner JCS, Wyse BW, Anthony JC, Welsh-Bohmer KA, Steffens DC, Norton MC et al. APOE-e4 count predicts age when prevalence of AD increases, then declines: the Cache county study. Neurology. 1999;53:321-31.
2. Herrera E Jr, Caramelli P, Nitrini R. Estudo epidemiológico populacional de demência na cidade de Catanduva – Estado de São Paulo – Brasil. Rev Psiquiatria Clin. 1998;25:70-3.
3. Lopes MA, Bottino CMC. Prevalência de demência em diversas regiões do mundo. Análise dos estudos epidemiológicos de 1994 a 2000. Arq Neuropsiquiatr. 2002;60(1):61-9.
4. Miller VM, Garovic VD, Kantarci K, Barnes JN, Jayachandran M, Mielke MM et al. Sex-specific risk of cardiovascular disease and cognitive decline: pregnancy and menopause. Biology of Sex Differences. 2013;4:6.
5. Brucki SMD, Bertolucci PHF, Okamoto IH, Macedo MBM, Toniolo Neto J, Ramos LR. Consortium to establish a registry for Alzheimer's disease (CERAD I): aspectos epidemiológicos. Arq Neuropsiquiat. 1994;52(Suppl):99-101.
6. American Psychiatric Association (APA) – Dementia. In: DSM-IV. 4th ed. Washington, DC: American Psychiatric Association; 2000. p. 147-71.
7. Frota NAF, Nitrini R, Damasceno BP, Forlenza O, Dias-Tosta E, Silva AB et al. Critérios para o diagnóstico de doença de Alzheimer. Dement Neuropsychol. 2011;5(Suppl 1):5-10.

8. Folstein MF, Folstein SE, McHugh P. The "Mini-Mental State": a practical method of grading the cognitive state of patients for the clinician. J Psychiatr Res. 1975;12:189-98.

9. Brucki SM, Nitrini R, Caramelli P, Bertolucci PH, Okamoto IH. Sugestões para o Uso do Mini-Exame do Estado Mental no Brasil [Suggestions for utilization of the mini-mental state examination in Brazil]. Arq Neuropsiquiatr. 2003;61:777-81.

10. Nitrini R, Caramelli P, Porto CS, Charchat-Fichman H, Formigoni AP, Carthery-Goular MT et al. Brief cognitive battery in the diagnosis of mild Alzheimer's disease in subjects with medium and high levels of education. Dement Neuropsychol. 2007;1:32-36.

11. Bertolucci PHF, Brucki SMD, Campacci S, Juliano Y. O Mini-Exame do Estado Mental em uma população geral. Impacto da escolaridade. Arq Neuropsiquiatr. 1994;52:1-7.

12. Cummings JL, Mega M, Gray K, Rosenberg-Thompson S, Carusi DA, Gornbein J. The Neuropsychiatric Inventory: comprehensive assessment of psychopathology in dementia. Neurology. 1994;44:2308-14.

13. Pfeffer RI, Kusosaki TT, Harrah Jr CH, Chance JM, Filos S. Measurement of functional activities in older adults in the community. J Gerontol. 1982;37:323-29.

14. Gallucci NJ, Tamelini MG, Forlenza OV. The Differential Diagnosis of Dementia Rev Psiq Clín. 2005;32(3):119-30.

15. Yesavage JA, Brink TL, Rose TL, Lum O, Huang V, Adey M et al. Development and validation of a geriatric depression screening scale: a preliminary report. J Psychiatr Res. 1983;17:37-49.

16. Fratiglioni L, Von Strauss E, Qiu C. Epidemiology of the dementias of old age. In: Dening T, Jacoby R, Oppenheimer C, Thomas A, eds. The Oxford Textbook of Old Age Psychiatry. New York: Oxford University Press; 2008. p. 391-406.

17. Ballard C, Gauthier S, Corbett A, Brayne C, Aarsland D, Jones E. Alzheimer's disease. Lancet. 2011;19(377):1019-31.

18. Miller G. Alzheimer's research. Stopping Alzheimer's before it starts. Science. 2012;337(6096):790-2.

19. Akinyemi RO, Mukaetova-Ladinska EB, Attems J, Ihara M, Kalaria RN. Vascular risk factors and neurodegeneration in ageing related dementias: Alzheimer's disease and vascular dementia. Current Alzheimer Research. 2013;10(6):642-53.

20. Coley N, Andrieu S, Gardette V, Gillette-Guyonnet S, Sanz C, Vellas B et al. Dementia Prevention: Methodological Explanations for Inconsistent Results. Epidemiol Rev. 2008;30:35-66.

21. Papademetriou V, Farsang C, Elmfeldt D, Hofman A, Lithell H, Olofsson B et al. Stroke Prevention with the Angiotensin II Type 1-Receptor Blocker Candesartan in Elderly Patients with Isolated Systolic Hypertension. The Study on Cognition and Prognosis in the Elderly (SCOPE). JACC. 2004;44(6):1175-80.

22. Skoog I, Lithell H, Hansson L, Elmfeldt D, Hofman A, Olofsson B et al. Effect of Baseline Cognitive Function and Antihypertensive Treatment on Cognitive and Cardiovascular Outcomes: Study on Cognition and Prognosis in the Elderly (SCOPE). Am J Hypertens. 2005;18(8):1052-59.

23. Malouf R, Sastre A. Vitamina B12 para função cognitiva (Cochrane Review). In: Resumos de Revisões Sistemáticas em Português, 2003. Disponível em: http://www.cochrane.org/cochrane-reviews. Acessado em:15/02/2014

24. Mangialasche F, Xu W, Kivipelto M. Prevention of Alzheimer's Disease: Intervention Studies Mental and Behavioural Disorders and Diseases of the Nervous System, 2013. Disponível em:_http://www.intechopen.com/books/understanding-alzheimer-s-disease/prevention-of-alzheimer-s-disease-intervention-studies. Acessado em: 06/02/2014

25. Shumaker SA, Legault C, Kuller L, Rapp SR, Thal L, Lane DS et al. Conjugated equine estrogens and incidence of probable dementia and mild cognitive impairment in postmenopausal women: Women's Health Initiative Memory Study. JAMA. 2004;291(24):2947-58.

26. Shumaker SA, Legault C, Rapp SR, Thal L, Wallace RB, Ockene JK et al. Estrogen plus progestin and the incidence of dementia and mild cognitive impairment in postmenopausal women: the Women's Health Initiative Memory Study: a randomized controlled trial. JAMA. 2003;289(20):2651-62.

27. Panay N, Hamoda H, Arya R, Savvas M. The 2013 British Menopause Society & Women's Health Concern recommendations on hormone replacement therapy. Menopause. 2013;19:59-61.

28. Lethaby A, Hogervorst E, Richards M, Yesufu A, Yaffe K. Hormone replacement therapy for cognitive function in postmenopausal women. Cochrane Database of Systematic Reviews. In: The Cochrane

Library, 2008. Disponível em: http://www.ncbi.nlm.nih.gov/pubmed/18254016 Acessado em: 20/01/2014

29. Hebert LE, Weuve J, Scherr PA, Evans DA. Alzheimer disease in the United States (2010-2050) estimated using the 2010 census. Neurology. 2013;80(19):1778-83.

30. Matthews FE, Arthur A, Barnes LE, Bond J, Jagger C, Robinson L et al. A two-decade comparison of prevalence of dementia in individuals aged 65 years and older from three geographical areas of England: results of the Cognitive Function and Ageing Study I and II. Lancet. 2013;382:1405-12.

24 | Atrofia vulvovaginal

- Bianca Franco Augusto Bernardo
- Sônia Maria Rolim Rosa Lima

INTRODUÇÃO

O climatério é um fenômeno fisiológico decorrente da perda da atividade folicular ovariana, sendo a fase da vida no processo de envelhecimento da mulher na qual ocorre a transição fisiológica do período reprodutivo para o não reprodutivo[1]. Nesta fase, identificam-se sintomas decorrentes da queda da produção dos estrogênios em até 65% das mulheres[2], as quais podem cursar inicialmente com irregularidade menstrual, hemorragias disfuncionais e diminuição da fertilidade; em médio prazo, com as instabilidades vasomotoras (ondas de calor e suores noturnos), alterações emocionais (destacando-se a depressão, a ansiedade e a insônia), decréscimo da libido, distúrbios urinários e dispareunia; e em longo prazo, com osteoporose, aumento do risco de doenças cardiovasculares e cerebrais[3,4].

A atrofia vulvovaginal (AVV) consiste em sintoma característico deste estado de hipoestrogenismo progressivo e, de maneira contrária aos sintomas vasomotores, que melhoram com o passar dos anos, os sintomas urogenitais apresentam tendência a piorar cada vez mais de acordo com o tempo decorrido após a menopausa[4]. Uma série de pesquisas com mulheres após a menopausa[5-7] demonstrou que a AVV afeta negativamente a saúde sexual e qualidade de vida. Estudo *on-line* conduzido em seis países constatou que 45% das mulheres após a menopausa relataram sintomas vaginais, mas apenas 4% conseguiram identificar esses sintomas como AVV relacionada à menopausa[8], sendo que 63% das mulheres norte-americanas associaram suas queixas a menopausa, e apenas 41% das entrevistadas acreditavam ser suficiente a informação disponível para elas sobre o desconforto vaginal[5].

A pesquisa on-line VIVA (*Vaginal Health: Insights, Views & Attitudes*)[8] perguntou às mulheres como o desconforto vaginal afeta sua vidas. Dentre as mulheres norte-americanas que responderam:

- 80% consideraram que afeta negativamente suas vidas;
- 75% relataram efeitos negativos sobre a vida sexual;
- 68% relataram que as fazem se sentir menos sensuais;
- 36% relataram que as fazem se sentir velhas;
- 33% relataram efeitos negativos sobre o casamento/relacionamento;
- 26% relataram um efeito negativo sobre a autoestima;
- 25% relataram que ela reduz a qualidade de vida.

A maior pesquisa com mulheres norte-americanas, REVIVE (*Real Women's Views of Treatment Options for Menopausal Vaginal Changes*)[6], incluiu 3.046 mulheres com sintomas de AVV, informou que apenas 7% dos profissionais de saúde iniciaram uma conversa sobre AVV e ainda:

- 85% dos parceiros tiveram alguma "perda de intimidade";
- 59% indicaram que os sintomas AVV prejudicaram o prazer sexual;

- 47% dos parceiros indicaram que a AVV interferiu no seu relacionamento;
- 29% associaram a AVV com efeito negativo sobre o sono;
- 27% relacionaram a AVV com efeito negativo sobre o prazer geral da vida.

FISIOLOGIA DA ATROFIA VULVOVAGINAL

Os 3/4 superiores da vagina são derivados do mesoderma embrionário e o quarto distal é derivado do endoderma, que também forma o seio urogenital. A vulva é também derivada do seio urogenital, mas o epitélio dos grandes lábios é de origem ectodérmica. A vagina é composta internamente por um epitélio escamoso estratificado não queratinizado, seguida de uma camada muscular média e uma camada fibrosa, que apresenta variações em sua espessura e estrutura ao longo da vida, sendo este mais delgado nas pré-púberes e após a menopausa[9].

A mucosa vaginal possui quatro camadas: camadas parabasal, basal, intermediária e superficial (Figura 24.1)[10]. A ordem de maturação fisiológica ocorre na seguinte sequência:
1. células da basal interna (células basais);
2. células da basal externa (células parabasais);
3. células da camada intermediária;
4. células superficiais (queratinizadas e não queratinizadas).

Durante a vida reprodutiva, o epitélio da mucosa vaginal é espesso e constituído por células lábeis que se multiplicam, amadurecem e descamam. As células da camada basal não se descamam, apenas se dividem e as células intermediárias e superficiais são células maduras que não apresentam atividade germinativa. O amadurecimento do epitélio escamoso ocorre pela ação dos hormônios esteroides[11]. No climatério, com a diminuição da produção desses hormônios, ocorre perda das células superficiais e consequente adelgaçamento do epitélio[12].

No período após a menopausa ocorre a diminuição da produção estrogênica pelos ovários, e essas mudanças se refletem sobre a fisiologia e anatomia vulvovaginal, provocando sintomas de

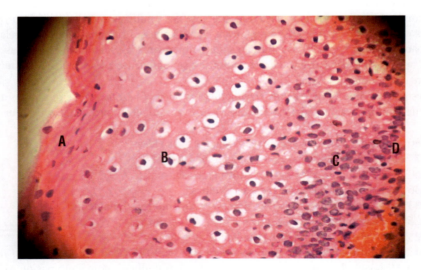

Figura 24.1 – Fotomicrografia de epitélio vaginal, pavimentoso, estratificado não queratinizado, corado pela técnica de Papanicolaou (400X), com suas quatro camadas em evidência: (A) superficial; (B) intermediária; (C) parabasal; (D) basal. Departamento de Anatomia Patológica da Irmandade da Santa Casa de Misericórdia de São Paulo/2012.

atrofia[5]. No menacme, com a presença dos estrogênios endógenos, a mucosa vaginal caracteriza-se por uma superfície espessa, com rugosidades, muito bem vascularizada e lubrificada para a maioria das mulheres.

O estrogênio é um regulador dominante da fisiologia vaginal. Os efeitos dos hormônios esteroides sexuais são mediados através de receptores de estrogênio e progesterona. Esses receptores estão envolvidos no processo de regulação autócrino e parácrino[13]. Os receptores de estrogênio presentes nos tecidos vaginais de mulheres antes e após a menopausa são principalmente do tipo α, enquanto os receptores de estrogênio β parecem estar pouco expressos nos tecidos vaginais de mulheres após a menopausa. A terapia estrogênica não parece afetar a expressão do receptor de estrogênio tipo[14,15]. Os receptores de progesterona são encontrados na vagina e no epitélio transicional da junção vulvovaginal[16].

Os receptores de estrogênio também foram encontrados em neurônios autonômicos e sensoriais na vagina e na vulva. A terapia estrogênica foi associada à diminuição da densidade de neurônios sensoriais nociceptivos na vagina. Esta função pode relacionar-se à diminuição do desconforto presente na AVV[17].

O termo atrofia vulvovaginal refere-se especificamente às alterações nas superfícies vaginais e vulvares que, em exame físico, notam-se genitais revestidos por tecido de superfície fina, pálida e seca. A vagina pode estreitar e encurtar, e o seu introito pode contrair-se, especialmente na ausência de atividade sexual com penetração. A mucosa vaginal pode apresentar petéquias e torna-se mais fina, menos elástica e progressivamente mais lisa, de acordo com a diminuição das rugosidades. O fluxo de sangue vaginal diminui. Apesar de as glândulas sebáceas permanecerem proeminentes, suas secreções diminuem e a lubrificação durante a estimulação sexual é diminuída e tardia[18]. O termo vaginite atrófica é comumente usado quando a inflamação é também observada.

A fisiologia do epitélio vaginal não é completamente entendida. Com base num modelo de cultura de células, no qual foram utilizadas células epiteliais vaginais e cervicais, o envelhecimento e a diminuição das concentrações séricas de estrogênio foram fatores independentes para a diminuição da permeabilidade paracelular, sendo esta mudança potencialmente relacionada com a secura vaginal[19].

Os sintomas mais comuns de atrofia vaginal incluem[20]:

- secura;
- dispareunia;
- prurido;
- desconforto;
- dor.

Os sintomas mais comuns de atrofia vulvar incluem[5]:

- a pele da vulva se torna mais fina;
- rarefação dos pelos pubianos;
- fusão labial;
- perda do volume labial;
- irritação;
- diminuição do introito vulvar.

É frequente a associação da atrofia vaginal à atrofia vulvar. Os sintomas acima descritos e principalmente a dispareunia podem afetar a qualidade da vida sexual na mulher após a menopausa ou intensificar a disfunção sexual preexistente[21]. As alterações urinárias, tais como, incontinência, disúria e urgência miccional também podem ocorrer nesta fase[22].

A atrofia vaginal torna-se clinicamente aparente 4 a 5 anos após a menopausa, período no qual cerca de 25 a 50% das mulheres apresentam tanto queixas objetivas como subjetivas, afetando o desempenho sexual e a qualidade de vida. No entanto, somente uma a cada quatro mulheres ocidentais procuram ajuda médica[5].

ATROFIA VULVOVAGINAL | *219*

As alterações vulvovaginais encontram-se resumidas no Quadro 24.1.

Quadro 24.1
Sintomas Genitais e Alterações Anatômicas e Fisiológicas Decorrentes da Deficiência Estrogênica[5]

Hipoestrogenismo na vulva

- Diminuição da gordura e perda da diferenciação dos lábios
- Aumento da exposição do clitóris
- Aumento da suscetibilidade a agentes químicos e físicos que podem causar irritabilidade
- Diminuição dos pelos pubianos

Hipoestrogenismo na vagina

- Sintomas de secura ou diminuição da umidade
- Diminuição da irrigação sanguínea
- Dispareunia
- Prurido
- Queimação
- Perda da elasticidade
- Diminuição da espessura da mucosa vaginal
- Alterações na queratinização
- Petéquias, microfissuras, ulcerações e inflamações na mucosa
- Encurtamento da vagina
- Estreitamento do introito vaginal
- Diminuição da rugosidade da mucosa
- Alterações no processo de reepitelização de lesões
- Alterações no índice de maturação celular com diminuição das células superficiais e aumento das parabasais
- Diminuição do glicogênio
- Aumento do pH acima de 5
- Aumento de secreções

A microbiota vaginal também exibe marcadas e progressivas alterações. O epitélio não fornece mais células ricas em glicogênio, e a população de lactobacilos perde seu predomínio, ocasionando a redução do metabolismo do ácido lático, propiciando o aumento do pH vaginal.

Na menacma, a vagina estrogenizada mantém o pH moderadamente ácido (pH 3,5 a 5,0). Após a menopausa, o pH aumenta devido à diminuição de estrogênio, com pH variando de 6,0 a 8,0. Com o pH elevado, espécies bacterianas mistas provenientes da pele e do reto colonizam a vagina. Cocos gram-positivos, difteroides e enterobactérias (*Escherichia e Proteus*) convivem com anaeróbios como *Bacteroides* e levedos. Em decorrência desses mecanismos e da diminuição da barreira mucosa, ocorre o aparecimento de repetidas infecções genitais e urinárias, tornando a superfície vaginal friável, com petéquias, ulcerações, lesões e sangramentos que podem ocorrer durante as relações sexuais e ao exame ginecológico de rotina[5,23].

O terço posterior da vagina e a uretra distal têm origem embrionária comum, o seio urogenital. Ambos possuem receptores hormonais e respondem aos estrógenos de modo semelhante[24,25]. O efeito biológico do estrogênio na vagina é mediado pela interação com seu receptor e seu declínio é o principal fator responsável pelas mudanças biológicas que ocorrem na mulher após a menopausa[26].

AVALIAÇÃO E DIAGNÓSTICO

A avaliação do AVV inclui uma história completa e exame pélvico. A história médica cuidadosa pode identificar fatores contribuintes, etiologias alternativas e intervenções terapêuticas eficazes. O exame pélvico deve encontrar sinais consistentes de AVV e descartar outras patologias que podem causar sintomas semelhantes.

História

As mulheres não costumam relatar espontaneamente os sintomas e problemas sexuais relacionados à AVV durante a anamnese, portanto, deve-se abordar esta questão para todas as mulheres na transição menopausal e após a menopausa, como parte de uma rotina[20].

Resultados do estudo REVEAL constataram que cerca de metade das mulheres após a menopausa pesquisadas concordaram que ainda é um tabu reconhecer os sintomas de AVV, e menos da metade já havia iniciado uma conversa com seu médico sobre seus sintomas[7].

O objetivo da história é determinar quando os sintomas de AVV estão presentes, quando são incômodos e como eles afetam a saúde sexual e qualidade de vida da mulher[20]. Na ausência de sintomas, a AVV não exige necessariamente tratamento, embora as mulheres devam ser informadas quanto à possibilidade de piora com o passar do tempo sem uma conduta pró-ativa[20].

O aparecimento dos sintomas de AVV após a menopausa varia entre as mulheres e outros estados hipoestrogênicos também resultam em AVV. História cuidadosa e testes laboratoriais pertinentes irão identificar insuficiência ovariana primária, menopausa induzida por medicamentos, menopausa cirúrgica, amenorreia hipotalâmica e hiperprolactinemia. Terapias endócrinas, tais como inibidores da aromatase, agonistas ou antagonistas do hormônio liberador de gonadotrofinas, e certos moduladores seletivos de receptores de estrogênio (SERMs) podem induzir a um estado de deficiência estrogênica e contribuir para AVV.

Sintomas semelhantes aos da AVV podem ser secundários a muitas outras condições. O diagnóstico diferencial inclui distúrbios autoimunes, condições alérgicas ou inflamatórias: vaginite inflamatória descamativa, dermatite de contato, líquen plano erosivo, líquen esclerótico e penfigoide cicatricial, vaginite crônica, infecções, trauma, corpos estranhos, malignidade, vulvodínia, vestibulodínia, dor pélvica crônica, vaginismo, e outros como diabetes *mellitus*, lúpus eritematoso ou distúrbios psicológicos. Uma etiologia alternativa é mais provável em mulheres com sintomas crônicos ou recorrentes que antecedem a menopausa[20].

Documentação de AVV deve incluir uma descrição dos sintomas, registro do tempo de início, duração, nível associado de angústia e efeito na qualidade de vida. A história sexual, que inclui relacionamento(s), parceiro(s), nível atual de atividade sexual e efeitos dos sintomas de AVV sobre vida sexual e relacionamentos, é útil para determinar estratégias de condutas[20].

Intervenções anteriores devem ser discutidas, incluindo se elas foram eficazes ou se tiveram possíveis efeitos adversos. Para uma mulher com uma história de câncer, informações adicionais precisam ser obtidas, incluindo o local do câncer, dependência hormonal, tratamentos (passados e atuais), a idade no momento do diagnóstico e o tipo da menopausa (espontânea ou induzida). A secura vaginal é um sintoma comum entre as mulheres tratadas para câncer, mas isso nem sempre pode estar relacionado apenas com a deficiência de estrogênio. Por exemplo, estenose vaginal é uma complicação conhecida de cirurgia e radioterapia para malignidades ginecológica e colorretal.

Exame Físico

O exame pélvico ajuda a excluir outras condições vulvovaginais que apresentam sintomas semelhantes. AVV pode variar em grau de severidade. Nos estágios iniciais, as mudanças podem ser sutis. O epitélio do vestíbulo vaginal pode ser fino e seco e o da vagina, levemente eritematoso. Com a progressão da atrofia há perda da gordura dos grandes lábios e os pequenos lábios tornam-se menos distintos[20].

Na atrofia grave, pode não haver uma definição clara entre pequenos e grandes lábios. O clitóris pode diminuir e, em alguns casos, tornar-se completamente alinhado com o tecido circundante. Fimose do clitóris não é incomum. Os tecidos da vulva e da vagina tornam-se progressivamente pálidos, delgados e secos. Ocorre encurtamento e estreitamento da vagina, com a perda da elasticidade e distensibilidade. O epitélio vaginal torna-se muito seco, com um aspecto vidrado e áreas de eritema e palidez. A perda de rugosidades ocorre. Os fundos de sacos podem tornar-se obliterados, fazendo com que o colo do útero fique nivelado com a vagina. Petéquias podem ser vistas no vestíbulo ou na vagina. Conteúdos vaginais marrons ou amarelados podem estar presentes[20].

A AVV grave pode provocar tal encurtamento e estreitamento do introito, que a inserção do espéculo e inspeção visual da cúpula vaginal podem não ser possíveis. Pequenos espéculos pediátricos com lubrificação são úteis para o exame.

Embora a avaliação do índice de maturação vaginal (MV) e do pH vaginal sejam rotina em ensaios clínicos, não são essenciais para fazer um diagnóstico de AVV na prática clínica. Com AVV, o pH vaginal é tipicamente maior do que 5,0 e a citologia vaginal mostra mais que 5% de células parabasais, e quantidade reduzida ou ausente de lactobacilos. Há ocorrência de flora vaginal diversificada, inclusive microrganismos entéricos[27]. O diagnóstico diferencial entre AVV grave, vaginite inflamatória descamativa e líquen plano erosivo pode ser difícil apenas com a inspeção da vulva e deve ser considerada a realização de uma biópsia vulvovaginal[28].

Nem sempre os sintomas se correlacionam com os achados de exame físico. Por exemplo, uma mulher que não é sexualmente ativa pode ter poucos sintomas, apesar dos sinais de AVV avançados em exame. Em contraste, uma mulher com uma vida sexual ativa pode queixar-se de secura e desconforto com o exame pélvico, mas não com a relação sexual, sugerindo apenas atrofia leve. Digno de nota é a observação de que mesmo mulheres que não são sexualmente ativas também podem queixar-se de sintomas relacionados à AVV. Assim, tanto a história e o exame são essenciais para fazer um diagnóstico correto[20].

TRATAMENTO

O principal objetivo do tratamento sintomático da AVV é o alivio dos sintomas. Para as mulheres com AVV sintomática não associada à atividade sexual, terapias de primeira linha incluem as *não hormonais*, os *hidratantes* vaginais de ação prolongada e baixas doses de *estrogênio vaginal*, assumindo que não há contraindicações. É necessário apenas um curso de curta duração (1-3 meses) para alívio dos sintomas, embora possam reaparecer após a cessação do tratamento. Resultados de dados sobre a taxa de recidiva dos sintomas são escassos. Os dados de segurança endometrial em longo prazo não estão disponíveis para uso de estrogênio vaginal.

O tratamento da mulher com AVV sintomática relacionada à atividade sexual pode ser abordado de forma gradual com base na gravidade dos sintomas. As opções incluem os *não hormonais*, os *lubrificantes vaginais* para serem usados durante a relação sexual, os *hidratantes vaginais* de ação prolongada usados regularmente (várias vezes por semana) e *atividade sexual regular*. Para AVV sintomática que não responde a estes tratamentos iniciais, a aplicação de uma dose baixa de *estrogênio* vaginal é uma opção[20].

Para as mulheres com dispareunia moderada a grave associada à AVV que preferem uma terapia não vaginal, o tratamento transdérmico e oral hormonal, bem como o ospemifeno, são opções[20]. Algumas mulheres podem ter constrição vaginal ou vaginismo, limitando a penetração. O alongamento delicado da vagina com o uso de dilatadores vaginais lubrificados de tamanhos graduados pode desempenhar um papel importante em restaurar e depois manter a função vaginal. A retomada da atividade sexual normal, uma vez que a penetração vaginal é novamente confortável, ajudará a manter a saúde vaginal[29]. O uso do estrogênio vaginal antes de se iniciar a dilatação vaginal e/ou terapia do assoalho pélvico pode facilitar o progresso.

Lubrificantes e Hidratantes

Pode-se empregar, para aliviar sintomas de AVV, os lubrificantes vaginais não hormonais e hidratantes, bem como orientar a atividade sexual regular. O uso regular de hidratante vaginal de longa ação pode diminuir o pH vaginal para os níveis pré-menopausa, embora não melhore o valor de maturação. O uso de lubrificantes durante o coito vaginal também pode reduzir a irritação por fricção de tecido atrófico[20].

São poucos os estudos clínicos conduzidos sobre a eficácia desses produtos. Um estudo randomizado, controlado, mas realizado a curto prazo, demonstrou eficácia de um gel com balanceamento do pH vaginal em comparação com placebo em mulheres tratadas para câncer de mama. Observou-se leve irritação com o tratamento[30]. Outros estudos têm mostrado que, apesar de hidratantes vaginais não serem tão eficazes na resolução de secura vaginal como os tratamentos hormonais, eles podem diminuir significantemente ou até mesmo eliminar os sintomas de muitas mulheres[31,32].

Em um estudo que analisou a segurança de hidratantes íntimos e lubrificantes, os pesquisadores descobriram que alguns produtos com géis hidrofílicos são hiperosmolares. Esta característica está associada com a toxicidade celular epitelial e os danos nas culturas epiteliais e em células ectocervicais. Produtos lubrificantes isosmolares e derivados de silicone não têm esse efeito tóxico. Um gel e um hidratante também foram descritos como tóxicos para os lactobacilos[33].

Um estudo sobre a utilização de produtos vaginais em mulheres com idades entre 18 e 65 anos relatou um risco 2,2 vezes superior de vaginose bacteriana com utilização de vaselina, em comparação com os controles, e a colonização por espécies de *Candida sp.* com o uso de óleos, em comparação com as que não os utilizaram[34].

Fitoterápicos

Nos últimos anos, adeptos e estudiosos preocupados com os efeitos adversos dos medicamentos sintéticos, bem como por necessidade de oferta de outras medidas terapêuticas, iniciaram inúmeras pesquisas com plantas medicinais para empregá-las de forma mais tradicional e efetiva, acarretando novo impulso e interesse para a fitoterapia[35]. No entanto, são poucos os trabalhos que analisaram os efeitos dos fitoestrogênios administrados por via oral no endométrio e na citologia vaginal e ainda mais escassos são os estudos dos efeitos dos derivados do *Glycine max* (L.) Merr. administrados por via vaginal[36-38].

O estudo HALT, duplo-cego, randomizado, placebo-controlado, com 1 ano de duração, que avaliou 351 mulheres, relatou o efeito de fitoterápicos na AVV. Concluíram que suplementos dietéticos como *black cohosh* e a soja não têm nenhum efeito benéfico sobre AVV, quando administrados pela via oral, avaliados pelo valor de maturação. Não houve alteração significativa no folículo-estimulante e nos níveis de estradiol[39].

Le Donne[36] e cols. analisaram os efeitos da administração via vaginal de genisteína comparada ao gel vaginal com ácido hialurônico (placebo) no epitélio atrófico em mulheres após a menopausa. Foram selecionadas 62 mulheres que foram divididas em dois grupos. No Grupo 1 foram administrados supositórios vaginais de genisteína (97 μg) diariamente, 15 dias por mês durante 3 meses. No Grupo 2 foram administrados supositórios contendo ácido hialurônico

ATROFIA VULVOVAGINAL | *223*

(5 mg) diariamente, 15 dias por mês, durante 3 meses. Após o tratamento houve aumento do índice de maturação celular em esfregaço vaginal em ambos os grupos, porém com aumento mais expressivo no grupo tratado com genisteína (sendo a diferença entre os grupos com $p < 0,05$). Neste estudo foi realizada biópsia de vagina para citometria de fluxo para determinação da ploidia do DNA e índice de proliferação da célula do epitélio escamoso vaginal. Não houve mudança nos parâmetros citométricos em ambos os grupos e no índice de proliferação.

Tedeschi e Benvenuti[37] realizaram estudo multicêntrico placebo-controlado randomizado, com 186 mulheres após a menopausa, apresentando atrofia vaginal em tratamento com isoflavona por via oral. Foram separadas em dois grupos e em apenas um deles associaram à terapia oral o gel vaginal contendo isoflavonas. Os sintomas foram avaliados no início e após 4 semanas de tratamento. Houve redução significante no prurido, na queimação, no eritema e na secura vaginal no grupo tratado com gel vaginal após 4 semanas. Não foi observada mudança significante nas queixas no grupo que recebeu apenas o tratamento com isoflavonas por via oral após 4 semanas.

Lima[38] e cols. compararam os efeitos das isoflavonas derivadas do extrato seco do *Glycine max* (L.) Merr. e dos estrogênios conjugados (EC), por via vaginal, neste epitélio e no endométrio de mulheres após a menopausa. Realizaram estudo clínico prospectivo, controlado e randomizado com 90 mulheres após a menopausa, avaliadas por 3 meses e divididas em três grupos: Grupo 1 (isoflavona) n = 30, Grupo 2 (placebo) n = 30 e Grupo 3 (estrogênios conjugados) n = 30, onde foram avaliados o índice de Frost, o índice de maturação da citologia vaginal e através da ultrassonografia por via transvaginal avaliou-se o endométrio. Obtiveram melhora dos sintomas de atrofia e da citologia vaginal hormonal semelhante ao creme contendo estrogênios conjugados após 90 dias de tratamento.

Bernardo, em tese de Mestrado realizada em nosso serviço, avaliou os efeitos das isoflavonas por via vaginal no tratamento da atrofia, na morfometria e na expressão dos receptores de estrogênio no epitélio vaginal de mulheres após a menopausa. Realizou estudo clínico prospectivo, placebo-controlado e randomizado em 55 mulheres após a menopausa com AVV durante 3 meses. Constatou que, com 90 dias de tratamento, as mulheres que utilizaram o gel vaginal de isoflavonas derivadas do *Glycine max* (L.) Merr. obtiveram melhora dos sintomas de atrofia vaginal, aumento dos valores de maturação celular, diminuição do pH vaginal, aumento das espessuras do epitélio vaginal e aumento da expressão dos receptores de estrogênio[40]. Novos estudos de longa duração utilizando esse tratamento são necessários para confirmar a eficácia e garantir a proteção endometrial para as mulheres com sintomas de atrofia genital.

Estrogênio Vaginal

Os estudos envolvendo a terapia hormonal sistêmica têm mostrado que para as mulheres sintomáticas que possuem menos de 60 anos ou que estão dentro dos primeiros 10 anos após a menopausa, os benefícios podem superar os riscos[41]. Quando a terapia hormonal sistêmica é necessária para tratar os sintomas vasomotores do climatério, a mulher geralmente evolui com resolução satisfatória de seus sintomas vaginais. No entanto, 10 a 15% das mulheres em uso de terapia hormonal sistêmica não melhoram adequadamente dos sintomas vaginais, sendo necessária a administração de dose baixa de estrogênio por via vaginal[42].

Para AVV sintomática que não responde satisfatoriamente às intervenções não hormonais sistêmicas, recomenda-se baixa dose de estrogênio por via vaginal. As terapias hormonais sistêmicas e vaginais, por décadas, têm sido o padrão-ouro para o tratamento sintomático da AVV. Quando os sintomas vaginais são as únicas queixas da mulher, a via de administração de eleição é a local. O estrogênio vaginal em baixa dose pode fornecer alívio suficiente dos sintomas com absorção sistêmica mínima, demonstrando ser mais eficaz do que a via oral sistêmica no alívio da AVV[43,44].

224 | MENOPAUSA, O QUE VOCÊ PRECISA SABER

Diversos estudos obtiveram sucesso ao avaliar a eficácia do estrogênio vaginal através de medidas subjetivas e objetivas, tais como melhora dos sintomas, da aparência da mucosa vaginal, diminuição do pH vaginal, aumento do número de lactobacilos vaginais, mudanças favoráveis na vagina e/ou citologia uretral, ou mudanças na cultura de urina, nos resultados e preferências da paciente[45-48].

Quanto aos riscos de eventos adversos da terapia estrogênica vaginal, pode-se ressaltar que, em revisão da *Cochrane* de 2006[49], não foi encontrado nenhum relato de aumento do risco de tromboembolismo venoso (TEV), mas os dados para as mulheres com alto risco são escassos; o sangramento vaginal, a mastalgia e as náuseas foram relatados em alguns ensaios clínicos, e estes sintomas são dose-dependentes, sugerindo que uma dose suficientemente grande pode resultar em absorção sistêmica notável.

A principal preocupação em relação ao uso de qualquer estrogênio em mulheres com útero intacto é o risco de carcinoma do endométrio. Embora as evidências disponíveis sugiram que baixas doses de estrogênio vaginal são geralmente seguras para o endométrio, os estudos em longo prazo são limitados. Assim, embora a hiperplasia endometrial tenha sido vista com doses baixas de estrogênio vaginal, a utilização concomitante de um progestógeno não é indicada[20,48].

Os sintomas de AVV são queixas comuns entre as mulheres sexualmente ativas com câncer de mama, em especial aquelas em uso de inibidores da aromatase ou tamoxifeno. Deve-se notar que, em mulheres na pré-menopausa, o tamoxifeno exerce efeito antiestrogênico na vagina, enquanto após a menopausa exerce fraco efeito estrogênico. No entanto, algumas mulheres tratadas com tamoxifeno após a menopausa podem apresentar sintomas de AVV[50].

Os inibidores de aromatase agem bloqueando 95% da síntese do estrogênio, resultando em concentrações séricas de estradiol inferiores a 1 pg/mL. A partir de estudos em mulheres saudáveis em uso de inibidores de aromatase, verificou-se que a administração vaginal de comprimidos com 25 µg de estradiol promove pequeno aumento do estradiol sérico, superior a 1 pg/mL. Embora o aumento seja pequeno, qualquer alteração nas concentrações de estradiol no soro de mulheres com antecedente de câncer de mama pode exercer um efeito sobre a eficácia do inibidor de aromatase[51].

A segurança do uso da terapia hormonal em mulheres com câncer de mama tem sido uma preocupação constante. Em metanálise, constatou-se aumento marcante no risco do câncer de mama e recorrência em dois ensaios clínicos randomizados e controlados. Existem poucos estudos avaliando a segurança do estrogênio vaginal em mulheres com câncer de mama[52].

A dispareunia tem sido frequentemente relatada em sobreviventes de câncer de mama em uso de terapia adjuvante com o inibidor da aromatase e, em menor grau, com o tamoxifeno[53]. Diante do comprometimento na qualidade de vida dessas mulheres com AVV sintomática moderada ou grave, as pacientes com câncer de mama que não respondem às terapias não hormonais devem ponderar os riscos e benefícios de uma dose baixa de estrogênio vaginal em consulta com seu oncologista[20], podendo ser indicado, em alguns casos, um período curto de baixa dose de estrogênio vaginal para permitir a retomada da atividade sexual regular, a fim de prevenir a recorrência dos sinais e sintomas de atrofia[20].

O controle da AVV em mulheres com antecedente de câncer não hormônio-dependente é semelhante ao das mulheres sem histórico de câncer. Para as mulheres tratadas com irradiação pélvica, a baixa dose de estrogênio vaginal pode ser indicada após o tratamento, pois estimula a regeneração epitelial, promove a cura, melhora a elasticidade e a lubrificação vaginal. A terapia vaginal também pode ser útil quando há necessidade de utilização de dilatadores.

A melhora da AVV geralmente ocorre após algumas semanas do início do tratamento com estrogênio vaginal[54]. No entanto, algumas mulheres podem demorar até 12 semanas para obter o benefício máximo.

O tratamento com estrogênio vaginal em baixa dose pode persistir enquanto existem sintomas na ausência de tratamento. Não há, em nenhum estudo clínico, dados de segurança que se estendem para além de 12 meses, mas nenhum tempo limite foi estabelecido para a duração dessa terapia[20].

Não é indicada a associação do progestógeno à terapia estrogênica vaginal em baixa dose, em tratamentos com duração até 1 ano[20]. No entanto, se uma mulher é de alto risco para o câncer endometrial (p. ex., obesidade) ou está usando uma dose maior de estrogênio vaginal que normalmente é recomendada, o controle do endométrio deve ser feito com ultrassom transvaginal anual ou a progesterona deve ser associada, além disso, a retirada da medicação poderá ser considerada[20].

O sangramento uterino é normalmente um sinal de proliferação endometrial, portanto, qualquer escape ou sangramento do útero requer uma avaliação completa, que pode incluir um ultrassom transvaginal e/ou biópsia do endométrio. No entanto, os dados são insuficientes para recomendar vigilância endometrial anual em mulheres assintomáticas usando estrogênio vaginal[55].

Ospemifeno

O ospemifeno é um SERM com efeitos vaginais e o único aprovado nos Estados Unidos para o tratamento da dispareunia moderada a grave. Dois estudos com 12 semanas de duração demonstraram melhora no valor de maturação, pH vaginal e no sintoma de secura vaginal com o uso diário de ospemifeno na dose de 60 mg via oral[56,57].

Em estudo conduzido por 52 semanas houve melhora dos sintomas de AVV e não foi observado nenhum caso de tromboembolismo venoso, hiperplasia endometrial ou carcinoma em grupo de mulheres (n = 180) com idades entre 46-79 anos. Os eventos adversos mais comuns foram os sintomas vasomotores[58].

A prescrição do ospemifeno contém precauções semelhantes às fornecidas para os estrogênios e outros SERMs, sendo classificado como classe de droga com risco de evento tromboembólico[59]. Com relação ao câncer de mama, o ospemifeno não deve ser utilizado em mulheres com câncer de mama ou com alto risco, uma vez que a droga não foi adequadamente estudada nesse grupo. O ospemifeno demonstrou, no entanto, atividade antiestrogênica em modelos pré-clínicos de câncer mama[60].

DHEA Intravaginal

A dehidroepiandrosterona (DHEA) é um derivado androgênico que está disponível no Canadá e nos Estados Unidos. Foi avaliada a administração intravaginal deste princípio no tratamento da AVV, exercendo seu efeito através dos receptores androgênicos e estrogênicos[61].

Ensaios clínicos com 12 semanas de duração demonstraram melhorar significativamente os sintomas, o valor de maturação vaginal e o pH vaginal com duas doses (3,25 mg e 13 mg), uma vez ao dia[62]. No entanto, futuras investigações estão em curso.

Testosterona

O creme contendo testosterona foi utilizado no passado para o tratamento de líquen escleroso vulvar, mas em revisão da Cochrane não foi encontrado resultado superior ao placebo para este tratamento[63].

CONCLUSÕES E RECOMENDAÇÕES

- Terapias de primeira linha para mulheres com sintomas de AVV incluem lubrificantes não hormonais associados à relação sexual e, se indicado, o uso regular de hidratantes vaginais de longa duração.
- Para as mulheres sintomáticas com AVV moderada a grave e para aquelas com sintomas mais amenos que não respondem aos lubrificantes e hidratantes, a terapia com estrogênio, quer por via vaginal em dose baixa ou sistêmica, permanece como terapêutica padrão-ouro. Baixa dose de estrogênio vaginal é preferida quando a AVV é o único sintoma do climatério.
- Ospemifeno é outra opção para o tratamento da dispareunia.
- Para as mulheres com histórico de câncer de mama ou câncer de endométrio, o tratamento depende da preferência da mulher, da necessidade e da compreensão dos riscos potenciais. O oncologista deve ser consultado.
- A terapia estrogênica pertence à classe de risco para tromboembolismo venoso. Baixas doses de estrogênio vaginal podem apresentar um risco muito baixo, no entanto, houve relatos em ensaios clínicos de um risco aumentado durante o uso de estrogênio vaginal. Não há estudos em mulheres de alto risco.
- Os progestógenos geralmente não são indicados quando uma dose baixa de estrogênio por via vaginal é administrada para o tratamento da AVV. Porém, dados de segurança endometrial não estão disponíveis para o uso mais de 1 ano.
- Se uma mulher é de alto risco para o desenvolvimento do câncer de endométrio ou está usando uma dose mais elevada de estrogênio por via vaginal, o exame de ultrassom via transvaginal ou a terapia intermitente com progestógenos devem ser considerados. Não existem dados suficientes para recomendar a vigilância endometrial anual de rotina em mulheres sintomáticas usando estrogênio vaginal.
- Escapes ou sangramento em uma mulher após a menopausa que tem um útero intacto requerem uma avaliação minuciosa, que pode incluir o ultrassom transvaginal e/ou biópsia de endométrio.
- Para as mulheres tratadas por câncer não hormônio-dependente, o tratamento da AVV é semelhante ao das mulheres sem história câncer.
- Estrogênio por vaginal ou ospemifeno, com vigilância clínica apropriada, podem ser mantidos enquanto os sintomas incômodos estiverem presentes.
- Educação pró-ativa na saúde vaginal é recomendada para mulheres após a menopausa.
- Estudos com isoflavonas derivadas do *Glycine max* (L.) Merr por via vaginal são promissores

REFERÊNCIAS BIBLIOGRÁFICAS

1. Utian WH. The International Menopause Society menopause-related terminology definitions. Climateric. 1999;2:284-6.
2. Gracia CR, Sammel MD, Freeman EW, Lin H, Langan E, Kapoor S et al. Defining menopause status: creation of a new definition to identify the early changes of the menopausal transition. Menopause. 2005;12(2):128-135.
3. Mitchell JL, Walsh J, Wang-Cheng R, Hardman JL. Postmenopausal hormone therapy: a concise guide to therapeutic uses, formulations, risks and alternatives. Prim Care. 2003;30:671-96.
4. Lima SMRR, Botogoski SR. Conceitos. In: Lima SMRR. Menopausa. 1 ed. São Paulo: Ed. Atheneu; 2009. p. 3-7.
5. Simon JA, Kokot-Kierepa M, Goldstein J, Nappi RE. Vaginal health in the United States: results from the Vaginal Health: Insights, Views & Attitudes survey [published online ahead of print April 15, 2013]. Menopause doi: 10.1097/GME.0b013e318287342d.

6. Kingsberg SA, Wysocki S, Magnus L, Krychman ML. Vulvar and vaginal atrophy in postmenopausal women: findings from the REVIVE (Real Women's Views of Treatment Options for Menopausal Vaginal Changes) survey [published online ahead of print May 16, 2013]. J Sex Med doi: 10.1111/jsm. 12190.

7. Wyeth Pharmaceuticals. REVEAL: Revealing Vaginal Effect At mid-Life. Surveys of Postmenopausal Women and Health Care Professionals Who Treat Postmenopausal Women. May 2009. Disponível em: www.revealsurvey.com/pdf/ reveal-survey-results.pdf. Acessado em: 14 Jun. 2013.

8. Nappi RE, Kokot-Kierepa M. Vaginal Health: Insights, Views & Attitudes (VIVA) results from an international survey. Climacteric. 2012;15:36-44.

9. Ponte JG. Anatomia clinico-cirúrgica em ginecologia. In: Halbe HW. Tratado de Ginecologia. São Paulo: Roca; 1998. p. 274-91.

10. Junqueira LCU, Carneiro J. Aparelho reprodutor feminino. In: Junqueira LCU, Carneiro J. Histologia básica. 11ª ed. Rio de Janeiro: Guanabara Koogan; 2008. p. 447-8.

11. Wied LG, Bibbo M. Hormonal Cytology. In: Comprehensive Citopathology. W. B. Saunders Company; 1991. p. 85-114.

12. Bachmann G, Santen RJ, Barbieri RL, Falk SJ. Clinical manifestations and diagnosis of vaginal atrophy. Up To Date. Disponível em: http://www.uptodate.com/store. Acessado em: 23 abr. 2012.

13. Mote PA, Balleine E, McGowan M, Clarke CL. Colonization of progesterone receptors A and B by dual immunofluorescent histochemistry in human endometrium during the menstrual cycle. J Clin Endocrinol Metab. 1999; 84:2963-71.

14. Chen GD, Oliver RH, Leung BS, Lin LY, Yeh J. Estrogen receptor alpha and beta expression in the vaginal walls and uterosacral ligaments of premenopausal and postmenopausal women. Fertil Steril. 1999;71:1099-1102.

15. Gebhart JB, Rickard DJ, Barrett TJ et al. Expression of estrogen receptor isoforms alpha and beta messenger RNA in vaginal tissue of premenopausal and postmenopausal women. Am J Obstet Gynecol. 2001;185:1325-1330.

16. Hodgins MB, Spike RC, Mackie RM, MacLean AB. An immunohistochemical study of androgen, oestrogen and progesterone receptors in the vulva and vagina. Br J Obstet Gynaecol. 1998;105:216-222.

17. Griebling TL, Liao Z, Smith PG. Systemic and topical hormone therapies reduce vaginal innervation density in postmenopausal women. Menopause. 2012;19:630-635.

18. Bachmann GA, Cheng RJ, Rovner E. Vulvovaginal complaints. In: Lobo RA, ed. Treatment of the Postmenopausal Woman: Basic and Clinical Aspects, 3rd ed. Burlington, MA: Academic Press; 2007. p. 263-270.

19. Gorodeski GI. Estrogen modulation of epithelial permeability in cervicalvaginal cells of premenopausal and postmenopausal women. Menopause. 2007;14:1012-1019.

20. North American Menopause Society. Management of symptomatic vulvovaginal atrophy: 2013 position statement of The North American Menopause Society. Menopause. 2013;20(9):888-902.

21. Bachmann GA, Nevadunsky NS. Diagnosis and treatment of atrophic vaginitis. Am Fam Physician. 2000;61:3090-6.

22. Calleja-Agius J, Brincat MP. Urogenital atrophy. Climateric. 2009;12(4):279-85.

23. Nilsson K, Risberg B, Heimer G. The vaginal epithelium in the postmenopause – cytology, histology and pH as methods of assessment. Maturitas. 1995;21:51-6.

24. Iosif CS, Batra S, Ek A, Astedt B. Estrogen receptors in the human female lower urinary tract. Am J Obstet Gynecol. 1981;141:817-20.

25. Schaffer J, Fantl JA. Urogenital effects of the menopause. Ballieres Clin Obstet Gynaecol. 1996;10:401-17.

26. Goldstein I, Alexander JL. Practical aspects in the management of vaginal atrophy and sexual dysfunction in perimenopausal and postmenopausal women. J Sex Med. 2005;3:154-65.

27. Fisher BK. Normal anatomy of the vulva. In: Fisher BK, Margesson LJ, eds. Genital Skin Disorders: Diagnosis and Treatment. St Louis, MO: Mosby; 1998. p. 99-107.

28. Sobel JD, Reichman O, Misra D, Yoo W. Prognosis and treatment of desquamative inflammatory vaginitis. Obstet Gynecol. 2011;117:850-855.

29. Capobianco G, Donolo E, Borghero G, Dessole F, Cherchi PL, Dessole S. Effects of intravaginal estriol and pelvic floor rehabilitation on urogenital aging in postmenopausal women. Arch Gynecol Obstet. 2012;285: 397-403.

30. Lee YK, Chung HH, Kim JW, Park NH, Song YS, Kang SB. Vaginal pH-balanced gel for the control of atrophic vaginitis among breast cancer survivors: a randomized controlled trial. Obstet Gynecol. 2011;117:922-927.

31. Bygdeman M, Swahn ML. Replens versus dienoestrol cream in the symptomatic treatment of vaginal atrophy in postmenopausal women. Maturitas. 1996;23:259-263.

32. Nachtigall LE. Comparative study: Replens versus local estrogen in menopausal women. Fertil Steril. 1994;61:178-180.

33. Dezzutti CS, Brown ER, Moncla B et al. Is wetter better? An evaluation of over-the-counter personal lubricants for safety and anti-HIV-1 activity. PLos One. 2012;7:e48328.

34. Brown JM, Hess KL, Brown S, Murphy C, Waldman AL, Hezareh M. Intravaginal practices and risk of bacterial vaginosis and candidiasis infection among a cohort of women in the United States. Obstet Gynecol. 2013;121:773-780.

35. Albert A, Altabre C, Baró F, Buendía E, Cabero A, Cancelo MJ et al. Efficacy and safety of a phytoestrogen preparation derived from Glycine max (L.) Merr in climacteric symptomatology a multicentric, open, prospective, non-randomized trial. Phytomedicine. 2002;9:85-92.

36. Le Donne M, Caruso C, Mancuso A, Costa G, Iemmo R, Pizzimenti G et al. The effect of vaginally administered genistein in comparison with hyaluronic acido on atrophic epithelium in postmenopause. Arch Gynecol Obstet. 2011;283:1319-1323.

37. Tedeschi C, Benvenuti C. Comparison of vaginal gel isoflavones no topical treatment in vaginal dystrophy: results of a preliminary prospective study. Gynecol Endocrinol. 2012;28(8):652-4.

38. Lima SMRR, Yamada SS, Reis BF, Postigo S, Silva MALG, Aoki T. Effective treatment of vaginal atrophy with isoflavone vaginal gel. Maturitas. 2013;74(3):252-258.

39. Reed SD, Newton KM, LaCroix AZ, Grothaus LC, Grieco VS, Erlich K. Vaginal, endometrial, and reproductive hormone findings: randomized placebo-controlled trial of black cohosh, multibotanical herbs, and dietary soy for vasomotor symptoms: The Herbal Alternatives for Menopause (HALT) Study. Menopause. 2008;15:51-58.

40. Bernardo BFA. Efeitos do Glycine max (L.) Merr na morfometria e na expressão dos receptores de estrogênio do epitélio vaginal de mulheres após a menopausa. Tese Mestrado. 2014. Curso de Pós-Graduação da Faculdade de Ciências Médicas da Santa Casa de São Paulo.

41. North American Menopause Society. The 2012 hormone therapy position paper of The North American Menopause Society. Menopause. 2012;19:257-271.

42. Smith RN, Studd JW. Recent advances in hormone replacement therapy. Br J Hosp Med. 1993;49:799-808.

43. Long CY, Liu CM, Hsu SC, Wu CH, Wang CL, Tsai EM. A randomized comparative study of the effects of oral and topical estrogen therapy on the vaginal vascularization and sexual function in hysterectomized postmenopausal women. Menopause. 2006;13:737-743.

44. Cardozo L, Bachmann G, McClish D, Fonda D, Birgerson L. Metaanalysis of estrogen therapy in the management of urogenital atrophy in postmenopausal women: second report of the Hormones and Urogenital Therapy Committee. Obstet Gynecol. 1998;92(4 pt 2):722-727.

45. Ayton RA, Darling GM,Murkies AL et al. A comparative study of safety and efficacy of continuous low dose oestradiol released from a vaginal ring compared with conjugated equine oestrogen vaginal cream in the treatment of postmenopausal urogenital atrophy. Br J Obstet Gynaecol. 1996;103:351-358.

46. Nachtigall L. Clinical trial of the estradiol vaginal ring in the U.S. Maturitas. 1995;22(suppl):S43-S47.

47. Manonai J, Theppisai U, Suthutvoravut S, Udomsubpayakul U, Chittacharoen A. The effect of estradiol vaginal tablet and conjugated estrogen cream on urogenital symptoms in postmenopausal women: a comparative study. J Obstet Gynaecol Res. 2001;27:255-260.

48. Weisberg E, Ayton R, Darling G et al. Endometrial and vaginal effects of low-dose estradiol delivered by vaginal ring or vaginal tablet. Climacteric. 2005;8:83-92.

49. Suckling J, Lethaby A, Kennedy R. Local oestrogen for vaginal atrophy in postmenopausal women. Cochrane Database Syst Rev. 2006;CD001500.

50. Winneker RC, Harris HA. Progress and prospects in treating postmenopausal vaginal atrophy. Clin Pharmacol Ther. 2011;89:129-132.
51. Kendall A, Dowsett M, Folkerd E, Smith I. Caution: vaginal estradiol appears to be contraindicated in postmenopausal women on adjuvant aromatase inhibitors. Ann Oncol. 2006;17:584-587.
52. Le Ray I, Dell'Aniello S, Bonnetain F, Azoulay L, Suissa S. Local estrogen therapy and risk of breast cancer recurrence among hormonetreated patients: a nested case-control study. Breast Cancer Res Treat. 2012;135:603-609.
53. Baumgart J, Nilsson K, Evers AS, Kallak TK, Poromaa IS. Sexual dysfunction in women on adjuvant endocrine therapy after breast cancer. Menopause. 2013;20:162-168.
54. Simon J, Nachtigall L, Ulrich LG, Eugster-Hausmann M, Gut R. Endometrial safety of ultra-low-dose estradiol vaginal tablets. Obstet Gynecol. 2010;116:876-883.
55. Johnston SL, Farrell SA, Bouchard C et al.; SOGC Joint Committee-Clinical Practice Gynaecology and Urogynaecology. The detection and management of vaginal atrophy. J Obstet Gynaecol Can. 2004;26:503-515.
56. Bachmann GA, Komi JO; Ospemifene Study Group. Ospemifene effectively treats vulvovaginal atrophy in postmenopausal women: results from a pivotal phase 3 study. Menopause. 2010;17:480-486.
57. Portman DJ, Bachmann GA, Simon JA; Ospemifene Study Group. Ospemifene, a novel selective estrogen receptor modulator for treating dyspareunia associated with postmenopausal vulvar and vaginal atrophy. Menopause. 2013;20:623-630.
58. Simon JA, Lin VH, Radovich C, Bachmann GA; The Ospemifene Study Group. One-year long-term safety extension study of ospemifene for the treatment of vulvar and vaginal atrophy in postmenopausal women with a uterus. Menopause. 2013;20:418-427.
59. Osphena [package insert]. Florham Park, NJ: Shionogi Inc, 2013.
60. Wurz GT, Soe LH, Degregorio MW. Ospemifene, vulvovaginal atrophy, and breast cancer [published online ahead of print January 15, 2013]. Maturitas doi 10.1016/j. Maturitas. 2012.12.002.
61. Labrie F, Archer D, Bouchard C et al. Intravaginal dehydroepiandrosterone (Prasterone), a physiological and highly efficient treatment of vaginal atrophy. Menopause. 2009;16:907-922.
62. Labrie F, Archer D, Bouchard C et al. High internal consistency and efficacy of intravaginal DHEA for vaginal atrophy. Gynecol Endocrinol. 2010;26:524-532.
63. Chi CC, Kirtschig G, Baldo M, Brackenbury F, Lewis F, Wojnarowska F. Topical interventions for genital lichen sclerosus. Cochrane Database Syst. Rev. 2011;7:CD008240.

PARTE 5

Aspectos Clínicos

25 | Pólipos endometriais no climatério

- Benedito Fabiano dos Reis
- Sônia Maria Rolim Rosa Lima
- Silvania de Cássia Vieira Archangelo

O pólipo endometrial constitui neoformação da mucosa uterina que se origina como hiperplasia focal da camada basal. É revestido por epitélio e contém quantidade variável de glândulas, estroma e vasos sanguíneos. O seu epitélio de revestimento pode ser atrófico ou hiperplásico[1]. Podem ser únicos, múltiplos, medir desde poucos milímetros até centímetros, e podem ser sésseis e/ou pediculados[2].

A partir da década de 1980, e especialmente nos últimos 10 anos, o acesso facilitado à cavidade uterina, por meio da ultrassonografia transvaginal e da histeroscopia, tem aumentado a frequência de diagnóstico de pólipos endometriais, e sua prevalência em mulheres com sangramento uterino anormal varia entre 10 e 30%. São raros na fase pré-puberal, apesar de seu crescimento ocorrer em qualquer período da vida, e sua maior incidência ocorre entre 51 e 70 anos de idade[3,4].

Constituem fatores de risco para o desenvolvimento de pólipos endometriais: idade, hipertensão, obesidade, uso de tamoxifeno, período após a menopausa, diabetes, síndrome dos ovários policísticos e tireoidopatias[5].

Vários mecanismos moleculares têm sido associados ao aparecimento de pólipos endometriais. Alguns autores descrevem significativa redução dos receptores de progesterona nessas lesões, o que os tornaria, segundo os autores, insensíveis ao hormônio; outros encontraram resultados diferentes, com concentrações de receptores de estrogênio e progesterona semelhantes no endométrio e no pólipo[6]. O crescimento de pólipos está também associado à perda dos mecanismos pró-apoptose, que pode ser demonstrada pela hiperexpressão de Bcl-2. Dal Cin observou a presença de rearranjos cromossômicos em 57% dos pólipos analisados, assim como vários grupos citogenéticos diferentes, a despeito de uma aparente semelhança clínica e morfológica[7].

Carvalho e cols., em estudo que teve como objetivo comparar a expressão do receptor de estrogênio, do receptor de progesterona e da proteína Ki-67 no epitélio glandular e estroma do pólipo endometrial e do endométrio adjacente de mulheres após a menopausa, através de estudo morfométrico e de imunoistoquímica, comparados aos mesmos parâmetros do endométrio adjacente, concluíram que houve expressão significativamente maior dos receptores de estrogênio e progesterona, tanto no estroma quanto no epitélio glandular do pólipo, comparado ao endométrio adjacente e em relação à expressão da proteína Ki67, observaram que foi significativamente maior no tecido glandular e estroma do pólipo endometrial, quando comparado ao endométrio adjacente[8].

Estudo retrospectivo realizado na Irmandade Santa Casa de São Paulo, por Carvalho e cols., envolvendo 82 mulheres com diagnóstico de pólipo endometrial após a menopausa, encontrou dois casos de pólipos associado a carcinoma (2,4% casos): um adenocarcinoma do endométrio e um carcinoma espinocelular[9].

Existem vários possíveis fatores de risco implicados na malignidade ou na pré-malignidade do pólipo endometrial: obesidade, hipertensão arterial, diabetes, idade avançada, menopausa tardia, sangramento anormal após a menopausa, uso de TH e tamoxifeno na terapia de mulheres com câncer de mama. Destes, o único fator que é consenso entre os estudos é a idade avançada. Pacientes acima de 60 anos de idade que apresentam pólipo endometrial têm uma prevalência de lesão pré-maligna ou malignidade 5,31 vezes maior que as mulheres de 40-59 anos[10].

A estrutura microscópica dos pólipos endometriais é constituída por glândulas e estroma, com alguma diferença baseada no tipo funcional ou não funcional do seu epitélio. Enquanto em alguns pólipos o tecido endometrial apresenta uma reação funcional cíclica semelhante ao endométrio adjacente, na maioria, entretanto, observa-se um tipo imaturo de endométrio, "fora de fase", com glândulas irregulares pouco responsivas à progesterona[1]. Histologicamente reconhecidos pelo estroma fibroso e vasos sanguíneos com paredes espessas, típicos da camada basal, que muitas vezes acompanham seu maior eixo, podem revestir-se por epitélio glandular normal, atrófico, ou com outras alterações além da hiperplasia simples[2]. Apesar de essas características histológicas nos permitirem classificá-los como funcionais, atróficos ou hiperplásicos, essa classificação praticamente não guarda relação com o quadro clínico e não implica conduta ou prognóstico, como no caso da classificação das hiperplasias endometriais[3].

Os pólipos endometriais são, na maioria das vezes, assintomáticos, mas o sangramento uterino anormal é o sintoma mais frequente, sintoma este que pode ocorrer tanto no menacme quanto na fase após a menopausa e, menos frequentemente, o sintoma é a infertilidade[5]. Na fase após a menopausa a causa mais frequente de sangramento uterino é a atrofia endometrial, enquanto o achado patológico mais comum é o pólipo endometrial. Entretanto, o diagnóstico diferencial com alterações pré-malignas e malignas do endométrio é necessário[6].

O potencial de malignidade dos pólipos endometriais é pouco conhecido, variando entre zero e 12%, dependendo da população estudada[11]. Em 1953, em seu artigo *The elusive endometrial polyp*, Scott escrevia: "Os pólipos endometriais permanecem um enigma, principalmente quanto a sua frequência, seu potencial de sangramento e possibilidade de transformação maligna[12]". Esta afirmativa ainda permanece atual, mas a maioria dos autores concorda que o risco de malignidade aumenta com a idade e que o risco de malignidade na pré-menopausa é baixo. A presença de sintomas tem sido identificada como um indicador de risco, assim como o tamanho do pólipo[8,12].

Outros fatores de risco como obesidade, diabetes, hipertensão e uso de tamoxifeno em pacientes com câncer de mama têm sido relacionados ao aumento do risco de malignização dos pólipos endometriais. É consenso que a idade avançada (> 60 anos) e a menopausa constituem os principais fatores de risco para malignização dos pólipos endometriais (Nível B de evidência)[6,12].

Pólipos Endometriais e Climatério

A menopausa parece ser um fator de risco para a neoplasia que se origina do pólipo endometrial. Alguns estudos têm relatado carcinoma em pólipos apenas em mulheres após a menopausa, enquanto outros encontraram carcinoma apenas em mulheres sintomáticas. Uma das hipóteses aventadas seria que após a menopausa, com a queda hormonal, os pólipos endometriais se caracterizariam por áreas focais de hiperplasia com padrão endometrial adjacente atrófico, questionando assim a hipótese da dependência hormonal influenciando diretamente seu crescimento. Tal fato não foi verificado por Carvalho e cols. (2006), pois em seu trabalho foram encontrados diferentes padrões histológicos no endométrio, o que levou à hipótese de crescimento independente da ação hormonal, com possível potencial de malignização[8].

Os pólipos entre as mulheres no período de transição menopausal apresentam pouco ou nenhum potencial maligno. A despeito do sangramento anormal, nem todos os estudos publicados na literatura têm relatado a presença de sangramento como sendo um fator preditivo de malignidade em pólipo endometrial. Carvalho e cols. (2006) não encontraram tal relação. Altas taxas de pólipos são vistas em mulheres assintomáticas diagnosticadas na rotina por USG transvaginal[8].

Com relação ao uso de terapia hormonal, os dados publicados são conflitantes, não podendo estabelecer uma relação de causa e efeito. Neste caso, devemos sempre primar pelo bom senso, pesando o risco/benefício na utilização destes medicamentos, diante destas lesões.

QUADRO CLÍNICO

Sangramento uterino anormal, especialmente o sangramento irregular, menorragia, hipermenorragia, é o sintoma mais frequentemente associado à presença de pólipos endometriais, tanto em pacientes na pré como após a menopausa. Excepcionalmente, pode ocorrer corrimento genital de odor fétido em casos de necrose. Em alguns casos, a mulher pode apresentar sinusorragia em decorrência de um pólipo endometrial que se exteriorizou até a vagina ou a pólipos de origem cervical[11,12].

No período de perimenopausa, os pólipos endometriais nem sempre são causas de sangramento menstrual irregular; aconselha-se que se faça uma investigação mais completa, sempre objetivando excluir causas oncológicas. Já após a menopausa, os pólipos são causa comum de sangramento uterino anormal, bem como da atrofia endometrial. Assim, o diagnóstico diferencial se impõe, visto ser o sangramento endometrial a manifestação mais frequente dos carcinomas endometriais (90%)[12].

Apesar de controverso, vários autores têm observado que pólipos endometriais podem contribuir para a infertilidade ou estar associados a perdas gestacionais precoces[12]. As possíveis causas seriam a dificuldade de implantação ou dificuldade de desenvolvimento normal do embrião devida a distorção e diminuição da cavidade uterina[10].

DIAGNÓSTICO

O diagnóstico de pólipo endometrial pode ser feito pela história clínica da paciente, pelo exame ginecológico e, nos assintomáticos, unicamente através da propedêutica complementar, que inclui: ultrassonografia transvaginal e histeroscopia com biópsia endometrial. Ainda podem ser utilizadas a histerossonografia, a histerossalpingografia, a ressonância nuclear magnética e a curetagem uterina[9]. O exame físico é pobre para os pólipos, pois excepcionalmente são visíveis à vista desarmada, principalmente quando não ultrapassam o orifício externo do colo uterino. Tornam-se preocupantes em mulheres após a menopausa, devido a seu potencial maligno e ao diagnóstico diferencial com carcinoma endometrial[8].

Ultrassonografia Pélvica

A via de acesso de escolha para a avaliação pélvica é a transvaginal. (Nota dos Editores: Vide Capítulo 47.) Os pólipos são vistos como formações nodulares hiperecoicas, com limites regulares, que fazem protrusão para a luz da cavidade uterina, circundadas por um halo fino[13]. Áreas císticas podem ser vistas no interior do pólipo ou, no caso de lesões maiores, devido ao preenchimento da cavidade uterina, podem aparecer como espessamento endometrial focal ou difuso.

Estes achados não são específicos e, nas pacientes no menacme, o exame realizado na fase proliferativa inicial tem melhores resultados. A ultrassonografia transvaginal tem uma sensibilidade de 19 a 96%, especificidade de 53 a 100%, valor preditivo positivo (VPP) de 75 a 100% e valor preditivo negativo (VPN) de 87 a 97%, quando comparada com biópsia endometrial guiada por histeroscopia[14]. Esta acurácia variável é provavelmente explicada pelo fato de o método ser dependente da experiência do examinador.

A ultrassonografia transvaginal, embora não apresente especificidade para o diagnóstico de pólipo endometrial, é o método de escolha para triagem de patologias endometriais em mulheres com sangramento uterino anormal[14].

Histerossonografia

Realizada após infusão de solução salina, que irá dilatar a cavidade endometrial, a histerossonografia pode ajudar no diagnóstico de pólipos, por detalhar a posição exata da lesão, especialmente os pequenos, em relação aos limites da cavidade endometrial e da serosa uterina, que são dados importantes no planejamento da histeroscopia cirúrgica. Quando comparada com a histeroscopia tem sensibilidade de 58 a 100%, especificidade de 35 a 100%, VPP de 70 a 100% e VPN de 83 a 100%[13]. Inúmeros estudos Nível B não encontraram diferença significante entre histerossonografia e histeroscopia no diagnóstico de pólipos endometriais[4,5,13,14].

Histeroscopia Diagnóstica

A visualização direta da cavidade uterina e a posterior biópsia dirigida das lesões é o padrão-ouro para o diagnóstico de suas alterações, especialmente nas situações em que o diagnóstico diferencial de lesões pré-malignas e malignas é necessário, sobretudo nas mulheres na fase após a menopausa. Os pólipos apresentam-se móveis, maleáveis, frequentemente congestos e com revestimento endometrial semelhante ao endométrio adjacente. Juntamente com a biópsia endometrial, a histeroscopia torna-se o método mais acurado na investigação da cavidade uterina e, especialmente, da mucosa endometrial, com sensibilidade de 91 a 98%, e especificidade de 99,6 a 100%. (Nota dos Editores: Vide Capítulo 48.)[15].

Curetagem Uterina

A curetagem uterina diagnóstica, embora possibilite a retirada de amostras de endométrio para análise histológica e seja adequada para diagnóstico em lesões difusas, como mais frequentemente ocorre nas pré-malignas ou malignas, pelo fato de ser realizada "às cegas", falha nas lesões focais como as polipoides de qualquer etiologia. Ainda é um procedimento realizado nos dias atuais, por falta de disponibilidade do método histeroscópico em alguns centros. Evidências de nível B reforçam que este método não deve ser utilizado nos dias atuais[13,14].

Ressonância Nuclear Magnética (RNM)

A RNM pode identificar pólipos endometriais, como lesões intracavitárias ponderadas em T_2 e, segundo estudos recentes, pode distinguir a maioria dos pólipos dos carcinomas, pela presença de um centro fibroso ou cistos intratumorais, características mais frequentes nos pólipos endometriais[16]. Mas é um método de alto custo e tem a desvantagem de não permitir o estudo histopatológico. (Nota dos Editores: Vide Capítulo 51.)

Curetagem Uterina e Biópsia Endometrial

Exame realizado "às cegas" (dispositivo de Pipelle ou cureta de Novak), tem seu valor quando na ausência dos métodos de imagem anteriormente descritos e quando há um espessamento difuso do endométrio, sem lesão focal. No entanto, mesmo sendo um exame de segunda linha para sangramento anormal, ainda é amplamente utilizado como único meio diagnóstico para avaliar mulheres com sangramento anormal[14].

Outros Métodos Diagnósticos

A histerossalpingografia tem alta sensibilidade (98%), mas baixa especificidade (34,6%) quando comparada com a histeroscopia. O uso de radiação ionizante, contraste iodado e o desconforto da paciente limitam a utilização deste método no diagnóstico de pólipos endometriais[15].

DIAGNÓSTICO DIFERENCIAL

Diante das queixas referidas pela mulher (em especial o sangramento uterino anormal), associadas à idade, ao *status* menopausal e aos exames de imagem, podemos fazer um raciocínio clínico para o diagnóstico diferencial considerando as principais alterações[17]:
- Miomas, principalmente submucosos
- Pólipos endometriais
- Hiperplasia endometrial
- Adenocarcionoma endometrial
- Neoplasia do colo e do corpo uterino

TRATAMENTO

Como a maioria dos pólipos não é maligna, existe a opção de conduta expectante sem intervenção, especialmente nas pacientes assintomáticas pré-menopausa e naquelas sem outros fatores de risco para câncer de endométrio. Pequenos pólipos (< 10 mm) podem regredir espontaneamente em 25% dos casos[18].

Existe a ressalva de que os pólipos uterinos são responsáveis por sangramento uterino anormal em 25% dos casos, considerando-se a população de mulheres em qualquer faixa etária. A polipectomia resulta em melhora dos sintomas em 75 a 100% das vezes. A maioria dos ginecologistas advoga a remoção dos pólipos com objetivo de tratar os sintomas de sangramento e obter o diagnóstico histológico para excluir patologias endometriais mais graves[17].

Nas pacientes sintomáticas e quando é necessário estudo histológico para descartar patologias malignas do endométrio, adota-se a conduta resolutiva com remoção dos pólipos endometriais. O uso de medicamentos tem um papel limitado: análogos de GnRH podem ser usados, mas têm alto custo e efeitos colaterais. O uso do sistema intrauterino (SIU) de liberação de levonorgestrel (endoceptivo) em mulheres usando tamoxifeno pode reduzir a incidência de pólipos endometriais, mas o seu uso como tratamento é limitado a protocolos de pesquisa[18].

Histeroscopia Cirúrgica

A histeroscopia é um método seguro e eficaz tanto no diagnóstico quanto no tratamento dos pólipos endometriais. Existe uma variedade de métodos disponíveis para a remoção cirúrgica dos pólipos, mas a remoção eletrocirúrgica é a mais utilizada e de menor custo[19]. Como permite a visualização direta da cavidade uterina, é mais eficaz na remoção completa do pólipo e reduz a taxa de recorrência, quando comparada com a curetagem e remoção "às cegas", cuja taxa de sucesso na remoção dos pólipos se mostra ser menor que 50%[20].

Lieng e cols. verificaram que o índice de malignidade em pólipos sintomáticos e assintomáticos foi similar (3,2% x 3,9%). Consequentemente, a avaliação de sintomas parece ser de valor limitado em predizer o risco de malignidade em pólipos endometriais. Observaram ainda que em 1/3 das mulheres apresentando hiperplasia com atipia e malignidade, as mudanças teciduais foram observadas à biópsia endometrial de espécimes da base do pólipo. Com isso, parece benéfico remover a base do pólipo endometrial para detectar e prevenir mudanças malignas e pré-malignas precoces no endométrio[11].

Poucos estudos prospectivos avaliaram o efeito da polipectomia sobre os sintomas. Lieng e cols. avaliaram 150 pacientes submetidas ou não a remoção histeroscópica dos pólipos e observadas por 6 meses. Não foi observada diferença no volume menstrual, embora mulheres sintomáticas tenham apresentado melhora de sintomas como sangramento intermenstrual[18].

O risco de sinéquias após o procedimento é baixo porque o miométrio não é incisado e o procedimento é de baixa complexidade, mas exige um treinamento específico. Segundo o *Practice Guidelines for the Diagnosis and Management of Endometrial Polyps* (2012)[21]:

- o tratamento conservador pode ser mantido nos pequenos pólipos e se assintomáticos (Nível A de evidência);
- polipectomia histeroscópica permanece como padrão-ouro para o tratamento (Nível B de evidência);
- nas pacientes após a menopausa com sintomas é apropriada a remoção cirúrgica para estudo histológico (Nível B de evidência);
- para mulheres inférteis é recomendada a remoção cirúrgica antes da concepção natural ou com técnica assistida (Nível A de evidência).

A indicação de remoção dos pólipos assintomáticos não é clara até o presente e faltam estudos randomizados. Na prática, recomenda-se a remoção dos pólipos, mesmo se assintomáticos, nas pacientes que apresentam outros fatores de risco para câncer de endométrio, como idade avançada (> 60 anos), com história familiar ou pessoal de câncer de mama, ovário, uso de tamoxifeno, obesidade, uso de terapia estrogênica e com hiperplasia endometrial anterior[21].

Quando, em mulheres assintomáticas, estiver indicada a terapia hormonal, aconselhamos a remoção do(s) pólipo(s) antes do início da TH. Tal procedimento facilitará o monitoramento endometrial, essencial a toda mulher que está em uso de TH, qualquer que seja o esquema terapêutico indicado (Capítulo 59). Constitui uma indicação atual para a remoção, baseada no direito de autonomia, no desejo da paciente, após esclarecimento dos riscos e benefícios de tal procedimento[20].

REFERÊNCIAS BIBLIOGRÁFICAS

1. Peterson WF, Novak ER. Endometrial polyps. Obstet Gynecol. 1956;8:40-9.
2. Kim KR, Peng R, Ro JY, Robboy SJ. A diagnostically useful histopathologic feature of endometrial polyp: the long axis of endometrial glands arranged parallel to surface epithelium. Am J Surg Pathol. 2004;28:1057-62.
3. Almeida ECS, Nogueira AA, Candido dos Reis FJ, Zambelli Ramalho LN, Zucoloto S. Immunohistochemical expression of estrogen and progesterone receptors in endometrial polyps and adjacent endometrium in postmenopausal women. Maturitas. 2004;49(3):229-33.
4. Dessole S, Capobianco G, Ambrosini G. Endometrial polyps during menopause: characterization and significance. Acta Obstet Gynecol Scand. 2000;79(10):902-5.

5. Reslova T, Tosner J, Resl M, Kugler R, Vavrova I. Endometrial polyps. A clinical study of 245 cases. Arch Gynecol Obstet. 1999;262(3-4):133-9.
6. Savelli L, De Iaco P, Santini D, Rosati F, Ghi T, Pignotti E et al. Histopathologic features and risk factors for benignity, hyperplasia, and cancer in endometrial polyps. Am J Obstet Gynecol. 2003;188(4):927-31.
7. Dal Cin P, Vanni R, Marras S, et al. Four cytogenetic subgroups can be identified in endometrial polyps. Cancer Res. 1995;1555-65.
8. Carvalho S. Expressão dos receptores de estrogênio, progesterona e Ki67 em pólipos de mulheres após a menopausa com e sem terapia de reposição hormonal. Dissertação (Mestrado em Medicina (Tocoginecologia) - Faculdade de Ciências Médicas da Santa Casa de São Paulo. Orientadora: Sônia Maria Rolim Rosa Lima. 2006.
9. Carvalho S, Campaner AB, Lima SMRR, Silva MALG, Ribeiro PAAG. The differential expression of estrogen and progesterone receptors in endometrial polyps and adjacent endometrium in postmenopausal women. Analytical and Quantitative Cytology and Histology. 2011;(33):61-7.
10. Campaner AB, Carvalho S, Lima SMRR, Santos RE, Galvão MAL, Ribeiro PAG et al. Avaliação histológica de pólipos endometriais em mulheres após a menopausa e correlação com risco de malignidade. RBGO. 2006;28:18-23.
11. Lieng M, Istre O, Qvigstad E. Treatment of endometrial polyps: a systematic review. Acta Obstet Gynecol Scand. 2010;89:992-1002.
12. Ben-Arie A, Goldschimit C, Lavit Y et al. The potencial malignant of endometrial polyps. Eur J Obstet Gynecol Reprod Biol. 2004;115:200-10.
13. Makris N, Kalmantis K, Skartados N, Papadimitriou A, Mantzaris G, Antsaklis A. Three-dimensional hysterosonography versus hysteroscopy for the detection of intracavitary uterine abnormalities. Int J Gynecol Obstet. 2007;97:6-9.
14. Aslam M, Ijaz L, Tariq S, Shafqat K, Meher-Un-Nisa, Ashraf R et al. Comparison of transvaginal sonography and saline contrast sonohysterography in women with abnormal uterine bleeding: correlation with hysteroscopy and histopathology. Int J Health Sci. 2007;1(1):17-24.
15. Lasmar RB, Dias R, Barrozo PRM, Oliveira MAP, Coutinho ESF, Rosa DB. Prevalence of hysteroscopic findings and histologic diagnoses in patients with abnormal uterine bleeding. Fertil Steril. 2008;89:1803-7.
16. Hasea S, Mitsumorib A, Inaib R, Takemotob M, Matsubarab S, Akamatsuc N et al. Endometrial Polyps: MR Imaging Features. Acta Med Okayama. 2012;66(6):475-85.
17. Lima SMRL, Silva AFS, Felix LMC, Carvalho S. Pólipos no climatério. In: Lima SMRR, Botogoski SR (Org.). Lima SMRR, Botogoski SR. Menopausa, o que você precisa saber: abordagem prática e atual do período do climatério. 1ª ed. São Paulo: Atheneu; 2009. p. 195-9.
18. Lieng M, Istre O, Sandvik L, Engh V, Qvigstad E. Clinical effectiveness of transcervical polyp resection in women with endometrial polyps: randomized controlled trial. J Minim Invasive Gynecol. 2010;17:351-7.
19. Gardner FJ, Konje JC, Bell SC, et al. Prevention of tamoxifen induced endometrial polyps using a levonorgestrel releasing intrauterine system long-term follow-up of a randomised control trial. Gynecol Oncol. 2009;114:452-6.
20. Gardner FJ, Konje JC, Bell SC, et al. Prevention of tamoxifen induced endometrial polyps using a levonorgestrel releasing intrauterine system long-term follow-up of a randomised control trial. Gynecol Oncol. 2009;114:452-6.
21. AAGl Advancing Minimally Invasive Gynecology Worldwide. AAGL Practice Report: Practice Guidelines for the Diagnosis and Management of Endometrial Polyps. Journal of Minimally Invasive Gynecology. 2012;19:3-10.

26 | Miomas no climatério

• Antônio Marcos Coldibelli Francisco

INTRODUÇÃO

Miomas são tumores benignos da musculatura lisa uterina. Também podem ser denominados leiomiomas uterinos ou fibromas uterinos. Os miomas são os tumores mais frequentes do gênero feminino. Geralmente são assintomáticos, mas podem causar sangramentos uterinos anormais, sintomas dolorosos tipo cólicas ou sintomas compressivos de órgãos adjacentes. Os hormônios sexuais exercem efeito sobre os miomas. Os estrogênios habitualmente estimulam seu desenvolvimento e os progestógenos tendem a refrear este efeito. O diagnóstico de mioma é feito por história clínica e exame físico, auxiliados por exames de imagem.

A repercussão do mioma sobre o organismo pode requerer avaliação complementar individualizada, conforme a manifestação de cada caso. Por exemplo: avaliação das repercussões hemodinâmicas e hematológicas nos casos de sangramento anormal, ou de outros sistemas, nos casos compressivos. O tratamento das manifestações clínicas é individualizado para cada paciente. A conduta terapêutica específica para miomas pode ser expectante, medicamentosa, procedimentos minimamente invasivos ou cirúrgicos, propriamente ditos[1].

O climatério, transição da fase reprodutiva para a fase de esgotamento da reserva dos folículos ovarianos, é marcado por várias modificações orgânicas e funcionais. Anovulação e estados hiperestrogênicos sem contraposição a progesterona são frequentes no climatério e podem causar sangramentos uterinos anormais disfuncionais, comuns no final da fase reprodutiva. As modificações endócrinas climatéricas também podem interferir na evolução dos miomas, assim como os miomas podem causar sangramentos uterinos anormais. Ou seja, os miomas e o climatério podem corroborar entre si para o surgimento ou agravamento de seus sintomas e manifestações clínicas[2].

O hipoestrogenismo, característico da após a menopausa, tende a cessar o crescimento dos miomas e amenizar seus sintomas, além de eliminar os sangramentos uterinos anormais disfuncionais após a menopausa. As mulheres mais jovens com miomas sintomáticos tendem a ter os sintomas agravados no climatério, e geralmente os tratamentos mais conservadores tendem ao insucesso, requerendo métodos mais invasivos. Já as mulheres com início dos sintomas próximos da menopausa tendem a apresentar melhores resultados com os tratamentos conservadores, e por vezes dispensam os tratamentos invasivos. As particularidades endócrinas e funcionais do climatério e da menopausa são extremamente importantes nas manifestações e evolução dos miomas nestas fases da vida[3].

Portanto, é fundamental levar em consideração a intensidade dos sintomas e a idade em que se iniciam; assim como se deve valorizar todas as modificações endócrinas e funcionais comuns nesta fase, para condução mais adequada do manejo e tratamento dos miomas no climatério.

ETIOFISIOPATOGENIA

Apesar da alta frequência e prevalência de miomas em mulheres, permanecem incompletos os conhecimentos que explicam os fatores causais e mecanismos envolvidos na gênese e no desenvolvimento da miomatose uterina. Estudos citogenéticos e baseados na atividade da glucose-6-fosfato de-hidrogenase mostraram que cada mioma se desenvolve a partir de um único miócito, ou seja, todas as fibras musculares lisas de um mioma são oriundas da mesma célula inicial[4]. Similarmente a outros tumores, os miomas apresentam uma série de fatores genéticos e metabólicos que desencadeiam desordens nas células miometriais lisas, resultando no surgimento de células miometriais com características fenotípicas comuns aos miomas uterinos. Dois terços dos miomas apresentam cariótipos normais, no entanto em 1/3 dos miomas são identificadas anormalidades na análise cromossômica. Alterações do tipo translocações, deleções, rearranjos e trissomias nos cromossomos 6, 7, 12 e 14 foram demonstradas em 96 miomas em estudo citogenético envolvendo 96 mulheres com miomatose. Cerca de 20% dos miomas apresentaram mais do que uma anormalidade genética. Alteração clonal dos telômeros e formação de anel cromossômico (cromossomo 1) também estiveram presentes[4].

Apesar dos conhecimentos limitados sobre eventos específicos, principalmente sobre o desenvolvimento dos miomas, estudos têm mostrado que os leiomiomas são tumores hormônio-dependentes. Descrições de casos e estudos dos anos 1970 demonstraram que os miomas iniciam seu desenvolvimento na idade reprodutiva da mulher. Eles crescem sob influência dos esteroides sexuais e regridem após a menopausa.

Porém, o papel dos hormônios sexuais e outros fatores de crescimento permanecem incompletamente compreendidos. Provavelmente, a transformação neoplásica da célula muscular lisa ocorre por mutação gênica, gerando um miócito alterado, com características funcionais e metabólicas diferentes dos miócitos normais. O mioma origina-se por expansão clonal deste único miócito alterado, assim todas as células que compõem um mioma originam-se da mesma célula. Este conjunto de células musculares lisas apresenta características funcionais e metabólicas próprias, diferentes do miócito normal. O mioma apresenta proliferação e apoptose em resposta a estímulos de fatores de crescimento e dos hormônios sexuais.

O crescimento dos miomas apresenta padrão de crescimento variável, dependente do equilíbrio entre a proliferação e a apoptose resultante dos estímulos hormonais e da característica gênica do mioma. Estudo utilizando marcadores de proliferação e de apoptose demonstrou que a proliferação de miomas de mulheres em idade reprodutiva é maior do que em mulheres na perimenopausa[1].

É conceito clínico estabelecido que miomas podem causar sangramento uterino intenso, especialmente se eles forem submucosos e distorcerem a cavidade uterina. Os miomas submucosos apresentam rica vascularização em sua pseudocápsula e com vasos grandes e frágeis na superfície. Os vasos da superfície dos miomas submucosos localizam-se na cavidade endometrial. Devido à posição intracavitária, o sangramento destes vasos de grande calibre durante a menstruação não pode ser prontamente interrompido pela contração miometrial. Mulheres com miomas submucosos tendem a apresentar perda sanguínea severa, superior a 80 mL por menstruação.

O papel do mioma submucoso na patogênese da perda sanguínea menstrual é suportado pela constatação da alta prevalência de miomas submucosos em mulheres com menorragia e pela redução significativa da perda sanguínea e correção de anemia e reservas de ferro após a ressecção histeroscópica do mioma submucoso. A relação entre miomas intramurais ou subserosos e perda sanguínea é menos clara. Miomas intramurais e subserosos que não comprometem a cavidade uterina não estão significativamente relacionados com alteração da duração e intensidade do fluxo menstrual, nem com a modificação dos intervalos entre os ciclos.

O número, volume e a localização (intramural ou subserosa) de miomas também não estão relacionados com interferências nas características do ciclo menstrual[5]. A microvasculatura miometrial está alterada no útero miomatoso. Ocorre aumento da perfusão e do plexo vascular em torno do mioma. Os miomas podem alterar a síntese e expressão de hormônios e fatores de crescimento e angiogênicos, resultando em aumento da vascularização da região, contribuindo para o crescimento da lesão. Todos estes fatores podem contribuir para a ocorrência de hemorragias menstruais inaceitáveis[6].

Estudos acompanharam a evolução natural de miomas de diferentes tamanhos, números localizações acometendo mulheres em diversas faixas etárias. A história natural dos miomas vem sendo mais bem compreendida. A dimensão do mioma na verificação inicial pode ser utilizada para avaliar o potencial para crescer no futuro. Os miomas menores que 2 cm e maiores que 5 cm têm taxa de crescimento três vezes maior do que os miomas entre 2 e 5 cm de diâmetro. No entanto, a taxa de crescimento dos miomas não é linear, apesar do ambiente endócrino estável.

Miomas podem começar a crescer rapidamente e, em seguida, o crescimento diminui, uma vez que o tumor atinge determinado tamanho. O tamanho máximo pode ser determinado por fatores não hormonais, como a disponibilidade de fornecimento de sangue para apoiar o crescimento dos miomas. Miomas que apresentam translocação nos cromossomos 12 e 14 exibiram maiores diâmetros (8-9 cm) do que os miomas com deleção do cromossomo 7 (3-5 cm). Os miomas com padrão de mosaico no cariótipo apresentaram tamanhos intermediários, enquanto os miomas com cariótipo normal tiveram os menores diâmetros.

Estes estudos também demonstraram que miomas em diferentes locais têm significativamente diferentes taxas de crescimento. Miomas intramurais demonstraram o crescimento mais rápido, seguidos de miomas subserosos e submucosos. No entanto, o manto miometrial sobre ou sob o mioma intramural maior que 3-4 cm é relativamente fino, então, inevitavelmente estes miomas intramurais são classificados como subserosos ou submucosos[7].

A heterogeneidade na taxa de crescimento dos miomas torna difícil fazer previsões firmes sobre o comportamento dos miomas individuais. De fato, uma minoria de miomas demonstra evidência de regressão espontânea, que é um achado inesperado em mulheres na pré-menopausa. Até agora, a regressão do mioma ocorre apenas após a menopausa, secundária à redução da circulação de esteroides ovarianos. Podemos especular que miomas individuais possam ter regressão, secundariamente, devido a efeitos locais, tais como uma mudança na vascularização. Claramente uma investigação mais aprofundada sobre as características dos miomas regredindo é necessária.

O crescimento dos miomas é altamente variável. A idade das mulheres, bem como o tamanho do tumor, pode dar uma indicação quanto ao curso provável do desenvolvimento futuro do tumor. Importante, miomas podem regredir espontaneamente, mesmo em mulheres na pré-menopausa e, portanto, as intervenções devem ser planejadas somente após um período de observação para estabelecer o comportamento do tumor em casos individuais[7].

Em particular, miomas submucosos estão associados com manifestações clínicas importantes. Porém, ainda permanece obscuro como miomas uterinos poderiam interferir com o ambiente do endométrio e do miométrio subendometrial e vice-versa. Tem sido proposto que a disfunção entre a "unidade endométrio-miométrio subendometrial" deva ser considerada como uma nova entidade, diferente da adenomiose. Esta condição é expressa por um espessamento patológico ou anormalidade do miométrio subendometrial, isto é, o possível local de origem dos miomas submucosos e intramurais. Descobertas recentes sugerem que a miomatose e adenomiose apresentam algumas características patogênicas em comum, como um estado de excesso de inflamação, o aumento da síntese de óxido nítrico endotelial com aumento da expressão de MMP, e citocinas inflamatórias, tais como a interleucina-1 e o TNF-α[8].

A terapia hormonal após a menopausa parece não ser responsável por qualquer estímulo importante para o crescimento dos miomas. Do mesmo modo, existem dados mostrando que os contraceptivos orais (CO) não aumentam o crescimento de leiomiomas[9, 10].

EPIDEMIOLOGIA

Miomas acometem mulheres durante a fase reprodutiva. A ocorrência antes da menarca é extremamente rara, e após a menopausa tendem a regredir e permanecer com tamanhos menores. Leiomiomas uterinos são a principal indicação para histerectomia e são duas a três vezes mais comuns em negras do que em mulheres brancas. Afro-americanas tendem a ser mais jovens no momento do diagnóstico, apresentar maior número de tumores e sintomatologia do que as euro-americanas. Não se conseguiu correlacionar a diferença de incidência entre as etnias a fatores ambientais. Parece que esta diferença é resultante de fatores hereditários. Existe associação inversa entre a porcentagem de ascendência europeia e risco de mioma e com menor idade no momento do diagnóstico. O genoma de mulheres com mioma e ascendência europeia mostrou modificações nos cromossomos 2, 4 e 10[10].

A prevalência de miomas aumenta com a idade. Tem-se especulado que este aumento se deva ao maior crescimento dos miomas na fase climatérica, devido às mudanças hormonais. No entanto, vários estudos não confirmaram esta teoria, pelo contrário, parece que os miomas diminuem o ritmo de crescimento após os 35 anos. A maior prevalência com a idade parece ser devida ao crescimento sustentado e contínuo ao longo dos anos, e não por aumento da velocidade de crescimento com o passar dos anos[11].

Os fatores de risco para miomas são nuliparidade e obesidade. O risco diminui progressivamente com o aumento do número de gestações. A obesidade aumenta o risco em 21% a cada 10 kg acrescidos[12].

O uso prévio de contraceptivos combinados orais ou acetato de medroxiprogesterona de depósito reduz o risco de desenvolver miomas. A redução do risco é proporcional ao tempo de uso destes hormônios[13].

QUADRO CLÍNICO, IMPACTO E RISCOS

Os miomas tendem a ser assintomáticos. Por vezes, podem estar associados com sangramento uterino aumentado, dor ou sintomas compressivos a órgãos adjacentes. Os aspectos clínicos estão relacionados com o número, volume e a localização dos miomas. Particularmente, os miomas submucosos estão associados com importantes manifestações clínicas[12].

Sangramento

A presença do mioma, por si só, não está associada à alteração das características do ciclo menstrual, não altera nem a duração do ciclo nem do fluxo menstrual. Estudos de coorte têm mostrado que as características do ciclo menstrual não sofrem influência pela presença de miomas uterinos intramurais ou subserosos, diferentemente dos miomas submucosos, que tendem a ser mais sintomáticos. Nem o tamanho nem o número de miomas intramurais ou subserosos são capazes de interferir nas características do sangramento menstrual[5].

Os miomas submucosos tendem a ser mais sintomáticos, são capazes de promover aumento do volume e da duração do sangramento menstrual, além de poderem provocar sangramentos intermenstruais ou sinusorragia. Somente os miomas submucosos expõem na cavidade uterina os vasos calibrosos de sua pseudocápsula, além de interferirem na integridade do microambiente vascular entre o endométrio e o miométrio subendometrial. A interface entre mioma e endométrio e miométrio libera citocinas e quimocinas inflamatórias, corroborando para o aumento do sangramento e a dismenorreia[5, 6].

Os sangramentos uterinos anormais devidos a miomas submucosos tendem a ser mais intensos quanto mais cedo começam a se manifestar. Menorragias ocasionadas por miomas submucosos na perimenopausa tendem a ser menos intensas do que em mulheres mais jovens, no entanto as modificações endócrinas do climatério podem colaborar com os sangramentos anormais e dificultar o diagnóstico etiológico preciso do sangramento anormal[12].

Dor

A periferia dos miomas tende a expressar maior quantidade de mediadores inflamatórios, principalmente nos miomas submucosos. A síntese de prostaglandinas aumentada pode levar a maior excitabilidade dos miócitos, gerando contrações de dor tipo cólica no período menstrual. De maneira rara, os miomas que sofrem alterações no aporte sanguíneo ou degenerações, podem apresentar dor contínua isquêmica do mioma. Dependendo do tamanho e da localização do mioma, órgãos adjacentes podem sofrer compressão, trazendo uma variedade de sintomas infrequentes, que variam conforme o órgão em questão e a da intensidade com que eles são acometidos. Os sistemas urinário e digestório são os mais frequentemente acometidos, devido à proximidade anatômica[12].

DIAGNÓSTICO

A propedêutica dos leiomiomas é relativamente fácil, o diagnóstico é realizado através de anamnese, exame físico e exames complementares como a ultrassonografia pélvica, histeroscopia e a ressonância nuclear magnética[10]. Pela anamnese, podemos correlacionar os dados epidemiológicos (história familiar de miomas, raça, idade, paridade, antecedentes obstétricos, infertilidade) com sintomas como os sangramentos uterinos anormais (menorragia e/ou hipermenorreia), sinais e sintomas de anemia, dor pélvica, aumento do volume abdominal, sensação de pressão pélvica, compressão genitourinária (retenção, polaciúria, hidronefrose) ou gastrointestinais (constipação intestinal, fezes em fita, distúrbios hemorroidários). Entretanto, estes últimos sintomas só ocorrem em miomas volumosos que provocam compressões no sistema urinário ou digestório, o que não é comum após a menopausa[12].

O exame físico pode evidenciar com certa facilidade os miomas volumosos, identificando aumento dos volumes abdominal e uterino. O útero pode ser volumoso, com contornos lobulados e consistência endurecida. No entanto, miomas pequenos e com localização intramural, e especialmente os submucosos, podem passar despercebidos ao toque bimanual.

Ultrassonografia

A ultrassonografia pélvica e transvaginal é o exame complementar mais importante para o diagnóstico dos miomas uterinos. É exame de baixo custo, baixa invasibilidade, baixo risco e alta sensibilidade e especificidade. Com raríssimas exceções, necessita de outros métodos de imagem mais sofisticados, como a ressonância magnética pélvica[12].

A ultrassonografia pode quantificar e medir os miomas, além de precisar a localização (submucoso, intramural ou subseroso) e mensurar o manto miometrial que separa o mioma do endométrio e da serosa. Os mantos miometriais interno e externo são detalhes importantes que devem ser considerados no planejamento terapêutico cirúrgico conservador, se for o caso[8].

Os miomas têm aspecto ecográfico de nódulo sólido, geralmente hipoecoico, embora possa ter aspecto misto ou hiperecoico. Geralmente apresentam contornos bem definidos, diferencian-

MIOMAS NO CLIMATÉRIO | *245*

do-se dos tecidos adjacentes, tornando possível quantificar e localizar com precisão todos os miomas, além de fornecer avaliação de anexos uterinos e órgãos adjacentes, nos casos compressivos[12].

Histeroscopia

A histeroscopia é método endoscópico de visualização direta da cavidade uterina, capaz de avaliar as distorções da cavidade endometrial causadas pelos miomas submucosos. Os miomas submucosos são aqueles que causam os sangramentos uterinos aumentados, ou seja, são os miomas sintomáticos (menorragia/hipermenorreia). A histeroscopia é importante, principalmente nos miomas submucosos com sangramento uterino anormal, em que se planejam tratamentos menos invasivos, como miomectomia histeroscópica[14]. A histeroscopia admite realização ambulatorial e sem analgesia, principalmente nos casos sintomáticos em que, habitualmente, o canal cervical não oferece resistência à passagem do histeroscópio.

Os miomas submucosos podem ser classificados conforme o grau de projeção do mioma para dentro da cavidade endometrial. A histeroscopia permite a visualização nítida desta situação. Os miomas submucosos grau zero são aqueles que estão totalmente na cavidade uterina. Miomas submucosos grau um são os miomas que têm mais de 50% de seu volume projetado para a cavidade endometrial; o ângulo entre o endométrio e o mioma é menor que 90°. Os miomas submucosos grau dois são aqueles miomas em que a maior parte está intramural e menos de 50% de seu volume estão projetados para a cavidade uterina. Nestes casos, o ângulo entre o endométrio e o mioma é maior que 90°. A classificação dos miomas submucosos auxilia no planejamento terapêutico. Quanto maior a projeção para a cavidade, menos complexa é a realização da miomectomia histeroscópica[15].

A histeroscopia pode ainda avaliar a vascularização da superfície do mioma e a localização precisa da inserção. Além disto, a histeroscopia pode avaliar o endométrio de toda a cavidade endometrial e permitir a coleta de biópsias dirigidas, auxiliando no diagnóstico diferencial de outras afecções que também causam sangramento uterino anormal, comuns no climatério, como câncer de endométrio, hiperplasia endometrial e pólipos endometriais[16].

Ressonância Nuclear Magnética

A ressonância nuclear magnética é o exame de imagem mais sofisticado, porém mais caro e menos acessível que a ultrassonografia. Em alguns casos especiais, pode acrescentar informações adicionais como a diferenciação entre miomas e adenomiomas, avaliação de adenomiose associada e auxiliar na caracterização da localização dos miomas[12].

TRATAMENTO

O objetivo do tratamento dos miomas é reduzir o sangramento menstrual, reduzir os sintomas compressivos, melhorar o estado de fertilidade e causar os menores efeitos adversos possíveis. O tratamento proposto deve levar em consideração a avaliação global da mulher. A idade, a intensidade dos sintomas, a repercussão clínica e as características dos miomas devem ser analisadas cuidadosamente para fazer o planejamento terapêutico individualizado para cada mulher, considerando a tendência de involução dos sintomas após a menopausa e ponderando riscos e benefícios de cada tipo de tratamento[17].

Expectante

Os miomas podem ser acompanhados clinicamente, durante os exames ginecológicos periódicos, sobretudo nos casos assintomáticos ou oligossintomáticos na perimenopausa.

Terapia Medicamentosa

Vários medicamentos têm sido propostos para controle dos sintomas causados pelos miomas. A maioria dos tratamentos medicamentosos apresenta significativa, porém temporária melhora dos sintomas e até redução dos miomas. Estes tratamentos podem auxiliar no preparo para a cirurgia ou ser utilizados até que a mulher entre na menopausa. O tratamento medicamentoso com o objetivo de melhorar os resultados reprodutivos tem eficácia menos evidente, pois os miomas voltam a evoluir após a sua suspensão[16].

Antifibrinolíticos

O ácido tranexâmico atua na degradação da fibrina e tem sido utilizado, com aprovação da FDA americana, desde 2009, como terapia não hormonal do sangramento uterino intenso associado com miomas e sangramento uterino anormal disfuncional. O uso prolongado pode levar a aumento de trombose venosa profunda.

Anti-inflamatórios Não Hormonais

Os anti-inflamatórios não hormonais reduzem a dismenorreia e o volume do sangramento menstrual, agindo como antagonistas da prostaglandina, agente que estimula a contração uterina, responsável pela dismenorreia. O uso prolongado pode levar a sintomas gastrointestinais, como sangramentos, gastrite e úlceras.

Tratamento Hormonal

Os tratamentos hormonais estão indicados para auxiliar nos casos sintomáticos com sangramento uterino anormal. Mulheres com sangramentos importantes, com início em idade mais jovem, tendem a não responder bem aos tratamentos conservadores. Portanto, nos casos de sangramentos volumosos com repercussão clínica, pode-se utilizar os tratamentos hormonais para estabilização e preparo, enquanto se aguarda o tratamento definitivo, como a cirurgia[17].

Mulheres no climatério e que apresentam sintomas leves e de início recente podem beneficiar-se do tratamento hormonal, reduzindo os sangramentos anormais e diminuindo as repercussões clínicas, até que a menopausa se instale e reduza, naturalmente, os miomas, e os sintomas desapareçam, evitando intervenções cirúrgicas desnecessárias[3].

Anticoncepcional Combinado

Os anticoncepcionais combinados orais têm se mostrado muito eficazes no controle dos sangramentos uterinos anormais e na dismenorreia. O uso prolongado mostrou-se como fator protetor para o desenvolvimento de miomas futuramente.

Progestógenos

Os progestógenos promovem hipoestrogenismo, por inibirem a secreção de gonadotrofinas hipofisárias, além de serem antiestrogênicos diretos, em nível celular. Isto diminui o efeito proliferativo dos miócitos, reduz a expressão de fatores de crescimento e citocinas inflamatórias, resultando em menor sangramento e possível redução dos miomas.

O uso de progestógenos promove atrofia endometrial, levando a amenorreia. Mesmo mulheres sem miomas experimentam sangramentos intermitentes em pequenos volumes, durante os primeiros meses de tratamento, até que a amenorreia se instale. A mulher com miomas uterinos e menorragia comumente experimenta estes sangramentos mais frequentemente. Estes sintomas podem ser bem tolerados se houver orientação e esclarecimentos prévios[17].

Estudos recentes com antiprogestógenos (Mifiprestone) e moduladores seletivos de receptores de progesterona – SPRM (Asoprisnil) mostraram redução significativa na frequência e intensidade do sangramento em mulheres com miomas sintomáticos. Os SPRMs mostraram efeito semelhante aos antiprogestógenos, com a vantagem de não apresentarem seus efeitos adversos.

Sistema Intrauterino Liberador de Levonorgestrel

O sistema intrauterino liberador de levonorgestrel tem se mostrado útil para reduzir a perda sanguínea de mulheres com miomas sintomáticos, além de reduzir o volume dos miomas e do útero. A presença de miomas grandes ou com distorção da cavidade endometrial aumenta a chance de expulsão espontânea do sistema intrauterino. Portanto, os sistemas intrauterinos parecem ser mais adequados para mulheres com cavidades endometriais não distorcidas e úteros de tamanhos menores que 12 semanas de gestação[18].

Análogos do GnRH

O uso contínuo dos análogos do GnRH promove redução da secreção das gonadotrofinas e consequente hipoestrogenismo, de forma semelhante ao que ocorre na após a menopausa. Sem o suporte estrogênico, a vascularização e a secreção de fatores de crescimento e mediadores inflamatórios diminuem, estabilizando a progressão e até reduzindo o mioma. O hipoestrogenismo promove, também, atrofia endometrial e amenorreia.

Análogos do GnRH reduzem o tamanho dos miomas, o volume uterino e o sangramento, comparados com o placebo, mas podem causar sintomas menopáusicos e perda de massa óssea. Isto limita o uso em longo prazo. Existe evidência de que a associação em baixas doses de progestógeno, tibolona, combinado estrogênio-progestógeno ou raloxifeno pode reduzir os efeitos adversos associados com os análogos do GnRH e/ou a perda de massa óssea, apesar de os níveis de evidência de boa qualidade não serem abundantes[18].

O uso dos análogos do GnRH, três meses antes da cirurgia dos miomas, melhora os níveis de concentração de hemoglobina e hematócrito pré-operatórios, reduz o volume uterino e os sintomas pélvicos, além de diminuir as taxas de incisão vertical na laparotomia[19]. Dose única ou repetida de análogo do GnRH em mulheres acima de 45 anos com miomas sintomáticos grandes pode evitar a histerectomia na mulher na perimenopausa, sem interferir na função sexual destas mulheres[20].

Inibidores da Aromatase

Os inibidores da aromatase (letrozole e anastrazole) têm sido utilizados para redução dos sintomas e do volume dos miomas. Aromatase é uma enzima microssomal da superfamília citocromo p450, que catalisa a conversão de androgênios em estrogênios. Nos miomas, tanto a aromatase quanto a 17β-hidroxi-esteroide de-hidrogenase tipo 1 são expressadas em maior quantidade que no miométrio normal. Naturalmente, os miomas contam com meio hiperestrogênico próprio, além do estrogênio circulante, que se soma à produção estrogênica local. Os inibidores de aromatase mostraram-se mais eficazes para reduzir os miomas a curto prazo (12 semanas), quando comparados com os análogos do GnRH, provavelmente por não apresentarem o efeito estimulador inicial do tratamento com análogos do GnRH, além de não apresentarem os efeitos adversos.

Ultrassom Focalizado - Guiado por Ressonância Nuclear Magnética

O tratamento baseia-se em focalizar alta intensidade de ondas de ultrassom sobre o mioma. A elevação da temperatura do tecido, recebendo energia do ultrassom, resulta em desnaturação de proteína, com dano celular irreversível.

Os bons resultados do procedimento parecem ter relação com a intensidade dos miomas pesados em T2 na ressonância. Os miomas com baixa e média intensidades parecem ter melhores resultados, já os miomas com alta intensidade não são suscetíveis a este tratamento.

Embolização da Artéria Uterina

O procedimento consiste em cateterização da artéria femoral comum e por fluoroscopia o cateter é localizado na artéria uterina. Injetam-se micropartículas que ocluem seletivamente a irrigação do mioma. Este procedimento de radiologia intervencionista requer curta permanência hospitalar e está indicado a mulheres que não desejam ou apresentam contraindicações para cirurgias maiores. Contraindicam-se gestações após o procedimento.

Dor isquêmica persistente, febre pós-embolização, síndrome pós-embolização severa, piometra, sepse, histerectomia e eventualmente morte têm sido reportadas após a embolização de artérias uterinas. Falência ovariana também tem sido relatada. O uso de análogos do GnRH pré-embolização pode ser útil para obter melhores resultados em miomas e úteros de volumes grandes[12].

Tratamento Cirúrgico

A observação cuidadosa é a mais adequada para a maior parte dos miomas, pois a maioria deles é assintomática, está restrita à pelve e raramente sofre processo de malignização. A cirurgia pode ser considerada nos casos de sangramento uterino anormal resistente ao tratamento conservador, alto grau de suspeita de malignidade, crescimento após a menopausa, distorção da cavidade endometrial ou obstrução tubária e em perdas fetais recorrentes, nos casos de infertilidade, dor ou sintomas compressivos interferindo na qualidade de vida, e anemia secundária a perda sanguínea crônica[19].

Miomectomia

É o tratamento de escolha para miomas sintomáticos em mulheres que desejam preservar a fertilidade ou o útero; e frequentemente, para miomas únicos pediculados ou miomas submucosos sintomáticos.

Recomenda-se realizar avaliação pré-operatória cuidadosa. Mulheres com sangramento uterino anormal com risco para patologia endometrial necessitam de avaliação histológica antes da miomectomia, particularmente se idade superior a 35 anos. A histeroscopia, se disponível, é útil na obtenção da biópsia endometrial, além de diagnosticar outras patologias endometriais como pólipos, corpos estranhos e dispositivos intrauterinos perdidos.

Antes da cirurgia, deve-se adequar as condições hematológicas. A anemia deve ser tratada, e análogos do GnRH ou agentes progestogênicos podem auxiliar na amenorreia. A miomectomia pode ser realizada por via laparoscópica, laparotômica, vaginal ou histeroscópica[21].

Miomectomia Histeroscópica

Os miomas com sintomas de sangramento anormal geralmente são os submucosos. A abordagem cirúrgica por histeroscopia se mostra a via menos invasiva e com grande taxa de sucesso em corrigir o sangramento aumentado ocasionado por miomas submucosos. Os miomas submucosos com maior percentual do tumor projetado para a cavidade uterina apresentam mais simplicidade na execução operatória, quando comparados com miomas com maiores porções intramurais. Os miomas submucosos de até 4 cm podem ser ressecados por histeroscopia, assim como os miomas submucosos tipos 0 e 1.

Em mãos de cirurgiões especialistas em histeroscopia experientes, até miomas submucosos grau 2 podem ser abordados com bons resultados por esta técnica minimamente invasiva. Nos casos de miomas volumosos, o tratamento prévio com análogos de GnRH reduz o volume e a vascularização do mioma, diminuindo os riscos de sangramento e o tempo de cirurgia[15].

Miomectomia Vaginal

Miomas submucosos pediculados e grandes podem ser exteriorizados pelo colo uterino e preencher a vagina, causando sangramentos intermitentes, sintomas compressivos urinários ou intestinais. A maioria destes miomas pode ser enucleada por via vaginal, e o pedículo ligado. Por vezes, estes miomas "paridos" podem provocar inversão uterina, principalmente nos miomas com pedículos longos e fixados no fundo uterino[21].

Miomectomia Laparoscópica

Miomas subserosos ou pediculados são as principais indicações para miomectomia laparoscópica. A remoção da peça cirúrgica pode ser feita por morcelação, utilizando de colpotomia ou fragmentação do mioma. A miomectomia laparoscópica na infertilidade tem resultados comparados aos da miomectomia laparotômica.

A miomectomia laparoscópica está associada a menor perda sanguínea e queda de hemoglobina, recuperação pós-operatória mais rápida, menor dor pós-operatória, febre e complicações em geral, porém com tempo de procedimento maior, quando comparada com a laparotomia.

Hemorragia e formação de aderências continuam sendo preocupação nas miomectomias. Extensas dissecções miometriais ou a abertura da cavidade endometrial indicam parto cesariano em gestações posteriores[21].

Miomectomia Laparotômica

A miomectomia por via laparotômica é a alternativa quando a via laparoscópica não for possível. A perda sanguínea intraoperatória está relacionada com o tamanho uterino e o peso dos miomas retirados. Vários fármacos vasoconstritores e técnicas de oclusão vascular têm-se mostrado eficazes em reduzir as perdas sanguíneas, como vasopressina intramiometrial, misoprostol vaginal, torniquete pericervical, bupivacaína com epinefrina intramiometrial.

A escolha terapêutica entre miomectomia, histerectomia ou outra opção cirúrgica deve basear na idade, nas características e intensidade dos sintomas, e no desejo de preservação da fertilidade[21].

Histerectomia

Histerectomia é a cirurgia ginecológica de maior porte mais realizada. Um terço destas histerectomias é realizado devido à presença de miomas. Histerectomia é mais bem indicada para as mulheres sem desejos reprodutivos ou quando existem suspeitas de malignidade. Esta cirurgia está relacionada a alta taxa de satisfação, elimina a necessidade de progestógenos e permite terapia estrogênica isolada.

Recentemente, as histerectomias vaginais sem prolapso e com úteros mais volumosos têm despertado interesse e avanços de técnicas operatórias. No entanto, as melhores indicações para via vaginal são de úteros de volume semelhante ao útero gravídico de 12 semanas de gestação. Técnicas de morcelação ou fragmentação do útero podem ampliar a indicação para úteros maiores que 12 semanas. A presença de miomas dos dois lados, tamanho uterino grande, presença de aderências, cirurgias pélvicas prévias e falta de destreza cirúrgica são contraindicações para a histerectomia vaginal de úteros miomatosos[16].

Miomas em ligamentos largos, miomas grandes, miomas cervicais e uso de clampes de Macenrodt têm relação com maior risco de lesões de ureter. O conhecimento da localização precisa dos miomas e a habilidade do cirurgião são fundamentais para evitar lesões do trato urinário. A conservação do colo uterino pode reduzir o risco de lesões do trato urinário, evitar prolapso de cúpula vaginal, além de manter boa função sexual e reduzir o tempo operatório[19].

Miólise

Várias formas de miólise foram descritas, como coagulação bipolar, crio, radiofrequência, laparoscópicas e *laser* guiado por ressonância nuclear magnética, têm sido propostas como alternativa à miomectomia em mulheres que desejam a preservação uterina.

Ligadura da Artéria Uterina

A ligadura das artérias uterinas pode ser executada por via vaginal ou laparoscópica, e é de relativamente fácil execução. O racional para este procedimento é o mesmo da embolização da artéria uterina, reduzir o aporte sanguíneo do mioma, levando-o a involução e redução dos sintomas.

CONCLUSÃO

Miomas assintomáticos devem ser acompanhados. O tratamento medicamentoso é a primeira escolha para os miomas sintomáticos; as mulheres no climatério tendem a ter melhores respostas com o tratamento clínico, até que a menopausa se instale e regrida os sintomas naturalmente, evitando, por vezes, o tratamento cirúrgico. A cirurgia deve ser reservada a indicações precisas. A miomectomia histeroscópica de miomas submucosos sintomáticos apresenta altos índices de resolução, com baixa invasibilidade. A miomectomia deve ser considerada quando se deseja a manutenção da fertilidade.

O tratamento com análogos de GnRH pré-miomectomia reduz o volume do mioma e diminui o sangramento intraoperatório. A embolização da artéria uterina é opção para miomas volumosos sintomáticos com risco cirúrgico elevado ou desejo de manutenção do útero. O ultrassom focalizado guiado por ressonância magnética é uma alternativa do tratamento conservador, comparável com a embolização da artéria uterina.

REFERÊNCIAS BIBLIOGRÁFICAS

1. Marino JL, Eskenazi B, Warner M, Samuels S, Vercellini P, Gavoni N, et al. Uterine leiomyoma and menstrual cycle characteristics in a population-based cohort study. Human Reproduction 2004;19(10):2350-5.
2. Utian WH. The International Menopause Society menopause-realted terminology definitions. Climacteric 1999;2:284-6.
3. The North American Menopause Society. The 2012 Hormone Therapy Position Statement of The North American Menopause Society. Menopause 2012;19(3):257-71.
4. Plewka A, Plewka D, Madej P, Nowaczyk G, Sieron-Stoltny K, Jakubiec-Bartnik B. Processes of apoptosis and cell proliferation in uterine myomas originating from reproductive and perimenopausal women. Folia Histochem Cytobio 2011;49(3):398-404.
5. Collins J, Crosignani PG. ESHRE Capri Workshop Group. Endometrial bleeding. Hum Reprod Update 2007;13(5):421-31.
6. Mavrelos D, Ben-Nagi J, Holland T, Hoo W, Naftalin J, Jurkovic D. The natural history of fibroids. Ultrasound Obstet Gynecol 2010;35(2):238-42.
7. Ciavattini A, Giuseppe JD, Stortoni P, Montik N, Giannubilo SR et al. Uterine Fibroids: Pathogenesis and Interactions with Endometrium and Endomyometrial Junction. Obstetrics and Gynecology International 2013;2:173-84.
8. Palomba S, Sena T, Morelli M, Noia R, Zullo F, Mastrantonio P. Effect of different doses of progestin on uterine leiomyomas in postmenopausal women. Eur J Obstet Gynecol Reprod Biol 2002;102(2):199-201.
9. Qin J, Yang T, Kong F, Zhou Q. Oral contraceptive use and uterine leiomyoma risk: a meta-analysis based on cohort and case-control studies. Arch Gynecol Obstet 2013;288(1):139-48.
10. Marshall LM, Spiegelman D, Barbieri RL, Goldman MB, Manson JE, Colditz GA et al. Variation in the incidence of uterine leiomyoma among premenopausal women by age and race. Obstet Gynecol 1997;90(6):967-73.
11. Ross RK, Pike MC, Vessey MP, Bull D, Yeates D, Casagrande JT. Risk factors for uterine fibroids: reduced risk associated with oral contraceptives. British Medical Journal 1986;293(6543):359-62.
12. Parker WH. Etiology, symptomatology, and diagnosis of uterine myomas. Fertil Steril 2007;87(4):725-36.
13. Wamsteker K, Emanuel MH, Kruif JH. Transcervical hysteroscopic resection of submucous fibroids for abnormal uterine bleeding: results regarding the degree of intramural extension. Obstet Gynecol 1993;82(5):736-40.
14. Fedele L, Bianchi S, Dorta M. Transvaginal ultrasonography versus hysteroscopy in the diagnosis of uterine submucous myomas. Obstetrics & Gynecology 1991;77(5):745-8.
15. Francisco AMC, Archangelo SCV. Hysteroscopic evaluation of abnormal uterine bleeding. The Journal of Minimally Invasive Gynecology 2008;15(6)120-5.
16. Duhan N. Current and emerging treatments for uterine myoma – an update. Int J Womens Health 2011;3:231-41.

17. Lethaby AE, Vollenhoven BJ. An evidence-based approach to hormonal therapies for premenopausal women with fibroids. Best Pract Res Clin Obstet Gynaecol 2008;22(2):307-31.
18. Lethaby A, Vollenhoven B. Fibroids (uterine myomatosis, leiomyomas). Clin Evid 2011;814-6.
19. Perrone M, Pozzati F, Di Marcoberardino B, Rossi M, Procaccini M, Pellegrini A et al. Single or repeated gonadotropin-releasing hormone agonist treatment avoids hysterectomy in premenopausal women with large symptomatic fibroids with no effects on sexual function. J Obstet Gynaecol Res 2014;40(1):117-24.
20. Pandis N, Heim S, Bardi G, Flodérus UM, Willén H, Mandahl L et al. Chromosome analysis of 96 uterine leiomyomas. Cancer Genet Cytogenet 1991;55(1):11-8.
21. ACOG. Alternatives to hysterectomys in the management of leiomyomas. Washington DC: American College of Obstetricians and Gynecologists; 2000. p. 10.

27 *Diabetes mellitus*

- Osmar Monte
- João Eduardo Nunes Salles

De acordo com a Diretriz da Sociedade Brasileira de Diabetes, é considerado portador *diabetes mellitus* (DM) o paciente que apresenta duas glicemias de jejum acima de 126 mg/dL, ou após 120 minutos do teste oral com 75 gramas de glicose, acima de 200 mg/dL. Dados epidemiológicos apontam para o crescimento do DM na população mundial, sobretudo nos países em desenvolvimento. No Brasil, aproximadamente 13,4 milhões de pessoas são portadoras de DM, sendo que na quinta e sexta décadas de vida atinge até 18% da população[1].

No período do climatério ocorre aumento da incidência de DM do tipo 2, provavelmente pelo acúmulo de gordura visceral, mais comum neste período. Isso desencadeia bloqueios na ação da insulina, que denominamos resistência insulínica. O tratamento do DM deve sempre levar em conta a fisiopatologia desta doença, ou seja, a resistência insulínica. Drogas que atuam como sensibilizadoras da insulina são sempre interessantes. Estas mulheres devem receber como terapia farmacológica de primeira escolha a metformina, a menos que haja contraindicações específicas.

O *Diabetes Prevention Program* comprovou a superioridade da modificação do estilo de vida em relação ao uso da metformina na prevenção do DM. Entretanto, é notória a resistência individual na mudança do estilo de vida. A Associação Americana de Diabetes (ADA) recomenda considerar o uso da metformina como prevenção de diabetes somente em indivíduos com glicemia de jejum alterada, associada à intolerância à glicose, com menos de 60 anos, e índice de massa corpórea (IMC) $\geq$ 35. Indivíduos com fatores de risco adicionais, como história familiar de DM em parente de primeiro grau, triglicérides altos, colesterol HDL baixo, hipertensão ou hemoglobina glicada (A1C) maior que 6, associados às alterações glicêmicas em jejum e pós-GTTO podem ser candidatos ao uso da metformina[2].

O tratamento farmacológico da resistência insulínica isolada em obesos, sem alteração da glicemia de jejum ou tolerância à glicose, não tem respaldo de grandes ensaios clínicos até o atual momento. Se um controle inadequado persistir (A1C > 7), outra medicação deve ser adicionada no prazo de dois ou três meses. O segundo agente associado na terapêutica pode ser insulina, sulfonilureia ou tiazolidinediona. Se a A1C estiver acima de 8,5%, a insulina está recomendada prioritariamente às outras. As tiazolidinedionas não devem ser administradas em pacientes com insuficiência cardíaca classes funcionais 3 e 4[2].

A Associação Americana de Diabetes propôs uma sistematização para a introdução de medicamentos em pacientes diabéticos tipo 2. Na Figura 27.1, encontra-se o algoritmo que propõe mudanças do estilo de vida juntamente com a introdução de metformina ao diagnóstico. A segunda droga deve ser escolhida entre insulina, tiazolidinedionas e sulfonilureias, sendo esta última a de menor custo. As tiazolidinedionas são drogas interessantes, uma vez que não causam

ALGORITMO ADA/EASD 2008

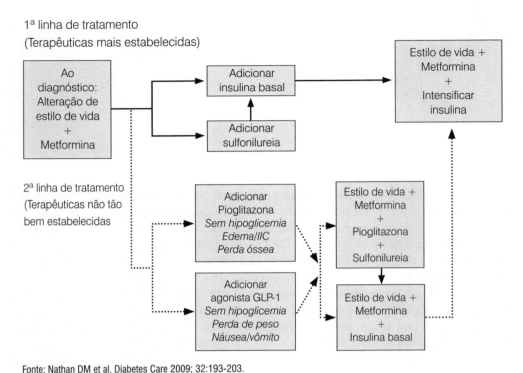

Fonte: Nathan DM et al. Diabetes Care 2009; 32:193-203.

Figura 27.1 – Algoritmo tratamento (ADA/EASD 2008).

hipoglicemia e atuam como sensibilizadoras periféricas de insulina. Entretanto, o seu custo ainda é bastante alto. Por fim, o acréscimo de insulina é o esquema mais efetivo, mas a adesão do paciente pode não ser boa, no início do tratamento[3].

O tratamento medicamentoso do DM tipo 2 pode ser visto na Tabela 27.1.

Tabela 27.1
Vantagens e Desvantagens dos Antidiabéticos

Medicamento	Efeito na ↓ HbA1c	Vantagens	Desvantagens
Metformina	1-2%	• Eficácia comprovada como 1ª linha de tratamento • Baixo risco de hipoglicemia • Efeito neutro no peso • Experiência clínica em longo prazo • Baixo custo	• Contraindicado em Cr ≥ 1,5 mg/dL para homens e ≥ 1,4 mg/dL em mulheres, falência hepática e cardíaca • Efeitos colaterais GI podem causar falta de apetite e desconforto • Preocupações com deficiência de vitamina B_{12} e folato

Continua >>

> > Continuação

Tabela 27. 1
Vantagens e Desvantagens dos Antidiabéticos

Medicamento	Efeito na ↓ HbA1c	Vantagens	Desvantagens
Sulfonilureias	1-2%	• Eficácia comprovada de redução glicêmica • Experiências clínicas em longo prazo • Custo relativamente baixo	• Hipoglicemias frequentes • Ganho de peso
Glinidas	0,5-1,5%	• Rápido início de ação • Controle da glicemia pós-prandial	• Hipoglicemia • Ganho de peso • Doses frequentes • Custo relativamente alto
Inibidores da DPP-IV	0,5-0,8%	• Baixo risco de hipoglicemia • Neutralidade de peso	• Eficácia limitada (redução leve a moderada da HbA1c) • Custo relativamente alto • Dados limitados a longo prazo
Inibidores da alfa-glicosidase	0,5-0,8%	• Eficaz na redução de glicemia pós-prandial • Sem hipoglicemia	• Efeitos colaterais gastrointestinais frequentes • Doses frequentes • Custo relativamente alto
Tiazolidinedionas	0,5-1,4%	• Reduz a resistência insulínica • Efeitos duradouros no controle glicêmico • Baixo risco de hipoglicemia	• Ganho de peso • Retenção hídrica que pode exacerbar insuficiência cardíaca • Risco aumentado para fraturas ósseas • Preocupações sobre câncer de bexiga
Agonista receptor GLP-1	0,5-1,0%	• Baixo risco de hipoglicemia • Redução de peso (benéfico em pacientes obesos)	• Custo relativamente alto • Injetável • Efeitos colaterais gastrointestinais, pode não ser tolerado em alguns pacientes idosos • Experiência de longo prazo limitada
Insulina	1,5-3,5%	• Eficácia comprovada • Sem dose limitada	• Injetável • Hipoglicemia frequente • Ganho de peso • Necessidade de automonitoração e ajuste da dose de acordo

OUTRAS DROGAS UTILIZADAS PARA TRATAMENTO DO *DIABETES MELLITUS* TIPO 2

Análogos do GLP-1

As incretinas são hormônios produzidos no trato gastrointestinal, TGI, e são liberadas durante a entrada de nutrientes neste sistema. A principal incretina presente no TGI é o *glucagon like peptide-1*, GLP-1, que tem como funções estimular a produção de insulina, suprimir a libera-

DIABETES MELLITUS | *257*

ção de glucagon, retardar o esvaziamento gástrico, melhorar a sensibilidade à insulina e reduzir o consumo de alimentos, através de ação central no hipotálamo.

Estas propriedades dos análogos do GLP-1 fazem destas drogas agentes importantes para o tratamento do DM tipo 2, particularmente pelo fato de proporcionarem perda de peso para o paciente. O custo destas drogas ainda é, entretanto, bastante elevado[4].

Inibidores da Dipeptidil Peptidase IV

As gliptinas, previamente citadas na última tabela, compõem um novo grupo de antidiabéticos orais. A enzima dipeptidil peptidase do tipo IV, DPP-IV, é responsável pela clivagem do GLP-1 e consequentemente, por sua inativação. O GLP-1 tem uma meia-vida bastante curta de cerca de alguns minutos, justamente pela clivagem mediada por esta enzima. Quando a DPP-IV é inibida, o GLP passa a atuar durante um tempo prolongado e, desta forma, estimula mais a produção de insulina, além de contrarregular a ação do glucagon. As duas drogas disponíveis no mercado brasileiro são a sitagliptina e a vildagliptina[4].

Insulinização do Paciente com *Diabetes Mellitus* Descompensado

O paciente com hemoglobina glicada superior a 8,5% tem uma glicemia média de aproximadamente 230 mg/dL. Deve ser considerada a introdução de insulina nestes indivíduos, uma vez que a glicotoxicidade pode se manifestar. Em casos de glicemias ao acaso superiores a 300 mg/dL, cetose, A1C superior a 10%, poliúria e polidpsia, o tratamento com insulina é mandatório[1].

REFERÊNCIAS BIBLIOGRÁFICAS

1. Sociedade Brasileira de Diabetes. Diretrizes da Sociedade Brasileira de Diabetes, Edição 2013-14. p. 21-24.
2. Knowler WC, Barrett-Connor E, Fowler SE, Hamman RF, Lachin JM, Walker EA et al. Reduction in the incidence of type 2 diabetes with lifestyle intervention or metformin diabetes prevention program research group. NEJM. 2002;346:393-403.
3. Valente O, Salles JE, Valente T. Tratamento do Diabetes Mellitus Tipo 2 No Idoso. Atualização Terapêutica Porto Alegre: Editora Artes Médicas; 2013-14. p. 315-18.
4. Nathan DM, Buse JB, Davidson MB, Ferrannini E, Holman RR, Sherwin R et al.; American Diabetes Association. European Association for Study of Diabetes. Medical management of hyperglycemia in type 2 diabetes: a consensus algorithm for the initiation and adjustment of therapy: a consensus statement of the American Diabetes Association and the European Association for the Study of Diabetes. Diabetes Care. 2009;32(1):193-203.

28 | Hipertensão arterial

• Carlos Henrique Vianna de Andrade

INTRODUÇÃO

A hipertensão arterial sistêmica (HAS) é a doença mais frequente no mundo e sua incidência tende a aumentar pela maior expectativa de vida, apesar das medidas profiláticas adotadas. A incidência de HAS na população geral, em 22 estudos recentes, é em torno de 32,5%, 50% entre 60 e 69 e de 75% acima de 70 anos[1,2]; na mulher, a incidência é 32,1% e nos homens, 37,8%[3].

Em pesquisa recente de uma população rural chinesa, comparando a prevalência de HAS em um grupo de mulheres pré-menopausa, com idade média de 41 ± 8 anos, 22% eram hipertensas e em outra amostra de mulheres pós-menopausa, com idade média de 58 ± 12 anos, 49% apresentavam HAS (p < 0,001)[4]. Durante esse período, que incluiu o climatério, a incidência aumentou em 27%, tornando a HAS mais frequente nas mulheres após a menopausa, fenômeno que se observa tanto em países desenvolvidos como em desenvolvimento[3]. A HAS incide mais na raça negra, inclusive no Brasil, onde também as mulheres negras são mais hipertensas do que as brancas[1].

ETIOLOGIA

A HAS é multifatorial e intrínseca ao modo de vida da civilização atual, de forma que quanto mais se vive dessa maneira, mais propensas à doença ficam as pessoas. A incidência não aumenta com o envelhecer normal, mas com o tempo e a intensidade de adoção de alguns hábitos culturais adquiridos pelos humanos. A HAS é mais frequente em idosos com o estado geral comprometido do que nos que se conservam mais ativos, com vida mais saudável, nos quais a doença hipertensiva é mais rara[5].

Vida sedentária, obesidade central, consumo excessivo de sódio, predisposição familiar, *diabetes mellitus* tipo 2, estresse continuado, álcool em excesso, má qualidade de vida e tabagismo são fatores predisponentes ou mesmo desencadeantes da HAS essencial[6]. Já a hipertensão arterial secundária, mais rara, tem sua origem definida em doenças endócrinas, renais parenquimatosas ou vasculares e congênitas, como a coarctação da aorta.

FISIOPATOLOGIA

A pressão arterial (PA) é resultado da interação entre o conteúdo e o continente arterial, isto é, entre o débito cardíaco e a resistência arterial (DC x RA). Ela é modulada em grande parte pelo sistema nervoso autônomo, sendo que o simpático eleva o DC pelo aumento da frequência cardíaca, da sua força de contração, e também contrai a musculatura lisa das arteríolas, reduzindo seu calibre. O sistema parassimpático faz o contrário no coração e nos vasos, reduz o DC e a RA. A PA dentro dos valores normais faz com que o fluxo sanguíneo massageie as células endoteliais, fenômeno chamado de *shear stress,* que nos limites fisiológicos estimula a secreção de óxido nítrico e prostaciclina por aquelas células, favorecendo a vasodilatação e a antiagregação plaquetária[7].

Por outro lado, a PA acima dos valores fisiológicos reduz a secreção desses hormônios vasodilatadores pelas células endoteliais e as faz secretar endotelina que, por sua vez, estimula a vasoconstrição, aumentado mais os níveis da PA, contribuindo para a manutenção e piora da HAS[8]. Assim, a HAS é uma doença autoestimulada em um círculo vicioso que só tende a piorar com o tempo.

A PA, além da dependência volêmica, cardíaca e endotelial, também é controlada por uma série de hormônios do SNC como a vasopressina, cardíacos, como os peptídeos natriuréticos, renais, como o sistema renina-angiotensina-aldosterona, e muitas outras substâncias como as prostaglandinas vasodilatadoras. O seu controle também é monitorado pelos barorreceptores da croça da aorta e dos seios carotídeos, que com a PA continuamente elevada se adaptam e não alertam mais os centros controladores da PA, de forma que a PA é resultado de uma interação complexa, o que torna a HAS uma particularidade de cada indivíduo, onde em cada um prepondera, em menor ou maior grau, o distúrbio de alguns desses sistemas.

MEDIDA DA PRESSÃO ARTERIAL

A PA como manifestação do sistema circulatório só foi conhecida no século XVIII, quando o clérigo anglicano Stephen Halles introduziu um tubo de vidro na carótida de um cavalo e o sangue subiu nove pés pela coluna[9]. Esse notável biólogo também demonstrou que os vegetais captavam oxigênio. Outros pesquisadores que estudaram a PA no século XIX foram Bright, em 1827, Gull e Sutton, em 1872, e Mohomed, em 1873, mas somente no final desse século é que Pierre Potain introduziu a medida da PA na prática clínica, após a invenção do esfigmomanômetro de mercúrio pelo seu discípulo Scipione Riva-Rocci[10]. Entretanto, só era medida a PA sistólica, na palpação do pulso radial, ao se esvaziar o manguito insuflado no braço.

Em 1905, um jovem cirurgião do exército russo, Nicolai Korotkoff, descreveu os sons provocados pela compressão arterial, percebidos pelo estetoscópio aplicado distalmente à compressão[11]. Assim, a PA sistólica passou a ser determinada pelo aparecimento dos sons de Korotkoff e a PA diastólica, pelo seu desaparecimento, quando a artéria deixa de ser comprimida pelo manguito. Mas somente na década de 1930 é que a PA elevada passou a ser reconhecida como fator de risco cardiovascular, inicialmente pelas companhias de seguro americanas, que cobravam um prêmio maior dos clientes que apresentavam valores pressóricos mais altos[12].

A PA deve ser medida no membro superior depois de 1 a 3 minutos em posição sentada, no braço em que for maior, se forem diferentes. O manguito deve cobrir 2/3 do comprimento do braço e a PA sistólica deve ser considerada no aparecimento dos sons de Korotkoff e a PA diastólica no seu desaparecimento. A membrana do estoscópio deve ser colocada abaixo do manguito sobre a artéria braquial. A *European Society of Hypertension* considera válida a medida da PA com manguito e manômetro aneroide ou pelo método oscilométrico com aparelhos eletrônicos, pois o manômetro de mercúrio é de difícil transporte e esse metal é tóxico, podendo causar problemas na quebra e na fabricação, e a tecnologia atual torna os outros manômetros confiáveis[13].

A PA elevada medida em consultório deve ser confirmada em outra abordagem ou verificada em casa ou, melhor ainda, ambulatorial em 24 horas (MAPA) para se evitar a *HAS de avental branco*, que só é elevada na presença do médico. A *HAS mascarada* é aquela detectada em casa e que no consultório se mostra normal, devendo, no entanto, ser também valorizada, porque essas pessoas apresentam maior mortalidade[13]. Embora a HAS detectada por MAPA seja mais fidedigna, inclusive pela patológica ausência do descenso noturno, ela não é imprescindível, podendo ser firmado o diagnóstico pelas medidas criteriosas realizadas em casa e no consultório médico, pelo menos em duas ocasiões diferentes[13].

DIAGNÓSTICO E CLASSIFICAÇÃO DA HIPERTENSÃO ARTERIAL SISTÊMICA

O diagnóstico da HAS é firmado pela medida da PA, sendo que ela não provoca nenhuma outra manifestação clínica antes de suas complicações. A PA normal e desejável deve ser inferior a 120/80 mmHg em qualquer idade e gênero. Na Tabela 28.1 encontra-se a classificação da PA como recomendada pelas Diretrizes da *American Heart Association* e da Sociedade Europeia de Hipertensão Arterial desde 2003, da Sociedade Brasileira de Cardiologia de 2010 e reiteradas pelas diretrizes europeias de 2013[13].

Tabela 28.1
Classificação da Pressão Arterial de acordo com o Seu Valor em mmHg

Pressão Arterial		
Sistólica	*Diastólica*	*Classificação*
< 120 e	< 80	Ótima
120-129 e/ou	80-84	Normal
130-139 e/ou	85-89	Normal alta
140-159 e/ou	90-99	Hipertensão grau 1
160-179 e/ou	100-109	Hipertensão grau 2
≥ 180 e/ou	≥ 110	Hipertensão grau 3
≥ 140 e	< 90	Hipertensão sistólica isolada

Adaptada de: VI Diretrizes Brasileiras de Hipertensão. Arq Bras Cardiol. 2010;95(supl 1):28,.

Quando a PA sistólica é igual ou acima de 140 mmHg e a diastólica é inferior a 90 mmHg, ocorre a *hipertensão sistólica isolada*, que também tem um prognóstico desfavorável, refletindo redução da complacência arterial e maior propensão ao acidente vascular cerebral[14]. A hipertensão sistólica isolada é mais frequente em mulheres após a menopausa[15].

Prognóstico e Estratificação de Risco da Hipertensão Arterial Sistêmica

O prognóstico do paciente hipertenso depende da presença da *lesão dos órgãos-alvo* (LOA), ou seja, das complicações da HAS, de outros *fatores de risco para doenças cardiovasculares* (FRCs) e de *doenças associadas* não relacionadas à HAS. Na mulher durante a menopausa, o critério é o mesmo, contudo a própria menopausa e a idade em que ela ocorre já são FRCs.

Os órgãos-alvo da HAS são os vasos sanguíneos, o coração, os rins, o cérebro e a retina, que são lesados diretamente pela pressão sanguínea elevada ou pelos acidentes vasculares trombóticos ou hemorrágicos.

Alguns FRCs, que predispõem à principal causa de morte no mundo, que é a vascular, inclusive no Brasil, seja por infarto agudo do miocárdio (IAM) ou acidente vascular cerebral (AVC), são também fatores de risco para HAS, como o *sedentarismo, álcool em excesso, obesidade central, diabetes* e *estresse*. A própria *HAS* é um FRC, portanto nas mulheres após a menopausa portadoras de HAS, outros fatores de risco podem se somar, agregando maior gravidade ao prognóstico; são eles *o LDL colesterol acima de 100 mg/dL, o HDL colesterol abaixo de 50 mg/dL, ácido úrico acima de 7 mg/dL, tabagismo e familiares do primeiro grau* com IAM ou AVCI[16].

Doenças concomitantes, como *diabetes*, distúrbios da tireoide, câncer de mama, outras neoplasias e doenças do colágeno, como o lúpus eritematoso sistêmico, evidentemente agravam o prognóstico da paciente.

Assim, a estratificação de risco da HAS, além do *valor pressórico*, deve levar em conta a *lesão dos órgãos-alvo* (LOA), os *FRCs* e outras *doenças associadas*. A identificação de boa parte dessas intercorrências pode ser obtida com o exame clínico. Na anamnese, os FRCs podem ser conhecidos, assim como o passado de complicações cardiovasculares, doenças tratadas ou em tratamento, limitações físicas, deficiências sensoriais e outras alterações patológicas que devem ser levadas em conta.

O exame físico também vai orientar os exames complementares necessários para a composição do quadro clínico, entretanto, algumas avaliações laboratoriais se impõem em todos os hipertensos, de ambos os gêneros, principalmente nas mulheres hipertensas assintomáticas no climatério, que já podem ter alteração subclínica pertinente ao prognóstico.

Avaliação Complementar da Hipertensão Arterial Sistêmica

- *Exame de urina de rotina (elementos anormais e sedimentoscopia quantitativa).* A piúria pode indicar pielonefrite crônica, que pode agravar ou até ser causa de HAS secundária. A cristalúria e a hematúria podem indicar doença renal, albuminúria sugere nefropatia diabética ou hipertensiva.
- *Microalbuminúria:* identifica a nefropatia diabética em fase inicial.
- *Exame de sangue: (LDL colesterol, HDL colesterol, triglicerídeos, ácido úrico, glicemia de jejum, glicemia pós-prandial, TSH, T_4 e creatinina).* O *clearance* de creatinina deve ser estimado pela fórmula de Cockroft & Gault: (140 – idade) x peso kg/creatinina x 72, e na mulher x 0,85. *Clearance* inferior a 90 mL/min sugere insuficiência renal.
- *Eletrocardiograma:* identifica cardiopatia hipertensiva mesmo em pacientes assintomáticas e com o exame físico normal. A presença de sobrecarga atrial esquerda, principalmente evidenciada pela onda P negativa em V1, que é a alteração inicial dessa complicação, evidencia LOA.
- *Outros exames adicionais:* na maioria dos casos de PA normal alta e HAS grau 1, a avaliação clinica é suficiente e deve-se realizar, no máximo, os exames complementares básicos descritos. Nos casos complicados com cardiopatia, nefropatia ou isquemia cerebral, avaliação especializada pode ser necessária. Nas pacientes com muitos FRCs o índice tornozelo/braço deve ser calculado (PA sistolica no tornozelo/braço). Valores menores do que 0,90 sugerem doença vascular periférica. Nas mulheres com grande suspeição de doença coronária, o teste ergométrico náo é indicado, pelo grande número de falso-positivos, nesse caso, a melhor propedêutica é a cintilografia miocárdica ou a angiotomocoronariografia com escore de cálcio.

TRATAMENTO

A abordagem terapêutica depende da estratificação da HAS e objetiva não só reduzir, mas normalizar a PA. Veja também a Tabela 28.2.

Na paciente com *PA normal alta* (130-139/85-89), *assintomática, sem LOA e sem FRCs importantes,* não é recomendada intervenção farmacológica, apenas observação periódica. Se houverem *FR, LOA* ou doença concomitante, recomenda-se a mudança de estilo de vida sem administrar medicamentos anti-hipertensivos. Se continuar *PA alta* após vários meses ou se houver *diabetes ou com muitos FRCs,* deve-se tratar com fármacos.

Na HAS grau 1 (140-159/90-99) sem LOA e *sem ou com no máximo três FRCs,* inicialmente se recomenda a mudança do estilo de vida durante vários meses. Caso a PA não fique abaixo de 140/90, administra-se medicação. Se *houver vários FRCs* também a mudança do estilo de vida é recomendada, mas a espera pelo uso de drogas é por poucas semanas, caso não haja reversão da HAS. Se houver *LOA ou diabetes,* a indicação do tratamento medicamentoso é imediata.

Na HAS *grau 2* (160-179/100-109), se não houver *LOA nem outros FRCs,* a Sociedade Europeia de Hipertensão[13] recomenda mudança de estilo de vida por algumas semanas antes de se iniciar as drogas. No entanto, é uma opinião questionável, pois o valor pressórico mais alto já evidencia HAS de longa duração, e se a paciente é assintomática, já está adaptada à hipertensão, portanto provavelmente tem LOA pelo menos incipiente. Se houver evidência *de LOA* ou *FRC* o tratamento medicamentoso inicial é consensual.

Na HAS *grau 3* (> 180/> 110) o tratamento farmacológico com duas drogas se impõe, além da mudança do estilo de vida.

Tabela 28.2

Abordagem Inicial do Tratamento da Hipertensão Arterial Essencial em Relação ao Grau de Hipertensão, Lesão de Órgãos-alvo e Fatores de Risco Cardiovascular

Pressão Arterial	*LOA > 3 FRC*	*Tratamento*
+		Observação
Alta	+	Mudança meses
–	*Diabetes* ou +	Monoterapia
–	–	Mudança semanas
Grau 1	*Diabetes* –	Monoterapia
+	e/ou +	Monoterapia
–	–	Mudança semanas
Grau 2	Diabetes –	Monoterapia
+	e/ou +	Monoterapia
Grau 3		Duas drogas

LOA: lesão de órgão-alvo; FRC: fator de risco cardiovascular.

Modificado de: Guideline of Task Force 2013 ESH/ESC. Journal of Hypertension. 2013;31:1281-357.

Tratamento: Mudança do Estilo de Vida

Da mesma forma que o sedentarismo é um fator de risco para HAS e para a arteriosclerose, a *atividade física periódica* e continuada é benéfica para ambas as doenças. A caminhada regular de pelo menos 30 minutos, cinco vezes por semana[13], pode reduzir a PA sistólica e a diastólica de 5 a 7 mmHg, independentemente de ingestão de sal, perda de peso e consumo de álcool[17]. Atividade física mais intensa pode ser necessária para auxiliar a perda de peso e fazer um balanço energético negativo, entretanto exercícios isométricos, como elevar pesos ou empurrar objetos pesados, devem ser evitados.

A obesidade central condiciona a elevação da PA por vários mecanismos, desde o aumento da resistência periférica da insulina até a produção de fatores inflamatórios e aumento do estresse oxidativo das células endoteliais[18]. A *redução de peso* diminui os valores pressóricos, podendo normalizar a PA, com a otimização do peso ideal[19]. A relação cintura abdominal/quadril é um parâmetro mais representativo da gordura corporal, e na mulher essa relação deve ser de 0,80[20]. Medidas mais simples, como a cintura abdominal no limite de 90 cm para as mulheres e o índice de massa corporal até 25 kg/m^2 também são úteis[13]. Outro aspecto relacionado é que a mulher após a menopausa com sobrepeso ou obesidade, além de valores pressóricos mais elevados, apresenta uma menor *performance* cognitiva, segundo pesquisa recente da *Northwestern University,* em Chicago[21].

O consumo elevado de *sódio* é uma característica da civilização humana, desde o período neolítico. Poucas comunidades atualmente não utilizam o cloreto de sódio para conservar os alimentos ou aprimorar seu sabor, como os índios Yanomami, nos quais a HAS inexiste[22]. A eliminação de sódio da dieta é um objetivo a ser alcançado, dado seu uso generalizado e ser dispensável à saúde, pois a necessidade diária é de menos de 2 g ao dia, quantia já disponível na alimentação usual, sem necessidade de sua adição. Entretanto, o apego que os seres humanos desenvolveram ao seu sabor torna isso quase impossível, mas a redução dentro dos limites razoáveis é desejável.

Em sua última recomendação em dezembro de 2012, a *American Heart Association* preconiza um consumo diário de sódio abaixo de 1,5 g[23]. Infelizmente isso é uma utopia. A Sociedade Europeia de Hipertensão e a Sociedade Europeia de Cardiologia sugerem de 5 a 6 g de sódio ao dia[13], o que é mais razoável. Uma maneira cômoda de reduzir o consumo de sódio é recomendar o sal *light*, que tem 50% de cloreto de potássio e encontra-se no comércio sob várias marcas. A dieta mais saudável é a DASH (*Dietary Approaches to Stop Hypertension*), que além de pouco sódio é rica em verduras, frutas, cereais, laticínios com pouca gordura, peixes, carne magra de frango e pobre em carnes vermelhas e gorduras saturadas[24].

O *álcool* é outro hábito de consumo atrelado à cultura humana desde os primórdios da antiguidade. Excetuando os países islâmicos, onde o consumo é desaconselhado, ele é largamente utilizado no mundo. Em pequena quantidade, como uma dose de aguardente ao dia ou um copo de vinho (50 mL) ou ainda 200 mL de cerveja, não altera ou até pode reduzir a PA, porém maiores doses aumentam a PA e podem contribuir para o desencadeamento da HAS[25].

As atividades mais *estressantes* notoriamente aumentam a PA, e as profissões mais tensas têm maior incidência de HAS[26]. A má qualidade de vida de modo geral influi negativamente nas doenças degenerativas, incluindo as doenças cardiovasculares[27], pelo que todo esforço deve ser feito para reduzir o estresse e melhorar a satisfação de viver da paciente. Esse é um fator importante que não pode ser menosprezado e muitas vezes não está ao alcance do médico, assim o auxílio de outros profissionais, como psicólogos, fisioterapeutas ou terapeutas ocupacionais pode ser necessário. Mesmo assim, o médico pode auxiliar muito, principalmente desenvolvendo uma boa relação médico-paciente.

Regras Gerais para o Tratamento Sugeridas pelas Sociedades Europeias de Hipertensão e Cardiologia em 2013[13]

Deve ser considerado sempre o tratamento farmacológico na HAS graus II e III e na grau I com LOAs ou FRCs importantes, diabéticos de ambos os gêneros e nos quais a mudança de estilo de vida não reduziu a PA para < 140/90 mmHg. Na HAS sistólica isolada após a menopausa e em idosos com muitos FRC, o tratamento farmacológico também deve ser instituído de início. A HAS de avental branco não deve receber medicação, já a HAS mascarada, pelo seu elevado risco, deve ser tratada com medicação desde o início.

O tratamento farmacológico não é recomendado na PA normal elevada e na grau I, antes de ser tentada a mudança do estilo de vida durante alguns meses. Também a HAS sistólica isolada em jovens não deve ser tratada com fármacos. Nessas condições, o tratamento medicamentoso não traz benefícios que suplantem os efeitos colaterais das drogas anti-hipertensivas.

Na HAS graus I e II, o melhor tratamento se inicia com monoterapia e na grau III, com duas drogas em dose menor. Caso a PA não se mantenha menor que 140/90 mmHg, mesmo com aumento das doses, outras drogas podem ser acrescentadas em intervalos de 2 semanas. Pode-se usar especialidades farmacêuticas com duas drogas associadas, para facilitar a adminstração e a aderência ao tratamento. Não se recomenda a manipulação de drogas em farmácias para o tratamento da HAS.

Nas hipertensas com risco cardiovascular elevado, a aspirina deve ser associada e se o LDL colesterol for acima de 130 mg/dL a estatina é recomendada; se a paciente for coronariopata, a estatina deve ser iniciada se o LDL colesterol estiver acima de 70 mg/dL.

Os quatro principais grupos de drogas que devem ser usadas em monoterapia ou associadas, ou seja, de primeira linha, são: *diuréticos,* inibidores da enzima de conversão da angiotensina (IECA) ou bloqueadores do receptor AT1 da angiotensina II (BRA) – estas duas são excludentes, não se associam – *betabloqueadores e antagonistas dos canais de cálcio.*

Outras drogas: na HAS resistente se usa *espironolactona, amilorida e alfabloqueadores.* Na gravidez podem ser utilizados metildopa, labetalol e nifedipina. Na HAS não controlada com drogas pode-se promover a desnervação renal ou a estimulação dos barorreceptores.

As hipertensas em tratamento farmacológico devem visitar o médico em intervalos de meses, de acordo com a gravidade da HAS, e verificar a PA por paramédicos a cada duas semanas. A verificação domiciliar com esfigmomanômetro digital é válida, desde que cuidadosa, medida com a paciente sentada e o braço em cima da mesa, na altura do coração e imóvel.

O objetivo do tratamento farmacológico é normalizar a PA, < 140/90, reduzindo a morbi-mortalidade. Nas diabéticas, pacientes com alto risco cardiovascular, insuficiência cardíaca, nefropatas e para prevenção do acidente vascular cerebral a PA deve ser mantida inferior 130/80[28].

Medicamentos Usados no Tratamento da Hipertensão Arterial Sistêmica

Diuréticos

Diminuem a volemia e são vasodiatadores. Os mais utilizados são *hidroclorotiazida, clortalidona* na dose de 12,5 a 25 mg/dia, e *indapamida,* 1,5 mg/dia. A *furosemida* só é utilizada na insuficiência cardíaca ou renal para promover maior diurese, na dose que for necessária para tal fim, por ser mais diurética e menos vasodilatadora. Como efeito colateral os duréticos podem induzir hipopotassemia, hipomagnesemia, promovendo caimbras e arritmias, hiperuricemia, hiperglicemia e hipertrigliceridemia. Tem interação medicamentosa com o lítio, podendo aumentar sua concentração.

Os diuréticos poupadores de potássio que agem no túbulo contornado distal, como a *espironolactona,* 25 a 100 mg 2 x/dia, e a *amilorida,* 2,5 a 5 mg 1 x/dia, são usados na HAS resistente. A espironolactona também é usada na insuficiência cardíaca e a amilorida é associada à hidroclorotiazida. Podem causar hiperpotassemia na insuficiência renal. Os diuréticos são recomendados na HAS sistólica isolada e na grau I do idoso. Podem se associar a todas as outras drogas anti-hipertensivas, principalmente porque várias delas podem reter sódio.

IECA e BRA

A primeira escolha é do grupo IECA e os BRAs são indicados no alérgicos, bronquíticos ou nos que têm tosse com os IECA. Não devem ser associados e nem usados na hipertensão renovascular bilateral e na gravidez. São a primeira escolha nos diabéticos e nos obesos, conferindo nefroproteção e melhora da ação periférica da insulina. Os IECAs podem provocar ou exacerbar as reações de hipersensibilidade, por diminuírem o catabolismo da histamina, podendo provocar tosse ou piorar manifestações alérgicas, quando devem ser substituídos pelos BRAs. Os IECAs mais usados são o *captopril,* 25 a 50 mg 2 a 3 x/dia, *enalapril,* 5 a 20 mg 2 x/dia, *perindopril,* 4 mg 1 x/dia, *ramipril,* 5 a 10 mg 1 x/dia e outros. Os BRAs são a *losartana,* 25 a 50 mg 2 x/dia, *valsartana,* 80 a 360 mg 1 x/dia, *olmersatana,* 20 a 40 mg 1 x/dia, *telmisartana,* 40 a 80 mg 1 x/dia e outros.

Betabloquedores Adrenérgicos

Além de hipotensores, são também antiarrítmicos, melhoram a enxaqueca e são cardioprotetores, sendo indicados na cardiopatia isquêmica e na insuficiência cardíaca. Podem induzir ou piorar broncoespasmo, pelo que devem ser usados com cuidado em asmáticos e na DPOC. Podem induzir bloqueio cardíaco, bradicardias sintomáticas, piorar a claudicação, mascarar a hipoglicemia em diabéticos que usam insulina e aumentar a hipertrigliceridemia. No entanto, usados criteriosamente, prolongam a vida dos hipertensos e dos cardiopatas.

Os mais usados são o *propranolol,* 40 a 80 mg 2 a 3 x/dia e o *atenolol* 25 a 50 mg 2 a 3 x/dia. Os que dão menos broncoespasmo, pelo menos em doses menores, são o *metoprolol,* 25 a 50 mg 2 x/dia, o *bisoprolol,* 2,5 a 5 mg 1 x/dia e o *carvedilol,* 3,125 a 25 mg 2 x/dia. Na insuficiência cardíaca podem ser usados esses três últimos e o *nebivolol* na dose de 5 a 10 mg 1 x/dia. Na gravidez podem ser usados o *labetalol,* 100 a 200 mg 2 x/dia e o *pindolol,* 5 a 10 mg 1 x/dia.

Antagonistas dos Canais de Cálcio

Os di-hidropiridínicos são potentes vasodilatadores e não interferem na contratilidade cardíaca e na condução do estímulo elétrico no coração, porém podem estimular o simpático, pelo aumento do retorno venoso, por serem vasodilatadores predominantes arteriais, induzindo a taquicardia reflexa. Deve-se evitar a *nifedipina,* 10 a 20 mg 2 a 3 x/dia em cardiopatas, pelo risco de IAM, exceto as apresentações de ação lenta, que podem ser também de 30 e 60 mg em dose única. A *anlodipina,* outro di-hidropiridínico, pode ser usada em cardiopatas, de 2,5 a 5 mg 2 x/dia.

O efeito colateral dos di-hidropiridínicos é o rubor facial e o edema de membros inferiores, que muitas vezes tornam seu uso inviável. Outros antagonistas do cálcio, que diminuem a força de contração cardíaca e a condução do estímulo elétrico, portanto, não devem ser associados aos betabloqueadores, são o *diltiazem,* 30 a 160 mg 2 x/dia ou em doses únicas de liberação lenta e o *verapamil,* 80 a 120 mg 1 ou 2 x/dia ou 240 mg 1 x/dia de liberação lenta. Eles podem causar obstipação intestinal.

Inibidores Adrenérgicos

São de ação central, reduzindo a ação simpática. Podem causar sonolência, xerostomia, fadiga e hipotensão postural. Nos homens, podem causar impotência, mas nas mulheres não causam disfunção sexual, entretanto podem provocar galactorreia. São disponíveis a *alfametildopa,* 250 a 500 mg 2 x/dia e a *clonidina,* 0,100 a 0,200 mg 2 x/dia. A alfametildopa pode ser usada na gravidez.

Vasodilatadores Periféricos

Agem diretamente na parede arterial levando à vasodilatação. São puramente arteriais, pelo que aumentam o retorno venoso, provocando também taquicardia reflexa e causam retenção hídrica. Por isso, devem ser associados a betabloquedores e diuréticos. São a alternativa na HAS refratária. Encontram-se comercializadas a *hidralazina*, 25 a 50 mg 2 a 3 x/dia e o *minoxidil*, 5 a 10 mg 1 a 4 x/dia. O minoxidil pode provocar crescimento de pelos e cabelo.

A hidralazina em mulheres não deve ultrapassar a dose de 100 mg/dia, pelo risco de se induzir quadros de lúpus-*like* ou de artralgia, reversíveis com a suspensão da droga. A hidralazina tem sido muito usada no Brasil, pelo seu preço acessível e por ter uma melhor ação na raça negra do que os IECAs, pelo menos na insuficiência cardíaca, em que é usada associada a nitratos[29]. No Brasil, cerca de metade da população tem ascendência negra e a hidralazina propicia maior oferta de óxido nítrico na parede arteriolar, principalmente nos negros[30].

Esquema Terapêutico Farmacológico da Hipertensão Arterial Sistêmica

Quando a paciente após a menopausa com HAS apresenta LOA ou *diabetes*, a opção para o uso de medicamentos é justificável, e também no grau 1 da HAS, quando falha a mudança do estilo de vida ou essa é insuficiente para normalizar a PA. Nos graus 2 e 3 de HAS, a paciente após a menopausa deve receber tratamento farmacológico. O fluxograma da Figura 28.1 orienta o protocolo a ser seguido na terapia farmacológica.

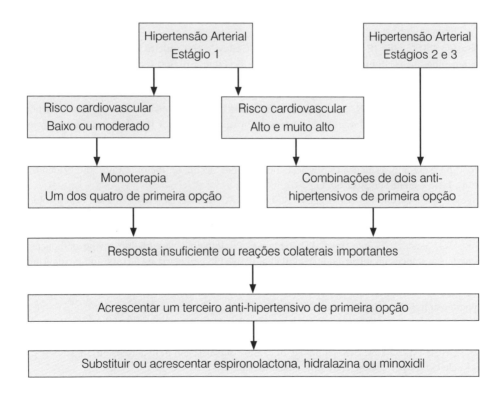

Figura 28.1 – Fluxograma para o tratamento farmacológico da hipertensão arterial. Adaptado da VI Diretrizes Brasileiras de Hipertensão. Arq Bras Cardiol. 2010;95(supl 1):28.

HIPERTENSÃO ARTERIAL SISTÊMICA NA MENOPAUSA

A HAS torna-se mais frequente na mulher após a menopausa, provavelmente pelas alterações hormonais, com o aumento e a redistribuição da gordura corporal, que se acentua no abdome. As modificações psicológicas inerentes a essa época da vida também podem contribuir para a elevação da PA[16]. Outro fator é a vasodilatação facial da parte superior do tronco, que provoca o fogacho característico da menopausa, aumentando o débito cardíaco, manifestado pelas palpitações, com a consequente elevação da PA sistólica[31]. Essa elevação frequente da PA sistólica desequilibra o controle pressórico, podendo desencadear a HA em pessoas predispostas.

Quanto à reposição hormonal, os resultados são controversos na HAS. Embora a maioria dos *trials* mostre aumento do risco cardiovascular com a terapia hormonal após a menopausa, a pesquisa *Rancho Bernardo Study*, publicada em 2011, mostra que depois de 10 anos as mulheres que receberam terapia estrogênica apresentaram menor pressão arterial diastólica e menor albuminúria do que as que não fizeram reposição estrogênica e, ainda, estas sem reposição apresentaram maior PA sistólica do que as que fizeram reposição[32]. As Diretrizes da Sociedade Brasileira de Cardiologia de 2010 recomendam evitar a reposição hormonal nas hipertensas, embora não a contraindiquem na necessidade formal para alívio dos sintomas[32].

REFERÊNCIAS BIBLIOGRÁFICAS

1. Brandão AA, Magalães EMC, Ávila A, Tavares A, Machado CA, Campana MG et al. Conceituação, Epidemiologia e Prevenção Primária. VI Diretrizes Brasileiras de Hipertensão. Arq Bras Cardiol 2010;95(supl 1):7-17.
2. Cesarino CB, Cipullo JP, Martin JFV, Ciorlia LA, Godoy MRP, Cordeiro JA et al. Prevalência e fatores sociodemográficos em hipertensos de São José do Rio Preto. Arq Bras Cardiol 2008;91(1):31-5.
3. Pereira M, Lunet N, Azevedo A, Barros H. Differences in prevalence, awareness, treatment and control of hypertension between developing and developed countries. J Hypertension 2009;27(5):963-75.
4. Fang SH, Yan H, Dang SN, Li Q, Zhao YL, Yang RH et al. Relationship between female menopause and hypertension/isolated systolic hypertension in rural districts of Hanzhong in Shaanxi province. Zhongguo Yi Xue Ke Xue Yuan Xue Bao 2013;35(4):422-6.
5. Barengolts-Sabayan B, Oleksik AM, Maier AB, van Buchem MA, Poortvliet RK, de Ruijter W et al. High blood pressure and resilience to physical and cognitive decline in the oldest old: the Leiden 85-plus Study. J Am Geriatr Soc 2012;60(11):2014-9.
6. Irigoyen MC, Lacchini S, De Angelis K, Pereira AC, Krieger JE, Krieger EM. Fisiopatologia da hipertensão arterial. In: Nobre F, Serrano Jr. CV. Tratado de Cardiologia SOCESP. São Paulo: Manole; 2006. p. 413-35.
7. Giles TD, Sander GE, Nossaman BD, Kadowitz PJ. Impaired vasodilation in the pathogenesis of hypertension: focus on nitric oxide, endothelial-derived hyperpolarizing factors, and prostaglandins. J Clin Hypertens 2012(Greenwich);14(4):198-205.
8. Elijovick F, Laffer CL. Participation of renal and circulating endothelin in salt-sensitive essential hypertension. J Hum Hypertension 2002;16(7):459-67.
9. Saffron M. The eighteenth century. In: Lyons AS, Petrucelli RJ. Medicine An illustrated history. New York: Abradale Press; 1978. p. 467-97.
10. Rojo-Ortega JM, Hatt PY. Histopathology of cardiovascular lesion in hypertension. In: Genest J, Koiw E, Kuchel O. Hypertension. New York: McGraw-Hill; 1977. p. 910-44.
11. Perloff JK. The arterial pulse. In: Physical examination of the heart and circulation. 2º ed. Philadelphia: Saunders; 1990. p. 57-102.
12. Friedberg CR. El corazón en la hipertension e en las enfermedades renales. In: Enfermedades del corazón. 3ª ed. México: Interamericana; 1969. p. 1336-86.

13. 2013 ESH/ESC Guidelines for the management of arterial hypertension: the Task Force for the management of arterial hypertension of the European Society of Hypertension (ESH) and of the European Society of Cardiology (ESC). Journal of Hypertension 2013;31:1281-357.
14. O'Rourke MF, Adji A. Guidelines on guidelines: focus on isolated systolic hypertension in youth. J Hypertens 2013;31(4):649-54.
15. Thaler SJ. Hypertension in Women. Curr Hypertens Rep 2009;11(1):23-8.
16. Barengolts EI, Berman M, Kukreja SC, Kouznetsova T, Lin C, Chomka EV. Osteoporosis and coronary atherosclerosis in asymptomatic postmenopausal women. Calcif Tissue Int 1988;62(3):209-13.
17. Cleroux J,Feldman RD, Petrella R. Recomendations on physical exercise training. Canadian Madical Association Committe for Hypertension. CMAJ 1999;160(supl.9):21-8.
18. Morte A, Bergman M, Klipstein-Grobusch K, Boeing H. Obesity, body fat distribution and body build: their relation to blood pressure and prevalence of hypertension. Int J Obes Relat Metab Disord 1998;22(11):1062-70.
19. Effects of weight loss and sodium reduction intervention on blood pressure and hypertension incidence in overweight people with high-normal blood pressure. The Trials of Hypertension Prevention, phase II. The Trials of Hypertension Prevention Collaborative Research Group. Ann Intern Med 1997;157:657-67.
20. Dobbelsteyn CJ, Joffres MR, MacLean DR, Flowerdew G. A comparative evaluation of waist circumference, waist-to-hip ratio and body mass index as indicators of cardiovascular risk factors. The Canadian Heart Health Surveys. Int J Obes Relat Metab Disord 2001;25(5):652-61.
21. Kerwin DR, Zhang Y, Kotchen JM, Espeland MA, Van Horn L, McTigue KM et al. The cross-sectional relationship between body mass index, waist-hip ratio, and cognitive performance in postmenopausal women enrolled in the Women's Health Initiative. J Am Geriatr Soc 2010;58(8):1427-32.
22. Mancilha-Carvalho JJ, Carvalho JV, Lima JA, Sousa e Silva NA. The absence of risk factors for coronary disease in Yanomami Indians and the influence of acculturation on arterial pressure. Arq Bras Cardiol 1992;59(4):275-83.
23. Whelton PK, Appel LJ, Sacco RL, Anderson CA, Antman EM, Campbell N, Dunbar SB,Frohlich ED, Hall JE, Jessup M, Labarthe DR, MacGregor GA, Sacks FM, Stamler J,Vafiadis DK, Van Horn LV. Sodium, blood pressure, and cardiovascular disease: further evidence supporting the American Heart Association sodium reduction recommendations. Circulation 2012;126(24):2880-9.
24. Appel LJ, Moore TJ, Obarzanek E, Vollmer WM, Svetkey LP, Sacks FM et al. A clinical trial of the effects of dietary patterns on blood pressure. DASH Collaborative Research Group. N Engl J Med 1997;336(16):1117-24.
24. Pereira N, Lumet N, Azevedo A, Barros H. Diferences In prevalece, awareness, treatment and control of Hypertension between developing and developed countries . J Hypertension 2009;27(5):963-75.
26. Zimmerman RS, Frohlich ED. Stress and hypertension. J Hypertens 1990;8(4):S103-7.
27. Cahalin LP, Arena R. Impact of exercise training on adverse event risk and quality of life in patients with heart failure. Phys Ther 2012;92(11):1371-5.
28. Koholmann Junior O, Ribeiro AB. Tratamento medicamentoso da hipertensão arterial. In: Nobre F. Serrano Jr. CV. Tratado de Cardiologia SOCESP. São Paulo: Manole; p. 464-85.
29. Taylor AL. The African American Heart Failure Trial: a clinical trial update. Am J Cardiol 2005;96(7B):44-8.
30. Sadeghi M, Khalili M, Pourmoghaddas M, Talaei M. The correlation between blood pressure and hot flashes in menopausal women. ARYA Atheroscler 2012;8(1):32-5.
31. Fung MM, Poddar S, Bettencourt R, Jassal SK, Barrett-Conor E. Cross-sectional and year prospective study of podtmenopausal estrogentherapy and blood pressure, renal function, and albuminuria: the Rancho Bernardo Study. Menopause 2011;18(6):9-37.
32. Poli-de-Figueiredo CE, Freitas EV, Burdmann EA, Oliveira ILC, Magalães LC, Sass N et al. Hipertensão em situações especiais. VI Diretrizes Brasileiras de Hipertensão. Arq Bras Cardiol 2010;95(supl 1):7-17.

29 | Dislipidemias

- **Marcelo Chiara Bertolami**
- **Adriana Bertolami**

INTRODUÇÃO

As doenças cardiovasculares são a principal causa de morbidade e mortalidade entre as mulheres, particularmente acima dos 50 anos. Apesar desse fato, tem-se o falso conceito de que o sexo feminino estaria protegido contra essas doenças, o que leva à subestimação do risco cardiovascular neste gênero. Além disso, as mulheres portadoras de doença arterial coronária apresentam pior evolução do que os homens, independentemente da faixa etária[1-3]. O climatério determina uma drástica mudança no perfil do risco cardiovascular das mulheres. Muitas justificativas para tal são apresentadas, entre elas a maior prevalência dos fatores de risco, particularmente das dislipidemias.

DISLIPIDEMIAS E RISCO CARDIOVASCULAR

As dislipidemias são as alterações (tanto para mais como para menos) dos lípides sanguíneos. Em geral, elas são evidenciadas por anormalidades do perfil lipídico, ou seja, das taxas do colesterol total, dos triglicérides, do LDL-colesterol e do HDL-colesterol. As dislipidemias são importante fator de risco para a aterosclerose e suas diferentes manifestações clínicas em ambos os sexos. Assim, o LDL-colesterol, o colesterol não HDL e os triglicérides estão associados a aumento do risco, enquanto o HDL-colesterol está inversamente relacionado. Há sugestão de que os triglicérides, o colesterol não HDL e o HDL-colesterol são preditores mais fortes entre as mulheres do que entre os homens[4].

DIAGNÓSTICO

Para a identificação de uma dislipidemia é fundamental a realização laboratorial do perfil lipídico, uma vez que elas não produzem sintomas e os sinais de sua presença (xantomas, xantelasmas, arco córneo) são raros e ligados às dislipidemias mais graves, geralmente de origem genética. A determinação do perfil lipídico está indicada em todas as pessoas a partir dos 10 anos de vida[5], particularmente se houver a concomitância de outros fatores de risco, doença coronária familiar precoce ou doença aterosclerótica já instalada. O perfil lipídico compreende as determinações do colesterol total (CT), HDL-colesterol (HDL-c), triglicérides (TG) e cálculo do LDL-colesterol (LDL-c) pela fórmula de Friedewald (LDL-c = CT − (HDL-c + TG/5)[6]. Alguns

DISLIPIDEMIAS | *271*

laboratórios têm fornecido o valor do LDL-c por métodos de dosagem direta, para os quais, entretanto, ainda faltam evidências de total confiabilidade.

Ressalta-se que o diagnóstico da dislipidemia em indivíduo que não sabia ser portador de tal alteração deve ser sempre confirmado pela repetição dos exames antes da introdução de qualquer medida terapêutica. Quando o segundo exame é diferente do primeiro (> 5 a 10% para o colesterol e/ou 20% para os triglicérides), nova determinação deverá ser indicada[7].

CLASSIFICAÇÃO

Várias são as classificações propostas, mas na prática são importantes a laboratorial e a etiológica[7].

Laboratorial

Esta classificação se baseia na observação das alterações do perfil lipídico e é a mais comumente empregada na clínica:
- hipercolesterolemia isolada ou pura – aumento isolado do colesterol;
- hipertrigliceridemia isolada ou pura – aumento isolado dos triglicérides;
- hiperlipidemia mista – aumento do colesterol e dos triglicérides;
- HDL-c baixo – com ou sem outras alterações do perfil lipídico.

Etiológica

Na análise de uma dislipidemia, é de fundamental importância a definição de sua causa, uma vez que disso dependerá o tratamento proposto. Quanto à causa, as dislipidemias podem ser primárias ou secundárias.

Dislipidemias Primárias

São as que têm origem genética, com múltiplas formas descritas. Nessas situações, o tratamento será voltado para as alterações lipídicas evidenciadas. Salientam-se, entre elas, por sua maior frequência de aparecimento e importante relação com a doença aterosclerótica:
- *hipercolesterolemia familiar* – caracterizada por aumento isolado da colesterolemia. É transmitida por gene autossômico dominante, com frequência da forma heterozigótica variando de 1:100 a 1:500 pessoas. Já foram descritos cerca de 1.600 polimorfismos responsáveis, muitos deles identificados no Brasil[8];
- *hiperlipidemia combinada familiar* – caracterizada por aumento do colesterol e/ou dos triglicérides em componentes da mesma família. É a dislipidemia mais comum entre familiares de pessoas que sofreram infarto do miocárdio. Ainda não existe caracterização do gene ou dos genes envolvidos, mas sabe-se que essa forma de dislipidemia tem relação importante com a resistência à insulina;
- *hipoalfalipoproteinemia* – caracterizada pela redução do HDL-colesterol associada ou não a outras alterações lipídicas.

272 | MENOPAUSA, O QUE VOCÊ PRECISA SABER

Dislipidemias Secundárias

São as que decorrem de certas doenças, do uso de medicamentos ou ainda de estilos de vida inadequados. A identificação dessas situações é de extrema importância, uma vez que o tratamento será voltado para a causa básica, cuja eliminação ou controle poderá levar à total correção da alteração lipídica. Figuram como as principais doenças capazes de produzir alterações concomitantes dos lípides séricos: diabetes (particularmente o tipo 2), hipotireoidismo, insuficiência renal, síndrome nefrótica e alterações hepáticas. Quanto aos medicamentos que podem levar à dislipidemia, citam-se corticosteroides, isotretinoína e ciclosporina. Os hábitos de vida inadequados implicados com as dislipidemias são, além da alimentação inadequada, o consumo regular de bebidas alcoólicas, a inatividade física e o tabagismo.

Situação após a Menopausa

Após a menopausa ocorre aumento do risco cardiovascular, mas persiste a dúvida se esse aumento é função da idade mais avançada ou do estado após a menopausa por si só[4]. Pela modificação hormonal que ocorre, a tendência das mulheres é a de apresentar aumento do LDL-c e diminuição do HDL-c, caracterizando, portanto, perfil lipídico mais aterogênico[9].

Embora a terapia de reposição hormonal (TRH) em mulheres após a menopausa possa reduzir o LDL-c em até 20-25% e aumentar o HDL-c em até 20%, as evidências disponíveis demonstram aumento discreto de risco cardiovascular em associação à TRH[10]. Nas mulheres em prevenção primária com indicações ginecológicas para TRH e na presença de fatores de risco cardiovasculares, sugere-se a terapia por período limitado[7] (Nota dos Editores: aconselhamos a leitura dos Capítulos 55, 58 e 59). A TRH deve ser evitada em mulheres com alto risco cardiovascular ou em prevenção secundária[7]. Naquelas em utilização de TRH que apresentam evento cardiovascular, a TRH deve ser interrompida[7]. As estatinas diminuem a morbimortalidade em mulheres portadoras de aterosclerose e após a menopausa, sendo os medicamentos de escolha para a prevenção de eventos clínicos em ambos os sexos[2,7]. (Nota dos Editores: podemos utilizar tanto a sigla TH quanto TRH. Atualmente tem-se dado preferência para a sigla TH.)

TRATAMENTO

As diretrizes definem que a intensidade do tratamento deve ser baseada na estratificação do risco cardiovascular de cada indivíduo, cabendo aos de mais alto risco as intervenções mais agressivas, com metas mais rigorosas.

Estratificação de Risco

A V Diretriz Brasileira sobre Dislipidemias e Prevenção da Aterosclerose[7] recomenda a estratificação de risco em quatro etapas, descritas a seguir.

Etapa 1 – Presença de Doença Aterosclerótica Significativa ou de Seus Equivalentes

A mulher que se enquadrar em uma dessas categorias não requer outras etapas para estratificação de risco, sendo considerada automaticamente como de *alto risco*.

São condições de alto risco as apresentadas no Quadro 29.1.

Quadro 29.1 – Critérios de Identificação de Pacientes com Alto Risco de Eventos Coronários (Etapa 1)
• Doença aterosclerótica arterial coronária, cerebrovascular ou obstrutiva periférica, com manifestações clínicas (eventos cardiovasculares) • Aterosclerose na forma subclínica, significativa, documentada por algum método diagnóstico • Procedimentos de revascularização arterial • *Diabetes mellitus* tipo 1 ou tipo 2 • Doença renal crônica • Hipercolesterolemia familiar

Etapa 2 – Escores de Risco

A V Diretriz recomenda a utilização do escore Global, para avaliação do risco em 10 anos, e do Risco do Tempo de Vida (RTV), para estimar o risco ao longo da vida em indivíduos acima de 45 anos. O escore Global estima o risco de infarto do miocárdio, acidente vascular encefálico, insuficiência vascular periférica ou insuficiência cardíaca em 10 anos. Já o Risco do Tempo de Vida (RTV), utilizado a partir dos 45 anos, avalia a probabilidade de um indivíduo a partir de 45 anos apresentar um evento isquêmico.

O cálculo do RTV considera que o indivíduo pertença exclusivamente a uma das seguintes categorias: a) aqueles sem fatores de risco ou com todos os fatores de risco ótimos aos 45 anos; b) os que possuam um ou mais fatores de risco não ótimos; c) aqueles com um ou mais fatores de risco elevados; d) com um dos principais fatores de risco; e) aqueles com dois ou mais dos principais fatores de risco.

A combinação desses escores permite a melhor estimativa de risco. A justificativa para o emprego de um escore de curto prazo e outro de longo prazo deve-se ao fato de que grande parte das mulheres se encontra na faixa de baixo risco predito em curto prazo, no entanto, parte delas continuará sendo de baixo risco, enquanto outra parte será de alto risco predito ao longo da vida.

O escore de risco Global deve ser utilizado na avaliação inicial das mulheres que não foram enquadradas nas condições de alto risco estabelecidas na Etapa 1 (Tabelas 29.1 e 29.2).

São consideradas como de *baixo risco* as mulheres com probabilidade < 5% de apresentarem os principais eventos cardiovasculares em 10 anos. A diretriz recomenda que as pacientes classificadas nessa categoria e que apresentem histórico familiar de doença cardiovascular prematura sejam reclassificadas para risco intermediário.

São consideradas como de risco *intermediário* as mulheres com risco calculado entre 5 e 10% de ocorrência de algum dos eventos citados. São consideradas de *alto risco* aquelas com risco calculado > 10% no período de 10 anos.

Tabela 29.1
Atribuição de Pontos de acordo com o Risco Global, para Mulheres

Pontos	Idade (anos)	HDL-C	CT	PAS (não tratada)	PAS (tratada)	Fumo	Diabetes
-3				<120			
-2		60+					
-1		50-59			<120		
0	30-34	45-49	<160	120-129		Não	Não
1		35-44	160-199	130-139			
2	35-39	< 35		140-149	120-139		
3			200-239		130-139	Sim	
4	40-44		240-279	150-159			Sim
5	45-49		280+	160+	140-149		
6					150-159		
7	50-54				160+		
8	55-59						
9	60-67						
10	65-69						
11	70-74						
12	75+						
pontos							Total

Tabela 29.2
Risco Cardiovascular Global em 10 Anos, para Mulheres

Pontos	Risco (%)	Pontos	Risco (%)
≤-2	<1,0	13	10,0
-1	1,0	14	11,7
0	1,2	15	13,7
1	1,5	16	15,9
2	1,7	17	18,5
3	2,0	18	21,6
4	2,4	19	24,8
5	2,8	20	28,5
6	3,3	21+	>30
7	3,9		
8	4,5		
9	5,3		
10	6,3		
11	7,3		
12	8,6		

Etapa 3 – Fatores Agravantes

Nas mulheres classificadas como de risco intermediário devem-se utilizar os fatores agravantes que, quando presentes (pelo menos um desses fatores), reclassificam-nas para a condição de alto risco (Quadro 29.2).

Quadro 29.2 – Fatores Agravantes de Risco

- História familiar de doença arterial coronária prematura (parente de primeiro grau masculino < 55 anos ou feminino < 65 anos)
- Critérios de síndrome metabólica de acordo com a *International Diabetes Federation* (Tabela 29.3)
- Microalbuminúria (30-300 µg/min) ou macroalbuminúria (> 300 µg/min)
- Hipertrofia ventricular esquerda (evidenciada por qualquer método)
- Proteína C-reativa de alta sensibilidade > 2 mg//L
- Evidência de doença aterosclerótica subclínica
  - Espessura íntima/média de carótidas (EMI) > 1 mm
  - Escore de cálcio coronário > 100 ou > percentil 75 para idade ou sexo[15]
  - Índice tornozelo-braquial (ITB) < 0,9

O diagnóstico de síndrome metabólica requer a presença de obesidade abdominal como condição essencial e dois ou mais dos critérios expostos na Tabela 29.3.

Tabela 29.3
Critérios Diagnósticos de Síndrome Metabólica

Critérios	Definição
Obesidade abdominal	
Brancas de origem europeia, negras, sul-asiáticas, ameríndias e chinesas	≥ 80 cm
Japonesas	≥ 90 cm
Triglicérides	≥ 150 mg/dL
HDL-colesterol	< 50 mg/dL
Pressão arterial	
Sistólica	≥ 130 mmHg ou tratamento para hipertensão arterial
Diastólica	≥ 85 mmHg ou tratamento para hipertensão arterial
Glicemia	Jejum ≥ 100 mg/dL

Etapa 4. Estratificação do Risco pelo Tempo de Vida

A estimativa do risco de doença cardiovascular pelo tempo de vida permite estratificar de forma mais abrangente a carga de doença cardiovascular na população geral, no momento e no futuro, pois leva em conta o risco de doença cardiovascular enquanto o indivíduo envelhece. A V Diretriz recomenda o uso do Risco pelo Tempo de Vida em mulheres de baixo risco e de risco intermediário, a partir dos 45 anos.

A Tabela 29.4 classifica os fatores de risco de acordo com o controle e/ou a importância dos mesmos em ótimos, não ótimos, elevados e principais. A Tabela 29.5 mostra o cálculo do *risco pelo tempo de vida* para mulheres a partir dos 45 anos, com base na exposição a esses fatores ao longo do tempo de vida.

Tabela 29.4
Classificação dos Fatores de Risco de acordo com o Controle e/ou a Importância do(s) Mesmo(s)

Fator de risco	Fatores de risco ótimos	Fator de risco não ótimos	Fatores de risco elevados	Fatores de risco principais
Colesterol total	<180 mg/dL	180-199 mg/dL	200-239 mg/dL	>240mg/dL
Pressão arterial sistólica	Não tratada <120 mmHg	Não tratada 120-139 mmHg	Não tratada 140-159 mmHg	Tratamento para HAS ou PAS não tratada ≥ 160 mmHg
Pressão arterial diastólica	Não tratada <80 mmHg	Não tratada 80-89 mmHg	Não tratada 90-99 mmHg	Tratamento para HAS ou PAD não tratada ≥ 100 mmHg
Fumo	Não	Não	Não	Sim
Diabetes	Não	Não	Não	Sim

Tabela 29.5
Risco de Eventos Cardiovasculares Fatais e não Fatais pelo Tempo de Vida em Mulheres, de acordo com a Exposição aos Fatores de Risco ao Longo da Vida.

Variável	Situação de acordo com os Fatores de Risco				
	Todos os fatores de risco ótimos	≥ 1 Fator de risco não ótimo	≥ 2 Fatores de risco elevados	1 Fator de risco principal	≥ 2 Fatores de risco principais
	Risco percentual (Intervalo de confiança 95%)				
Risco a partir dos 45 anos					
DAC fatal ou IAM não-fatal	1,6 (0-4, 3)	9,3 (3,0-15, 6)	9,3 (5,0-13,7)	12,7 (10,3-15,0)	21,5 (17,5-25,5)
AVC fatal ou não-fatal	8,3 (3,8-12,8)	8,9 (6,5-11,3)	9,1 (7,5-10,9)	9,1 (7,9-15,9)	11,5 (9,5-13,5)
Morte por doença cardiovascular	4,8 (0,8-8,7)	4,9 (3,1-6,7)	6,9 (5,4-8,3)	11,2 (9,9-12,5)	21,9 (19,4-24,5)
Total de eventos relacionados à DCV aterosclerótica	4,1 (0-8, 2)	12,2 (4,6-19,7)	15,6 (10,3-20,9)	20,2 (17,2-23,2)	30,7 (26,3-35,0)

O risco predito pelo *tempo de vida* acima de 20,2% em mulheres caracteriza condição de alto risco pelo tempo de vida.

Metas de Tratamento

A V Diretriz estabelece como meta primária de tratamento o LDL-colesterol, enquanto o colesterol não HDL é meta secundária, de acordo com a situação de risco de cada paciente (Tabela 29.6). O colesterol não HDL é útil após o estabelecimento da meta de LDL-colesterol em qualquer situação, mas particularmente quando o LDL-colesterol não pode ser calculado porque as taxas dos triglicérides estão acima de 400 mg/dL.

Tabela 29.6
Metas Primárias e Secundárias de Tratamento, de acordo com a Situação de Risco Cardiovascular

Nível de Risco	Meta Primária: LDL-c (mg/dL)	Meta Secundária (mg/dL)
Alto	LDL-c < 70	Colesterol não HDL < 100
Intermediário	LDL-c < 100	Colesterol não HDL < 130
Baixo*	Meta individualizada	Meta individualizada

*Pacientes de baixo risco cardiovascular deverão receber orientação individualizada de acordo com as metas estabelecidas pelos valores referenciais do perfil lipídico (Tabela 29.7) e foco no controle dos demais fatores de risco cardiovasculares.

Tabela 29.7
Valores Referenciais do Perfil Lipídico para Adultos Maiores de 20 Anos

Dado do Perfil Lipídico	Valores (mg/dL)	Categoria
Colesterol total	< 200	Desejável
	200-239	Limítrofe
	≥ 240	Alto
LDL-colesterol	< 100	Ótimo
	100-129	Desejável
	130-159	Limítrofe
	160-189	Alto
	≥ 190	Muito alto
HDL-colesterol	> 60	Desejável
	< 40	Baixo
Triglicérides	< 150	Desejável
	150-200	Limítrofe
	200-499	Alto
	≥ 500	Muito alto
Colesterol não HDL	< 130	Ótimo
	130-159	Desejável
	160-189	Alto
	> 190	Muito alto

Deixando-se de lado as considerações econômicas envolvidas, tem sido sugerido que taxas mais baixas de LDL-c deveriam ser recomendadas como metas para todos os pacientes, uma vez que se sabe que quanto mais baixa essa fração lipídica, menor o risco cardiovascular[11,12]. Assim, há os que defendem a ideia de que se houver doença aterosclerótica evidente, equivalente de risco (p. ex., diabetes), ou alto risco, a meta de LDL-c deveria ser abaixo de 70 mg/dL (como recomenda a V Diretriz), nos outros casos, mesmo que de baixo risco, a meta seria menor que 100 mg/dL.

Objetivos do Tratamento

O tratamento das dislipidemias visa evitar as complicações delas decorrentes, principalmente a aterosclerose, em qualquer território arterial. Salienta-se, também, a prevenção da pancreatite, que pode ser complicação devida aos aumentos muito importantes dos triglicérides (em geral por volta de 1.000 mg/dL).

O tratamento das dislipidemias deverá incluir sempre a adequação do estilo de vida, podendo abranger, também, o tratamento farmacológico e excepcionalmente as medidas mais radicais, como LDL-aférese ou cirurgia de derivação ileal parcial.

Tratamento Não Farmacológico

Os cuidados com o estilo de vida incluem: interrupção do tabagismo (se for o caso), programa de atividade física regular, consumo alimentar adequado, com restrições e acréscimos conforme os casos e obtenção de peso corpóreo próximo do ideal. Entre os cuidados alimentares estão as restrições ao consumo de alimentos ricos em ácidos graxos saturados e *trans* e em colesterol, bem como o estímulo para aumentar a ingestão de ácidos graxos poli e monoinsaturados, legumes, verduras, frutas e cereais.

Nos casos de hipertrigliceridemia, além dessas medidas, deve-se estimular a redução do consumo de hidratos de carbono simples (particularmente os açúcares e massas) e de bebidas alcoólicas. Entre os cuidados alimentares que devem fazer parte da rotina, algumas inclusões são interessantes, como por exemplo, o consumo regular de verduras, legumes, frutas e cereais. Também tem sido recomendada, particularmente para os indivíduos que necessitam de reduções discretas da colesterolemia, ou em adição aos medicamentos hipolipemiantes (particularmente estatinas), a inclusão dos fitosteróis, em forma de aditivos alimentares (creme vegetal, iogurte, leite) ou mais recentemente em cápsulas. O consumo do fitosterol (no Brasil somente dispomos do sitosterol) próximo de 2 gramas ao dia proporciona redução média do LDL-colesterol de 10%[13-15]. A prática regular de exercícios físicos é importante auxiliar no tratamento, destacando-se mais a regularidade do que a intensidade, entretanto somente é efetiva quando associada aos cuidados alimentares.

Tratamento Farmacológico

Os medicamentos disponíveis para o tratamento das dislipidemias podem ser didaticamente divididos naqueles que têm ação predominante sobre o colesterol e naqueles que agem principalmente sobre os triglicérides. Observa-se que todos podem influir sobre todo o perfil lipídico, mas têm ação preferencial predominante. Os que têm ação preferencial sobre o LDL-c são as estatinas, as resinas que se ligam aos sais biliares (colestipol, colesevelam e colestiramina, sendo que apenas esta última é disponível no Brasil), e os que reduzem a absorção intestinal de colesterol (ezetimiba). Os que reduzem preferencialmente os triglicérides são a niacina (ácido nicotínico), os fibratos e o óleo de peixe (rico em ácidos graxos ômega-3). Em seguida são descritas as principais características desses fármacos.

Estatinas

Atualmente são os medicamentos mais importantes na prevenção cardiovascular, em função de múltiplos estudos clínicos que mostraram sua capacidade de reduzir as taxas séricas de LDL-colesterol e prevenir eventos coronários em diferentes situações de risco[16]. No Brasil, dispomos de lovastatina, sinvastatina, pravastatina, fluvastatina, atorvastatina, rosuvastatina e mais recentemente, pitavastatina.

Foi lançada e retirada do mercado alguns anos depois, a cerivastatina, por sua maior chance de levar a efeitos musculares importantes, inclusive com mortes por rabdomiólise, complicação mais temível do tratamento com estatinas. Todas têm bom perfil de tolerabilidade e se diferenciam por sua potência em reduzir o LDL-colesterol. A rosuvastatina é a mais potente, seguida de atorvastatina e pitavastatina. Seu mecanismo de ação se faz na competição com a enzima-chave na síntese do colesterol, a 3-hidroxi-3-metil-coenzima-A redutase[17].

Havendo menos colesterol disponível para as funções celulares, as células abrem novos receptores de membrana (receptores B/E) que irão captar maior número de partículas de LDL e de VLDL da circulação, levando à redução das taxas séricas de colesterol e dos triglicérides (embora estes últimos sejam menos afetados pelas estatinas). Devem ser utilizadas diariamente e as de menor tempo de ação (lovastatina, sinvastatina, pravastatina e fluvastatina) consumidas preferencialmente à noite, quando o organismo produz mais colesterol. As que têm maior vida média (atorvastatina, rosuvastatina e pitavastatina) podem ser consumidas a qualquer hora do dia e têm maior ação sobre a trigliceridemia se tomadas durante o dia, quando o indivíduo se alimenta.

Os efeitos colaterais das estatinas não são comuns e o de maior potencial de gravidade é a agressão muscular, que pode culminar raramente em rabdomiólise e morte. Os efeitos sobre a musculatura podem levar a queixas musculares como dores, fraqueza, cãimbras, que podem chegar a 25% dos usuários de estatinas[18]. Podem ocorrer aumentos da CPK sem qualquer queixa muscular, daí a importância da monitoração regular dessa enzima. Taxas séricas de CPK acima de dez vezes o limite superior da normalidade, mesmo na ausência de qualquer sintoma muscular, são critério para suspensão do produto.

Há discussão sobre quais as doses das estatinas a serem empregadas, pois há quem defenda a utilização de doses máximas[19], enquanto outros sugerem a menor dose necessária para a obtenção da meta preconizada para o caso. Devem ser observadas potenciais interações desses fármacos com outros medicamentos e algumas situações que predispõem ao aparecimento do comprometimento muscular, como hipotireoidismo descontrolado, insuficiência renal, idosos, diabéticos, infecções agudas, entre outras.

Ezetimiba

A ezetimiba age reduzindo a absorção intestinal do colesterol, por inibir o transportador ativo do colesterol da luz do intestino (proveniente da alimentação e em maior parte da síntese hepática que chega ao intestino pela bile) para o enterócito, o NPC1L1. Como os quilomicras e remanescentes que chegarão ao fígado conterão menor quantidade de colesterol, as células hepáticas exporão mais receptores B/E, retirando mais LDL e VLDL da circulação. Ao mesmo tempo, as células também aumentam sua síntese de colesterol. O balanço dessas duas ações é que determinará a capacidade do medicamento em reduzir o LDL-colesterol.

Em geral, a redução da colesterolemia com o uso da ezetimiba é da ordem de 18 a 20%, mas existem os hipo e os hiperabsorvedores, sendo que nestes últimos a ação do medicamento será mais efetiva. Por esse mecanismo, entende-se porque a associação de uma estatina à ezetimiba potencializa a ação dos dois produtos, levando a reduções mais amplas da colesterolemia. A associação da ezetimiba a qualquer estatina em sua menor dose é capaz de levar a reduções do LDL-colesterol semelhantes às obtidas com a dose máxima da mesma estatina. Este fármaco, embora seja absorvido no intestino e tenha ação sistêmica, é praticamente destituído de efeitos colaterais. Sua dose é única, de 10 mg ao dia tomada a qualquer hora. Embora contribua significativamente para a diminuição do LDL-colesterol, ainda não estão disponíveis evidências claras de que o emprego deste fármaco auxilie na redução do risco cardiovascular[20,21].

Colestiramina

É a única resina disponível no Brasil. Sua ação se faz no intestino, pois não é absorvida e, portanto, não tem ação sistêmica. Ela interage com os sais biliares e o colesterol presentes na bile, diminuindo sua absorção. Essa diminuição do ciclo êntero-hepático do colesterol leva a menor oferta de colesterol para o fígado, que responde com aumento da transformação de colesterol em sais biliares, aumento da expressão de receptores B/E nos hepatócitos, mas também com aumento da síntese hepática de colesterol. O resultado final é redução discreta da colesterolemia. O maior problema para o uso regular da colestiramina é a obstipação intestinal que ela produz, eventualmente associada a aumento do meteorismo e náuseas.

As doses recomendadas são de 4 g/dia (um pacotinho) até 24 g/dia (esta dose praticamente é impossível de se conseguir manter, particularmente entre idosos). Ela pode produzir redução da absorção de vitaminas lipossolúveis (A, D, E e K) e de ácido fólico, sendo aconselhada a suplementação nas crianças e eventualmente em adultos. Seu uso prolongado pode levar a hipoprotrombinemia por deficiência de vitamina K, que pode ser prevenida ou revertida pela administração oral ou parenteral dessa vitamina. Pode ocorrer aumento dos triglicérides sob ação desse produto, daí a recomendação de que seja evitado na presença de hipertrigliceridemia. Pode ser indicada em qualquer idade, mas é a medicação de preferência em crianças e mulheres em idade gestacional sem contracepção confiável, e até mesmo durante a gravidez e o período de amamentação[21,22].

Ácido Nicotínico (Niacina)

É uma medicação que tem sido resgatada graças a formulações de liberação prolongada, o que em muito reduziu a incidência de efeitos colaterais. É um medicamento capaz de reduzir o LDL-c em 5 a 25% e os triglicérides em 20 a 50% e aumentar o HDL-c em 15 a 35%.

Os mecanismos de ação deste fármaco são múltiplos, fato que permite sua ação nas diferentes classes de lipoproteínas. O mais importante deles é a inibição da lipase tecidual, reduzindo a liberação de ácidos graxos livres do tecido adiposo, com consequente menor oferta desses ácidos para o fígado, diminuição da síntese de triglicérides e de VLDL. Ele estimula a síntese e secreção de Apo A-I e HDL no fígado[24], com o que é, até o momento, o medicamento mais potente para tratar taxas de HDL-c baixas. A dose recomendada desta medicação é de 2 gramas/dia, iniciando-se com 500 mg/dia e aumentando-se gradativamente conforme a tolerabilidade. Embora a intolerância à niacina tenha sido diminuída com as apresentações de liberação mais prolongada, o efeito colateral mais comum é o rubor facial (*flush*) mediado pela liberação de prostaglandinas. Alterações gastrointestinais, como náuseas e dispepsia, também são relatadas.

A toxicidade hepática deve ser monitorada por meio da dosagem frequente das transaminases séricas. Como pode levar a aumentos da glicemia e da uricemia, é recomendável o acompanhamento dos níveis séricos de glicose e ácido úrico. As mudanças no perfil glicêmico, entretanto, são pequenas e podem ser normalmente corrigidas nos pacientes diabéticos ajustando-se a dose do hipoglicemiante oral ou da insulina. Eritema, urticária e aumento de arritmias atriais podem ocorrer.

As recomendações para melhor adesão e tolerância ao produto são as seguintes: evitar associação com bebida alcoólica, titular a dose, iniciando com cerca de 500 mg ao dia e eventualmente até com 250 mg e aumentar gradativamente, utilizar a medicação antes de deitar, evitar uso

DISLIPIDEMIAS | *281*

concomitante de gordura e bebidas quentes. Recentemente o emprego da niacina tem sido questionado em função de estudos clínicos com resultados negativos em associação com estatinas[23,25].

Fibratos

Constituem classe de medicamentos derivados do ácido fíbrico, sendo a opção inicial clássica no tratamento das hipertrigliceridemias endógenas. Apesar de o mecanismo de ação dos fibratos não estar completamente elucidado, eles apresentam dois mecanismos farmacológicos principais: redução da síntese hepática de triglicérides, pela inibição parcial da ação da lipólise periférica e do fluxo de ácidos graxos para o fígado, e aumento no catabolismo das lipoproteínas ricas em triglicérides, devido à estimulação da lipase lipoproteica.

Outra ação importante dos fibratos, que tem sido cada vez mais ressaltada, é a ativação dos receptores nucleares conhecidos como PPAR (*peroxime proliferator activator receptor*). Estes receptores estão associados à regulação de genes responsáveis pelo metabolismo lipídico. A ação dos fibratos localiza-se predominantemente no fígado, onde a ativação do PPAR-alfa ocasiona redução da apoC-III, que é inibidora da lipase lipoproteica. Fibratos proporcionam ainda aumento das apolipoproteínas A-I e A-II, fato que possivelmente contribui na elevação do HDL-c ocasionada por estes fármacos.

Os fibratos são bastante eficazes no tratamento da hipertrigliceridemia, reduzindo os triglicérides em cerca de 30 a 45%, e aumentando o HDL-c próximo de 10 a 25%. Como estimulam a conversão de VLDL em LDL, à medida que as concentrações de triglicérides caem, as taxas de LDL-c podem subir, dependendo do fibrato que estiver em uso. Ocasionalmente, a adição de estatina pode ser necessária nestas situações. Apesar de os diversos produtos desta classe serem homogêneos quanto ao mecanismo de ação e efeitos colaterais, o grau de modificação no perfil lipídico e a redução de eventos cardiovasculares observada em grandes estudos clínicos é distinta.

Os principais efeitos adversos relacionados aos fibratos são intolerância gastrointestinal, incluindo diarreia e dispepsia. Alguns pacientes se queixam de prurido. Cefaleia e leucopenia são relatadas em pequeno número de casos. Aumento da litogênese vesicular foi documentado pela elevação da quantidade de colesterol na bile, porém este efeito foi relacionado principalmente ao uso do clofibrato.

Interações Medicamentosas

Os fibratos devem ser utilizados com cautela em combinação com anticoagulantes orais, devendo o tempo de protrombina ser monitorado adequadamente. Podem ser utilizados em combinação com estatinas, porém podem inibir a glicuronidação destes medicamentos, o que retarda sua eliminação. Por isto, esta combinação pode aumentar a miotoxicidade. Além disto, podem potencializar os efeitos de fenitoína e tolbutamida.

Estes medicamentos não podem ser utilizados durante o período da gravidez ou do aleitamento, entretanto são liberados para o uso em hemodiálise[26,27].

Ácidos Graxos Ômega 3

Doses elevadas de ômega 3, originário de peixes de águas frias e profundas, parecem ter papel na redução de triglicérides em cerca de 30 a 40%. Entretanto, as doses necessárias para se atingir esta meta são em torno de 20 a 30 gramas por dia, o que dificilmente pode ser conseguido na prática clínica. Há efetiva necessidade de maiores estudos comprobatórios de eficácia para este fármaco. Portanto, os ácidos graxos ômega-3 podem ser utilizados como adjuvantes no tratamento das hipertrigliceridemias graves, normalmente em associação. O seu uso como medida isolada para controle da hipertrigliceridemia deve ser restrito a pacientes intolerantes às outras medicações.

O mecanismo provável de redução dos TG é a inibição da síntese hepática de VLDL e Apo B. Existe também provável ação na remoção periférica de VLDL. Os ômega-3 apresentam ainda efeito antiagregante plaquetário[28,29].

Associação de Medicamentos

Todos os fármacos descritos podem ser utilizados em associação, buscando-se com isso somar atividades diferentes de dois ou mais produtos. Entretanto, ainda faltam evidências de que a associação de fármacos possa realmente levar a maior proteção cardiovascular. A associação de medicamentos poderá ser empregada em algumas situações:

- para aumentar o efeito sobre determinada fração do perfil lipídico. Ex. LDL-c – estatina + ezetimiba e destes com resina e/ou niacina.
- para diminuir outra fração lipídica que o primeiro produto não conseguiu levar às metas. Ex., estatina para o LDL-c e um fibrato e/ou niacina para os triglicérides e/ou o HDL-c.
- em pacientes que não toleram doses maiores de determinado produto para obtenção das metas, a associação da maior dose tolerada do primeiro medicamento com um segundo (ou mais) poderá levar à obtenção das metas desejadas.

Não se discute que o emprego dos medicamentos, uma vez indicado, deve ser feito indefinidamente, pois os benefícios se acumulam com o passar dos anos[30], além de maiores reduções da colesterolemia se associarem a mais benefícios na prevenção cardiovascular[16].

Deve-se sempre ter em mente a possibilidade do aparecimento de efeitos colaterais, que podem ou não produzir sintomas. Assim, além do cuidadoso monitoramento clínico, recomenda-se a determinação das enzimas hepáticas (principalmente da TGP, por ser a mais sensível) e da muscular (CPK), antes de se iniciar o uso do produto, e periodicamente, sobretudo se houver mudança de dose ou associação de outros medicamentos. São critérios para suspensão dos medicamentos: sintomas musculares intoleráveis, na ausência de sintomas, o aumento das transaminases acima de três vezes o limite superior da normalidade ou da CPK acima de dez vezes o limite superior da normalidade.

CONCLUSÕES

As dislipidemias representam importante fator de risco para a gênese e o desenvolvimento da aterosclerose e suas complicações entre as mulheres após a menopausa. Sua frequência faz com que sejam objeto comum de consultas em consultórios de clínicos, cardiologistas, endocrinologistas, ginecologistas e geriatras. Diante disso, seu diagnóstico e tratamento corretos são armas fundamentais no combate à alta prevalência das doenças cardiovasculares em mulheres após a menopausa que temos vivido no mundo moderno.

REFERÊNCIAS BIBLIOGRÁFICAS

1. Maas AH, van der Schouw YT, Regitz-Zagrosek V, Swahn E, Appelman YE, Pasterkamp G et al. Red alert for women's heart: the urgent need for more research and knowledge on cardiovascular disease in women: proceedings of the workshop held in Brussels on gender differences in cardiovascular disease, 29 September 2010. Eur Heart J 2011;32(11):1362-8.

2. Fernandes CE, Pinho Neto JSL, Gebara OCE et al. I Diretriz Brasileira sobre Prevenção de Doenças Cardiovasculares em Mulheres Climatéricas e a Influência da Terapia de Reposição Hormonal (TRH) da Sociedade Brasileira de Cardiologia (SBC) e da Associação Brasileira do Climatério (SOBRAC). Arq Bras Cardiol 2008;91(1 supl.1):1-23 .

3. Lotufo PA. Doenças cardiovasculares no Brasil: por que altas taxas de mortalidade entre mulheres? Rev Soc Cardiol Estado de São Paulo 2007;117:294-8.

4. Bittner V. Perspectives on dyslipidemia and coronary heart disease in women. J Am Coll Cardiol 2005;46(9):1628-35.

5. Back G, I, Caramelli B, Pellanda L, Duncan B, Mattos S, Fonseca FH. [I guidelines of prevention of atherosclerosis in childhood and adolescence]. Arq Bras Cardiol 2005;85 Suppl 6:4-36.

6. Friedewald WT, Levy RI, Fredrickson DS. Estimation of the concentration of low-density lipoprotein cholesterol in plasma, without use of the preparative ultracentrifuge. Clin Chem 1972;18(6):499-502.

7. Xavier HT, Izar MC, Faria Neto JR et al. V Diretriz Brasileira de Dislipidemias e Prevenção da Aterosclerose. Arq Bras Cardiol 2013;101(4-supl 1).

8. Salazar LA, Hirata MH, Cavalli SA, Nakandakare ER, Forti N, Diament J et al. Molecular basis of familial hypercholesterolemia in Brazil: Identification of seven novel LDLR gene mutations. Hum Mutat 2002;19(4):462-3.

9. Schnatz PF, Schnatz JD. Dyslipidemia in menopause: mechanisms and management. Obstet Gynecol Surv 2006;61(9):608-13.

10. Howard BV, Rossouw JE. Estrogens and cardiovascular disease risk revisited: the Women's Health Initiative. Curr Opin Lipidol 2013;24(6):493-9.

11. O'Keefe JH Jr, Cordain L, Harris WH, Moe RM, Vogel R. Optimal low-density lipoprotein is 50 to 70 mg/dl: lower is better and physiologically normal. J Am Coll Cardiol 2004;43(11):2142-6.

12. Roberts WC. It's the cholesterol, stupid! Am J Cardiol 2010;106(9):1364-6.

13. Rocha M, Banuls C, Bellod L, Jover A, Victor VM, Hernandez-Mijares A. A review on the role of phytosterols: new insights into cardiovascular risk. Curr Pharm Des 2011;17(36):4061-75.

14. Lottenberg AM, Nunes VS, Nakandakare ER, Neves M, Bernik M, Santos JE et al. [Food phytosterol ester efficiency on the plasma lipid reduction in moderate hypercholesterolemic subjects]. Arq Bras Cardiol 2002;79(2):139-42.

15. Silbernagel G, Genser B, Nestel P, Marz W. Plant sterols and atherosclerosis. Curr Opin Lipidol 2013;24(1):12-7.

16. Baigent C, Blackwell L, Emberson J, Holland LE, Reith C, Bhala N et al. Efficacy and safety of more intensive lowering of LDL cholesterol: a meta-analysis of data from 170,000 participants in 26 randomised trials. Lancet 2010;376(9753):1670-81.

17. Lamon-Fava S. Statins and lipid metabolism: an update. Curr Opin Lipidol 2013;24(3):221-6.

18. Farmer JA. The effect of statins on skeletal muscle function: the STOMP trial. Curr Atheroscler Rep 2013;15(8):347.

19. Stone NJ, Robinson J, Lichtenstein AH, Merz CN, Blum CB, Eckel RH et al. 2013 ACC/AHA Guideline on the Treatment of Blood Cholesterol to Reduce Atherosclerotic Cardiovascular Risk in Adults: A Report of the American College of Cardiology/American Heart Association Task Force on Practice Guidelines. Circulation 2013;1-85.

20. Phan BA, Dayspring TD, Toth PP. Ezetimibe therapy: mechanism of action and clinical update. Vasc Health Risk Manag. 2012;8:415-27.

21. Couture P, Lamarche B. Ezetimibe and bile acid sequestrants: impact on lipoprotein metabolism and beyond. Curr Opin Lipidol. 2013;24(3):227-32.

22. Out C, Groen AK, Brufau G. Bile acid sequestrants: more than simple resins. Curr Opin Lipidol. 2012;23(1):43-55.

23. Al-Mohaissen MA, Pun SC, Frohlich JJ. Niacin: from mechanisms of action to therapeutic uses. Mini Rev Med Chem. 2010;10(3):204-17.

24. Kamanna VS, Ganji SH, Kashyap ML. Recent advances in niacin and lipid metabolism. Curr Opin Lipidol. 2013;24(3):239-45.

25. Rosenson RS, Gotto AM, Jr. When clinical trials fail to address treatment gaps: the failure of niacin-laropiprant to reduce cardiovascular events. Curr Atheroscler Rep. 2013;15(6):332.

26. Jun M, Foote C, Lv J, Neal B, Patel A, Nicholls SJ et al. Effects of fibrates on cardiovascular outcomes: a systematic review and meta-analysis. Lancet. 2010;375(9729):1875-84.
27. Saha SA, Arora RR. Hyperlipidaemia and cardiovascular disease: do fibrates have a role? Curr Opin Lipidol. 2011;22(4):270-6.
28. Chang CL, Deckelbaum RJ. Omega-3 fatty acids: mechanisms underlying 'protective effects' in atherosclerosis. Curr Opin Lipidol. 2013;24(4):345-50.
29. Davidson MH. Omega-3 fatty acids: new insights into the pharmacology and biology of docosahexaenoic acid, docosapentaenoic acid, and eicosapentaenoic acid. Curr Opin Lipidol. 2013;24(6):467-74.
30. Brown MS, Goldstein JL. Biomedicine. Lowering LDL--not only how low, but how long? Science. 2006;311(5768):1721-3.

30 | Síndrome metabólica

• Jussara Vono Toniolo

INTRODUÇÃO

A síndrome metabólica (SM) compreende uma série de fatores de risco para doença cardiovascular (DCV) e *diabetes mellitus* (DM), e sua prevalência vem aumentando em todo o mundo, devido ao aumento da obesidade e do sedentarismo. Vários critérios diagnósticos têm sido propostos por diferentes organizações e sociedades médicas na última década. Em 2009 foi criada uma força-tarefa para estabelecer um consenso em relação aos critérios diagnósticos de síndrome metabólica[1]. Os critérios incluem medida da circunferência abdominal, níveis séricos de triglicerídeos, HDL colesterol e glicemia de jejum, além da pressão arterial (Tabela 30.1). A presença de três dos cinco fatores de risco estabelece o diagnóstico de síndrome metabólica.

Tabela 30.1
Critérios Diagnósticos de Síndrome Metabólica[2,3]

Critérios Clínicos	AHA-NHLBI*	IDF**
Circunferência abdominal	≥ 102 cm no sexo masculino ≥ 88 cm no sexo feminino (não asiáticos) ≥ 90 cm no sexo masculino ≥ 80 cm no sexo feminino (asiáticos)	Pontos de corte específicos para diferentes etnias
Triglicerídeos	≥ 150 mg/dL ou em tratamento medicamentoso para hipertrigliceridemia	
HDL-colesterol	< 40 mg/dL no sexo masculino < 50 mg/dL no sexo feminino	
Pressão arterial	Sistólica ≥ 130mmHg ou diastólica ≥ 85 mmHg ou em tratamento medicamentoso para hipertensão	
Glicemia de jejum	≥ 100 mg/dL ou em tratamento para DM	

*: American Heart Association/National Heart, Lung and Blood Institute.
**: International Diabetes Federation.

Existem recomendações diferentes para a medida da circunferência abdominal, considerando-se diferentes etnias[2]. No Brasil, a I Diretriz Brasileira de Diagnóstico e Tratamento da Síndrome Metabólica recomenda medir a circunferência abdominal no ponto médio entre o rebordo costal inferior e a crista ilíaca[3]. Na população brasileira existem estudos utilizando os pontos de corte propostos pela Organização Mundial de Saúde: ≥ 94 cm no sexo masculino e ≥ 80 cm para o sexo feminino. As Diretrizes Brasileiras de Obesidade da Associação Brasileira para o Estudo da Obesidade e da Síndrome Metabólica (ABESO) recomendam a utilização de medida ≥ 90 cm para o sexo masculino e ≥ 80 cm para o sexo feminino[4].

Dados do *National Health and Nutrition Examination Survey* (NHANES 2003-2006) mostram que aproximadamente 1/3 da população americana adulta pode ser caracterizada como portadora de síndrome metabólica. A prevalência de SM aumenta com a idade e varia de acordo com a raça e a etnia. No entanto, acresce drasticamente conforme aumenta o índice de massa corporal (IMC)[5].

A DCV é a principal causa de morte em mulheres nos países ocidentais. Estudos populacionais prospectivos mostram que a síndrome metabólica aumenta em duas vezes o risco relativo para eventos cardiovasculares e, em portadores de DM, o risco é de cinco vezes[6].

A doença aterosclerótica é a principal consequência da síndrome metabólica, resultado de obesidade, hipertensão arterial sistêmica (HAS), dislipidemia aterogênica, história familiar e envelhecimento associados a inatividade física e tabagismo.

No entanto, a ocorrência das manifestações ateroscleróticas é distinta nos sexos masculino e feminino, geralmente acontecendo 10 anos mais tarde nas mulheres. O infarto do miocárdio é incomum nas mulheres até a sexta década de vida[7]. A incidência da síndrome metabólica aumenta em mulheres após a menopausa, provavelmente devido ao envelhecimento cronológico e ovariano, ambos contribuindo para o ganho de peso[8].

De acordo com o ATP-III (Adult Treatment Panel III)[9], os componentes da SM associados à DCV são:

- obesidade abdominal;
- dislipidemia aterogênica;
- HAS;
- resistência à insulina – intolerância à glicose;
- estado pró-inflamatório;
- estado pró-trombótico.

Obesidade

Manifesta-se principalmente através do depósito de gordura abdominal, contribuindo para dislipidemia, hipertensão e hiperglicemia. A obesidade central é responsável pela liberação de substâncias como ácidos graxos não esterificados, adipocitocinas, PAI-I (inibidor do ativador do plasminogênio I) e aumento de proteína C-reativa, fatores que contribuem para a resistência insulínica e um estado inflamatório pró-trombótico, que agravam o risco de DCV[10].

A diminuição da produção estrogênica que ocorre com a menopausa é associada ao aumento de gordura central, intra-abdominal, conhecido como gordura ou obesidade androide ou em formato de maçã. A deposição de gordura androide predispõe ao maior risco de DM, hipertrigliceridemia, aumento de partículas de LDL pequenas e densas, HAS e, consequentemente, DCV.

É comum acreditar que a menopausa está associada a ganho de peso, no entanto, a maioria dos estudos mostra que o aumento no IMC decorre do processo fisiológico de envelhecimento, e não parece haver um efeito independente da menopausa nesse ganho[11,12].

Dislipidemia Aterogênica

As anormalidades lipídicas da SM caracterizam-se por aumento de triglicerídeos e baixa concentração de colesterol HDL, associados a apolipoproteína B elevada, aumento de partículas pequenas de LDL e HDL colesterol. Todas essas anormalidades são fatores independentes para aterogenicidade.

Mulheres após a menopausa apresentam níveis mais elevados de colesterol total, colesterol LDL, triglicerídeos e lipoproteína A do que mulheres no período pré-menopausa, além de níveis diminuídos de colesterol HDL. Além disso, a prevalência de partículas densas e pequenas de LDL-C, potencialmente aterogênicas, aumenta nas mulheres após a menopausa.

Os níveis de triglicerídeos estão aumentados no período de transição menopausal e após a menopausa, e podem estar relacionados com aumento de gordura abdominal e resistência à insulina. As anormalidades ocorrem no metabolismo lipídico e iniciam-se já no período de transição menopausal, assim as mulheres têm um perfil mais aterogênico e semelhante ao das portadoras de SM, que se associa ao aparecimento de gordura visceral e pode contribuir para o aumento do risco de DCV. (Nota dos Editores: vide Capítulo 29.)

Hipertensão Arterial Sistêmica

HAS é a doença crônica mais comum na vida adulta, atingindo aproximadamente 1/3 dos adultos de países desenvolvidos ou em desenvolvimento. É mais comum no sexo masculino até a faixa etária de 55 anos. Após essa idade, é mais comum em mulheres. Existe uma íntima correlação entre níveis pressóricos e o risco de eventos cardiovasculares, acidentes vasculares cerebrais e doenças renais[13].

A maior longevidade da população e a prevalência da obesidade têm contribuído para a alta prevalência de HAS. HAS está fortemente associada a obesidade e resistência à insulina. Não existem dados suficientes para afirmar que a menopausa tenha um efeito direto no aumento da pressão arterial. Recentemente, o JNC 8[13] liberou novas orientações em relação ao tratamento da HAS e há alguns pontos de discordância em relação ao tratamento de pacientes hipertensos com mais de 60 anos. (Nota dos Editores: vide Capítulo 28.)

Resistência à Insulina

Os componentes fisiopatológicos mais importantes da SM são o acúmulo de gordura visceral e a resistência à insulina. A obesidade abdominal é o fator de risco mais prevalente (53%) e está intimamente associada a resistência aumentada à insulina e ao risco de desenvolvimento de *diabetes mellitus* tipo 2 independentemente do IMC total do indivíduo.

Os mecanismos envolvidos na fisiopatologia da resistência à insulina são complexos e envolvem inadequada hiperinsulinemia compensatória, diminuição da supressão da produção de ácidos graxos livres originários do tecido adiposo através do estímulo da insulina. Os níveis aumentados de ácidos graxos livres interferem na captação periférica de glicose, aumentando a neoglicogênese hepática e diminuindo o *clearance* hepático de insulina.

O período após a menopausa é considerado um estado relativo de hiperandrogenismo, se comparado ao período pré-menopausa, decorrente da progressiva diminuição da produção estrogênica e manutenção da produção androgênica. Níveis mais elevados de andrógenos estão associados a resistência à insulina e intolerância à glicose, tanto em mulheres pré e após a menopausa. Entretanto, não se sabe se a menopausa *per se* é responsável por um avanço no estado de intolerância à glicose, principalmente naquelas mulheres que já apresentavam alterações nos níveis glicêmicos.

Kim e cols. (2011), em seu estudo[14] que utilizou dados *do Diabetes Prevention Program* (DPP), avaliaram o risco de *diabetes* associado à menopausa. Os autores também avaliaram se o estado de menopausa poderia modificar as intervenções do DPP em vários parâmetros metabólicos. Os autores concluem que a menopausa natural não está associada ao aumento do risco de desenvolvimento de DM. (Nota dos Editores. vide Capítulo 27.)

Estados Pró-inflamatório e Pró-trombótico

A SM está associada ao aumento de marcadores de fibrinólise alterada e de processo inflamatório subclínico, tais como fator inibidor do ativador de plasminogênio (PAI-1), ativador do plasminogênio tecidual (tPA); proteína C-reativa (PCR) e interleucina 6 (IL-6), que têm um papel fundamental na patogênese da DCV. O PAI-1 é produzido pelo fígado e tecido adiposo e é considerado um marcador de resistência á insulina.

No período após a menopausa, as mulheres apresentam níveis mais elevados de PAI-1 e tPA que mulheres pré-menopausa[15]. O PAI-1 está associado a adiposidade abdominal e triglicerídeos plasmáticos. Nesse caso, a deficiência de estrógeno e o aumento da gordura visceral estão associados a uma diminuição da atividade fibrinolítica e os níveis de PAI-1 podem ser um marcador de risco CV em mulheres menopausadas.

A PCR está positivamente associada com a presença de gordura abdominal e gordura corporal total, e é um marcador da presença e intensidade de inflamação subclínica, que é um fator independente de previsão de risco CV tanto em homens como em mulheres. A obesidade é uma das causas, já que o excesso de tecido adiposo libera citocinas inflamatórias. A IL-6 é uma citocina pró-inflamatória que induz a produção de PCR e os níveis elevados de IL-6 estão associados a risco aumentado de morte CV. Alguns estudos têm demonstrado níveis mais elevados de IL-6 em mulheres após a menopausa, comparadas às mulheres no período pré-menopausa[16].

PREVENÇÃO E TRATAMENTO DA SM

A SM tem se tornado um problema de saúde pública e está intimamente relacionada ao risco de morte por DCV. Mulheres no período após a menopausa com quadro de SM devem ser agressivamente tratadas para reduzir o risco CV. O principal objetivo da SM é diminuir o risco de doença aterosclerótica clínica e o tratamento deve ser realizado no intuito de prevenir os fatores de risco CV. A terapia de primeira linha é reduzir os principais fatores de risco: abandonar o hábito de fumar, reduzir os níveis de colesterol, a pressão arterial e a glicemia. O tratamento deve ser dirigido para modificações do estilo de vida e terapia medicamentosa.

As terapias direcionadas para as mudanças no estilo de vida, tais como redução do peso, aumento de atividade física e hábitos alimentares saudáveis têm se mostrado eficazes em reduzir todos os componentes da SM[17]. Perda moderada de peso tem se mostrado eficaz em melhorar a obesidade visceral e a resistência à insulina. É altamente recomendada a eliminação completa do hábito de fumar, a fim de reduzir o risco de DCV e acidente vascular cerebral[18].

As mudanças de estilo de vida muitas vezes não são suficientes para tratar a dislipidemia na SM. O principal objetivo do tratamento é diminuir o LDL-colesterol. A diminuição dos níveis de triglicerídeos é importante na redução do risco CV. Recentemente foi publicado um *guideline*[19] com as novas recomendações para tratamento de dislipidemia e diminuição do risco CV. (Nota dos Editores: Vide Capítulo 29.)

As terapias para o controle da HAS devem ser consideradas de acordo com as recomendações atuais para o manejo de HAS em adultos (JNC 8)[20]. (Nota dos Editores: Vide Capítulo 28.) Se existe alteração na glicemia de jejum como um dos componentes da SM, a prevenção da progressão para o *diabetes mellitus* deve ser instituída através das recomendações de mudanças de hábitos de vida, com redução de peso e aumento de atividade física. (Nota dos Editores: Vide Capítulo 14.)

No caso da presença de *diabetes mellitus*, deve-se associar terapia medicamentosa a fim de atingir os objetivos recomendados pela Associação Americana de Diabetes (ADA) para hemoglobina glicada (HbA1C)[20]. (Nota dos Editores: Vide Capítulo 27.) Terapia hormonal pode ser benéfica na redução dos fatores de risco para SM. (Nota dos Editores: Vide Capítulos 52 a 60.)

Ganho de peso e aumento de adiposidade visceral são os principais fatores na elevação da prevalência da SM em mulheres no período após a menopausa e DCV é a principal causa de óbito em mulheres nos países desenvolvidos. O acúmulo de gordura abdominal no período perimenopausal tem um papel central na relação da SM com as alterações metabólicas que ocorrem na menopausa e pode ser parcialmente responsável pelas diferenças de risco CV entre homens e mulheres.

REFERÊNCIAS BIBLIOGRÁFICAS

1. Alberti KGMM, Eckel RH, Grundy SM, Zimmet PZ, Cleeman JI, Donato KA et al. Harmonizing the metabolic syndrome: a joint interim statement of the International Diabetes Federation Task Force on Epidemiology and Prevention; National Heart, Lung, and Blood Institute; American Heart Association; World Heart Federation; International Atherosclerosis Society; and International Association for the Study of Obesity. Circulation 2009;120:1640-5.
2. The IDF Task Force on Epidemiology and Prevention. The IDF consensus worldwide definition of the Metabolic Syndrome. Disponível em http://www.idf.org/webdata/docs/IDF_Meta_def_final.pdf
3. I Diretriz Brasileira de Diagnóstico e Tratamento da Síndrome Metabólica. Arquivos Brasileiros de Cardiologia 2005;84(Supll 1):1-28.
4. Diretrizes Brasileiras de Obesidade 2009/2010. Associação Brasileira para o Estudo da Obesidade e da Síndrome Metabólica (ABESO). 3º ed. Itapevi, SP: AC Farmacêutica; 2009.
5. Ervin RB. Prevalence of Metabolic Syndrome Among Adults 20 Years of Age and Over, by Sex, Age, Race and Ethnicity, and Body Mass Index: United States, 2003-2006. National Health Statistics Reports 2009:13(5):1-8.
6. Grundy SM, Cleeman JI, Daniels SR, Donato KA, Eckel RH, Franklin BA et al. Diagnosis and Management of the Metabolic Syndrome: An American Heart Association/National Heart, Lung, and Blood Institute Scientific Statement. Circulation 2005;112:e285-90.
7. Lloyd-Jones D, Adams R, Carnethon M et al. Heart Disease and Stroke Statistics – 2009 Update: A Report from the American Heart Association Statistics Committee and Stroke Statistics Subcommitee. Circulation 2009;119:e21-181. Disponível em: http://circ.ahajournals.org/content/119/3/e21 Acessado em: 25 de novembro de 2009.
8. Sowers MF, Zheng H, Tomey K et al. Changes in Body Composition in Women over Six Years at Midlife: Ovarian and Chronological Aging. J. Clin Endocrinol Metab 2007; 92:895-901.
9. Third report of the National Cholesterol Education Program (NCEP) Expert Panel on Detection, Evaluation and Treatment of High Blood Cholesterol in Adults (Adult treatment panel III). Final Report. Circulation 2002;106:3143-421.
10. Grundy SM, Brewer B Jr, Cleeman JI, Smith SC Jr, Lenfant C. Definition of Metabolic Syndrome – Report of the National Heart, Lung, and Blood Institute/American Heart Association Conference on Scientific Issues related to definition. Circulation 2004;109:433-8.
11. Pehhlman ET, Toth MJ, Ades PA, Rosen CJ. Menopause-associated changes in plasma lipids, insulin-like growth factor I and blood pressure: alongitudinal study. Eur J Clin Invest 1997;27:322-6.
12. Crawford SL, Casey VA, Avis NE, McKinlay SM. A longitudinal study of weight and the menopause transition: results from Massachussets Women´s Health Study. Menopause 2000;7:96-104.
13. Weber MA, Schiffrin EL, White WB et al. Clinical Practice guidelines for the Management of Hypertension in the Community – A Statement by the American Society of Hypertension and the International Society of Hypertension. The Journal of Clinical Hypertension 2014;16:14-26.
14. Kim C, Edelstein SL, Crandall JP et al. Menopause and risk of diabetes en the Diabetes Prevention Program. Menopause 2011;18(8):857-68.

15. Carr MC. The Emergence of the Metabolic Syndrome with Menopause. The Journal of Clinical Endocrinology and Metabolism 2003;88:2404-11.
16. Pfeilschifter J, Koditz R, Pfohl M, Schatz H. Changes in proinflammatory cytokine activity after menopause. Endocr Rev 2002; 23:90-119.
17. Eckel RH, Jakicic JM, Ard JD, Hubbard VS et al. AHA/ACC Guideline on Lifestyle Management to Reduce Cardiovascular Risk: A Report of the American College of Cardiology/American Heart Association Task Force on Practice Guidelines. Circulation 2013;1-46. Disponível em: http://circ.ahajournals.org/content/early/2013/11/11/01.cir.0000437740.48606.d1.citation Acessado em: 30 de maio de 2013.
18. Goff DC Jr, Lloyd-Jones DM, Bennet G, Coady S et al. ACC/AHA Guideline on the Treatment of Blood Cholesterol to reduce Atherosclerotic Cardiovascular Risk in Adults: A Report of the American College of Cardiology/American Heart Association Task Force on Practice Guidelines. Circulation 2013;1-55. Disponível em: http://circ.ahajournals.org/content/early/2013/11/11/01.cir.0000437741.48606.98.citation Acessado em: 01 de novembro de 2013.

31 | Cefaleia

• **Silmar Cunha da Silva**

INTRODUÇÃO

O termo cefaleia refere-se à sensação dolorosa na região da cabeça, que pode ter características diferenciadas variando de pessoa para pessoa, podendo estar associada a outras alterações físicas ou psíquicas[1,2]. É um problema que atinge uma grande parcela da população, em alguma fase ou situação em sua vida. Até 90% das mulheres relatam pelo menos um episódio por ano e cerca de 40% referem terem tido cefaleia intensa e/ou incapacitante durante esse mesmo período[2]. A relação entre mulheres e homens com cefaleia durante um ano pode ser de 18% e 6% respectivamente. Se avaliarmos essa relação no decorrer de suas vidas, essa incidência pode variar de 43% nas mulheres para 18% nos homens[3].

O fato de que as cefaleias são mais comuns no sexo feminino do que no masculino pode indicar que mecanismos endócrinos desempenham algum papel na sua fisiopatologia[4,5]. Antes da puberdade a incidência de cefaleia entre mulheres e homens é a mesma. Após esse período, com as alterações cíclicas hormonais, a incidência passa a ser de seis mulheres para cada homem[4].

Comumente a cefaleia é um sintoma benigno, mas pode ser a manifestação de uma doença mais grave. Em situações de emergência, em torno de 5% dos pacientes com cefaleia apresentam grave distúrbio neurológico. Daí a importância de se estabelecer um diagnóstico rápido e preciso. As mulheres apresentam com maior frequência crises de cefaleia, que podem ser mais intensas e duradouras durante o período menstrual, quer seja antes, durante ou imediatamente após a menstruação[5].

Os progestógenos utilizados nos anticoncepcionais ou para tratamento de diferentes alterações hormonais podem apresentar como efeito colateral a cefaleia. As mulheres podem iniciar as crises de cefaleia durante a gravidez, crises essas que em geral são mais intensas e frequentes durante o primeiro trimestre, podendo não apresentar mais problemas após o término da gestação. Nas pacientes com cefaleia que antecede a gravidez, cerca de 70% podem não ter mais crises ou apresentar melhora considerável das mesmas. Na grande maioria dos casos, a migrânea ou cefaleia diminuem após o parto ou até mesmo acabam durante a amamentação[5].

O diagnóstico das cefaleias depende principalmente das informações fornecidas pela mulher. São dados importantes a serem avaliados, como tempo de início, mudanças de características, fatores desencadeantes, intensidade, qualidade e localização da dor, duração, frequência, situações de exacerbação ou alívio e fatores que acompanham as crises. É importante, também, que sejam avaliados outros problemas de saúde e medicamentos utilizados[6]. Um exame neurológico anormal, com vômitos que antecedem a cefaleia, doença sistêmica conhecida, febre sem explicação, início após 55 anos de idade, perturbação do sono ou dor logo ao acordar induzida por esforço, e a queixa da "pior" cefaleia jamais sentida podem sugerir sintomas de doença grave subjacente. O tratamento depende do correto diagnóstico a ser definido por anamnese detalhada,

CEFALEIA | *293*

exame físico cuidadoso, exames complementares quando necessário, principalmente para que se possa diferenciar a cefaleia primária de uma cefaleia secundária[6]. Podemos classificar as cefaleias segundo a Classificação Internacional de Cefaleias (*International Headache Society* – IHS) em primárias e secundárias. As cefaleias primárias prevalentes são a enxaqueca ou migrânea com ou sem aura, cefaleia tipo tensional e cefaleia em salva. São classificadas como cefaleias secundárias aquelas causadas por traumas, doenças vasculares, infecções, tumores, entre outras[4,7].

MIGRÂNEA OU ENXAQUECA

A enxaqueca ou migrânea, segundo alguns autores, atinge 26% das mulheres e 15% dos homens[8]. É, portanto, um problema predominantemente feminino, caracterizado por uma dor de cabeça ocasionada por uma alteração neurovascular, periódica, latejante e pulsátil, com ou sem aura, associada ou não com episódios de náusea, vômito, fotofobia, audiofobia e incapacidade para atividades físicas. Segundo estudos da *American Migraine Prevalence and Prevention,* a prevalência da migrânea está em torno de 4% antes da puberdade, aumentando para 25% nas mulheres no período reprodutivo, com um decréscimo após a menopausa. Alguns estudos relacionam, também, o aumento da incidência de crises da migrânea com o aumento de peso[9]. A perda de peso é importante na melhora da migrânea[10]. Pela classificação da IHS, as crises de migrânea têm duração de 4 a 72 horas[4]. Cerca de 60% das mulheres apresentam, até 48 horas antes da crise, alguns sintomas premonitórios, como alteração do humor, irritabilidade, fotofobia, hiperatividade, sede, diarreia ou obstipação, entre outros.

Muitos pacientes têm história familiar de migrânea[11]. As alterações hormonais associadas à menarca, ao uso de contraceptivos hormonais e/ou à terapêutica de substituição hormonal, a gravidez e a menopausa são frequentemente acompanhadas de mudança no padrão e na frequência das enxaquecas[3,4,6,12].

A migrânea normalmente se inicia após a menarca, com maior frequência nos dias que antecedem ou durante a menstruação, e melhoram durante a gravidez e após a menopausa. As flutuações hormonais características do período do climatério, na fase de transição menopausal, são responsáveis por maior número de mulheres com enxaqueca do que a deficiência estrogênica característica da fase após a menopausa. Após a menopausa, com o cessar das flutuações hormonais, as crises de enxaqueca podem continuar, porém é mais frequente que as mesmas diminuam ou acabem. No entanto, a administração de hormônio exógeno pode aumentar as crises de migrânea[3].

Denominamos migrânea ou enxaqueca com aura quando associada a sintomas focais neurológicos como escotomas, cintilações e linhas em zigue-zague. Podem surgir em situações de estresse ou no momento em que há um relaxamento após um estresse sustentado. Frequentemente são relacionadas com a menstruação[4]. Migrânea com aura representa fator de risco para alterações vasculares. Essas mulheres devem ter cuidado com o uso de contraceptivo hormonal oral combinado[3].

A perimenopausa também pode marcar um período de alterações hormonais importante na mulher, com as irregularidades menstruais e sintomas vasomotores. Iniciam-se em torno dos 40 anos e permanecem até próximo dos 50 anos[13]. Entre a pré e após a menopausa, entre 48 e 54 anos, alguns autores observaram um declínio de metade da prevalência das severas crises de dores de cabeça[14]. Apesar do aumento da prevalência de migrânea nas mulheres em torno dos 40 anos, ela é subdiagnosticada. Para as mulheres atendidas com sintomas sugestivos de perimenopausa é importante que seja perguntado sobre dores de cabeça. Uma vez diagnosticada, poderemos tratar efetivamente a migrânea perimenopausal e os sintomas da menopausa que podem ser potencializados com essa morbidade associada.

Vários outros fatores podem desencadear ou exacerbar crises de migrânea ou enxaqueca, como certos alimentos: queijo, vinho, chocolate ou abstinência de cafeína, ergotamina, esforço persistente, odores, fome, alterações hormonais, mudanças climáticas, medicamentos. Mulheres com síndrome pré-menstrual (SPM) ou transtorno disfórico pré-menstrual (TDPM) apresentam maior tendência a enxaquecas após a menopausa. O tratamento irá depender do correto diagnóstico a ser definido por anamnese detalhada, exame físico cuidadoso, exames complementares, principalmente para que se possa diferenciar a cefaleia primária de uma secundária. Há muitas opções de tratamento e os medicamentosos não específicos, como anti-inflamatórios não hormonais, paracetamol e ácido acetilsalicílico, geralmente são úteis nas cefaleias ocasionais mais simples[5].

Para as migrâneas recorrentes, podemos dividir o tratamento farmacológico em agudo e profilático. O tratamento agudo será oferecido à paciente durante a crise de cefaleia na tentativa de abortá-la. Ele será eficaz se ministrado logo no início da crise de dor. É de longa duração e deve ter participação ativa da paciente quanto à escolha do tratamento. Da mesma maneira que tratamos as cefaleias ocasionais, podemos iniciar com simples analgésicos como paracetamol, anti-inflamatórios não hormonais e ácido acetilsalicílico. Muitas vezes, quando necessário, podemos associá-los a antieméticos. Em alguns casos essa associação poderá ser feita com triptanos[5].

Se houver dificuldade de relaxamento por parte da paciente, podemos associar um benzodiazepínico à medicação inicialmente prescrita. Em algumas situações, como vômitos profusos, necessidade de reposição hidroeletrolítica por via endovenosa, bem como o uso de corticosteroide endovenoso e enfarte migranoso, que deve ser tratado como acidente vascular cerebral, torna-se imprescindível a hospitalização da paciente[4].

O tratamento profilático visa reduzir a frequência e/ou a severidade das crises. Várias opções de tratamento têm sido propostas, demonstrando que a droga ideal, com 100% de eficácia, ainda está para ser descoberta. Dentre essas opções, temos anti-hipertensivos como os betabloqueadores, inibidores dos canais de cálcio, antidepressivos e anticonvulsivantes[11,15-17]. O tratamento medicamentoso profilático da enxaqueca pode ser feito iniciando com a dose mais baixa de eficácia comprovada, sendo gradualmente aumentada até a obtenção do efeito desejado, durante pelo menos oito semanas. Deve-se optar pela medicação com melhor relação eficácia/efeitos adversos, e após três a seis meses de tratamento, iniciar a retirada do medicamento e reiniciá-lo quando necessário. É recomendado orientar as mulheres com a possibilidade de gravidez, sobre prováveis danos fetais que o tratamento venha a ocasionar.

Para as pacientes com nítida relação entre a migrânea e alteração hormonal, podemos fazer uso de estrogênios, triptanos, vitamina B_6, diuréticos, anti-inflamatórios não esteroides e bromoergocriptina. Dentre os triptanos, além do sumatriptano, encontramos alguns mais novos como o zolmitriptano e o naratriptano, que podem ser utilizados por pacientes que façam uso de propranolol, pizotifeno e outras drogas utilizadas para profilaxia da migrânea. O rizotriptano já deve ser usado com cautela em pacientes que fazem uso do propranolol. As contraindicações dessas novas drogas são as mesmas dos sumatriptanos[4,11,18,19].

Nas mulheres com cefaleias relacionadas ao uso de hormônios exógenos, muitas vezes ajustamos as doses, trocamos a via de administração, o tipo de hormônio ou mesmo interrompemos seu uso. O tratamento profilático não medicamentoso com dietas, *biofeedback*, técnicas de relaxamento, terapia cognitiva-comportamental, psicoterapia e fisioterapia pode trazer algum benefício, evitando as recidivas. Vários estudos têm sido realizados com o uso da toxina botulínica no tratamento profilático da migrânea[20].

CEFALEIA TENSIONAL

A cefaleia tensional é um tipo frequente de cefaleia na população em geral e tem como característica ser uma dor em aperto ou pressão, não pulsátil, muitas vezes definida pela paciente como dor em faixa, com sensação de peso ou dolorimento local[13]. É em geral bilateral, de intensidade leve a moderada, que pode muitas vezes limitar, mas não impedir suas atividades diárias, não piora e muitas vezes até melhora com atividade física e exercícios de relaxamento[13]. A dor pode durar minutos, horas ou dias e, conforme a IHS, de 30 minutos até sete dias[4,7]. Muitas vezes está associada a ansiedade e depressão. Pode ser episódica ou crônica.

Será considerada crônica se houver pelo menos 15 dias de dor por mês durante seis meses. As mulheres são mais acometidas que os homens e a faixa de idade de prevalência das crises situa-se entre 20 e 40 anos de idade[13]. Por apresentar menor relação com as alterações cíclicas hormonais, esse tipo de cefaleia permanece inalterado ou pode piorar após a menopausa. Mesmo pacientes em regime de terapia hormonal (TH) não apresentam alteração significativa nos parâmetros da cefaleia tensional, comuns no período de transição hormonal. Relaxamento físico e psíquico são fatores de melhora.

O tratamento farmacológico pode ser feito com paracetamol associado a cafeína, dipirona e/ou miorrelaxantes. Quando a cefaleia tensional é crônica, deve ser instituído tratamento profilático. Antidepressivo tricíclico pode ser eficaz[11,21,22]. Qualquer que seja a medicação escolhida, iniciar com baixas doses, preferencialmente em tomadas noturnas e quando necessário ir ajustando paulatinamente, até que se atinja o efeito desejado.

CEFALEIA EM SALVAS

Ao contrário da migrânea, pouco se conhece da relação entre cefaleia em salvas e ciclo menstrual, contraceptivos orais, gravidez e menopausa[4,23]. Tem como característica ataques de dor excruciante de localização orbitária, supraorbitária, e/ou temporal, unilateral com duração de 15 minutos a 3 horas[24]. Associa-se, obrigatoriamente, a uma ou mais das seguintes manifestações: lacrimejamento, congestão nasal, hiperemia conjuntival, rinorreia, sudorese frontal e/ou temporal, miose, ptose e edema de pálpebra[4,5]. Essas manifestações ocorrem do mesmo lado da dor de cabeça. Iniciam normalmente por volta dos 30 anos de idade e os homens são mais acometidos que as mulheres. Tratamento não farmacológico é pouco eficaz[4]. O tratamento farmacológico, análogo ao da migrânea, procura inicialmente reduzir a crise de dor. Como opções, podemos utilizar o sumatriptano, inalação de oxigênio a 100% ou tartarato de ergotamina[18,19,24,25]. Para o tratamento profilático, verapamil é o medicamento de primeira escolha. Temos ainda como opções prednisona, carbonato de lítio e tartarato de ergotamina[24,25].

CONCLUSÕES

As cefaleias acometem homens e mulheres em diferentes fases de suas vidas. As migrâneas ou enxaquecas são mais comuns nas mulheres quando relacionadas às alterações hormonais. Durante a fase reprodutiva e principalmente na fase do climatério pré-menopausa, quando as flutuações hormonais são mais prevalentes, são mais comuns as queixas de dores de cabeça. Muitas vezes os tratamentos hormonais com doses e vias de administração adequadas são capazes de diminuir ou acabar com as crises. Após a menopausa há uma nítida diminuição das crises de migrânea. A cefaleia tensional e a cefaleia em salvas, provavelmente por não apresentarem relação com a variação hormonal, podem ou não melhorar após a menopausa. Diversas são as opções de tratamento. O correto diagnóstico das cefaleias se impõe para que o adequado tratamento possa ser realizado. É importante que a queixa de cefaleia na mulher seja valorizada.

REFERÊNCIAS BIBLIOGRÁFICAS

1. Dicionário escolar da língua portuguesa. Academia Brasileira de Letras. 2ª ed. São Paulo: Companhia Editorial Nacional; 2008. p. 285.
2. Beers MH, Porter RS, Jones TV et al. The Merck Manual of Diagnosis and Therapy. 18th ed. New Jersey – USA: Whitehouse Station; 2009. p. 2031-8.
3. Sacco S, Ricci S, Degan D, Carolei A. Migraine in women: the role of hormones and their impact in vascular disease. J Headache Pain 2012;13(3):177-89.
4. Sociedade Brasileira de Cefaleia. Disponível em: http://www.sbce.med.br Acessado em: 06 jan.14.
5. Bendtsen L, Birk S, Kasch H, Aegidius K, Sorensen PS, Thomsen L et al. Reference programme: Diagnosis and treatment of headache disorders and facial pain. Danische Headache Society. 2nd ed. 2012. J headache Pain 2012;13(Suppl 1):1-29.
6. Ravishankar K. The art of history-taking in a headache patient. Ann Indian Acad Neurol 2012;15(suppl 1):S7-S14.
7. Subcomitê de Classificação das Cefaleias da Sociedade Internacional de Cefaleia. Classificação Internacional das Cefaleias. 2ª ed. Tradução Sociedade Brasileira de Cefaleia. São Paulo: Alaúde Editorial Ltda.; 2006.
8. Hauser L. Migraines and perimenopause: helping women in midlife manage and treat migrane. Nurs Womens Health 2012;16(3):247-50.
9. Vo M, Ainalem A, Qiu C, Peterlin B, Aurora S, Williams M. Body Mass Index and Adult Weight Gain Among Reproductive Age Women with Migraine. Headache 2011;51(4):559-69.
10. Guimarães ACA, Baptista F. Influence of habitual physical activity on the symptons of climaterium/menopause and the quality of middle-age women. Int J Womens Health 2011;3:319-28.
11. Estemalik E, Tepper S. Preventive treatment in migraine and the new US guidelines. Neuropsychiatr Dis Treat 2013;9:709-20.
12. Nappi RE, Berga SL. Migraine and reproductive life. Handb Clin Neurol 2010;97:303-22.
13. MacGregor EA. Migraine headache in perimenopausal and menopausal women. Curr Pain and Headache Rep 2009;13(5):399-403.
14. Mishra GD, Kuh D. Health symptons during midlife in relation to menopausal trasition: British prospective cohort study. BMJ 2012;344:e402.
15. Siberstein SD. Migraine preventive treatment. Handb Clin Neurol. 2010;97:337-54.
16. Nelles G, Schimitt L, Humbert T, Becker V, Sandow P, Bornhoevd K et al. Prevention of episodic migraines with topiramate: results from a non–interventional study in a general practice setting. J Headache Pain 2010;11(1):33-44.
17. Lipton RB, Siberstein S, Dodick D, Cady R, Freitag F, Mathew N et al. Topiramate intervention to prevent transformation of episodic migraine: the topiramate INTREPID study. Cephalalgia 2011;31(1):18-30.
18. Silberstein SD, McDonald AS, Goldstein J, Aurora S, Lener SE, White J et al. Sumatriptan/naproxen sodium for the acute treatment of probable migraine without aura: A randomized study. Cephalalgia 2014;34(4):268-79.
19. Silberstein SD, Marcus DA. Sumatriptan: treatment across the full spectrum of migraine. Expert Opin Pharmacother 2013;14(12):1659-67.
20. Burstein R, Dodick D, Siberstein S. Migraine prophylaxis with botulinum toxin A is associated with perception of headache. Toxicon 2009;54(5):624-7.
21. Jackson JL, Shimeall W, Sessums L, DeZee KJ, Becher D, Diemer M et al. Tricyclic antidepressants and headaches: systematic review and meta-analysis. BMJ 2010;341:c5222.

22. Couch JR. Amitriptyline in the prophylactic treatment of migraine and chronic daily headache. Headache 2011;51(1):33-51.
23. van Viet JA, Favier I, Helmerhorst FM, Haan J, Ferrari MD. Cluster headache in women: relation with menstruation, use of oral contraceptives, pregnancy, and menopause. J Neurol Neurosurg Psychiatry 2006;77(5)690-2.
24. Fernandes JG, Kowacs F. Cefaleia. In: Medicina ambulatorial: Condutas de Atenção Primária Baseadas em Evidências. 3ª ed. São Paulo: Artmed; 2004. p. 1164-6.
25. Silberstein SD, Kori SH. Dihydroergotamine: a review of formulation approaches for the acute treatment of migraine. CNS Drugs 2013;27(5):385-94.

32 | Doenças do fígado e da vesícula biliar

• Alcindo Pissaia Júnior

INTRODUÇÃO

O interesse pelas doenças do fígado e das vias biliares tem aumentado nas últimas décadas. Isso ocorreu principalmente após o isolamento do vírus da hepatite C (VHC), em 1989, e com o reconhecimento da doença hepática gordurosa não alcoólica (DHGNA) a partir da década de 1980 (*anti-HBc IgM pode ser positivo na fase crônica da hepatite B; **a-Hbe pode ser positivo na fase replicativa da infecção pelo vírus da hepatite B que apresenta mutação pré-*core*). Estima-se que 180 milhões de pessoas estejam infectadas pelo vírus da hepatite C no mundo, sendo, atualmente, a principal causa de morte por doença hepática e a primeira indicação de transplante hepático na maioria dos países[1].

A DHGNA tem se tornado a hepatopatia crônica mais prevalente na população. Atualmente é um relevante problema público de saúde, principalmente devido à associação com o aumento da prevalência mundial de obesidade e diabetes. A prevalência da DHGNA, estimada por ultrassonografia, é da ordem de 17-46%, dependendo da população estudada, podendo evoluir para cirrose e hepatocarcinoma[2,3].

Neste capítulo abordaremos, além da avaliação das enzimas hepáticas alteradas, as doenças hepáticas e biliares mais prevalentes em mulheres entre a quinta e sétima décadas de vida, principalmente a DHGNA, as hepatites virais crônicas e a colelitíase.

AVALIAÇÃO DAS ENZIMAS HEPÁTICAS ALTERADAS

As enzimas hepáticas mais pedidas na avaliação laboratorial do paciente são a aspartato aminotransferase (AST), a alanina aminotransferase (ALT), a fosfatase alcalina e a gamaglutamil-transferase (GGT). Além desses exames, as bilirrubinas, albumina, avaliação do tempo ativado de protrombina (TAP) e o hemograma também são importantes na avaliação do paciente com doença hepática. Aqui serão descritas as principais causas de aumento das aminotransferases, fosfatase alcalina e GGT.

Alteração de Aminotransferases

ALT e AST são enzimas liberadas pelos hepatócitos lesados na circulação sanguínea, seguindo um dano hepatocelular ou a morte dos hepatócitos. Estas enzimas também podem se originar da lesão de outros tecidos, entre eles os músculos estriado e cardíaco. Elevações de ambas as enzimas raramente são causadas por condições não hepáticas[4]. Na avaliação da alteração, o grau de elevação é importante para o diagnóstico diferencial. Assim, podemos classificar as causas de aumento das aminotransferases em aumentos até cinco vezes o limite superior do normal (LSN), aumentos importantes, acima de 15 vezes o LSN, e aumentos intermediários, que podem ser causados por doenças das duas categorias anteriores (Quadros 32.1 e 32.2).

Quadro 32.1 – Causas de Elevação de ALT e AST Menores do que Cinco Vezes o Limite Superior do Normal
Causas Hepáticas
Predominância de ALT
Hepatite C crônica
Hepatite B crônica
Doença hepática gordurosa não alcoólica
Hemocromatose
Hepatotoxicidade
Hepatite autoimune
Deficiência de alfa$_1$-antitripsina
Doença de Wilson
Doença celíaca
Predominância de AST
Doença hepática alcoólica
Doença hepática gordurosa não alcoólica com fibrose avançada
Cirrose hepática
Causas Não Hepáticas
Hemólise
Miopatias
Doença tireoidiana
Exercício intenso
Macro-AST

Adaptado de: AGA Technical Review on the Evaluation of Liver Chemistry Tests[4].

Quadro 32.2 – Causas de Elevação de ALT e AST Maiores que 15 Vezes o Limite Superior do Normal
• Hepatites virais agudas (A-E, outros vírus)
• Hepatotoxicidade
• Hepatite isquêmica
• Hepatite autoimune
• Doença de Wilson
• Obstrução biliar aguda
• Síndrome de Budd-Chiari aguda
• Ligadura da artéria hepática

Adaptado de: AGA Technical Review on the Evaluation of Liver Chemistry Tests[4].

Um dos primeiros passos na investigação de alteração das aminotransferases é avaliar a possibilidade de infecção pelos vírus hepatotróficos. A Tabela 32.1 apresenta um resumo dos exames úteis na investigação das hepatites, bem como a sua interpretação. Na ausência de causa da hepatopatia na avaliação clínica inicial e sorologia viral, outras etiologias de doença hepática devem ser investigadas. A Tabela 32.2 mostra os principais exames complementares na investigação das diversas hepatopatias.

Tabela 32.1
Interpretação da Sorologia e Biologia Molecular nas Hepatites Virais

Teste Sorológico	Interpretação Clínica em Caso de Positividade
Anti-VHA IgM	Hepatite A aguda
Anti-VHA IgG	Infecção prévia pelo vírus da hepatite A ou após vacinação
HBsAg	Infecção ativa pelo vírus da hepatite B
Anti-HBs	Hepatite B prévia resolvida ou resposta vacinal
Anti-HBc IgM	Contato recente com o vírus da hepatite B*
Anti-HBc IgG	Contato prévio com o vírus da hepatite B
HBeAg	Hepatite B em fase replicativa
Anti-HBe	Hepatite B em fase não replicativa**
Anti-VHC	Positivo durante ou após infecção pelo vírus da hepatite C
VHC-RNA	Infecção pelo vírus da hepatite C

*Anti-HBc IgM pode ser positivo na fase crônica da hepatite B.

**Anti-Hbe pode ser positivo na fase replicativa da infecção por vírus da hepatite B mutante pré-*core*.

Adaptado de: AGA Technical Review on the Evaluation of Liver Chemistry Tests[4].

Tabela 32.2
Exames Laboratoriais Úteis na Investigação de Hepatopatias não Virais

Hepatopatia	Exames Laboratoriais
DHGNA	Glicemia, perfil lipídico, insulina
Hepatopatia alcoólica	ALT/AST > 2
Hepatite autoimune	FAN, AML, anti-LKM1, gamaglobulina
Cirrose biliar primária	AMA
Colangite esclerosante primária	Sem marcador sorológico específico
Doença de Wilson	Ceruloplasmina, cobre sérico, cobre urinário
Hemocromatose	Ferritina, índice de saturação da transferrina
Deficiência de alfa$_1$-AT	Dosagem de alfa$_1$-antitripsina

FAN: fator antinuclear; AML: anticorpo antimúsculo liso; anti-LKM1: anticorpo antimicrossomal fígado-rim; AMA: anticorpo antimitocôndria A.

Alteração de Enzimas Colestáticas

Colestase é um termo que se refere à interrupção do fluxo biliar ou da formação da bile. Portanto, pode-se ter colestase por alterações que vão desde a membrana sinusoidal do hepatócito até a saída do colédoco na papila duodenal. Laboratorialmente, a fosfatase alcalina é o exame mais útil para detectar a colestase, com ou sem aumento das bilirrubinas. Além das doenças hepáticas, a fosfatase alcalina pode estar aumentada em situações associadas com outros órgãos (Quadro 32.3).

Na prática clínica, quando se identifica um aumento de fosfatase alcalina, avalia-se na sequência se esta alteração é de origem hepática ou não. Para isso, usa-se outra enzima que pode estar aumentada em situações de colestase, como é o caso da GGT. Após o reconhecimento de que a fosfatase alcalina está aumentada devido a doença hepatobiliar, o próximo passo é determinar o local de alteração do fluxo biliar. Com esse fim, o primeiro exame solicitado é a ultrassonografia, com confirmação posterior por técnicas de colangiografia ou biópsia hepática.

Quadro 32.3 – Causas de Elevação de Fosfatase Alcalina
Causas Hepáticas
Obstrução biliar
Cirrose biliar primária
Colangite esclerosante primária
Hepatotoxicidade
Doenças infiltrativas hepáticas
Sarcoidose
Tuberculose
Infecção fúngica
Amiloidose
Linfoma
Hepatocarcinoma
Neoplasia metastática
Hepatite
Cirrose
Colestase recorrente benigna
Síndromes ductopênicas
Causas Não Hepáticas
Doença óssea
Gravidez
Insuficiência renal crônica
Linfoma e outras neoplasias
Insuficiência cardíaca congestiva
Crescimento ósseo
Infecção/inflamação

Adaptado de: AGA Technical Review on the Evaluation of Liver Chemistry Tests[4].

Alteração de Gamagutamiltransferase

A GGT está localizada na membrana de células com alta atividade secretória ou absortiva. É abundante no fígado, nos rins, pâncreas, intestino e próstata, mas não nos ossos. Portanto, a principal função da GGT é diferenciar se o aumento da fosfatase alcalina é devido a uma doença hepatobiliar ou óssea. Aumentos também podem ser vistos devido ao consumo de álcool (indução enzimática) e na maioria das doenças hepáticas, não sendo útil para a determinação da causa da doença hepática.

DOENÇA HEPÁTICA GORDUROSA NÃO ALCOÓLICA

A doença hepática gordurosa não alcoólica é atualmente a causa mais comum de doença hepática crônica. Ela é definida como a presença de acúmulo lipídico nos hepatócitos excedendo 5% do peso total do fígado, na ausência de consumo de álcool significativo, medicação que possa gerar esteatose, doenças virais ou hereditárias. Clinicamente, a DHGNA apresenta um espectro que vai desde a esteatose hepática simples, passando pelo processo de esteato-hepatite com ou sem fibrose, até cirrose hepática e hepatocarcinoma. Os pacientes portadores de DHGNA apresentam uma mortalidade maior do que a população geral. Este fato está relacionado à doença hepática, mas também a doenças cardiovasculares[2,3].

Na maioria dos pacientes, a DHGNA está associada com fatores de risco metabólicos como a obesidade, diabetes tipo 2 e dislipidemia. Recentemente, outras condições clínicas também têm sido implicadas no desenvolvimento da DHGNA, como a síndrome dos ovários policísticos, hipotireoidismo, apneia obstrutiva do sono, hipopituitarismo, hipogonadismo e ressecção pancreatoduodenal[2]. A resistência à insulina (RI) está presente em grande parte dos pacientes com a doença, independentemente da associação com obesidade ou intolerância à glicose, e por isso esta doença tem sido considerada o componente hepático da síndrome metabólica[2].

O diagnóstico da DHGNA é feito a partir do achado de imagem ou de biópsia de esteatose hepática, excluindo o consumo significativo de álcool e outras causas de doença hepática (viral, drogas, doenças hereditárias ou autoimunes). O diagnóstico diferencial entre DHGNA e doença alcoólica é feito com base na história de ingesta alcoólica. Para se considerar doença não alcoólica, deve-se ter um consumo menor que 20 e 30 gramas por dia, para mulher e homem, respectivamente[5].

A DHGNA tem sido subdividida em esteatose simples, benigna, geralmente não progressiva e esteato-hepatite, que pode progredir para cirrose em aproximadamente 20% dos casos[6]. Sinais e sintomas clínicos não diferenciam estas duas condições. A obesidade, principalmente central, aumenta o risco de doença avançada. A síndrome metabólica tem sido associada com risco aumentado de esteato-hepatite e fibrose entre os pacientes com DHGNA. As aminotransferases não têm acurácia para identificar a esteato-hepatite, mas os pacientes que apresentam enzimas elevadas (ALT e AST) são de maior risco. Importante lembrar que não podemos descartar esteato-hepatite em pacientes com aminotransferases normais.

Na tentativa de substituir a biópsia hepática, vários escores usando ultrassonografia, testes laboratoriais simples ou biomarcadores foram desenvolvidos. A grande maioria é de difícil aplicação rotineira. Portanto, atualmente, a única forma de diferenciar esteatose de esteato-hepatite ainda é a biópsia hepática. Contudo, como a esteato-hepatite não tem um tratamento efetivo diferente da esteatose simples, há dúvidas se a informação histológica impactaria no manejo destes pacientes[2].

Alguns testes podem ajudar a predizer a fibrose hepática nesta população, podendo orientar a necessidade de biópsia hepática em casos específicos. A razão entre a AST/ALT maior que 1 é preditora de fibrose avançada. Vários componentes da matriz extracelular são candidatos para avaliação da fibrose nesses pacientes, mas a maioria é de difícil aplicação rotineira. Diversos escores têm sido desenvolvidos para a predição de fibrose, a maioria necessitando validação em outras populações. Atualmente, o *NAFLD Fibrosis Score*, que inclui idade, glicemia, índice de massa corporal, contagem de plaquetas, albumina, relação AST/ALT apresenta boa acurácia para detectar fibrose avançada e tem validação em outros estudos[7]. Técnicas de elastografia também têm se mostrado muito acuradas. Em conclusão, estes testes e/ou escores não invasivos não substituem a biópsia hepática para o estadiamento destes pacientes, mas podem ser úteis para evitar a biópsia hepática naqueles pacientes com baixa probabilidade ou alto risco de terem cirrose ou fibrose avançada[2].

A terapêutica tem sido dirigida ao controle dos principais fatores implicados na patogênese e progressão da doença. Entre eles estão a resistência à insulina (RI), o estresse oxidativo e mediadores de inflamação. Para isso, a abordagem terapêutica da DHGNA envolve medidas comportamentais, utilização de medicamentos para tratar a doença hepática, bem como as comorbidades associadas (obesidade, dislipidemia e diabetes) e até mesmo o transplante hepático para os pacientes que desenvolvem cirrose com insuficiência hepática e/ou hepatocarcinoma. O Quadro 32.4 resume as principais formas de tratamento[2].

Quadro 32.4 – Tratamento da Doença Hepática Gordurosa Não Alcoólica[2]

- Redução do peso
  3-5% de redução – melhora da esteatose
  Aproximadamente 10% – melhora do processo necroinflamatório
- Exercício físico
  Apenas exercício sem dieta – melhora a esteatose, mas sem evidência de melhorar outros parâmetros histológicos
- Consumo de álcool importante é contraindicado
  O consumo pequeno a moderado não pode ser recomendado para os pacientes com DHGNA, mesmo com alguns estudos tendo mostrado um efeito benéfico do álcool para estes pacientes
- Metformina – sem efeito significativo na histologia – não recomendada como tratamento específico da esteato-hepatite
- Pioglitazona – pode ser usada em pacientes com esteato-hepatite provada histologicamente (segurança e efeito em longo prazo não foram estabelecidos)
- Vitamina E 800 mg – melhora histológica em pacientes não diabéticos com esteato-hepatite – primeira linha de tratamento
  Sem evidência em pacientes com diabetes ou cirróticos
  Dúvida se há aumento de mortalidade geral com o uso de vitamina E
  Aumento da incidência de câncer de próstata em homens saudáveis
  (aumento absoluto de 1,6 por 1.000 pessoas-ano de uso de vitamina E)
- Ácido ursodesoxicólico – não recomendado
- Ômega 3 – poucos dados para recomendar seu uso como tratamento específico da DHGNA, pode ser considerado para tratamento da dislipidemia
- Estatinas – podem ser usadas para pacientes com DHGNA e dislipidemia. Não há evidência de aumento de hepatotoxicidade nesses pacientes
- Cirurgia bariátrica – não é contraindicada em pacientes com DHGNA, mas é prematuro para considerar esta cirurgia como uma opção de tratamento para estes pacientes

HEPATITES VIRAIS

Comumente denominamos hepatite viral a doença hepática causada pelos vírus hepatotróficos: vírus das hepatites A (VHA), B (VHB), C (VHC), delta (VHD) e E (VHE). Entretanto, outros vírus podem acometer o fígado, como citomegalovírus, febre amarela, dengue, herpes simples e Epstein-Barr.

Aqui discutiremos as hepatites B e C crônicas, mais comumente diagnosticadas no adulto e que podem ter implicações sérias.

Hepatite B

A hepatite B é responsável por mais de 1 milhão de mortes por ano no mundo. Estima-se que aproximadamente 400 milhões de pessoas sejam portadoras do VHB globalmente. A prevalência varia de acordo com as áreas geográficas analisadas, desde regiões de alta prevalência (> 8%), como África, Ásia, até regiões de baixa prevalência (< 2%) como a América do Norte. No Brasil, há uma alta prevalência no Norte do país e áreas de baixa prevalência, como o Sudeste e parte da região Sul[8].

O diagnóstico de hepatite B crônica se baseia na presença do HbsAg por um período conhecido de mais de 6 meses. A interpretação dos outros exames sorológicos pode ser vista na Tabela 32.1.

As formas de transmissão mais frequentes variam de acordo com a prevalência do vírus na região. Em áreas de alta prevalência, a via de transmissão perinatal é a mais importante, ao contrário, em áreas de baixa prevalência, a transmissão sexual predomina[9].

Em indivíduos contaminados de forma vertical há uma fase de imunotolerância, na qual há alta replicação viral, mas sem dano histológico ao fígado. Isso acontece devido ao vírus não ser citopático e haver limitada reatividade imunológica. Estes indivíduos são jovens e apresentam aminotransferases normais e HbeAg positivo. A fase seguinte na história natural do vírus da hepatite B é a de *clearance* imune, na qual há uma resposta imunológica contra o vírus. Esta fase se caracteriza por dano histológico hepático, com aumento de aminotransferases e carga viral menor que na fase de imunotolerância. Os níveis séricos do HbeAg diminuem e pode haver a soroconversão ao anti-HBe. Esta é a fase de portador assintomático, que se caracteriza pela presença de carga viral bastante baixa, anti-HBe positivo e resolução da atividade inflamatória. No portador crônico do vírus pode haver a eliminação do HbsAg em aproximadamente 2,5% dos pacientes ao ano[9,10]. A fase de imunotolerância e de portador assintomático na maioria das vezes não requer tratamento, ao contrário da fase de *clearance* imune, que necessita de tratamento antiviral.

O tratamento pode ser realizado com o interferon-alfa (ou peguinterferon-alfa) ou com análogos nucleosídicos ou nucleotídicos. A terapia com interferon tem a vantagem de ter uma duração limitada, ausência de resistência viral, com índices de soroconversão HbeAg-anti-HBe de aproximadamente 30%. Contudo, o interferon é mal tolerado devido aos muitos efeitos colaterais, necessitando de administração subcutânea. Os análogos têm potente efeito antiviral, com poucos efeitos colaterais e são administrados por via oral. Infelizmente, são medicamentos de uso em longo prazo, apresentam risco de resistência e baixos índices de soroconversão HbeAg-anti-Hbe[9,10].

Dentre os análogos, o tenofovir e o entecavir são considerados de primeira linha. Apresentam alta barreira genética, com índices de resistência viral de 0% para o tenofovir e 1,2% para o entecavir. Os outros análogos, lamivudina, adefovir e telbivudina, apresentam incidência de resistência de 70%, 29% e 17% respectivamente, sendo considerados medicamentos de exceção atualmente[11]. A escolha entre a terapia com interferon e a terapia com os análogos leva em

DOENÇAS DO FÍGADO E DA VESÍCULA BILIAR | *305*

conta características do paciente e do vírus. Pacientes com altos níveis de ALT, carga viral baixa, sexo feminino, jovens, genótipo A do VHB, são os que apresentam melhor taxa de resposta ao interferon[12].

As vacinas para hepatite B consistem em HBSAg recombinante, induzindo a formação de anti-HBs. Após três doses (0, 1 e 6 meses), a vacina induz níveis protetores de anti-HBs (> 10 mUI/mL) em mais de 95% das crianças e em 90% dos adultos.

Hepatite C

A hepatite C é um problema maior de saúde pública e atualmente é a principal causa de morte por doença hepática, sendo a indicação mais comum de transplante hepático no mundo[1]. Estima-se que 180 milhões de pessoas, aproximadamente 3% da população global, são infectadas pelo VHC. No Brasil, a prevalência de exposição ao VHC em populações de 10 a 69 anos varia de 0,7 a 2,1% nas diversas regiões do país[13]. Destes pacientes infectados, 80% desenvolverão infecção crônica que ao longo de 20-30 anos pode levar a cirrose, hepatocarcinoma e insuficiência hepática[14-16].

A transmissão ocorre pelo contato da pele não íntegra ou mucosa com sangue contaminado. Assim, os principais meios de contaminação são: hemotransfusão, uso de drogas ilícitas com seringas compartilhadas, equipamentos de hemodiálise, acidentes de punção, transmissão vertical, uso compartilhado de objetos e atividade sexual. Pacientes com história de drogadição ou hemofilia apresentam uma prevalência do VHC alta, aqueles que receberam hemotransfusão antes de 1992 têm uma prevalência moderada, aproximadamente 10%, e os indivíduos com acidente de punção ou parceiros sexuais de portadores de hepatite C, uma prevalência baixa, entre 1 e 5%[1].

Há recomendação de testar para a hepatite C todos os indivíduos que apresentam algum fator de risco. Recentemente, tem-se recomendado testar todos os adultos nascidos entre 1945 e 1965, grupo conhecido como *baby boomers*, independentemente de fator de risco. Dos adultos infectados, 75% deles estão neste grupo etário[17,18]. O teste sorológico de rastreamento é o anticorpo contra o VHC (anti-VHC) por técnica de ELISA. A confirmação deve ser feita por pesquisa do VHC por biologia molecular (VHC RNA). A interpretação dos achados da sorologia e do VHC RNA está na Tabela 32.3.

Tabela 32.3
Interpretação da Sorologia e da Biologia Molecular na Hepatite C[1]

Anti-VHC	VHC RNA	Interpretação
Positivo	Positivo	Hepatite C aguda ou crônica, dependendo do contexto clínico
Positivo	Negativo	Resolução da hepatite C, hepatite C aguda em período de baixa viremia
Negativo	Positivo	Fase precoce da hepatite C aguda, hepatite C crônica em imunossu-primidos ou falso-positivo
Negativo	Negativo	Ausência de infecção pelo VHC

Na maioria das vezes, a hepatite C é assintomática, mas alguns portadores podem apresentar fadiga ou desconforto em hipocôndrio direito. Estigmas periféricos de insuficiência hepática podem estar presentes em pacientes em estágios tardios da doença. Em raros casos, pode-se ter manifestações extra-hepáticas como glomerulonefrite, tireoidites, crioglobulinemia, porfiria cutânea tardia, vasculites e linfomas.

Para a decisão de tratamento, a análise de características virais e do paciente é importante. Quanto ao vírus, há importância no conhecimento da genotipagem e carga viral. Há seis genótipos globalmente, sendo que o 1, 2 e 3 são universais e presentes no Brasil. O genótipo 1 é o mais comum e, com os tratamentos atuais, o que apresenta a menor taxa de erradicação. Quanto às características do paciente, leva-se em conta o estádio da doença hepática, os tratamentos prévios, imunossupressão e comorbidades[1].

O tratamento atual se baseia em uma combinação de peguinterferon, ribavirina e um inibidor de protease como telaprevir e boceprevir. Os inibidores de protease apresentam ação apenas contra o genótipo 1. Com este esquema de tratamento, há erradicação viral em aproximadamente 80%, nos pacientes portadores de vírus genótipos 2 ou 3, e em aproximadamente 70% nos pacientes com genótipo 1[19]. Nos próximos anos, novos inibidores de protease e inibidores de polimerase viral estarão disponíveis. A combinação destes medicamentos permitirá terapias sem o uso do interferon, portanto, com menos efeito colateral, com taxas de erradicação viral acima de 90-95%[20,21].

CIRROSE BILIAR PRIMÁRIA

A importância de citar a cirrose biliar primária (CBP) neste capítulo não é tanto por sua prevalência, que é relativamente baixa, mas pela população acometida, mulheres de meia-idade. A CBP é uma doença colestática crônica autoimune, caracterizada por inflamação e destruição progressiva dos ductos biliares intra-hepáticos que pode levar a cirrose biliar e insuficiência hepática. Aproximadamente 1:1.000 mulheres acima de 40 anos é afetada[22].

A patogênese engloba a combinação de predisposição genética e fatores ambientais. O mimetismo molecular provavelmente tem um papel importante no reconhecimento anormal de antígenos mitocondriais pelo sistema imune. Os anticorpos antimitocondriais (AMA), presentes em 90-95% dos pacientes, são direcionados contra o complexo desidrogenase-piruvato (PDCE2) na membrana interna da mitocôndria e constituem a marca sorológica da CBP[23].

O diagnóstico requer a presença de dois de três dos seguintes critérios:
1. evidência bioquímica de colestase com elevação de fosfatase alcalina por mais de 6 meses;
2. presença de anticorpos antimitocondriais;
3. biópsia hepática consistente com CBP.

A maioria dos pacientes é assintomática e os sintomas mais comuns são fadiga e prurido. Dez por cento dos pacientes apresentam dor em quadrante superior direito do abdome e alguns apresentam sinais de hipertensão portal e insuficiência hepática no diagnóstico[23].

A primeira escolha de tratamento é o ácido ursodesoxicólico (UDCA), que apresenta efeito citoprotetor, colorético, anti-inflamatório e imunomodulador. Este tratamento melhora os testes bioquímicos hepáticos, a dislipidemia associada, retarda a progressão histológica e melhora a sobrevida. A sobrevida de pacientes não tratados é diminuída em relação à população geral, atingindo 10 anos em aproximadamente 60%[22,23].

COLELITÍASE

A colelitíase é uma doença bastante frequente, com prevalência variável de acordo com a região estudada. No Brasil, estima-se que a prevalência seja da ordem de 10%[24]. Os principais fatores relacionados com a colelitíase estão descritos no Quadro 32.5[25].

Quadro 32.5 – Fatores Relacionados com a Litíase Biliar[25]
• Idade • Sexo feminino (risco duas vezes maior) • Gestação • Índice de massa corporal elevado • Consumo importante de álcool • Hábitos alimentares • Distúrbios metabólicos como dislipidemia e diabetes *mellitus*

A maioria dos pacientes com colelitíase é assintomática, aproximadamente 85%. Quando presente, o principal sintoma é a dor abdominal em andar superior, contínua, intensa, de aparecimento súbito, que dura de 30 minutos a poucas horas. Se a dor for persistente, colecistite ou pancreatite agudas devem ser consideradas no diagnóstico diferencial.

O diagnóstico de colelitíase é feito com a ultrassonografia de abdome e a colecistectomia é o tratamento de escolha. O tratamento cirúrgico está indicado nos pacientes sintomáticos ou em pacientes assintomáticos selecionados. Nestes pacientes, a colecistectomia ainda é assunto controverso, mas devido às complicações possíveis da colelitíase e aos baixos riscos da colecistectomia por via laparoscópica, muitos autores tem indicado a cirurgia neste grupo[26].

CIRROSE HEPÁTICA E TERAPIA HORMONAL

A terapia hormonal tem sido usada com segurança em pacientes com cirrose biliar primária e hepatite crônica ativa. Também há evidências que mostram um efeito protetor na evolução da fibrose hepática em pacientes portadores de hepatite C e a diminuição do risco de hepatocarcinoma nas hepatites virais. Atualmente há muitas contraindicações à terapia hormonal, mas a presença de cirrose compensada não é uma contraindicação[27-29].

REFERÊNCIAS BIBLIOGRÁFICAS

1. Ghany MG, Strader DB, Thomas DL, Seeff LB. Diagnosis, Management, and Treatment of Hepatitis C: An Update. Hepatology 2009;49:1335-74.
2. Chalasani N, Younossi Z, Lavine JE, Diehl AM, Brunt EM, Cusi K et al. The diagnosis and management of non-alcoholic fatty liver disease: practice guideline by the American Gastroenterological Association, American Association for the Study of Liver Disease, and American College of Gastroenterology. Gastroenterology 2012;142:1592-609.
3. Bellentani S, Scaglioni F, Marino M et al. Epidemiology of non-alcoholic fatty liver disease. Dig Dis 2010;28:155-61.
4. Green RM, Flamm S. AGA technical review on the evaluation of liver chemistry tests. Gastroenterology 2002;123(4):1367-84.
5. Neuschwander-Tetri BA, Caldwell SH. Nonalcoholic steatohepatitis: sumary of an AASLD Single Topic Conference. Hepatology 2003;37:1202-19.
6. McCullough AJ. The clinical features, diagnosis and natural history of nonalcoholic fatty liver disease. Clin Liver Dis 2004;8:521-33.
7. Angulo P, Hui JM, Marchesini G et al. Development and validation of a simple NAFLD clinical scoring system that identifies liver fibrosis in patients with NAFLD. Hepatology 2007;45:846-54.

8. Bensabath F, Leão RNQ. Epidemiologia na Amazônia Brasileira. In Focaccia R. Tratado das Hepatites Virais. São Paulo: Atheneu;2003 p. 11-26.
9. European Association For The Study Of The Liver. EASL Clinical Practice Guidelines: management of chronic hepatitis B. J Hepatol 2009;50:227-42.
10. Lok AS, McMahon BJ. Chronic hepatitis B: update 2009. Hepatology 2009;50:661-2.
11. Woo G, Tomlinson G, Nishikawa Y, Kowgier M, Sherman M, Wong DK et al. Tenofovir and entecavir are the most effective antiviral agents for chronic hepatitis B: a systematic review and Bayesian meta-analyses. Gastroenterology 2010;139:1218-29.
12. Bonino F, Marcellin P, Lau GK et al. Predicting response to peginterferon alpha-2a, lamivudine and the two combined for HBeAg-negative chronic hepatitis B. Gut 2007;56:699-705.
13. Boletim Epidemiológico "Hepatites Virais". Brasil, Ministério da Saúde. Ano II - n° 1, 2011.
14. Hoofnagle HJ, di Bisceglie AM. The treatment of chronic viral hepatitis N Engl J Med 1997;336:347-56.
15. Centers for Disease Control and Prevention. Recommendations for prevention and control of hepatitis C virus (HCV) infection and HCV-related chronic disease. Centers for Disease Control and Prevention. MMWR Recomm Rep 1998;47:1-39.
16. Smith BD, Morgan RL, Beckett GA, Falck Ytter Y, Holtzman D, Teo CG et al. Recommendations for the identification of chronic hepatitis C virus infection among persons born during 1945-1965. MMWR Recomm Rep 2012;17:1-32.
17. McHutchison JG, Bacon BR. Chronic hepatitis C: an age wave of disease burden. Am J Manag Care 2005;11:S286-95.
18. Zaltron S, Spinetti A, Biasi L, Baiguera C, Castelli F. Chronic HCV Infection: epidemiological and clinical relevance. BMC Infect Dis 2012;12:S2.
19. Ghany MG, Nelson DR, Strader DB, Thomas DL, Seeff LB. An update on treatment of genotype 1 chronic hepatitis C virus infection: 2011 practice guideline by the American Association for the Study of Liver Diseases. Hepatology 2011;54:1433-44.
20. Lawitz E, Mangia A, Wyles D, Rodriguez-Torres M, Hassanein T, Gordon SC et al. Sofosbuvir for previously untreated chronic hepatitis C infection. N Engl J Med 2013;368:1878-87.
21. Schinazi R, Halfon P, Marcellin P, Asselah T. HCV direct-acting antiviral agents: the best interferon-free combinations. Liver Int 2014;34:S69-78.
22. Poupon R. Primary biliary cirrhosis: a 2010 update. J Hepatol 2010;52:745-58.
23. Lindor KD, Gershwin ME, Poupon R et al. Primary biliary cirrhosis. Hepatology 2009;50:291-308.
24. Coelho JCU, Bonilha R, Pitaki SAM, Cordeiro RMV, Salvalaggio PRO, Bonin EA et al. Prevalence of gallstones in a Brazilian population. Int Surg 1999;84:25-8.
25. Shaffer EA. Epidemiology and risk factors for gallstone disease: has the paradigm changed in the 21st century? Curr Gastroenterol Rep 2005;7:132-40.
26. Coelho JCU, Vizzoto Jr AO, Salvalaggio PRO, Tolazzi ARD. Laparoscopic cholecistectomy to treat asymptomatic gallstones. Dig Surg 2000;198:344-7.
27. Menon KV, Angulo P, Boe GM, Lindor KD. Safety and efficacy of estrogen therapy in preventing bone loss in primary biliary cirrhosis. Am J Gastroenterol 2003;98:889-92.
28. Guattery JM, Fallon WW, Biery DL. Effect of ethinyl estradiol on chronic active hepatitis. Ann Intern Med 1997;126:88.
29. Di Martino V, Lebray P, Myers RP, Pannier E, Paradis V, Charlotte F et al. Progression of liver fibrosis in women infected with hepatitis C: long-term benefit of estrogen exposure. Hepatology 2004;40:1426-33.

33 | Disfunções da tireoide

- Nilza Maria Scalissi
- Adriano Namo Cury

INTRODUÇÃO

A glândula tireoide produz tiroxina (T_4) e tri-iodotironina (T_3) por estímulo do hormônio estimulador da tireoide (TSH), que é produzido pela hipófise. As afecções que acometem esta glândula podem determinar alteração tanto da produção hormonal (hipotireoidismo ou hipertireoidismo), como da sua estrutura (nódulos por neoplasia benigna ou maligna). Este assunto será abordado em outro capítulo. (Nota dos Editores: ver Capítulo 42.)

Do ponto de vista da função, as doenças que acometem a tireoide podem determinar hipotireoidismo ou hipertireoidismo. As afecções da glândula tireoide têm elevada prevalência na população geral, sendo ainda maior na população de mulheres com idade acima de 60 anos.

Em estudos populacionais, a concentração sérica do hormônio tireotrófico (TSH) é utilizada para diagnóstico do estado funcional da tireoide. Concentrações elevadas de TSH, na maioria das vezes, traduzem diminuição da produção dos hormônios tireoidianos T_3 e T_4, enquanto valores baixos de TSH geralmente traduzem excesso da produção hormonal pela glândula.

HIPOTIREOIDISMO

O hipotireoidismo é o quadro decorrente da exposição tecidual a baixas concentrações de hormônio tireoidiano (HT). O diagnóstico de hipotireoidismo se baseia, sobretudo, na análise laboratorial do TSH e T_4 livre (T_4L), pois as manifestações clínicas da doença comumente são inespecíficas.

O hipotireoidismo primário caracteriza-se, do ponto de vista laboratorial, por concentrações séricas elevadas de TSH e baixas de T_4L, enquanto no hipotireodismo subclínico os valores de T_4L são normais com concentração de TSH acima do normal para o método do laboratório, até valores de 10 mU/L. A forma central de hipotireoidismo (patologias da região do hipotálamo/hipófise) é pouco frequente e caracteriza-se por concentrações séricas baixas de T_4L e TSH inapropriado para os valores de T_4L circulante.

O HT é essencial para o crescimento, desenvolvimento, multiplicação celular e para a termogênese. A produção reduzida de HT é geralmente decorrente de doença na glândula tireoide, forma conhecida como hipotireoidismo primário, mas em casos raros (1%) ocorre por doença hipotálamo-hipofisária, conhecida como hipotireoidismo central.

A forma primária de hipotireoidismo corresponde a 99% dos casos, decorrente na maioria das vezes de doença autoimune que compromete a tireoide, a tireoidite de Hashimoto. Alguns fatores de risco favorecem o desenvolvimento do hipotireoidismo primário, como idade superior a 60 anos, sexo feminino, história prévia de tireoidite, doença da tireoide na família, outro tipo de doença autoimune pessoal ou familiar, doença nodular tireoidiana, irradiação cervical externa ou tratamento anterior com iodo 131.

A prevalência do hipotireoidismo na população geral varia de 0,1 a 2%[1,5], enquanto na forma subclínica a prevalência é mais elevada, podendo atingir de 4 a 10% dos adultos, com aumento maior nas mulheres acima dos 60 anos[1-5]. Devemos, entretanto, atentar para o fato de que as concentrações de TSH costumam ser mais elevadas nas faixas etárias acima dos 70 anos e, se corrigirmos os valores de TSH para a idade, é provável que esta prevalência não seja tão elevada nesta população mais idosa[6].

Dados da literatura mostram que a população de indivíduos sem história pessoal ou familiar de doença tireoidiana apresenta 0,3% de hipotireoidismo estabelecido e 4,3% de hipotireoidismo subclínico (Hipo-SC)[7]. Os anticorpos antitireoidianos estão presentes em 11% desta população. Estes dados sugerem que o rastreamento populacional do hipotireoidismo poderia ser indicado. Na Tabela 33.1 estão listadas as principais causas de hipotireoidismo.

Tabela 33.1 Causas de Hipotireoidismo	
Hipotireoidismo Primário	*Hipotireoidismo Central*
Tireoidite de Hashimoto	Doenças da hipófise
Tireoidectomia	Doenças do hipotálamo
Radioiodoterapia prévia	
Radioterapia externa	

O quadro clínico do hipotireoidismo primário pode variar de intensidade, dependendo do grau da deficiência hormonal, da idade do paciente e do tempo de instalação da doença e, como já mencionamos, os sintomas são comumente inespecíficos. Como as manifestações clínicas do hipotireoidismo são de instalação lenta e inespecíficas, pode haver dificuldade ou retardo no diagnóstico. Dentre as queixas mais comuns estão a perda da capacidade de concentração e de memória, lentificação motora e de raciocínio, intolerância ao frio, pele seca e unhas quebradiças.

O ganho de peso pode estar entre as queixas, entretanto, convém salientar que o aumento de peso é na maioria dos casos decorrente do acúmulo de líquido retido pelo depósito de substâncias hidrofílicas e não ganho real de massa de gordura, revertendo, na maioria das vezes, com o tratamento adequado do hipotireoidismo. Dentre as alterações mais valorizadas destacam-se:

- alterações do SNC e anormalidades neuromusculares, como depressão, perda de memória, diminuição da capacidade de concentração, comprometimento cognitivo, alterações neuromusculares;
- disfunção cardiopulmonar, como comprometimento da função cardíaca, diminuição da contratilidade do miocárdio e disfunção diastólica;
- fatores de risco cardiovascular, como aumento do colesterol total e das lipoproteínas de baixa densidade (LDL) e redução das lipoproteínas de alta densidade (HDL).

Diagnóstico

O diagnóstico laboratorial das disfunções tireoidianas baseia-se na avaliação da concentração de TSH e de T_4 livre na circulação sanguínea; títulos de anticorpos antitireoidianos, antitireoglobulina (Ac-TG) e principalmente o antiperoxidase (Ac-TPO) auxiliam na avaliação etiológica.

Na Tabela 33.2 estão descritos os exames laboratoriais sugeridos para o diagnóstico das disfunções da tireoide.

Tabela 33.2
Diagnóstico das Disfunções Tireoidianas

	Hipotireoidismo	Hipo-SC	Hipertireoidismo	Hiper-SC
TSH	TSH > 5,0 mU/L	TSH > 5,0 mU/L	TSH < 0,5 mU/L	TSH < 0,5 mU/L
Valor normal				
(0,5-5,0 mU/L)				
T_4L	Baixo	Normal	Elevado	Normal

Tratamento

O tratamento do hipotireoidismo visa atenuar sintomas e fornecer quantidade suficiente de hormônio para manter o TSH no valor médio dos limites de referência. A medicação de escolha é a levotiroxina ($L-T_4$). A dose de reposição é variável, na dependência da etiologia do processo, da idade do paciente, da absorção, com dose média variando próximo de 1,6 µg/kg/dia.

Existem várias apresentações de $L-T_4$ no mercado; a administração deve ser feita em dose única, com água, em jejum, para uniformizar a absorção, e não se deve associar com outro medicamento. A reposição deve ser feita em dose única, progressiva, até chegar à dose adequada.

Em algumas situações especiais, como a de pacientes idosos, suspeita ou diagnóstico de angina ou presença de manifestações exuberantes do hipotireoidismo, o incremento da dose deve ser lento, pelo maior risco de piora de insuficiência coronariana, aparecimento de taquiarritmias, ou de hipocortisolismo relativo.

A avaliação da dose ideal é feita com teste laboratorial de TSH e T_4L após seis a oito semanas do estabelecimento da dose programada. As concentrações do TSH e T_4L devem ficar dentro da faixa de normalidade para o método. Determinada a dose de manutenção, que geralmente é constante, a função pode ser estimada a cada seis ou doze meses.

HIPOTIREOIDISMO SUBCLÍNICO

Talvez a melhor denominação para esta entidade seja insuficiência tireoidiana mínima, pois os sintomas clínicos podem ser leves, ausentes ou não identificados. Este diagnóstico só foi possível pelo advento de ensaios de última geração para dosagem de TSH, que possibilitam identificar pequenas variações de sua concentração, quando as concentrações do T_4L ainda estão dentro da faixa de normalidade.

Com base em estudos populacionais[7], a prevalência do hipo-SC entre mulheres varia de 4,3 a 9,3%, chegando a 20% entre mulheres acima de 60 anos[3,4]. Estudos populacionais de grande porte permitiram conhecer sua história natural, observando-se recuperação espontânea do TSH em 37% dos casos em três anos, geralmente entre os indivíduos para os quais não foram detectados anticorpos contra tireoide. Por outro lado, mulheres com hipo-SC e altos títulos de anticorpo antitireoide evoluem para hipotireoidismo, em velocidade elevada, de 4,3% ao ano[1,2].

A presença de alguns antecedentes aumenta a possibilidade do diagnóstico do hipo-SC, e uma vez estabelecido este diagnóstico, estas mesmas situações aumentam o risco de a forma subclínica evoluir para a forma clinica sintomática do hipotireoidismo. Entre estes antecedentes,

DISFUNÇÕES DA TIREOIDE | *313*

destacam-se tireoidite de Hashimoto, história de cirurgia da tireoide, radioiodoterapia prévia e radioterapia cervical externa. Baseados nestes dados, podemos avaliar quais são os pacientes que podem ser beneficiados com o tratamento.

Alguns estudos sugerem que o hipo-SC é fator de risco para aterosclerose e infarto agudo do miocárdio entre as mulheres idosas. Apesar de existirem algumas alterações bioquímicas mais frequentes no hipo-SC, como o aumento da lipoproteína de baixa densidade (LDL), não existem dados aceitos globalmente que confirmem uma relação de causa e efeito entre as alterações laboratoriais e estas complicações.

Questiona-se sobre quais outros mecanismos estariam envolvidos no provável perfil aterogênico destes pacientes; algumas evidências sugerem múltiplos mecanismos além da concentração elevada de LDL, como o aumento dos níveis da proteína C-reativa e do fator ativador de plaquetas (PAF). Algumas publicações mostraram a normalização destas alterações com a reposição adequada de L-T_4[8,9]. A disfunção diastólica do ventrículo esquerdo é considerada a alteração cardíaca mais frequente no hipo-SC e pode determinar um estado de insuficiência cardíaca refratário ao tratamento, até que seja feita a reposição de L-T_4.

Alterações na esfera psíquica, como distúrbios do humor, principalmente a depressão, também vêm sendo associadas ao hipo-SC. Algumas publicações têm relatado resposta pobre ao tratamento com os antidepressivos até que a administração de L-T_4 seja iniciada. Sabemos, por outro lado, que grandes mudanças hormonais, como aquelas que ocorrem no climatério, aumentam o risco do aparecimento de transtornos do humor. Assim, neste período, devemos estar atentos para manifestações do humor, que podem estar relacionadas tanto ao hipo-SC, quanto ao climatério.

Tratamento

Os potenciais benefícios e riscos do tratamento do hipo-SC ainda não estão estabelecidos, e apesar de muitos dados de literatura, ainda não há consenso que justifique tratamento de rotina do hipo-SC. Quando os valores do TSH são maiores que 10 mU/L, existe concordância entre muitos autores quanto ao benefício do tratamento, entretanto, quando estes valores ficam entre 5 e 10 mU/L, não existe consenso, pois esta alteração pode ser transitória. Dados de literatura sugerem, entretanto, que concentrações de TSH maiores que 7 mU/L, independentemente da faixa etária, determinam maior risco de doença cardiovascular[10]. Recomenda-se fazer acompanhamento periódico, com avaliação do TSH e T_4L, observando-se a tendência desta variação. Os valores de TSH podem normalizar, justificando conduta expectante[10].

Na situação de manutenção, se o TSH se mantiver elevado com os anticorpos positivos, o tratamento com L-T_4 deve ser considerado e uma vez iniciado, deve ser mantido.

O Quadro 33.1 resume quais são as situações em que o benefício do tratamento é aceito, em Consenso entre especialistas das associações Americana de Tireoide (ATA) e Européia de Tireoide (ETA), realizado em 2004[11,12].

Quadro 33.1 – Situações com Consenso para Tratamento do Hipotireoidismo Subclínico[11]
TSH maior que 10
Gestação
Interesse de gestação em período próximo

Neste consenso foram estabelecidas algumas recomendações. Quando os valores de TSH estiverem entre 4,5 e 10 mU/L, o tratamento não deve ser indicado como rotina; estes valores devem ser repetidos em 6 a 12 meses para reavaliação (Figura 33.1). Pacientes com concentração de TSH entre 4,5 e 10 mU/L e com manifestações vagas ou inespecíficas sugestivas de hipotireoidismo, como cansaço, diminuição da capacidade de concentração, depressão ou insuficiência cardíaca refratária, após exclusão de outras causas, podem ter benefício com o tratamento. Após a introdução de L-T$_4$ os pacientes devem ser acompanhados nos primeiros 3 a 6 meses para avaliar existência de melhora clínica que justifique a manutenção da terapia. Nos pacientes em que houve melhora destas manifestações, o tratamento deve ser mantido.

No hipo-SC, as doses necessárias para compensação são usualmente menores que as do hipotireoidismo franco. O ajuste ideal da dose deve ser feito através da medida do TSH e T$_4$L após 6 a 8 semanas do início do tratamento.

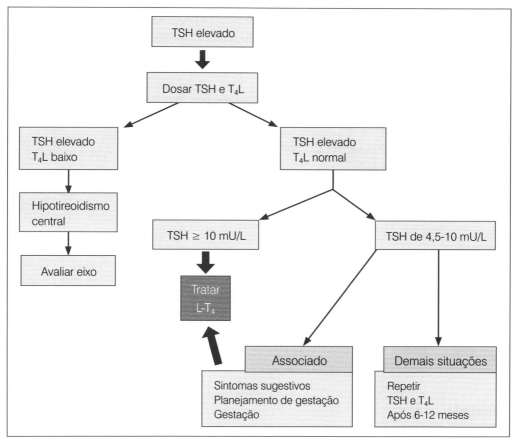

Figura 33.1 – Recomendações de tratamento do hipotireoidismo segundo as concentrações séricas de TSH e T$_4$L. Adaptado de Vilar, 2006[13].

TIREOTOXICOSE

A prevalência do hipertireoidismo na população geral é de 3,9%, e também se eleva com a idade e o sexo, chegando a 5,9% entre mulheres acima de 60 anos. Estes valores sofrem também influência da oferta de iodo nas diferentes regiões do planeta, sendo provavelmente maiores nas áreas com deficiência de iodo[12,14]. O termo tireotoxicose se refere às manifestações decorrentes de excessiva quantidade de HT na circulação. Este termo engloba causas exógenas, como uso de dose suprafisiológica de L-T$_4$ e causas endógenas como a doença de Graves. O termo hipertireoidismo deve ficar restrito às situações em que a tireoide é responsável por aumento da produção de HT. No climatério, as manifestações mais frequentes da tireotoxicose são: perda de peso, nervosismo, sudorese excessiva, palpitação, alopecia e aumento do número de evacuações.

Algumas queixas, como palpitações, sensação de calor intenso, ansiedade, agitação, insônia e mudanças do estado de humor, podem ser confundidas com sintomas próprios do climatério, dificultando ou retardando o diagnóstico. A causa mais frequente de tireotoxicose é exógena, quer seja intencional, como se preconiza no tratamento do câncer diferenciado da tireoide, quer seja involuntária, durante a reposição de HT.

Entre as causas endógenas, a mais frequente no climatério é a doença nodular tóxica da tireoide, quer seja por bócio uninodular tóxico, quer seja por bócio multinodular tóxico. A doença de Graves, apesar de ser mais frequente em mulheres mais jovens, pode aparecer também no climatério (Quadro 33.2).

Quadro 33.2 – Causas de Tireotoxicose
Exógena: Uso de LT$_4$
Endógenas: doença Graves (mulheres jovens)
Bócio uninodular tóxico
Bócio multinodular tóxico
Tireoidites

Diagnóstico

O diagnóstico laboratorial da tireotoxicose baseia-se em valores séricos de TSH abaixo da normalidade (TSH suprimido), e valores elevados de T$_4$L. Outras avaliações podem ser necessárias para o diagnóstico etiológico, como a presença do anticorpo contra o receptor de TSH (TRAb), específico de doença de Graves.

A ultrassonografia e a cintilografia da tireoide auxiliam no diagnóstico diferencial das causas de tireotoxicose, como bócio nodular tóxico, tireoidites e da própria doença de Graves

Tratamento

O objetivo do tratamento da tireotoxicose é a normalização da concentração de TSH e T$_4$L circulantes. Na doença de Graves, o tratamento pode ser medicamentoso, cirúrgico ou radiodoterapia, dependendo do grau da doença e do volume do bócio, entre outros fatores.

Os antitireoidianos que são comercializados em nosso meio são o propiltiouracil e o metimazol. O tratamento do bócio uninodular tóxico pode ser feito por radiodoterapia, cirurgia (lobectomia) ou ainda alcoolização do nódulo. O tratamento de escolha do bócio multinodular tóxico é cirúrgico (tireoidectomia quase total), entretanto alguns autores preconizam a radiodoterapia como medida de eleição.

HIPERTIREOIDISMO SUBCLÍNICO

O hipertireoidismo subclínico (hiper-SC) caracteriza-se por apresentar valores baixos de TSH e concentração normal de T_4L circulante, sem manifestação clínica aparente de tireotoxicose. Estudos populacionais revelam prevalência de 0,7% quando são excluídos os indivíduos com doença conhecida da tireoide[7]. Estes valores podem chegar a 4% na população acima dos 60 anos, sendo que, destes, a metade está em uso de $L-T_4$[14,15].

Devemos, portanto, estar atentos para a maior possibilidade deste diagnóstico em mulheres no climatério em uso terapêutico de $L-T_4$. Cerca de 21% da população em uso terapêutico de $L-T_4$ apresentam supressão de TSH, indicando que estão em uso excessivo da medicação[14]. Existem outras situações que determinam maior probabilidade deste diagnóstico, como a presença de bócio, pacientes de regiões com baixa ingestão de iodo, doença tireoidiana na família, uso de medicamentos com elevado conteúdo de iodo na molécula (como amiodarona), tratamento com $L-T_4$ ou ainda presença de fibrilação atrial.

As causas que determinam o hiper-SC, podem ser persistentes ou transitórias, e são as mesmas que levam ao hipertireoidismo franco, ou seja, a doença de Graves, o bócio nodular tóxico, as tireoidites subagudas e o uso de medicamentos.

A progressão para hipertireoidismo franco é rara, numa velocidade anual que varia de 1,25% a 4%, na dependência da causa determinante[13]. A mais frequente manifestação do hiper-SC é a taquiarritmia. Acima dos 60 anos, o risco de fibrilação atrial é três vezes maior[10]. A fibrilação atrial está associada a maior risco para acidente vascular cerebral e morte[16,17]. Dados de literatura sugerem que o hiper-SC é fator de risco independente para aterosclerose e infarto agudo de miocárdio em mulheres idosas[18]. Apesar de os dados de literatura serem escassos para o hiper--SC, eles mostram que esta situação não é apenas uma condição bioquímica e deveria de ser considerada uma doença que pode afetar a qualidade de vida, produzir efeitos prejudiciais para o organismo e causar a morte.

Tratamento

Frente à situação de hiper-SC, devemos fazer investigação adicional para direcionar a conduta, confirmando o valor do TSH com nova medida. Pacientes em hiper-SC por dose excessiva de reposição, devem diminuir a dose de $L-T_4$, seguida de controle laboratorial em 6 a 8 semanas; nos casos do uso de doses intencionalmente supressivas de TSH no tratamento do câncer diferenciado da tireoide, deve-se ponderar a relação custo-benefício deste tratamento, considerando-se os maiores riscos de comprometimento cardiocirculatório e ósseo na fase do climatério.

Se o TSH for confirmado baixo, pode-se optar pelo tratamento medicamentoso com antitireoidianos, principalmente na população considerada de risco para as complicações da tireotoxicose, como os idosos, pacientes com sintomas, presença de fibrilação atrial, osteoporose e risco de doença cardíaca (Figura 33.2). Os medicamentos em uso são o propiltiouracil e o metimazol, e o objetivo do tratamento é a normalização da concentração do TSH.

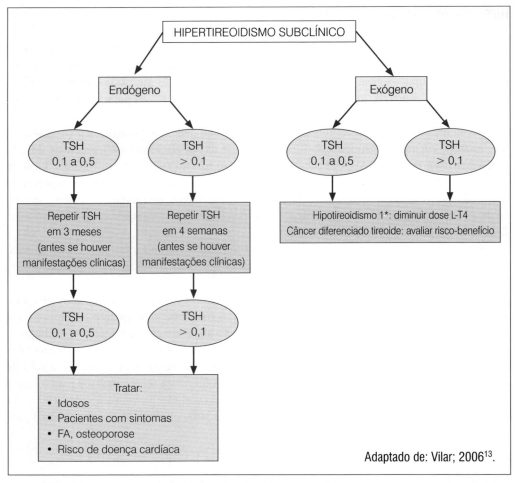

Figura 33.2 – Fluxograma de tratamento do hipertireoidismo subclínico.

DOENÇA TIREOIDIANA E OSSOS

Os hormônios tireoidianos (HT) são essenciais para o crescimento e a remodelação óssea normal, entretanto, quando em excesso, podem determinar danos sobre os tecidos. Os efeitos adversos do hipertireoidismo não tratado sobre o osso foram descritos desde 1891, por von Recklinghausen[19]. Normalmente a massa óssea na mulher começa a declinar a partir da quarta a quinta décadas da vida, com queda acentuada após 5 ou 7 anos da menopausa, período em que ocorre perda da proteção exercida pelo estrógeno sobre o tecido ósseo.

O estrógeno estimula a síntese da osteoprotegerina, que diminui a diferenciação dos precursores osteoclásticos para osteoclastos maduros. No climatério, a baixa concentração de estrógeno determina menores níveis de osteoprotegerina, e assim o osso fica exposto à maior atividade do osteoclasto, favorecendo a reabsorção óssea.

Ao lado destas alterações hormonais próprias do climatério, por volta dos 60 anos ocorre menor síntese cutânea de colecalciferol, diminuição da síntese da vitamina D ativa pelos rins, resistência intestinal à ação da 1-25-di-hidroxicolecalciferol (vitamina D ativa) e elevação progressiva do PTH circulante. Considerados estes fatores, o climatério por si só representa fator de risco para diminuição da massa óssea. Assim, situações que aumentam a perda óssea devem ser evitadas, como dieta pobre em cálcio de origem láctea, tratamento com corticosteroide, anticonvulsivantes e doses excessivas de L-T$_4$, imobilização prolongada e diminuição da atividade física. Se neste período se instalar um quadro de tireotoxicose, pode ocorrer perda intensa de massa óssea.

O hormônio tireoidiano pode afetar o metabolismo do cálcio por ação direta sobre os osteoclastos ou por ação sobre os osteoblastos, que por sua vez vão mediar a reabsorção exercida pelos osteoclastos. Em sequência normal de remodelação óssea, a reabsorção determinada pelo osteoclasto é sincronizada com a formação realizada pelo osteoblasto. Na tireotoxicose, a reabsorção óssea exercida pelo osteoclasto é maior que a mineralização feita pelo osteoblasto, reduzindo assim o ciclo de síntese óssea normal, que é aproximadamente de 200 dias.

A extensão da perda de massa óssea, em dados da literatura, variam entre 10 e 20%[20,21]. A discrepância destes valores pode ocorrer por diferenças nas técnicas de avalição de densitometria óssea, locais de avaliação da densitometria (osso trabecular ou cortical, fêmur, coluna ou rádio), entre outros fatores.

Dados de literatura são discordantes em relação à recuperação de massa óssea com o tratamento da tireotoxicose, provavelmente porque existem diferenças relacionadas com o tempo e a gravidade da doença. Vários destes trabalhos mostram recuperação apenas parcial da densidade mineral óssea (DMO) com o tratamento da tireotoxicose[22,23]. A tireotoxicose é considerada fator independente de risco de fratura em fases tardias da vida[24]. Os efeitos desfavoráveis do excesso do HT sobre a DMO ocorrem em toda a massa óssea, mas a osteoporose tende a ser mais intensa no osso cortical que no osso trabecular, sem afetar contudo a mineralização óssea[25].

Estes dados não deixam dúvida sobre a importância de excluir a tireotoxicose como fator complicador para perda de massa óssea no climatério.

No climatério, pacientes em terapia supressiva do TSH por câncer diferenciado da tireoide devem ser avaliadas para o risco-benefício desta terapia, pois se por um lado diminui os riscos da doença de base, por outro pode determinar perda importante de massa óssea. Do ponto de vista laboratorial, as alterações no metabolismo do cálcio podem estar presentes devido ao aumento da reabsorção óssea, com balanço negativo do cálcio. Assim, podemos observar hipercalcemia com hipercalciúria nestas pacientes[26]. As concentrações de PTH podem estar reduzidas em decorrência da hipercalcemia, determinando diminuição da conversão de colecalciferol (25-hidroxivitamina D) em calcitriol (1-25-hidroxivitamina D), que é a forma ativa do hormônio[27].

Estas alterações do metabolismo do cálcio agravam ainda mais a perda de massa óssea induzida pelo HT diretamente no osso. Marcadores de reabsorção óssea, como fosfatase alcalina e o peptídeo carboxiterminal do colágeno, conhecido por CTX (no sangue), encontram-se aumentados na fase de tireotoxicose e normalizam-se com o tratamento da tireotoxicose[28].

A doença óssea determinada pela tireotoxicose, qualquer que seja a etiologia, piora os efeitos do climatério sobre a massa óssea e a intensidade da perda óssea se relaciona com a severidade da tireotoxicose. A prevenção da doença óssea na menopausa, quando a tireotoxicose está presente, objetiva reverter a tireotoxicose independentemente de sua etiologia (tratamento clínico, radioiodoterapia ou cirurgia), com normalização das concentrações de hormônio tireoidiano na circulação, cuidando ainda da reposição de cálcio na dieta e reposição de vitamina D, quando confirmada sua deficiência. Tratamento com inibidores da reabsorção óssea podem ser utilizados se a perda óssea se mantiver, apesar dos cuidados anteriores[29,30].

OSSOS E HIPERTIREOIDISMO SUBCLÍNICO

Dados da literatura sugerem que a perda óssea induzida por hiper-SC (quer seja por doença ou por excesso de HT exógeno) ocorre em mulheres após a menopausa[31,32], enquanto na pré--menopausa esta perda não é consistentemente confirmada.

Como na tireotoxicose clínica, tal fato é provavelmente decorrente da produção aumentada de HT, associada à perda da proteção que o estrógeno exerce sobre o osso. Outros fatores que podem atuar como efeito complicador desta perda de proteção exercida pelo estrógeno são a diminuição relativa de IGF-1 (*insulin-like growth factor*-1) e de DHEA-S (sulfato de dehidroepiandrosterona), tanto no hiper-SC como na forma clínica da tireotoxicose.

Convém ressaltar que a causa mais comum de tireotoxicose é o uso exógeno de L-T$_4$, tanto para tratamento do câncer diferenciado da tireoide, quanto na reposição fisiológica de L-T$_4$ no hipotireoidismo primário. Assim como na tireotoxicose, as concentrações de HT devem ser normalizadas no hiper-SC após a menopausa, atentando também para a reposição de cálcio e da vitamina D.

OSSO E HIPOTIREOIDISMO

Mulheres com diagnóstico de hipotireoidismo, com ou sem tratamento com L-T$_4$, não mostram qualquer diferença nas concentrações séricas de cálcio, fósforo, fosfatase alcalina e PTH, ou dos marcadores de reabsorção.

REFERÊNCIAS BIBLIOGRÁFICAS

1. Tunbridge WM, Evered DC, Hall R et al. The spectrum of thyroid disease in a community: the Whickham survey. Clin Endocrinol (Oxf) 1977;7:481.
2. Vanderpump MP, Tunbridge WM, French JM et al. The incidence of thyroid disorders in the community: a twenty-year follow-up of the Whickham Survey. Clin Endocrinol (Oxf) 1995;43:55.
3. Canaris GJ, Manowitz NR, Mayor G, Ridgway EC. The Colorado thyroid disease prevalence study. Arch Intern Med 2000;160:526-9.
4. Aoki Y, Belin RM, Clickner R et al. Serum TSH and total T4 in the United States population and their association with participant characteristics: National Health and Nutrition Examination Survey (NHANES 1999-2002). Thyroid 2007;17:1211-6.
5. Walsh JP, Bremner AP, Feddema P et al. Thyrotropin and thyroid antibodies as predictors of hypothyroidism: a 13-year, longitudinal study of a community-based cohort using current immunoassay techniques. J Clin Endocrinol Metab 2010;95:1095-9.
6. Surks MI, Hollowell JG. Age-specific distribution of serum thyrotropin and antithyroid antibodies in the US population: implications for the prevalence of subclinical hypothyroidism. J Clin Endocrinol Metab 2007;92:4575-9.
7. Hollowell JG, Staehling NW, Flanders WD et al. Serum TSH, T(4), and thyroid antibodies in the United States population (1988 to 1994): National Health and Nutrition Examination Survey (NHANES III). J Clin Endocrinol Metab 2002;87:489-93.
8. Danese MD, Landerson PW, Meinert CL et al. Effect of thyroxine therapy on the serum lipoproteins in the pacients with thyroid failure: a quantitative review of literature. J Clin Endocrinol Metab 2000;85:2993-3001.
9. Milionis HJ, Tambaki AP, Kanioglou CN et al. Thyroid substitution therapy induces high-density lipoprotein-associated platelet-activating factor-acetylhydrolase in patients with subclinical hypothyroidism: A potential antiatherogenic effect. Thyroid 2005;15:455-8.
10. Rodondi N, den Elzen WP, Bauer DC et al.; Thyroid Studies Collaboration. JAMA 2010;304(12):1365-74. doi: 10.1001/jama.2010.1361. PMID: 20858880.
11. Surks MI, Ortiz E, Daniels GH et al. Subclinical thyroid disease: scientific review and guidelines for diagnosis and management. JAMA 2004;291:228-32.
12. Gharib H, Tuttle RM, Baskin HJ et al. Subclinical thyroid dysfunction: a joint statement on management from the American Association of Clinical Endocrinologists, the American Thyroid Association, and the Endocrine Society. J Clin Endocrinol Metab 2005;90:581-4.

13. Vilar L. Endocrinologia Clínica. 3ª ed. Rio de Janeiro: Editora Guanabara Koogan; 2006.
14. Canaris GJ, Manowitz NR, Mayor G, Ridgway EC. The Colorado thyroid disease prevalence study. Arch Intern Med 2000;160:526-9.
15. Sawin CT, Geller A, Kaplan MM et al. Low serum thyrotropin (thyroid-stimulating hormone) in older persons without hyperthyroidism. Arch Intern Med 1991;151:165-9.
16. Biondi B, Palmieri EA, Lombardi G et al. Effects of subclinical thyroid dysfunction on the heart. Ann Intern Med 2002;137:904-14.
17. Petersen P, Hansen JM. Stroke in thyrotoxicosis with atrial fibrillation. Stroke 1988;19:15-8.
18. Hak AE, Pols HA, Visser TJ et al. Subclinical hyperthyroidism is na independent risk factor for arteriosclerosis and myocardial infarction in elderly women: the Rotterdam study, Ann Intern Med 2000;132:270-8.
19. von Recklinghausen FD. Die Fibröse oder deformierende Ostitis, die Osteomalazie und die osteoplastische Carzinose in ihren gegenseitigen Beziehungen, Festchrift Rudolf Virchow Ed. Berlin George Reimer; 1891. p. 1.
20. Nielsen HE, Mosekilde L, Charles P. Bone mineral content in hyperthyroid patients after combined medical and surgical treatment. Acta Radiol Oncol Radiat Phys Biol 1979;18:122-7.
21. Linde J, Friis T. Osteoporosis in hyperthyroidism estimated by photon absorptiometry. Acta Endocrinol (Copenh) 1979;91:437-9.
22. Krolner B, Jorgensen JV, Nielsen SP. Spinal bone mineral content in myxoedema and thyrotoxicosis. Effects of thyroid hormone(s) and antithyroid treatment. Clin Endocrinol (Oxf) 1983;18:439-43.
23. Diamond T, Vine J, Smart R, Butler P. Thyrotoxic bone disease in women: a potentially reversible disorder. Ann Intern Med 1994;120:8-14.
24. Cummings SR, Nevitt MC, Browner WS et al. Risk factors for hip fracture in white women. Study of Osteoporotic Fractures Research Group. N Engl J Med 1995;332:767-9.
25. Meunier PJ, Bianchi GGS, Edouard CM et al. Bony manifestations of thyrotoxicosis. Orthop Clin North Am 1972;3:745-9.
26. Mosekilde L, Eriksen EF, Charles P. Effects of thyroid hormones on bone and mineral metabolism. Endocrinol Metab Clin North Am 1990;19:35-9.
27. Jastrup B, Mosekilde L, Melsen F et al. Serum levels of vitamin D metabolites and bone remodelling in hyperthyroidism. Metabolism 1982;31:126-9.
28. MacLeod JM, McHardy KC, Harvey RD et al. The early effects of radioiodine therapy for hyperthyroidism on biochemical indices of bone turnover. Clin Endocrinol (Oxf) 1993;38:49-55.
29. Rosen HN, Moses AC, Gundberg C et al. Therapy with parenteral pamidronate prevents thyroid hormone-induced bone turnover in humans. J Clin Endocrinol Metab 1993;77:664-8.
30. Rosen HN, Moses AC, Garber J et al. Randomized trial of pamidronate in patients with thyroid cancer: bone density is not reduced by suppressive doses of thyroxine, but is increased by cyclic intravenous pamidronate. J Clin Endocrinol Metab 1998;83:2324-8.
31. Kung AW, Lorentz T, Tam SC. Thyroxine suppressive therapy decreases bone mineral density in post-menopausal women. Clin Endocrinol (Oxf) 1993;39:535-9.
32. De Rosa G, Testa A, Giacomini D et al. Prospective study of bone loss in pre- and post-menopausal women on L-thyroxine therapy for non-toxic goitre. Clin Endocrinol (Oxf) 1997;47:529.

34 | Doenças autoimunes

- Sheldon Rodrigo Botogoski
- Silmar Cunha da Silva

INTRODUÇÃO

Alterações no sistema imunológico resultam em respostas imunes contra as próprias células e os tecidos do organismo, e quando isto ocorre estamos frente a um processo de autoimunidade. Qualquer doença que possa resultar neste tipo de resposta se chama doença autoimune, e a senescência cursa com alterações celulares e humorais, prejudicando o processo do organismo em gerar uma resposta específica a antígenos[1]. A doença autoimune é caracterizada pela formação de autoanticorpos que agem contra os próprios tecidos do organismo e atingem três vezes mais as mulheres, em comparação aos homens[2].

O anticorpo, que é um mecanismo de defesa, passa a ser de autoagressão nessas pacientes[3]. Portanto, o que caracteriza a doença autoimune é a formação de anticorpos contra seus próprios constituintes[4]. A maior agressão ocorre no núcleo da célula, graças ao aparecimento de vários autoanticorpos contra substâncias presentes em seu interior[5]. Do ponto de vista anatomopatológico, o que define a autoimunidade nos tecidos é a formação dos chamados complexos imunes[6].

Como exemplos de doenças autoimunes, citamos: miastenia *gravis,* tireoidite de Hashimoto, artrite reumatoide, síndrome de Sjögren, vitiligo, psoríase, doenças autoimunes do sistema nervoso, diabetes *mellitus* tipo 1, lúpus eritematoso sistêmico, doença de Addison, anemia hemolítica, dermatite herpetiforme, febre familiar do Mediterrâneo, glomerulonefrite por IgA, glomerulonefrite membranosa, síndrome de Goodpasture, doença de Graves, doença celíaca, hepatite autoimune, síndrome miastênica de Lambert-Eaton, oftalmia simpática, penfigoide bolhoso, púrpura trombocitopênica idiopática, doença de Crohn, síndrome antifosfolipídica, espondilite anquilosante, retocolite ulcerativa e síndrome de Churg-Strauss. Descreveremos algumas das doenças autoimunes que mais acometem mulheres no período do climatério.

Artrite Reumatoide

O primeiro pesquisador que descreveu a artrite reumatoide (AR) foi Augustin Jacob Landré–Beauvais, em 1800, na França[7]. É caracterizada por um intenso processo inflamatório, sistêmico, das articulações, que pode ocasionar incapacidade, ocorrendo entre 35 a 55 anos, vindo a resultar em deformidades dolorosas[8]. Segundo a Organização Mundial da Saúde, a prevalência da doença está em 0,3 a 1% da população de diversos países[9].

A expectativa de vida das mulheres com artrite reumatoide é de 10 a 15 anos menos que a população em geral, em decorrência principalmente de comorbidades cardiovasculares, que têm como pano de fundo a aterosclerose[10], e as ósseas, como a osteoporose[11]. As células imunológicas presentes no líquido sinovial podem causar intenso processo inflamatório, com produção aumentada de citocinas, como os fatores de necrose tumoral, as interleucinas, anticorpos e enzimas. Acometem as articulações de punhos, mãos, cotovelos, ombros e pescoço, causando deformidades[12].

Sinais e sintomas como edema, calor, rubor, dor e rigidez matinal são comuns, mas outros podem se apresentar como anemia, cansaço, perda de apetite e peso, pericardite, pleurite e nódulos no tecido subcutâneo[13]. O diagnóstico é realizado quando temos rigidez matinal, artrite de três ou mais áreas, artrite de articulações das mãos e punhos, artrite simétrica e nódulos reumatoides[13]. O diagnóstico pode ser firmado através da realização da dosagem sérica de fator reumatoide e, quando positivo, associado a alterações radiográficas, entre elas as erosões ou as descalcificações articulares, mas em 30% dos casos não se consegue detectar e a densitometria mineral óssea pode contribuir[14].

Outro exame que deve ser solicitado, em conjunto com o fator reumatoide, é o antígeno do peptídeo cíclico citrulinado (anti-CCP), pois além de firmar o diagnóstico, serve como prognóstico[15]. O exame de ultrassonografia das articulações e a ressonância nuclear magnética, embora sendo empregados cada vez mais para identificação de padrões de lesão, ainda são de uso recente e operador-dependentes.

O tratamento consiste em prevenir lesões articulares, melhorar a qualidade de vida e diminuir a dor e futuras deformidades. Medicamentos como anti-inflamatórios não esteroidais (AINEs), corticoides[16] e outros para retardar a doença, como drogas antirreumáticas modificadoras (DMARD), tais como a hidroxicloroquina, cloroquina, sulfassalazina, metotrexato, leflunomida, azatioprina e ciclosporina podem ser utilizadas. Esses fármacos são capazes de promover, em graus variáveis, a remissão duradoura da atividade inflamatória, impedindo a lesão articular[17].

Em 30% das mulheres, os DMARDs não apresentam resultado algum, então podemos lançar mão do uso de drogas biológicas. Estes medicamentos são anticorpos monoclonais que bloqueiam a ação do fator de necrose tumoral (TNF), uma das principais citocinas responsáveis pelo processo inflamatório. São elas etanercepte, adalimumabe, infliximabe[18], rituximabe, e atualmente abatacepte e tocilizumabe[19]. Mesmo com o potencial de ação das drogas biológicas, cerca de 10% dos pacientes não respondem a elas, nem a tratamento algum.

Síndrome de Sjögren

Descrita por Henrik Sjögren, oftalmologista sueco que observou que as mulheres acima de 50 anos são as mais acometidas por sintomas típicos de boca seca (xerostomia) e olhos secos[20]. Associa-se com artrite reumatoide e em 90% dos casos a concentração sérica do fator reumatoide é positiva[21]. Pode ainda causar secura na pele, no nariz, na vagina e em órgãos como rins, vasos sanguíneos, pulmões, fígado, pâncreas e cérebro. Atualmente, mulheres acometidas com a síndrome e com redução na concentração sérica de vitamina D apresentam complicações como linfoma e neuropatia periférica[20].

Não há cura e o tratamento é sintomático apenas com lágrimas artificiais, corticoides e AINEs para sintomas musculoesqueléticos[21].

Lúpus Eritematoso Sistêmico

É doença crônica de causa desconhecida, caracterizada pela produção de anticorpos contra as células do próprio organismo, impossibilitando o sistema imunológico de combater corpos estranhos. Recente estudo suportou que os afrodescendentes apresentam uma maior concentração de autoanticorpos para a doença, em comparação com os descendentes hispânicos e europeus[22].

A doença apresenta períodos de melhora e atividade. Não é transmissível e pode causar lesões graves em coração[23,24], pulmões[25], rins e cérebro.

Predomina no sexo feminino e manifesta-se na menarca até o período do climatério[26]. Sintomas como fadiga, febre contínua ou intermitente, perda de peso e mal-estar podem estar presentes. O diagnóstico definitivo é dado quando quatro ou mais critérios dos 11 descritos a seguir estiverem presentes (95% de especificidade)[27]:

1. eritema malar (vermelhidão no nariz e na face) em forma de asa de borboleta;
2. lesões discoides cutâneas;
3. fotossensibilidade;
4. úlceras orais e/ou nasofaríngeas;
5. artrite não erosiva de duas ou mais articulações periféricas, com dor, edema ou efusão;
6. alterações hematológicas (anemia hemolítica ou leucopenia, linfocitopenia ou plaquetopenia);
7. anormalidades imunológicas (anticorpo anti-DNA de dupla hélice, anti-Sm, antifosfolipídio e/ou teste sorológico falso-positivo para sífilis);
8. fator antinuclear (FAN) positivo;
9. serosite (pleurite ou pericardite);
10. alterações neurológicas: convulsões ou psicose sem causa aparente;
11. anormalidades em exames de função renal: proteinúria maior que 0,5 g por dia ou presença de cilindros celulares no exame microscópico de urina.

O tratamento consiste em prevenir infecções. Empregam-se AINEs para os casos de febre, corticoides e imunossupressores como ciclofosfamida nos casos graves[28]. O uso de anticorpos monoclonais como belimumabe e rituximabe, em estudos recentes, tem apresentado resultados promissores[29-31]. O emprego da vitamina D em pacientes com lúpus deve ser sempre considerado quando esta for deficiente[32]. Gestantes com lúpus necessitam de acompanhamento rigoroso, pois a doença pode atingir o feto[33].

Doença Celíaca

Afeta o intestino delgado de adultos e crianças geneticamente predispostas, precipitada pela ingesta de alimentos que contêm glúten. Também é conhecida como enteropatia glúten-induzida[34]. A doença causa atrofia das vilosidades da mucosa do intestino delgado, levando a dificuldade na absorção de vitaminas, sais minerais, água e nutrientes, e nem sempre a biópsia de intestino é recomendada[35].

Os sintomas são diarreia, perda de peso, fadiga, mas podem não ser clássicos devido a não possuir uma clara relação com o mau funcionamento do intestino[36]. A diarreia característica é pálida, volumosa e malcheirosa. Presença de dor e distensão abdominal. e úlceras da boca. Existe um risco aumentado de adenocarcinoma, linfoma do intestino delgado e pancreatite[37].

A dificuldade em absorver nutrientes como carboidratos e gorduras pode causar perda de peso, fadiga e fraqueza. Anemia ferropriva[38] e megaloblástica podem ser devidas à má absorção de ferro, ácido fólico e vitamina B_{12}, respectivamente. Osteopenia e osteoporose podem ocorrer devidas à má absorção de cálcio e vitamina D[39]. Sangramentos anormais podem ocorrer por deficiência de vitamina K.

O diagnóstico é feito por exame de sangue como hemograma completo, eletrólitos, cálcio, prova de função renal, enzimas hepáticas, vitamina B_{12} e ácido fólico, endoscopia digestiva alta com biópsia da mucosa intestinal[35] antes e após dieta isenta de glúten[40].

O tratamento básico consiste em uma dieta livre de glúten em longo prazo[41]. O uso de imunossupressores, como azatioprina, pode ser considerado em casos refratários[42]. Complicações como jejunite ulcerativa e estreitamento como resultado das cicatrizações podem estar presentes nos casos mais graves[43], mas estes pacientes apresentam um lado positivo, que é a baixa incidência de síndrome metabólica e diabetes *mellitus*[44].

Doença de Crohn

É uma doença crônica inflamatória intestinal que atinge o íleo e o cólon, mais mulheres que homens, e países industrializados[45]. A etiologia ainda é desconhecida, mas acredita-se que seja devida a uma hiperatividade intestinal do sistema imunitário digestivo, por ação de fatores ambientais com tendência genética[45]. Mutações no gene IL23R, do cromossomo 1p31, podem estar associadas a risco aumentado ou reduzido de desenvolver uma doença inflamatória intestinal, bem como outros genes recentemente estudados[46].

Sintomas comuns são diarreia, dor abdominal periumbilical, náuseas e vômitos, febre moderada, sensação de distensão abdominal com piora após as refeições, perda de apetite, peso, mal-estar geral e cansaço[47]. Pode ocorrer eliminação de sangue, muco ou pus nas fezes. Em alguns casos são descritas aftas, artralgias, eritema nodoso, conjuntivite, problemas nos vasos sanguíneos, deficiência de ferro, vitamina B_{12} e ácido fólico[47].

O diagnóstico é feito com o emprego de radiografias contrastadas do intestino delgado e o intestino grosso examinado por clister baritado ou colonoscopia com biópsia. A tomografia computadorizada poderá auxiliar no diagnóstico[48]. O tratamento depende da localização, severidade da doença, de complicações e resposta aos tratamentos anteriores, objetivando-se a redução do quadro inflamatório, a correção das deficiências nutricionais e o alívio dos sintomas[49].

Com a repetição das crises podem ocorrer artralgias, abscessos, fístulas e obstruções intestinais, cálculos vesiculares, fissuras e abscessos anais[50,51].

Dermatite Herpetiforme

É uma doença autoimune na qual ocorre a formação de aglomerados de pequenas bolhas e de pápulas similares à urticária, intensamente pruriginosas e persistentes[52]. Afeta adultos com 15 a 60 anos de idade. É descrita piora do quadro quando da ingestão de glúten do trigo, do centeio, da cevada ou da aveia, com quadro de erupções cutâneas e prurido[52]. As pequenas bolhas surgem gradualmente, sobretudo nos cotovelos, joelhos, nádegas, região lombar e na parte posterior da cabeça, raramente na face e no pescoço[52]. O prurido e a sensação de queimação podem ser intensos[53].

O tratamento deve ser orientado no sentido de dieta rigorosa isenta de trigo, centeio, cevada e aveia[52,54]. Os AINEs pioram a erupção.

Pênfigo Bolhoso

As mulheres acometidas pelo pênfigo bolhoso apresentam a formação de bolhas dérmicas duras ou tensas, podendo ocorrer processos inflamatórios[55]. No início da doença, o prurido ou a presença de áreas pruriginosas podem ser os únicos sintomas[55]. Há maior prevalência em indivíduos idosos, sendo rara em jovens[56].

O diagnóstico é feito com exame microscópico de rotina e exames imunológicos de pele, para verificar a presença de depósitos de anticorpos[57]. O tratamento é realizado com corticoides orais em altas doses na fase inicial, com redução após a melhora dos sintomas e, mais recentemente, o uso do anticorpo monoclonal rituximabe pode fazer a regressão das lesões[58].

CONCLUSÕES

Antes de iniciarmos o tratamento hormonal em mulheres portadoras de doenças autoimunes, devemos levar em consideração as alterações metabólicas que podem estar ocorrendo em seu organismo. Recomendamos sempre o envio a médicos especialistas para tratamento conjunto. Lembrar que enquanto os estrogênios isolados ou a terapia hormonal combinada podem normalizar a resposta imunocelular, os efeitos desta terapia sobre a imunidade humoral ainda são inconsistentes. A hormonioterapia na artrite reumatoide pode melhorar alguns parâmetros da atividade da doença. No lúpus e na síndrome de Sjögren, a terapia hormonal pode ser indicada com cuidadosa monitoração. A individualização do tratamento se impõe.

REFERÊNCIAS BIBLIOGRÁFICAS

1. Goronzy JJ, Li G, Yu M, Weyand CM. Review signaling pathways in aged T cells – a reflection of T cell differention, cell senescence and host environment. Semin Immunol 2012;24(5):365-72.
2. Moulias R, Proust J, Wang A et al. Aged-related increase in autoantibodies. Lancet 1984;1(8386):1128-9.
3. Dazzi F, van Laar JM, Cope A, Tyndall A. Cell therapy for autoimmune diseases. Arthritis Res Ther 2007;9:206-8.
4. Weiskopf D, Weinberger B, Grubeck-Loebenstein B. Review The aging of the imune system. Transpl Int 2009;22(11):1041-50.
5. Haberthur K, Engelman F, Barron A, Messaoud I. Immune senescence in aged nonhuman primates. Exp Gerontol 2012;45(9):655-61.
6. Chou JP, Effros RB. T Cell replicative senescence in human aging. Curr Pharm des 2013;19(9):1680-98.
7. Entezami P, Fox DA, Clapham PJ, Chung KC. Historical perspective on the etiology of rheumatoid arthritis. Hand Clin 2011;27(1):1-10.
8. Pikwer M, Nilsson JA, Bergstrom U, Jacobsson LTH, Turesson C. Early menopause and severity of rheumatoid arthritis in women older than 45 years. Arthritis Res Ther 2012;14(4):R190.
9. WHO. Chronic rheumatic conditions. Disponível em: www.who.int/entity/chp/topics/rheumatic/en/-28k. Acessado em: 09 dez. 2013.
10. Arts E, Fransen J, lemmers H, Stalenhoef A, Joosten L, van Riel P et al. High-density lipoprotein cholesterol subfractions HDL2 and HDL3 are reduced in women with rheumatoid arthrits and may augment the cardiovascular risk of women with RA: a cross-sectional study. Arthritis Res Ther 2012;14(3):R116.
11. Mobini M, Kashi Z, Ghobadifar A. Prevalence and associated factors of osteoporosis in female patients with rheumatoid arthritis. Caspian J Intern Med 2012;3(3):447-50.
12. Thomas R. Dendritic cells and the promise of antigen-specific therapy in rheumatoid arthritis. Arthritis Res Ther 2013;15(1):204-7.
13. Demoruelle MK, Deane KD. Treatment strategies in early rheumatoid arthritis and prevention of rheumatoid arthritis. Curr Rheumatol Rep 2012;14(5):472-80.
14. Forsblad-délia H, Carlsten H. Bone mineral density by digital X-ray radiogrammetry is strongly decreased and associated with joint destruction in long-standing rheumatoid arthritis: a cross-sctional study. BMC Musculoskelet Disord 2011;12:242-5.
15. Taylor P, Gartemann J, Hsieh J, Creeden J. A systematic review of sérum biomarkers anti-cyclic citrullinated peptide and rheumatoid factor as tests for rheumatoid arthritis. Autoimmune Dis 2011;2011:1-11.
16. Dixon WG, Suissa S, Hudson M. The association between systemic glucocorticoid therapy and the risk of infection in patients with rheumatoid arthritis: systematic review and meta-analyses. Arthritis Rev Ther 2011;1394:R139.
17. Kapoor SR, Filer A, Fitzpatrick MA et al. Metabolic profiling predicts response to anti-tumor necrosis fator alpha therapy in patients with rheumatoid arthritis. Arthritis Rheum 2013;65(6):1448-56.

18. Coulthard LR, Geiler J, Mathews RJ et al. Differential effects of infliximab on absolute circulating blood leucocyte counts of innate imune cells in early and late rheumatoid arthritis patients. Clin Exp Immunol 2012;170(1):36-46.

19. Chiu Y, Ostor AJK, Hammond A et al. Access to the next wave of biologic therapies (Abatacept and Tocilizumab) for the treatment of rheumatoid arthritis in England and Wales: Addressing treatment outside the current NICE guidance. Clin Rheumatol 2012;31(6):1005-12.

20. Tincani A, Andreoli L, Cavazzana I et al. Novel aspects of Sjogren's syndrome in 2012. BMC Med 2013;11:93-5.

21. Huang Y, Cheng Q, Jiang CM et al. The imune factors involved in the pathogenesis, diagnosis and treatment of Sjogren's Syndrome. Clin Dev Immunol 2013;2013:1-6.

22. Ko K, Franek BS, Marion M et al. Genetic ancestry, sérum interferon-alfa activity and autoantibodies in systemic lúpus erythematosus. J Rheumatol 2012;39(6):1238-40.

23. Kahlenberg JM, Kaplan MJ. The interplay of inflammation and cardiovascular disease in systemic lupus erythematosus. Arthritis Res Ther 2011;13(1):203-5.

24. Amaya-Amaya J, Sarmiento-Monroy JC, Caro-Moreno J et al. Cardiovascular disease in Latin American patients with systemic lúpus erythematosus: a cross-sectional study and a systemic review. Autoimmune Dis 2013;2013:1-20.

25. Dhala A. Pulmonar arterial hypertension in systemic lúpus erythematosus: current status and future direction. Clin Dev immunol 2012;2012:1-12.

26. González LA, Pons-Estel GJ, Zhang JS et al. Effect of age, menopause and cyclophosphamide use on damage accrual in systemic lúpus erythematosus patients from LUMINA a multiethnic US cohort (LUMINA LXIII). Lupus 2009;18(2):184-6.

27. Uva L, Miguel D, Pinheiro C et al. Cutaneous manifestations of systemic lupus erythematosus. Autoimmune Dis 2012;2012:1-15.

28. park HJ, Kang M, Kang Y et al. Two cases of refractory thrombocytopenia in systemic lupus erythematosus that responded to intravenous low-dose cyclophosphamide. J Korean Med Sci 2013;28(3):472-5.

29. van Vollenhoven RF, Petri MA, Cervera R et al. Belimumab in the treatment of systemic lupus erythematosus high disease activity predictors of response. Ann Rheum Dis 2012;7198:1343-9.

30. Wiesik-Szewczyk E, Olesinska M. B-cell target therapy in systemic lupus erythematosus: potential of rituximab. Biologics 2012;6:347-54.

31. Jordan N, Lutalo PMK, Cruz DP. Novel therapeutics agents in clinical development for systemic lupus erythematosus. BMC Med 2013;11:120-2.

32. Singh A, Kamen DL. Potential benefits of vitamin D for patients with systemic lupus erythematosus. Dermatoendocrinol 2012;4(2):146-51.

33. Izmirly PM, Costedoat-Chalumeau N, Pisoni C et al. Maternal use of hydroxychloroquine is associated with a reduced risk of recurrent anti-SSA/Ro associated cardiac manifestations of neonatal lupus. Circulation 2012;126(1):76-82.

34. Tennyson CA, Simpson S, Lebwohl B, Lewis S, Green PHR. Interest in medical therapy for celiac disease. Therap Adv Gastroenterol 2013;6(5):358-64.

35. Burgin-Wlff A, Mauro B, Faruk H. intestinal biopsy is not always required to diagnose celiac disease: a retrospective analysis of combined antibody tests. BMC Gastroenterol 2013;13:19-23.

36. Aggarwal S, Lebwohl B, Green PHR. Screening for celiac disease in average-risk and high-risk populations. Therap Adv Gastroenterol 2012;59(1):37-47.

37. Sadr-Azodi O, Sandres DS, Murray JA et al. Patients with celiac disease have an increased risk for pancreatitis. Clin Gastroenterol Hepatol 2012;10(10):1136-42.

38. Leffler D. celiac disease diagnosis and management: A 46 year old woman with anemia. JAMA. 2011;306(14):1582-92.

39. Fouda MA, Khan AA, Sultan M et al. Evaluation and management of skeletal health in celiac disease: position statement. Can J Gastroenterol 2012;26(11):819-29.

40. Katz KD, Rshtak S, Lahr BD et al. Screening for celiac disease in a North American populations: Sequential serology and gastrointestinal symptoms. Am J Gastroenterol 2011;106(7):1333-9.

41. Moghaddam MA, Nejad MR, Shalmani HM et al. The effects of gluten-free diet on hypertransaminasemia in patients with celiac disease. Int J Prev Med 2013;4(6):700-4.

42. Gujral N, Freeman HJ, Thomson ABR. Celiac disease; prevalence, diagnosis, pathogenesis and treatment. World J Gastroenterol 2012;18(42):6036-59.

43. Myléus A, Hernell O, Gothefors L et al. early infections are associated with increased risk for celiac disease: an incident case-referent study. BMC Pediatric 2012;12:194-6.

44. Kabbani TA, Kelly CP, Betensky RA et al. patients with celiac disease have a lower prevalence of non-insulin-dependent diabetes mellitus and metabolic syndrome. Gastroenterology 2013;144(5):912-7.

45. Zhou XJ, Zang. Autophagy in immunity: implications in etiology of autoimmune/autoinflammatory diseases. Autophagy 2012;8(9):1286-99.

46. Wang K, Zhang H, Kugathasan S et al. Diverse genome wide association studies associate the IL 12/IL13 pathway with Crohn disease. Am J Hum Genet 2009;83(3):399-405.

47. Hovde O, Moum BA. Epidemiology and clinical course of Crohn's disease: results from observational studies. World J Gastroenterol 2012;18(15):1723-31.

48. Park MJ, Lim JS. Computed tomography enterography for evaluation of inflammatory bowel disease. Clin Endosc 2013;46(4):327-66.

49. Hayakawa S, Hotokezaka M, Ikeda T et al. Difference in recurrence patterns between anastomosis and strictureplasty after surgical treatment from crohn disease. Int Surg 2012;97(2):120-8.

50. Stober W. Adherent invasive E. coli in Crohn disease: bacterial agent provocateur. J Clin Invest 2011;121(3):841-4.

51. Sciaudone G, Di Stazio C, Limongelli P et al. Treatment of complex perianal fistulas in Crohn disease: infliximab, surgery or combined approach. Can J Surg 2010;53(5):299-304.

52. Mendes FBR, Hissa-Elian A, Abreu MAMM, Gonçalves VS. An Bras Dermatol 2013;88(4):594-9.

53. Bonciolini V, Bonciani D, Verdelli A et al. Newly described clinical and immunopathological feature of dermatitis herpetiformis. Clin Dev Immunol. 2012;2012:967-74.

54. Ohlsen BA. Acupuncture and a gluten-free diet relieve urticarial and eczema in a case of undiagnosed dematitits herpetiformis and atypical or extraintestinal celiac disease: a case report. J Chiropr Med 2011;10(4):294-300.

55. Damoiseaux J. Bullous skin diseases; classical types of autoimmune diseases. Scientifica 2013;2013:1-5.

56. Hocar O, Ait Sab I, Akhdari N et al. A case of pemphigus herpetiformis in a 12 year old male. ISRN Pediatr 2011;2011:1-4.

57. Grover S. Scoring systems in pemphigus. Indian J Dermatol 2011;56(2):145-9.

58. Lunardon L, Tsai KJ, Propert KJ et al. Adjuvant rituximab therapy of pemphigus: a single center experience with 31 patients. Arch dermatol 2012;148(9):1031-6.

35 | Artrite e artralgia

• Roberto Adelino de Almeida Prado

A artralgia é vivenciada por mais da metade das mulheres na época da menopausa. Este fenômeno foi notado pela primeira vez em 1925[1] e ainda suscita dúvidas sobre uma relação de causa e efeito, pois esta faixa etária, coincide com o aumento da incidência de doenças reumáticas crônicas, como osteoartrite e artrite reumatoide. A Tabela 35.1 demonstra as causas de artralgia em mulheres no climatério[2].

A prevalência de artralgia em mulheres no climatério pode resultar da redução nos níveis de estrogênio[3], após a retirada repentina deste hormônio[4] e do tratamento com inibidores da aromatase[5]. Várias interações entre hormônios sexuais e vias de processamento da dor, células do sistema imunológico e condrócitos têm sido demonstradas, mas sem dúvida requerem mais investigação. Embora, neste momento, não exista nenhum tratamento específico para a artralgia menopausal, um certo número de medidas conservadoras pode ser eficaz.

A terapia hormonal (TH) tem demonstrado algum benefício no alívio da artralgia associada com a transição menopausal, e pode ser considerada em mulheres que relatam sintomas vasomotores severos[6]. Analgésicos, perda de peso e exercícios físicos devem ser incentivados, especialmente em mulheres com osteoartrite subjacente. Finalmente, outros fatores comumente associados com dor crônica na transição menopausal, tais como fadiga, falta de sono, disfunção sexual e depressão, precisam ser tratados.

A forma mais comum de doença articular é a artrite, que ocorre em quase todos os indivíduos com o avançar da idade. A artrite erosiva é de particular interesse para este capítulo, porque afeta predominantemente mulheres a partir de meados da quinta década. Parecem existir fatores hereditários na incidência da doença, posto que 90% das mulheres afetadas relatam parentes de primeiro grau com esta condição.

As pequenas articulações das falanges são as mais afetadas. Inicialmente apresentam-se hiperemiadas, edemaciadas e doloridas, de modo semelhante a qualquer outra forma artrite. Mas após alguns meses ou anos a inflamação regride, dando lugar à típica articulação enrugada e deformada, livre porém de dor.

Outras articulações frequentemente afetadas pela artrite erosiva incluem os joelhos, quadril e pés, assim como a coluna cervical e lombossacra. Homens e mulheres são igualmente afetados e a afecção ocorre mais precocemente em indivíduos com excesso de peso. A artrite erosiva raramente acomete punhos, cotovelos, ombros ou calcanhares.

Após a menopausa existe um aumento da frequência e severidade da osteoartrite, fato que levou pesquisadores a avaliarem o papel do estrogênio na doença, não havendo até o presente confirmação da associação. Sabe-se também que a redução abrupta do hormônio, como ocorre na ooforectomia, intensifica o comprometimento articular[7]. Não existe também consenso sobre os benefícios da terapia hormonal.

Até o presente não há maneira de prevenir ou curar a osteoartrite. A manutenção do peso ideal diminui a incidência e retarda a severidade da degeneração da coluna lombossacra e das articulações submetidas a esforços devidos ao peso corporal. Exercícios de alongamento melhoram a postura e parecem ser benéficos. Aplicações de calor e frio costumam ser úteis para episódios de agudização. Os tratamentos mais específicos estão relacionados no Quadro 35.1.

Quadro 35.1 – Terapêuticas Disponíveis para a Osteoartrite
• Acetominofeno: primeira linha de tratamento das manifestações leves • Ibuprofeno: para dores mais intensas • Vitamina D: em alguns casos sua deficiência provoca os sintomas • Celecoxib e meloxican: produzem menos efeitos gastrointestinais • Corticosteroides: raramente indicados, mas podem ser úteis • Corticosteroides intra-articulares: para casos de artralgias agudas • Próteses articulares: última opção em casos refratários aos demais tratamentos

A segunda causa mais comum de doença articular é a artrite reumatoide. Incide três vezes mais frequentemente em mulheres do que em homens, sendo o pico de incidência entre os 35 e 55 anos, acometendo consequentemente mulheres na peri e após a menopausa. A etiologia da artrite reumatoide permanece um enigma, parecendo haver em muitos casos uma nítida associação genética. Constatou-se evidente melhora do quadro durante a gestação, não parecendo, porém, relacionar-se com as concentrações hormonais.

A artrite reumatoide afeta múltiplas articulações periféricas com padrão simétrico, produzindo a clássica tríade de dor, calor e rubor. Os pacientes queixam-se de enrijecimento articular matinal e sintomas de fadiga generalizada, algumas vezes acompanhada de febrícula. Ocasionalmente vasculite e acometimento de pulmões, olhos e outros órgãos sugerem a natureza sistêmica da doença.

A inflamação reumatoide pode produzir, com o tempo, tecido destrutivo no interior das articulações afetadas, também denominado *pannus*. Resulta desta afecção a limitação da movimentação, instabilidade e comprometimento funcional das articulações.

Nos últimos tempos foram observados enormes avanços no tratamento e controle da progressão da artrite reumatoide[8]. O diagnóstico precoce e uma terapêutica agressiva são considerados de vital importância. O acompanhamento deve ser realizado por especialistas.

A artralgia, que consiste em dor articular sem edema ou outros sinais inflamatórios, reveste-se de importância pela sua frequência. A causa mais comum de artralgia é a infecção viral. O parvovirus B19, agente responsável pelo exantema infantil, responde por mais de 12% das artralgias[9]. O *rash* cutâneo pode ser discreto ou estar ausente em adultos.

A rubéola também pode simular sintomas articulares em grande porcentagem de adultos infectados[10]. Os sintomas dolorosos precedem o típico exantema e acometem articulações periféricas com padrão simétrico. Sintomas semelhantes podem acompanhar a vacinação.

Artralgia e artrite são frequentemente observadas no pródromo da infecção pela hepatite B[11]. Neste estágio uma resposta imune significante está sendo desenvolvida contra o vírus, levando à produção de imunocomplexos circulantes, cuja deposição na cápsula sinovial provoca intensa resposta com severa poliartralgia.

A presença de mialgia e artralgia crônica define a fibromialgia[12]. A dor tende a ser primariamente axial, acometendo pescoço, ombros, costas e pelve. Não é observado edema articular ou sinovite e o alongamento muscular é normal. A doença é diagnosticada pelos pontos característicos de dor. A artralgia e a mialgia são tipicamente acompanhadas de outros sintomas subjetivos, tais como insônia, fadiga crônica, cefaleia, distúrbios gastrointestinais e sintomas urinários. Discute-se ainda a existência desta doença.

O tratamento da artralgia e da fibromialgia é desapontador. Um programa de condicionamento aeróbico acompanhado de psicoterapia de apoio pode ajudar em alguns casos. Analgésicos e anti-inflamatórios, tais como ibuprofeno, podem promover alívio discreto[13]. Outras intervenções devem ser acompanhadas por especialistas.

Tabela 35.1
Causas de Artralgia em Mulheres após a Menopausa[2]

Doenças Reumáticas Não Inflamatórias	Osteoartrite generalizada
	Espondilose cervical
	Espondilose lombar
	Tendinite
	Fibromialgia
Doenças Reumáticas Inflamatórias	Artrite reumatoide
	Polimialgia reumática
	Miopatia, polimiosite
	Síndrome de Sjögren
	Vasculite sistêmica
	Esclerodermia
Infecções Crônicas	Hepatite C
	Brucelose
Desordens Endócrinas	Deficiência de vitamina D
	Hipotireoidismo
	Hiperparatireoidismo
Malignidade	Mieloma múltiplo
	Câncer disseminado

REFERÊNCIAS BIBLIOGRÁFICAS

1. Cecil RL, Archer BH. Arthritis of the menopause. JAMA. 1925;84:75-79.
2. Magliano M. Menopausal arthralgia: Facts or fiction. Maturitas 2010;67(1):29-33.
3. Szoeke CE, Cicuttini FM, Guthrie JR. The relationship of reports of aches and joint pains to the menopausal transition: a longitudinal study. Climacteric 2008;20:127-40.
4. Korse CM, Bonfrer JM, van Beurden M et al. Estradiol and testosterone levels are lower than natural menopause. Tumor Biol 2009;30:37-42.
5. Stan D, Loprinzi CL. Breast cancer survivorship issues. Hemato Onco Clin N Am 2013;27:805-27.
6. Barnabei VM, Cochrane BB, Aragay AK. Menopausal symptoms and treatment-related effects of estrogen and progestin in the Womens's Healt Iniciative. Obstet Gynecol 2005;105:1063-73.
7. Ozdemir S, Celik C, Görkemil H et al. Compared effects of surgical and natural menopause on climacteric symtoms, osteoporosis, and metabolic syndrome. Int J Obstet 2009;106:57-61.
8. Mota LMH, Boris AC, Brenol CV. Consenso da Sociedade Brasileira de reumatologia 2011 para o diagnóstico e avaliação inicial da artrite reumatóide. Rer Bras Reumatol 2011;51(3):199-219.
9. Wagner AD, Goronzy JJ, Matteson EL et al. Systemic monocyte andT-cell activation in a patient with human parvovirus B19 infection. Mayo Clin Proc 1995;70:261-5.

10. Tingle AJ, Allen M, Petty RE et al. Comparative study of joint manifestations associated with natural rubella infectin and RA 27/3 rubella immunization. Ann Rheum Dis 1986;45:110-4.
11. Sergent JS. Extrahepatic manifestations of hepatitis B infection. Bull Rheum Dis 1983;33:1-6.
12. Pamuk ON, Dönmez S, Cakir N et al. Increased frequencies of hysterectomy and early menopause in fibroyalgia patients: a comparative study. Clin Rheumatol 2009;28:561-4.
13. Doherty M, Hawkey C, Goulder M et al. A randomized controlled trial of ibuprofen, paracetamol or a combination tablet of ibuprofen/paracetamol in community-derived people with knee pain. Ann Rheum Dis 2011;70:1534-41.

36 | Câncer ginecológico: incidência e mortalidade

• José Carlos Pascalicchio

O Brasil possui, conforme as estimativas de 2013 do Instituto Brasileiro de Geografia e Estatística (IBGE), 201 milhões de habitantes, caracterizando-se como a quinta nação mais populosa do planeta. A mesma fonte cita que a crescente população brasileira, 10 milhões de habitantes no ano de 1872, só aumentará até 2042; com tendência a estabilização a partir de 2025, em 2060 o país manterá o número de 260 milhões de habitantes[1].

O incentivo à redução da natalidade – divulgação de métodos anticoncepcionais – aliado ao progressivo envelhecimento populacional em consequência de melhora nos atendimentos à saúde, de condições sanitárias, crescente urbanização e industrialização, além do aumento do poder aquisitivo, aumentarão a expectativa de vida ao nascer, atualmente de 76 anos para os homens e 78 para as mulheres – para 81,3 anos em 2.060 (homens com 78 e mulheres com 84,4 anos, respectivamente).

Dados do censo promovido pelo IBGE em 2010 confirmaram o aumento da população com 65 anos ou mais. Esta fração, 7,4% (14,9 milhões de habitantes), é estimada que em 2060 represente 26,8%, ou seja, 58,4 milhões. A partir de 2025 o Brasil ocupará a sexta posição entre os países mais envelhecidos do mundo[1].

A distribuição por gênero, média mundial ao nascimento, de 96 mulheres para cada 100 homens, fica invertida após os 50 anos em consequência da longevidade maior da mulher. Na população, 40,1% dos óbitos ocorrem após os 50 anos de idade, sendo a mortalidade masculina superior à feminina (68,2 x 31,8%).

O crescente envelhecimento da população brasileira, com predomínio para o sexo feminino, conforme referido pelo Instituto Nacional de Câncer José Alencar Gomes da Silva (INCA), segue uma tendência internacional.

As neoplasias malignas são devidas às mutações adquiridas de forma progressiva pelo genoma exposto a fatores de risco, como tabagismo – responsável por aproximadamente um terço da ocorrência dos casos de câncer – consumo de álcool, qualidade da alimentação, obesidade e sedentarismo; os longevos ficam expostos a esses agentes por maior tempo.

Conforme dados publicados pelo Sistema de Informações sobre Mortalidade da Secretaria de Vigilância em Saúde do Ministério da Saúde (SIMS/SVS/MS e IBGE), na faixa etária acima de 50 anos, metade dos óbitos é devida à soma das doenças cardiovasculares (32,2%) – isquêmicas do coração e cerebrovasculares – com as neoplasias malignas (16,7%). Atualmente o câncer se caracteriza como a segunda causa de morte no Brasil e no Mundo.

REGISTROS OFICIAIS DA INCIDÊNCIA DAS NEOPLASIAS MALIGNAS

Na última década, a incidência de câncer aumentou 20% em todo o mundo. As estimativas da *International Agency for Research on Cancer* (IARC) registraram que o número mundial de casos ocorridos em 2008, 12,7 milhões – aumentou em 2012, 14,1 milhões – e serão 27 milhões em 2030.

Conforme os especialistas da IARC há 163 casos de câncer para cada 100.000 pessoas na América Latina, número inferior aos 264 casos por 100.000 registrados na União Europeia ou os 300/100.000 dos Estados Unidos. Atualmente os tumores de pulmão (1,52 milhões de casos novos), mama (1,29 milhões) e cólon e reto (1,15 milhões) são os mais frequentes[2].

No Brasil, o INCA admite que a estimativa do ano de 2014, com extensão semelhante válida ao ano de 2015, é 11% maior que o verificado nos 2 anos anteriores (518.510 casos novos/ano *versus* 576.580 atuais). Os tipos mais incidentes, à exceção de pele não melanoma (182 mil pessoas, equivalente a 31,5% do total) são as neoplasias de próstata (68,8 mil casos, 33,7% do total das neoplasias masculinas) e o câncer de mama (57,1 mil casos, 30% dos acometimentos femininos), taxas que acompanham o mesmo perfil de magnitude observado no mundo (Tabela 36.1).

Tabela 36.1
Estimativas para os Anos 2014/2015 de Número de Casos Novos de Câncer Ocorrentes no Brasil, em Homens e Mulheres, segundo a Localização Primária

Localização Topográfica	Masculino	Feminino	Total
Próstata	68.880	-	68.880
Mama feminina	-	57.120	57.120
Cólon e reto	15.070	17.530	32.600
Traqueia, brônquios, pulmão	16.400	10.930	27.330
Estômago	12.870	7.520	20.390
Colo do útero	-	15.590	15.590
Cavidade oral	11.280	4.010	15.290
Esôfago	8.010	2.770	10.780
Linfoma não Hodgkin	4.940	4.850	9.790
Tireoide	1.150	8.050	9.200
Sistema nervoso central	4.960	4.130	9.090
Leucemias	5.050	3.940	8.990
Bexiga	6.750	2.190	8.940
Laringe	6.870	770	7.640
Corpo do útero	-	5.900	5.900
Pele – melanoma	2.960	2.930	5.890
Ovário	-	5.680	5.680
Linfoma de Hodgkin	1.300	880	2.180
Outras localizações	37.150	157.790	194.940
Total parcial	203.930	190.520	394.450
Pele não melanoma	98.420	83.710	182.130
Todas as neoplasias	302.350	274.230	576.580

Fonte: Estimativa/2014. Incidência de Câncer no Brasil (INCA/MS)[2].

Caracterizando a discrepante realidade continental do Brasil, a incidência das neoplasias malignas na população feminina, além de ser maior nas regiões Sul e Sudeste, também apresenta taxas de incidência regionais particulares (Tabelas 36.2 e 36.3).

Tabela 36.2
Incidência de Casos Novos de Câncer entre as Mulheres, Ano de 2014, Brasil e Regiões Geográficas

Localização	Número de Casos Novos
Região Norte	9.930
Nordeste	51.540
Centro-Oeste	20.150
Sudeste	142.820
Sul	49.790
Total no Brasil	274.230

Fonte: Estimativa/2014. Incidência de Câncer no Brasil (INCA/MS)[2].

Tabela 36.3
Taxas de Incidência por 100.000 Habitantes Estimadas aos Tipos de Câncer mais Frequentes (Exceto Pele não Melanoma), em Mulheres, Brasil e Regiões Geográficas (Ano 2014)

	Brasil	Região Norte	Região Nordeste	Região Centro-Oeste	Região Sudeste	Região Sul
1º	Mama feminina (56,06)	Colo do útero (23,57)	Mama feminina (36,74)	Mama feminina (51,30)	Mama feminina (71,18)	Mama feminina (70,98)
2º	Cólon e reto (17,24)	Mama feminina (21,29)	Colo do útero (18,79)	Colo do útero (22,19)	Cólon e reto (24,56)	Cólon e reto (21,85)
3º	Colo do útero (15,33)	Estômago (5.91)	Cólon e reto (7,81)	Cólon e reto (14,82)	Traqueia, brônquio e pulmão (11,48)	Traqueia, brônquio e pulmão (21,35)
4º	Traqueia, brônquio e pulmão (10,75)	Cólon e reto (5,30)	Traqueia, brônquio e pulmão (6,40)	Traqueia, brônquio e pulmão (8,49)	Colo do útero (10,15)	Tireoide (16,15)
5º	Tireoide (7,91)	Traqueia, brônquios e pulmão (5,11)	Estômago (6,39)	Ovário (6,96)	Estômago (8,20)	Colo do útero (15,87)

Fonte: Estimativa/2014. Incidência de Câncer no Brasil (INCA/MS)
Divisão de Vigilância e Análise de Situação (INCA/MS)[2].

Para as mulheres, quando correlacionadas, morfologia histológica, localização anatômica e idade, verificam-se as linhagens tumorais que predominam nas fases de infância e menacme, e outras, no climatério (Tabela 36.4).

Tabela 36.4

Incidência das Neoplasias que Acometem a Mama e o Trato Genital Feminino, Correlacionada à Linhagem Histológica e à Idade (em Anos)

Localização Anatômica	Linhagem Histopatológica	Idade Média ao Acometimento
Mama	Adenocarcinoma	40-70
Ovário	Germinativa	0-30 e após 50
	Cordão sexual	20-70
	Epitelial	50-60 (EUA: 60-70)
	Mesênquima não funcionante	Qualquer idade
Corpo do útero	Adenocarcinoma tipo I	60-70
	Adenocarcinoma tipo II	> 70
	Leiomiossarcoma	Média de 40
	Carcinossarcoma	Progressivo > 40
Cérvice do útero	Adenocarcinoma	35-40
	Carcinoma espinocelular	48-55
	Rabdomiossarcoma	20-30
Vulva	Carcinoma espinocelular	60-70
	Rabdomiossarcoma	20-30

Fonte: Compilação de literatura médica.

REGISTROS OFICIAIS DE MORTALIDADE

A mortalidade pelo câncer tem aumentado de forma proporcional à sua incidência; os dados compilados em 2008 pela IARC permitiram afirmar que da mortalidade mundial total, 58 milhões de pessoas, o câncer respondeu por 7,6 milhões (em 2012, aumento de 8%, foram 8,2 milhões). Segundo a OMS, a expectativa para 2030 é de 17 milhões de óbitos. Os países em desenvolvimento serão os mais afetados, incluindo o Brasil.

Segundo o relatório, nos Estados Unidos, há 13 mortes para cada 37 casos, enquanto na União Europeia e na América Latina o mesmo número de óbitos ocorre para cada 30 e 22 acometimentos respectivamente.

Os informes de mortalidade do INCA[3] ano-base 2011, registraram que, para o sexo masculino, o acometimento maior pertence ao câncer de pulmão (15,5/100.000), seguido por próstata (13,3/100.000), estômago (10,4/100.000), esôfago (6,5/100.000) e cólon-reto (6,2/100.000). Referido ao sexo feminino, tem-se o câncer de mama (15,6/100.000) como a primeira causa de morte, seguido pelo câncer de pulmão (9,4/100.000), cólon-reto (8,3/100.000), cérvice uterina (6,8/100.000) e estômago (6,6/100.000) – Tabela 36.5.

A mortalidade proporcional pelo câncer, antes terceira colocação no Brasil, abaixo das doenças do aparelho circulatório e das causas externas, a partir de 1988, passou ao segundo lugar no município de São Paulo (Programa de Aprimoramento das Informações de Mortalidade – PRO-AIM). A partir de 2005 essa posição foi confirmada de igual forma em todo o país (Sistema de Informações sobre Mortalidade da Secretaria de Vigilância em Saúde do Ministério da Saúde – SIMS/SVS/MS) – Tabela 36.6.

O impacto da mortalidade em determinada população pode também ser avaliado pelo indicador *Anos Potenciais de Vida Perdidos* – APVP. O cálculo é realizado pela multiplicação do número de óbitos devidos a uma determinada causa, em cada idade, pelo número de anos que faltavam para que as pessoas atingissem a idade limite determinada em censos oficiais; assim,

Tabela 36.5
Estimativas do Ano 2011 do Número de Óbitos por Câncer Ocorridos no Brasil em Homens e Mulheres, segundo a Localização Primária

Localização Topográfica	Masculino	Feminino	Total
Pele não melanoma	753	543	1.296
Mama	125	11.735	11.860
Traqueia, brônquios e pulmão	13.050	7.435	20.485
Estômago	8.223	4.483	12.706
Colo do útero	-	4.812	4.812
Próstata	11.965	-	11.965
Cólon e reto	5.035	6.017	11.322
Esôfago	5.531	1.617	7.148
Leucemias	3.028	2.658	5.686
Cavidade oral	4.898	1.316	6.214
Pele melanoma	749	554	1.303
Outras localizações	27.250	27.245	54.495
Total	80.607	68.415	149.022

Fonte: Atlas de Mortalidade por Câncer – INCA, MS, 2013[3].

Tabela 36.6
Mortalidade Proporcional (%) no Brasil, segundo as Principais Causas – 2008

Causas de Óbito	Porcentagem
Doenças aparelho circulatório	29,51
Neoplasias	15,57
Causas externas	12,62
Doenças do aparelho respiratório	9,75
Doenças endócrinas, nutricionais e metabólicas	6,00
Outras	27,55
Total	100,00

Fonte: SIM, 2008.

permite, ao comparar diferentes períodos, demonstrar a real alteração de mortalidade resultante de um tumor específico no total da população[4].

No Estado de São Paulo a idade limite considerada é de 70 anos[5]. No sexo feminino, o APVP teve acréscimo de 30,17%, comparados o ano de 1987 com o de 2003 (118.338 para 169.462), ficando o maior destaque ao câncer de mama, onde foi observado um acréscimo de 54% no total de anos potenciais de vida perdidos nesse período (1987 com 22.425 ou 18,95%, para 2003 com 34.555 ou 20,39%).

Os tumores ginecológicos que figuram entre as principais causas de morte entre as mulheres, não tiveram mudanças significativas de APVP: cérvice e corpo do útero diminuíram e ovário aumentou. O câncer do estômago, com 7.482 ou 6,32% de APVP em 1987 e 8.379 ou 4,94% em 2003, passou da quinta para a oitava posição; a significância decorreu com as neoplasias de intestino grosso e pulmão – Tabela 36.7.

CÂNCER GINECOLÓGICO: INCIDÊNCIA E MORTALIDADE | *339*

Tabela 36.7
Anos Potenciais de Vida Perdidos por Câncer no Sexo Feminino, Todas as Idades, segundo a Topografia. Estado de São Paulo

Topografia	1987		2003	
	APVP	%	APVP	%
Mama	22.245	18,95	34.555	20,39
Leucemias	10.566	8,93	11.538	6,81
Cérvice do útero	9.520	8,04	11.946	7,05
Estômago	7.482	6,32	8.379	4,94
Cólon, reto e ânus	6.216	5,25	12.869	7,59
Corpo do útero	6.089	5,15	6.245	3,69
Traqueia, brônquios e pulmão	6.054	5,12	11.182	6,60
Ovário	4.849	4,10	7.529	4,44
Meninges, encéfalo	4.595	3,88	14.004	8,26
Linfoma não Hodgkin	3.260	2,75	5.420	3,20
Fígado e vias biliares	3.231	2,73	4.555	2,69
Pâncreas	2.392	2,02	4.230	2,50
Esôfago	1.564	1,32	1.886	1,11
Outras neoplasias malignas	30.275	28,19	35.124	20,73
Total	118.338	100,00	169.462	100,00

Fonte: Adaptado de Fundação Seade/Fosp, 2005[5].

COMENTÁRIOS

As neoplasias têm incidência variável no mundo, a qual pode ser compreendida a partir das diferentes composições demográficas verificadas nas diversas regiões – sexo e idade –, que explicam também as diferentes localizações anatômicas. Mas é importante assinalar que 80% dos casos são doenças adquiridas e relacionadas com *fatores ambientais,* tais como tabagismo, hábitos alimentares (dietas ricas em gorduras e ácidos graxos saturados x gorduras e ácidos graxos não saturados, como o ácido linoleico), vírus oncogênicos, agentes cancerígenos ambientais e ocupacionais, exposição a radiações ambientais, ingestão inadvertida de alimentos contaminados ambientalmente (dioxinas, pesticidas etc.) e uso ou ingestão de hormônios em formas não controladas (válido principalmente para as neoplasias de mama, endométrio e próstata). Estes fatores podem estar relacionados com um processo inevitável de industrialização e urbanização mundial, mas como são conhecidos, podem ser prevenidos através do envolvimento educacional da população exposta (explicação para a diminuição do número de casos de colo de útero e de endométrio).

Segundo o *Population Reference Bureau*[6], nos últimos 18 anos houve mais nascimentos do que nos primeiros 42.000 anos de vida humana; consequência maior: a probabilidade de doenças gene-dependentes – como as neoplasias – também aumenta.

CONCLUSÕES

1. O progressivo envelhecimento populacional predispõe ao aumento de incidência das neoplasias malignas – no Brasil, aumento de 11%, comparados os biênios 2012/2013 x 2014/2015.

2. Mulheres, com longevidade maior que homens, são mais acometidas pelo câncer – 302.350 casos novos x 274.230 no sexo masculino.
3. A mortalidade masculina pelo câncer é maior que a feminina – 80.607 x 68.415. Motivo: os homens adquirem neoplasias de biologia mais agressiva do que as incidentes nas mulheres.
4. No Brasil e no mundo as neoplasias ocupam a segunda colocação dentre as causas de mortalidade (15,57%), abaixo das doenças cardiovasculares (29,51%). Somadas, são responsáveis por metade dos óbitos ocorrentes na população.
5. No Estado de São Paulo, como no Brasil, a primeira classificação dentre as neoplasias do aparelho genital feminino é ocupada pelo colo do útero; em segundo lugar a neoplasia de endométrio (5.900 casos) e em terceiro, ovário (5.680 casos). Vale salientar que, confirmando a tendência verificada na cidade de São Paulo (FOSP-2009), no ano de 2014, houve aumento da neoplasia de ovário.
6. As cinco neoplasias de maior incidência no sexo feminino, em ordem de acometimento, são: pele não melanoma, mama, cólon e reto, colo do útero e traqueia, brônquio, pulmão.

(Nota dos Editores: Para outras informações aconselhamos a leitura dos Capítulos 37 a 43.)

REFERÊNCIAS BIBLIOGRÁFICAS

1. Instituto Brasileiro de Geografia e Estatística. Sinopse do Censo Demográfico 2010. Rio de Janeiro: IBGE; 2011. p. 67-68. ISBN 978-85-240-4187-7.
2. Estimativa/2014. Incidência de Câncer no Brasil (INCA). INCA, MS; 2013.
3. Atlas de Mortalidade por Câncer (anos base 2010/2011). INCA, MS; 2013.
4. Romeder JM. Años de Vida Potencialmente y Perdidos entre las edades de uno y setenta años: un indicador de mortalidad prematura para la planificación de salud. Epidemiol. 1977; 2:143-51.
5. Revista da FOSP – Abril de 2.005, vol. 4.
6. Population Reference Bureau (estimativas da ONU – *www.prb.org*).

37 | Fatores de risco para o câncer de mama

- Adrienne Pratti Lucarelli
- Maria Marta Martins

INTRODUÇÃO

A incidência do câncer de mama está aumentando rápida e progressivamente em todo o mundo. Conforme a *American Cancer Society*, cerca de 234.340 casos novos de câncer de mama foram diagnosticados em mulheres nos Estados Unidos em 2013[1]. Segundo a Organização Mundial da Saúde (OMS), nas décadas de 1960 e 1970 registrou-se um aumento de dez vezes nas taxas de incidência de diversos continentes. A estimativa de casos novos no Brasil em 2012 foi de 52.680, sendo que 12.705 morreram a cada ano. O fator de risco mais forte para o câncer de mama é o sexo feminino e a idade, aumentando o risco de uma mulher desenvolver a doença à medida que envelhece[2]. Porém, outros fatores também podem aumentar o risco de uma mulher desenvolver câncer de mama, por isso é importante identificar grupos e conhecer ferramentas para estimativa de risco no desenvolvimento de câncer de mama. Segundo a Sociedade Brasileira de Mastologia, as pacientes são classificadas em três grupos[3].

O primeiro grupo é formado por pacientes de risco muito elevado, considerado (risco relativo [RR] maior que 3): mãe, irmã ou filha com câncer de mama na pré-menopausa, história familiar de pelo menos um parente de primeiro grau com diagnóstico de câncer de mama bilateral ou câncer de ovário em qualquer faixa etária, história familiar de câncer de mama masculino, antecedente de hiperplasia epitelial atípica ou neoplasia lobular *in situ* e suscetibilidade genética comprovada (mutação do gene BRCA1 ou BRCA2)[3].

No segundo grupo encontramos pacientes de risco moderado (risco relativo [RR] entre 1,5 e 3): mãe ou irmã com câncer de mama na após a menopausa, nuliparidade ou antecedente de hiperplasia epitelial sem atipia[3].

O terceiro e último grupo é composto por mulheres de risco pouco elevado (risco relativo [RR] menor que 1,5): menarca precoce, menopausa tardia, primeira gestação de termo após 30 anos, obesidade, dieta nutricional gordurosa, sedentarismo, terapia de reposição hormonal (TH) ou ingestão alcoólica excessiva[3].

ANALISANDO OS FATORES DE RISCO

Idade

O risco cumulativo de câncer de mama aumenta com a idade, sobretudo após os 50 anos. Em mulheres com suscetibilidade genética, a neoplasia aparecerá em pacientes mais jovens. Segundo o SEER (*Surveillance, Epidemiology, and End Results (SEER) Program*), que realiza as estatísticas de dados americanos, cerca de 12,4% das mulheres nascidas nos Estados Unidos vão desenvolver câncer de mama em algum momento de suas vidas. Essa estimativa significa que, uma mulher nascida hoje, tem cerca de1 em 8 chances de ser diagnosticada com câncer de mama em algum momento. Por outro lado, a possibilidade de ela nunca ter o câncer de mama é de 87,6%, ou cerca de 7 em cada 8 chances.

A chance de desenvolvimento de câncer de mama em uma mulher de 50 anos de idade é de 1 em 42 mulheres enquanto para as mulheres de 30 anos a proporção será de 1 em 227 mulheres com a doença[4]. Essas porcentagens são mostradas na Tabela 37.1.

Tabela 37.1 Incidência de Câncer de Mama por Idade*	
Idade	Incidência do Câncer por Idade
Aos 30 anos	0,44% (ou 1 em 227)
Aos 40 anos	1,47% (ou 1 em 68)
Aos 50 anos	2,38% (ou 1 em 42)
Até 60 anos	3,56% (ou 1 em 28)
Até 70 anos	3,82% (ou 1 em 26)

Fonte: SEER Cancer Statistics (dados1975-2010): National Cancer Institute (2012).
* Sem avaliação do risco individual.

História Familiar

Cânceres de mama familiares são responsáveis por 15 a 20% dos casos. São mulheres que desenvolvem câncer de mama em vários membros da família que também são afetados, mas sem padrão de herança. O câncer de mama na forma esporádica representa 70 a 80% dos casos. O seu desenvolvimento pode ser atribuído, principalmente, a causas não hereditárias, tais como o ambiente e outros fatores de risco pessoal. Em geral, formas esporádicas de câncer de mama ocorrem em idade mais avançada, sem perfil de herança específico e com uma frequência de ocorrência em uma família comparável com a população em geral[5].

A probabilidade de uma mulher desenvolver câncer de mama aumenta se a mãe, a irmã e/ou a filha foi diagnosticada com a doença, principalmente se este diagnóstico aconteceu antes dos 50 anos. Ter um parente de primeiro grau do sexo masculino com câncer de mama também aumenta o risco de uma mulher desenvolver a doença[6].

Depois do sexo feminino e da idade, a história familiar é o fator de risco mais significativo para o câncer de mama. Avaliando o grau de parentesco, podemos definir que se uma mulher tem um parente de primeiro grau (mãe, irmã, filha) com câncer de mama, seu risco é 1,8 vez maior e se ela tem um parente de segundo grau (tia, avó) com câncer de mama, o risco é de 1,3 vez maior[5,6].

Dados de 117.988 mulheres do Nurse's Health Study, com idade entre 30 e 55 anos, iniciado em 1976 e seguido até 1988 mostraram que mulheres cuja mãe foi diagnosticada com câncer de mama antes dos 40 anos reportaram um RR de 2,1, diminuindo este risco com o avançar da idade materna para 1,5 em mulheres com mães diagnosticadas após os 70 anos. Para aquelas com uma irmã com câncer de mama, o RR é de 2,3. A mulher com irmã e mãe com câncer de mama tem o risco aumentado para 2,5. Usando esses dados estimou-se que 36% dos casos de câncer de mama entre mulheres de 20 a 29 anos são atribuídos à suscetibilidade gênica, com essa fração diminuindo para 1% para mulheres com câncer na idade de 80 anos[5-7].

Fatores que contribuem para risco são quantidade de parentes afetados, grau de parentesco, número de mulheres na família e parentes de primeiro grau com câncer de ovário[5,6].

Herança Genética

A predisposição hereditária para câncer de mama corresponde a 5 a 10% dos casos[8]. Estes são causados por uma mutação da linhagem germinativa em um gene altamente penetrante que aumenta o risco de doenças malignas da mama e de outros tecidos. Estudos genéticos familiares têm levado à identificação de vários genes altamente penetrantes que atuam como fator de risco em famílias predispostas. No caso do câncer de mama hereditário, os genes mais comumente associados são BRCA 1, BRCA 2 e TP 53[8,9]. Em famílias predispostas, a média de idade do câncer de mama em mulheres carregadoras de mutações no BRCA1 ou BRCA2 é de 40 anos[8].

Os genes BRCA1 e BRCA2 operam classicamente como genes supressores do tumor. Indivíduos com câncer de mama familiar herdam em todas as células do corpo determinada mutação em um dos dois alelos do gene. Com o passar do tempo, outra alteração molecular ocorre, somaticamente, no alelo funcionante, e o fenótipo neoplásico se estabelece no órgão. Dessa maneira, a predisposição ao câncer é conferida geneticamente pela herança de apenas um dos alelos alterados, padrão dominante de transmissão, não gerando alterações fenotípicas somáticas detectáveis, ao passo que a neoplasia, propriamente dita, estabelece-se como resultado de alterações nos dois alelos do gene, padrão recessivo de expressão[8].

Mulheres com alterações no BRCA 1 têm risco de quase 90% de desenvolvimento do câncer de mama até a idade de 70 anos, além disso, mutações nesse gene aumentam para percentuais entre 15 e 45% o risco de desenvolvimento de câncer de ovário[8,9].

Mutações no BRCA 2 estão associadas a risco aumentado para câncer de mama em pessoas também do sexo masculino. Homens que herdam mutações germinativas de BRCA 2 possuem 6% de probabilidade de apresentar câncer de mama ao longo da vida. Esse número representa risco 100 vezes maior que o esperado para a população normal[9].

Identificação de mutações nestes genes por meio de testes genéticos clínicos permite que os pacientes sejam submetidos a estratégias de rastreamento e prevenção. Além disso, um número de alelos mutantes foram identificadas em genes tais como CHEK 2, PALB 2, ATM e BRIP 1, que muitas vezes exibem penetração incompleta e conferem moderado risco para câncer de mama[8-10].

Alelos comuns de baixa penetrância foram identificados, principalmente através de estudos de associação ampla de genoma e encontram-se presentes em 10 a 50% da população, conferindo frequências de aumento de risco para o câncer de mama de 1,5 vez. Embora ainda não clinicamente estabelecida, espera-se que a identificação de variantes comuns de risco possam, eventualmente, permitir a identificação de mais mulheres para a implementação de estratégias de rastreamento do câncer de mama, prevenção ou tratamento com benefício clínico[10].

História Reprodutiva e Menstrual

O risco de câncer de mama aumenta para pacientes com menarca precoce e menopausa tardia, pois se relaciona com o número de ciclos menstruais durante a vida e assim a sua exposição é cumulativa aos hormônios endógenos A menarca precoce, ou seja, antes dos 12 anos, tem sido associada ao câncer de mama, principalmente em países desenvolvidos. As mulheres ficam mais tempo expostas aos estímulos estrogênicos, possibilitando maior suscetibilidade ao câncer de mama. As mulheres que menstruam antes dos 12 anos têm aproximadamente 50% mais chance de desenvolver câncer de mama que aquelas com a menarca após os 15 anos. A idade da menopausa também aumenta a incidência do câncer se ela ocorrer após os 50 anos[11].

Gravidez e amamentação também se relacionam a tempo de exposição hormonal, além das mudanças diretas sobre a diferenciação das células da mama na produção de leite. Alguns pesquisadores acreditam que estas células diferenciadas são mais resistentes do que as células que não tenham sido submetidas à diferenciação, por isso não se transformariam em células cancerígenas[11-13].

Nulíparas têm risco aumentado de câncer de mama quando comparadas com multíparas. A incidência do câncer de mama aumenta 1,7% para cada 1 ano de aumento na idade do primeiro filho. Para cada ano adicional de espaço entre o primeiro e o segundo filho, o risco de câncer de mama aumenta 0,4%. Mulheres que tiveram o primeiro filho após os 35 anos apresentam risco duas vezes maior de câncer de mama se comparadas as com as mulheres que o tiveram antes dos 18 anos[12].

A redução no risco depois da gestação comparada com nulípara não é imediata, mas demora de 10 a 15 anos para se manifestar. De fato, o risco para câncer de mama é aumentado para a primeira década após a primeira gestação. Depois da diferenciação das células mamárias na gravidez, as células epiteliais têm um maior ciclo celular e gastam mais tempo em G_1, a fase em que há o reparo do DNA. Quanto maior o intervalo entre o primeiro filho e a menarca, maiores são os efeitos adversos da primeira gestação. Esse é o motivo pelo qual mulheres que tiveram filhos há pouco tempo têm um pequeno aumento do risco para câncer de mama[12].

Um maior número de filhos diminui o risco de câncer de mama. As mulheres com dois filhos terão 20% menos chance de desenvolver câncer de mama, se comparadas com as nulíparas, e aquelas com cinco filhos ou mais, 30% menos. Em mulheres com mutações no gene BRCA 1, entretanto, um efeito protetor é mostrado para pacientes com idade do primeiro filho precoce e mais de três filhos[12].

Lactação

Estudo de metanálise de 47 casos-controles e coorte mostrou que o aleitamento reduz o risco de câncer de mama em 4,3% a cada 12 meses de aleitamento (RR: 0,957). Outros autores encontraram efeito protetor somente nas mulheres na pré-menopausa. O efeito da lactação parece ser pequeno e limitado a uma minoria de mulheres com risco de câncer de mama[13].

Anticoncepcionais

Uso de contraceptivos orais pode produzir um pequeno aumento no risco para usuárias de longa data, porém esse efeito parece ser temporário. Trabalho de metanálise mostrou RR de 1,24 para usuárias, sendo que, após 10 anos de parada do uso, nenhuma diferença foi observada. Um pequeno aumento do risco pode aparecer quando iniciado antes dos 20 anos. Entre mulheres diagnosticadas com 30-34 anos, o RR é de 1,54 se o uso começou antes dos 20 anos e 1,13 se o uso começou com 20 anos ou mais. Em contrapartida, o câncer de mama diagnosticado em mulheres após 10 anos de uso de anticoncepcional mostrou ser menos agressivo que aquele em pacientes que nunca usaram. Para conduzir esta análise, 54 estudos foram acessados com um total de 53.297 mulheres com câncer e 100.239 sem a doença[13].

Outro estudo publicado no *New England Journal,* conhecido como *Women's CARE (Women's Contraceptive and Reproductive Experiences)*, englobando mulheres entre 34 e 64 anos, com um total de 4.575 com câncer de mama e 4.682 controles, mostrou RR de 1,0, para mulheres que estavam fazendo uso de contracepção oral no momento, e 0,9, para aquelas que utilizaram previamente o hormônio. O RR não aumentou com períodos maiores de utilização ou com maiores doses de estrogênio. O uso de contracepção oral por mulheres com história familiar de câncer de mama não se associou ao aumento do risco, nem houve associação de maior risco com o início de utilização em idade mais jovem. Em pacientes portadoras de mutação do BRCA 1, a associação de contraceptivos orais mostrou aumento do risco de 1,3[14].

Uso de progestágenos: minipílulas, medroxiprogesterona de depósito e implante de levonorgestrel não mostraram aumentar o risco de câncer de mama[15].

Outra metanálise realizada com 73 estudos de 2002 a 2011, em que os participantes estudados foram as mulheres na pré-menopausa em sua maioria, comparando-se quem sempre fazia uso de anticoncepcional e aquelas que nunca usaram, mostrou que o uso de anticoncepcionais constante dá um risco de 10% com relação a quem nunca utilizou[15].

Densidade Mamográfica

O tecido glandular e conjuntivo da mama são mamograficamente densos. As mulheres que têm um alto percentual de tecido mamário denso têm um maior risco de câncer de mama que as mulheres da mesma idade que tenham menor quantidade de tecido mamário. Em geral, as mulheres mais jovens têm mamas mais densas do que as mulheres mais velhas. Conforme uma mulher envelhece, a quantidade de tecido glandular diminui e a quantidade de tecido adiposo aumenta. A partir de 2006, novos estudos têm relacionado a densidade mamográfica ao aumento do risco de câncer de mama[1,3].

Mulheres com 50% de densidade da área total mamária têm de três a cinco vezes maior risco para câncer de mama que mulheres com 25% ou menos de densidade. Estudos apontam que 1/4 de mulheres que usam terapia de reposição hormonal com progestógenos têm aumento na densidade mamográfica, além disso, mostram que um pequeno número, cerca de 8% que usam estrogênio isolado, também apresenta aumento da mesma. Entretanto não é conhecido se o aumento da densidade provocado pela TH carrega os mesmos riscos que o aumento da mesma de forma natural[1,3,15].

Exposição à Radiação

Linfócitos de membros de famílias afetadas demonstram reduzida eficiência para reparar quebras de DNA induzidas por raios X, sugerindo que o câncer de mama pode resultar de uma suscetibilidade genética ao efeito mutagênico da radiação. Células humanas contendo mutação do BRCA 1 são hipersensíveis à radiação ionizante na via de reparo de transcrição do DNA. O aumento da sensibilidade à radiação tem sido postulado nos casos de genes com mutações para ataxia-telangiectasia e na síndrome de Li-Fraumeni[16].

A possibilidade de que a suscetibilidade genética para o câncer de mama ocorra via mecanismo de sensibilidade à radiação aumenta as questões sobre a exposição à radiação. É possível que a exposição à radiação para o diagnóstico, inclusive o uso da mamografia, aumente o risco em pacientes geneticamente suscetíveis e não nas mulheres de médio risco. Radiação terapêutica pode ter risco carcinogênico. Atualmente, a principal causa de carcinogênese induzida por radiação é o tratamento de neoplasias. É descrito um risco relativo de 5,2 em pacientes com doença de Hodgkin. O excesso de risco do câncer de mama depende da idade e da dose da irradiação[17].

História de Doença na Mama

Doença benigna na mama é um fator de risco para câncer, independente de outros fatores. O risco de desenvolvimento do câncer varia pelo resultado da biópsia. Mulheres com doença proliferativa sem atipia têm um risco de 1,6 a 1,9 vez de desenvolvimento do câncer[1]. O risco entre mulheres com hiperplasia atípica é 2,5 a 5,3 vezes maior que nas mulheres com doença não proliferativa da mama[3,5].

Carcinoma lobular *in situ* é associado ao aumento do risco para subsequente câncer invasor. Antecedente de câncer lobular *in situ* leva a um RR de 16,4 e de câncer ductal *in situ* de 17,3. Riscos são maiores para mulheres diagnosticadas em idade jovem e para aquelas com história familiar de câncer de mama. Mulheres com um câncer de mama anterior têm três a quatro vezes aumento do risco de um segundo câncer em mama contralateral. A maioria dos estudos reporta um risco anual de desenvolvimento de um segundo câncer de 0,5 a 0,7%. Enquanto o risco de câncer de mama contralateral persiste por até 30 anos depois do diagnóstico, a média de intervalo entre câncer primário e doença contralateral é aproximadamente de 4 anos[1,18].

Álcool

O álcool pode aumentar os níveis totais e a biodisponibilidade estrogênica. O consumo de três doses diárias equivale a um RR de 1,1 a 1,4. Pacientes que são consumidoras recentes de três ou mais doses por dia estão predispostas a um risco relativo maior chegando ao redor de 2,2, porém se o consumo de álcool se iniciou na idade de 16 a 29 anos, o RR é de 0,9, ou seja, a mulher que inicia o uso precoce do álcool tem menor risco do que aquelas que começam a ingestão mais tarde. Na presença de antecedente familiar de câncer de mama, o RR sobe para 2,45[1,18].

A relação entre consumo de álcool e câncer de mama está ligada à dose diária ingerida. Quanto maior for a dose, maior será o risco de desenvolver câncer de mama, ou seja, existe efeito dose-resposta. A cada 10 mL a mais ingerida por dia, ocorre um aumento de 7,1% no risco de desenvolver câncer de mama. A razão do aumento do risco de câncer de mama com o consumo de álcool não está clara, provavelmente se deve ao aumento dos níveis de estrogênios em usuárias de álcool[1,19].

Nutrição

A dieta gordurosa em excesso tem recebido particular atenção como possível causa de câncer de mama e, consequentemente, também há uma relação inversa com a incidência do carcinoma quando ela é pobre em gordura animal. Embora estudo multicêntrico realizado na Itália demonstrasse haver pouca relação de risco entre ingestão de gordura animal e câncer de mama, com um RR de 0,91, mulheres que ingerem carne vermelha, carne frita e bife, mostram risco relativo de 3,34, comparadas com mulheres que consomem quantidades pequenas desses alimentos[1,20].

Obesidade

Peso elevado é um dos fatores que leva a aumento no risco de câncer de mama em mulheres após a menopausa. Uma análise de estudos de coorte sugere que, em mulheres após a menopausa, a menor circunferência da cintura reduz o risco de câncer de mama, em comparação com circunferências maiores, e que existe um risco 24% inferior nas mulheres com uma menor relação cintura e quadril. No entanto, o impacto de obesidade e câncer de mama foi observado em mulheres brancas mas não em afro-americanas após a menopausa. As medidas de cintura, quadril e a proporção de ambas foram significativamente associadas a um risco 1,95 a 2,75 vezes maior para o desenvolvimento de câncer de mama receptor de estrogênio negativo[20,21].

A perda de peso em mulheres que alcançaram ganho ponderal elevado em idades menores que 45 anos, mas não em idades mais avançadas, foi associada a um risco reduzido de câncer de mama após a menopausa. Quando o ganho de peso foi calculado a partir do peso adulto mais baixo, o risco aumentava em 8% para cada 5 kg de ganho de peso. Assim, os estudos epidemiológicos apoiam que essa modificação de peso pode alterar o risco de câncer de mama[20,21].

Evidências epidemiológicas sugerem que a obesidade está associada a risco aumentado de câncer de mama em mulheres, principalmente na população após a menopausa. Um fator importante que contribui para a obesidade e a carcinogênese mamária pode ser um excesso de exposição do epitélio mamário a várias substâncias bioativas produzidas pelo tecido adiposo[18].

A obesidade causa aumento da resistência à insulina, hiperinsulinemia e maior biodisponibilidade de IGF-1. O IGF-1 é fator importante associado ao risco de câncer de mama, independente dos níveis de estradiol[15].

Os adipócitos formam um órgão endócrino ativo. Representam fonte importante de citocinas tais como fator de necrose tumoral- e VEGF, alguns dos quais são potencialmente envolvidos na regulação da angiogênese. O tecido adiposo é fonte de estrogênios, insulina e fatores de crescimento, os quais se acredita participarem da tumorigênese mamária[18,20].

Existe relação estreita entre estrogênio e a via da leptina e um efeito estimulador da leptina sobre a expressão da aromatase tumoral e estes resultados sugerem que poderiam ocorrer efeitos adversos da leptina sobre a eficácia do tratamento do câncer da mama, particularmente com medicamentos antiestrogênicos tais como tamoxifeno e inibidores da aromatase. Além disso, a leptina tem sido associada a interferências em terapias não hormonais, pois o efeito citotóxico do 5-fluorouracil sobre células de câncer do cólon é diminuído na presença de leptina[20].

Metformina

O diabetes aumenta o risco de desenvolver câncer de mama e um risco maior de morrer da doença em comparação com mulheres não diabéticas. Mulheres em uso de metformina para controlar o diabetes diminuem o risco de desenvolver câncer de mama, quando comparadas com aquelas que não a usam. A metformina parece atuar por meio da redução dos níveis de glicose no sangue e na insulina circulante, e também diretamente, a nível molecular, intracelular, atuando nas vias da carcinogênese[20]. Dados epidemiológicos retrospectivos vinculam a ingestão de metformina à redução da ocorrência de câncer em diabéticos em 30%. Dados preliminares testaram seu uso em pacientes com câncer de mama. No entanto, ainda está para ser comprovado que a metformina melhora a evolução clínica das vítimas de câncer de mama. Além disso, em laboratório, os mecanismos subjacentes à sua atividade anticancerígena pré-clínica ainda não estão claros[18].

Várias metanálises recentemente confirmaram que a terapia com metformina reduz a incidência e a mortalidade de cânceres (incluindo câncer colorretal , hepatocarcinoma e câncer de mama). A metformina pode exercer a sua atividade anticâncer por efeito direto (insulina) e indireto (AMPK e mTOR). Considerando-se toda a informação clínica promissora em pacientes com diabetes tipo 2, novos ensaios clínicos estão em andamento com o objetivo de avaliar o papel da metformina em oncologia, especialmente como terapia adjuvante, mono ou combinada, no câncer de mama[15].

Atividade Física

Redução do risco de câncer de mama foi observada entre as mulheres que relataram caminhadas e/ou exercício leve acima de 10 horas por semana (RR: 0,57), em comparação com aquelas que negaram. A associação entre a caminhada e/ou exercício físico e câncer de mama foi modificada pelo uso de terapia hormonal. Mulheres após a menopausa que nunca usaram terapia hormonal apresentavam um risco reduzido de câncer de mama associado à atividade física, porém não houve relação entre os usuárias de TH, atividade física e câncer de mama[1,22].

Com relação à atividade física moderada e intensa, uma associação inversa com o câncer de mama após a menopausa foi sugerida. Essa relação foi quase inteiramente relacionada com atividade intensa. Associação inversa com a atividade física intensa foi limitada a mulheres que estavam magras (índice de massa corporal menor que 25 kg/m^2). Em contraste, nenhuma associação com atividade intensa e câncer de mama foi observada entre as mulheres que estavam com sobrepeso. Atividade física fraca ou moderada não mostrou nenhuma relação com o câncer de mama[22].

Vitamina D

Há algumas hipóteses de que o polimorfismo do receptor de vitamina D (VDR) pode influenciar tanto a ocorrência quanto o prognóstico do câncer de mama. O metabólito natural mais ativo da vitamina D (1,25-di-hidroxivitamina D$_3$) tem demonstrado regular o crescimento e a diferenciação de vários tipos de células, incluindo células cancerígenas. Além disso, há evidências de seu efeito regulador sobre morte celular, invasão tumoral e angiogênese nas células mamárias tumorais. A maioria dos casos está ligada a mutações no gene alelo do receptor dessa vitamina. Em vários estudos observacionais, alta ingestão de vitamina D tem sido associada ao risco reduzido de câncer de mama. Existem estudos experimentais que suportam a hipótese de que os efeitos anticarcinogênicos da vitamina D podem ser mediados pela via do estrogênio por *down-regulation* do receptor de estrogênio, diminuindo a ação estrogênica de crescimento celular. A exposição da pele ao sol e a síntese de vitamina D, as dietas alimentares ricas em vitamina D ou a suplementação de 400 UI de vitamina D por dia são associadas à diminuição de risco de câncer de mama[23].

Acrilamida

A acrilamida é uma substância química utilizada em muitos processos industriais, como a produção de papel, tintas e plásticos, no tratamento de água potável e também encontrada em produtos de consumo, tais como embalagens de alimentos e alguns adesivos. Alguns investigadores têm encontrado acrilamida em certos alimentos que foram aquecidos a uma temperatura acima de 120^0 Celsius, mas não em alimentos preparados abaixo desta temperatura. Métodos de cozimento de alta temperatura, como fritar, assar, grelhar podem produzir acrilamida. Além disso, há presença da mesma na fumaça de cigarro. A exposição à acrilamida a partir de alimentos ou fumo é a mais importante[24,25].

Uma série de estudos de caso-controle tem investigado a relação entre a ingestão de acrilamida e o risco de desenvolvimento de câncer de cavidade oral, faringe, esôfago, laringe, intestino grosso, rim, mama e ovário. Um estudo destinado a avaliar o risco de câncer de mama em mulheres após a menopausa mostrou que, entre as mulheres com níveis mais altos de hemoglobina ligada à acrilamida no sangue, houve um aumento estatisticamente significativo no risco de câncer de mama do tipo receptor de estrogênio positivo[25].

Antitranspirantes ou Desodorantes

Antitranspirantes axilares (uma preparação que reduz o suor das axilas) ou desodorantes (uma preparação que destrói ou diminui odores desagradáveis) são apontados por conter substâncias prejudiciais, que podem ser absorvidas através da pele ou de fendas causadas pelo barbeador e assim se relacionarem com o câncer de mama, pois são substâncias aplicadas com frequência em uma área ao lado da mama. No entanto, não temos conhecimento de qualquer evidência conclusiva ligando o uso de antitranspirantes ou desodorantes nas axilas e o subsequente desenvolvimento de câncer de mama[1,26].

Compostos à base de alumínio são usados como ingredientes em antitranspirantes, podendo fechar temporariamente os poros que secretam o suor, interrompendo o fluxo de suor para a superfície da pele. Alguns estudos sugerem que os compostos à base de alumínio podem ser absorvidos pela pele e causar efeitos semelhantes ao estrogênio, contribuindo para o desenvolvimento de câncer de mama. Os parabenos, que são utilizados em alguns desodorantes e antitranspirantes, também podem mimetizar a atividade estrogênica supondo uma relação com o câncer de mama.

Uma pesquisa adicional é necessária para determinar se estes produtos químicos podem alterar o DNA de algumas células ou causar outras alterações nas células mamárias que possam levar ao desenvolvimento de câncer de mama.

Resultados de um estudo examinando a frequência de depilação axilar com lâmina e uso de antitranspirante/desodorante entre 437 sobreviventes de câncer de mama, concluiu que a idade de diagnóstico do câncer de mama foi significativamente mais precoce em mulheres que usaram estes produtos em suas axilas depiladas com mais frequência. Além disso, as mulheres que começaram a se depilar com lâmina antes dos 16 anos de idade foram diagnosticadas com câncer de mama mais cedo do que aquelas que começaram esses hábitos mais tarde. Esse estudo, porém, não demonstrou uma ligação conclusiva entre estes hábitos de higiene das axilas e o câncer de mama.

Terapia Hormonal

A terapia hormonal (TH) na mulher após a menopausa envolve o tratamento com estrogênio isolado ou estrogênio associado a progestógenos. O estudo *Women's Health Initiative Group* (WHI) divulgou resultados envolvendo 16.608 mulheres após a menopausa, com idades entre 50 e 79 anos, selecionadas para receber terapia hormonal (TH) ou placebo. No grupo de mulheres tratadas, 8.506 utilizaram estrogênios conjugados equinos associados ao acetato de medroxiprogesterona e 8.102 mulheres receberam placebo. O estudo foi interrompido antes do prazo, uma vez que, em seguimento médio de 5,6 anos, os riscos aumentaram[27]. A incidência de carcinoma invasor foi 24% mais elevada para usuárias de TH. Este risco aumentado persistiu após um período de acompanhamento de 11 anos. Porém essas mulheres apresentaram um risco menor que 1/3 para fraturas vertebrais e de quadril que as mulheres que tomaram placebo.

Durante os primeiros 4 anos do estudo, um número menor de cânceres de mama foi diagnosticado no grupo estrogênios conjugados equinos associados ao acetato de medroxiprogesterona, quando comparado ao grupo-placebo, após esse período, mais cânceres de mama foram diagnosticados nas usuárias de estrogênios conjugados equinos associados ao acetato de medroxiprogesterona. A terapia combinada resultou em frequência mais elevada de mamografias anormais quando comparada com o placebo, reduzindo a sensibilidade para a detecção do câncer de mama. Da mesma forma, não foram indicadas clinicamente mais biópsias de mama no grupo tratado com estrogênios conjugados equinos associados ao acetato de medroxiprogesterona, porém essas biópsias diagnosticaram menos frequentemente o câncer de mama. O aumento estatisticamente significativo na densidade mamográfica foi associado ao grupo estrogênios conjugados equinos associados ao acetato de medroxiprogesterona, sendo um fator que contribuiu para o fraco desempenho de diagnóstico de mamografias e biópsias de mama[27].

Após um acompanhamento de 11 anos de 678 cânceres de mama invasivo, um aumento de 25% no risco de câncer de mama invasivo foi visto com estrogênios conjugados equinos associados ao acetato de medroxiprogesterona, que tiveram maior influência sobre o câncer de mama com início mais próximo da menopausa (terapia iniciada até 5 anos após a menopausa) quando comparado com a terapia iniciada após 5 anos da menopausa[28].

O estádio mais avançado de câncer de mama diagnosticado no grupo estrogênios conjugados equinos associados ao acetato de medroxiprogesterona refletiu-se nos resultados da mortalidade. Nesse grupo, o risco de morte atribuído ao câncer de mama foi aumentado por um fator de 1,96 e o risco de morte por todas as causas, após um diagnóstico de câncer de mama, foi aumentado por um fator de 1,57[29].

Os resultados do WHI com relação ao uso de estrogênios conjugados equinos associados ao acetato de medroxiprogesterona são semelhantes aos de estudos observacionais com relação à incidência, mas diferem da maioria dos relatórios com relação às características do câncer de mama e os resultados clínicos[28,29]. Com relação ao estudo do WHI que utilizou estrogênios isolados, em mulheres após a menopausa com uma histerectomia anterior, este foi realizado com 10.739 mulheres divididas em um grupo usando estrogênios conjugados equinos isolados e outro grupo recebendo placebo e terminou em um seguimento médio de 7,1 anos por causa de um aumento no risco de acidente vascular cerebral e da ausência de benefício clínico geral, apesar de uma diminuição no risco de fratura óssea. Depois de 10,7 anos de acompanhamento, o risco de fraturas de quadril foi ligeiramente superior no grupo com estrogênios isolados e o risco de câncer de mama permaneceu menor, se comparado com as mulheres que tomaram o placebo, sendo que esse efeito continuou por pelo menos 5 anos após a parada da TH[30].

No estudo WHI, os estrogênios isolados mostraram redução na doença cardíaca coronária e houve uma incidência menor de câncer de mama em comparação com o placebo durante os 5,9 anos (mediana) de intervenção, mas a diferença não foi estatisticamente significativa. Nas análises ajustadas seguindo o perfil de aderência, o uso de estrogênios isolados foi associado a uma diminuição de 33% com relação à incidência de câncer de mama, o que foi estatisticamente significante. Depois de seguimento mais longo (10,7 anos), o uso de estrogênios isolados foi associado a uma diminuição de 23% na incidência de câncer de mama invasivo. Similar aos resultados do WHI com a terapia hormonal combinada, o grupo estrogênios isolados aumentou a frequência de biópsias de mama em comparação com o placebo. Em contraste com estrogênios conjugados equinos associados ao acetato de medroxiprogesterona, o uso de estrogênios isolados não interferiu substancialmente com a detecção de câncer de mama[31].

No estudo WHI, as mulheres que começaram a usar estrogênios isolados com intervalo menor que 5 anos após a menopausa (ou seja, mulheres que tiveram um curto período de tempo para iniciar a terapia) não demonstraram uma redução na incidência de câncer de mama, em comparação com a redução observada em mulheres que começaram a usar estrogênios isolados após 5 ou mais anos do início da menopausa. No entanto, esta interação com o tempo não foi estatisticamente significante[30,31].

No *Million Women Study,* um aumento do risco de câncer de mama com estrogênios isolados foi visto apenas em participantes que iniciaram o uso de hormônios em intervalo menor que 5 anos do início da menopausa[32].

O uso da mamografia, com maior triagem para os usuários do hormônio, poderia explicar parte do aumento na incidência de câncer de mama nas pacientes com estrogênios isolados, porque as populações selecionadas têm mais cânceres detectados do que as populações sem acompanhamento do tipo *blindagem*. Neste sentido, outro estudo sobre o uso da mamografia apresentou uma incidência de câncer de mama um pouco menor para usuárias de estrogênios isolados (risco relativo = 0,92), e um estudo de coorte demonstrou que mais de 20 anos de estrogênio são necessários antes de um aumento na incidência de câncer de mama. Além disso, análises de subgrupos sugerem que os estrogênio isolados podem ser associados a resultados mais favoráveis em mulheres mais jovens, em comparação com mulheres mais idosas[31,32].

O efeito em longo prazo do uso de estrogênio sobre o risco de câncer de mama deve ser considerado ainda uma questão em aberto. No entanto, algumas diferenças substanciais entre os resultados de estudos observacionais e o ensaio randomizado WHI sobre o uso de 5 anos de estrogênios isolados e o risco de câncer de mama permanecem inexplicados. Em resumo, o estudo randomizado WHI, que usou somente estrogênios isolados, foi associado a uma redução estatisticamente significante na incidência de câncer de mama[31].

Colaboradores do *Million Womens Study* avaliaram o impacto da reposição hormonal em 1.084.110 mulheres. O grupo de estudo foi composto por subgrupos de mulheres submetidas ao uso de estrógeno isolado ou associado a progestógeno ou tibolona. Com relação às mulheres que receberam exclusivamente estrógeno, observou-se risco relativo de 1,3, o risco relativo quanto às usuárias da associação de estrógenos com progestógenos foi de 2,0 e, finalmente, no grupo de mulheres tratadas com tibolona foi de 1,45[32].

Os estudos do WHI mostraram que a TH com o uso de estrogênios conjugados equinos associados ao acetato de medroxiprogesterona aumenta o risco de incontinência urinária e dobra o risco de desenvolver demência entre as mulheres após a menopausa com mais de 65 anos[31]. Além disso, as mulheres que tomaram a terapia hormonal combinada ou com estrogênio isolado tiveram um risco aumentado de acidente vascular cerebral, trombose e infarto do miocárdio. Para as mulheres de ambos os grupos, no entanto, este risco voltou aos níveis normais após a parada da medicação[30,31].

Nas mulheres que tomaram estrogênios conjugados equinos associados ao acetato de medroxiprogesterona, observou-se câncer de mama maior e mais propenso ao comprometimento linfonodal no momento do diagnóstico. O número de cânceres de mama neste grupo de mulheres aumentou no período em que elas usavam terapia hormonal e diminuiu depois que pararam de tomar os hormônios[31].

É importante observar que as mulheres que foram inscritas nos ensaios WHI apresentavam em média 63 anos de idade e cerca de 5.000 delas tinham menos de 60 anos de idade, portanto, os resultados do estudo podem também ser aplicados às mulheres mais jovens. No entanto, as mulheres do estudo não estavam usando TH para aliviar os sintomas da menopausa. Temos um estudo em andamento, *Early versus Late Intervention Trial with Estradiol* (ELITE), cujo objetivo é comparar os efeitos do estrogênio em um grupo de mulheres que estão dentro dos 6 anos após a menopausa e outro grupo de mulheres que estão com tempo transcorrido após menopausa superior a 10 anos. As mulheres são distribuídas aleatoriamente para tomar estradiol ou um placebo durante 5 anos. As mulheres com útero também utilizam um gel de progesterona ou um gel de placebo durante os últimos 10 dias de cada mês. Esse estudo está em fase de conclusão e poderá responder a algumas perguntas[31-33]

No momento, a razão risco/benefício da TH é objeto de discussão e deve-se ter em mente algumas situações clínicas e biológicas que podem aumentar o risco de câncer de mama (Quadro 37.1). O uso de raloxifeno (Evista), na prevenção da osteoporose e na diminuição dos lipídeos pode ser uma boa opção, pois essa droga apresenta efeito protetor para o câncer de mama[32,33].

Alternativas para as mulheres que optam por não tomar a terapia hormonal na menopausa são mudanças em seu estilo de vida, dieta com alimentos ricos em cálcio e vitamina D ou o uso de suplementos dietéticos que contenham esses nutrientes para ajudar a prevenir a osteoporose. Outros medicamentos aprovados para o tratamento da depressão e convulsões podem ajudar a aliviar os sintomas da menopausa, como as ondas de calor[33]. (Nota dos Editores: vide Capítulo 60.)

Algumas terapias complementares e alternativas contêm compostos similares ao estrogênio provenientes da soja, cereais integrais, sementes oleaginosas (linhaça), leguminosas, ou uma planta denominada *Black cohosh* ou *Cimicifuga racemosa* (L.) Nutt[33]. (Nota dos Editores: vide Capítulo 63.)

Quadro 37. 1 – Mudando os Conceitos sobre Terapia Hormonal e Câncer de Mama

Conceitos em 2002

- **Estrogênio e progesterona combinados**
  - Estrogênio e progesterona aumentam o risco de câncer de mama
- **Estrogênio isolado**
  - O estrogênio isolado aumenta o risco de câncer de mama, porém para que haja esse efeito a duração da exposição deverá ser por um tempo maior que o estrogênio e a progesterona combinados
- **Terapia hormonal**
  - Os cânceres de mama associados à terapia hormonal são principalmente tumores com receptores hormonais positivos
  - Os cânceres de mama associados à terapia hormonal são diagnosticados em estádio inicial
  - Os cânceres de mama associados à terapia hormonal têm um prognóstico favorável

Conceitos Atuais

- **Estrogênio e progesterona combinados**
  - Estrogênio e progesterona aumentam o risco de câncer de mama e esse efeito pode ser maior em mulheres que iniciam a terapia mais próximas da menopausa†
  - Estrogênio e progesterona aumentam o risco de câncer de mama e esse risco não se limita a cânceres com receptores hormonais positivos†
  - Estrogênio e progesterona interferem com a detecção mamográfica de câncer de mama, resultando em cânceres diagnosticados em estágio mais avançado†
  - Estrogênio e progesterona aumentam a mortalidade por câncer de mama†
- **Estrogênio isolado**
  - O estrogênio isolado reduz o risco de câncer de mama†
  - O estrogênio isolado não interfere substancialmente na mamografia para a detecção de câncer de mama†

---

† Os resultados que diferem dos conceitos de 2002.

Fonte: Chlebowski RT, Anderson GL. J Natl Cancer Inst 2012[34].

Nota dos Editores: Há evidências epidemiológicas de que a terapia hormonal (TH) após a menopausa aumenta o risco de câncer de mama, especialmente quando utilizadas associações de estrogênio a progestógenos (E+P). Porém existem dúvidas sobre se o tipo do progestógeno utilizado teria importância nesse resultado. Em estudo realizado na França, foram investigados os efeitos das formulações específicas e tipos de terapias prescritas. Foram analisados: uso da progesterona micronizada natural, de progestógenos sintéticos, o regime utilizado (tratamento contínuo ou sequencial de progestógenos), e o intervalo de tempo entre o início da menopausa e o início da terapia hormonal, em estudo caso--controle de base populacional com 1.555 mulheres após a menopausa (739 casos de câncer de mama e 816 controles pareados sem histórico de câncer de mama). As informações detalhadas sobre o uso de TH foram obtidas durante entrevistas pessoais. Calculou-se a odds ratio e o intervalo de confiança de 95% ajustados para os fatores de risco de câncer de mama. Verificou-se que o risco de câncer diferiu na dependência do tipo de progestógeno utilizado. Não houve aumento do risco nas usuárias de terapia com estrogênios associados a progesterona micronizada. Em contrapartida, a chance de câncer de mama para as usuárias de progestógenos derivados de progesterona foi de odds ratio 1,57 (0,99-2,49) maior que nos controles, e 3,35 (1,07-10,4) para os progestógenos derivados da testosterona. Mulheres com regime contínuo apresentaram maior risco do que as tratadas em regime sequencial, mas não foi possível separar os efeitos do regime e o tipo de progestógeno de forma independente, pois os proges-tógenos derivados de testosterona são quase sempre usados de forma contínua. Este estudo confirmou os efeitos de diferentes progestógenos sobre o risco de câncer de mama. A terapia hormonal contendo progesterona natural, frequentemente prescrita na França, não se associou a um risco aumentado de câncer de mama. (Cordina-Duverger E, Truong T, Anger A et al. Risk of Breast Cancer by Type of Menopausal Hormone Therapy: a Case-Control Study among Post-Menopausal Women in France. PLoS One 2013 Nov 1;8(11):e78016). Observamos que o tema terapia hormonal e aumento do risco de câncer de mama continua em aberto.

Ingestão de Soja

Altos níveis de derivados da soja estão associados ao baixo risco de câncer de mama. Esses fitoestrogênios e seus derivados metabólicos podem ligar-se aos receptores de estrogênio e interferir nas ações estrogênicas e antiestrogênicas. Estudos epidemiológicos relatam o impacto da ingestão de soja no câncer de mama, sugerindo que uma maior ingestão de isoflavona de soja está associada a menor risco de câncer de mama, embora haja controvérsias. Por exemplo, em populações asiáticas, nas quais o consumo de soja é alto, a incidência de câncer de mama é mais baixa do que em outras culturas com baixos níveis de ingestão de soja. Filhas de mulheres asiáticas que imigraram para países com culturas ocidentais tiveram um risco maior de desenvolver câncer de mama que as mães ou avós. Uma metanálise que incluiu 18 estudos sugere que a ingestão de soja foi inversamente associada ao risco de câncer de mama em mulheres do Ocidente, especialmente naquelas na pré-menopausa, mas não em mulheres da Ásia[34].

No entanto, os resultados de outra metanálise sobre mulheres ocidentais com baixa ingestão de soja variando de 0,8 a 0,15 mg o consumo de isoflavona de soja por dia, não mostrou proteção pela maior ingestão de soja[35]. Assim, os resultados de estudos epidemiológicos relativos à ingestão de soja e o risco de câncer de mama não são claros, e o impacto pode depender de genética, epigenética, ingestão de soja anterior, tempo de exposição e nível de ingestão de soja. O alto consumo de alimentos ricos em fitoestrogênios como frutas frescas, verduras frescas e óleos vegetais, ainda tem sido considerado como protetor com relação ao risco de câncer de mama[35,36].

MODELOS DE PREDIÇÃO PARA RISCO DE CÂNCER DE MAMA

Modelos para predizer um risco individual para câncer de mama são disponíveis. Soma-se a isso, a existência de modelos para predizer a probabilidade individual de mutação no BRCA1 ou BRCA2. Porém, nem todos os modelos podem ser aplicados para todos os pacientes. Cada modelo é apropriado apenas quando as características e a história familiar são similares ao estudo populacional em que o modelo é baseado[8].

Os modelos de risco mais acessados são o modelo de Gail, o modelo de Claus e o modelo de Tyrer-Cuzick. Eles representam os melhores métodos disponíveis para avaliar o risco individual. Os modelos de Gail e Claus vão subestimar o risco em mulheres com síndrome hereditária familiar de suscetibilidade ao câncer de mama. O modelo de Gail fornece uma boa estimativa do risco de câncer para as mulheres que realizam exames anuais, entretanto ele superestima o risco para as mulheres não aderindo aos exames anuais, tanto quanto para aquelas abaixo de 60 anos, e subestima naquelas acima de 60 anos[8,9].

O modelo de Tyrer-Cuzick incorpora tanto fatores genéticos quanto não genéticos. É usado um *pedigree* com três gerações para estimar o risco individual de mutação do BRCA 1/BRCA 2 ou um gene de baixa penetrância. Fatores genéticos e não genéticos são combinados para desenvolver uma estimativa de risco[9].

CONSIDERAÇÕES FINAIS

Há indícios de que alguns fatores estão associados ao risco de câncer de mama: idade, menarca precoce, menopausa tardia, história familiar, radiação ionizante, contraceptivos orais, terapia de reposição hormonal, mutação genética e condições clínicas, tais como doenças benignas da mama, idade precoce da primeira gestação, paridade, amamentação, densidade mamográfica, dieta alimentar e ingestão aumentada de álcool. A obesidade e a síndrome metabólica estão associadas a vários fatores que podem causar um risco aumentado para câncer. Fatores envolvidos incluem hiperinsulinemia, hiperglicemia, hiperlipidemia e IGFs. A resistência à insulina também está associada a alterações nos níveis de citocinas pró-inflamatórias, quimiocinas, adipocinas (leptina, adiponectina), que também podem ser fatores contribuintes. Os fatores de risco conhecidos e suspeitados foram revisados e considerados segundo sua etiologia, variações nas taxas de risco foram também comentadas.

A despeito de todo o avanço diagnóstico e terapêutico alcançado, grande número de mulheres acometidas pelo carcinoma mamário ainda apresenta elevada morbiletalidade. Investimentos em pesquisas relacionadas com a doença e o conhecimento de estratégias que possam ser aplicadas individualmente, tornam-se cada vez mais importantes. O conhecimento dos fatores que elevam o risco é a ferramenta fundamental que pode proporcionar auxílio na busca da diminuição da doença nos próximos anos.

REFERÊNCIAS BIBLIOGRÁFICAS

1. American Cancer Society Breast Cancer: Breast Cancer. 2013. Disponível em: http://www.cancer.org/Cancer/BreastCancer/DetailedGuide/index. Acessado em: 20 dez. 2013.
2. Instituto Nacional do Câncer. Tipos de câncer: Mama. 2013. Disponível em: www2.inca.gov.br. Acessado em: 18 nov. 2013.
3. Sociedade Brasileira de Mastologia. 2013. Projeto Diretrizes. Disponível em: http//www.sbmastologia.com.br. Acessado em: 23 nov. 2013.
4. Howlader N, Noone AM, Krapcho M et al. SEER Cancer Statistics Review, 1975-2009 (Vintage 2009 Populações), Instituto Nacional do Câncer. Bethesda, MD, 2012. Retirado 20 de dezembro de 2013.
5. Maxwell KN, Nathanson KL. Common breast cancer risk variants in the post-COGS era: a comprehensive review. Breast Cancer Res 2013;15(6):212-6.
6. Evans DGR, Lalloo F. Risk assessment and management of high risk familial breast cancer. JMG 2002;39:865-71.

7. Teerlink CC, Albright FS, Lins L, Cannon-Albright LA. A comprehensive survey of cancer risks in extended families. Genet Med 2012;14:107-14.

8. National Cancer Institute. Genetics of breast and ovarian cancer. 2013. Disponível em: http//www.cancer.gov. Acessado em: 15 dec. 2013.

9. National Comprehensive Cancer Network (NCCN). NCCN clinical practice guidelines in oncology. Genetic/familial high-risk assessment: breast and ovarian (version 4.2013). Disponível em: http://www.nccn.org. Acessado em: 10 dez. 2013.

10. Smith M, Mester J, Eng C. How to spot heritable breast cancer: A primary care physician's guide. Cleve Clin J Med 2014;81(1):31-40.

11. Tamakoshi K, Yatsuya H, Wakai Ket al. JACC Study Group. Impact of menstrual and reproductive factors on breast cancer risk in Japan: results of the JACC study. Cancer Sci 2005;98:57-62.

12. Lord SJ, Bernstein L, Johnson KA et al. Breast cancer risk and hormone receptor status in older women by parity, age of first birth, and breastfeeding: a case-control study. Cancer Epidemiol Biomarkers Prev 2008;17(7):1723-30.

13. Collaborative Group on Hormonal Factors in Breast Cancer. Breast cancer and breastfeeding: collaborative re-analysis of individual data from 47 epidemiological studies in 30 countries, including 50302 woman with breast cancer and 96973 women without the disease. Lancet 2002; 360:187-95.

14. Marchbanks PA, McDonald JA, Wilson HG et al. Oral contraceptives and the risk of breast cancer. N Engl J Med 2002;346:2025-32.

15. Anothaisintawee T, Wiratkapun C, Lerdsitthichai P et al. Risk Factors of Breast Cancer: A Systematic Review and Meta-Analysis. Ásia Pacífico J Public Health 2013;25(5):368-87.

16. Van Leeuwen FE, Klokman WJ, Stovall M et al. Roles of radiation dose,chemotherapy, and hormone factors in breast cancer following Hodgkin's disease. J Natl Cancer Inst 2003;95:971-80.

17. Helzlsouer KJ, Harris EL, Parshad R, Fogel S, Bigbee WL, Sanford KK. Familial clustering of breast cancer: possible interaction between DNA repair proficiency and radiation exposure in the development of breast cancer. Int J Cancer 1995;64:14-7.

18. Kostner K, Denzer N, Muller C et al. Targeted Therapy for Breast Cancer Prevention. Front Oncol 2013;23(3):250-5.

19. Allen NE, Beral V, Casabonne D et al. Moderate alcohol intake and cancer incidence in women. Journal of the National Cancer Institute 2009;101(5):296-305.

20. Wolin KY, Carson K, Colditz GA. Obesity and cancer. Oncologist 2010;15(6):556-65.

21. Wang YC, McPherson K, Marsh T, Gortmaker SL, Brown M. Health and economic burden of the projected obesity trends in the USA and the UK. Lancet 2011;378(9793):815-25.

22. Howard RA, Leitzmann MF, Linet MS, Freedman DM. Cancer Causes Control 2009;20(3):323-33.

23. Crew KD. Vitamin D: are we ready to supplement for breast cancer prevention and treatment? ISRN Oncol 2013:483-7.

24. Olesen PT, Olsen A, Frandsen H et al. Acrylamide exposure and incidence of breast cancer among postmenopausal women in the Danish Diet, Cancer and Health Study. International Journal of Cancer 2008;122(9):2094-100.

25. Hogervorst JG, Schouten LJ, Konings EJ, Goldbohm RA, van den Brandt PA. A prospective study of dietary acrylamide intake and the risk of endometrial, ovarian, and breast cancer. Cancer Epidemiology Biomarkers and Prevention 2007;16(11):2304-13.

26. Fakri S, Al-Azzawi A, Al-Tawil N. Antiperspirant use as a risk factor for breast cancer in Iraq. Eastern Mediterranean Health Journal 2006;12(3-4):478-82.

27. Rossouw JE, Anderson GL, Prentice RL et al. Risks and benefits of estrogen plus progestin in healthy postmenopausal women: principal results from the Women's Health Initiative randomized controlled trial. JAMA 2002;288(3):321-33.

28. Chlebowski RT, Anderson GL, Gass M et al. Estrogen plus progestin and breast cancer incidence and mortality in postmenopausal women. JAMA 2010;304(15):1684-92.

29. Sprague BL, Trentham-Dietz A, Remington PL. The contribution of postmenopausal hormone use cessation to the declining incidence of breast cancer. Cancer Causes and Control 2011;22(1):125-134.

30. Anderson GL, Limacher M, Assaf R et al. Effects of conjugated equine estrogen in postmenopausal women with hysterectomy: The Women's Health Initiative randomized controlled trial. JAMA 2004;291(13):1701-12.

31. Chlebowski RT, Anderson GL, Manson JE et al. Lung cancer among postmenopausal women treated with estrogen alone in the Women's Health Initiative randomized trial. Journal of the National Cancer Institute 2010;102(18):1413-21.
32. Million women study collaborators. Breast cancer and hormone-replacement therapy in the Million Women Study. Lancet 2003;362:419-22.
33. Mackey RH, Fanelli TJ, Modugno F et al. Hormone therapy,estrogen metabolism, and risk of breast cancer in the Women's Health Initiative Hormone Therapy Trial. Cancer Epidemiol Biomarkers Prev 2012;21(11):2022-32.
34. Chlebowski RT, Anderson GL. Changing Concepts: Menopausal Hormone Therapy and Breast Cancer. J Natl Cancer Inst 2012;104(7):517-27.
35. Dong JY, Qin LQ. Soy isoflavones consumption and risk of breast cancer incidence or recurrence: a meta-analysis of prospective studies. Breast Cancer Res Treat 2011;125:315-23.
36. Trock BJ, Hilakivi-Clarke L, Clarke R. Meta-analysis of soy intake and breast cancer risk. J Natl Cancer Inst. 2006;98:459-71.

38 | Câncer de mama

- Giuliano Barboni Leite
- Gil Facina

Segundo tipo mais frequente no mundo, o câncer de mama é o mais comum entre as mulheres, respondendo por 22% dos casos novos a cada ano. Se diagnosticado e tratado oportunamente, o prognóstico é relativamente bom[1]. No Brasil, as taxas de mortalidade por câncer de mama continuam elevadas, muito provavelmente porque a doença ainda é diagnosticada em estádios avançados. Na população mundial, a sobrevida média após 5 anos é de 61%[2].

Relativamente raro antes dos 35 anos, acima desta faixa etária sua incidência cresce rápida e progressivamente. Estatísticas indicam aumento de sua incidência tanto nos países desenvolvidos quanto nos em desenvolvimento. Segundo a Organização Mundial da Saúde (OMS), nas décadas de 1960 e 1970 registrou-se um aumento de dez vezes nas taxas de incidência ajustadas por idade nos Registros de Câncer de Base Populacional de diversos continentes[1,2].

Cerca de 1,6 milhão de casos novos são estimados ao ano no mundo, sendo que a maioria deles ocorre em países desenvolvidos. Acomete mais as mulheres que vivem em grandes cidades do que as da zona rural, além de incidir mais frequentemente em classes sociais mais elevadas[3]. Nos Estados Unidos, em 2013, foi estimada incidência de 232.340 mulheres com câncer de mama, com sobrevida média de 89,2% em 5 anos e, para os casos diagnosticados em estádio I (tumor localizado até 2 cm de diâmetro), a sobrevida média atinge 98,6%. A doença levou a 39.620 mortes no mesmo período[4]. Sabe-se que uma a cada oito mulheres americanas desenvolverá câncer de mama ao longo de sua vida e que a incidência duplica a cada 10 anos de vida até a menopausa[4].

CÂNCER DE MAMA NO BRASIL

O Instituto Nacional de Câncer (INCA) estima 57.120 novos casos de câncer de mama para 2014, com incidência média de 56 casos/100.000 mulheres. Na região Sudeste, o câncer de mama é o mais incidente entre as mulheres, com risco estimado de 71 casos novos/100.000 mulheres. Descontados os cânceres de pele não melanoma, o câncer de mama também é o mais frequente nas mulheres das regiões Sul (71/100.000), Centro-Oeste (51/100.000) e Nordeste (37/100.000). Na região Norte é o segundo tumor mais incidente (21/100.000), estando atrás apenas do câncer de colo uterino[5] (Figura 38.1).

É a neoplasia responsável pelo maior número de óbitos entre as mulheres brasileiras, com estimativa de 20,8% de todas as mortes por câncer para o ano de 2014. Percentuais similares de mortalidade por câncer de mama são identificados nos países da União Europeia e dos Estados Unidos, com taxas de 17% e 15%, respectivamente. Entretanto, vem-se observando queda na taxa de mortalidade nesses países, principalmente pelo amplo programa de rastreamento mamográfico[6].

Dados do Ministério da Saúde mostram aumento da incidência e mortalidade por câncer de mama. A maior expectativa de vida da população e a consequente elevação do contingente feminino em idades mais avançadas, mas, sobretudo, a falta de estratégias eficientes e cobertura ampla da população para realização de exames de rastreamento, podem ser indicados como os fatores responsáveis pelo incremento das taxas de mortalidade por câncer de mama (Figura 38.2).

Entre os anos de 1979 e 1989, aproximadamente 53% dos casos diagnosticados de câncer de mama se enquadravam no estádio III[7]. Registros do INCA, entre anos de 2000 a 2001, evidenciam que 50% dos tumores de mama foram diagnosticados nos estádios III e IV[8].

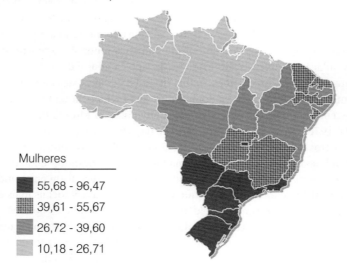

Representação espacial das taxas brutas de incidência por 100 mil mulheres, estimadas para o ano de 2014, segundo Unidade da Federação (neoplasia maligna da mama feminina)

Mulheres
- 55,68 - 96,47
- 39,61 - 55,67
- 26,72 - 39,60
- 10,18 - 26,71

Figura 38.1 – Representação espacial das taxas brutas de incidência estimadas de câncer de mama, por 100 mil mulheres, nas Unidades da Federação, 2014. Fonte: MS/INCA/Estimativa de Câncer no Brasil, 2014.

	Localização primária	Casos	%
Mulheres	Mama Feminina	57.120	20,8%
	Cólon e Reto	17.530	6,4%
	Colo do Útero	15.590	5,7%
	Traqueia, Brônquio e Pulmão	10.930	4,0%
	Glândula Tireoide	8.050	2,9%
	Estômago	7.520	2,7%
	Corpo do Útero	5.900	2,2%
	Ovário	5.680	2,1%
	Linfoma não Hodgkin	4.850	1,8%
	Leucemias	4.320	1,6%

Figura 38.2 – As dez principais causas de morte por câncer no sexo feminino, Brasil, 2014. Fonte: Estimativa 2014. Incidência de câncer no Brasil. INCA.

RASTREAMENTO MAMOGRÁFICO E DEMAIS MÉTODOS DE IMAGEM

A mamografia é a principal modalidade de imagem para detecção precoce de neoplasias malignas da mama, além de ser o único método cientificamente comprovado que observou redução de mortalidade por câncer de mama[9]. Basicamente há duas indicações para a realização de mamografia: a mamografia de rastreamento, que é usada para detectar cânceres em pacientes assintomáticos, e a mamografia diagnóstica, que avalia as mamas de pacientes com sintomas, como por exemplo nódulos ou fluxo papilar[10,11].

Diversos estudos estimaram a sensibilidade da mamografia entre 60% e 90%, e especificidade entre 83% e 98%. Atualmente, muito se tem discutido sobre a periodicidade entre os exames e a faixa etária em que devam ser realizados[11].

O estudo americano *Health Insurance Plan* (HIP) mostrou redução de 25% na mortalidade por câncer de mama para o grupo de mulheres que foram submetidas ao rastreamento mamográfico[9]. Estudos populacionais europeus e canadenses mostraram redução entre 7 e 23% na mortalidade por câncer de mama nas mulheres submetidas ao rastreamento mamográfico[10,11]. A partir destes dados, programas populacionais de rastreamento mamográfico foram implantados em alguns países e confirmaram os resultados prévios, mostrando redução de mortalidade por câncer de mama entre 16 e 36%[12]. Todos estes trabalhos foram realizados em mulheres entre 40 e 70 anos de idade e a magnitude da redução na mortalidade variou conforme a faixa etária.

O maior benefício do rastreamento é observado nas mulheres acima dos 50 anos, em que seis a dez casos de cânceres são diagnosticados/1.000 mulheres durante o primeiro exame, e então dois a quatro casos nos exames subsequentes[13]. Metanálises dos estudos populacionais mostraram 20 a 35% de redução na mortalidade neste grupo etário[10,11].

Na faixa etária entre 40 e 50 anos, a redução de mortalidade é menor, entre 15 e 20%, e com custos maiores, decorrentes de maior número necessário de exames complementares, ultrassonografias e procedimentos invasivos para diagnosticar o câncer[14]. Este menor benefício, resultante de menor sensibilidade, decorre de maior densidade mamográfica e tumores com rápido crescimento nestas mulheres[15,16]. Um maior número de mulheres precisa ser rastreado para se evitar uma morte por câncer de mama nesta faixa etária, contudo cerca de 20% das mortes por câncer de mama e 34% dos anos de expectativa de vida perdidos pela doença ocorreram em mulheres abaixo dos 50 anos de idade[17]. Estudo brasileiro realizado na cidade de Goiânia mostrou que cerca de 42% dos casos de câncer de mama registrados na cidade ocorreram em pacientes abaixo de 49 anos[18].

Estudo multicêntrico nos Estados Unidos e Canadá, que comparou a mamografia digital com a mamografia convencional, concluiu que a primeira apresentou acurácia significativamente maior em mulheres com menos de 50 anos, mulheres com mamas heterogeneamente densas ou extremamente densas à mamografia, e mulheres na pré e perimenopausa[19]. Metanálise de oito grandes estudos randomizados observou que a taxa de detecção pela mamografia digital era superior à convencional, principalmente em mulheres até os 60 anos de idade[20]. Destacam-se como vantagens da mamografia digital: possibilidade de arquivamento de imagens, transmissão à distância e implementação de tecnologias como CAD e tomossíntese (reconstrução da imagem em 3D).

A ultrassonografia das mamas não é apropriada como método de rastreamento inicial para a população geral, pois tem limitação para avaliar microcalcificações. Entretanto, alguns estudos demonstraram sua utilidade como método complementar no rastreamento de pacientes assintomáticas com mamografia negativa, porém com mamas densas[21]. Para este fim, a ultrassonografia adicional à mamografia aumentou em 42% a detecção do câncer de mama em pacientes com mamas densas[22]. Os resultados do estudo multicêntrico para o rastreamento de pacientes de alto risco com mamas densas (ACRIN) demonstrou que a adição de um único rastreamento ultrassonográfico à mamografia resulta na detecção adicional de 1,2 a 7,2 cânceres por 1.000 mulheres com alto risco[23] (Quadro 38.1).

Quando comparados os diferentes métodos: mamografia, ultrassonografia e ressonância magnética, este último é o método que apresenta maior sensibilidade na detecção do câncer de mama. A acurácia das três modalidades foi analisada em mulheres com forte história familiar ou com mutações genéticas de BRCA1 e/ou BRCA2, e mostrou sensibilidade de 33% para mamografia, 60% para ultrassonografia e 100% para ressonância[24]. Estes resultados foram corroborados em estudos posteriores.

A comissão nacional formada pelo Colégio Brasileiro de Radiologia (CBR), pela Sociedade Brasileira de Mastologia (SBM) e Federação Brasileira das Associações de Ginecologia e Obstetrícia (FEBRASGO) publicou um artigo especial sobre as recomendações para rastreamento do câncer de mama. Este documento recomenda mamografia anual para todas as mulheres a partir dos 40 anos, e no Quadro 38.1 e na Tabela 38.1 seguem algumas recomendações de rastreamento com ultrassonografia e ressonância magnética para a faixa etária entre 40 e 69 anos[25].

Quadro 38.1 – Recomendações para Rastreamento com Ultrassonografia para Mulheres entre 40 e 69 Anos

- Pode ser considerada em mulheres com alto risco, especialmente naquelas em que o rastreamento por ressonância magnética pode ser apropriado, mas não pode ser realizado por qualquer razão
- Pode ser considerada em mulheres com tecido mamário denso, como complemento à mamografia

Fonte: CBR, SBM e FEBRASGO.

Tabela 38.1 – Recomendações para Rastreamento com Ressonância Magnética para Mulheres entre 40 e 69 Anos

Mulheres com mutações dos genes BRCA1 ou BRCA2 ou com parentes de primeiro grau com mutação comprovada	Anualmente a partir da confirmação da mutação genética
Mulheres com risco > 20% ao longo da vida, com base em um dos modelos matemáticos fundamentados na história familiar	Anualmente a partir do cálculo de risco
Mulheres com história de irradiação no tórax entre 10 e 30 anos de idade	Anualmente a partir de 8 anos de tratamento
Pode ser considerado em mulheres com história pessoal de HLA, HDA, CLIS, CDIS, carcinoma invasor de mama ou ovário	Anualmente a partir do diagnóstico
Pode ser considerado em mulheres com diagnóstico recente de câncer de mama e com mama contralateral normal pelos métodos convencionais e exame físico	Avaliação única da mama contralateral no momento do diagnóstico

HLA: hiperplasia lobular atípica; HDA: hiperplasia ductal atípica; CLIS: carcinoma lobular *in situ*; CDIS: carcinoma ductal *in situ*.
Fonte: CBR, SBM e FEBRASGO.

DIAGNÓSTICO

Diante de uma alteração suspeita à mamografia de rastreamento, deve-se realizar incidências mamográficas complementares, associadas ou não à ultrassonografia mamária; caso a alteração suspeita seja achado de uma ressonância magnética, o próximo passo é repetir a ultrassonografia dirigida para o achado (*second look*). Caso a lesão seja identificada, prossegue-se com a biópsia de fragmento[9,10].

A Figura 38.3 mostra um algoritmo simplificado para o manejo cirúrgico de lesões biopsiadas.

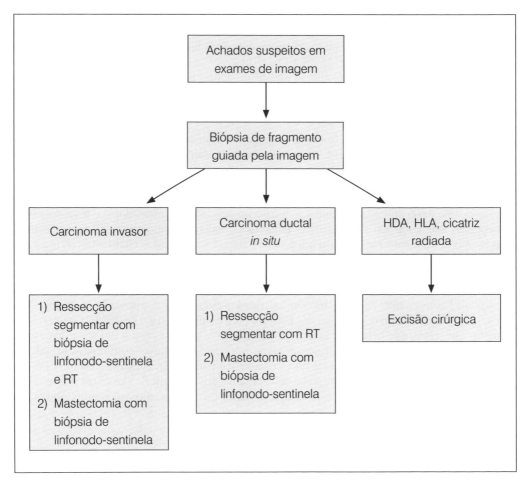

Figura 38.3 – Algoritmo para manejo cirúrgico de lesões mamárias confirmadas em biópsia de fragmento. HLA: hiperplasia lobular atípica; HDA: hiperplasia ductal atípica. Fonte: MS/INCA/Estimativa de Câncer no Brasil, 2014.

Hiperplasia lobular atípica diagnosticada em biópsia de fragmento pode estar associada a câncer em até 13% das vezes quando, posteriormente, for realizada biópsia excisional. Já um achado de hiperplasia ductal atípica pode ter um câncer subjacente em até 30% dos casos submetidos à biópsia cirúrgica[26,27]. Lesões papilíferas e cicatriz radiada também podem ter carcinoma associado, sendo este subdiagnosticado em biópsias de fragmento, portanto, a biópsia excisional deve ser considerada[28].

O estudo imunoistoquímico pode ser realizado tanto no material obtido pela biópsia de fragmento quanto no espécime cirúrgico, e há boa concordância entre ambos. Na presença de carcinoma, deve-se avaliar no tumor invasivo os receptores de estrógeno e progesterona, a hiperexpressão da proteína HER-2 e a taxa de KI-67, por meio da imunoistoquímica. Esses marcadores são considerados fatores prognósticos e preditivos de resposta a tratamentos específicos[29]. Carcinoma invasivo não especial, antigamente classificado como carcinoma ductal invasivo, é o tipo mais comum e representa 80% de todos os casos de câncer de mama. Logo em seguida está o carcinoma lobular invasivo, com cerca de 10% dos casos[30].

O câncer inflamatório apresenta-se clinicamente com hiperemia e edema da mama e a sua fisiopatologia está relacionada ao comprometimento dos linfáticos subdérmicos. O diagnóstico é clínico e deve ser confirmado através de uma biópsia mamária que inclui fragmento de pele. A quase totalidade dos pacientes apresenta comprometimento linfonodal no diagnóstico e 1/3 têm metástases à distância[30].

O carcinoma *ductal in situ* é uma lesão pré-invasiva, pois não infiltra a membrana basal. Seu diagnóstico aumentou com o largo emprego da mamografia de alta definição e a melhora dos métodos de biópsias percutâneas. Sua principal apresentação radiológica são as microcalcificações agrupadas, identificadas à mamografia[31].

Outras variantes histológicas (medular, tubular, mucinoso e papilar) são tratadas de forma similar ao carcinoma ductal invasivo, embora apresentem, com frequência, um melhor prognóstico[32]. A doença de Paget e o tumor filoide são condições raras. A doença de Paget se manifesta como lesão crônica destrutiva do mamilo, de coloração avermelhada e pruriginosa. O diagnóstico é feito por biópsia incisional da área afetada. Alguns estudos estimam que 85% das mulheres com doença de Paget apresentam câncer de mama associado[33]. O tumor filoide é uma neoplasia fibroepitelial que possui variantes benigna, *borderline* e maligna. Como principais características destaca-se o crescimento rápido e a tendência à recidiva local, logo, o tratamento cirúrgico é a ressecção ampla da lesão, preferencialmente com margem $\geq$ 1 cm[34].

O câncer de mama pode ser classificado em subtipos moleculares através de plataformas que estudam diversos genes relacionados à sua agressividade. O *Oncotype DX* é um teste prognóstico que avalia 21 genes e deve ser indicado em pacientes que apresentem tumores com receptor de estrógeno positivo e linfonodos negativos. É usado para predizer o risco de recidiva e selecionar pacientes que possam se beneficiar com a quimioterapia[35]. *Mamma Print* é um teste que avalia 70 genes para tumores com receptor de estrógeno positivo ou negativo e linfonodos negativos. Os cânceres podem ser classificados em alto e baixo risco para recidiva[36]. Outro teste, o *PAM 50*, avalia 50 genes em câncer de mama inicial com axila negativa, e permite classificar o tumor em cinco subtipos moleculares. Estes perfis estimam o risco de recidiva, resposta à quimioterapia e fornecem informações prognósticas[37].

ESTADIAMENTO DO CÂNCER DE MAMA

A classificação mais utilizada é a TNM, em que os estádios variam conforme as extensões do tumor primário (T), do comprometimento linfonodal regional (N) e a presença de metástases à distância (M)[38].

Estadiamento Clínico (Tabela 38.2)

- Tx – tumor não pode ser avaliado
- T0 – não há evidência de tumor primário

- **Tis** – carcinoma *in situ* (carcinoma ductal *in situ*, carcinoma lobular *in situ* e doença de Paget do mamilo sem tumor na mama)
- **T1** – tumor ≤ 2,0 cm na maior dimensão
    - **T1mic** – microinvasão ≤ 0,1 cm na maior dimensão
    - **T1a** – tumor > 0,1 cm e ≤ 0,5 cm
    - **T1b** – tumor > 0,5 cm e ≤ 1,0 cm
    - **T1c** – tumor > 1,0 cm e ≤ 2,0 cm
- **T2** – tumor > 2,0 cm e ≤ 5,0 cm
- **T3** – tumor > 5,0 cm
- **T4** – tumor de qualquer dimensão com extensão direta para parede torácica e/ou pele
    - **T4a** – extensão para parede torácica (não inclui músculos peitorais)
    - **T4b** – ulceração de pele e/ou nódulos cutâneos satélites e/ou edema de pele (*peau d'orange*) mas que não são classificados como carcinoma inflamatório
    - **T4c** – ambos T4a + T4b
    - **T4d** – carcinoma inflamatório
- **Nx** – linfonodos regionais não podem ser avaliados
- **N0** – ausência de metástases em linfonodos regionais
- **N1** – metástase em linfonodos axilares homolaterais e móveis
- **N2** – metástase em linfonodos axilares homolaterais e fixos ou metástase clinicamente aparente* em linfonodos mamários internos, na ausência de comprometimento axilar clínico
    - **N2a** – metástase em linfonodos axilares fixos uns aos outros
    - **N2b** – metástase clinicamente aparente em linfonodos mamários internos, na ausência de comprometimento axilar clínico
- **N3** – metástase em linfonodos infraclaviculares homolaterais com ou sem envolvimento de linfonodos axilares; ou clinicamente aparente* em linfonodos mamários internos homolaterais, na presença de evidência clínica de metástase em linfonodos axilares; ou metástase em linfonodos supraclaviculares homolaterais com ou sem envolvimento de linfonodos axilares ou mamários internos
    - **N3a** – metástase em linfonodos infraclaviculares homolaterais
    - **N3b** – metástase em linfonodos mamários internos e axilares
    - **N3c** – metástase em linfonodos supraclaviculares homolaterais

Nota: *clinicamente aparente é definida como detectada por exame físico, exames de imagem (exceto linfocintilografia) ou citologias sugestivas de macrometástases.
- **Mx** – presença de metástase à distância não pode ser avaliada
- **M0** – ausência de metástase à distância
- **M1** – metástase à distância, detectada clinicamente e/ou por exames de imagem e/ou confirmada por histologia

Estadiamento Histopatológico

- **pT** – tumor primário

Nota: o tamanho do tumor deve ser a medida do componente invasivo.
- **pNx** – os linfonodos regionais não podem ser avaliados
- **pN0** – ausência de metástase em linfonodos regionais

Notas: células tumorais isoladas (CTI) nos linfonodos regionais são classificadas com pN0 e são definidas como células únicas ou pequenos grupamentos celulares ≤ 0,2 mm em sua maior dimensão. A classificação dos linfonodos regionais é baseada na dissecção dos linfonodos axilares com ou sem a biópsia de linfonodo-sentinela. A classificação baseada exclusivamente na biópsia do linfonodo-sentinela deve receber a designação "sn" de *sentinel node*.
- **pN1** – micrometástases; ou metástases para um a três linfonodos axilares; e/ou linfonodos mamários internos com metástase microscópica detectada por biópsia de linfonodo-sentinela, porém clinicamente inaparente*

- **pN1mic** – micrometástases > 0,2 mm e ≤ 2 mm em sua maior dimensão
- **pN1a** – metástases em um a três linfonodos axilares, com pelo menos um foco > 2 mm
- **pN1b** – metástase microscópica em linfonodos mamários internos detectada por biópsia de linfonodo-sentinela, porém clinicamente inaparente*
- **pN1c** – metástases em um a três linfonodos axilares e metástase microscópica em linfonodos mamários internos detectada por biópsia de linfonodo-sentinela, porém clinicamente inaparente*
- **pN2** – metástase em quatro a nove linfonodos axilares; ou linfonodos mamários internos clinicamente aparentes** na ausência de metástases em linfonodos axilares
  - **pN2a** – metástase em quatro a nove linfonodos axilares
  - **pN2b** – metástase em linfonodos mamários internos clinicamente aparentes na ausência de metástases em linfonodos axilares
- **pN3** – metástase em dez ou mais linfonodos axilares; ou em linfonodos infraclaviculares homolaterais; ou metástase clinicamente aparente em linfonodos mamários internos homolaterais na presença de um ou mais linfonodos metastáticos axilares; ou em mais de três linfonodos axilares e em linfonodos mamários internos com micro ou macrometástases detectadas por biópsia de linfonodo-sentinela mas clinicamente inaparentes*; ou em linfonodos supraclaviculares homolaterais
  - **pN3a** – metástase em dez ou mais linfonodos axilares homolaterais ou metástase em linfonodos infraclaviculares
  - **pN3b** – metástase clinicamente aparente em linfonodos mamários internos homolaterais na presença de um ou mais linfonodos metastáticos axilares; ou em mais de três linfonodos axilares e em linfonodos mamários internos com micro ou macrometástases detectadas por biópsia de linfonodo-sentinela mas clinicamente inaparentes
  - **pN3c** – metástase em linfonodos supraclaviculares

Nota: clinicamente inaparente é definida como não detectada por exame clínico ou métodos de imagem (exceto linfocintilografia). Clinicamente aparente é definida como detectada por exame físico, exames de imagem (exceto linfocintilografia) ou citologias sugestivas de macrometástases.

- **pMx** – metástase à distância não pode ser avaliada
- **pN0** – ausência de metástase à distância
- **pM1** – metástase à distância

Tabela 38.2
Estadiamento do Câncer de Mama[38]

Estadiamento	T	N	M
Estádio 0	Tis	N0	M0
Estádio IA	T1mic	N0	M0
Estádio IB	T0	N1mic	M0
	T1	N1mic	M0
Estádio IIA	T0-T1	N1	M0
	T2	N0	M0
Estádio IIB	T2	N1	M0
	T3	N0	M0
Estádio IIIA	T3	N1	M0
	T0-T3	N2	M0
Estádio IIIB	T4	N0-N2	M0
Estádio IIIC	Qualquer T	N3	M0
Estádio IV	Qualquer T	Qualquer N	M1

TRATAMENTO DO CÂNCER DE MAMA

O tratamento do câncer de mama é multidisciplinar e pode incluir cirurgia, radioterapia e terapia sistêmica (quimioterapia, endocrinoterapia e terapia biológica). Diversos fatores devem ser considerados para determinar os tipos de tratamento e a sequência dos mesmos. A maioria dos pacientes com câncer de mama inicial deve começar o tratamento por cirurgia. Pacientes com estádio avançado, ou seja, com presença de tumores grandes, envolvimento de pele ou comprometimento linfonodal maciço são potenciais candidatas para iniciar o tratamento com quimioterapia neoadjuvante. No câncer de mama inflamatório há indicação formal para realizar a quimioterapia neoadjuvante como primeira etapa. Normalmente a radioterapia é feita após o término da quimioterapia e cirurgia. Pacientes idosos ou com condições clínicas desfavoráveis e que apresentem tumores hormoniodependentes podem se beneficiar do tratamento endócrino exclusivo[39,40].

Tratamento Cirúrgico

O tratamento cirúrgico do câncer de mama passou por inúmeras mudanças durante os últimos 120 anos.

A mastectomia radical clássica foi descrita por William Halsted, em 1894, e consistia na retirada em bloco da mama, juntamente com os músculos peitorais maior e menor e toda a cadeia de drenagem linfática axilar. Este foi o tratamento cirúrgico considerado padrão durante décadas. Em 1981, o estudo italiano que comparou a mastectomia radical clássica com a cirurgia conservadora (quadrantectomia) associada à radioterapia adjuvante mostrou taxas de sobrevida global semelhantes às do tratamento clássico, tornando-se a cirurgia de escolha para lesões diagnosticadas em fase precoce[39].

Tratamento Cirúrgico Conservador

Algumas observações devem ser seguidas para uma correta indicação de tratamento cirúrgico conservador: seleção criteriosa das pacientes; a cirurgia empregada deve seguir os princípios de técnica cirúrgica oncológica; respeitar o mínimo de radicalidade necessário para controle local da doença; as margens cirúrgicas devem estar livres de comprometimento; a dissecção axilar ou biópsia de linfonodo-sentinela é indicada para complementar o estadiamento, controle regional e obtenção de informações prognósticas e de orientação terapêutica; preocupação com o resultado estético. O emprego de radioterapia complementar é obrigatório[40].

A seleção de pacientes para tratamento cirúrgico conservador deve incluir tumores unicêntricos, ≤ 3 cm de diâmetro, onde se consiga obter margens cirúrgicas livres, com resultado estético favorável. Tumores maiores, com até 5 cm, são passíveis de serem tratados com técnicas conservadoras em mama volumosa, associando-se manobras de cirurgia oncoplástica. Fatores como a multicentricidade, definida como a ocorrência de dois ou mais focos de carcinoma em quadrantes diferentes da mesma mama, a presença de microcalcificações extensas à mamografia, mamas pequenas, doenças do colágeno (esclerodermia e lúpus) e impossibilidade de realizar a radioterapia complementar são as principais contraindicações para a realização da cirurgia conservadora[41].

A avaliação intraoperatória das margens cirúrgicas por equipe de patologistas é ponto-chave na logística do tratamento cirúrgico conservador para o câncer de mama. Com a adequada avaliação patológica intraoperatória é possível reduzir as chances de eventuais comprometimentos das margens cirúrgicas pela neoplasia, minimizando assim as internações subsequentes para ampliação de margens. Anscher e cols. (1993) avaliaram em 11 casos de recidiva local observados em 232 cirurgias conservadoras e notaram que, apesar da radioterapia complementar, quando as margens cirúrgicas estavam comprometidas, havia 9% de recidivas locais e apenas 1,5% quando as margens estavam livres[42].

Veronesi publicou em 2002 o seguimento de 20 anos do estudo randomizado que comparou quadrantectomia associada a radioterapia com mastectomia clássica (Milan I). O trabalho envolveu 701 pacientes com tumores ≤ 2 cm de diâmetro e o tratamento sistêmico empregado foi o mesmo para ambos os grupos. A taxa de recidiva local foi de 2,3% nas mastectomias e 8,8% nas quadrantectomias com radioterapia. Não houve diferença entre os dois grupos nas taxas de carcinomas contralaterais, novos cânceres primários, metástases à distância e sobrevida global[43].

Também em 2002, os resultados do *follow-up* de 20 anos do NSABP B-06 foram publicados. Este estudo randomizou as pacientes em três grupos: mastectomia, cirurgia conservadora e cirurgia conservadora associada à radioterapia. Foram comparadas 1.851 pacientes com tumores ≤ 4 cm. A incidência de recidivas locais foi de 14,3% para o grupo submetido à quadrantectomia mais radioterapia e 39,2% para o grupo submetido somente à cirurgia conservadora[44].

Os dados do estudo randomizado e multicêntrico EORTC 10801 comparou cirurgia conservadora com radioterapia e mastectomia radical modificada. O grupo randomizado para mastectomia apresentou melhor controle local, porém não houve diferença entre os grupos em relação à sobrevida global e sobrevida livre de metástases[45].

As recidivas locais estão ficando menos frequentes nos últimos anos. Este fato se deve ao aprimoramento do tratamento sistêmico adjuvante, a melhores planejamentos radioterápicos e maior cuidado na avaliação das margens cirúrgicas[44].

Cirurgia Radical

As cirurgias radicais de mama são: mastectomia radical clássica (Halsted), que inclui a retirada da mama, dos músculos peitorais maior e menor e da cadeia linfática axilar; mastectomia radical modificada (Patey), que remove a mama, o músculo peitoral menor e os linfonodos axilares; mastectomia radical modificada (Madden), que retira a mama e os linfonodos axilares, preservando ambos os músculos peitorais. A mastectomia preservadora de pele e a adenectomia terapêutica não são consideradas técnicas radicais para o tratamento de câncer de mama[39].

Deve-se, sempre que possível, priorizar a técnica de Madden, que proporciona melhor resultado estético e funcional, além de maior facilidade na reconstrução plástica, uma vez que propicia a introdução de prótese interposta ao músculo[40].

As indicações de tratamento cirúrgico radical incluem tumores > 3 cm de diâmetro, tumores multicêntricos, microcalcificações extensas e pleomórficas, mamas pequenas, impossibilidade de obtenção de margens cirúrgicas livres durante cirurgia conservadora e dificuldade de radioterapia complementar após o tratamento cirúrgico conservador[46].

Cirurgia Axilar

Assim como o tratamento cirúrgico da mama, o manejo cirúrgico da axila vem diminuindo em sua extensão durante o tempo. A incorporação da técnica do linfonodo-sentinela na cirurgia para câncer de mama foi feita por Giuliano e confirmada pelo estudo NSABP B-32[47,48]. O estudo NSABP B-32 comparou a biópsia de linfonodo-sentinela seguida de dissecção axilar com a biópsia de linfonodo-sentinela seguida de dissecção axilar somente nos casos de linfonodo-sentinela positivo. Este avanço revolucionou a abordagem cirúrgica axilar, e há mais de 1 década os resultados propostos pelo estudo continuam como o padrão-ouro no manejo da axila em pacientes com câncer de mama inicial.

Posteriormente, o estudo ACOSOG Z0011 mostrou que em pacientes selecionados, mesmo o linfonodo-sentinela sendo positivo para metástases, a linfonodectomia complementar poderia ser seguramente omitida. Este trabalho avaliou pacientes com câncer de mama estádios I e II, submetidas à cirurgia conservadora e com até dois linfonodos-sentinelas positivos. As participantes ainda eram tratadas com quimioterapia e/ou hormonioterapia e radioterapia. Em um grupo de mulheres não foi feita dissecção axilar complementar, sendo comparado com o grupo em que o esvaziamento axilar foi realizado. Não houve diferenças de sobrevida e recidiva com seguimento médio de 6,3 anos[49]. Excetuando os tumores que acometem a pele (T4), a biópsia de linfonodo-sentinela está indicada em qualquer câncer de mama com axila clinicamente negativa.

Quimioterapia

Na era da assinatura genética e do perfilamento molecular tumoral, a decisão de se indicar quimioterapia está ficando cada vez mais individualizada. Perfilamentos genéticos e moleculares à parte, indicações relativas de quimioterapia incluem tumores maiores que 1 cm, linfonodos positivos, tumores que não expressam receptores de estrógeno e progesterona, positividade para HER-2 e câncer de mama inflamatório. Esquemas contendo antraciclinas têm se mostrado superiores aos esquemas com metotrexate, porém com maiores efeitos colaterais[50]. Antraciclinas são cardiotóxicas e devem ser usadas com cautela ou evitadas em pacientes cardiopatas ou com idade avançada. A adição de taxanos à quimioterapia melhorou significativamente os resultados[51].

Indicações de quimioterapia neoadjuvante expandiram-se na última década[52]. O estudo NSABP B-27 evidenciou que pacientes que obtiveram resposta patológica completa após a quimioterapia neoadjuvante apresentam sobrevida livre de doença e sobrevida global superiores[53].

Radioterapia

Radioterapia após tratamento cirúrgico conservador reduz drasticamente a incidência de recidivas locais. Pacientes submetidos à mastectomia têm indicação de radioterapia nas seguintes situações: margens comprometidas, tumores > 5 cm (T3), câncer inflamatório ou com acometimento cutâneo (T4); ≥ quatro linfonodos comprometidos (N2) e linfonodos supra ou infraclaviculares comprometidos (N3)[54]. Pacientes com recidiva local e que não tenham recebido radioterapia prévia deverão realizar a radioterapia complementar após a ressecção cirúrgica da lesão.

A terapia consiste na irradiação de toda a mama, em sessões diárias, cinco vezes por semana, durante período de 4 a 7 semanas, incluindo-se reforço de dose no leito tumoral para pacientes jovens (< 40 anos) e tumor indiferenciado (G3). Radioterapia acelerada parcial da mama foi recentemente regulamentada pela Sociedade Americana de Radioterapia Oncológica[55]. Novas modalidades de radioterapia, como MammoSite e o dispositivo Intrabeam, estão sendo avaliadas em estudos clínicos. O hipofracionamento de dose, modelo de tratamento em que doses maiores são administradas em períodos mais curtos de tratamento, apresenta indicações restritas[56].

Endocrinoterapia

Todos os pacientes com tumores que expressem positividade para receptores de estrógeno e/ou progesterona devem receber terapia que bloqueie esta via de estímulo. A droga mais usada

CÂNCER DE MAMA | *369*

e estudada nesta categoria é o tamoxifeno. A recomendação atual é que se utilize o tamoxifeno por 5 a 10 anos[57].

O estudo ATAC (*Arimidex, Tamoxifen, Alone or in Combination*) evidenciou que o anastrozol, inibidor de aromatase não hormonal, foi superior ao tamoxifeno, com maior sobrevida livre de doença, maior tempo livre de recidivas, menos metástases à distância e menos cânceres contralaterais. O perfil de segurança dessa droga também foi superior ao do tamoxifeno[58].

Os inibidores de aromatase são as drogas de escolha para tratamento de mulheres menopausadas com tumores positivos para estrógeno e/ou progesterona. Esta classe de medicamento não deve ser usada em pacientes na pré-menopausa[58].

Terapias-Alvo

A amplificação do HER-2 é fator prognóstico que confere maior risco para recidiva e mortalidade, além de maior resistência ao tamoxifeno e a alguns quimioterápicos[59]. Expressões duvidosas do HER-2 (2+) à imunoistoquímica devem ser confirmadas por hibridização fluorescente *in situ* (FISH). O desenvolvimento do anticorpo monoclonal anti-HER-2, trastuzumabe, revolucionou o tratamento para 15 a 20% das pacientes com tumores HER-2 positivos. Há inúmeras evidências científicas que provaram a eficácia desta droga, capaz de reduzir em aproximadamente 50% as chances de recidivas[60,61]. Trastuzumabe está recomendado para uso durante 12 meses para todos os pacientes com tumores que expressem HER-2 (3+ à imunoistoquímica ou FISH amplificados) e tamanho > 0,5 cm. Trastuzumabe é droga cardiotóxica, portanto, todos os pacientes candidatos ao seu uso devem, antes, ter avaliação da função cardíaca. Este medicamento não deve ser administrado concomitantemente com antraciclinas, devido à potencialização da cardiotoxicidade[62].

Pertuzumabe, anticorpo monoclonal recombinante humanizado, inibe a dimerização dos receptores HER-2, sendo utilizado em tratamento complementar ao trastuzumabe, pois atuam em epítopos diferentes do receptor HER-2, agindo de forma sinérgica[63]. Lapatinibe é um inibidor potente e reversível dos receptores de fator de crescimento epidermal HER-1 e HER-2, porém com eficácia inferior ao trastuzumabe, quando usado isoladamente[64].

O bevacizumabe, anticorpo monoclonal capaz de inibir fatores de crescimento vascular, ainda permanece com emprego controverso no tratamento do câncer de mama[65].

O emprego de bloqueio duplo na via do HER-2 representa um grande avanço no tratamento das pacientes que apresentam HER-2 hiperexpressos[66].

SINTOMAS CLIMATÉRICOS EM PACIENTES SOBREVIVENTES DO CÂNCER DE MAMA

Cirurgias ablativas, quimioterapia e/ou hormonioterapia usadas no tratamento do câncer de mama aumentaram a sobrevida, porém, a indução de menopausa precocemente em pacientes jovens tem impactos negativos na qualidade de vida destas pacientes. Tamoxifeno, inibidores da aromatase e análogos de LHRH, podem desencadear ou agravar alguns sintomas.

Amenorreia não é um marcador confiável de menopausa em mulheres recebendo ou que receberam tratamento, seja quimioterapia, hormonioterapia ou ambas[67]. Dosagens seriadas de FSH e estradiol podem ser úteis para se verificar o verdadeiro *status* menopausal.

Os sintomas típicos da menopausa tendem a ser mais severos em pacientes jovens devido à queda abrupta dos níveis de estrógeno. Ondas de calor e sudorese noturna alcançaram 65% de pacientes sobreviventes ao câncer de mama entre 45 e 51 anos de idade, enquanto queixas de ressecamento vaginal e dispareunia acometeram 55% das mulheres pesquisadas em estudo da

Universidade da Califórnia[68]. O uso de terapias hormonais está formalmente contraindicado para pacientes com histórico pessoal de câncer de mama. Para controle dos sintomas, devemos optar por terapias alternativas, como as listadas na Tabela 38.3.

Tabela 38.3
Sintomas Climatéricos e Opções Terapêuticas para Tratamento em Mulheres com Câncer de Mama[69]

Sintomas	Opções de Tratamento	
	Farmacológico	Não Farmacológico
Sintomas vasomotores	• Vitamina E • Clonidina • Gabapentina • Venlafaxina ou Citalopran • Bloqueio do gânglio estrelado	• Homeopatia • Fitoestrógenos de soja • Yoga e técnicas relaxamento • Modificações comportamentais e do estilo de vida • Acupuntura
Sintomas genitourinários	• Estrógeno tópico • Hidratantes vaginais não hormonais	• Lubrificantes vaginais
Cardiovasculares – aumento de risco coronariano	• Vitamina E	• Dieta balanceada • Interromper tabagismo • Atividade física
Mudanças metabólicas		• Exercícios aeróbicos • Treino de resistência
Perda mineral óssea (induzida por químio, fadiga)	• Cálcio • Vitamina D • Bifosfonatos	• Exercícios aeróbicos • Treino de resistência

Inibidores seletivos da receptação de serotonina como paroxetina, fluoxetina e bupropiona possuem atividade inibitória da CYP 2D6, impedindo a metabolização do tamoxifeno no seu metabólito ativo endoxifeno, portanto devem ser evitados em mulheres que estão em uso de tamoxifeno[70]. Venlafaxina, citalopran, gabapentina e clonidina não interagem com o citocromo P450, sendo drogas seguras para serem usadas em concomitância ao tamoxifeno[71].

Atrofia genital é mais pronunciada com o uso de inibidores da aromatase, causando significante impacto na qualidade de vida das pacientes, podendo, em última instância, comprometer a aderência ao tratamento. A preferência de manejo deve ser com o uso de hidrantes e lubrificantes vaginais. Contudo, em casos extremos, pode-se lançar mão do estriol tópico por período de até 6 semanas[72,73].

Pacientes em uso de inibidores de aromatase têm risco aumentado para perda de densidade mineral óssea e fraturas[74]. Sintomas como artralgia e mialgia acometem cerca de 30% das usuárias dos inibidores de aromatase[75]. Recomendações gerais para retardar a perda óssea incluem prática de atividades físicas, suplementação de cálcio (1.000 a 1.500 mg/dia) e vitamina D (1.000 U/dia), além de evitar tabagismo, consumo de álcool e cafeína. A prescrição de bifosfonatos não deve ser usada como profilática para perda óssea. Seu uso deve ser reservado para o tratamento de osteoporose ou osteopenia acentuada[74].

Nota dos Editores: Aconselhamos a leitura do Capítulo 60.

CÂNCER DE MAMA | *371*

REFERÊNCIAS BIBLIOGRÁFICAS

1. Ministério da Saúde. Instituto Nacional do Câncer (INCA). Estimativa da Incidência e Mortalidade por Câncer no Brasil, 2011. Disponível em: http://www.inca.gov.br/ Acessado em: 15 out. 2011.
2. World Health Organization (WHO). World health statistics annual. Disponível em: http://www.who.int/en/ Acessado em:02 mar. 2013.
3. Ferlay J, Shin HR, Bray F, et al. GLOBOCAN 2008 - Cancer incidence and mortality worldwide. Lyon: International Agency for Research on Cancer; 2010. (IARC Cancer Base; n. 10). Disponível em: http://www.globocan.iarc.fr Acessado em: 11 nov. 2011.
4. American Cancer Society, Inc., Surveillance Research. Cancer Facts & Figures. ACS – USA; 2011. Disponível em: http://www.cancer.org/docroot/SST/sst_O.asp
5. Acessado em: 01 nov. 2011.
6. Departamento de Informática do SUS (DATA SUS). Informações de Saúde. Estatísticas vitais. Disponível em: http://www.datasus.gov.br Acessado em: 05 jun. 2014.
7. Schootman M, Jeffe D, Reschke A et al. The full potencial of breast cancer screening use to reduce mortality has not yet been realized in the United States. Br Cancer Res Treat 2004;85:219-22.
8. Instituto Brasileiro de Geografia e Estatística (IBGE). Diretoria e Pesquisa. Departamento de População e Indicadores Sociais. Disponível em: http://www.ibge.gov.br/. Acessado em: 01 nov. 2011.
9. Mendonça GAS, Silva AM, Caula WM. Características tumorais e sobrevida de cinco anos em pacientes com câncer de mama admitidas no Instituto Nacional do Câncer. Cad Saúde Pública 2004;20:1232-9.
10. Shapiro S. Evidence on screening for breast cancer from a randomized trial. Cancer 1977;39:2772-82.
11. Humphrey LL, Helfand M, Chan BK et al. Breast cancer screening: a summary of the evidence for the U.S Preventive Services Task Force. Ann Intern Med 2002;137:347-60.
12. Smith RA, Duffy SW, Gabe R et al. The randomized trials of breast cancer screening: what have we learned? Radiol Clin North Am 2004;42:793-806.
13. Schopper D, de Wolf C. How effective are breast cancer screening programmes by mammography? Review of the current evidence. Eur J Cancer 2009;45:1916-23.
14. Kopans DB. Informed decision making: age of 50 is arbitrary and has no demonstrated influence on breast cancer screening in women. AJR 2005;185:177-82.
15. Evans AJ, Kutt E, Record C et al. Radiological findings of screen-detected cancers in a multicentre randomized controlled trial of mammographic screening women from age 40 to 48 years. Clin Radiol 2006;61:784-8.
16. Carney PA, Miglioretti DL, Yankaskas BC et al. Individual and combined effects of age, breast density, and hormone replacement therapy use on the accuracy of screening mammography. Ann Intern Med 2003;138:168-75.
17. Buist DS, Porter PL, Lehman C et al. Factors contributing to mammography failure in women aged 40-40 years. J Natl Cancer Inst 2004;96:1432-40.
18. Feig SA. Estimation of currently attainable benefit from mammographic screening of women aged 40-49 years. Cancer 1995;75:2412-9.
19. Martins E, Freitas Junior R, Curado MP et al. Evolução temporal dos estádios do câncer de mama ao diagnóstico em um registro de base populacional no Brasil Central. Ver Bras Ginecol Obstet 2009;31:219-23.
20. Pisano ED, Gatsonis C, Hendrick E et al. Diagnostic performance of digital versus film mammography for breast cancer screening. N Engl J Med 2005;353(17):1773-83.
21. Vinnicombe S, Pinto Pereira SM, McCormack VA et al. Full-field digital versus screen-film mammography: comparison within the UK breast screening program and systematic review of published data. Radiology 2009;251:347-58.
22. Crystal P, Strano SD, Shcharynski S et al. Using sonography to screen women with mammographically dense breasts. AJR Am J Roentgenol 2003;181:177-82.
23. Kolb TM, Lichy J, Newhouse JH. Comparison of the performance of screening mammography, physical examination, and breast US and evaluation of factors that influence them: an analysis of 27.825 patients evaluations. Radiology 2002;225:165-75.
24. Berg WA, Blume JD, Cormack JB et al. Combined screening with ultrasound and mammography vs mammography alone in women at elevated risk of breast cancer. JAMA 2008;299:2151-63.

25. Kriege R, Brekelmans CT, Boetes C et al. Efficacy of MRI and mammography for breast cancer screening in women with a familial or genetic predisposition. N Engl J Med 2004;351:425-37.
26. Urban LA, Schaefer MB, Duarte DL et al. Recomendações do Colégio Brasileiro de Radiologia, da Sociedade Brasileira de Mastologia e da Federação das Associações de Ginecologia e Obstetrícia para rastreamento do câncer de mama por métodos de imagem. Radiol Bras 2012;45(6):334-9.
27. Ingegnoli A, d'Aloia C, Frattaruolo A et al. Flat epitelial atypia and atypical ductal hyperplasia: carcinoma understimation rate. Breast J 2010;16(1):55-9.
28. Kohr J, Eby PR, Allison KH et al. Risk of upgrade of atypical ductal hyperplasia after stereotactic breast biopsy: effects of number of foci and complete removal of calcifications. Radiology 2010;255(3):723-30.
29. Dillon MF, McDermott EW, Hill AD et al. Predective value of breast lesions of "uncertain malignant potential" and "suspicious for malignancy" determined by core needle biopsy. Ann Surg Oncol 2007;14(2):704-11.
30. Fisher B, Redmond C, Brown A et al. Influence of tumor estrogen and progesterone receptor levels on the response to tamoxifen and chemotherapy in primary breast cancer. J Clin Oncol 1983;1:227-41.
31. Robertson FM, Bondy M, Yang W et al. Inflammatory breast cancer: the disease, the biology, the treatment. Cancer J Clin 2010;60:351-75.
32. Silverstein MJ, Lagios MD. Choosing treatment for patients with ductal carcinoma in situ: fine tuning the University of Southern California/Van Nuys Prognostic Index. J Natl Cancer Inst Monogr 2010;2010(41):193-6.
33. Rakha EA, Lee AHS, Evans AJ et al. Tubular carcinoma of the breast: further evidence to support its excellent prognosis. J Clin Oncol 2010;28:99-104.
34. Yim JH, Wick MR, Philpott GW et al. Underlying pathology in mammary Paget's disease. Ann Surg Oncol 1997;4:287-92.
35. Khosravi-Shahi P. Management of non metastatic phyllodes tumors of the breast: review of the literature. Surg Oncol 2011;20:143-8.
36. Breast cancer assessment tools and optimizing adjuvant therapy. Nat Rev Clin Oncol 2010;7:725-32.
37. Slodkowska EA, Ross JS. Mamma Print 70-gene signature: milestone in personalized medical care for breast cancer patients. Expert Rev Mol Diag 2009;9:417-22.
38. Kim C, Paik S. Gene-expression-based prognostic assays for breast cancer. Nat Rev Clin Oncol 2010;7:340-7.
39. Edge SB, Byrd DR, Compton CC, eds. AJCC Cancer Staging Manual. 7th ed. New York, NY: Springer; 2010.
40. Veronesi U, Sacozzi D, Del Vecchio M et al. Comparing radical mastectomy with quadrantectomy, axillary dissection and radiotherapy in patients with small cancers of the breast. N Engl J Med 1981;305:6-11.
41. Barros ACSD. Tratamento cirúrgico conservador. In: Câncer de Mama: tratamento multidisciplinar. São Paulo: Dendrix Edição e Design; 2007.
42. Schwartz GF, Veronesi U, Clough KB et al. Consensus conference on breast conservation. Milan, Italy, 2005. Breast J 2006;12:398-407.
43. Anscher MS, Jones P, Prosnitz LR et al. Local failure and margin status in early stage breast carcinoma treated with conservation surgery and radiation therapy. Ann Surg 1993;218:22-8.
44. Veronesi U, Cascinelli N, Mariani L et al. Twenty-year follow-up of a randomized study comparing breast-conserving surgery with radical (Halsted) mastectomy for early breast cancer. N Engl J Med 2002;347:1227-32.
45. Fisher B, Anderson S, Bryant J et al. Twenty-year follow-up of a randomized trial comparing total mastectomy, lumpectomy, and lumpectomy plus irradiation for the treatment of invasive breast cancer. N Engl J Med 2002;347:1233-41.
46. Litière S, Werutsky G, Fentiman IS et al. Breast conserving therapy versus mastectomy for stage I–II breast cancer: 20 year follow-up of the EORTC 10801 phase 3 randomised trial. Lancet Oncol 2012;13(4):412-9.
47. Barros ACSD. Tratamento cirúrgico radical. In: Câncer de Mama: tratamento multidisciplinar. São Paulo: Dendrix Edição e Design; 2007.

48. Giuliano AE, Kirgan DM, Guenther JM et al. Lymphatic mapping and sentinel lymphadenectomy for breast cancer. Ann Surg 1994; 220:391-401.

49. Krag DN, Anderson SJ, Julian TB et al. Sentinel-lymph-node resection compared with conventional axillary-lymph-node dissection in clinically node-negative patients with breast cancer: overall survival findings from the NSABP B-32 randomised phase 3 trial. Lancet Oncol 2010;11:927-33.

50. Giuliano AE, McCall L, Beitsch P et al. Locorregional recurrence after sentinel lymph node dissection with or without axillary dissection in patients with sentinel lymph node metastases: the American College of Surgeons Oncology Group Z0011 randomized trial. Ann Surg 2010;252:426-33.

51. Martin M, Villar A, Sole-Calvo et al. Doxorrubicin in combination with fluoracil and cyclophosphamide versus methotrexate in combination with fluoracil and cyclophasmide as adjuvant chemotherapy for operable breast cancer: a study by the GEICAM Group. Ann Oncol 2003;14:833-42.

52. Ginés J, Sabater E, Martorell C et al. Efficacy of taxanes as adjuvante treatment of breast cancer: a review and meta-analysis of randomised clinical trials. Clin Transl Oncol 2011;13:485-98.

53. Kaufmann M, von Minckwitz G, Mamounas EP et al. Recommendations from an international consensus conference on the current status and future of neoadjuvant systemic therapy in breast cancer. Ann Surg Oncol 2012;19:1508-16.

54. Bear HD, Anderson S, Brown A et al. National Surgical Adjuvant Breast and Bowel Project Protocol B-27 - The effect on tumor response of adding sequential preoperative docetaxel to preoperative doxorubicin and cyclophosphamide: preliminary results from National Surgical Adjuvant Breast and Bowel Project Protocol B-27. J Clin Oncol 2003;21:4165-74.

55. Vilarino-Varela M, Chin YS, Makris A. Currente indications for post-mastectomy radiation. Int Semin Surg Oncol 2009;6:5-7

56. Smith BD, Arthur DW, Buchholz TA et al. Accelerated partial breast irradiation consensus statement from the American Society for Radiation Oncology (ASTRO). Int J Radiat Oncol Biol Phys 2009;74:987-1001.

57. McCormick B. Hyprofractioned whole breast radiation and partial breast radiation for early-stage breast cancers: an update on progress. J Natl Compr Canc Netw 2012;10:1161-4.

58. Davies C, Pan H, Godwin J et al. Long term effects of continuing adjuvant tamoxifen to 10 years versus stopping at 5 years after diagnosis of oestrogen receptor-positive breast cancer: ATLAS, a randomized trial. Lancet 2013;381:805-16.

59. Howell A, Cuzick J, Baum M et al.; ATAC Trialists' Group. Results of the ATAC (Arimidex, Tamoxifen, Alone or in Combination) trial after completion of 5 years adjuvant treatment for breast cancer. Lancet 2005;365:60-2.

60. Carr JA, Havstad S, Zarbo RJ et al. The association of HER-2/neu amplification with breast cancer recurrence. Arch Surg 2000;135:1469-74.

61. Paik S, Kim C, Wolmark N. HER2 status and benefit from adjuvant trastuzumab in breast cancer. N Engl J Med 2008;358:1409-11.

62. Moja L, Tagliabue L, Balduzzi S et al. Trastuzumab containing regimens for early breast cancer. Cochrane Database Syst Rev 2012;4: CD006243. Disponível em: doi: 10.1002/14651858.CD006243.pub2. Acessado em: 10 out. 2012.

63. Chen J, Long JB, Hurria A et al. Incidence of heart failure or cardiomyopathy after adjuvant trastuzumab therapy for breast cancer. J Am Coll Cardiol 2012;60:2504-12.

64. Capelan M, Pugliano L, De Azambuja E et al. Pertuzumab: new hope for patients with HER2-positive breast cancer. Ann Oncol 2013;24:273-82.

65. Untch M, Loibl S, Bischoff J et al.; German Breast Group (GBG); Arbeitsgemeinschaft Gynakologische Onkologie-Breast (AGO-B) Study Group. Lapatinib versus trastuzumab in combinationwith neoadjuvant anthracycline-taxane-based chemotherapy (GeparQuinto, GBG 44): a randomised phase 3 trial. Lancet Oncol 2012;13:135-44.

66. Wagner AD, Thomssen C, Haerting J et al. Vascular-endothelial-growth-factor (VEGF) targeting therapies for endocrine refractory or resistant metastatic breast cancer. Cochrane Database Syst Rev 2012; 7:CD008941. Disponível em: doi:10.1002/14651858.CD008941.pub2. Acessado em: 01 dez. 2012.

67. Kumler I, Tuxen MK, Nielsen DL. A systematic review of dual targeting in HER-2 positive breast cancer. Cancer Treat Rev 2014;40(2):259-70.

68. Goodwin PJ, Ennis M, Pritchard KI et al. Risk of menopause during the first year after breast cancer diagnosis. J Clin Oncol 1999;17:2365-70.
69. Ganz PA, Greendale GA, Petersen L et al. Breast cancer in younger women: reproductive and late health effects of treatment. J Clin Oncol 2003;21:4184-93.
70. Murthy V, Chamberlain RS. Menopausal symptoms in young survivors of breast cancer: a growing problem without an ideal solution. Cancer Control 2012;19(4):317-29.
71. Sideras K, Ingle JN, Ames MM et al. Coprescription of tamoxifen and medications that inhibit CYP2D6. J Clin Oncol 2010;28:2768-76.
72. Desmarais JE, Looper KJ. Managing menopausal symtoms and depression in tamoxifen users: implications of drug and medicinal interactions. Maturitas 2010;67:296-308.
73. Hickey M, Saunders C, Partridge A et al. Practical clinical guidelines for assessing and managing menopausal symptoms after breast cancer. Ann Oncol 2008;19:1669-80.
74. Biglia N, Peano E, Sgandurra P et al. Low dose vaginal estrogens or vaginal moisturizer in breast cancer survivors with urogenital atrophy: a preliminar study. Gynecol Endocrinol 2010;26:404-12.
75. Body JJ. Prevention and treatment of side effects of systemic treatment: bone loss. Ann Oncol 2010;21:180-5.
76. Perez EA. Safety profiles of tamoxifen and the aromatase inhibitors in adjuvant therapy of hormone-responsive early breast cancer. Ann Oncol 2007;18:26-35.

39 | Câncer do colo uterino

- Adriana Bittencourt Campaner
- José Mendes Aldrighi

INTRODUÇÃO

Pelas estimativas globais são diagnosticados cerca de 500.000 novos casos de câncer do colo do útero por ano no mundo. Quatro quintos dos casos ocorrem em países com recursos escassos, o que ressalta o fato de que é um grande problema de saúde pública em países em desenvolvimento. Sua incidência é cerca de duas vezes maior em países menos desenvolvidos, comparados com os mais desenvolvidos. No Brasil, segundo as estimativas do Instituto Nacional de Câncer (INCA) para 2014, será considerado o terceiro tipo de câncer mais comum entre as mulheres em nosso país. Em relação às estatísticas deste tumor, favor consultar o capítulo específico deste livro[1]. (Nota dos Editores: vide Capítulo 36.)

O câncer cervical é uma doença evitável e de evolução lenta, com longo período desde o desenvolvimento das lesões precursoras ao aparecimento do câncer. A sua prevenção é potencialmente eficaz, pois existem diversas formas de intervenção no combate às múltiplas manifestações da doença. Porém, apesar da eficácia dos programas de controle de câncer cervical, em muitos centros o carcinoma cervical mantém-se como uma doença de alta prevalência, incidência e mortalidade; essa situação não é exclusiva do Brasil [2].

É estimado que uma redução de cerca de 80% da mortalidade por este câncer possa ser alcançada através do rastreamento de mulheres na faixa etária de 25 a 65 anos. Apesar de sua localização interna, o colo uterino é órgão de fácil acesso ao exame ginecológico, permitindo a utilização do teste citológico de Papanicolaou para o rastreamento e possibilidade de abordagem de lesões suspeitas através de biópsias dirigidas pela colposcopia. Para tanto, é necessário garantir a organização, integralidade e a qualidade do programa de rastreamento, bem como o seguimento das pacientes [2].

Embora o Brasil tenha sido um dos primeiros países do mundo a introduzir este exame de rastreamento, a doença continua a ser entre nós um problema de saúde pública, visto que apenas 30% das mulheres se submetem ao exame citopatológico pelo menos três vezes na vida, o que resulta um diagnóstico já na fase avançada em 70% dos casos. Hoje em dia, metade das mulheres que desenvolvem câncer cervical nunca foi rastreada ou foram rastreadas em intervalos maiores de 3 anos[2].

FATORES DE RISCO

Diversos estudos clínicos e epidemiológicos atuais têm apontado consistentemente a influência de alguns indicadores sociais e de atividade sexual como fatores de risco relacionados ao câncer cervical e suas lesões precursoras. Estas lesões estariam frequentemente associadas a mulheres de baixo nível socioeconômico, promiscuidade e precocidade sexual (particularmente antes dos 16 anos de idade), elevada paridade e antecedentes de doenças sexualmente transmissíveis, primeira gestação precoce, vício de fumar e falta de higiene, entre outros. Além destes fatores devemos também considerar como de risco a exposição feminina a "homens com comportamento sexual de risco", os quais incluem aqueles com história de promiscuidade sexual e exposição a parceiras que desenvolveram neoplasia genital prévia. O uso de contraceptivos hormonais representa risco relativo baixo, mas também deve ser considerado[2].

Durante os últimos 20 anos, a busca por carcinógenos transmitidos sexualmente, relacionados à gênese das lesões cervicais, incluiu componentes do sêmen e vários tipos de vírus, bactérias e protozoários. Dentre estes se destacaram: Epstein-Barr, citomegalovírus, herpesvírus tipo II, *Chlamydia trachomatis, Neisseria gonorrhea*, vaginose bacteriana e *Trichomonas vaginalis*, porém sem confirmação posterior. Alguns autores acreditam que este aumento de risco associado a outras doenças sexualmente transmissíveis poderia ser secundário à presença do papilomavírus humano (HPV), refletindo comportamento sexual de risco[2].

Entretanto, é mundialmente aceito que a infecção persistente pelo HPV é o fator mais importante no desenvolvimento das neoplasias intraepiteliais e do carcinoma do colo uterino, sendo a presença deste vírus considerada, pela maioria dos autores, como necessária para o desenvolvimento dessas lesões. O risco relativo da associação entre a infecção pelo HPV e o desenvolvimento da neoplasia cervical é de alta magnitude. Diversos trabalhos da literatura têm demonstrado a presença do HPV de alto risco em praticamente 100% das neoplasias cervicais e das lesões cervicais de alto grau; infecção por múltiplos tipos virais também é frequentemente encontrada[3,4].

Estudos de prevalência do DNA do HPV em relação à idade têm consistentemente mostrado que as maiores taxas de infecção por este vírus são observadas nos primeiros anos após o início da atividade sexual. A prevalência da infecção pelo HPV geralmente cai no final dos 20 anos e início dos 30 anos. Em alguns estudos esta prevalência reduzida é sustentada em idades mais elevadas, alcançando valores inferiores a 5% após os 55 anos. No entanto, em outras, um segundo pico na prevalência de HPV tem sido relatado em idades mais avançadas. Ainda não está elucidado como o avançar da idade influencia na prevalência do HPV nas distintas populações do mundo. A explicação para a redução da prevalência com a elevação da idade resultaria de mudanças nos hábitos sexuais, que tornariam as mulheres menos expostas[3,4].

Em importante estudo de metanálise com avaliação de um milhão de citologias normais, Bruni e cols.[5] observaram que as prevalências brutas e ajustadas do HPV entre mulheres com achados citológicos normais em todo o mundo foram de 7,2% e 11,7%, respectivamente. Regiões da África Subsaariana (24,0%), América Latina e do Caribe (16,1%), Europa Oriental (14,2%) e Sudeste da Ásia (14,0%) apresentaram as maiores prevalências. Em todas as regiões, um pico de incidência na infecção pelo HPV foi encontrado em idades mais jovens (< 25 anos), diminuindo para um platô na meia-idade. Em algumas regiões, um modesto segundo pico foi observado com idades ≥ 40 anos. Este segundo pico foi claramente identificado em idades > 45 anos na América Central e América do Sul e > 55 anos na África Ocidental. Um segundo pico menos pronunciado também foi observado no sudoeste da Ásia, sudoeste da Europa e sudoeste da África. No restante das regiões, este segundo pico não foi observado[5].

Ainda não são conhecidas as razões exatas para este segundo aumento na prevalência da infecção, observada após a menopausa. Fatores que poderiam explicar este segundo pico na prevalência de pelo HPV em idades mais avançadas incluem: o aumento da incidência em função de novas infecções através do contato sexual das mulheres ou de seus parceiros com novas parceiras, mais tardiamente na vida; o aumento na detecção de infecções vaginais persistentes entre mulheres mais velhas devido a alterações fisiológicas no colo do útero, associadas com o envelhecimento (tal como a localização da zona de transformação em profundidade do canal, que enriquece as amostras com células vaginais em vez de células endocervicais); a reativação de infecções latentes associadas a alterações imunológicas ou hormonais relacionadas com a idade; maior persistência das infecções por HPV entre mulheres mais velhas[5].

Embora a infecção pelo HPV seja virtualmente uma causa necessária para o desenvolvimento das lesões cervicais, isoladamente este agente não é suficiente para explicar todos os eventos da carcinogênese, embora a persistência viral pareça ser de fundamental importância. Apesar de a ligação entre a infecção pelo HPV e as lesões intraepiteliais escamosas e o câncer estar bem estabelecida, existe clara discrepância entre a frequência de pessoas infectadas por este vírus e aquelas que desenvolvem estas lesões. Nem todas as pacientes infectadas por este vírus apresentam a mesma evolução da doença. Felizmente, poucas mulheres se tornam persistentemente infectadas e é este pequeno grupo que apresenta risco substancial para o desenvolvimento de NIC e neoplasias. Apenas 1% das infecções persistentes por tipos de alto risco progredirá para o carcinoma invasor[6,7].

As razões para esta variação na história natural deste vírus são pouco conhecidas; no entanto, admite-se que outros eventos possam desempenhar papel relevante como cofatores na iniciação e promoção da neoplasia. Assim, a evolução destas lesões vai depender do tipo de tecido/local acometido, do tipo viral, da persistência da infecção pelo HPV, tabagismo, estimulação por esteroides sexuais, fatores nutricionais, fatores genéticos e, principalmente, do estado geral e imunológico do hospedeiro. Estes cofatores interagem, em maior ou menor intensidade, de maneira a aumentar a suscetibilidade do hospedeiro ao HPV, potencializando sua ação e facilitando o desenvolvimento dos processos de imortalização celular e carcinogênese[8].

ETIOPATOGENIA

Vários trabalhos da literatura demonstram que o carcinoma do colo do útero se desenvolve a partir das neoplasias intraepiteliais cervicais (NIC). Estas NIC se iniciam a partir de alterações celulares mínimas a nível molecular, que evoluem de modo imperceptível e progressivo para o acometimento exclusivo do epitélio de revestimento do colo uterino, preservando o estroma do órgão; com a ruptura da membrana basal, passam à forma invasora. Geralmente a maioria das NIC e dos carcinomas se desenvolvem a partir do epitélio metaplásico ou zona de transformação, a qual recobre uma ectopia. Sob condições fisiológicas, o epitélio colunar da ectopia sofre metaplasia escamosa, e é durante este processo que este tecido jovem se torna particularmente vulnerável aos fatores oncogênicos (primordialmente o HPV), resultando no desenvolvimento de lesão intraepitelial[9].

A graduação tradicional destas anormalidades intraepiteliais é baseada na proporção de epitélio ocupado pelas células atípicas, refletindo perda progressiva da maturação do epitélio cervical. Richart dividiu estas lesões precursoras em NIC 1, NIC 2 e NIC 3, categorização esta que ainda é empregada nos dias de hoje. São classificadas em: NIC 1 (displasia leve) – a atipia nuclear é mais evidente no terço basal do epitélio, porém é menos nítida nos 2/3 superiores onde existe maturação celular; NIC 2 (displasia moderada) – a atipia nuclear é mais intensa do que a anterior, comprometendo principalmente os 2/3 inferiores da faixa epitelial onde a atividade mitótica está restrita, existindo maturação na metade superior do epitélio; NIC 3 (displasia Intensa e carcinoma e *in situ*) – a atipia nuclear é acentuada, comprometendo toda a espessura epitelial. Como se trata de lesão espectral, em uma mesma paciente podem ser encontradas alterações em vários estágios evolutivos[10].

As neoplasias intraepiteliais cervicais podem ter destino incerto: em algumas ocasiões, regridem, em outras, persistem ou progridem. Existe, no entanto, pouca uniformidade no que respeita às porcentagens de regressão ou progressão das lesões. O comportamento destas lesões estaria relacionado ao grau de comprometimento do epitélio: quanto mais próximo do normal,

CÂNCER DO COLO UTERINO | *379*

maior a probabilidade de regressão; quanto maior o comprometimento do epitélio, maior a possibilidade de progressão[9].

Trabalhos respeitáveis mostram que pacientes acometidas por lesões epiteliais cervicais de baixo grau histológico/NIC 1 apresentam mais de 70% de taxas de regressão espontânea após conduta expectante por 1 ano, bem como baixo risco de progressão[11-13].

Em relação às NIC 2 e 3, visto que a maioria das pacientes são submetidas a algum tipo de intervenção imediata, em vez de conduta expectante, dados referentes à progressão destas lesões são escassos[14-16]. Em 1993, Östor realizou importante estudo de metanálise avaliando a regressão, persistência e progressão das NIC. Este autor verificou que, em relação à NIC 1 a probabilidade de evolução para carcinoma invasor é de aproximadamente 1%; quanto à NIC 2, de cerca de 5%. Os resultados mostraram que mais de 12% dos casos de NIC 3 podem evoluir para carcinoma invasivo e 56% poderiam mostrar persistência da lesão, enquanto 32% destes casos poderiam sofrer regressão. Em virtude do risco de evolução destas lesões de alto grau, sugere-se dessa maneira o tratamento imediato das mesmas[17].

Assim, a habilidade em identificar estas lesões precursoras através da pesquisa de alterações celulares à citologia possibilitou a oportunidade de alterar a história natural destas anormalidades cervicais.

TIPOS HISTOLÓGICOS

Os tumores epiteliais malignos do colo uterino são classificados nas seguintes variedades histológicas[2]:

- *neoplasias de células escamosas:* grandes células não queratinizadas, grandes células queratinizadas, pequenas células, carcinoma tipos verrucoso, condilomatoso, papilífero e linfoepitelioma;
- *neoplasias de células glandulares:* adenocarcinoma mucinoso tipos endocervical e intestinal, endometrioide, células claras, seroso papilífero glandular, mesonéfrico;
- *outros tumores epiteliais:* carcinomas com componentes escamoso e glandular associados, de células vítreas (*glassy cells*), adenocístico, basoadenoide, carcinoide, de células pequenas, tumores do grupo APUD (apudomas) e indiferenciado.

Destes tumores, aproximadamente 80 a 90% são originários de células escamosas (carcinoma espinocelular – CEC) e de 10 a 15% correspondem aos vários padrões de adenocarcinomas. Mais de 80% dos cânceres invasores do colo do útero ocorrem como evolução de uma neoplasia intraepitelial escamosa (NIC) ou glandular (adenocarcinoma *in situ*) cervical anterior. Nos últimos anos a incidência relativa e absoluta dos adenocarcinomas tem aumentado, provavelmente, pela maior eficiência dos programas de controle em detectar lesões escamosas precursoras, com diminuição dos casos de carcinomas espinocelulares. Ocasionalmente são descritos no colo uterino sarcomas, linfomas, melanomas e outros tumores primários não epiteliais (provindos dos diversos tecidos constituintes) ou metastáticos no colo uterino. As médias etárias de ambos os tumores são similares[2].

DISSEMINAÇÃO

O carcinoma cervical invasivo tem duas vias principais de propagação: a extensão por continuidade e contiguidade aos tecidos adjacentes e a disseminação por embolização linfática, sendo esta a principal via. Em etapas iniciais, o câncer é microscópico e permanece circunscrito ao colo uterino. Em sua evolução o tumor propaga-se aos tecidos vizinhos, especialmente, à parede vaginal e aos ligamentos cardinais e uterossacros, podendo chegar à parede pélvica lateralmente e também ao corpo uterino superiormente. Em casos avançados a neoplasia pode se estender às paredes da bexiga e do reto[2].

O envolvimento dos linfonodos ocorre pela veiculação de êmbolos de células neoplásicas por três vias de linfáticos laterais do colo uterino: a) em linfonodos interilíacos; b) nos linfonodos obturadores; c) nos linfonodos glúteos inferiores. As células neoplásicas podem atingir a cadeia aórtica, chegando algumas vezes até a fossa supraclavicular e região cervical. As taxas de envolvimento linfonodal são diretamente proporcionais ao estadiamento, sendo que no estádio I de 15 a 20% dos linfonodos estão acometidos; no estádio II, 25 a 40% e, no estádio III, 50%[2].

RASTREAMENTO

A colpocitologia oncótica (citologia cervicovaginal) é poderosa arma na detecção das lesões cancerosas e pré-cancerosas do colo uterino e baseia-se na esfoliação espontânea ou induzida de células normais ou patológicas do colo uterino ou da vagina. A coleta para uma citologia convencional adequada deve incluir espátula tipo ponta longa (Ayre) para a ectocérvice, a qual é empregada inicialmente. A seguir, emprega-se a escova endocervical para coleta de elementos da endocérvice; para tal introduz-se a escova no canal endocervical e também se realizam movimentos de rotação. A amostra de fundo de saco vaginal não é recomendada, pois o material coletado é de baixa qualidade para o diagnóstico oncológico[18].

No caso de coleta de material para citologia líquida, deve-se utilizar escova apropriada de 1,5 cm; a mesma deve ser inserida no canal endocervical realizando-se movimentos de rotação e escovagem; coloca-se a escova a seguir em tubo com líquido conservante. O custo da citologia de meio líquido é significativamente maior que o da citologia convencional, mas tem como vantagem maior representatividade de células coletadas transferidas para a lâmina, redução das citologias insatisfatórias e possibilidade de utilizar o material remanescente para realizar testes de biologia molecular. Quando coletada em meio líquido, é fundamental especificar qual sistema foi usado, devido às variações encontradas em cada sistema relacionadas às soluções utilizadas para conservação do material e à forma de processamento das amostras[18].

A classificação citológica empregada atualmente é o Sistema de Bethesda (Maryland, Estados Unidos) de 2001. Essa classificação incorporou vários conceitos e conhecimentos adquiridos que, resumidamente, são: o diagnóstico citológico deve ser diferenciado para as células escamosas e glandulares; inclusão do diagnóstico citomorfológico sugestivo da infecção por HPV, devido às fortes evidências do envolvimento desse vírus na carcinogênese dessas lesões, dividindo-as em lesões intraepiteliais de baixo e alto graus, ressaltando o conceito de possibilidade de evolução para neoplasia invasora; a introdução da análise da qualidade do esfregaço[19] (Quadro 39.1).

A nomenclatura brasileira para laudos citopatológicos cervicais de 2006 contempla aspectos de atualidade tecnológica e sua similaridade com o Sistema de Bethesda 2001, e facilita a equiparação dos resultados nacionais com aqueles encontrados nas publicações científicas internacionais. Foram introduzidos novos conceitos estruturais e morfológicos, o que contribui para o melhor desempenho laboratorial e serve como facilitador da relação entre a citologia e a clínica[20].

Em relação ao colo uterino no climatério, em decorrência do hipoestrogenismo produzem-se importantes modificações na morfologia do epitélio e do estroma. O colo torna-se fibroso e reduz seu volume, encurtando-se e experimentando diminuição da irrigação sanguínea. O tecido conjuntivo é menos denso e vascularizado. O epitélio escamoso torna-se fino e atrófico, representado por camadas profundas e algumas intermediárias, mas sem as camadas superficiais (o epitélio passa a ter seis a sete camadas de células, ao contrário das usuais 30 na menacme). Em razão da ausência da camada intermediária e diminuição de estrogênios, reduz-se o glicogênio. Esse epitélio delgado não protege adequadamente os vasos subepiteliais, que são frágeis; a rede capilar subepitelial fica mais nítida. A simples pressão pode provocar pequenas hemorragias subepiteliais de aspecto petequial característico. São frequentes as erosões espontâneas ou traumáticas[21].

Quadro 39.1 – Classificação de Bethesda (2001)

- Negativo para lesão intraepitelial ou maligna (achados não neoplásicos)
  - Citologia cervical normal
  - Organismos
  - Outros achados não neoplásicos
    - Alterações celulares reativas (inflamação, radiação, DIU)
    - Atrofia
    - Células glandulares pós-HTA
- Células endometriais normais acima de 40 anos
- Células escamosas atípicas (ASC)
    - ASC – US (significado indeterminado)
    - ASC - H (não pode excluir LIEAG)
- Anormalidades epiteliais escamosas
  - Lesão intraepitelial de baixo grau (LIEBG)
  - Lesão intraepitelial de alto grau (LIEAG)
    - Com suspeita de invasão
  - Carcinoma escamoso
- Anormalidades epiteliais glandulares (AGC)
  - Células glandulares atípicas – sem outras especificações (SOE)
    - Endocervical
    - Endometrial
    - Glandular
  - Células glandulares atípicas – favorecendo neoplasia
  - Adenocarcinoma in situ (AIS)
  - Adenocarcinoma invasor – endocervical, endometrial, extrauterino, não específico
- Outras neoplasias malignas: carcinomas, sarcomas, outros tumores

A mucosa ectocervical se retrai em sentido cranial e, em consequência, a junção escamocolunar (JEC) situa-se frequentemente além do orifício externo e não fica visível. O orifício externo torna-se estenótico, dificultando ainda mais a avaliação endocervical. Há atrofia glandular; o epitélio colunar, antes papilar, agora é liso e friável, ocasionalmente apresentando papilas. Ocorre redução do muco cervical, o qual se torna espesso e gelatinoso. O tecido conjuntivo pálido e recoberto por mucosa delgada faz com que o colo adquira coloração rósea amarelada. A aplicação do ácido acético pouco modifica o aspecto destes epitélios e à aplicação do lugol, o epitélio pavimentoso pobre em glicogênio torna-se marrom-pálido ou amarelo-claro[21].

A citologia oncológica pode também se tornar menos sensível neste grupo de mulheres, devido à escassez de estrogênios, o que resulta numa diminuição do número de células ectocervicais e endocervicais disponíveis para a amostragem. O padrão muda de um perfil de células predominantemente superficiais e intermediárias para aquele com predomínio do número de células parabasais. As células encontram-se arredondadas com núcleos volumosos e pálidos, com presença de eventual eosinofilia citoplasmática, diferentes graus de picnose, cariorrexe e alterações na forma e no tamanho das células.

A atrofia intensa da mucosa favorece o aparecimento de vaginite, caracterizada por modificações inflamatórias, atipias nucleares e citoplasmáticas discretas que podem gerar dúvidas diagnósticas, devendo ser diferenciadas das alterações discarióticas das lesões intraepiteliais de baixo e alto graus. As alterações celulares resultantes do efeito citopático viral podem aparecer sob a forma de coilocitose, disqueratose, binucleação ou multinucleação. Assim, em algumas ocasiões, a aparência das células neoplásicas pode se assemelhar à das células atróficas e inflamatórias[22.]

Em relação ao aspecto histopatológico, quanto mais atrófico o epitélio, menor o número de camadas celulares intermediárias e superficiais. Observa-se aumento da relação nucleocitoplasmática, devido à diminuição do citoplasma, porém sem modificação nuclear. A reposição hormonal pode modificar este padrão, proporcionando a maturação celular e melhorando o trofismo. Nos casos de neoplasias intraepiteliais, também ocorre aumento da relação nucleocitoplasmática, porém à custa de aumento nuclear e estabilidade citoplasmática. Em alguns casos pode ocorrer confusão diagnóstica, onde é fundamental a presença de figuras de mitose, que somente são observadas em neoplasias intraepiteliais e não no epitélio atrófico[22.]

Dessa maneira, frente a uma mulher no climatério que apresente uma citologia oncológica anormal ou duvidosa, o ginecologista deve avaliar as condições tróficas locais, empregando terapia hormonal local prévia, se necessário (uso de pelo menos 15 a 20 dias de creme tópico prévio à coleta), devendo também tratar inicialmente os processos inflamatórios e infecciosos locais. Somente após este importante passo poderá repetir o exame citológico ou realizar o exame colposcópico, que direcionará a biópsia nos casos de lesões visíveis. A visualização da zona de transformação e da junção escamocolunar nem sempre é possível em mulheres após a menopausa, requerendo algumas vezes a realização de curetagem endocervical ou conização diagnóstica em casos com citologia oncológica cervicovaginal suspeita ou positiva[22.]

Sabe-se que a eficácia do rastreamento do câncer cervical aumenta à medida que o intervalo entre as coletas diminui. Assim, a incidência cumulativa de câncer cervical invasor diminui em 64,1% quando o intervalo entre as coletas de citologia foi de 10 anos, 83,6% com intervalo de 5 anos, 90,8% com 3 anos, 93% com 2 anos e 93,5% com 1 ano. Dessa maneira, considera-se que quanto maior a frequência de exames citológicos colhidos na vida, menor será o risco de câncer; deste modo, o ideal seria a realização de coleta citológica anual. No entanto, o número de exames que seriam gerados com esta indicação seria muito grande e às vezes proibitivo em programas de prevenção para grandes massas populacionais[23].

Em 2011, o Ministério da Saúde, por meio do INCA, publicou manual de Diretrizes de Rastreamento do câncer de colo do útero. Definiu-se que, no Brasil, o exame colpocitopatológico deveria ser realizado em mulheres a partir de 25 anos de idade, para as mulheres que já tiveram atividade sexual, realizando-se controles trienais após dois exames negativos com intervalo de 1 ano. Os exames devem seguir até os 64 anos e ser interrompidos quando, após essa idade, as mulheres tiverem pelo menos dois exames negativos consecutivos nos últimos 5 anos. Sugerem[9]:

- para mulheres com mais de 64 anos e que nunca realizaram o exame citopatológico, deve-se realizar dois exames com intervalo de 1 a 3 anos. Se ambos forem negativos, essas mulheres podem ser dispensadas de exames adicionais;
- não há indicação para rastreamento do câncer do colo do útero e seus precursores em mulheres sem história de atividade sexual;
- em pacientes imunossuprimidas, o exame citopatológico deve ser realizado após o início da atividade sexual com intervalos semestrais no primeiro ano e, se normais, manter seguimento anual enquanto se mantiver o fator de imunossupressão. Em mulheres HIV-positivo com CD4 abaixo de 200 células/mm³ devem ter priorizada a correção dos níveis de CD4 e, enquanto isso, devem ter o rastreamento citológico a cada 6 meses;
- mulheres submetidas à histerectomia total por lesões benignas, sem história prévia de diagnóstico ou tratamento de lesões cervicais de alto grau, podem ser excluídas do rastreamento, desde que apresentem exames anteriores normais;

CÂNCER DO COLO UTERINO | *383*

- essas recomendações não se aplicam a mulheres com história prévia de lesões precursoras do câncer do colo uterino, que deverão ser acompanhadas de acordo com a lesão tratada.

Tais indicações apoiam-se na observação da história natural do câncer do colo do útero, que permite a detecção precoce de lesões pré-neoplásicas e o seu tratamento oportuno, graças à lenta progressão desta doença[9]. No entanto, mesmo que a citologia não seja colhida, recomendamos que todas as mulheres devam ser examinadas clinicamente quando de uma consulta ginecológica, que deve ser anual; caso encontradas alterações macroscópicas, prosseguir a investigação. Pode-se também coletar citologia em mulheres acima de 64 anos, bem como em virgens, histerectomizadas e em períodos menores de 3 anos, a critério do médico consultante.

No ano de 2012, a Sociedade Americana de Câncer (American Cancer Society), a Sociedade Americana de Colposcopia e Patologia Cervical (ASCCP) e a Sociedade Americana de Patologia Clínica (American Society for Clinical Pathology) publicaram recomendações para rastreamento e detecção precoce do câncer de colo uterino, expressas nas Tabelas 39.1 e 39.2[34]. Estas recomendações se assemelham às nacionais em alguns aspectos; no entanto, a grande diferença é a inclusão dos testes de biologia molecular para detecção do DNA do HPV na faixa etária dos 30 aos 64 anos. A inclusão deste teste aumenta a sensibilidade no diagnóstico das lesões pré-cancerosas e invasoras em fases iniciais[24].

Tabela 39.1
Recomendações para Rastreamento e Detecção Precoce do Câncer de Colo Uterino – Sociedade Americana de Câncer, ASCCP e Sociedade Americana de Patologia Clínica [24]

Pontuação	Recomendação
Antes dos 21 anos	Sem rastreamento
21-29 anos	Somente citologia cada 3 anos
30-65 anos	• Opção 1 = HPV e citologia a cada 5 anos (preferível) • Opção 2 = Citologia cada 3 anos (aceitável)
> 65 anos	Sem rastreamento, seguindo-se critérios: • Três últimos COs negativos • Dois últimos exames CO/DNA HPV negativos Se história de NIC 2+ deve ser seguida por 20 anos

Tabela 39.2
Recomendações para Rastreamento e Detecção Precoce do Câncer de Colo Uterino para Mulheres de 30-65 Anos – Sociedade Americana de Câncer, ASCCP e Sociedade Americana de Patologia Clínica[24]

População	Recomendação
HPV + CITOLOGIA +	Colposcopia
HPV – CITOLOGIA +	Conduta com base no achado citológico se for lesão de alto grau
HPV + CITOLOGIA –	• Opção 1 = repetir teste de HPV e citologia após 12 meses. Se HPV + = colposcopia • Opção 2 = Identificar o HPV tipo 16 e 18 - se + = colposcopia - se – = repetir teste HPV e coitologia em 12 meses. Se HPV + = colposcopia

A razão mais comum para se encaminhar as mulheres para a colposcopia é a descoberta de uma citologia cervical anormal, em geral no achado de rastreamento. Os achados citológicos ASC-H, AGC (qualquer tipo), LIEAG, carcinoma, adenocarcinoma ou outras neoplasias devem sempre ser encaminhados para avaliação colposcópica. Em casos de ASC-US e LIEBG, esta indicação poderia ser discutível. O INCA recomenda a repetição do exame citológico em 6 meses e caso o mesmo ainda se mostre alterado, deve-se então encaminhar para colposcopia. No entanto, caso esteja disponível com facilidade, é sempre mais adequada a conduta de encaminhamento para a colposcopia, com o intuito de não se retardar o diagnóstico de lesões graves. Em mulheres após a menopausa os achados ASC-US e LIEBG podem estar relacionados com a atrofia genital. Assim, nesta população indica-se a estrogenoterapia tópica de 15 a 20 noites e repetir novo exame citológico a seguir (a parada do creme deve ser feita apenas 1 a 2 dias antes do exame)[9].

Além desta indicação de exame colposcópico, também podemos incluir: colo uterino com aspecto suspeito, mácula rubra, sinusorragia persistente, acetopositividade na inspeção visual com ácido acético e resultado positivo na inspeção visual com solução de lugol (estes dois últimos testes podem ser realizados por qualquer médico, em qualquer localidade).

Em relação aos testes de biologia molecular, estes detectam as moléculas de DNA ou RNA de um determinado agente que esteja sendo procurado (no caso do câncer de colo, o agente em questão é o HPV). Para o HPV existem três testes de biologia molecular disponíveis comercialmente: hibridização *in situ*, PCR (reação em cadeia da polimerase) e a captura híbrida. No entanto, apenas o último teste é aprovado pela FDA. A captura híbrida detecta apenas os dois grupos principais de HPV: os de baixo e os de alto risco oncogênico. A utilização clínica deste teste é controversa. Na atualidade advoga-se seu emprego apenas como triagem de mulheres com diagnóstico citopatológico de ASC-US e no rastreamento primário para pacientes assintomáticas, ambos em pacientes acima de 30 anos; o mesmo também é indicado no controle pós-conização, com o intuito de se prever recidivas[24].

SINAIS E SINTOMAS/DIAGNÓSTICO

As neoplasias intraepiteliais e as neoplasias invasoras do colo uterino nas fases iniciais não apresentam sintomas. Eventualmente, cursam com corrimento e/ou sangramento espontâneo ou pós-coital (sinusorragia). No entanto, estas lesões são geralmente descobertas através do rastreamento habitual pela citologia cervical, devendo ser confirmadas por colposcopia e biópsia dirigida. Como método para diagnóstico, a conização é preconizada nos casos em que a colposcopia não for satisfatória, na presença de achado citológico significativo ou se houver discordância entre o resultado da citologia e o da biópsia dirigida. A mesma também está indicada em casos de NIC 2 e NIC 3 (neste caso, a conização pode ser diagnóstica e terapêutica)[2].

Quando em fases mais avançadas, a neoplasia cervical apresentará alguns sinais e sintomas, em geral decorrentes da ulceração cervical causada pelo tumor. Os principais sintomas de doença localmente invasiva são o corrimento vaginal fétido e sangramento vaginal espontâneo ou sinusorragia, bem como a ocorrência de dispareunia. Em diversas ocasiões estes sintomas não são valorizados. A dor contínua na região pélvica pode estar associada a infiltração parametrial, a qual pode ter atingido até a parede pélvica. A paciente pode apresentar lombagia, parestesias, linfedema e trombose venosa de membros inferiores, que usualmente se devem a linfonodomegalia retroperitoneal, particularmente da fossa obturatória, resultando em compressão de nervos e vasos (no caso do nervo obturador e da veia ilíaca). Ao invadir estruturas adjacentes surgem, também, os sintomas urinários e no intestino baixo, a uremia por obstrução ureteral, as fístulas vesicais e intestinais e aqueles sintomas relacionados às metástases linfonodais mais altas e às hematogênicas[2].

Nestas pacientes, visualiza-se ao exame especular lesão vegetante ou área de destruição cervical, as quais devem ser sempre biopsiadas diretamente para a confirmação do diagnóstico. Avalia-se pelo exame especular e toque o acometimento vaginal e sua extensão, bem como as

CÂNCER DO COLO UTERINO | *385*

dimensões tumorais e a presença de fístulas. O toque retal, o qual deve ser realizado por ginecologista experiente na área, informa as condições dos paramétrios[2].

ESTADIAMENTO

Uma vez que a biópsia confirme o diagnóstico de carcinoma invasor, a paciente é estadiada conforme orientação da Federação Internacional de Ginecologia e Obstetrícia (FIGO – 2009) (Tabela 39.3). Carcinoma microinvasor é definido como estádios IA1 e IA2. Para mulheres com colo clinicamente normal e tumores no estádio IA o estadiamento depende da peça da conização, com mensuração da profundidade e da extensão da invasão estromal, associada ao exame pélvico. O estadiamento é essencialmente clínico e é definido no momento do diagnóstico, não devendo ser modificado mesmo quando detectada doença mais avançada durante a cirurgia, por exemplo[25].

Durante a avaliação das pacientes, o exame clínico deve ser completo e o ginecológico, com ênfase ao colo uterino (dimensão, ulceração, sangramento), acometimento ou não de fórnices e paredes vaginais e avaliação dos paramétrios pelo toque retal (dor, espessamento, nodulações e encurtamento). Muitas vezes são necessários exames subsidiários para complementação da

Tabela 39.3 Estadiamento do Câncer de Colo Uterino (FIGO – 2009)[25]	
Estádio I	Câncer estritamente confinado ao colo do útero; a extensão para o corpo uterino não deve ser considerada
Estádio IA	Carcinoma invasor identificado apenas microscopicamente. Todas as lesões macroscópicas, mesmo com invasão superficial, são cânceres estádio IB. [Nota: *a profundidade da invasão deve ser mensurada desde a base do epitélio, da superfície ou da glândula, do qual se origina. A invasão vascular ou linfática não altera o estádio]
IA1	Invasão mensurada do estroma ≤ 3 mm em profundidade e ≤ 7 mm em diâmetro
IA2	Invasão mensurada do estroma > 3 mm, mas ≤ 5 mm em profundidade e ≤ 7 mm em diâmetro
Estádio IB	Lesão clínica confinada ao colo ou lesão pré-clínica maior que estádio IA
IB1	Lesão ≤ 4 cm em tamanho
IB2	Lesão clínica > 4 cm em tamanho
Estádio II	O carcinoma se estende além do colo, mas não se estende até a parede óssea. O carcinoma envolve a vagina, mas não seu terço inferior
IIIA1	Envolvimento dos 2/3 superiores da vagina, sem envolvimento do paramétrio, > 4 cm no diâmetro total
IIIA2	> 4 cm no diâmetro total
IIIB	Invasão do paramétrio, mas não até a parede óssea
Estádio III	Carcinoma que se estende até a parede óssea e/ou envolve o terço inferior da vagina. Todos os casos de hidronefrose ou rim excluso deve ser incluídos no estádio IIIB, menos aqueles cuja alteração urinária já tem outra causa conhecida
IIIA	Não se estende à parede óssea, mas envolve o terço inferior da vagina
IIIB	Extensão até parede óssea ou hidronefrose ou rim não funcionante
Estádio IV	Carcinoma se estende além da pelve verdadeira ou envolve a mucosa do reto ou da bexiga
IIVA	Invasão de órgãos pélvicos adjacentes
IIVB	Metástases à distância

propedêutica clínica. Dentre estes, ressaltamos: ultrassonografia transvaginal e de abdome total, cistoscopia, retossigmoidoscopia, urografia excretora, tomografia computadorizada, ressonância nuclear magnética, Rx de tórax e cintilografia óssea.

A tomografia computadorizada por emissão de pósitrons (PET-TC) parece ser um método diagnóstico e prognóstico promissor em pacientes com câncer de cérvice uterina, particularmente para metástases linfonodais para-aórticas. No entanto, seu impacto para recomendação de rotina no estadiamento ainda é incerto, merecendo mais estudos.

TRATAMENTO

Neoplasia Intraepitelial Cervical

Queremos lembrar ao leitor que a infecção latente pelo HPV no colo uterino significa a positividade do DNA-HPV em exame de biologia molecular (quer para alto ou baixo risco), na ausência de anormalidades clínicas, citológicas ou colposcópicas. Este tipo de infecção *não deve ser tratado*.

Em pacientes com citologia normal que foram submetidas a colposcopia de rotina e o exame histológico demonstra alterações citopáticas desencadeadas pelo HPV, as mesmas *não deverão ser* submetidas a qualquer tipo de tratamento. Apenas seguimento com citologia e colposcopia em 6 meses.

Neoplasia Intraepitelial Grau 1 (NIC 1) - Lesão de Baixo Grau Histológico

Em virtude das elevadas taxas de regressão espontânea destas lesões, a conduta recomendada para casos de NIC 1 precedida por citologia LIEBG, ASCUS ou ASC-H será a expectante, com controles semestrais através de colpocitologia oncológica e colposcopia, orientando-se para tratar infecções ou a atrofia, se porventura existirem. Se dois exames citopatológicos/ colposcópicos subsequentes com intervalo de 6 meses forem negativos, a paciente deverá retornar à rotina de rastreamento citológico. Esta conduta, entretanto, pode ser considerada somente quando a citologia apresentar lesão intraepitelial de baixo grau, a colposcopia inicial for satisfatória e a biópsia confirmar NIC 1[9,26,27].

Em mulheres com NIC 1 precedida por citologia LIEAG ou AGC orienta-se nova citologia e colposcopia em 4 a 6 meses. Se o resultado citológico persistir, um procedimento diagnóstico excisional é recomendado. No entanto, se dois exames citopatológicos/colposcópicos subsequentes com intervalo de 6 meses forem negativos, a paciente deverá retornar à rotina de rastreamento citológico[9,26,27].

Espera-se regressão espontânea destas lesões em mais de 2/3 das mulheres em até 24 meses. Após este período o índice de regressão diminui e as NIC 1 persistentes após este período devem ser tratadas. Assim, qualquer tratamento destrutivo, como cauterização elétrica (cautério simples ou CAF), *laser* ou por crioterapia, é aceitável diante de uma NIC 1 com colposcopia satisfatória (zona de transformação anormal tipo 1). São todos eles de eficácia semelhante, acima de 80%. Não são, no entanto, isentos de complicações. Úlceras cervicais, bem como estreitamento do canal cervical, dificultando sobremaneira o controle colposcópico, são frequentes após eletro ou crioprocedimentos[9,26,27].

Quando a zona de transformação não é totalmente visível, os tratamentos destrutivos são inaceitáveis e a excisão da zona de transformação (EZT) ou conização com alça diatérmica ou com bisturi a frio com retirada de toda a lesão é necessária (casos de zona de transformação anormal tipos 2 ou 3). Não se aceita tratamento da NIC 1 com substâncias cáusticas tais como ácido tricloroacético, podofilina, podofilotoxina, 5-fluorouracil, entre outras. Para pacientes de risco ou naquelas sem possibilidade de seguimento, pode-se optar pelo tratamento já ao diagnóstico[9,26,27].

Neoplasia Intraepitelial Grau 2 e 3 (NIC 2 e 3) – Lesão de Alto Grau Histológico

Em decorrência das elevadas taxas de progressão das lesões cervicais de alto grau para o câncer invasivo, o pronto tratamento é recomendado. Há consenso mundial de que deve existir material histológico para análise e exclusão de foco de câncer microinvasor ou invasor. As diretrizes brasileiras reforçam que mulheres com NIC 2/3 devem se submeter a procedimento excisional. O tratamento destrutivo não é recomendado, pois não permite avaliação histológica. É inaceitável a histerectomia como terapia primária[9,26,27].

Atualmente, o método de escolha é a cirurgia de alta frequência, pois se trata de método de fácil realização, bem tolerado pelas pacientes e tem menor morbidade quando comparado com a conização clássica. Apresenta também baixo custo, pode ser realizado em nível ambulatorial e produz espécime histológico adequado. Já o cone frio tem sido recomendado em geral quando há suspeita de microinvasão estromal, biópsia mostrando adenocarcinoma *in situ* (AIS) ou na suspeita de lesões glandulares e na presença de atrofia cervical[28].

Câncer do Colo Uterino

A extensão da doença e o estadiamento são fatores determinantes na escolha do tipo de tratamento, que pode ser curativo ou paliativo. Nos casos já invasivos, quando o tumor está restrito à região cervical (estádio I), a cirurgia é preferível na maioria dos casos. A radioterapia estaria indicada nos casos de pacientes sem condições para a cirurgia. Dentre os critérios de inoperabilidade, salientamos fatores como obesidade importante, insuficiência renal crônica, doenças cardiovasculares e pulmonares graves, hepatopatia, idade avançada, entre outras que porventura impossibilitem o ato operatório[29].

No estádio IA1 (lesões de ≤ 3 mm em profundidade e ≤ 7 mm em extensão), em razão de acometimento linfonodal pélvico < 1%, que torna a linfadenectomia desnecessária, prevalece a indicação da histerectomia simples (histerectomia extrafascial, classe I/Piver I). Em casos de prolapso genital a opção será a histerectomia vaginal. A cura neste estádio está em torno de 95%[29].

Nas mulheres com estádio IA2 (> 3 mm, mas ≤ 5 mm em profundidade e ≤ 7 mm em extensão), a possibilidade de acometimento linfonodal pélvico é de cerca de 6-7%, com evidências de invasão do espaço vascular e linfático em cerca de 30%. Por este motivo, estas pacientes devem ser tratadas atualmente da mesma forma que as que se apresentam no estádio IB1. Alguns autores discutem, entretanto, que neste estádio a radicalidade na ressecção parametrial poderia ser reduzida considerando-se a cirurgia do tipo Piver II. Para pacientes com prolapso uterino e estádio IA2, há a alternativa de histerectomia radical vaginal (cirurgia de Schauta) com linfadenectomia extraperitoneal ou por via laparoscópica. A cura para as pacientes nesse estádio está em torno de 85 a 90%, e parece que os resultados obtidos com cirurgia ou radioterapia são sobreponíveis[29].

Nas pacientes com estádio IB1, IB2 e IIA inicial, o tratamento cirúrgico é o mais adequado, especialmente para as que estão no menacme, devendo a radioterapia ser reservada para as pacientes com doenças associadas, as quais contraindiquem a cirurgia. Nestes casos, a cirurgia de escolha é a histerectomia radical (Piver III), conhecida pelo nome de Werthein-Meigs. Esta cirurgia consiste em histerectomia total com ligadura da artéria uterina em sua origem na artéria hipogástrica, no cruzamento com o ureter; parametrectomia, colpectomia do terço superior da vagina, sempre associada à linfadenectomia pélvica. Nestes estádios, as taxas de envolvimento linfonodal variam de 15 a 22%. A cirurgia isoladamente oferece chances de cura superiores a 70%, com sobrevida livre de progressão em 5 anos de aproximadamente 80%. É importante salientar que a extensão do comprometimento linfonodal pélvico correlaciona-se com taxas de sobrevida livre de doença[29].

Até o momento, a maior parte dos estudos indica que tanto a radioterapia quanto a cirurgia radical têm resultados semelhantes quanto à sobrevida nestes estádios. É muito baixa a frequência de metástases ovarianas neste grupo, sendo geralmente cerca de 0,5% para CEC e 0,6-1,3% para o adenocarcinoma. Dessa maneira, em pacientes com possibilidade de remoção uterina e que estejam na pré-menopausa, a conservação dos ovários deve ser sempre tentada, a fim de se retardar os efeitos da menopausa. Deve-se, no entanto, fixá-los fora da pelve, quando não houver radioterapia prévia[29].

Nas pacientes submetidas ao tratamento cirúrgico, a terapia adjuvante depende da presença de fatores prognósticos adversos, que incluem: comprometimento linfonodal, diâmetro do tumor, margens cirúrgicas comprometidas, envolvimento microscópico do paramétrio, invasão superior a 1/3 do estroma do colo e invasão do espaço linfovascular. A terapia de escolha é a radioterapia (pélvica e braquiterapia), que é associada à quimioterapia sensibilizante concomitante à radioterapia[29].

O melhor esquema de tratamento para os estádios IIA extenso, IIB, IIIA, IIIB, IVA e nos casos iniciais sem condições para cirurgia, orientamos atualmente esquemas de quimiossensibilização (radioquimioterapia); nestes casos mostrou-se benefício para o grupo tratado com quimioterapia para intervalo livre de doença e sobrevida [29].

- *Quimiossensibilização* – as drogas que se mostraram mais efetivas nos esquemas de quimiossensibilização foram a cisplatina e o fluorouracil com radioterapia concomitante. Em nosso serviço emprega-se a cisplatina na dose de 40 mg/m²/semana EV (iniciando no primeiro dia de RDT) endovenoso, enquanto a paciente estiver sob esquema de radioterapia (externa mais braquiterapia), no máximo seis doses.
- *Quimioterapia neoadjuvante seguida de cirurgia ou radioterapia* – Há protocolos de estudo com a utilização de quimioterapia neoadjuvante, com o objetivo de reduzir o volume tumoral para a realização posterior de cirurgia ou radioterapia, na dependência da operabilidade do caso. Vários esquemas quimioterápicos são propostos, com a utilização de drogas como derivados da cisplatina, bleomicina e ifosfamida. Sua utilização estaria indicada em tumores muito extensos, nos quais a radioterapia não seria suficiente para completa destruição tumoral, ou dificultaria o procedimento cirúrgico.

A exenteração pélvica estaria indicada especificamente para pacientes com tumores no estádio IVA sem envolvimento parametrial e vaginal, e que apresentem condições clínicas para a intervenção. É também utilizada como terapia de regaste, geralmente após terapia inicial seguida de recidiva tumoral[29].

Uma grande preocupação das mulheres com relação à TRH é quanto ao risco de surgimento de câncer. De uma forma geral, o câncer de colo do útero não recebe influência da reposição hormonal[29].

SOBREVIDA

Em países desenvolvidos, a sobrevida média estimada em 5 anos varia de 59 a 69%. Nos países em desenvolvimento os casos são encontrados em estádios relativamente avançados e, consequentemente, a sobrevida média é de cerca de 49% após 5 anos. A média mundial estimada é de 49%.

A taxa de sobrevida após o diagnóstico de doença recorrente é de cerca de 15% em 1 ano e menor do que 5% em 5 anos. Nos casos de recorrência, não existe tratamento padrão, seja cirúrgico, rádio ou quimioterápico. As opções dependem do local de recorrência, das condições clínicas da paciente e do tratamento prévio realizado. A recorrência na pelve frequentemente está associada a metástases à distância. Para pacientes tratadas apenas com cirurgia previamente, a radioterapia é uma opção terapêutica. A associação de rádio e quimioterapia ou quimioterapia isolada também podem ser empregada com finalidade paliativa[29].

PROFILAXIA

A Agência Nacional de Vigilância Sanitária (ANVISA/MS) aprovou para comercialização duas vacinas desenvolvidas para a prevenção das infecções causadas pelos vírus HPV mais frequentes relacionados à condilomatose genital e ao câncer do colo do útero. Ambas as vacinas são eficazes e compostas por VLPs (*vírus like particles* – partículas semelhantes aos vírus), sintetizadas em laboratório, não contendo o DNA viral; portanto não são infectantes. O primeiro tipo de vacina – quadrivalente – contém partículas dos vírus HPV 6, 11, 16 e 18. O segundo tipo – bivalente – contém partículas dos vírus HPV 16 e 18. A incorporação da vacina contra HPV pode se constituir, no futuro, em importante ferramenta no controle do câncer do colo do útero[30].

REFERÊNCIAS BIBLIOGRÁFICAS

1. INCA. Estatísticas 2014. Disponível em: http://www2.inca.gov.br/wps/wcm/connect/agencianoticias/site/home/noticias/2013/inca_ministerio_saude_apresentam_estimativas_cancer_2014 Acessado em: 20 fev. 2014.
2. Coelho FRG, Soares FA, Focchi J et al. Câncer do colo do útero. São Paulo, SP: Tecmed; 2008. 660p.
3. WHO/ICO Information Centre on HPV and Cervical Cancer (HPV Information Centre). Human Papillomavirus and Related Cancers in World. Summary Report 2010. Disponível em: www.who.int/hpvcentre. Acessado em: 10 dez. 2010.
4. de Sanjose S, Quint WG, Alemany L et al.; Retrospective International Survey and HPV Time Trends Study Group. Human papillomavirus genotype attribution in invasive cervical cancer: a retrospective cross-sectional worldwide study. Lancet Oncol 2010;11(11):1048-56.
5. Bruni L, Diaz M, Castellsagué X, Ferrer E, Bosch FX, de Sanjosé S. Cervical human papillomavirus prevalence in 5 continents: meta-analysis of 1 million women with normal cytological findings. J Infect Dis 2010;202(12):1789-99.
6. Khan MJ, Castle PE, Lorincz AT et al. The elevated 10-year risk of cervical precancer and cancer in women with human papillomavirus (HPV) type 16 or 18 and the possible utility of type-specific HPV testing in clinical practice. J Natl Cancer Inst 2005;97(14):1072-9.
7. Kjær SK, Frederiksen K, Munk C, Iftner T. Long-term absolute risk of cervical intraepithelial neoplasia grade 3 or worse following Human papillomavirus infection: role of persistence. J Natl Cancer Inst 2010;102(19):1478-88.
8. Syrjänen K, Shabalova I, Naud P et al.; NIS and the LAMS Study Research Groups; Analysis of the combined prospective cohort of the NIS; LAMS Studies. Co-factors of high-risk human papillomavirus infections display unique profiles in incident CIN1, CIN2 and CIN3. Int J STD AIDS 2011;22(5):263-72.
9. Instituto Nacional de Câncer (Brasil). Ministério da saúde. Diretrizes brasileiras para o rastreamento do câncer do colo do útero. Rio de Janeiro: INCA; 2011.104p.
10. Richart RM. The natural history of cervical intraepithelial neoplasia. Clin Obstet Gynecol 1967;10:748-84.
11. Bansal N, Wright JD, Cohen CJ, Herzog TJ. Natural history of established low grade cervical intraepithelial (CIN 1) lesions. Anticancer Res 2008;28(3B):1763-6.
12. Dunn TS, Charnsangavej C, Wolf D. Are there predictors for failed expectant management of cervical intraepithelial neoplasia 1? J Reprod Med 2008;53(3):213-6.

13. Elit L, Levine MN, Julian JA et al. Expectant management versus immediate treatment for low-grade cervical intraepithelial neoplasia: a randomized trial in Canada and Brazil. Cancer 2011;117(7):1438-45.
14. Melnikow J, Nuovo J, Willan AR, Chan BK, Howell LP. Natural history of cervical squamous intraepithelial lesions: a meta-analysis. Obstet Gynecol 1998;92(4 Pt 2):727-35.
15. Hollowaty P, Miller AB, Rohan T, To T. Natural History of Dysplasia of the uterine cervix. J Natl Cancer Inst 1999;91(3):252-8.
16. McCredie MR, Sharples KJ, Paul C, Baranyai J, Medley G, Jones RW et al. Natural history of cervical neoplasia and risk of invasive cancer in women with cervical intraepithelial neoplasia 3: a retrospective cohort study. Lancet Oncol 2008;9(5):425-34.
17. Ostör AG. Natural history of cervical intraepithelial neoplasia: a critical review. Int J Gynecol Pathol 1993;12(2):186-92.
18. Campaner AB, Martins MM, Aoki T, Aldrighi JM. Métodos complementares em ginecologia. In: Aldrighi JM, Oliveira VM, Oliveira AL. Ginecologia: fundamentos e avanços na propedêutica, diagnóstico e tratamento. São Paulo: Ed Atheneu; 2013. p. 49-84.
19. Solomon D, Davey D, Kurman R et al.; Forum Group Members; Bethesda 2001 Workshop. The 2001 Bethesda System: terminology for reporting results of cervical cytology. JAMA 2002;287(16):2114-9.
20. Brasil. Ministério da Saúde. Secretaria de Atenção à Saúde. Instituto Nacional de Câncer. Coordenação de Prevenção e Vigilância. Nomenclatura brasileira para laudos cervicais e condutas preconizadas: recomendações para profissionais de saúde. 2ª ed. Rio de Janeiro: INCA; 2006. 56 p.
21. Mac Bride MB, Rhodes DJ, Shuster LT. Vulvovaginal atrophy. Mayo Clin Proc 2010;85(1):87-94.
22. Carrasco SV, Martins NV, Baract EC. Infecções por HPV e outras DST no Climatério. In: Martins NV, Ribalta J. Patologia do trato genital inferior. São Paulo: Roca; 2005. p. 365-77.
23. Instituto Nacional do Câncer; Ministério da Saúde. Periodicidade de realização do exame preventivo do câncer do colo do útero: normas e recomendações do INCA. Rev Bras Cancerol 2002;48(1):13-5.
24. Saslow D, Solomon D, Lawson HW et al.; American Cancer Society; American Society for Colposcopy and Cervical Pathology; American Society for Clinical Pathology. American Cancer Society, American Society for Colposcopy and Cervical Pathology, and American Society for Clinical Pathology screening guidelines for the prevention and early detection of cervical cancer. Am J Clin Pathol 2012;137(4):516-42.
25. Pecorelli S, Zigliani L, Odicino F. Revised FIGO staging for carcinoma of the cervix. Int J Gynaecol Obstet 2009;105(2):107-8.
26. Federação Brasileira das Associações de Ginecologia e Obstetrícia. Neoplasia intraepitelial cervical (tratamento). In: Manual de Orientação do Trato Genital Inferior. 2010, p. 167-74.
27. Massad LS, Einstein MH, Huh WK et al.; 2012 ASCCP Consensus Guidelines Conference. 2012 updated consensus guidelines for the management of abnormal cervical cancer screening tests and cancer precursors. J Low Genit Tract Dis 2013;17(5 Suppl 1):S1-S27.
28. Martin-Hirsch PP, Paraskevaidis E, Bryant A, Dickinson HO, Keep SL. Surgery for cervical intraepithelial neoplasia. Cochrane Database Syst Rev 2010;(6):CD001318.
29. Nadais RF, Campaner AB. Neoplasias malignas do colo uterino. In: Aldrighi JM, Oliveira VM, Oliveira AL. Ginecologia: fundamentos e avanços na propedêutica, diagnóstico e tratamento. São Paulo: Ed Atheneu; 2013. p. 367-73.
30. Hopkins TG, Wood N. Female human papillomavirus (HPV) vaccination: global uptake and the impact of attitudes. Vaccine 2013;31(13):1673-9.

40 | Câncer ginecológico: vulva e vagina

• Lyliana Coutinho Resende Barbosa

CÂNCER DE VAGINA

Introdução

O câncer de vagina primário é uma neoplasia ginecológica rara e constitui apenas 2% dos tumores ginecológicos. A incidência é de 1:100.000 mulheres. A lesão maligna localizada na vagina sem envolvimento de órgãos pélvicos adjacentes é considerada como câncer de vagina primário. Se a lesão se estende à vulva ou ao colo uterino, consideramos como lesão primária a localização não vaginal[1].

A neoplasia vaginal primária localiza-se, na maioria das vezes, no terço superior da vagina e na parede posterior. Oitenta e quatro por cento dos tumores identificados na vagina são secundários, mais comumente primários do colo uterino (32%) e do endométrio (18%), menos frequentemente da vulva, do trato gastrointestinal e do ovário, assim como da neoplasia trofoblástica gestacional[1].

Epidemiologia

O pico de incidência do câncer de vagina ocorre entre a sexta e sétima décadas de vida[2]. Os fatores de risco para essa neoplasia assemelham-se àqueles encontrados para o câncer de colo do útero: número elevado de parceiros sexuais, idade jovem da sexarca, infecção pelo papiloma vírus humano (HPV) especialmente o subtipo 16, tabagismo, exposição intrauterina ao dietilestilbestrol (DES) e história prévia de câncer do colo do útero. Alguns autores relatam ainda como fator de risco as irritações vaginais crônicas e o uso prolongado de pessários. A neoplasia intraepitelial vaginal (NIVA) é reconhecida como uma condição pré-maligna, embora a sua taxa de progressão para câncer invasivo seja incerta, variando de 3 a 9%, de acordo com os autores[3].

Outros fatores de risco incluem a história de tratamento prévio para tumores anogenitais, provavelmente por infecção concomitante pelo HPV. Cerca de 10 a 20% das mulheres com câncer primário de vagina têm história de radiação pélvica prévia, comumente em razão de tratamento do câncer do colo uterino[3].

Histologia

O câncer de células escamosas compreende 80% dos tumores primários da vagina e histologicamente se assemelha ao carcinoma de células escamosas do colo uterino. Estudos recentes sugerem que 70% dos carcinomas de células escamosas da vagina e 90% das NIVA-2 E NIVA-3 podem ser atribuídos a subtipos de HPV de alto risco[4].

Os adenocarcinomas de vagina correspondem a 10% dos tumores primários de vagina. A maioria dos casos é de adenocarcinoma de células claras em mulheres expostas ao DES intraute-rino. O número de adenocarcinomas associados ao DES tem sofrido acentuada queda nas últimas décadas, graças à retirada desse produto do mercado[5].

Outros tipos histológicos menos comuns compreendem: melanoma, sarcoma, carcinoma verrucoso e tumor do seio endodérmico.

Diagnóstico

O sintoma mais comum de câncer de vagina é o sangramento vaginal anormal. Um terço dos casos pode apresentar-se como uma massa vaginal no momento do exame pélvico de rotina[6].

Não existem estratégias para o rastreamento do câncer de vagina da mesma forma que existe para o câncer do colo do útero. No entanto, um achado anormal na citologia oncótica no momento do rastreamento do câncer do colo do útero pode ser a forma de diagnóstico dessa neoplasia. Mulheres que foram submetidas ao tratamento por câncer de colo do útero devem continuar realizando citologia oncótica a intervalos regulares[6].

A tomografia computadorizada (TC) e a tomografia por emissão de pósitrons (PET-CT) são importantes ferramentas na identificação de metástases linfonodais. Apesar de essas técnicas não fazerem parte dos critérios de estadiamento-padrão, elas auxiliam no planejamento cirúrgico e/ou radioterápico[7].

Diagnóstico Diferencial

O diagnóstico diferencial do câncer de vagina inclui [8]:
- variações anatômicas: adenose vaginal/cisto de Gartner;
- outras neoplasias: colo uterino/metástases de outros sítios;
- infecções: vaginites/condilomatose/herpes simples e outras doenças sexualmente trans-missíveis;
- alterações inflamatórias/autoimunes: doença de Paget/síndrome de Behçet;
- outras: endometriose/atrofia vaginal/trauma/corpo estranho.

Estadiamento

O câncer de vagina é estadiado usando-se os critérios estabelecidos pela Federação Internacional de Ginecologia e Obstetrícia (FIGO 2001)[9]. Uma das limitações desse sistema de estadiamento é a impossibilidade de determinar de forma acurada a invasão dos tecidos subva-ginais.

O estadiamento dos melanomas e sarcomas não é realizado baseado nos critérios da FIGO 2001.

Estádio 0 → Carcinoma *in situ*.
Estádio I → Limitado à parede vaginal.
Estádio II → Envolve tecido subvaginal, mas não se estende à parede pélvica.
Estádio III → Estende-se à parede pélvica.

Estádio IV → Estende-se à pelve verdadeira ou envolve a mucosa da bexiga ou do reto.
    IVa = órgãos adjacentes.
    IVb = órgãos distantes.

Tratamento

A escolha da modalidade de tratamento deve considerar a extensão da doença, a preservação de órgãos adjacentes, a manutenção da atividade sexual e o estadiamento.

Cirurgia

O estadiamento I do carcinoma escamocelular e do adenocarcinoma da vagina pode ser tratado cirurgicamente ou com radioterapia exclusiva: para mulheres que têm útero intacto, recomenda-se histerectomia radical, colpectomia total ou parcial e ressecção de linfonodos. Uma porção significativa dessas pacientes receberá radioterapia adjuvante devido ao comprometimento das margens ou metástases linfonodais[10].

Radioterapia (RT)

A radioterapia consiste em tratamento eficaz e curativo para câncer de vagina e pode ser considerado o tratamento de escolha por algumas razões: a RT oferece a preservação de órgãos adjacentes enquanto a cirurgia de remoção de tumores volumosos pode levar a lesões de estruturas críticas; a vagina é o órgão ideal para braquiterapia em doses curativas; o tratamento linfonodal é o mais apropriado com a RT de pelve total, quando comparado com dissecções múltiplas[11].

Quimioterapia + Radioterapia Combinadas

Recentemente essa modalidade terapêutica tem ganhado interesse pelo sucesso do tratamento do câncer do colo do útero com regimes baseados em platina associada à radioterapia. No entanto, o pequeno número de casos associado à heterogeneidade dos grupos prejudica a avaliação estatística adequada. São necessários estudos mais detalhados a respeito dessa modalidade terapêutica[12].

Prognóstico e Sobrevida

A sobrevida global para o câncer de vagina em 5 anos é de 51,4%. O estadiamento clínico é o fator prognóstico mais importante[13].

A taxa de sobrevida, por estadiamento, em 5 anos, é a seguinte:

Estádio I	–	77,6%
Estádio II	–	52,2%
Estádio III	–	42,5%
Estádio IV A	–	20,5%
Estádio IV B	–	12,9%

Nos estadiamentos iniciais parece não haver diferença na sobrevida global, quando se comparam as modalidades de tratamento cirúrgica, cirúrgica associada à RT ou RT exclusiva[13].

CÂNCER DE VULVA

Introdução

O câncer de vulva é a quarta neoplasia ginecológica mais comum, compreendendo de 3 a 5% desses tumores (colo uterino/endométrio/ovário). De acordo com o *Surveillance, Epidemiology and End Results Program* (SEER)[14] em 2013, estima-se que o número de novos casos de câncer de vulva seja de 2,4/100.000 mulheres (4.700 casos/990 mortes). O pico de incidência do câncer de vulva costuma acontecer na sétima década de vida. A maioria desses tumores é de histologia escamosa. Cerca de 19% das mulheres com diagnóstico de câncer de vulva têm idade inferior a 50 anos e, nesses casos, o prognóstico tende a ser melhor por tratar-se de tumores menores e de invasão mais superficial.

O câncer de vulva pode iniciar-se por duas vias distintas, cada uma com seus respectivos fatores de risco. A primeira via é caracterizada por carcinomas não queratinizados, diagnosticados em mulheres mais jovens com passado de neoplasia intraepitelial vulvar (NIV) e infecção pelo papilomavírus humano (HPV) de alto risco oncogênico. A segunda via resulta em carcinomas queratinizados e bem diferenciados, usualmente diagnosticados em mulheres mais idosas, com passado de distrofias vulvares, como o líquen escleroso. A infecção pelo HPV raramente é identificada nessas pacientes[6].

Fatores de Risco

A infecção pelo HPV favorece o crescimento das NIV e a subsequente transformação maligna. Fatores de risco adicionais incluem o tabagismo, a imunossupressão e potencialmente o líquen escleroso. A relação de causa e efeito entre o líquen escleroso e o câncer invasivo de vulva permanece controversa. Alguns estudos sugerem que a inativação do gene supressor de tumor, o p53, promova a progressão para a malignidade[15].

Histologia

A maioria dos tumores de vulva é de origem escamosa (83%); outros tipos incluem adenocarcinoma (8%) e melanoma (6%). O câncer de vulva geralmente se inicia no epitélio escamoso dos lábios maiores e menores, clitóris e fúrcula. Frequentemente as neoplasias vulvares invasivas apresentam bordas comprometidas por NIV ou líquen escleroso[16].

Diagnóstico

A biópsia precoce de lesões vulvares é essencial para o diagnóstico em estadiamentos iniciais. Pacientes com lesões vulvares pruriginosas ou dolorosas devem receber exame pélvico detalhado, pela possibilidade de lesão maligna invasiva[17].

O diagnóstico diferencial da lesão vulvar em uma mulher com queixa de dor e/ou prurido vulvar deve incluir condições agudas e crônicas, a saber:

- Agudas:
  - dermatite de contato;
  - infecções: candidíase vulvovaginal, tricomoníase, molusco contagioso, pediculose e escabiose.

- Crônicas:
  - dermatoses: dermatite atópica, líquen escleroso plano ou simples, psoríase, atrofia genital;
  - neoplasia intraepitelial vulvar;
  - infecção pelo HPV;
  - manifestações vulvares de doenças sistêmicas como: doença de Crohn, diabetes, vírus da imunodeficiência humana.

O atraso no diagnóstico pode resultar em estadiamento mais avançado com cirurgias mais extensas e radicais com probabilidade de radioterapia adjuvante.

A presença de sangramento urinário e/ou retal é sugestiva do envolvimento neoplásico desses órgãos. Aproximadamente 61% de todos os tumores vulvares são confinados à vulva sem metástases em linfonodos inguinofemorais. O comprometimento linfonodal piora o prognóstico, por isso, uma avaliação consistente do *status* linfonodal é considerada ponto crítico no planejamento terapêutico. A avaliação física dos linfonodos inguinofemorais tem pouca sensibilidade para a detecção de metástases e deve ser utilizada associada a métodos de imagem como tomografia computadorizada (TC), ressonância nuclear magnética (RNM) ou tomografia por emissão de pósitrons (PET-CT) na tentativa de melhorar a acurácia da detecção de doença linfonodal[18].

Estadiamento

O estadiamento do câncer de vulva é baseado em achados cirúrgicos e patológicos de acordo com o preconizado pela Federação Internacional de Ginecologia e Obstetrícia (FIGO 2009) (Tabela 40.1)[16].

Tabela 40.1 Estadiamento da FIGO para Câncer de Vulva		
Estádio	*TNM*	*Achados Clínicos e Patológicos*
0	Tis	Carcinoma *in situ*, carcinoma intraepitelial
IA	T1a N0 M0	Tumor confinado a vulva e/ou períneo. O tumor é ≤ 2 cm no maior diâmetro e não tem disseminação linfonodal. Invasão menor que 1 mm em profundidade
IB	T1b N0 M0	Tumor confinado a vulva e/ou períneo. O tumor é ≤ 2 cm no maior diâmetro e não tem disseminação linfonodal. Invasão maior que 1 mm em profundidade
II	T2 N0 M0	Tumor confinado a vulva e/ou períneo, maior que 2 cm no maior diâmetro, sem disseminação linfonodal
III	T3 N0 M0 T3 N1 M0 T1 N1 M0 T2 N1 M0	Tumor de qualquer tamanho com invasão para tecidos vizinhos como: uretra, vagina, ânus e/ou linfonodos unilaterais metastáticos
IVa	T1 N2 M0 T2 N2 M0 T3 N2 M0 T4 qualquer N M0	Tumor de qualquer tamanho com invasão para uretra superior, bexiga, reto ou ossos pélvicos e/ou linfonodos bilaterais metastáticos
IVb	Qualquer T qualquer N M1	Comprometimento de linfonodos pélvicos e/ou órgãos distantes

Adaptado de: DiSaia e Creasman[2].

Tratamento

Doença microinvasiva: os tumores de vulva estádio Ia são tumores primários menores que 2 cm, com linfonodos inguinofemorais clinicamente negativos com profundidade de invasão ≤ 1 mm. Pacientes nesse grupo podem ser tratadas com incisão local da lesão primária com 1 cm de margem livre. A linfonodectomia inguinofemoral não é indicada[19].

Estadiamentos precoces: a cirurgia (vulvectomia radical total ou vulvectomia radical parcial) é a abordagem indicada nos casos de câncer de vulva que não se estendem às estruturas perineais adjacentes. A ressecção dos linfonodos inguinais e femorais também está indicada. A linfonodectomia poderá ser ipsolateral se respeitar alguns critérios como histologia escamosa, tumor primário lateralizado e com menos de 2 cm de diâmetro, e linfonodos clinicamente negativos para metástases[20].

Na tentativa de minimizar a morbimortalidade da linfonodectomia inguinal no tratamento cirúrgico do câncer de vulva sem, contudo, prejudicar a taxa de sobrevida, muitos autores têm preconizado a técnica de biópsia do linfonodo-sentinela, com sensibilidade de aproximadamente 90% e valor preditivo falso-negativo de menos de 5%.

Doença avançada: pacientes com doença avançada com envolvimento de uretra e reto beneficiam-se com quimioterapia neoadjuvante e/ou radioterapia.

A radioterapia pré-operatória pode beneficiar também pacientes candidatas à exenteração pélvica, levando à preservação de maiores porções de bexiga e intestino. Importante enfatizar que, além dos riscos usuais como sangramento, infecção, lesões vesicais e intestinais, as pacientes precisam ser alertadas sobre o impacto negativo da cirurgia sobre a função sexual e a sexualidade[21].

Prognóstico e Sobrevida

As taxas de sobrevida em 5 anos para estádios I e II giram em 80 a 90%; estádio III, 55%; e estádio IV, 28%.

Além do estadiamento, outros fatores prognósticos incluem idade e histologia. Pacientes com diagnóstico de câncer de vulva em idade mais jovem têm taxa de sobrevida em 5 anos de 87,5% e de 52,5% para mulheres mais idosas. De acordo com a histologia, a sobrevida é melhor nos casos de adenocarcinoma e carcinomas escamosos. Os melanomas apresentam pior prognóstico[3].

REFERÊNCIAS BIBLIOGRÁFICAS

1. Beller U, Quinn MA, Benedet JL et al. Carcinoma of the vagina. Figo 26th Annual report on the results of treatment in gynecological cancer. Int J Gynaecol Obstet 2006;95(Suppl 1):S29-42.
2. Di Saia PJ, Creasman WT. Clinical gynecologic oncology. 7th. Philadelphia: Mosby Elsevier; 2007. p. 235-64.
3. Siegel R, Ma J, Zou Z et al. Cancer statistics, 2014. Cancer J Clin 2014;64(1):9-29.
4. Smith JS, Backes DM, Hoots BE et al. Human papillomavirus type-distribution in vulvar and vaginal cancers and their associated precursors. Obstet Gynecol 2009;113(4):917-24.
5. Karlan BY, Bristow RE, Li AJ. Gynecologic oncology: clinical practice and surgical atlas. 1st Los Angeles, Ca: McGraw-Hill Companies; 2012. p.173-86.
6. Frumovitz M, Ramirez PT, Levenback CF et al. Lymphatic mapping and sentinel lymph node detection in women with vaginal cancer. Gynecol Oncol 2008;108(3):478-81.
7. Frumovitz M, Levenback CF. Lymphatic mapping and sentinel node biopsy in vulvar, vaginal, and cervical cancers. Oncology (Williston Park) 2008;22(5):529-36.

8. Hiniker SM, Roux A, Murphy JD et al. Primary squamous cell carcinoma of the vagina: prognostic factors, treatment patterns, and outcomes. Gynecol Oncol 2013;131(2):380-5.
9. FIGO - The International Federation of Gynecology and Obstetrics; 2001. Disponível em: http://www.figo.org/ Acessado em: 15 dez. 2001.
10. Shah CA, Goff BA, Lowe K et al. Factors affecting risk of mortality in women with vaginal cancer. Obstet Gynecol 2009;113(5):1038-45.
11. De Crevoisier R, Sanfilippo N, Gerbaulet A et al. Exclusive radiotherapy for primary squamous cell carcinoma of the vagina. Radiother Oncol 2007;85(3):362-70.
12. Nashiro T, Yagi C, Hirakawa M et al. Concurrent chemoradiation for locally advanced squamous cell carcinoma of the vagina: case series and literature review. Int J Clin Oncol 2008;13(4):335-9.
13. Tran PT, Su Z, Lee P et al. Prognostic factors for outcomes and complications for primary squamous cell carcinoma of the vagina treated with radiation. Gynecol Oncol 2007;105(3):641-9.
14. U.S. Department of Health and Human Services – National Cancer Institute. Cancer Incidence – Surveillance, Epidemiology, and End Results (SEER) Registries Research Data. Bethesda, Maryland: National Cancer Institute, Surveillance Systems Branch; 2013. Disponível em: <http://seer.cancer.gov>
15. Hinten F, van den Einden LCG, Hendriks JCM et al. Risk factors for short- and long-term complications after groin surgery in vulvar cancer. Br J Cancer 2011;105(9):1279-87.
16. Pecorelli S. Revised Figo Staging for carcinoma of the vulva, cervix, and endometrium. Int J Gynaecol Obstet 2009;105(2):103-4.
17. Oonk MH, De Hullu JA, Van Der Zee AG. Current controversies in the management of patients with early-stage vulvar cancer. Curr Opin Oncol 2010;22(5):481-6.
18. Levenback CF. How safe is sentinel lymph node biopsy in patients with vulvar cancer? J Clin Oncol 2008;26(6):828-9.
19. Oonk MH, van Hemel BM, Hollema H et al. Size of sentinel-node metastasis and chances of non-sentinel-node involvement and survival in early stage vulvar cancer: results from groinss-v, a multicentre observational study. Lancet Onco 2010;11(7):646-52.
20. Levenback CF. How Important is size of sentinel lymph-node metastases in patients with vulvar cancer? Lancet Oncol 2010;11(7):607-8.
21. Witteveen PO, Van der Velden J, Vergote I et al. Phase II study on paclitaxel in patients with recurrent, metastatic or locally advanced vulvar cancer not amenable to surgery or radiotherapy: A study of the eortc-gcg (European Organisation for Research and Treatment of Cancer- Gynaecological Cancer Group). Ann Oncol 2009;20(9):1511-6.

41 | Câncer ginecológico: endométrio e ovário

- Roberto Euzébio dos Santos
- André Augusto Sirna dos Santos

CÂNCER DO ENDOMÉTRIO

Importância

O câncer do endométrio tornou-se o câncer ginecológico mais comum em muitos países industrializados, notando-se aumento na sua incidência. Segundo a *American Cancer Society*, estima-se a ocorrência de 35 mil casos novos/ano nos EUA. Ocupa o quarto lugar em relação aos tipos de câncer diagnosticados em mulheres americanas e o primeiro lugar na incidência de cânceres ginecológicos. No Brasil, ocupa o quinto lugar dentre as neoplasias primárias (pele, colo, mama, estômago) e o segundo lugar na incidência de cânceres ginecológicos, precedido apenas pelo câncer do colo uterino[1].

Na avaliação de 468 novos casos de câncer ginecológico no período de 2003 a 2007 na Clínica de Oncologia Ginecológica da Santa Casa de Misericórdia de São Paulo, representou a segunda causa mais frequente (Tabela 41.1).

Tabela 41.1 Distribuição em Porcentagem de 468 Novos Casos de Câncer Ginecológico no Período de 2003 a 2007 na Clínica de Oncologia Ginecológica da Santa Casa de Misericórdia de São Paulo	
Colo uterino	56,2%
Endométrio	20,5%
Ovário	20,3%
Vulva e vagina	3,0%

O câncer de endométrio tem grande importância no período do climatério, pois 75-80% deles ocorrem após a menopausa (pico 50-65 anos) e seu prognóstico piora com a idade.

Fatores de Risco para o Desenvolvimento do Câncer Endometrial

A maioria está relacionada à estimulação estrogênica, prolongada e sem oposição de progestógenos. Nos países desenvolvidos e em numerosos países em desenvolvimento, o câncer de endométrio, como outros tipos de câncer na mulher, são uma ameaça cada vez maior que deve ser explicada, entre outras causas, pelo aumento da expectativa de vida e mudanças no estilo de vida.

Revisão da literatura identificou que o risco para o câncer de endométrio está correlacionado com os fatores listados (Quadro 41.1)[2,3]. Vale lembrar que o fator "protetor" do cigarro para o câncer de endométrio se deve ao efeito antiestrogênico do tabaco[4].

Quadro 41.1 – Fatores de Risco para Câncer Endometrial

- Nível social elevado
- Caucasianas
- Uso de terapia hormonal sem progestógeno
- Tamoxifeno
- Menarca precoce
- Menopausa tardia
- Irregularidade menstrual
- Anovulação
- Tumor secretor de esteroides sexuais
- Obesidade (HAS e DM)
- Condições clínicas
- Fatores dietéticos
- Paridade
- Radioterapia prévia
- Adenocarcinoma prévio de endométrio
- Síndrome de câncer colorretal hereditário sem polipose (HNPCC)

Há dois tipos patológicos diferentes de câncer endometrial. O tipo I, que representa de 75 a 85% dos casos, ocorre em mulheres na perimenopausa, mais jovens, com história de exposição a estrogênio, endógeno ou exógeno, sem oposição. Esses tumores surgem na forma de hiperplasia endometrial, progridem para carcinoma tendem a ser mais bem diferenciados e ter melhor prognóstico do que os não associados ao hiperestrogenismo.

O carcinoma endometrial do tipo II ocorre em mulheres sem fonte de estimulação estrogênica do endométrio. Esses cânceres espontâneos não mostram associação patológica com a hiperplasia do endométrio e podem surgir em endométrio atrófico; são menos diferenciados e estão associados a prognóstico mais sombrio do que os tumores estrogênio-dependentes. Os tumores do tipo II tendem a ocorrer em pacientes mais idosas, após a menopausa e magras.

Na última década, estudos genéticos moleculares mostraram que estes dois tipos de tumores se desenvolvem por vias patogênicas diferentes. As alterações genéticas moleculares iniciais mais frequentes nos tumores do tipo I são mutações do gene supressor tumoral *PTEN* e do oncogene *K-ras* e instabilidade dos microssatélites. Na maioria das vezes, os tumores do tipo II estão associados a mutações do p53 (Tabela 41.2).

As hiperplasias e, mais recentemente, uma nova entidade denominada neoplasia intraepitelial endometrial, são consideradas potencialmente lesões precursoras de câncer do endométrio.

A possibilidade de evolução para o câncer endometrial foi demonstrada por Kurman e cols., em 1985 (Tabela 41.3)[6].

Tabela 41.2
Características dos Tipos Patológicos do Câncer Endometrial. Conceito Dualístico de Bokhman (1983)[5]

Tipo I	Tumor bem diferenciado
	Bom prognóstico (85%)
	Associação de hiperplasias
	Baixo grau histológico
	Invasão superficial
	Tipo endometrioide
	Hormônio-dependente
	Pacientes jovens ou na perimenopausa
	Sensível progestógenos
	Obesas, hiperestrogenismo
Tipo II	Tumor pouco diferenciado
	Idosas
	Não associação hormonal
	Fraca resposta a progestógenos
	Prognóstico ruim (58%)
	Grau histológico elevado
	Invasão profunda
	Tipos seroso e células claras

Tabela 41.3
Classificação das Hiperplasias Endometriais e Possível Progressão para o Câncer segundo Kurman e cols.[6]

Tipo de Hiperplasia	Progressão para Câncer (%)
Simples sem atipia	1
Complexa sem atipia	3
Simples com atipia	8
Complexa com atipia	29

Rastreamento

O rastreamento do câncer endometrial não é recomendado atualmente, em função da inexistência de um exame apropriado, econômico e aceitável que reduza a mortalidade.

O exame de Papanicolaou de rotina é inadequado e a citologia endometrial é insensível e inespecífica demais para ser útil no rastreamento desse câncer, mesmo em população de alto risco. Um teste de estímulo com progesterona mostra se o endométrio foi estimulado por estrogênio, mas não identificará doença endometrial. O custo da ultrassonografia transvaginal do útero e a biópsia do endométrio é muito alto para que sejam empregadas como exames de rastreamento.

Embora tenham sido identificados muitos fatores de risco para câncer do endométrio, o rastreamento de pacientes de alto risco poderia, na melhor das hipóteses, detectar apenas metade dos casos. Além disso, não foram realizados estudos controlados para avaliar a eficácia do rastreamento da doença. Em algumas mulheres sob alto risco, como aquelas em terapia de reposição estrogênica sem progestógenos após a menopausa e mulheres com câncer colorretal hereditário sem polipose na família, pode ser justificado o rastreamento do câncer do endométrio ou de seus precursores. Por outro lado, as mulheres em uso de tamoxifeno não são beneficiadas pelo rastreamento rotineiro com ultrassonografia transvaginal ou biópsia do endométrio.

Felizmente, a maioria das mulheres com câncer do endométrio apresenta sangramento uterino anormal no período da perimenopausa ou após a menopausa, no início do desenvolvimento da doença, quando o tumor ainda está limitado ao útero. Em geral, um exame diagnóstico apropriado e preciso nessa situação permite diagnóstico precoce, tratamento oportuno e alta taxa de cura.

Características Clínicas

Cerca de 90% das mulheres com carcinoma do endométrio apresentam sangramento ou corrimento vaginal como único sintoma inicial. Menos de 5% das mulheres com diagnóstico de câncer endometrial são assintomáticas.

Por outro lado, 60-80% dos sangramentos após a menopausa são decorrentes de atrofia do endométrio (Tabela 41.4)[7].

Tabela 41.4
Causas de Sangramento Uterino após a Menopausa

Causa de Sangramento	%
Atrofia do endométrio	60-80
Terapia de reposição estrogênica	15-25
Pólipos endometriais	2-12
Hiperplasia do endométrio	5-10
Câncer do endométrio	10

Diagnóstico

Não há consenso formal quanto ao valor normal para espessura endometrial após a menopausa, porém as pacientes que sangram e apresentam eco endometrial de 5 mm ou mais e as assintomáticas com eco endometrial igual ou maior que 11 mm devem ser passíveis de investigação anatomopatológica.

A biópsia com a cureta de Novak ou Vabra, nos casos em que o tumor ocupa grande parte da cavidade, pode ser útil. No entanto, a biópsia guiada pela histeroscopia é o padrão-ouro. A curetagem uterina é muito utilizada em centros com recursos escassos, porém devemos lembrar que é procedimento realizado às cegas, apresentando falha na detecção de lesões focais e polipoides. Estudo de Stock & Kanbour (1975)[8], avaliando 50 espécimes de histerectomia após a curetagem uterina, observou que: em 16% das pacientes, menos de ¼ da cavidade havia sido curetado; em 60%, menos da metade cavidade; e em 84%, menos de ¾ da cavidade. Demonstrou-se, dessa forma, o alto índice de falha de diagnóstico desse procedimento.

O CA125 sérico, um determinante antigênico que se apresenta elevado em 80% das pacientes com cânceres ovarianos epiteliais avançados, também está elevado na maioria das mulheres com câncer endometrial avançado e metastático. A dosagem pré-operatória do CA125 sérico é útil para determinar a extensão do estadiamento cirúrgico e no seguimento da doença.

Patologia

Classificação histológica[9]:
- adenocarcinoma endometrioide;
- variante viloglandular;
- variante secretora;
- variante de células ciliadas;
- adenocarcinoma com diferenciação escamosa;
- adenocarcinoma seroso;
- adenocarcinoma de células claras;
- adenocarcinoma mucinoso;
- carcinoma epidermoide;
- carcinoma misto;
- carcinoma indiferenciado.

Frequência relativa:
- adenocarcinoma endometrioide   75-80%
- adenocarcinoma seroso   10%
- adenocarcinoma de células claras   4%
- adenocarcinoma mucinoso   1%
- carcinoma escamoso   <1%
- carcinoma misto   10%

Critérios arquiteturais:
- grau I (G1) – bem diferenciado – 5% ou menos de áreas sólidas não escamosas;
- grau II (G2) – moderadamente diferenciado – 6 a 50% de áreas sólidas não escamosas;
- grau III (G3) – pouco diferenciado – mais de 50% de áreas sólidas não escamosas.

Os tipos histológico seroso e de células claras, assim como os outros tipos histológicos moderadamente e pouco diferenciados, têm maior agressividade.

Estadiamento

O estadiamento do câncer do endométrio é cirúrgico, com base no Sistema FIGO, de 1985[10].
- Estádio I
  - Ia (G1, 2, 3) - Tumor limitado ao endométrio
  - Ib (G1, 2, 3) - Invasão de menos da metade do miométrio
  - Ic (G1, 2, 3) - Invasão de mais da metade do miométrio
- Estádio II
  - IIa (G1, 2, 3) - Envolvimento somente da mucosa endocervical
  - IIb (G1, 2, 3) - Invasão do estroma cervical
- Estádio III
  - IIIa (G1, 2, 3) - Tumor invade a serosa e/ou anexos uterinos e/ou lavado peritoneal positivo
  - IIIb (G1, 2, 3) - Metástases vaginais
  - IIIc (G1, 2, 3) - Metástases em linfonodos pélvicos e/ou para-aórticos
- Estádio IV
  - IVa (G 1, 2, 3) - Tumor invade mucosa da bexiga e/ou do reto
  - IVb - Metástases distantes, inclusive em linfonodos intra-abdominais e/ou inguinais

Tratamento

Estádio Patológico I de Baixo Risco

- *Definição:* Definem-se como de baixo risco as pacientes com doença confinada ao corpo do útero, invasão tumoral até a metade da espessura do miométrio, ausência de invasão linfática ou vascular e tumor de grau nuclear 1 ou 2.
- *Conduta:* Histerectomia total e salpingo-ooforectomia bilateral.

Estádio Patológico I de Alto Risco e Estádio Patológico II

- Definição: Definem-se como estádio I de alto risco as pacientes com invasão tumoral que ultrapasse a metade da espessura do miométrio, invasão linfática ou vascular, tumor de grau nuclear 3, tumor não diploide ou histologia seroso-papilífero ou células claras.
- Conduta: Histerectomia total associada à salpingo-ooforectomia bilateral com linfadenectomia pélvica/para-aórtica, omentectomia e lavado peritoneal, seguida de quimioterapia baseada em platina e radioterapia externa com ou sem braquiterapia endovaginal. Para as pacientes com comorbidades relevantes, indica-se somente radioterapia externa.

Estádio Patológico III

- Conduta: quimioterapia. Após término da quimioterapia, indica-se radioterapia externa adjuvante (inclusive no campo dos linfonodos para-aórticos, em estádio IIIC).

Estádio Clínico III e IVA

- Conduta: Radioterapia externa paliativa e braquiterapia endovaginal ou radioterapia neoadjuvante, seguida de cirurgia para pacientes com boa resposta clínica. Em pacientes relativamente jovens e sem comorbidades, sugere-se quimioterapia neoadjuvante com cisplatina e doxorrubicina ou carboplatina e paclitaxel seguido de cirurgia e radioterapia adjuvante.

Estádio IVB

Pacientes com graus histológicos I ou II e oligossintomáticas e/ou doença indolente.
- Conduta: recomenda-se inicialmente hormonoterapia. Preferimos tratamento com o uso alternado de acetato de megestrol, 160 mg VO/dia durante 3 semanas, seguido de tamoxifeno, 40 mg VO/dia durante 3 semanas[11-13].

Seguimento

Nas pacientes em estádios I e II, recomendamos exame ginecológico a cada seis meses, nos três primeiros anos, seguido de exames anuais e Papanicolaou anualmente. Adicionar CA125 no monitoramento, caso este esteja elevado antes do tratamento. Nas pacientes em estádios III e IV, recomendamos exame ginecológico e CA125 a cada três meses, nos primeiros dois anos, a cada seis meses, nos três anos adicionais e depois anualmente. Caso o CA125 não esteja elevado antes do tratamento, considerar os exames de imagem como, por exemplo, TC ou RNM de abdome e pelve, parâmetros de controle e monitoração[11].

CÂNCER DE OVÁRIO

O câncer de ovário corresponde a 6% das neoplasias malignas que acometem a mulher norte--americana, ocupando a oitava posição, porém é a quinta neoplasia responsável pelas mortes nos EUA, com uma taxa de mortalidade de 6%. Em nosso meio os dados são escassos, em São Paulo, apresenta coeficiente de mortalidade estável: 1987/88: 3,2 e em 2002: 3,7. A distribuição do número de casos e porcentagem segundo as topografias ginecológicas de pacientes atendidas no CRSM-Hospital Pérola Byington no período de 2000 a 2005, mostra que o câncer de ovário correspondeu a 16,8% das neoplasias ginecológicas, ocupando o terceiro lugar (Tabela 41.5)[14].

Tabela 41.5
Distribuição do Número de Casos e Porcentagem segundo as Topografias Ginecológicas de Pacientes Atendidas no CRSM-Hospital Pérola Byington no Período de 2000 a 2005

Topografia	Número de Casos	%
Colo do útero	859	61,1
Corpo do útero	246	17,5
Ovário	236	16,8
Vulva	56	4,0
Vagina	8	0,6

As neoplasias malignas do ovário ocorrem em todas as faixas etárias. Mulheres com menos de 20 anos de idade são mais acometidas por tumores da linhagem germinativa, ao passo que os tumores de origem epitelial (90% dos casos) ocorrem principalmente após os 50 anos. Uma terceira linhagem histológica corresponde aos tumores derivados dos cordões sexuais, mais raros, que representam 3-5% das neoplasias malignas do ovário, deste grupo os tumores das células da granulosa representam 70% dos casos[15].

A incidência máxima de câncer epitelial ovariano invasivo se dá entre 56 e 60 anos de idade. Cerca de 30% das neoplasias ovarianas após a menopausa são malignas, enquanto apenas cerca de 7% dos tumores epiteliais de ovário antes da menopausa são francamente malignos. A idade média aproximada das pacientes com tumores com baixo potencial de malignidade é de 46 anos[16,17].

Carcinogênese dos Tumores Serosos do Ovário

Teoria da Origem Tubária

Nosso conhecimento sobre a história natural do carcinoma ovariano é limitado pela dificuldade do acesso às lesões iniciais dessa afecção que frequentemente é diagnosticada em estádios avançados. A teoria da ovulação incessante proposta no século passado por Fathalla[18] para a gênese dos carcinomas serosos do ovário se opõe à nova teoria que emerge, sugerindo que o carcinoma ovariano seroso de alto grau se origina da porção distal da tuba uterina[19,20].

Classificação Histológica[21]

Tumores epiteliais do ovário (benignos, baixo potencial de malignidade e malignos):
- seroso;
- mucinoso;
- endometrioide;
- células claras;
- *brenner*;
- epitelial misto;
- indiferenciado.

Tumores de células germinativas:
- disgerminoma;
- teratoma;
- tumor do seio endodérmico.

Tumores dos cordões sexuais:
- tumores das células da granulosa;
- tumores das células de Sertoli-Leydig;
- ginandroblastoma.

Metastáticos:
- mama;
- gastrointestinal;
- endométrio;
- linfoma.

Fatores de Risco para o Câncer de Ovário

- Antecedente de câncer mamário ou gastrointestinal.
- Infertilidade.
- Terapêutica com indutores da ovulação.
- Parente primeiro grau CA mama, risco relativo 1,7.
- Parente primeiro grau CA ovário, risco relativo 4,5.

O câncer de ovário foi associado a baixa paridade e infertilidade. Como a paridade está inversamente relacionada ao risco de câncer ovariano, ter no mínimo um filho é uma proteção contra a doença, com uma redução de risco de 0,3 a 0,4. O uso de contraceptivos orais reduz o risco de câncer epitelial ovariano. Em mulheres que usam contraceptivos hormonais orais por cinco anos ou mais, o risco relativo diminui para 0,5 (isto é, há uma redução de 50% na probabilidade de desenvolver câncer ovariano). A maioria do câncer epitelial de ovário é esporádica, e os padrões familiares ou hereditários representam 5 a 10% de todas as neoplasias.

Em geral, os cânceres de ovário hereditários ocorrem em mulheres cerca de 10 anos mais jovens do que aquelas com tumores não hereditários. Um grande contingente dos cânceres de ovário hereditários está associado a mutações da linhagem germinativa do gene BRCA1; uma pequena proporção dos casos de doença hereditária está associada a mutações do gene BRCA2. As mutações têm herança autossômica dominante, portanto, deve ser feita análise completa e cuidadosa do heredograma (isto é, dos lados materno e paterno da família)[22].

Recomendações para Mulheres sob Alto Risco de Câncer de Ovário

Mulheres aparentemente sob alto risco de desenvolver câncer de ovário ou de mama devem receber aconselhamento genético e, se o risco for considerado alto, pode-se oferecer a elas teste genético para BRCA1 e BRCA2. As que desejam preservar sua capacidade reprodutiva podem ser submetidas a rastreamento por ultrassonografia transvaginal a cada 6 meses, embora a eficácia da conduta não seja comprovada.

Os contraceptivos hormonais devem ser recomendados às mulheres jovens antes que comecem a tentar gestação. Mulheres que não desejam manter a fertilidade ou que já formaram suas famílias podem ser aconselhadas a realizar salpingo-ooforectomia bilateral profilática. O risco deve ser bem documentado, de preferência estabelecido por teste de BRCA1 e BRCA2, antes da ooforectomia. As pacientes devem ser advertidas de que a intervenção não oferece proteção absoluta, porque algumas vezes pode haver carcinomas peritoneais após ooforectomia bilateral.

Mulheres com síndrome HNPCC (câncer do cólon hereditário não polipoide) documentada devem ser tratadas da forma anteriormente descrita e, além disso, devem ser submetidas periodicamente a mamografia de rastreamento, colonoscopia e biópsia do endométrio[23].

Rastreamento

Até o momento não há um programa de rastreamento para o câncer de ovário que tenha demonstrado ser custo-efetivo. Estudos utilizando CA125, ultrassonografia da pelve e exame ginecológico não apresentaram nível de sensibilidade aceitável e especificidade para mulheres de risco normal. Paciente com forte histórico familiar para câncer epitelial de ovário deve consultar um oncologista ou geneticista para estratificar o seu risco e após a avaliação poderá ou não se inserir em protocolos prospectivos de rastreamento. Vale lembrar que até o momento não há protocolos em estudo para tumores do ovário não epiteliais.

Características Clínicas

A maioria das mulheres com câncer de ovário epitelial apresenta sintomas vagos e inespecíficos. Na doença em estádio inicial, a paciente poderá apresentar irregularidade menstrual se estiver no período de transição menopausal. Se há uma massa pélvica comprimindo a bexiga ou o reto, ela poderá queixar-se de polaciúria ou constipação. Às vezes poderá ocorrer distensão abdominal inferior, pressão ou dor, como dispareunia. Sintomas agudos, como dor secundária à ruptura ou torção, são incomuns.

Na doença avançada os sintomas poderão estar relacionados à existência de ascite, metástases para o omento ou metástases intestinais. Os sintomas consistem em distensão abdominal, meteorismo, constipação, náusea, anorexia ou saciedade precoce. Mulheres no período de transição menopausal podem queixar-se de menstruações irregulares ou com fluxo intenso, e após a menopausa pode haver sangramento vaginal. Em um levantamento de 1.725 pacientes com câncer de ovário, 95% recordavam-se dos sintomas antes do diagnóstico, incluindo 895 daquelas com doença em estádios I e II e 975 daquelas com estádios III e IV. Cerca de 70% apresentavam sintomas abdominais ou gastrointestinais; 585 tinham dor; 34%, sintomas urinários e 26%, desconforto pélvico[24].

O sinal mais importante de câncer epitelial do ovário é uma massa pélvica constatada ao exame físico, a massa geralmente é sólida, ou sólido-cística, irregular e fixa, esses achados são altamente sugestivos de neoplasia ovariana.

Nas pacientes após a menopausa, os ovários devem estar atróficos e impalpáveis, sendo assim, qualquer massa pélvica palpável nessas pacientes deve ser considerada potencialmente maligna, situação que foi denominada síndrome do ovário palpável após a menopausa. Esse conceito foi posteriormente contestado porque apenas 3% das massas palpáveis com menos de 5 cm em mulheres após a menopausa são malignas[25].

CÂNCER GINECOLÓGICO: ENDOMÉTRIO E OVÁRIO | *409*

Diagnóstico

Além dos antecedentes familiares, da sintomatologia e dos achados do exame físico, descritos a seguir, devemos excluir causas não ginecológicas de tumor pélvico, como doença inflamatória (diverticular) ou massa neoplásica (cólon), não esquecendo do rim pélvico:

- tumor abdominal de crescimento rápido;
- tumor pélvico bilateral, tumor sólido;
- tumor cístico com áreas sólidas;
- tumor fixo com ascite associada;
- nódulos ao toque da escavação retrouterina;
- tromboflebites recidivantes;
- sinais de metástases à distância.

A ultrassonografia revolucionou a propedêutica ginecológica, o tamanho da lesão é importante, se o diâmetro de uma massa cística for maior que 10 cm, é alta a probabilidade de neoplasia. Se a lesão não for neoplásica, deverá permanecer estável ou regredir, ou se aumentar de tamanho ou de complexidade, deve-se presumir que seja neoplásica e proceder à ressecção cirúrgica. Após a menopausa a conduta expectante é aceitável em mulheres com cistos uniloculares medindo no máximo 8 a 10 cm e níveis séricos de CA125 normais. Massas complexas na após a menopausa devem ser ressecadas, independentemente da dimensão.

Os níveis séricos de CA125 são mais úteis no seguimento do tratamento do que propriamente no diagnóstico, visto apresentarem baixa especificidade. Porém a paciente após a menopausa com massa anexial e concentrações séricas de CA125 muito altas (> 200 U/mL) apresenta valor preditivo positivo para neoplasia maligna de 96%[22].

As características ultrassonográficas de suspeita de malignidade são:

- tumor com diâmetro > que 10 cm;
- multilocularidade;
- massa sólida ou parcialmente sólida;
- excrescências papilares;
- septos espessos ou irregulares;
- espessamento ou irregularidade da cápsula;
- alterações da ecogenicidade;
- bilateralidade;
- presença de ascite;
- evidência de metástases;
- Doppler com baixo índice de resistência/vascularização dos septos.

Estadiamento [26]

O estadiamento do tumor de ovário deve ser patológico, isto é, por laparotomia, que permite estadiamento acurado e tratamento citorredutor. Antes da cirurgia, obter radiografia de tórax, tomografias computadorizadas do abdome e da pelve e CA125. Em caso de carcinoma mucinoso, o apêndice deve ser sempre removido, pois pode se tratar de um primário de apêndice com metástase em ovário.

- *Estádio I:* tumor limitado aos ovários; IA: tumor limitado a um ovário, com ausência de células malignas no lavado peritoneal ou líquido ascítico, ausência de tumor em superfície externa de ovário e cápsula ovariana intacta; IB: tumor limitado aos dois ovários com ausência de células malignas no lavado peritoneal ou líquido ascítico, ausência de tumor em superfície externa de ovário e cápsula ovariana intacta; IC: estádio IA ou IB com tumor na superfície externa do ovário ou ruptura de cápsula ovariana, ou presença de células malignas no lavado peritoneal ou líquido ascítico.

- *Estádio II:* tumor invadindo um ou dois ovários, com extensão para a cavidade pélvica; IIA: invasão de trompas de Falópio (tubas uterinas) ou útero com ausência de células malignas no lavado peritoneal ou líquido ascítico; IIB: extensão para outros órgãos pélvicos com ausência de células malignas no lavado peritoneal e líquido ascítico; IIC: estádio IIA ou IIB, com células malignas no lavado peritoneal ou líquido ascítico.
- *Estádio III:* tumor invadindo um ou dois ovários, com comprometimento peritoneal extrapélvico ou comprometimento de linfonodo retroperitoneal ou inguinal; IIIA: invasão microscópica de peritônio da cavidade abdominal, ausência de tumor em linfonodos; IIIB: implantes em peritônio da cavidade abdominal ≤ 2 cm, ausência de tumor em linfonodos; IIIC: implantes em peritônio da cavidade abdominal > 2 cm ou comprometimento de linfonodo retroperitoneal ou inguinal.
- *Estádio IV:* invasão à distância, invasão de parênquima hepático, invasão de pleura somente se for positivo para células malignas[27].

Tratamento

O tratamento do câncer de ovário é cirúrgico (lavado peritoneal, inventário da cavidade, histerectomia total salpingo-ooforectomia bilateral, omentectomia e deve-se insistir na citorredução ótima, ou seja, remover a maior parte possível de tumor e de suas metástases, não deixando tumor maior que 1 cm.

Nos tumores de origem epitelial a quimioterapia combinada com carboplatina e taxane é o tratamento adjuvante de escolha, com exceção nos estádios IAG1, G2 (nos tumores de células claras faz-se sempre quimioterapia independentemente do estádio).

Nas duas primeiras décadas de vida, quase 70% dos tumores ovarianos têm origem nas células germinativas e 1/3 desses é maligno. Ao contrário dos tumores epiteliais do ovário, cujo crescimento é relativamente lento, os tumores de origem germinativa crescem rápido.

Os tipos mais comuns de tumores malignos de origem germinativa são os disgerminomas, teratomas imaturos e tumores do seio endodérmico, que na maioria das vezes são unilaterais, possibilitando a preservação do outro ovário. A preservação da fertilidade deve ser a regra na maioria das pacientes portadoras desse tipo histológico. A quimioterapia para essa linhagem é a associação de blenoxane, etoposide e platina (BEP). Os tumores do estroma incluem tumores das células da granulosa, que são cânceres de baixo grau. Antes da menopausa o tratamento pode ser conservador; a utilização da quimioterapia adjuvante não foi comprovada.

Um importante grupo de tumores a ser distinguido é o dos tumores de baixo potencial de malignidade; são lesões que tendem a permanecer limitadas ao ovário por longos períodos, ocorrem predominantemente antes da menopausa e têm bom prognóstico. É importante lembrar que cerca de 20-25% dos tumores de baixo potencial de malignidade se disseminam além do ovário. O diagnóstico de tumor de ovário de baixo potencial de malignidade deve ser baseado nas características histológicas do tumor primário. Na paciente jovem desejosa de filhos, pode-se preservar a fertilidade, porém assim que a prole estiver constituída, deve-se completar o tratamento cirúrgico[28-30].

Seguimento

Exame físico e CA125 (tumores de origem epitelial) a cada três meses nos primeiros dois anos, a cada seis meses nos três anos adicionais, depois anualmente. Como o CA125 é mais sensível que exames radiográficos para detectar recorrência, não há benefício em se solicitar tomografias/ressonâncias como parâmetros de seguimento. Caso a paciente apresente níveis normais de CA125 pré-tratamento, recomenda-se, no seguimento, a substituição do marcador tumoral por tomografias de abdome e pelve.

Nos tumores de origem germinativa optam-se pelos marcadores específicos como a alfafetoproteína e DHL. Nos tumores da granulosa, se possível e necessário, seguir com a dosagem da inibina[31].

REFERÊNCIAS BIBLIOGRÁFICAS

1. Instituto Nacional de Controle do Câncer (INCA). Estatísticas do Câncer: Vigilância do Câncer e fatores de risco. Disponível em: www1.inca.gov.br/vigilância/incidência.html Acessado em: out. 2013.
2. American Society of Clinical Oncology. Statement of the American Society of Clinical Oncology: genetic testing for cancer susceptibility, Adopted on February 20, 1996. J Clin Oncol 1996;14:1730-6; discussion1737-40.
3. American Society of Clinical Oncology. American Society of Clinical Oncology policy statement update: genetic testing for cancer susceptibility. J Clin Oncol 2003;21:2397-406.
4. Ali AT. Risk factors for endometrial cancer. Ceska Gynekol 2013;78(5):448-59.
5. Berek JS. Berek & Novak Tratado de Ginecologia. 14ª ed. Rio de Janeiro: Guanabara Koogan; 2008.
6. Kurman RJ, Kaminski PF, Norris HJ. The behavior of endometrial hyperplasia. A long-term study of "untreated" hyperplasia in 170 patients. Cancer 1985;56(2):403-12.
7. Hawwa ZM, Nahhas WA, Copenhaver EH. Post-menopausal bleeding. Labey Clin Found Bull 1970;19:61-70.
8. Stock RJ, Kanbour A. Prehysterectomy curettage. Obstet Gynecol 1975;45(5):537-41.
9. Tavassoli PA, Devilee P. (Editors). Pathology and genetics of tumours of the breast and female genital organs. Lyon: IARC Press; 2003.
10. Benedet JL, Bender H, Jones H 3rd, Ngan HY, Pecorelli S. (Edit). Staging classifications and clinical practice guidelines in the management of gynecologic cancers. FIGO Committee on Gynecologic Oncology. 2nd ed. New York: Springer Verlag; 2003.
11. Buzaid AC, Hoff PM (Ed.). Manual prático de oncologia clínica do Hospital Sírio Libanês. 6ª. ed. São Paulo: Edição e Design; 2008. 638 p.
12. Guillem JG, Wood WC, Moley JF, Berchuck A, Karlan BY, Mutch DG, et al. ASCO/SSO review of current role of risk-reducing surgery in common hereditary cancer syndromes. Ann Surg Oncol. 2006;13:1296-321.
13. Pollock RE, Doroshow JH, Khayat D, Nakao A, O´Sullivan B. (Edit). Manual de oncologia clínica da UICC - União Internacional Contra o Câncer. 8ª ed. São Paulo: Fundação Oncocentro de São Paulo; 2006.
14. Ferreira CG, Bordini AC, Sakano M, Santos RE, Pascalicchio JC, Teixeira LC, et al. Câncer do ovário: registro do Hospital Pérola Byington. Arq Med Hosp Fac Cienc Med Santa Casa São Paulo 2007;52:44-7.
15. Santos RE, Rozenowicz RL, Campaner AB, Nadais RF, Rodrigues FFO, Rangel LRM, et al. Tumor das células da granulosa: análise de 16 casos. Arq Med Hosp Fac Cienc Med Santa Casa São Paulo 2006;51:23-6.
16. American Society of Clinical Oncology. Statement of the American Society of Clinical Oncology: genetic testing for cancer susceptibility, Adopted on February 20, 1996. J Clin Oncol 1996;14:1730-6; discussion 1737-40.
17. American Society of Clinical Oncology. American Society of Clinical Oncology policy statement update: genetic testing for cancer susceptibility. J Clin Oncol 2003;21:2397-406.
18. Fathalla MF. Incessant ovulation: a fator in ovarian neoplasia? (letter). Lancet 1971;2:163-5.
19. Benedet JL, Bender H, Jones H 3rd, Ngan HY, Pecorelli S (Ed.). Staging classifications and clinical practice guidelines in the management of gynecologic cancers. FIGO Committee on Gynecologic Oncology. 2nd ed. New Yor: Springer Verlag; 2003.

20. Chene G, Dauplat J, Radosevic-Robin N, Cayre A, Penault-Llorca F. Tu-be or not tu-be: that is the question... about serous ovarian carcinogenesis. Crit Rev Oncol Hematol 2013;88(1):134-43.
21. Tavassoli PA, Devilee P (Ed.). Pathology and genetics of tumours of the breast and female genital organs. Lyon: IARC Press; 2003.
22. Gershenson DM, William P, McGuire MD, Gore M, Quinn MJ et al (Ed.). Gynecologic cancer: controversies in management. Elsevier Limited; 2004.1001p.
23. Vang R, Shih IEM, Kurman RJ. Fallopian tube precursors of ovarian low- and high-grade serous neoplasms. Histopathology 2013;62(1):44-58.
24. DiSaia PJ, Creasman WT. Clinical Ginecologic Oncology. 7ª ed. Mosby: Elsevier; 2007. 812p.
25. Guillem JG, Wood WC, Moley JF, Berchuck A, Karlan BY, Mutch DG et al. ASCO/SSO review of current role of risk-reducing surgery in common hereditary cancer syndromes. Ann Surg Oncol. 2006;13:1296-321.
26. Hawwa ZM, Nahhas WA, Copenhaver EH. Post-menopausal bleeding. Labey Clin Found Bull 1970;19:61-70.
27. Berek J S. Berek & Novak tratado de ginecologia. 14ª ed. Rio de Janeiro: Guanabara Koogan; 2008.
28. Pollock RE, Doroshow JH, Khayat D, Nakao A, O´Sullivan B. editores. Manual de oncologia clínica da UICC - União Internacional Contra o Câncer. 8ª ed. São Paulo: Fundação Oncocentro de São Paulo; 2006. 919 p.
29. Buzaid AC, Hoff PM (ed.). Manual prático de oncologia clínica do Hospital Sírio Libanês. 6ª ed. São Paulo: Edição e Design; 2008. 638 p.
30. du Bois A, Quinn M, Thigpen T, Vermorken J, Avall-Lundqvist E, Bookman M et al. 2004 consensus statements on the management of ovarian cancer: final document of the 3rd International Gynecologic Cancer Intergroup Ovarian Cancer Consensus Conference (GCIG OCCC 2004). Ann Oncol 2005;16(Suppl 8):VIII7-VIII12.
31. National Institutes of Health. NIH consensus conference. Ovarian cancer. Screening, treatment, and follow-up. NIH Consensus Development Panel on Ovarian Cancer. JAMA 1995;273:491-7.

42 | Câncer da tireoide

- Adriano Namo Cury
- Nilza Maria Scalissi

EPIDEMIOLOGIA

O carcinoma diferenciado da tireoide representa 1% de todos os tumores humanos e 90% de todos os tumores endócrinos. A incidência varia entre homens e mulheres, sendo maior entre as mulheres, com 2,0 a 3,8 casos por 100.000[1]. O câncer diferenciado da tireoide (CDT) mais comum é o carcinoma papilífero da tireoide (CPT), com 90% dos casos; o carcinoma folicular abrange 10% dos casos. É evidente na literatura a observação do aumento da incidência do CDT, que triplicou entre 1975 e 2010 nos EUA, a incidência passou de 4,85 para 13,85 casos por 100.000[2].

O motivo do aumento da incidência ainda gera debate entre os especialistas, que se dividem entre o resultado da simples melhora e acurácia nos métodos diagnósticos, como disponibilidade de ultrassom, exame citológico pela punção aspirativa com agulha fina (PAAF), melhora no exame histopatológico, ou um real aumento do número de casos. É importante ressaltar que mesmo com a incidência triplicando nos EUA, praticamente não houve mudança na mortalidade, que permanece estável. Seja com os microcarcinomas da tireoide, carcinomas com menos de 1 cm de tamanho ou com mais de 1 cm de tamanho[3]. Logo, a importância no diagnóstico e seguimento do CDT acompanhará nossa prática clínica cotidiana.

O diagnóstico do CDT provém do achado do nódulo da tireoide, seja ele incidental em um exame de imagem ou pesquisado durante uma anamnese ou avaliação clínica. Portanto, abordaremos a avaliação do nódulo da tireoide e as linhas gerais de estadiamento e tratamento do CDT.

AVALIAÇÃO DO NÓDULO DA TIREOIDE

O nódulo da tireoide é palpável na minoria dos casos (4-7%), sendo na maioria das vezes detectado ao ultrassom (19-67%)[5]. A maioria dos nódulos da tireoide é benigna, em média apenas 5% são malignos.

Alguns fatores de risco para o CDT devem ser considerados quando avaliamos o nódulo da tireoide. Classicamente, o risco do câncer poderá ser maior nas seguintes condições:
- sexo masculino;
- extremos das idades, < 20 anos e > 60 anos;
- antecedente de exposição à radiação ionizante ou radioterapia cervical prévia;
- história familiar de câncer da tireoide (CDT ou neoplasia endócrina múltipla);
- achado incidental durante exame de PET-TC;
- nódulo com crescimento rápido durante uso da levotiroxina;

- nódulo fixo e de consistência endurecida, sinais compressivos locais;
- linfadenopatia (atípica) associada ao nódulo de tireoide.

Alguns dados da anamnese e do exame físico do paciente podem ser sugestivos de malignidade, apesar da baixa sensibilidade e especificidade:

- o risco de malignidade é duas a três vezes maior no sexo masculino;
- a exposição de indivíduos a baixas e altas doses de radiação externa na região da cabeça e do pescoço aumenta a incidência de nódulos benignos e malignos, mas o CDT pode ocorrer independentemente do número ou tamanho dos nódulos[6];
- os nódulos endurecidos, irregulares e fixos a estruturas subjacentes podem ser considerados suspeitos;
- os nódulos tornam-se palpáveis quando atingem diâmetro de 1,5-2,0 cm ou mais, e são suspeitos de malignidade quando apresentam crescimento rápido. Um recente estudo retrospectivo com grande amostragem cirúrgica de nódulos, utilizando o critério histológico no anatomopatológico, demonstrou a maior frequência do câncer da tireoide a partir de 2,0 cm[7];
- a presença de linfadenomegalia de cadeias central e lateral é um forte marcador de malignidade e pode ocorrer em 1/3 dos pacientes com CDT[8].

A prevalência do carcinoma foi considerada como maior nos pacientes com lesão solitária, porém não há diferença no achado do carcinoma da tireoide na lesão única nodular ou na tireoide multinodular. A palpação apresenta limitação e 50% dos nódulos aparentemente solitários fazem parte de bócio multinodular.

Seja no nódulo único ou multinodular da tireoide, a investigação etiológica deverá ocorrer em todo nódulo suspeito ao exame clínico ao ultrassom, quanto maior o número de nódulos investigados (acima de 4 com mais de 10 mm), maior o valor preditivo negativo para o câncer da tireoide[9].

Na avaliação laboratorial existe a necessidade de determinar se o nódulo em análise é autônomo ou não. Se há supressão do TSH, normalmente são adenomas hiperfuncionantes cujo risco de CDT é muito baixo. Associação quantitativa do TSH com o risco de câncer da tireoide no nódulo incidental tem forte demonstração em estudos retrospectivos.

Séries com um número significativo de pacientes observaram maior risco de câncer com o valor crescente do TSH, mesmo quando as variações do TSH respeitavam os valores da normalidade do ensaio: risco de 2,8% com TSH < 0,4 mUI/L e de 29,6% com TSH > 5,5 mUI/L[10]. Haymart e cols.[11] analisaram a histologia de 843 pacientes submetidos a tireoidectomia e encontraram 16% de CPT com valores de TSH < 0,06 mUI/L e 52% com TSH > 5 mUI/L, porém nódulos considerados pequenos não foram incluídos no estudo, gerando alguma crítica na seleção dos pacientes.

Portanto, a determinação de TSH e T_4L deve ser realizada rotineiramente, pois permite o diagnóstico de hipertireoidismo ou hipotireoidismo. A medida dos anticorpos anti-Tg (tireoglobulina) e anti-TPO também pode ser útil na investigação, uma vez que altos valores destes anticorpos associados ao TSH elevado fazem o diagnóstico da tireoidite de Hashimoto, embora uma neoplasia possa coexistir com um distúrbio inflamatório crônico. A calcitonina não é solicitada de rotina na avaliação do nódulo da tireoide, mas na suspeita do carcinoma medular da tireoide é obrigatória a avaliação da calcitonina basal.

A concentração sérica de Tg não tem valor na diferenciação entre lesões benignas e malignas e encontra-se normal ou elevada em algumas doenças tireoidianas. No entanto, é importante para o seguimento pós-operatório de pacientes com carcinoma de tireoide. Usualmente, os nódulos malignos e benignos estão associados à função tireoidiana normal.

EXAMES DE IMAGEM NA AVALIAÇÃO DO NÓDULO TIREOIDIANO

Cintilografia

Para avaliação do risco de CDT no nódulo tireoidiano, a cintilografia deve ser solicitada quando suspeitamos do nódulo autônomo da tireoide, ou seja, quando há supressão do valor do TSH, indicando provável nódulo quente e risco muito baixo do achado do câncer da tireoide. Não utilizamos a cintilografia para estratificação do risco do CDT em nódulos com TSH normal[8].

Ultrassonografia (USG)

A USG ainda é o melhor método para avaliação do nódulo tireoidiano. A USG permite avaliar o volume da glândula, tamanho e evolução de um nódulo (regressão, crescimento, degeneração cística ou mudança nas características), diferenciar nódulo a nódulo no bócio multinodular (BMN), além de orientar a PAAF e selecionar nódulos com características suspeitas de malignidade.

Embora nenhuma característica ultrassonográfica seja patognomônica de malignidade, algumas podem ser úteis em distinguir lesões benignas de malignas. Os aspectos sugestivos de benignidade ou malignidade incluem:

- lesões homogêneas de limites definidos com halo ecoico completo, textura hiperecogênica e relação com o parênquima adjacente, ausência de microcalcificação ou margem irregular e conteúdo predominantemente cístico sugerem nódulo benigno;
- os nódulos malignos são predominantemente sólidos (hipoecogênicos), com limites irregulares ou indefinidos (ausência de halo), especialmente com a presença de microcalcificações de permeio. A Tabela 42.1 demonstra as principais características ultrassonográficas, a sensibilidade e especificidade para o risco do câncer da tireoide na avaliação do nódulo tireoidiano.

Tabela 42.1
Características da USG na Avaliação do Nódulo da Tireoide e Associação com Carcinoma da Tireoide

	Sensibilidade	Especificidade
Microcalcificações	52% (26-73%)	83% (69-96%)
Ausência do halo	66% (46-100%)	54% (30-72%)
Margem irregular	55% (17-77%)	79% (63-85%)
Hipoecogenicidade	81% (49-90%)	53% (36-66%)
Doppler central	67% (57-74%)	81% (49-89%)

Adaptado da ref. 12.

Dentre os nódulos suspeitos selecionados na USG, deverão ser encaminhados para PAAF e estudo citopatológico aqueles com as seguintes características, de acordo com consenso da SBEM, de 2013[13]:

- nódulos com < 5 mm não devem ser puncionados;
- nódulo com ≥ 5 mm com características suspeitas;
- nódulo com ≥ 10 mm sólido hipoecoico;

- nódulo com ≥ 15 mm sólido hiper ou isoecoico;
- nódulo com ≥ 20 mm complexo ou espongiforme;
- qualquer nódulo com aparência de invasão extratireoide;
- linfonodos suspeitos à USG.

Punção Aspirativa por Agulha Fina (PAAF)

A punção é um procedimento fácil de ser realizado, seguro e de baixo custo, sendo o método padrão-ouro para diferenciar o nódulo benigno do maligno. A PAAF pode ter acurácia superior a 90%, mas é limitada nos achados citológicos de significado indeterminado ou na chamada lesão folicular. O sistema Bethesda, proposto em 2009, tentou padronizar o diagnóstico citopatológico do aspirado celular, com normatização para classificação, risco de câncer e possível conduta terapêutica (Figura 42.1). De acordo com o sistema citopatológico Bethesda, teríamos as seguintes possibilidades[14]:

- Bethesda I – amostra insatisfatória (cisto ou pouca representatividade celular);
- Bethesda II – benigno como o nódulo adenomatoso ou bócio coloide ou aspirado típico da tireoidite linfocítica (tireoidite de Hashimoto);
- Bethesda III – atipia de significado indeterminado ou lesão folicular de significado indeterminado;
- Bethesda IV – neoplasia folicular ou suspeito para neoplasia folicular;
- Bethesda V – suspeito para malignidade como o carcinoma papilífero, carcinoma medular, suspeito para metástase ou linfoma;
- Bethesda VI – maligno para o carcinoma papilífero, medular, metástase, carcinoma pouco diferenciado, anaplásico, de células escamosas ou linfoma.

Através da classificação de Bethesda, foram sugeridas possíveis opções terapêuticas frente ao risco estimado de câncer da tireoide:

- Bethesda I – risco de 1-4%, repetir a PAAF;
- Bethesda II – risco de 0-3%, seguimento clínico com USG;
- Bethesda III – risco de 5-15%, repetir PAAF;
- Bethesda IV – risco de 15-30%, lobectomia inicialmente;
- Bethesda V – risco de 60-75%, tireoidectomia total ou subtotal;
- Bethesda VI – risco de 97-99%, tireoidectomia total.

É importante ressaltar que nas lesões foliculares, nas quais o risco é maior para o carcinoma da tireoide e o citopatológico não é suficiente para distinguir as lesões verdadeiramente malignas, os novos painéis genéticos podem ajudar na predição de malignidade. Os genes BRAF, RET-PTC, RAS e PAX8, analisados em conjunto, podem estimar a chance de câncer, quando for negativo para mutação no aspirado da PAAF, de 5,9% no Bethesda III, 15% no Bethesda IV e 28% no Bethesda V[15]. Portanto, reduzindo a chance do câncer da tireoide e confirmando com maior segurança a lobectomia na lesão folicular (Bethesda III e IV) como possibilidade cirúrgica. Mesmo assim, a tireoidectomia total muitas vezes é realizada em diversos serviços nas lesões suspeitas, especialmente com tamanho maior (> 4 cm).

Outra possibilidade é com a utilização do painel com múltiplos genes envolvidos não no carcinoma diferenciado da tireoide, mas com genes presentes em nódulos benignos (Veracyte Afirma®), com redução de risco para câncer da tireoide de aproximadamente 4-5%[16].

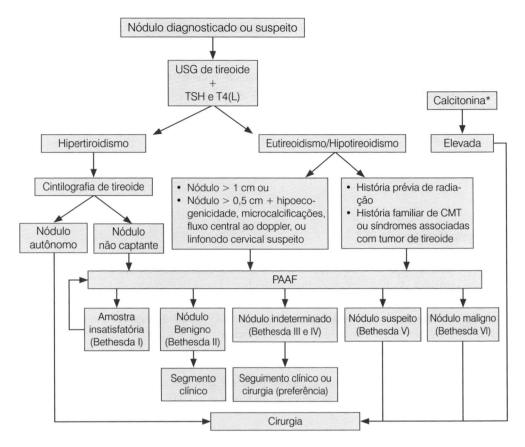

Figura 42.1 – Algoritmo para avaliação e conduta de um nódulo de tireoide. Adaptado da ref.17.

LINHAS GERAIS DO TRATAMENTO DO CDT

O tratamento do câncer da tireoide respeita uma sequência de planejamento terapêutico que envolve o cirurgião de cabeça e pescoço e o clínico endocrinologista. Podemos dividir o tratamento do CDT nas seguintes etapas, visando tratamento, estadiamento para estratificação do risco de morte e recorrência da doença e seguimento a longo prazo:
- avaliação e planejamento pré-operatório;
- abordagem cirúrgica do CDT;
- estadiamento e estratificação de risco;
- ablação/terapia com I131;
- supressão do TSH;
- seguimento clínico.

Avaliação e Planejamento Pré-operatório

A avaliação pré-operatória visa orientar a necessidade ou não de preservar as cadeias linfonodais laterais ou centrais. Através de USG podemos identificar linfonodos suspeitos e orientar o cirurgião sobre a necessidade de dissecção linfonodal ou mesmo esvaziamento cervical eletivo[18]. Com a USG identificando o linfonodo suspeito, este deve ser submetido a PAAF para dosagem da Tg e análise citológica para confirmar ou não a presença de acometimento linfonodal, frequente ao diagnóstico no CDT.

Quando é claro o acometimento linfonodal lateral, o cirurgião deverá abordar o compartimento central cervical. De acordo com a avalição prévia ou no intraoperatório, se o compartimento ipsolateral estiver comprometido, deve-se abordar a cadeia VI obrigatoriamente[13], mas ainda não há evidência clara de abordagem sistemática da cadeia linfonodal central em todos os casos.

Mesmo sem demonstrar no pré-operatório a presença de metástase linfonodal, esta pode ocorrer de maneira microscópica e eventualmente ser detectada somente após a análise histológica[19].

Abordagem Cirúrgica do CDT

Com o diagnóstico do CDT, especialmente o carcinoma papilífero da tireoide, a primeira conduta é cirúrgica. A opção cirúrgica mais adotada é a tireoidectomia total, a melhor opção em paciente com carcinoma > 1 cm, com acometimento linfonodal, bócio multinodular, multicentricidade ou antecedente de exposição a radiação ionizante[20]. Cuidado especial em pacientes com mais de 45 anos, nos quais a taxa de recorrência é maior.

A lobectomia pode ser uma opção cirúrgica nos casos de lesão ≤ 1 cm, sem sinal de acometimento linfonodal, sem sinal de invasão extratireoidiana ou padrão multifocal do carcinoma da tireoide[21]. Ou seja, a tireoidectomia parcial pode ser feita nos casos em que o estadiamento mostrará o provável baixo risco de recorrência ou morte pelo CDT.

Estadiamento e Estratificação de Risco

Existem diversas padronizações de estratificação de risco de morte ou recorrência no câncer da tireoide. A mais usada é a escala TNM envolvendo a idade, de acordo com o *American Joint Committe on Cancer/International Union against Cancer* (AJCC/UICC), com a classificação de risco de morte de acordo com o tamanho do tumor, extensão extratireoidiana, idade, metástase linfonodal e metástases à distância.

O estadiamento serve não só como forma de estimativa de risco de morte, mas para estimar o risco do paciente para recorrência e morbidades relacionadas ao CDT, auxiliando na definição de condutas como o uso da radioiodoterapia com iodo 131, patamar de supressão do TSH, prognóstico e estruturação individualizada da programação de seguimento de cada paciente, uniformizando condutas e terapêuticas.

A partir da AJCC/UICC, revisada em 2002, a *American Thyroid Association* (ATA), em 2009, estabeleceu uma classificação de risco de recorrência com categorização dos pacientes em baixo risco, risco intermediário e risco elevado[8]. Em 2008, Tuttle e cols. propuseram uma nova forma de estimativa de risco de morte com divisão em muito baixo risco, baixo risco, risco intermediário e risco elevado. O mesmo autor também propôs o reestadiamento de acordo com os resultados obtidos durante o seguimento clínico e tratamento, classificando em resposta excelente, resposta aceitável e resposta incompleta[22].

A seguir, o descritivo das principais ferramentas de estratificação de recorrência ou morte para os pacientes no pós-operatório do CDT (Tabelas 42.2 e 42.3):

420 | MENOPAUSA, O QUE VOCÊ PRECISA SABER

Tabela 42.2
Classificação TNM de acordo com AJCC/UICC em 2002[8]

TX	Tumor sem tamanho definido, sem invasão extratireoidiana
T1	Tumor ≤ 2 cm limitado à tireoide
T2	Tumor > 2 cm e < 4 cm limitado à tireoide
T3	Tumor > 4 cm limitado à tireoide
T4a	Tumor com qualquer tamanho e invasão extratireoidiana de tecido subcutâneo, laringe, traqueia, entre outros
T4b	Tumor com qualquer tamanho e invasão da fáscia pré-vertebral, carótida e vasos mediastinais
Nx	Linfonodos não verificados na cirurgia
N0	Sem metástase linfonodal
N1	Metástase linfonodal locorregional
N1a	Metástase em linfonodo pré-traqueal, paratraqueal e pré-laríngeo
N1b	Metástase linfonodal ipsolateral, lateral ou bilateral
Mx	Sem possibilidade de verificar metástase à distância
M0	Sem metástase à distância
M1	Evidência de metástase à distância

Tabela 42.3
Risco de Morte em 10 Anos de acordo com Estadiamento TNM[8]

Estadiamento	Idade < 45 Anos			Idade ≥ 45 Anos		
	T	N	M	T	N	M
I	Qualquer T	Qualquer N	M0	T1	N0	M0
II	Qualquer T	Qualquer N	M1	T2	N0	M0
III				T3	N0	M0
				T1-T3	N1a	M0
IVa				T4a	N0	M0
				T4a	N1a	M0
				T1-T4a	N1b	M0
IVB				T4b	Qualquer N	M0
IVC				Qualquer T	Qualquer N	M1

Em 2009, a ATA padronizou a classificação de acordo com o risco de recorrência[8]. De fato, a maioria dos casos de CDT é de baixo risco de recorrência e morte, o que justifica porque, independentemente do aumento da incidência nos últimos 40 anos, a mortalidade praticamente não se modificou. Mesmo que se observe em algumas condições, como subtipos histológicos mais agressivos (células altas, células colunares, dentre outros) ou de acordo com a presença de mutações associadas a maior risco de recorrência ou comportamento agressivo (como o BRAF V600E), independentemente do tamanho e estadiamento, comportamento mais atípico, distinto da maioria dos casos. Logo, a classificação em baixo risco, risco intermediário ou risco elevado de recorrência pode ser resumida da seguinte forma:

- *baixo risco (10-15%)* – ressecção completa, sem invasão local, sem metástase à distância ou linfonodal, sem invasão vascular e tipo histológico não associado a comportamento agressivo (células altas, células colunares), ausência de captação de tecido tireoidiano fora do leito cervical durante PCI do tratamento com radioiodoterapia, dose ablativa ou adjuvante;

CÂNCER DA TIREOIDE | *421*

- *risco intermediário (25-45%)* – invasão microscópica do tecido mole peritireoidiano, presença de metástase linfonodal, invasão vascular, subtipo histológico associado a comportamento agressivo ou captação de tecido tireoidiano fora do leito cervical em PCI da dose ablativa ou adjuvante;
- *risco elevado (80-90%)* – presença de invasão macroscópica, ressecção incompleta, metástase à distância, tireoglobulina elevada e fora de proporção do que se observou em PCI de seguimento.

Segundo o *European Consensus Report* (ETA) e a Sociedade Brasileira de Endocrinologia e Metabologia (SBEM), podemos classificar como muito baixo risco pacientes com tumores T1 (unifocal) sem evidência acometimento linfonodal ou metástase à distância, sem invasão extratireoidiana ou vascular, e variante clássica, pacientes com menor possibilidade de recorrência ou persistência da doença e sem necessidade de ablação com radioiodo[8,23].

A partir de 2008, objetivando rever o risco de morte ou mesmo a recorrência da doença, foi proposta uma nova forma de estratificação de risco de morte ao início do tratamento e a necessidade de *ongoing risk stratification*, de acordo com a evolução de cada caso, e bom prognóstico e menor risco de recorrência, e morte a longo prazo[20].

Portanto, Tuttle e cols. o classificaram não só em baixo risco, mas em muito baixo risco, somando a grande maioria dos pacientes, e classificaram a resposta ao tratamento cirúrgico, de supressão do TSH com levotiroxina e eventualmente com dose ablativa ou adjuvante de radioiodoterapia, como resposta excelente, aceitável e incompleta[24]:

- *resposta excelente* – paciente com Tg indetectável basal e estimulada, sem sinal de recorrência à USG e anticorpo negativo. Ou seja, paciente de baixo de risco de recorrência e com seguimento anual, de acordo com tireoglobulina e seu anticorpo sob supressão apenas, sem necessidade de tireoglobulina estimulada.
- *resposta aceitável* – paciente com Tg indetectável e estimulada < 10 ng/mL ou tendência a decaimento da Tg e seu AcTg, sem evidência de doença recorrente à USG. Seguimento de acordo com evolução dos parâmetros bioquímicos ou de imagem.
- *resposta incompleta* – paciente com Tg basal ou estimulada detectável, Tg estável ou em ascensão, presença de doença estrutural detectada à USG ou em cintilografia do corpo inteiro (PCI) com lesão persistente ou recorrente evidenciada. Estes pacientes deverão ser acompanhados de maneira frequente com USG, tomografia, PCI ou PET-FDG, com provável necessidade de nova abordagem cirúrgica, radioiodoterapia, radioterapia ou mesmo outras terapias sistêmicas.

Ablação/Terapia com Radioiodo (I131)

Serão submetidos a tratamento com radioiodo (RIT) os pacientes com ressecção tumoral completa, mas com estadiamento de risco intermediário ou elevado, pela maior possibilidade de persistência ou recorrência da doença[23]. A terapia com iodo 131 é de extremo valor nos casos em que a ressecção tumoral foi incompleta, com presença de metástase aparente sem possibilidade de nova abordagem cirúrgica[26]. Nestas situações, o uso da RIT tem características terapêuticas.

A ablação do remanescente tumoral facilita o seguimento dos pacientes com CDT através da tireoglobulina, porém o uso do radioiodo não está indicado nos pacientes considerados de muito baixo risco ou de baixo risco, com Tg estimulada no pós-operatório com valor < 1 ng/mL[28]. É consagrado que o RIT com efeito de ablação facilita o monitoramento e seguimento do CDT através da tireoglobulina sob uso de levotiroxina (LT$_4$) e na forma estimulada. Durante décadas e até a atualidade, a tireoglobulina com valores menores que 1 ng/mL sob uso de LT$_4$ estimulada com TSH > 30 mU/L após ablação do remanescente tireoidiano obteve a melhor resposta no tratamento do CDT. Porém, mesmo para ablação, o RIT não tem sido utilizado nos casos de muito baixo risco (ETA e SBEM) e de baixo risco (ATA), por não modificar a mortalidade e não demonstrar claro benefício aos pacientes[29].

Logo, o uso do radioiodo será reservado, com enfoque terapêutico nos casos de elevado risco de recorrência e persistência do câncer da tireoide, com impacto no prognóstico e na mortalidade. Nos casos selecionados de baixo risco, o radioiodo pode ser utilizado para ablação do remanescente tumoral (nos casos em que há Tg estimulada > 1 ng/mL) como facilitador do seguimento, mas sem impacto maior sobre a mortalidade. Portanto, novamente, não se preconiza o uso do radioiodo nos casos classificados como de muito baixo risco, em que o próprio procedimento cirúrgico é suficiente como tratamento.

Supressão do TSH

Sendo o TSH o natural estimulador trófico do tireócito e modulador principal da síntese da tireoglobulina e dos hormônios tireoidianos, a supressão do TSH na terapia do CDT tem papel importante no controle clínico e laboratorial do câncer da tireoide. Para pacientes de risco intermediário ou elevado, a terapia supressiva do TSH com levotiroxina reduz a progressão da doença, a taxa de recorrência e impacta na própria mortalidade[30]. Porém, nos casos considerados de baixo risco a terapia de supressão do TSH com LT_4 parece impactar pouco na mortalidade e possivelmente contribuir de maneira menos importante na taxa de recorrência e progressão da doença.

Desta forma, a meta do TSH no pós-operatório deve ser individualizada, visando o hipertireoidismo subclínico em diferentes tempos e graus de supressão, de acordo com a idade e o risco de arritmia cardíaca e perda de massa óssea em pacientes, especialmente acima de 60 anos de idade[31]. Normalmente, a terapia de supressão levará a maior risco cardiovascular em idosos com osteoporose, tabagistas, coronariopatas ou cardiopatas com disfunção cardíaca, ou mesmo hipertrofia do ventrículo esquerdo, quando a supressão do TSH pode desencadear angina ou fibrilação atrial se não for bem ajustada à dose de LT_4 durante o seguimento do paciente.

Segue a Tabela 42.4 com as metas de supressão do TSH, de acordo com o estadiamento do CDT e risco do uso da LT_4 após a meta inicial entre 0,1-0,5 mU/L por pelo menos 2 anos.

Tabela 42.4
Ajuste do TSH de acordo com o Risco de Recorrência, a Progressão da Doença e Efeitos Adversos do Uso da Levotiroxina

Risco do Uso de LT_4	Alto	Intermediário	Baixo
Alto	< 0,1 mU/L se metástase ou doença persistente 0,1-0,5 mU/L se livre de doença por 5-10 anos	0,5-1,0 mU/L se livre da doença por 5-10 anos e em seguida 1-2 mU/L	1-2 mU/L
Intermediário	< 0,1 mU/L se metástase ou doença persistente 0,1-0,5 mU/L se livre de doença por 5-10 anos	0,5-1,0 mU/L se livre da doença por 5-10 anos e em seguida 1-2 mU/L	1-2 mU/L
Baixo	< 0,1 mU/L se metástase ou doença persistente 0,1-0,5 mU/L se livre de doença por 5-10 anos	0,5-1,0 mU/L se livre da doença por 5-10 anos e em seguida 0,3-2 mU/L	0,3-2 mU/L

Adaptado da referência 31.

CÂNCER DA TIREOIDE | *423*

Seguimento

O carcinoma diferenciado da tireoide apresenta normalmente bom prognóstico e boa evolução clínica na maioria dos casos. A base do seguimento do CDT, após a tireoidectomia com ou sem esvaziamento cervical e radioiodoterapia, é a monitoração da tireoglobulina (produto exclusivo dos tireócitos) e de seu anticorpo (AcTg), além dos métodos de imagem, principalmente o ultrassom cervical, para detecção de recorrência estrutural.

A tireoglobulina deve ser monitorada frequentemente durante o uso da levotiroxina e avaliada após a cirurgia com ou sem uso de radioiodoterapia, com estímulo do TSH (> 30 mU/L) endógeno (pela interrupção da levotiroxina) ou através do TSH recombinante (rhTSH/Thyrogen®) sem necessidade de interrupção do hormônio tireoidiano (LT_4). Com níveis indetectáveis de tireoglobulina ou com valores < 1 ng/mL durante o uso de LT_4 e após estímulo com TSH de 1-2 ng/mL, a chance de recorrência é mínima e o paciente fará o seguimento em longo prazo.

Consideramos bom controle e resposta ao tratamento, 6-12 meses após a primeira avaliação, a ausência clínica da presença do tumor, ausência em imagem de persistência do CDT (em USG e PCI sem imagem sugestiva de persistência ou recorrência) e Tg indetectável com uso de LT_4 e após seu estímulo, na ausência do AcTg.

Caso ocorra elevação da Tg durante o uso de LT_4 ou valores superiores a 10 ng/mL com estímulo do TSH, deve-se procurar ativamente pela recorrência ou persistência da doença pelos métodos de imagem consagrados, como ultrassom cervical, (lembrando que há recorrência do carcinoma papilífero principalmente de maneira locorregional nas cadeias linfonodais cervicais), por tomografia computadorizada, cintilografia de corpo inteiro (PCI) e PET/TC. A sensibilidade da USG na detecção da doença persistente ou recorrente cervical é de extremo valor, assim como a PCI pode mostrar lesões ainda ávidas pelo I131. Nestas condições, normalmente o paciente deverá ser encaminhado para nova abordagem cirúrgica, quando é possível o acesso à massa tumoral e a dose terapêutica com I131, especialmente quando ainda detectável na PCI.

BIBLIOGRAFIA CONSULTADA

1. Alexander EK, Kennedy GC, Baloch ZW, Cibas ES, Chudova D, Diggans J et al. Preoperative diagnosis of benign thyroid nodules with indeterminate cytology. The New England Journal of Medicine 2012;367(8):705-15.
2. Biondi B, Cooper DS. Benefits of thyrotropin suppression versus the risks of adverse effects in differentiated thyroid cancer. Thyroid 2010;20(2):135-46.
3. Boelaert K, Horacek J, Holder RL, Watkinson JC, Sheppard MC, Franklyn JA. Serum thyrotropin concentration as a novel predictor of malignancy in thyroid nodules investigated by fine-needle aspiration. J Clin Endocrinol Metab [Research Support, Non-U.S. Gov't]. 2006;91(11):4295-301.
4. Brander A, Viikinkoski P, Tuuhea J, Voutilainen L, Kivisaari L. Clinical versus ultrasound examination of the thyroid gland in common clinical practice. J Clin Ultrasound. 1992;20(1):37-42.
5. Cibas ES, Ali SZ. The Bethesda System for Reporting Thyroid Cytopathology Thyroid. 2009;19(11):1159-65. doi: 10.1089/thy.2009.0274.
6. Cooper DS, Doherty GM, Haugen BR et al. Revised American Thyroid Association management guidelines for patients with thyroid nodules and differentiated thyroid cancer. Thyroid 2009;19:1167-214.
7. Corrias A, Mussa A. Thyroid nodules in pediatrics: which ones can be left alone,which ones must be investigated, when and how. J Clin Res Ped Endocrinol 2013;5(Suppl 1):57-69.
8. Edwards B, Ward E, Ries LAG. Annual report to the nation on the status of cancer, 1975-2006, featuring colorectal cancer trends and impact of interventions (risk factors, screening, and treatment) to reduce future rates. Cancer 2010;116(3):544-73.

9. Fish SA, Langer JE, Mandel SJ. Sonographic imaging of thyroid nodules and cervical lymph nodes. Endocrinol Metab Clin North Am. 2008;37(2):401-17.
10. Frates MC, Benson CB, Doubilet PM, Kunreuther E, Contreras M, Cibas ES et al. Prevalence and distribution of carcinoma in patients with solitary and multiple thyroid nodules on sonography J Clin Endocrinol Metab 2006;91(9):3411-7.
11. Grodski S, Delbridge L. An update on papillary microcarcinoma. Current Opinion in Oncology 2009;21(1):1-4.
12. Hay ID. Management of patients with low-risk papillary thyroid carcinoma. Endocr Pract 2007;13:521-33.
13. Hay ID, Hutchinson ME, Gonzalez-Losada T, McIver B, Reinalda ME, Grant CS et al. Papillary thyroid microcarcinoma: a study of 900 cases observed in a 60-year period. Surgery 2008;144:980-7.
14. Haymart MR, Repplinger DJ, Leverson GE, Elson DF, Sippel RS, Jaume JC et al. Higher serum thyroid stimulating hormone level in thyroid nodule patients is associated with greater risks of differentiated thyroid cancer and advanced tumor stage. J Clin Endocrinol Metab. [Research Support, N.I.H., Extramural Research Support, Non-U.S. Gov'tResearch Support, U.S. Gov't, Non-P.H.S.]. 2008;93(3):809-14.
15. Hovens GC, Stokkel MP, Kievit J, Corssmit EP, Pereira AM, Romijn JA et al. Associations of serum thyrotropin concentrations with recurrence and death in differentiated thyroid cancer. J Clin Endocrinol Metab 2007;92(7):2610-5.
16. Kamran SC, Marqusee E, Kim MI, Frates MC, Ritner J, Peters H et al. Thyroid nodule size and prediction of cancer. J Clin Endocrinol Metab 2013;98(2):564-70. doi: 10.1210/jc.2012-2968. Epub 2012 Dec 28.
17. Kilfoy BA, Zheng T, Zhang I. International patterns and trends in thyroid cancer incidence, 1973-2002. Cancer Causes Control 2009;20(5):525-31.
18. Kouvaraki MA, Shapiro SE, Fornage BD, Edeiken-Monro BS, Sherman SI, Vassilopoulou-Sellin R et al. Role of preoperative ultrasonography in the surgical management of patients with thyroid cancer. Surgery 2003;134:946-54; discussion 54-5.
19. Leboulleux S, Rubino C, Baudin E, Caillou B, Hartl DM, Bidart JM et al. Prognostic factors for persistent or recurrent disease of papillary thyroid carcinoma with neck lymph node metastases and/ or tumor extension beyond the thyroid capsule at initial diagnosis. J Clin Endocrinol Metab 2005;90:5723-9.
20. Marilee Carballo I, Roderick M. Quiros to Treat or Not to Treat: The Role of Adjuvant Radioiodine Therapy in Thyroid Cancer Patients. Journal of Oncology 2012, Article ID 707156.
21. Mihailescu DV, Schneider AB. Size, number, and distribution of thyroid nodules and the risk of malignancy in radiation-exposed patients who underwent surgery. J Clin Endocrinol Metab 2008;93(6):2188-93. doi: 10.1210/jc.2008.
22. Momesso DP, Vaisman F, Cordeiro de Noronha Pessoa CH, Corbo R, Vaisman M. Small differentiated thyroid cancer: Time to reconsider clinical management and treatment. Surg Oncol. 2012;21:257-62.
23. National Cancer Institute. SEER Cancer Statistics Review 1975-2010. Disponível em: http://seer.cancer.gov/csr/1975_2010/results_merged/select_26_thyroid.pdf Acessado em: 20 out 2010.
24. Rosário PW, Borges MA, Alves MF, Purisch S, Padrão EL, Rezende LL, et al. Follow-up of high-risk patients with differentiated thyroid cancer without persistent disease after initial therapy. Arq Bras Endocrinol Metabol 2006;50:909-13.
25. Rosário PW, Ward LS, Carvalho GA, Graf H, Maciel RM, Maciel LM et al. Thyroid nodules and differentiated thyroid cancer: update on the Brazilian consensus Arq Bras Endocrinol Metabol 2013;57(4):240-64
26. Schlumberger MJ. Papillary and follicular thyroid carcinoma. N Engl J Med 1998;338:297-306.
27. Teixeira G, Teixeira T, Gubert F, Chikota H, Tufano R. The incidence of central neck micrometastatic disease in patients with papillary thyroid cancer staged preoperatively and intraoperatively as N0. Surgery 2011;150:1161-7.
28. Tuttle RM, Leboeuf R, Shaha AR. Medical management of thyroid cancer: a risk adapted approach J Surg Oncol 2008;97(8):712-6. doi: 10.1002/jso.21010.
29. Tuttle RM, Tala H, Shah J et al. Estimating risk of recurrence in differentiated thyroid cancer after total thyroidectomy and radioactive iodine remnant ablation: using response to therapy variables to modify the initial risk estimates predicted by the new American Thyroid Association staging system. Thyroid 2010;20(12):1341-9.

30. Vaisman F, Shaha A, Fish S, Tuttle R. Initial therapy with either thyroid lobectomy or total thyroidectomy without radioactive iodine remnant ablation is associated with very low rates of structural disease recurrence in properly selected patients with differentiated thyroid cancer. Clin Endocrinol (Oxf) 2011;75:112-9.

31. Yip L, Farris C, Kabaker AS, Hodak SP, Nikiforova MN, McCoy KL et al. Cost impact of molecular testing for indeterminate thyroid nodule fine-needle aspiration biopsies. J Clin Endocrinol Metab 2012;97(6):1905-12. doi: 10.1210/jc.2011-3048. Epub 2012 Mar 14.

43 | Outros tipos de câncer

- Laerte Justino de Oliveira
- Guilherme Cidade Crippa

INTRODUÇÃO

As estimativas do câncer no Brasil, recentemente publicadas em conjunto pelo Instituto Nacional do Câncer (INCA) e Ministério da Saúde, projetam cerca de 576 mil casos novos para 2014 no nosso país e, dentre as mulheres, os tipos mais incidentes esperados serão os cânceres de pele não melanoma, mama, cólon e reto e do colo uterino, nesta ordem (Figura 43.1)[1], sendo os maiores coeficientes de incidência nas regiões Sul e Sudeste (Figura 43. 2)[1].

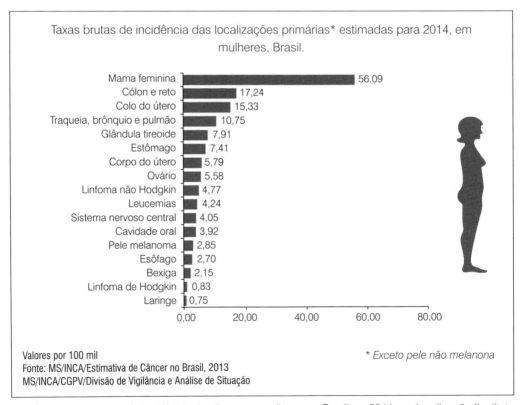

Figura 43.1 – Estimativa de incidência do câncer em mulheres no Brasil em 2014, por localização (Instituto Nacional do Câncer – Brasil)[1].

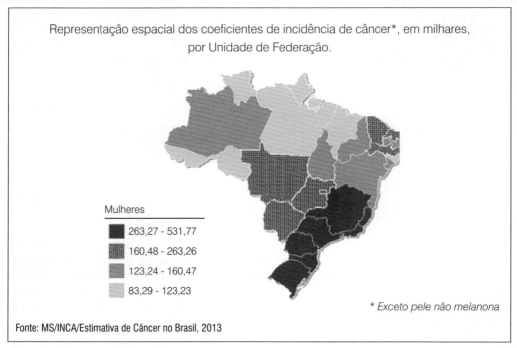

Figura 43.2 – Estimativa de incidência do câncer em mulheres no Brasil em 2014, por coeficiente de incidência nas diferentes regiões. (Instituto Nacional do Câncer – Brasil)[1].

Visto que a estimativa de vida ao nascer projetada para o ano 2020 será de 76 anos, e uma porção significativa destes tumores na mulher ocorre exatamente no período do climatério, a atenção dos profissionais de saúde envolvidos com pacientes neste período é para a prevenção, quando existente, e o diagnóstico precoce do câncer, que é uma ação fundamental. Iremos discorrer sobre outros tipos de câncer incidentes na mulher, bem como os tumores ginecológicos menos incidentes, mas que não devem ser esquecidos.

CÂNCER DO CÓLON E RETO

O câncer colorretal (CCR) é o segundo em incidência em mulheres no Brasil, excetuados os tumores de pele não melanoma, perdendo apenas para os tumores malignos da mama feminina, com uma incidência de 17 casos novos a cada 100.000 mulheres/ano. Nos Estados Unidos, em 2012, houve mais de 142.000 casos novos, com mais de 50.000 mortes em decorrência do tumor[2]. O CCR ocorre mais frequentemente de forma esporádica, porém a associação familiar, como nas bem conhecidas síndrome da polipose familiar e síndrome de Lynch, ou síndrome do câncer de cólon hereditário não polipoide, também pode ocorrer.

Rastreamento

As duas mais amplas modalidades de rastreamento são os exames estruturais como a colonoscopia e a retossigmoidoscopia e os exames de material fecal. Ainda que não haja estudos randomizados à disposição que demonstrem diretamente este efeito, dados de estudos de casos-

-controle e coorte demonstram redução de até 50% na incidência do CCR com a realização da colonoscopia[3-7].

Os exames de material fecal são não invasivos, como a pesquisa de sangue oculto nas fezes, e não necessitam de sedação para realização, porém não permitem a identificação de lesões precursoras, como os pólipos adenomatosos e, desta forma, não possibilitam o tratamento preventivo destas alterações. Em uma revisão sistemática de quatro estudos randomizados envolvendo mais de 320.000 pacientes, identificou-se uma redução global de 16% na incidência do CCR com a realização rotineira dos exames de material fecal[8].

Grupos de Risco

Três grupos de risco podem ser definidos no CCR: normal (populacional), elevado e alto. As indicações de rastreamento variam de acordo com estes grupos.

Risco Normal (Populacional)

Neste grupo estão pessoas com mais de 50 anos de idade, sem história familiar positiva e sem história pessoal de pólipos prévios, CCR ou doença inflamatória intestinal. Neste grupo, a orientação é para que o rastreamento se inicie aos 50 anos de idade, com colonoscopia. Os estudos sugerem que, no caso de colonoscopia normal, o seguimento pode ser feito anualmente com exames de material fecal. Neste grupo, o intervalo entre as colonoscopias a cada 10 anos parece ser seguro [9].

Este é o grupo de risco populacional em que o ginecologista que atende mulheres no climatério pode obter o maior efeito preventivo, lembrando-se sempre de solicitar o devido rastreamento, explicando às pacientes a importância de adesão aos métodos, por mais invasivos e desagradáveis que possam ser.

Risco Elevado

Mulheres com história pessoal positiva para pólipos em exames prévios, CCR prévio ou doença inflamatória intestinal estão nesta categoria. Bem como aquelas com história familiar positiva para CCR ou pólipos adenomatosos múltiplos. Pacientes diabéticas ou com história prévia de câncer de mama ou ovário BRCA positivas também devem ser incluídas neste grupo.

Risco Alto

Aqui são incluídas pacientes com síndromes familiares, como a síndrome de Lynch ou polipose familiar. As orientações de rastreamento no grupo de risco elevado e alto variam amplamente em função de cada uma das possíveis variantes de risco. O importante nestas pacientes é a atenção às queixas que as mesmas podem apresentar, eventualmente nos intervalos de retorno com seu coloproctologista ou ginecologista, para que prossigam com o seguimento adequado.

Vitamina D no CCR

Estudos prospectivos sugerem que a deficiência de vitamina D poderia contribuir para a incidência do CCR e que a suplementação desta vitamina poderia diminuir o risco de desen-

OUTROS TIPOS DE CÂNCER | *429*

volvimento da doença[10-13]. Além disso, outros dois estudos demonstraram que a deficiência de vitamina D parece aumentar a mortalidade de pacientes com CCR[14,15]. Não obstante, nenhum estudo ainda demonstrou uma relação direta e inequívoca, seja entre a deficiência de vitamina D e o surgimento do tumor, nem entre a melhora do prognóstico com a administração de suplementação. Em resumo, são dados que, em função de ainda precisarem ser confirmados, devem ser observados com cautela, mas também com muito interesse.

CÂNCER DE TRAQUEIA, BRÔNQUIO E PULMÃO

O câncer do pulmão é o quarto em incidência em mulheres no Brasil, excetuados os tumores de pele não melanoma, com uma incidência de dez casos novos a cada 100.000 mulheres/ano[1]. Este tumor é a principal causa de mortalidade por câncer nos Estados Unidos e no mundo[16,17], com 160.000 mortes relacionadas ao tumor, e em 2012 nos Estados Unidos, 72.000 mulheres morreram devido a este câncer. A sobrevida em 5 anos geralmente é de apenas 15,9%, muito devido ao fato de a maioria dos diagnósticos ser realizada em estágios avançados, quando os pacientes já se apresentam com sintomas da doença, como tosse persistente, dor e perda de peso[17].

As estratégias de rastreamento ainda estão em discussão, principalmente impulsionadas pelo sucesso do rastreamento em doenças como as do colo uterino, da mama feminina e de cólon e reto. O rastreamento tomográfico é complexo, caro e controverso[18]. Os resultados de um estudo amplo, prospectivo e randomizado conduzido nos Estados Unidos, chamado de *National Lung Screening Trial*[18], mostraram um decréscimo de apenas 20% no risco relativo de morte por câncer de pulmão com o uso do rastreamento tomográfico, e isto com o método utilizado apenas em um grupo de alto risco para a doença. O estudo demonstrou que para se prevenir uma morte por câncer de pulmão, 320 indivíduos de alto risco deveriam ser rastreados[18].

Devido a estes fatos, lembramos que as melhores orientações ainda são as comportamentais e as melhores formas de prevenção dos cânceres de traqueia, brônquio e pulmão nas mulheres são de que a cada consulta médica o ginecologista oriente a fumante a parar de fumar, independentemente de quantos cigarros fuma ao dia e, para aquela que não fuma, orientar a nunca começar.

CÂNCER DO ESTÔMAGO

O câncer do estômago é o sexto em incidência em mulheres no Brasil, excetuados os tumores de pele não melanoma, com uma incidência de sete casos novos a cada 100.000 mulheres/ano[1]. Nos Estados Unidos, em 2013, houve mais de 21.000 casos novos, com quase 11.000 mortes em decorrência do tumor[19].

O câncer de estômago ocorre mais frequentemente de forma esporádica, porém a associação familiar também pode ocorrer. Mutações de E-caderina podem ser identificadas em até 25% das famílias portadoras de uma forma autossômica dominante de câncer[20]. Fatores ambientais incluem a infecção pela bactéria *Helicobacter pylori*, tabagismo e dieta rica em sal[19,20].

O câncer do estômago é pobre em sintomatologia em seus estágios iniciais e, infelizmente, cerca de 50% dos pacientes irão apresentar-se com estágios avançados no momento do diagnóstico. Níveis de fosfatase alcalina elevados, superiores a 100 U/L, estão associados a tumores avançados[20].

A endoscopia permanece o método principal de diagnóstico, mas não existe até o momento uma estratégia de rastreamento definida para a população em geral.

CÂNCER DA VAGINA

É raro e o diagnóstico de tumores vaginais originados em outros órgãos é muito mais frequente do que a doença vaginal primária; extensões de tumores cervicais e implantes de tumores do endométrio, ovário, uretra, bexiga, reto e neoplasia trofoblástica gestacional são mais frequentes do que tumores vaginais primários. Por convenção, qualquer neoplasia maligna envolvendo tanto o colo uterino quanto a vagina que seja histologicamente compatível com origem em qualquer um dos órgãos, será classificada como primária do colo uterino, inclusive quando ocorrerem tumores vaginais em pacientes previamente tratadas por neoplasias malignas do colo uterino, até um intervalo de 10 anos do tratamento[21].

Os fatores etiológicos desta neoplasia são desconhecidos, e parece lógico que os fatores que induzem ao carcinoma do colo uterino poderiam ser igualmente danosos ao epitélio vaginal, visto que ambos os órgãos estão expostos a estes fatores e, na vagina, também ocorrem evoluções de neoplasias intraepiteliais vaginais (NIVA) previamente ao desenvolvimento de uma neoplasia invasora, assim como no colo uterino. Mais de 50% das pacientes diagnosticadas com neoplasia maligna da vagina estão acima de 60 anos de idade, e cerca de 80% ou mais dos diagnósticos ocorrem em pacientes após a menopausa[22].

Carcinoma *in Situ* da Vagina

O carcinoma *in situ* (CIS) da vagina tem sido relatado esporadicamente nos últimos 40 anos, sobretudo em pacientes previamente tratadas por neoplasias *in situ* ou invasivas do colo uterino. O primeiro relato encontrado foi feito por Graham e Meigs, em 1952[23]. Os autores relataram três pacientes, duas com CIS e uma com neoplasia invasiva vaginal, 6, 7 e 10 anos após realizarem tratamento por CIS do colo uterino.

O CIS da vagina é muito menos comum que o do colo uterino e da vulva. Alterações colposcópicas idênticas àquelas encontradas no colo uterino são encontradas na vagina. O diagnóstico deverá sempre ser confirmado histologicamente, ou seja, por biópsia, e os limites da lesão podem ser identificados colposcopicamente e com auxílio de ácido acético e teste de Schiller. As alterações são geralmente assintomáticas e o diagnóstico inicial costuma ser feito por visualização direta ao exame ou através de citologia oncótica (CO) cervicovaginal (*Papanicolaou*).

Metade a 2/3 das pacientes com NIVA apresentam doença semelhante em colo uterino ou vulva, seja antecedente ou concomitante, e pacientes tratadas por estas lesões em vulva ou colo uterino devem ser acompanhadas com atenção, pelo risco de apresentação vaginal da doença[21]. Lesões pré-invasivas da vagina também podem aparecer após radioterapia por neoplasias malignas do colo uterino. Dados retrospectivos do *MD Anderson Hospital*[24] identificaram lesões com estas características e demonstraram progressão maligna de 25% destas lesões, se não tratadas.

A excisão local da área envolvida é o tratamento de escolha[21,25]. Na maioria das pacientes, porém, a NIVA tende a ser multifocal, o que dificulta esta modalidade de tratamento[21]. Como a região mais comprometida da vagina costuma ser o terço superior, em lesões amplas ou multifocais nesta área a colpectomia superior pode estar indicada. Do ponto de vista oncológico, cauterizações químicas ou por alta frequência devem ser realizadas com cautela e em casos selecionados, onde as lesões são amplamente visíveis e, colposcopicamente, não apresentam indícios de serem lesões invasivas.

A exérese a frio, por alta frequência ou com *laser*, é preferível, por retirar toda a espessura do epitélio e também por fornecer material para exame histológico. A radioterapia intravaginal, também conhecida por braquiterapia (BRT), foi defendida por alguns durante certo tempo, porém apresentou alta taxa de recidiva[26] e uma taxa inaceitável de estenose vaginal. A colpectomia total, com ou sem reconstrução vaginal, deverá ser reservada para mulheres que apresentarem recidivas repetidas após tratamento conservador.

Carcinoma Invasor da Vagina

Sinais e Sintomas

Os sinais e sintomas dos tumores vaginais são semelhantes aos do colo uterino. Descarga vaginal, geralmente sanguínea, é o sintoma mais comum. Sintomas urinários são mais comuns nos tumores vaginais, mesmo em estágios iniciais, em comparação com os tumores cervicais, pela proximidade da vagina com o colo vesical e a uretra[27,28].

Diagnóstico

O estadiamento FIGO/UICC pode ser visto na Tabela 43.1. A incidência maior de câncer primário de vagina é no terço superior e na parede posterior, e seu tipo histológico predominante é o carcinoma escamocelular (CEC). Cerca de 67% das pacientes têm seus diagnósticos realizados com tumores em estágios iniciais[22], porém, com o avanço da idade das mulheres o número de tumores diagnosticados em estágios mais avançados aumenta[27], provavelmente pela resistência de pacientes de idade mais avançada em realizar o exame ginecológico rotineiro, sobretudo aquelas sem atividade sexual. O diagnóstico destes tumores é feito histologicamente e, portanto, requer biópsia; nunca o tratamento deverá ser iniciado com base apenas em achados citológicos.

A drenagem linfática da vagina se dá de maneira irregular para as cadeias pélvicas e inguinais; de um modo geral, poderíamos dizer que tumores do terço superior da vagina drenam mais frequentemente para os linfonodos pélvicos, enquanto tumores do terço inferior o fazem para os linfonodos inguinais[27,28]. Esta, porém, não é uma verdade absoluta, visto que a rede linfática vaginal é muito rica e, portanto, os linfonodos pélvicos e inguinais podem ser acometidos de maneira irregular, independentemente da posição do tumor vaginal.

Em oncologia, o estadiamento sistêmico é sempre fundamental antes da decisão terapêutica. Radiografia de tórax e exame de imagem abdominal e pélvico, com especial atenção sobre o parênquima hepático, as vias urinárias e os linfonodos, sobretudo pélvicos e inguinais, estão sempre indicados. Dependendo do tamanho e da posição do tumor ao exame ginecológico e dos sintomas da paciente, uretrocistoscopia e retossigmoidoscopia também poderão ser necessárias.

Tabela 43.1 Estadiamento Cirúrgico dos Tumores Vaginais (FIGO, 2001)[22]	
Estágio 0	Carcinoma in situ; neoplasia intraepitelial vaginal grau III (VAIN III)
Estágio I	Tumor limitado à parede vaginal
Estágio II	Tumor envolvendo o tecido paravaginal, mas não alcança a parede pélvica
Estágio III	Tumor com extensão à parede pélvica; qualquer tamanho de tumor com linfonodos inguinais ou pélvicos positivos
Estágio IV	IVa – Tumor invadindo a bexiga ou o reto ou estendendo-se além da pelve IVb – Metástases à distância

Tratamento

A cirurgia é o tratamento de escolha em lesões limitadas à vagina no seu terço ou na metade superior[27-29], mediante procedimento radical que inclui histerectomia radical com remoção de paramétrios/paracolpos ou parametrectomia/paracolpectomia em pacientes histerectomizadas, associada a colpectomia de terço médio ou superior. Linfadenectomia pélvica deve ser realizada no procedimento. Exérese de linfonodos inguinais está indicada apenas no caso de estes estarem clinicamente aumentados, visto que a associação de linfadenectomia pélvica e inguinal tem taxa de morbidade inaceitável, com um índice de linfedema de membro inferior e vulva que pode ser incapacitante para a paciente.

Assim como no colo uterino, a presença de doença em paramétrios ou paracolpos ou disseminação linfonodal é indicação de radioterapia. Esta será BRT, associada a radioterapia pélvica externa (RPE) e à quimioterapia concomitante semanal em baixas doses (QT)[27-30] ou radioterapia com quimioterapia exclusiva (RT/QT)[31].

Para tumores do terço inferior da vagina, independentemente do seu tamanho, a RT/QT exclusiva parece ser a melhor escolha, devido à pequena margem de segurança possível de ser obtida na cirurgia[27,28]. Linfonodos inguinais podem ser removidos sistematicamente ou pode ser realizada linfadenectomia inguinal apenas superficial, o que diminui os efeitos colaterais do procedimento sobre a circulação linfática dos membros inferiores. Nos tumores de vulva, o linfonodo-sentinela inguinal é uma realidade, diminuindo em muito o número de linfadenectomias inguinais desnecessárias e, consequentemente, os efeitos colaterais do procedimento. Parece lógico e aceitável estender este raciocínio para os tumores do terço inferior da vagina, ainda que esta hipótese não seja confirmada por evidências da literatura, dada a raridade dos tumores vaginais. Na presença de linfonodos inguinais comprometidos após linfadenectomia, é prudente estender o campo de radioterapia para as regiões linfáticas inguinal e pélvica[27-31].

Em pacientes histerectomizadas, vale a pena considerar a liberação cirúrgica de eventuais aderências intestinais sobre a cúpula vaginal e posicionar um retalho de omento sobre a pelve, evitando-se assim que segmentos de intestino aderidos sobre a cúpula vaginal recebam doses exageradas de radiação, o que pode levar a complicações sérias, como ruptura intestinal, podendo até mesmo levar a óbito uma paciente já debilitada pelo tumor e pelo tratamento.

Tumores em estágio III e IVa são tratados preferencialmente mediante RT/QT exclusiva, com extensão pélvica e inguinal dos campos radioterápicos[27-31]. Linfonodos inguinais aumentados devem ser retirados seletivamente, para evitar erosão cutânea e infecção desta durante a RT/QT. Nos tumores com invasão de reto ou bexiga/uretra, lembrar que é grande a probabilidade de fístula destes órgãos com a vagina após o tratamento radioterápico, gerando incontinência urinária ou fecal, o que é uma situação incapacitante para a paciente, comprometendo em muito a sua qualidade de vida. É sempre importante esclarecer a paciente sobre este risco do tratamento. Tentativas de correção cirúrgica destas fístulas em tecido irradiado costumam ser frustrantes.

Fístulas uretrais podem ser desviadas mediante cistostomia. Dados sugerem que, uma vez desenvolvida uma fístula não possível de ser corrigida cirurgicamente, a maioria das pacientes prefere derivação urinária ou fecal com urostomia ou colostomia abdominal definitiva, em vez de permanecerem com uma fístula vesicovaginal ou retovaginal. Tumores centrais, invadindo a bexiga e/ou o reto, mas sem extensão lateral à parede pélvica, são passíveis de tratamento mediante exenteração pélvica anterior, posterior ou total. Metástases à distância são contraindicação para procedimentos cirúrgicos radicais pélvicos.

Prognóstico

A sobrevida global (SG) em 5 anos, independentemente do estadiamento, fica em torno de 50%[22]. A taxa de recidiva está em 29% já no primeiro ano para tumores *in situ,* e a mortalidade

OUTROS TIPOS DE CÂNCER | *433*

é de 17 e 38% no quarto e quinto ano de seguimento, respectivamente, para estes tumores *in situ*[22,26]. Isto confirma não apenas o risco de recidiva destas lesões, mas também seu potencial de evolução para uma doença francamente invasiva e justifica a necessidade de controle atento destas pacientes.

Seguimento

A raridade destes tumores não permite a definição de protocolos precisos de acompanhamento após a terapia. Dada a semelhança do tumor com os tumores de vulva e colo uterino, tanto em termos de comportamento local como em termos de recidivas à distância, protocolos semelhantes de seguimento podem ser utilizados para estes tumores. As recidivas mais frequentes ocorrem nos primeiros três anos, quando a atenção do médico deverá ser redobrada[32].

CÂNCER DA TUBA UTERINA

São raros e representam menos de 1% de todos os cânceres ginecológicos. Os fatores etiológicos desta neoplasia são ainda desconhecidos[33]. Ainda que padrões histológicos de inflamação crônica tubária ou doença inflamatória pélvica sejam frequentemente encontrados no exame histológico dos tumores malignos das tubas uterinas, não se pode determinar, até o momento, até que ponto estas alterações precedem e eventualmente induzem a formação destes tumores. Analisando, portanto, as evidências atuais, não podemos considerar a inflamação crônica como um fator predisponente[33].

Os padrões de incidência de acordo com a idade são semelhantes aos dos tumores de ovário e endométrio, com uma média de idade ao diagnóstico em torno de 50-55 anos (Figura 43.3), o que poderia sugerir uma etiologia similar entre estes tumores. Inclusive visto que, infelizmente, na grande maioria dos casos os tumores ovarianos são diagnosticados em estágios avançados, já envolvendo as tubas uterinas adjacentes, alguns autores questionam quantos destes seriam tumores primários ovarianos ou tumores tubários em estágio avançado. Cerca de 80% das pacientes com carcinomas tubários estão após a menopausa.

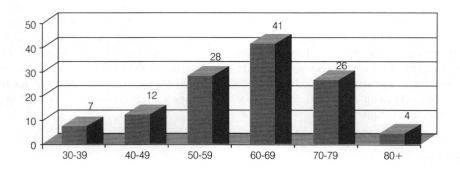

Figura 43.3 – Distribuição etária com os respectivos números de casos, de um total de 118 carcinomas tubários[34].

Carcinoma *in Situ* da Tuba Uterina

O achado de um carcinoma in situ (CIS) das tubas uterinas costuma ser ocasional, na retirada de gestações ectópicas ou nas porções do órgão removidas em ligaduras tubárias. Não raramente encontraremos o CIS lado a lado com um carcinoma invasor se o restante da tuba for retirada, e alguns autores questionam inclusive a existência do CIS isoladamente, sem estar associado ao carcinoma invasor[33]. A incidência de bilateralidade é desconhecida e, portanto, a remoção da tuba contralateral em pacientes após a menopausa é mandatória. Na menopausa, as evidências sugerem que o tratamento mínimo cirúrgico consistiria em coleta de líquido peritoneal para citologia, salpingo-ooforectomia bilateral (SOB), omentectomia total infracólica e biópsia endometrial, caso se decida pela conservação uterina, visto que a retirada do útero não é mandatória nestes casos.

A citologia peritoneal e a omentectomia se justificam pelo fato de a trompa uterina ter comunicação direta com a cavidade peritoneal, podendo o tumor disseminar-se pela cavidade mesmo sendo *in situ*. Ooforectomia bilateral e biópsia endometrial (se se decidir pela conservação uterina) devido ao fato de que, pela raridade dos tumores tubários, parece ser conveniente e prudente descartarmos uma eventual primitividade endometrial ou ovariana do tumor.

Caso encontremos tumor primário no ovário ou endométrio, o tratamento seguirá o padrão para estes órgãos, de acordo com o estadiamento FIGO. Se confirmada a origem tubária do tumor, o tratamento dependerá dos achados peritoneais. Se omento e líquido peritoneal não apresentarem células tumorais, o tratamento estará completo. Caso sejam encontradas células malignas nestes, complementação do tratamento mediante quimioterapia adjuvante estará indicada, mesmo tratando-se de um CIS na trompa uterina, visto que a raridade do tumor não nos permite dedução segura de como seria a evolução natural intraperitoneal da doença, caso não seja tratada desta forma[33]. No *FIGO Annual Report* de 2001[34], que relatou dados do diagnóstico e tratamento dos tumores ginecológicos no período de 1993 a 1995 no mundo inteiro, dos 118 casos relatados de tumores das tubas uterinas, nenhum CIS foi relatado.

Carcinoma Invasor da Tuba Uterina

Sinais e Sintomas

Na maioria dos casos, os sintomas são vagos e inespecíficos, podendo apresentar sangramento ou descarga aquosa via vaginal e dor abdominal, frequentemente em cólicas. Sangramento vaginal é o sintoma mais comum nestas pacientes, apresentando-se em mais de 50% dos casos[33,35]. Visto que a grande maioria das pacientes estará após a menopausa, carcinomas de endométrio e do colo uterinos serão os primeiros considerados no diagnóstico. Vale lembrar, portanto, que a neoplasia tubária deverá ser considerada, no caso de persistência dos sintomas após avaliações normais de colo uterino e endométrio.

A associação de dor abdominal com descarga vaginal aquosa é conhecida como *hydrops tubae profluens*[33]. Ainda que a associação destes três principais sintomas: dor, descarga aquosa vaginal e metrorragia seja considera patognomônica da neoplasia tubária, ela raramente ocorre na prática. O achado de células malignas na citologia oncótica cervicovaginal se apresenta em percentuais variados, de 23 a 60% dos casos, segundo diferentes relatos[33]. A identificação de corpos *psammomatosos* na citologia oncótica deverá aumentar a suspeição para um eventual tumor tubário.

Diagnóstico

Como referido anteriormente, o diagnóstico pré-operatório desta neoplasia é raro[33]. Revisões mais recentes relataram diagnóstico pré-operatório em cinco de 118 pacientes (0,042%)[36-38]. A ultrassonografia pélvica, quando executada corretamente por profissional capacitado, tem alta acurácia no diagnóstico destes tumores. Elevações dos níveis plasmáticos de CA125 ocorrem em cerca de 87% dos casos, e este marcador tumoral é uma ferramenta muito útil no diagnóstico e acompanhamento destas pacientes, durante e após o tratamento[35]. Cerca de 50% dos casos são diagnosticados em estágios I e II[34].

Caso seja feito um diagnóstico pré-operatório suspeitando de uma neoplasia de tuba uterina, radiografia de tórax, exame de imagem de todo o abdome e pelve e, dependendo do tamanho do tumor, retossigmoidoscopia (RSC) estão indicados. Caso haja dúvida pré-operatória quanto à topografia do tumor, ou seja, tubário *versus* ovariano, a colonoscopia pode estar indicada, visto que metástases colônicas para ovário não são tão raras a ponto de seu diagnóstico ser desprezado nesta faixa etária. Nestes casos, a associação de outros marcadores tumorais, como CA19.9 e CEA (antígeno carcinoembrionário), pode ser útil, visto que estes estão mais associados a tumores gastrointestinais. No nosso serviço são realizados de rotina, antes da cirurgia, CA125, CA19.9 e CEA, orientando a solicitação de colonoscopia antes da decisão cirúrgica, de acordo com os valores destes.

Esta diferença em relação aos tumores ovarianos estaria provavelmente relacionada com a presença de sintomas precoces nos tumores tubários. O estadiamento dos tumores da tuba uterina é semelhante ao dos tumores ovarianos (Tabela 43.2), e foi estabelecido pela FIGO pela primeira vez em 1991[33]. Tumores tubários em estágios avançados comportam-se de maneira similar aos tumores ovarianos quanto aos seus padrões de disseminação[33,35-39].

Tabela 43.2	
Estadiamento Cirúrgico dos Tumores Tubários (FIGO, 2001)[34]	
Estágio 0	Carcinoma in situ (limitado à mucosa tubária)
Estágio I	Tumor limitado às tubas
Ia	Crescimento limitado a uma tuba, com extensão para submucosa e/ou muscular, mas sem penetrar a superfície serosa; ascite ausente
Ib	Crescimento limitado a ambas as tubas (tumor bilateral), com extensão para submucosa e/ou muscular, mas sem penetrar a superfície serosa; ascite ausente
Ic	Estágio Ia ou Ib, porém com tumor se estendendo à superfície serosa tubária, ou presença de células tumorais na ascite ou no lavado peritoneal
Estágio II	Tumor envolvendo uma ou ambas as tubas, porém com extensão extratubária para a pelve
IIa	Extensão e/ou metástase para útero e/ou ovário
IIb	Extensão e/ou metástase para outros tecidos pélvicos
IIc	Estágio IIa ou IIb com presença de células tumorais na ascite ou lavado peritoneal
Estágio III	Tumor envolvendo uma ou ambas as tubas, porém com extensão extratubária peritoneal além da pelve (abdome superior) e/ou linfonodos positivos retroperitoneais ou inguinais. Metástases na superfície hepática (por implante via peritoneal)
IIIa	Extensão peritoneal extrapélvica microscópica
IIIb	Extensão peritoneal extrapélvica com implantes não superiores a 2 cm
IIIc	Extensão peritoneal extrapélvica com implantes superiores a 2 cm e/ou linfonodos retroperitoneais ou inguinais positivos
Estágio IV	Metástases à distância. Derrame pleural com células malignas presentes confirmadas. Tumor no parênquima hepático

Quase todos os carcinomas tubários são adenocarcinomas, sendo o subtipo histológico mais comum o seroso-papilífero, seguido do endometrioide. Relatos existem de sarcomas tubários[39,40].

Tratamento

Independentemente do estadiamento pré-operatório, assim como nos tumores ovarianos, explorações cirúrgicas peritoneal e retroperitoneal estão indicadas. Os procedimentos de citorredução cirúrgica a serem adotados seguem a mesma conduta dos tumores de ovário[33,35-38]. Uma vez que, assim como citado anteriormente para o CIS, também neste caso há comunicação livre entre o tumor e a cavidade peritoneal através do canal tubário, não há consenso na literatura quanto à validade ou não de quimioterapia adjuvante nos tumores em estágios Ia e Ib, e a decisão deve ser tomada individualmente, caso a caso. Todos os outros estágios deverão ser tratados com quimioterapia sistêmica após a cirurgia[33,35].

Prognóstico

A sobrevida global (SG) em 5 anos é de 44,6%[34]. Dentre os fatores encontrados em múltiplas análises da literatura como estatisticamente significativos em relação à SG e sobrevida livre de doença (SLD), encontramos o estadiamento cirúrgico (estágios iniciais têm melhor prognóstico que estágios avançados, particularmente estágio I *versus* os demais), grau de diferenciação histológica (G1 tem melhor prognóstico *versus* G2/3; G2 e G3 comportam-se de maneira semelhante), uso ou não de quimioterapia baseada em platino (pacientes recebendo quimioterapia tem melhor prognóstico em relação aos não tratados, quando agrupados igualmente por estágios e comparados) e tumor residual ao final da cirurgia (menor o tumor residual, melhor o prognóstico, com os melhores prognósticos encontrados em pacientes com tumor residual ausente)[33,35-41].

Seguimento

Pacientes que irão apresentar uma recidiva da doença o farão nos primeiros três anos. Assim sendo, este deve ser o período de maior atenção do médico. Avaliações em intervalos de três a quatro meses neste período estão indicadas. O intervalo entre as consultas poderá ser aumentado para seis meses no quarto e quinto ano, e anualmente a partir de então. A cada retorno da paciente, exames físico geral e ginecológico estão indicados.

Para as pacientes que apresentavam CA125 elevado antes da cirurgia inicial, este poderá ser o único parâmetro utilizado no seguimento, sem a necessidade de outros exames complementares, exceto se houver nova elevação do marcador[42]. Para as demais, exame de imagem abdominal e pélvico está indicado anualmente até o quinto ano e, a partir de então, somente se justificado por sinais e sintomas clínicos. Radiografia de tórax somente está indicada se orientada por sinais e sintomas clínicos[42]. Independentemente do intervalo sugerido pelo médico para reavaliação periódica, a paciente deverá ser orientada a procurar seu médico livremente e em qualquer data, caso surjam sintomas sugestivos de retorno da doença, os quais deverão ser explicados à paciente no início do seu acompanhamento[42].

REFERÊNCIAS BIBLIOGRÁFICAS

1. INCA e Ministério da Saúde. Estimativas de câncer para 2014. Disponível em: http://www2.inca.gov.br Acessado em: 19 jan. 2014.

2. Siegel R, Naishadham D, Jemal A. Cancer statistics, 2013. CA Cancer J Clin 2013;63:11-30.
3. Citarda F, Tomaselli G, Capocaccia R et al. Efficacy in standard clinical practice of colonoscopic polypectomy in reducing colorectal cancer incidence. Gut 2001;48:812-5.
4. Jacob BJ, Moineddin R, Sutradhar R et al. Effect of colonoscopy on colorectal cancer incidence and mortality: an instrumental variable analysis. Gastrointest Endosc 2012;76:355-64.
5. Winawer SJ, Zauber AG, Ho MN et al. Prevention of colorectal cancer by colonoscopic polypectomy. The National Polyp Study Workgroup. N Engl J Med 1993;329:1977-81.
6. Manser CN, Bachmann LM, Brunner J et al. Colonoscopy screening markedly reduces the occurrence of colon carcinomas and carcinoma-related death: a closed cohort study. Gastrointest Endosc 2012;76:110-7.
7. Muller AD, Sonnenberg A. Prevention of colorectal cancer by flexible endoscopy and polypectomy. A case-control study of 32,702 veterans. Ann Intern Med 1995;123:904-10.
8. Allison JE, Tekawa IS, Ransom LJ, Adrain AL. A comparison of fecal occult-blood tests for colorectal-cancer screening. N Engl J Med 1996;334:155-159.
9. Knudsen AB, Hur C, Gazelle GS et al. Rescreening of persons with a negative colonoscopy result: results from a microsimulation model. Ann Intern Med 2012;157:611-20.
10. Chung M, Lee J, Terasawa T et al. Vitamin D with or without calcium supplementation for prevention of cancer and fractures: an updated meta-analysis for the U.S. Preventive Services Task Force. Ann Intern Med 2011;155:827-38.
11. Gorham ED, Garland CF, Garland FC et al. Optimal vitamin D status for colorectal cancer prevention: a quantitative meta analysis. Am J Prev Med 2007;32:210-6.
12. Lappe JM, Travers-Gustafson D, Davies KM et al. Vitamin D and calcium supplementation reduces cancer risk: results of a randomized trial. Am J Clin Nutr 2007;85:1586-91.
13. Ma Y, Zhang P, Wang F et al. Association between vitamin D and risk of colorectal cancer: a systematic review of prospective studies. J Clin Oncol 2011;29:3775-82.
14. Fedirko V, Riboli E, Tjonneland A et al. Prediagnostic 25- hydroxyvitamin D, VDR and CASR polymorphisms, and survival in patients with colorectal cancer in western European populations. Cancer Epidemiol Biomarkers Prev 2012;21:582-93.
15. Ng K, Meyerhardt JA, Wu K et al. Circulating 25-hydroxyvitamin d levels and survival in patients with colorectal cancer. J Clin Oncol 2008;26:2984-91.
16. Jemal A, Bray F, Center MM et al. Global cancer statistics. CA Cancer J Clin 2011;61:69-90.
17. Siegel R, Naishadham D, Jemal A. Cancer statistics, 2012. CA Cancer J Clin 2012;62:10-29.
18. Aberle DR, Berg CD, Black WC et al. The National Lung Screening Trial: overview and study design. Radiology 2011;258:243-53.
19. Siegel R, Naishadham D, Jemal A. Cancer statistics, 2013. CA Cancer J Clin 2013;63:11-30.
20. Chau I, Norman AR, Cunningham D et al. Multivariate prognostic factor analysis in locally advanced and metastatic esophago-gastric cancer-pooled analysis from three multicenter, randomized, controlled trials using individual patient data. J Clin Oncol 2004;22:2395-403.
21. Creasman WT, DiSaia PJ. Preinvasive disease of the vagina and vulva and related disorders. In: Clinical Gynecologic Oncology. 6th ed. Creasman WT, DiSaia PJ (eds). Saint Louis, Missouri, USA: Mosby Inc; 2002. p. 35.
22. Beller U, Sideri M, Maisonneuve P et al. Carcinoma of the vagina. In: FIGO Annual Report on the Results of Treatment in Gynaecological Cancer. J Epidemiol Biostat 2001;6(1):139-43.
23. Graham JB, Meigs JV. Recurrence of tumor after total hysterectomy for carcinoma in situ. Am J Obstet Gynecol 1952;64:1159-64.
24. Koss LG, Melamed MR, Daniel WW. In situ epidermoid carcinoma of the cervix and vagina following radiotherapy for cervical cancer. Cancer 1961;14:353-6.
25. Bodurka-Bevers D, Follen M, Bevers MW. Preinvasive disease of the lower female genital tract. In: Handbook of Gynecologic Oncology. Barakat RR, Bevers MW, Gershenson DM, Hoskins WJ (eds). London, UK: Martin Dunitz Ltd; 2000. p.197.
26. Sillman FH, Fruchter RG, Chen YS et al. Vaginal intraepithelial neoplasia: Risk factors for persistence, recurrence, and invasion and its management. Am J Obstet Gynecol 1997;176:93-9.
27. Creasman WT, DiSaia PJ. Invasive cancer of the vagina and urethra. In: Clinical Gynecologic Oncology. 6th ed. Creasman WT, DiSaia PJ (eds). Saint Louis, Missouri, USA: Mosby Inc; 2002. p.241.

28. Bodurka-Bevers D, Wharton JT. Vaginal cancer. In: Handbook of Gynecologic Oncology. Barakat RR, Bevers MW, Gershenson DM, Hoskins WJ (eds). London, UK: Martin Dunitz Ltd; 2000. p. 217.

29. Creasman WT, Phillips J, Menck HR. The National Cancer Data Base report on cancer of the vagina. Cancer 1998;83:1033-7.

30. Perez CA, Camel HM, Galkatos AE et al. Definitive irradiation in carcinoma of the vagina: long-term evaluation of results. Int J Radiat Oncol Biol Phys 1988;15:1283-6.

31. Stock RG, Chen AS, Seski J. A 30-year experience in the management of primary carcinoma of the vagina: analysis of prognostic factors and treatment modalities. Gynecol Oncol 1995;56:45-9.

32. Landoni F, Maggione A, Crippa GC. Uterine Cancer - Follow-up and Detection of Relapsed Disease. In: Uterine Cancer. 1st ed. Luesley DM, Lawton F, Berchuck A (eds). London, UK: Taylor & Francis; 2005. p. 211.

33. Creasman WT, DiSaia PJ. Fallopian tube cancer. In: Clinical Gynecologic Oncology, 6th ed. Creasman WT, DiSaia PJ (eds). Saint Louis, Missouri, USA: Mosby Inc; 2002. p. 377.

34. Heintz APM, Odicino F, Maisonneuve P et al. Carcinoma of the fallopian tube. In: FIGO Annual Report on the Results of Treatment in Gynaecological Cancer. J Epidemiol Biostat 2001;6(1):87-91.

35. Hensley ML, Alektiar KM, Chi DS. Ovarian and fallopian tube cancer. In: Handbook of Gynecologic Oncology. Barakat RR, Bevers MW, Gershenson DM, Hoskins WJ (eds). London, UK: Martin Dunitz Ltd; 2000. p. 243.

36. Eddy GL, Copeland LJ, Gershenson DM, Atkinson EN, Wharton JT, Rutledge FN. Fallopian tube carcinoma. Obstet Gynecol 1984;64(4):546-52.

37. Eddy GL, Copeland LJ, Gershenson DM. Second-look laparotomy in fallopian tube carcinoma. Gynecol Oncol 1984;19(2):182-6.

38. Podratz KC, Podczaski ES, Gaffey TA, O'Brien PC, Schray MF, Malkasian GD Jr. Primary carcinoma of the fallopian tube. Am J Obstet Gynecol 1986;154(6):1319-26.

39. Alvarado-Cabrero I, Young RH, Vamvakas EC et al. Carcinoma of the fallopian tube: a clinicopathological study of 105 cases with observations on staging and prognostic factors. Gynecol Oncol 1999;72(3):367-70.

40. Hellstrom AC, Silfverswald C, Nilsson B et al. Carcinoma of the fallopian tube. A clinical and histopathologic review. The Radiumhemmet series. Int J Gynecol Cancer 1994;4(6):395-9.

41. Cormio G, Maneo A, Gabriele A et al. Primary carcinoma of the fallopian tube. A retrospective analysis of 47 patients. Ann Oncol 1996;7(3):271-6.

42. Landoni F, Maggione A, Crippa GC. Uterine cancer - follow-up and detection of relapsed disease. In: Uterine Cancer. 1st ed. Luesley DM.;Lawton F;Berchuck A (eds). London, UK: Taylor & Francis;2005. p. 211.

PARTE 6

Emergências no Climatério

44 | Emergências

- Fábio Francisco de Oliveira Rodrigues
- André Lima de Oliveira

Com o aumento da expectativa e a melhora da qualidade de vida, as mulheres no período do climatério podem apresentar uma série de afecções ginecológicas de emergência, tornando-se cada vez mais prevalente a sua ocorrência nos serviços de atendimento especializado. Podemos classificar, do ponto de vista *didático,* as emergências ginecológicas após a menopausa em:
1. síndromes hemorrágicas;
2. síndromes inflamatórias/infecciosas vulvovaginais;
3. algia pélvica ginecológica;
4. traumas.

Discutiremos, a seguir, os principais aspectos relacionados com a definição, o quadro clínico/ exames complementares e a terapêutica dessas afecções sob a perspectiva do serviço de emergência.

SÍNDROMES HEMORRÁGICAS

Considera-se como sangramento uterino anormal toda alteração na *quantidade*, *duração* e *periodicidade* do sangramento durante o ciclo menstrual. Representa uma das principais queixas que levam as pacientes aos serviços de emergência e pode ser classificado em orgânico e disfuncional[1-4]. No período do climatério devemos determinar, de forma objetiva, se o sangramento apresenta etiologia orgânica como, por exemplo, pólipos endometriais, carcinoma de endométrio, carcinoma de colo uterino, entre outras, ou se é de origem disfuncional, decorrente de alterações hormonais[1-4].

O tratamento da causa orgânica é voltado a abordagens específicas para as diversas causas anatômicas de sangramento. O sangramento uterino disfuncional (SUD) é diagnóstico de *exclusão* de causas orgânicas, sendo relacionado, na maioria das vezes, com secreção irregular de estrogênio; em geral, os níveis séricos são deficitários e, por vezes, são associados a ciclos anovulatórios[1-4].

Quadro Clínico/Exames Complementares

Devemos observar os seguintes parâmetros:
1. padrão menstrual prévio e sua alteração atual;
2. quantificação do sangramento;
3. doenças de base (hipertensão arterial sistêmica, tireoidopatias, doenças hematológicas, cardiopatias);

4. uso de medicações: anti-hipertensivos, AAS, hormônios (anticoncepcionais e terapia hormonal);
5. exame clínico minucioso, com destaque para a avaliação hemodinâmica;
6. exame ginecológico sistemático.

A avaliação através de exames complementares deve levar em consideração:

1. *exames séricos:* relacionados com a avaliação hematimétrica, leucocitária e de distúrbios de coagulação: hemograma completo; tempo de tromboplastina parcial ativada (TTPA); tempo de protrombina (TP);
2. *exames de imagem:* para a orientação quanto ao diagnóstico de alterações orgânicas, avaliação de tumorações e espessura endometrial: ultrassonografia pélvica e/ou transvaginal; ressonância nuclear magnética em situações de exceção, quando de dúvida diagnóstica[1-4].

TERAPÊUTICA

Tratamento Clínico

1. Não hormonal:

Antifibrinolíticos: *ácido tranexâmico.*
Posologia:
fase aguda: dose de ataque – duas a quatro ampolas de 250 mg, por via endovenosa (EV), em 30 minutos até 8/8 h;
fase de manutenção: dois a três comprimidos de 250 mg, por via oral (VO), a cada 6-12 h nos dias de sangramento.

Anti-inflamatórios: *piroxicam, diclofenaco* e *ácido mefenâmico.*
Posologia:
fase aguda: um a três comprimidos ao dia, VO, durante o período de sangramento;
fase de manutenção: um a três comprimidos ao dia, VO, durante o período de sangramento por 3 meses e reavaliar.

2. Hormonais:

Estrogênios: *estrogênios conjugados.*
Posologia:
fase aguda: dose de ataque – um a dois comprimidos de 1,25 mg, VO, a cada 4/6 horas ou quando disponível: 25 mg (uma ampola) por via EV a cada 4 horas até o máximo de 100 mg;
fase de manutenção – um comprimido ao dia de 1,25 mg VO, associado a acetato de medroxiprogesterona, 10 mg, VO nos últimos 12 a 14 dias.

Progestógenos: acetato de medroxiprogesterona, acetato de nomegestrol e acetato de noretisterona; tais medicamentos são reservados para pacientes que *não apresentam* sangramento genital de grande volume ou instabilidade hemodinâmica, não necessitando, portanto, de tratamento de *fase aguda.*
Posologia:
acetato de medroxiprogesterona: 10 mg, VO, do 14º ao 25º dia do ciclo menstrual ou 150 mg por via intramuscular a cada 3 meses;
acetato de nomegestrol: 5 mg, VO, do 14º ao 25º dia do ciclo menstrual;
acetato de noretisterona: 10 mg, VO, do 14º ao 25º dia do ciclo menstrual (indicamos em nosso serviço seu uso de modo preferencial, devido a custos e maior efetividade terapêutica para o controle de sangramento).

Associação estroprogestativa: podem ser prescritos esquemas cíclicos ou sequenciais; reservados para pacientes sem sangramento genital de grande volume ou instabilidade hemodinâmica.

Esquema cíclico: valerato de estradiol (2 mg), associado a levonorgestrel (0,25 mg) ou valerato de estradiol (2 mg), associado a acetato de ciproterona (2 mg).

Posologia:

Um comprimido VO ao dia por 21 dias; após intervalo de 7 dias, reiniciar o uso.

Esquema sequencial: etinilestradiol 10 μg associado a acetato de noretisterona 2 mg.

Posologia:

Um a três comprimidos, VO, ao dia.

Os anticoncepcionais orais combinados são reservados para pacientes sem sangramento genital de grande volume ou instabilidade hemodinâmica.

Posologia:

Um comprimido VO 8/8 h ao dia até cessar sangramento e, após, aguardar o intervalo necessário até o início de novo sangramento para proceder ao seu uso de forma habitual.

Demais formulações como análogos de GnRh, androgênios e DIU com levonorgestel não são utilizadas nos serviços de emergência.

Tratamento Cirúrgico

1. **Conservador:** manutenção do útero através de ablação endometrial, curetagem uterina, histeroscopia com eletrocoagulação ou uso de balão térmico.
2. **Radical:** realização da histerectomia por vias abdominal, vaginal ou laparoscópica.

Ressaltamos que a opção cirúrgica deve prevalecer *apenas* quando as opções de tratamento clínico não apresentam o resultado esperado, sempre com o cuidado de afastarmos as afecções oncológicas, que necessitam de tratamento especializado.

SÍNDROMES INFLAMATÓRIAS/INFECCIOSAS VULVOVAGINAIS

Representam importante causa de procura nos serviços de emergência e, na maioria das vezes, não são devidamente diagnosticadas e tratadas.

Síndrome Inflamatória

Por definição, é o processo inflamatório agudo da região vulvovaginal *sem* etiologia infecciosa; sua principal representante é a *vulvovaginite atrófica*[5-7].

Quadro Clínico/Exames Complementares

Decorre da progressiva e acentuada redução de estrógenos circulantes, que causa diminuição na espessura do epitélio genital e das reservas de glicogênio, alterando o pH vaginal. Com isso, a paciente apresenta queixa de dor vulvovaginal, sensação de "queimação" após relação sexual, sangramento e dispareunia[5-7].

O exame ginecológico revela atrofia genital, secreção vaginal diminuída ou ausente com hiperemia difusa associada ou não a equimoses ou petéquias.

Classicamente, o diagnóstico é *clínico*, porém, podemos observar pH vaginal de 5 a 7, esfregaço vaginal com presença de polimorfonucleares abundantes, células epiteliais parabasais e redução de bacilos de Döderlein[5-7].

Tratamento

Baseado na reposição tópica hormonal associada a cuidados locais; principais formulações utilizadas: estriol, promestrieno e estrogênios conjugados.

Posologia:
Uma aplicação por via vaginal, diária ou a cada 2 dias até o alívio dos sintomas com manutenção individualizada[5-7].

Síndrome Infecciosa

Processo infeccioso da região vulvovaginal decorrente da ação de agente específico; abordaremos de forma esquemática os principais agentes, apresentações clínicas e tratamentos na Tabela 44.1. Trabalhos epidemiológicos populacionais demonstram que, em clínicas de atendimento especializado em doenças infecciosas genitourinárias, a prevalência dos principais agentes microbiológicos não virais é representada por: *Chlamydia trachomatis, Neisseria gonorrhoeae, Mycoplasma genitalium* e *Trichomonas vaginalis*[8].

Tabela 44.1
Principais Agentes, Apresentações Clínicas e Opções Terapêuticas Relacionadas com Vulvovaginites Infecciosas

Agentes	Apresentação Clínica	Tratamento
Trichomonas vaginalis	Corrimento amarelo-esverdeado, bolhoso, fétido Prurido vulvar Sintomas urinários Colpite difusa	Metronidazol 2 g, VO, dose única Tinidazol 2 g, VO, dose única Secnidazol 2 g, VO, dose única
Gardnerella Vaginalis (vaginose bacteriana)	Corrimento branco-acinzentado, fluido, homogêneo, com odor de "peixe podre" após menstruação e relação sexual	Metronidazol 2 g, VO, dose única Tinidazol 2 g, VO, dose única Secnidazol 2 g, VO, dose única Metronidazol gel 0,75% uma aplicação ao dia por 7 dias Clindamicina creme 2% uma aplicação ao dia por 7 dias
Candida sp	Corrimento branco, grumoso, inodoro Prurido, hiperemia e edema vulvar Dispareunia de entrada Disúria externa	Miconazol creme 2%, uma aplicação ao dia por 7 dias Isoconazol creme 1%, uma aplicação ao dia por 7 dias Tioconazol pomada 6,5%, dose única Fenticonazol creme 2%, uma aplicação ao dia por 7 dias Fluconazol 150 mg, VO, dose única Itraconazol 200 mg, dois comprimidos VO, 12/12 h por 1 dia Obs.: Só associar VO e via vaginal em recidivas
Gonococo e clamídia (doença inflamatória pélvica aguda – DIPA)	Queda do estado geral, febre, sinais de peritonite aguda Corrimento genital branco-amarelado, sinais de cervicite Dor à mobilização de colo uterino, abaulamento em região pélvica	Antibioticoterapia de amplo espectro relacionada com a flora polimicrobiana e o estágio clínico: ceftriaxone 250 mg IM + doxiciclina 100 mg, VO, 12/12 h por 14 dias ou levofloxacin 500 mg/d associado a metronidazol 500 mg 2 x/d por 14 dias ou moxifloxacin 400 mg/d por 14 dias Gentamicina 60-80 mg, EV, 6/6 h + penicilina cristalina 5 milhões de UI EV, 4/4 h. Parceiro: azitromicina 1 g + ofloxacino 400 mg dose única

ALGIA PÉLVICA GINECOLÓGICA

Doença Inflamatória Pélvica

Conceito

A doença inflamatória pélvica (DIP) é uma doença sexualmente transmissível comum entre mulheres jovens, que pode evoluir para abscessos tubo-ovarianos ou pélvicos em até 30% dos casos. Tem sua origem a partir de agentes que ascendem da vagina para o útero e daí para os órgãos genitais internos. Após a menopausa é raramente diagnosticada, com incidência de até 2%[2,7,9].

Fatores de Risco

As mulheres no climatério observadas com menor atividade sexual e com um menor número de parceiros tornam-se menos expostas aos agentes mais comuns, *Neisseria gonorrhoeae* e *Chlamydia trachomatis*. O hipoestrogenismo observado nesta fase torna o muco cervical mais espesso, servindo como barreira mecânica, além de promover uma mudança no epitélio de transição, que normalmente se encontra no interior do canal endocervical, tornando-as menos expostas às ações daqueles agentes. Mudanças na flora vaginal com predomínio de *E. coli* também são observadas, tornando este Gram-negativo e a *Klebisiella* os principais agentes encontrados nas DIP, embora também possam ser encontrados *Streptococcus* do grupo B, *Staphylococcus*, *Pseudomonas* e *Enterococcus*. Estes agentes estão mais comumente relacionados com infecções em outros órgãos, adjacentes aos órgãos genitais internos, como diverticulite, doença de Crohn e apendicite, que são, portanto, diagnósticos diferenciais de DIP propriamente dita. Uso de DIU atual e no passado também aparece como fator de risco para DIP[2,7,9].

Quadro Clínico

Clinicamente, as mulheres com DIP apresentam o mesmo quadro de mulheres jovens: dores abdominais, náuseas e secreções vaginais fétidas, porém podem apresentar-se com sangramento vaginal em quantidades variáveis. Ao exame clínico, apresentam-se com dores leves em hipogástrio e regiões anexiais até massas pélvicas e sinais de peritonite, dependendo da intensidade do processo. Corrimento amarelado ou esverdeado também pode ser observado,porém é mais prevalente em mulheres na menacme[2,7,9].

Diagnóstico

O diagnóstico laboratorial, assim como em mulheres na pré-menopausa, faz-se com leucograma e exames de imagem como ultrassonografia e tomografia computadorizada. Este último tem importância principalmente nos diagnósticos diferenciais com outros processos infecciosos abdominais. A laparoscopia diagnóstica tem grande importância entre mulheres após a menopausa, principalmente quando há dúvida diagnóstica permitindo, além do diagnóstico preciso, avaliar a extensão do processo infeccioso[2,7,9].

Terapêutica

O tratamento geralmente consiste na introdução de antibioticoterapia ambulatorial ou através de internação clínica e, se necessário, intervenção cirúrgica, visto que algumas dessas pacientes apresentam outras comorbidades clínicas, como *diabetes melittus* e doenças cardiovasculares que se podem descompensar, a depender da extensão do processo infeccioso inicial. A taxa de mortalidade pode atingir 25% nos casos com evolução para septicemia.

A terapia antimicrobiana consiste no uso de agentes de amplo espectro relacionados com a flora polimicrobiana e o estágio clínico da DIP, conforme listado na Tabela 44.1[2,7,9-12].

Nos estágios não complicados, nos quais a paciente apresenta quadro clínico sugestivo de processo infeccioso sem sinais de peritonite franca ou septicemia, optamos por tratamento ambulatorial com medicação via oral. Caso haja complicação, a internação para tratamento intensivo com antibioticoterapia endovenosa, associada ou não a exploração cirúrgica, é mandatória[10-12].

A importância de seu correto diagnóstico e tratamento, sobretudo durante a menacme, pode prevenir a ocorrência de infertilidade e, segundo estudos mais recentes, reduz o risco de ocorrência de carcinoma invasivo e tumores *borderlines* ovarianos[13-15].

Torção de Hidrossalpinge

Definição

Hidrossalpinge consiste no acúmulo de líquido no interior das tubas uterinas, dilatando-as, seja em decorrência de processos obstrutivos ou como evolução de processos inflamatórios/infecciosos crônicos. São processos comuns após doença inflamatória pélvica ou ligadura tubária. Por se tratar de afecção benigna, algumas vezes presumida por ultrassonografia, e pela baixa incidência de complicações, elas não são submetidas à exérese na maioria das vezes. A sua torção é rara, mesmo em pacientes jovens em idade reprodutiva, e ainda mais rara em mulheres após a menopausa[16,17].

Quadro Clínico

O quadro clínico resume-se a dor pélvica em região anexial, que aumenta progressivamente e não cede com terapêutica antálgica em decorrência do sofrimento vascular e da consequente necrose. Febre e alterações laboratoriais são discretas. O diagnóstico clínico diferencial faz-se com apendicite, doença inflamatória pélvica, perfuração intestinal; todas com quadro clínico normalmente mais exuberante. O diagnóstico laboratorial faz-se com ultrassonografia que evidencia massa cística para uterina de provável origem anexial[16,17].

Terapêutica

A laparotomia ou laparoscopia se impõe como forma de tratamento, com exérese da lesão.

Endometriose

Conceito

Endometriose é uma doença crônica progressiva, estrógeno-dependente, determinada pela presença de tecido endometrial fora da cavidade endometrial. Acomete até 10% das mulheres em idade reprodutiva e é causa de dor pélvica crônica e infertilidade.

Mesmo após tratamento, algumas mulheres permanecem com focos de endometriose que podem ser responsivos aos estrogênios provenientes de conversão periférica, naquelas em uso de tamoxifeno ou ainda em terapia de reposição estrogênica, embora possa estar presente mesmo na ausência destas condições. Portanto, a algia pélvica em pacientes nos primeiros anos após a menopausa, com ou sem história clínica para endometriose, deve estar entre os diagnósticos diferenciais. Lesões císticas ovarianas presentes após a menopausa devem ter como diagnóstico diferencial, ainda que raros, os endometriomas, pois são as formas de endometriose mais comumente observadas após a menopausa.

Diferentes formas de abordagem têm sido propostas. A histerectomia com ooforectomia é a abordagem mais comum, visto que pode estar associada, ainda que raramente, ao câncer de ovário. Inibidores da aromatase até agonistas do GnRH, associados aos alendronatos, podem ser empregados nos casos mais graves, embora determinem perda de massa óssea mas acentuadamente[18-21].

Infecções do Trato Urinário

Durante sua vida, uma mulher tem de 50 a 70% de chance de ter infecção do trato urinário (ITU), com possibilidade de 30% de recorrência; esta é mais incidente entre aquelas que precisam de cateterização vesical por qualquer que seja a indicação. *Bacteriúria assintomática* é definida como a presença de 1.000 bactérias/mL de jato médio de urina e *ITU* quando $\geq$ 100.000/mL.

Após a menopausa, a ocorrência de ITU chega a 53%, e de bacteriúria assintomática a 40%, representando uma das principais causas de bacteremia, pois, nesta fase da vida, a incidência de comorbidades clínicas como diabetes e disfunções urinárias aumenta, facilitando sua instalação. O hipoestrogenismo concomitante pode provocar ainda uma alteração da flora vaginal e atrofia do epitélio urogenital, modificando a resposta imunológica local.

O tratamento clínico de mulheres após a menopausa é realizado com medidas de restabelecimento da flora e trofismo do trato urogenital através do uso de hormônios orais e tópicos. A terapia antimicrobiana é baseada no antibiograma, e se faz por período de 3 dias nas primoinfecções e por até 10 dias nas recorrências, destacando-se o papel das quinolonas que visam os principais agentes: *E. coli, Enterococcus faecalis, Proteus mirabilis e Klebisiella*[21,22].

TRAUMAS

Em geral, relacionados com as lacerações pós-coito consensuais ou não e traumas por quedas com lacerações perineais (conhecidas como quedas "a cavaleiro"). A história clínica revela o antecedente do agente promotor do trauma associado, na maioria das vezes, a sangramento local e dor; em geral, nas vítimas de lacerações pós-coito não consensuais, nota-se maior prevalência de lesões vaginais identificáveis clinicamente após 48 horas do ocorrido do que em pacientes com lacerações pós-coito consensuais, sendo estatisticamente mais frequentes quando o agressor é conhecido da vítima[23].

A abordagem médica deve ser extremamente cuidadosa para que não haja constrangimento da paciente e se consigam dados fidedignos do agente do trauma. Neste contexto, é importante identificarmos se a paciente foi ou não vítima de violência sexual para estabelecermos protocolos de atendimento individualizados.

Ao reconhecermos a história clínica de trauma ginecológico, devemos proceder às seguintes etapas:

1. verificação de dados respiratórios e hemodinâmicos;
2. identificação e descrição minuciosa das lesões traumáticas ginecológicas e não ginecológicas;
3. priorização das lesões potencialmente fatais para sua efetiva correção;
4. exames laboratoriais de emergência: tipagem sanguínea, hemograma e coagulograma;
5. identificação de lesões ginecológicas sangrantes sob narcose para sua efetiva reparação;
6. em lesões vaginais extensas, colocação de tamponamento vaginal pós-operatório para evitar sinéquias.

Nota dos Editores

Nas Tabelas 44.2 a 44.5 estão descritas as opções de tratamento coadjuvante que podem ser utilizadas no tratamento dos sangramentos uterinos disfuncionais de causas hematológicas e endócrinas (baseados em níveis de evidência).

Tabela 44.2
Tratamento Coadjuvante dos Sangramentos

Causas Hematológicas e Endócrinas

A.	Baseada em estudos aleatórios controlados
B.	Baseada em estudos experimentais e observacionais sólidos
C.	Baseada em evidências menores, como opinião de especialistas

Fonte: Medicina baseada em evidências: graus de recomendações. Royal College of Obstetricians and Gynecologists, 2006.

Tabela 44.3
Tratamento Coadjuvante dos Sangramentos

Causas Hematológicas e Endócrinas

Sem Desejo de Contracepção

Endócrina Hematológica

Ácido tranexâmico:	500-1.000 mg/VO/6-8 h	< 94 mL	A	C
Ácido mefenâmico:	250-500 mg/VO/8/8 h	< 22-47%	A	C
AINH		< 22-47%	A	C
Danazol*	100-200 mg/dia		A	A
Análogos GnRH:	3,75 mg IM/30 dias		A**	

Legendas: * > LDL-C; < HDL-C; > peso, > acne; > seborreia e hirsutismo: uso limitado.
** > 6 meses > osteoporose.

Tabela 44.4
Tratamento Coadjuvante dos Sangramentos

Causas Hematológicas e Endócrinas

Requer Contracepção

Endócrina Hematológica

ACO (EE 50 μg/dia)*:	< 52-68%	A	C
ACO (EE 20-30 μg/dia)*:	< 43%	A	C
DIU – LNG (20 μg/dia)**:	< 78,7-83,8%	A	B
Progestógenos sistêmicos			
AMP 150 mg 3/3 meses		C	

* Revisão Cochrane, 2006.
** Dor inserção, lombalgia, cefaleia, mastalgia, dismenorreia, acne, ganho de peso (5 kg), fadiga interessante na perimenopausa; > 40 anos considerada melhor alternativa.

Tabela 44.5		
Tratamento Coadjuvante dos Sangramentos		
Causas Hematológicas e Endócrinas		
Sem Desejo de Contracepção		
1. Ácido tranexâmico	(A) ou	3 meses
2. Ácido mefenâmico	(A)	caso ineficaz: mudar
3. AINH	(A)	
Requer contracepção		
1. ACO (A)		
2. Caso tenha DIU + (1, 2 ou 3) (A)		
3. DIU-LNG (A)		
4. Progestógeno depósito (C)		ineficazes?
Tratamento Cirúrgico		
Histeroscopia; ablação; embolização a.a. uterinas; histerectomia		

No Capítulo 72 – Bulário, encontram-se listados os principais medicamentos utilizados na especialidade.

REFERÊNCIAS BIBLIOGRÁFICAS

1. El-Hemaidi I, Gharaibeh A, Shehata H. Menorhagia and bleeding disorders. Current Opin Obstet Gynecol 2007;19:513-20.
2. Rossi P, Ribeiro RM, Baracat EC. Manual de ginecologia de consultório. Edição revista e atualizada. São Paulo: Atheneu; 2007.
3. Telner DE, Jakubovicz D. Approach to diagnosis and management of abnormal uterine bleeding. Can Fam Physician 2007;53:58-64.
4. Van Voorhis BJ, Santoro N, Harlow S, Crawford SL, Randolph J. The relationship of bleeding patterns to dially reproductive hormones in women approaching menopause. Obstet Gynecol 2008;112:101-8.
5. Castelo-Branco C, Cancelo MJ, Villero J, Nohales F, Juliá MD. Management of post-menopausal vaginal atrophy and atrophic vaginitis. Maturitas 2005;52:S46-S52.
6. Davila GW, Singh A, Karapanagiotou I, Woodhouse S, Huber K, Zimberg S et al. Are women with urogenital atrophy symptomatic? Am J Obstet Gynecol 2003;188:382-8.
7. DeCherney A, Curret NL. Obstetrícia e ginecologia: diagnóstico e tratamento. 9ª ed. Rio de Janeiro: McGraw-Hill; 2005.
8. Carne CA, Gibbs J, Delaney A et al. Prevalence, clinical features and quantification of genital non-viral infections. Int J STD AIDS. 2013;24(4):273-7.
9. Jackson SL, Soper DE. Pelvic inflammatory disease in the postmenopausal woman. Infect Dis Obstet Gynecol 1999;7:248-52.
10. Khan ZE, Rizvi JH. Pelvic inflammatory disease and pelvic abscess. Rev in Gynl Per Practice 2006;6:185-91.
11. Heystek M, Ross JD, PID Study Group. A randomized double-blind comparision of moxifloxacin and doxycycline/metronidazole/ciprofloxacin in the treatment of acute, uncomplicated pelvic inflammatory disease. Int J STD AIDS 2009;20(10):690-5.
12. Judin P, Liao Q, Liu Z et al. Efficacy and safety of moxifloxacin in uncomplicated pelvic inflammatory disease: the MONALISA study. BJOG 2010;117(12):1457-84.
13. Lin HW, Tu YY, Lin SY et al. Risk of ovarian cancer in women with pelvic inflammatory disease: a population-based study. Lancet Oncol 2011;12(9):900-4.

14. Rasmussen CB, Faber MT, Jensen A et al. Pelvic Inflammatory disease and risk of invasive ovarian cancer and ovarian borderline tumors. Cancer Causes Control 2013;24(7):1459-64.
15. Patrelli TS, Franchi L, Gizzo S et al. Can the impact fo pelvic inflammatory disease on fertility be prevented? Epidemiology, clinical features and surgical treatment: evolution over 8 years. J Reprod Med 2013;58(9,10):425-33.
16. Latthe P, Mignini L, Gray R, Hills R, Khan K. Factors predisposing women to chronic pelvic pain: systematic review. BMJ 2006;332:749-55.
17. Mahmut TO, Cem B, Cagdas T, Ibrahim SS. Isolated torsion of fallopian tube in a post-menopausal patient: a case report. Maturitas 2007;57:325-7.
18. Kazuto T, Khaled Z, Robert TG, Hironobu S, Bruce RC, Serdar EB. Treatment of severe postmenopausal endometriosis with an aromatase inhibitor. Fertility and Sterility 1998;69:41-8.
19. Oxholm D, Knudsen UB, Kryger-Baggesen N, Ravn P. Postmenopausal endometriosis. Acta Obstetricia et Gynecologica 2007;86:1158-64-8.
20. Morotti M, Remorgida V, Venturini P L, Ferrero S. Endometriosis in menopause: a single institution experience. Arch Gynecol Obstet 2012;286:1571-5.
21. Palep-Singh M, Gupta S. Menopause International 2009;15:169-74.
22. Dwyer PL, O'Reilly M. Recurrent urinary tract infection in the female. Current Opin Obstet Gynecol 2002;14:537-43.
22. Levine KB, Williams RE, Hartmann KE. Vulvovaginal atrophy is strongly associated with female sexual dysfunction among sexually active postmenopausal women. Menopause 2008;15:661-6.
23. McLean I, Roberts SA, White C, Paul S. Female genital injuries resulting from consensual and non-consensual vaginal intercourse. Forensic Sci Int 2011;204(1-3):27-33.

PARTE 7

Exames Específicos

45 Análises clínicas

- Ângela Maggio da Fonseca
- Vicente Renato Bagnoli
- Wilson Maça Yuki Ariê

Nas últimas décadas, o aumento da expectativa de vida é uma realidade para a população feminina. A oferta de informações referentes ao climatério (período de vida que vai dos 40 aos 65 anos, segundo a Organização Mundial de Saúde) e a menopausa (última menstruação após 12 meses consecutivos de amenorreia neste período) tem ocasionado mudanças no modo de encarar estes eventos, agora com maior naturalidade[1].

O bem-estar da mulher neste período depende de uma série de cuidados, como alimentação adequada, exercícios físicos e medicina preventiva. É importante selecionar as pacientes através de propedêutica baseada em aspectos clínicos, que oferecem ao médico uma visão global da sua saúde.

A anamnese é ponto fundamental da propedêutica, pois nos dá informações dos sintomas próprios do climatério, história pessoal, familiar e hábitos de vida. A sintomatologia da síndrome do climatério varia em frequência e intensidade para cada mulher avaliada. Eles são representados pelas *manifestações neurogênicas,* como: ondas de calor ou fogachos, sudorese, calafrios, palpitações, cefaleia, tonturas, parestesia, insônia, falta de memória e fadiga; *psicogênicas:* depressão, ansiedade, irritabilidade e diminuição da libido; *mamárias:* mastalgia e mastodínia; *urogenitais:* secura vaginal, dispareunia, prurido vulvar, corrimento, irregularidade menstrual, síndrome uretral e incontinência urinária de esforço; *osteomusculoarticulares:* artralgia, mialgia. É importante considerar nas mulheres estudadas a presença ou não de patologias pregressas ou de origem hereditária, bem como quais foram as mais frequentes, para a seleção dos exames mais apropriados a cada paciente[2].

QUADRO CLÍNICO

Anamnese – deve ser a mais completa, na qual destacamos:
- queixa principal: relacionada ou não com o climatério. Às vezes, a procura de atendimento é por simples orientação, como contracepção ou reposição hormonal, mas a paciente deve ser avaliada completamente;
- padrão menstrual: na fase pré-menopausa são comuns as irregularidades menstruais;
- avaliação da intensidade dos sintomas pelo índice menopausal de Kupperman (IMK); importante, pois quantifica os sintomas da privação estrogênica, servindo como base para o seguimento (Tabela 45.1).

Além dos sintomas analisados do IMK, é importante verificar cada uma das manifestações, pois se torna claro até onde a predominância das modificações decorre do hipoestrogenismo de forma mais isolada ou é consequência do processo de envelhecimento associado ao hipoestrogenismo. Segundo Fonseca e cols.[3], os sintomas vasomotores, parestesia, nervosismo, melancolia,

Tabela 45.1
Índice Menopausal de Kupperman

Sintomas	Leve	Moderado	Acentuado
Vasomotor	4	8	12
Parestesia	2	4	6
Insônia	2	4	6
Nervosismo	2	4	6
Melancolia	1	2	3
Vertigem	1	2	3
Astenia	1	2	3
Astralgia, mialgia	1	2	3
Cefaleia	1	2	3
Palpitação	1	2	3
Formigamento	1	2	3

Valores do índice:
Leve = até 19
Moderado = 20 a 35
Acentuado = mais de 35

fraqueza, cefaleia, palpitação e formigamento são mais frequentes e mais acentuados nas mulheres que apresentam menopausa mais precocemente, e tendem a diminuir com o tempo de menopausa, com exceção de artralgia, mialgia e insônia, que não mostram tendência a melhorar, provavelmente por não serem decorrentes do hipoestrogenismo. Estes dados são importantes, pois vão de encontro aos consensos de que a terapia hormonal de mulheres sintomáticas após a menopausa terá maior chance de sucesso quando indicada logo nos primeiros anos da menopausa[4-6].

Antecedentes pessoais e familiares são muito importantes, pois orientam para análises clínicas específicas como antecedentes de diabetes, alterações na tireoide, na vesícula biliar, hepáticas, urogenitais, intestinais, cardiovasculares, neurológicas, conduzindo à realização de exames clínicos especiais.

Nossos estudos mostram que os antecedentes mórbidos mais relevantes (Tabela 45.2), declarados no momento do primeiro atendimento, foram: hipertensão arterial; diabetes; tabagismo; tireopatias; neoplasias; doenças cardiovasculares; dislipidemias; distúrbios psiquiátricos[3].

Tabela 45.2
Antecedentes Pessoais Mórbidos Declarados no Momento do Primeiro Atendimento
(n = 4.864)

Antecedentes	Frequência	Percentual
Hipertensão arterial	2.186	44,94%
Diabetes	487	10,01%
Tabagismo	408	8,39%
Tireopatias	344	7,07%
Neoplasias	312	6,41%
Doenças cardiovasculares	57	1,17%
Dislipidemias	43	0,88%
Distúrbios psiquiátricos	3	0,06%

EXAME FÍSICO

No exame físico geral destaca-se a importância dos dados antropométricos: *altura* – em pacientes com osteoporose, o comprometimento vertebral pode ser seguido de afundamento ou fratura, levando à diminuição da estatura; *peso* – a obesidade é um dos maiores problemas médicos da atualidade e no climatério há tendência a aumento de peso. Mais importante que o diagnóstico de obesidade é verificar a distribuição da gordura, que se determina pela relação abdominoglútea, dividindo a circunferência abdominal (medida no nível da cicatriz umbilical) pela circunferência do quadril (a nível dos trocânteres do fêmur); índices maiores que 0,8 indicam obesidade androide, na qual são mais frequentes as doenças cardiovasculares e neoplasias hormônio-dependentes[7,8].

Observamos, em estudo retrospectivo com 5.027 mulheres no climatério que 68,13% apresentavam sobrepeso ou eram obesas (Tabela 45.3), e que os sintomas: vasomotores, melancolia, artralgia, IMK total e pressão arterial, foram mais acentuados em mulheres com maior índice de massa corpórea[3]. Este comportamento já era esperado nestas variantes, com exceção dos sintomas vasomotores que teoricamente, na mulher com maior quantidade de tecido adiposo, teria maior quantidade de estrona pela conversão periférica da androstenediona e, portanto, menos ondas de calor. No entanto, alguns estudos mostram que o tecido gorduroso atuaria como isolante térmico, o que resultaria em maior temperatura corpórea interna e mais ondas de calor[7].

Tabela 45.3
Índice de Quetelet no Momento do Atendimento para a Coleta dos Dados

Índice de Quetelet	Frequência	Percentual
Magra (< 20)	173	3,44
Normal (20-25)	1.308	26,02
Sobrepeso (> 25-30)	2.062	41,02
Obesidade (> 30-35)	1.363	27,11
Obesidade mórbida (> 35)	121	2,41
Total	5.027	100,00

O exame ginecológico deve ser minucioso e completo (exame de mamas, abdome, órgãos genitais externos e órgãos genitais internos).

EXAMES COMPLEMENTARES

Dos exames complementares são importantes: as análises clínicas (que devem ser orientadas pelos itens comentados anteriormente), as dosagens hormonais, ultrassom, principalmente transvaginal e das mamas, da tireoide e em casos especiais mamografia, histeroscopia, densitometria óssea e ressonância magnética.

Vamos detalhar neste capítulo as análises clínicas que deverão ser pedidas para todas as mulheres no climatério (análises clínicas recomendadas) e algumas em casos mais específicos (análises clínicas específicas). Os outros exames serão abordados em outros capítulos.

ANÁLISES CLÍNICAS RECOMENDADAS

Recomendam-se rotineiramente as seguintes análises: hemograma completo para avaliar o estado geral da paciente e nos casos de sangramento excessivo, o ferro e a ferritina; colesterol total e frações (HDL, LDL, VLDL); triglicérides; glicemia de jejum (caso necessário, o teste de tolerância à glicose); TSH e T_4 livre e pesquisa de sangue oculto nas fezes[9]. Estes exames são realizados com finalidades preventivas do risco cardiovascular em virtude do aumento da incidência de dislipidemias e distúrbios do metabolismo dos hidratos de carbono nesta faixa etária[10,11].

AVALIAÇÃO DO METABOLISMO LIPÍDICO

Como se observa na Tabela 45.4, as dosagens de colesterol total e frações mostram alterações de 67,16%, sendo 55,95% à custa do LDL e 44,55%, do HDL. Já os triglicérides estão alterados em 32,29%, observando-se a elevação destes fatores de risco para doenças cardiovasculares no climatério[3]. Quanto maior o tempo de menopausa, mais alterados estão os níveis de colesterol[3] (Tabela 45.5).

Tabela 45.4
Itens dos Exames Laboratoriais — Distribuição de Resultados Normais e Alterados

Dosagem	Normal		Alterado		Total	
	Frequência	Percentual	Frequência	Percentual	Frequência	Percentual
Colesterol	1,119	32,84	2,288	67,16	3,407	100,00
HDL	1,795	55,45	1,442	44,55	3,237	100,00
LDL	1,388	44,05	1,763	55,95	3,151	100,00
Triglicérides	2,265	67,71	1,080	32,29	3,345	100,00
Glicemia	2,075	62,39	1,251	37,61	3,326	100,00

Tabela 45.5
Colesterol — Distribuição de Resultados Normais e Alterados por Tempo de Menopausa

Tempo de Menopausa (anos)	Colesterol		Total
	Normal	Alterado	
Até 5	563 (37,56)	936 (62,44)	1.499 (100,00)
De 6 a 10	262 (31,60)	567 (68,40)	829 (100,00)
11 ou mais	294 (27,25)	785 (72,75)	1.079 (100,00)
Total	1.119 (32,84)	2.288 (67,16)	3.407 (100,00)

$p < 0,001$ (teste de qui-quadrado).

Os esteroides sexuais podem influenciar no metabolismo lipídico. Os estrogênios induzem alterações nas apolipoproteínas que constituem a parte proteica do sistema de transporte dos lipídeos[12]. Tanto a apolipoproteína A (Apo-A) como a apoliproteína B (Apo-B) demonstram diminuição significativa nos primeiros 10 dias após a ooforectomia, como resultado da diminuição dos estrogênios sanguíneos. Posteriormente, há elevação que sobrepuja os níveis pré-operatórios. O aumento dos níveis sanguíneos das duas apolipoproteínas explica o aumento do colesterol total no sangue[13,14].

No fígado, a lipase hepática destrói o HDL-colesterol, na falta de atividade da lipase o HDL-colesterol aumenta na circulação. Os estrogênios degradam a lipase hepática, fato que explica, pelo menos parcialmente, o aumento dos níveis de HDL-colesterol com a administração de estrogênios[15].

Altos níveis séricos do colesterol, particularmente o LDL, estão claramente estabelecidos como maior fator de risco para as doenças cardiovasculares, apor causa da relação direta entre dislipidemia e aterosclerose[16]. A classificação das concentrações séricas de colesterol pela *American Heart Association*[17] (AHS), está apresentada na Tabela 45.6.

Tabela 45.6
Classificação de Lípides (Jejum) pela AHS

Concentração Sérica	mg/dL	Classificação
	< 100	Normal
	100-129	Normal limítrofe
LDL	130-159	Alto limítrofe
	160-189	Alto
	≥ 190	Muito alto
	< 200	Desejável
Colesterol total	200-239	Alto limítrofe
	≥ 240	Alto
HDL	< 50	Baixo
	≥ 60	Alto

AVALIAÇÃO DA GLICEMIA

Conforme se observa na Tabela 45.4, 37,61% das mulheres apresentam glicemia alterada, neste período etário[3]. Mulheres diabéticas ou com potencial para desenvolver diabetes tipo 2 apresentam altíssimo risco para doença cardiovascular e este risco eleva-se com a idade. A mulher após a menopausa que tenha diabetes tipo 2 é três vezes mais suscetível à doença cardiovascular e ao acidente vascular cerebral e apresenta risco quatro vezes maior de morrer por infarto agudo do miocárdio[9] .

AVALIAÇÃO DA FUNÇÃO TIREOIDIANA

A dosagem do TSH permite rastrear o hipotireoidismo subclínico ou clínico. Se a concentração sérica de TSH estiver aumentada, a função tireoidiana deve ser avaliada com dosagens de T_4 total e livre, T_3, anticorpos antitireoglobulina e anticorpos antiperoxidade tireoidiana. É relativamente comum o aparecimento de hipotireoidismo nesta fase de vida da mulher.

ANÁLISES CLÍNICAS | *459*

AVALIAÇÃO COLORRETAL

A *American Cancer Society*[18] recomenda uma das cinco opções de rastreamento para mulheres de baixo risco com 50 anos ou mais: pesquisa anual de sangue oculto nas fezes, retossigmoidoscopia a cada 5 anos, pesquisa anual de sangue oculto nas fezes e retossigmoidoscopia a cada 5 anos, enema opaco a cada 5 anos ou colonoscopia[9,19].

ANÁLISES CLÍNICAS ESPECÍFICAS

Avaliação da Função Renal

A função renal não mostrou alteração significativa em nossos estudos, uma vez que 92,68% das mulheres avaliadas apresentaram creatinina e 79,25% ureia dentro dos padrões normais, respectivamente[3]. Estes exames deverão ser solicitados na presença de queixas que sugiram alterações urinárias.

Após a menopausa, a deficiência estrogênica contribui para o aparecimento de alterações no trato urinário baixo. Alterações tróficas, tanto na mucosa do trato urinário quanto na estática vesical, causam irritabilidade vesical, disúria e resíduo urinário, levando a cistites frequentes[14,20].

A partir destas modificações tróficas, existem três sintomas urinários básicos no climatério: síndrome uretral, incontinência urinária e dificuldade de esvaziamento vesical[14].

Avaliação da Função Ovariana

O perfil androgênico avaliado pela testosterona total e livre, androstenediona e sulfato de dehidroepiandrosterona está indicado nas mulheres climatéricas com manifestações de hiperandrogenismo[21]. As dosagens séricas do CA-125, alfafetoproteína, CEA e os métodos de imagem são utilizados para identificar câncer ovariano em mulheres com alto risco para desenvolver essa patologia[22].

Avaliação do Metabolismo Ósseo

A idade está associada à progressiva rarefação do esqueleto em ambos os sexos; esse fenômeno inicia-se durante a quinta década em mulheres e um pouco mais tarde em homens. Encontra-se mais ou menos estabelecido que a perda óssea é mais considerável, e que as fraturas osteoporóticas são mais comuns em mulheres[14].

Em homens, a perda óssea relacionada com a idade parece ser devida principalmente à menor formação óssea, enquanto em mulheres após a menopausa, o fenômeno é atribuído à reabsorção óssea. Cerca de 25% das mulheres após a menopausa apresentam osteoporose significativa. A coluna e o colo do fêmur são os ossos mais comumente comprometidos, o crânio quase nunca é atingido, ao contrário do que sucede no hiperparatireoidismo. O sintoma mais comum é a dor lombar, e os sinais mais representativos, a perda da altura e a cifose[14].

Fonseca e cols.[3], comparando a densitometria óssea da coluna lombar e do colo do fêmur de acordo com o tempo de menopausa, observaram aumento significativo dos índices compatíveis com osteoporose, relacionados com o maior tempo de menopausa, com pior massa óssea.

Para auxílio no diagnóstico, as dosagens sanguíneas do cálcio, fósforo e vitamina D são os exames mais indicados e, em casos especiais, os marcadores de reabsorção óssea e a calciúria de 24 horas são importantes[23].

Avaliação da Função Hepática

Quando o quadro clínico sugerir alterações da função hepática, as dosagens das proteínas totais e frações, fosfatase alcalina, gamaglutamiltransferase, transaminases oxalacética e pirúvica e bilirrubinas deverão ser pedidas.

RECOMENDAÇÕES

As análises clínicas ajudam muito na avaliação global da mulher climatérica, mas deverão ser solicitadas após anamnese, exames físico geral e ginecológico completos. As análises clínicas mais importantes são: hemograma, colesterol total e frações, triglicérides, glicemia, pois as alterações metabólicas neste período etário são frequentes. Outras análises deverão ser solicitadas, individualizando cada caso.

REFERÊNCIAS BIBLIOGRÁFICAS

1. Organização Mundial da Saúde. Sistema de Informação estatística. Disponível em: http://www.who.int./em. Acessado em: 12 nov. 2013.
2. Manson JE. The role of personalized medicine in identifying appropriate candidates for menopausal estrogen therapy. Metabolism. 2013;62 (Suppl 1):S15-9.
3. Fonseca AM, Bagnoli VR, Arie WMY, Azevedo Neto RS, Couto Junior EB, Baracat EC. Dados demográficos, epidemiológicos e clínicos de mulheres brasileiras climatéricas. São Paulo: Casa Leitura Médica; 2010. p. 144.
4. NAMS – North American Menopause Society – Estrogen and progestogen use in postmenopausal women: 2012 position statement of the North American Menopause Society. Menopause 2012;19(3):257-71.
5. SOBRAC – Consenso "Terapia hormonal e câncer de mama" Disponível em: www.sobrac@menopausa.org.br. Acessado em: 15 nov. 2013.
6. Villiers J, Gass MLS, Haines CJ, Hall JE, Lobo RA, Pierroz DD et al. Global Consensus Statement on menopausal Hormone Therapy. Climacteric 2013;16(2):203-4.
7. Randolph Jr JF, Sowers MF, Gold EB, Mohr BA, Luborsky J, Santoro NMC. Reproductive hormones in the early menopausal transition: relationship to ethnicity, body size, and menopausal status. J Clin Endocrinol Metab 2003;88:1516-22.
8. Bagnoli VR, Fonseca AM, Arie WMY, Neves EM, Bagnoli F, Baracat EC. Aspectos epidemiológicos e clínicos relevantes da mulher no climatério e pós-menopausa. RBM – Edição Especial Climatério 2012;69:8-13.
9. Lima SMRR, Silva HFSS. Exames Específicos. Análises Clínicas. In: Menopausa: o que você precisa saber: abordagem prática e atual do período do climatério. Lima SMRR & Botogoski SR, eds. 1. ed. São Paulo: Atheneu; 2009. p. 357-61.
10. Lakka HM, Laaksonen DE, Lakka TA, Nishanen LK, Kumpusalo E, Tuomilehto J. The metabolic syndrome and total and cardiovascular disease mortality in middle-aged women. JAMA 2002;288(21):2709-16.
11. Lobo RA. Metabolic syndrome after menopause and the role of hormones. Maturitas 2008;60(1):10-8.
12. Sumino H, Murakami M. Investigation of atherosclerosis in postmenopausal women: alteration of atherosclerosis-associated factors and vascular atherosclerosis by oral and transdermal estrogen replacement. Rinsho Byori. 2013;61(3):256-62.
13. Pansini F, Bonaccorsi G, Calisesi M, Campobasso C, Franze GP, Gilli G et al. Influence of spontaneous and surgical menopause on atherogenic metabolic risk. Maturitas 1993;17(3):181-90.
14. Halbe HW, Fonseca AM. Síndrome do climatério. In: Halbe HW (ed.). Tratado de ginecologia. São Paulo: Editora Roca Ltda.; 1993. p. 1243-59.
15. Lobo RA. Estrogen and cardiovascular disease. Ann N Y Acad Sci. 1990;592:286-94; discussion 334-45.

16. Barton M. Cholesterol and atherosclerosis: modulation by oestrogen. Curr Opin Lipidol. 2013;24(3):214-20.
17. American Heart Association. Disponível em: http://www.americanheart.org/presenter.jhtlm?identifier=11206. Acessado em: 01 dez 2012.
18. American Cancer Society. Cancer Facts & Figures 2007. Disponível em: http://www.cancer.org/docroot/STT/content/STT_1x_Cancer_Facts__Figures_2007.asp. Acessado em: 14 nov. 2007.
19. Ritvo P, Myers RE, Paszat L, Serenity M, Perez DF, Rabeneck L. Gender differences in attitudes impeding colorectal cancer screening. BMC Public Health 2013;13:500-6.
20. Robinson D, Toozs-Hobson P, Cardozo L. The effect of hormones on the lower urinary tract. Menopause Int 2013;19(4):155-62.
21. Fonseca AM; Bagnoli VR; Cardoso EB. Alterações hormonais da mulher na terceira idade. RBM – Rev Bras Med 2006;63(7):348-52.
22. Smith RA, Cokkinides V, Eyre HJ. American Cancer Society guidelines for the early detection of cancer, 2006. CA Cancer J Clin 2006;56:11-25.
23. Junqueira PA, Fonseca AM, Bagnoli VR, Giannella-Neto D, Mangueira CL, Coimbra CN et al. Comparison of bone remodeling indicators in climacteric women. Int J Fertil 2002;46(4):174-81.

46 | Exames hormonais e genéticos

- Sheldon Rodrigo Botogoski
- Sônia Maria Rolim Rosa Lima
- Benedito Fabiano dos Reis

INTRODUÇÃO

Hormônios são substâncias químicas que regulam o crescimento, a diferenciação e o desenvolvimento, controlam as funções dos tecidos, as funções reprodutivas e regulam o metabolismo[1]. Estas moléculas são transportadas aos órgãos-alvo pela via sanguínea e atuam através dos seus receptores específicos, sendo que sua secreção provém das glândulas endócrinas[1].

Os hormônios são classificados em dois tipos principais, os peptídicos, ou derivados de aminoácidos, que incluem os hormônios produzidos pela porção anterior da hipófise, tireoide, paratireoides, placenta e pâncreas[2] e os esteroides sexuais, que incluem os hormônios secretados pelas glândulas suprarrenais, ovários e testículos[3].

As dosagens hormonais baseiam-se em reação antígeno-anticorpo, medindo assim a capacidade de ligação do hormônio presente no sangue ou outro fluído orgânico – antígeno – contra um anticorpo produzido em laboratório[4]. Vale lembrar que são técnicas realizadas *in vitro,* assim, nem sempre a atividade biológica corresponde na mesma proporção com a atividade imunológica e, em alguns casos, um hormônio detectado por radioimunoensaio (RIE) pode não apresentar atividade biológica[5]. Todavia, apresentam boa correlação, e por razões de ordem prática e econômica as técnicas de imunorreatividade são utilizadas[5].

Outro fato a ser salientado é que as dosagens hormonais representam a avaliação do produto final circulante de uma glândula endócrina: as suas secreções autócrinas ou parácrinas, não levando em consideração a ação de outras proteínas envolvidas na sua produção[6]. Dentre os métodos de dosagens hormonais, citam-se o radioimunoensaio, o imunorradiométrico, o fluoroimunoensaio, o imunofluorimétrico, o imunoensaio enzimático, o ensaio imunoabsorvente ligado à enzima (ELISA), a quimioluminescência e o ensaio por receptor[5].

A avaliação hormonal apresentou grandes progressos nos últimos anos, graças ao desenvolvimento de métodos de radioimunoensaio (RIE) e mais recentemente ensaio imunorradiométrico (IRMA) e fluoroimunoensaio para determinação de níveis plasmáticos de hormônios peptídicos e esteroides[7]. É importante considerar que a especificidade do anticorpo utilizado determina a precisão dos resultados. A seguir, descreveremos algumas dosagens hormonais que podem ser solicitadas nas mulheres no período do climatério.

Gonadotrofinas

Os hormônios hipofisários não são liberados de forma contínua[8]. Nas mulheres no menacme com ciclos regulares, além dos ciclos mensal e circadiano, existe também o ritmo hipofisário, conhecido como ultradiano, liberado em forma de pulsos com amplitudes e frequências que variam de acordo com a fase do ciclo[9]. Salientamos, assim, que além das observações que devem ser atentadas quando das dosagens hormonais, devemos respeitar também as fases do ciclo.

A dosagem sérica das gonadotrofinas é utilizada para avaliação do funcionamento do eixo hipotálamo-hipófise-gonadal[10]. O material biológico utilizado é o soro e o EDTA (ácido etileno-diamino tetra-acético).

A determinação de uma amostra de FSH por RIE é um método sensível e específico, constituindo um dos marcadores da população folicular[11]. Nas mulheres no período de transição menopausal, nas quais os ciclos menstruais são irregulares, a dosagem de FSH do terceiro ao quinto dia da menstruação deve ser realizada e se o valor encontrado estiver acima de 20 mUI/mL, podemos considerar como um início de falência folicular primária[11,12].

Mulheres após a menopausa irão apresentar valores de FSH $\geq$ 30 mUI/mL, confirmando o diagnóstico[11]. Mulheres amenorreicas acima de 50 anos dispensam a dosagem de FSH. Salientamos que não é necessária a aferição de rotina do FSH, visto ser a história soberana. Nas mulheres submetidas a histerectomia que não apresentam mastalgia cíclica e sintomas vasomotores, pode-se realizar três dosagens de FSH com intervalo de uma semana para a confirmação diagnóstica de falência ovariana.

Não recomendamos dosagem hormonal de LH para o diagnóstico da falência ovariana, mesmo sabendo que este se encontra aumentado durante a perimenopausa, declinando após três anos[13]. O índice de produção média de FSH apresenta aumento 14,1 vezes maior após a menopausa, comparado com o LH, que é de 3,2 vezes[14].

Outro marcador da reserva ovariana detectado no soro, que surgiu recentemente, é o hormônio antimülleriano (HAM), produzido nas células da granulosa, que modula a foliculogênese, inibindo o recrutamento de folículos primordiais e diminuindo a sensibilidade dos folículos antrais[15] (vide Capítulo 1).

Estrogênios

Progressivamente, com a diminuição do patrimônio folicular ovariano, aumentam os ciclos anovulatórios e com insuficiência lútea, declinando no início a progesterona e, posteriormente, os estrógenos[14]. No período reprodutivo da mulher, também denominado de menacme, o estradiol (E_2) é o principal estrogênio produzido pelos ovários[16]. No climatério, a estrona (E_1) adquire maior importância, por ter origem na conversão periférica de androgênios[17]. Assim, no menacme, a relação E_2/E_1 é > 1, enquanto no climatério é < 1. A dosagem de estrogênios tem valor limitado, podendo apresentar valores normais; quando baixa, é importante apenas para confirmação de insuficiência ovariana[17]. Não se recomenda a dosagem dos estrogênios para diagnóstico de menopausa.

Prolactina

A dosagem sérica de prolactina é utilizada para avaliação de hirsutismo, infertilidade, galactorreia, amenorreia, diminuição da libido, dispareunia e irregularidades menstruais[18]. O material biológico utilizado é o soro, após jejum de 4 horas e, para melhor avaliação, a prolactina deve ser coletada em *pool* de três amostras regulares ou 1 hora após repouso absoluto no leito, para afastar o efeito do estresse da punção[19].

Utiliza-se a metodologia por radioimunoensaio, quimioluminescência, eletroquimioluminescência, ensaio enzimático ou imunofluorimetria[19].

A dosagem hormonal de prolactina não deve ser realizada de rotina após a menopausa, uma vez que esta se apresenta em níveis normais ou baixos. Somente se realiza investigação na menopausa precoce para se excluir o diagnóstico de hiperprolactinemia[20].

Hormônios da Tireoide

A dosagem sérica de TSH é utilizada para avaliação da função tireoidiana, diagnóstico de hipotireoidismo subclínico em pacientes idosos, diferenciação entre hipotireoidismo primário e central, monitoração do tratamento de hipotireoidismo, diferenciação entre hipotireoidismo primário e síndrome do eutireóideo doente, monitoração do tratamento supressivo, com hormônio tireoidiano, de carcinoma de tireoide, bócio e nódulo tireoidiano[21-23].

O material biológico utilizado é o soro ou plasma com EDTA e a metodologia empregada pode ser: imunofluorimetria, quimioluminescência, radioimunoensaio ou imunoensaio enzimático; é considerado sensível quando for capaz de quantificar concentrações de TSH de 0,1 mUI/L, com coeficiente de variação menor que 20%.

No hipotireoidismo clínico devido a uma deficiência dos hormônios da tireoide, principalmente as mulheres com idade acima de 50 anos, obesas, com cirurgia de retirada da glândula e exposição prolongada à radiação apresentam alterações nas concentrações séricas de TSH e T_4 livre[24].

A monitoração do tratamento do hipotireoidismo é discutida em outro capítulo. (Nota dos Editores: vide Capítulo 33.)

Androgênios

Em relação aos androgênios, sabe-se que são originários dos ovários e das suprarrenais, além da conversão periférica da androstenediona e da dehidroepiandrosterona (DHEA) em testosterona[25]. A menopausa está associada com a queda dos androgênios circulantes, particularmente da androstenediona e da testosterona[26]. Após a menopausa, os ovários continuam a produzir androstenediona e testosterona, porém em quantidades menores, sendo ainda menores naquelas mulheres que sofreram o processo de ooforectomia bilateral[27].

As concentrações plasmáticas de DHEA e seu sulfato (S-DHEA) não sofrem influência da menopausa, visto serem estes androgênios secretados primariamente pelas suprarrenais[28]. Em recente estudo, os autores concluíram que as concentrações de dehidrotestosterona (DHT), globulina carreadora dos hormônios sexuais (SHBG), testosterona total e testosterona livre apresentam-se em menor concentração após a menopausa em relação a mulheres na perimenopausa, coincidindo com a redução do estradiol[29].

Os caminhos metabólicos não sofrem alteração com a menopausa, mas a aromatização de DHEA, androstenediona e testosterona em estrona e estradiol sofre aumento com o envelhecimento, assim, o metabolismo dos androgênios é afetado mais pelo envelhecimento do que pelo declínio da função ovariana, apesar de se observar o declínio em conjunto do estradiol[29].

O material biológico utilizado é o soro, que dever ser colhido e dosado pela manhã com a paciente descansada, e devido à secreção pulsátil de testosterona (a cada 60-90 minutos), devem ser realizadas três a quatro amostras, com intervalos de 15-20 minutos[30].

A metodologia empregada pode ser radioimunoensaio, quimioluminescência, eletroquimioluminescência ou imunofluorimetria. Pode-se dosar a testosterona total e a testosterona livre, que é ativa e dosada por radioimunoensaio. Os valores podem estar elevados em tumores adrenais virilizantes, tumores ovarianos, ovários policísticos, hiperplasia adrenal congênita, síndrome de Cushing, uso de drogas que alteram a tireoglobulina, doenças granulomatosas e autoimunes[31-33].

Exames Genéticos

Os distúrbios ou alterações cromossômicas são problemas devidos ao excesso ou à deficiência dos genes contidos nos cromossomos inteiros ou em seus segmentos, e a genética médica se ocupa de estudar esses transtornos da variabilidade e hereditariedade humanas[34]. Através desses estudos é factível diagnosticar, tratar e controlar os distúrbios genéticos e hereditários[35]. Quando foram desenvolvidas técnicas modernas de análise de DNA com base na hibridização molecular, a identificação dos genes, de suas funções e o diagnóstico de doenças infecciosas foram facilitados por meio da reação em cadeia da polimerase (PCR)[36].

As técnicas básicas para estudo do gene nos laboratórios de biologia molecular são: sequenciamento de DNA, *southern blot*, reação em cadeia da polimerase, transcrição reversa seguida de reação em cadeia da polimerase e clivagem por enzima de restrição e clonagem. Vale lembrar que para sucesso das técnicas a serem realizadas, o DNA deve ser extraído das células nucleadas, que podem estar presentes no sangue periférico, nos tecidos e células cultivadas[37].

Em recente publicação pela Agência Nacional de Saúde Suplementar (ANS), nota técnica nº 876/2013, em que participaram do grupo técnico representantes da Sociedade Brasileira de Genética Médica, Ministério da Saúde, Instituto Nacional do Câncer, Fundação Oswaldo Cruz, Federação Nacional de Saúde Suplementar, Associação Brasileira de Medicina de Grupo, Unimed do Brasil e técnicos da ANS, resultou na publicação e definição de critérios para 22 itens referentes à assistência, ao tratamento e aconselhamento das condições genéticas contempladas nos procedimentos de análise molecular de DNA e pesquisa de microdeleções e microduplicações por *fluorescence in situ hybridization* (FISH)[38]. A seguir, citaremos algumas doenças e seus critérios para solicitar avaliação genética nas mulheres no período do climatério.

Câncer de Mama e Ovário Hereditários – Genes BRCA1 e BRCA 2

Deverá ser solicitado o sequenciamento bidirecional pelo método analítico de Sanger dos éxons do gene BRCA1 e se o diagnóstico não for firmado, deve-se realizar o sequenciamento bidirecional pelo método analítico de Sanger dos éxons do gene BRCA2, e se mesmo assim não for confirmado, a realização do *multiplex ligation-dependent probe amplification* (MLPA) para pesquisa de rearranjos se impera[38].

As mulheres que se enquadram na solicitação destes exames devem ter diagnóstico atual ou prévio de câncer de mama, quando preenchido pelo menos um dos seguintes critérios: dois parentes de 1º ou 2º graus do mesmo lado da família com diagnóstico de câncer de mama abaixo de 50 anos ou três parentes de 1º ou 2º graus do mesmo lado da família com diagnóstico de câncer de mama abaixo de 60 anos ou quatro parentes com qualquer grau de parentesco do mesmo lado da família com diagnóstico de câncer de mama em qualquer idade[39].

Também ficam contempladas a realizarem estes exames, por convênio médico, mulheres com diagnóstico atual ou prévio de câncer de ovário em qualquer idade nas seguintes condições: com diagnóstico de câncer de mama na mesma paciente em qualquer idade; com um parente de 1º ou 2º graus com diagnóstico de câncer de mama abaixo de 50 anos; com dois parentes de 1º ou 2º graus do mesmo lado da família com diagnóstico de câncer de mama abaixo dos 60 anos; com um parente em qualquer grau de parentesco com diagnóstico de câncer de ovário em qualquer idade[39].

Mulheres de origem judaica Ashkenazi com diagnóstico atual ou prévio de câncer de mama com menos de 50 anos ou ovário em qualquer idade e com parentes de qualquer grau com diagnóstico de câncer de mama ou ovário em qualquer idade devem realizar o exame para análise das mutações 6174delT no gene BRCA2 e 185delAG, 5382insC no gene BRCA1. No caso de

466 | MENOPAUSA, O QUE VOCÊ PRECISA SABER

pacientes em que estas mutações forem negativas, o critério para indicação será o mesmo para a análise dos genes BRCA1 ou BRCA2[39].

Lembramos que mulheres assintomáticas, sem diagnóstico de câncer de ovário e/ou mama, quando tiver sido identificada a mutação causadora da doença, no caso em parente de 1º, 2º e 3º graus, também são incluídas nos critérios para realizarem o exame do gene BRCA1/2[39].

Nas mulheres em que forem encontradas mutações patogênicas nos genes BRCA1 ou BRCA2, mesmo que assintomáticas, a mastectomia e a sapingo-ooforectomia profiláticas, bem como a reconstrução das mamas, são de cobertura obrigatória, da mesma forma que a cobertura prevista para pacientes com diagnóstico de câncer, quando indicado pelo médico assistente[38].

Doenças Relacionadas ao Gene FMR1 (Síndrome do X Frágil, Síndrome de Ataxia/Tremor Associados ao X Frágil – FXTAS e Falência Ovariana Prematura – FOP)

Deverá ser realizada a pesquisa de mutação dinâmica por expansão de trinucleotídeos CGG no gene FMR1 por reação em cadeia da polimerase (PCR) por polimorfismo de comprimento dos fragmentos de restrição em gel de agarose ou por eletroforese capilar. Em caso de PCR sugestiva de mutação completa ou pré-mutação grande, deverá ser confirmado por método de *southern blot*[38].

As mulheres que apresentam deficiência intelectual, atraso do desenvolvimento neuropsicomotor ou autismo, exibindo pelo menos um dos seguintes critérios: história familiar positiva de deficiência intelectual na linhagem materna ou características físicas ou comportamentais sugestivas da síndrome do X frágil, devem realizar o exame. Também poderão realizar o exame mulheres com falência ovariana prematura sem causa definida e mulheres acima dos 50 anos com quadro de ataxia cerebelar progressiva e tremor de intenção, com história familiar positiva de doenças relacionadas ao FMR1 e cujas causas comuns não genéticas de ataxia tenham sido excluídas[40].

Síndrome de Lynch – Câncer Colorretal não Poliposo Hereditário (HNPCC)

Para a identificação desta síndrome e nas mulheres que preenchem os critérios de Bethesda[41], o método de análise utilizado segue uma forma escalonada na sequência a seguir:
1. iniciar com a realização de pesquisa de instabilidade de microssatélites;
2. no caso em que o diagnóstico de HNPCC tenha sido estabelecido através do item acima, realizar imunoistoquímica;
3. conforme o resultado do exame anterior, realizar o sequenciamento bidirecional pelo método analítico de Sanger dos éxons do gene responsável pela produção da proteína ausente segundo a imunoistoquímica;
4. no caso em que a imunoistoquímica não for capaz de identificar o gene, realizar o sequenciamento bidirecional pelo método analítico de Sanger dos éxons do gene MSH2;
5. no caso em que o diagnóstico não tenha sido estabelecido através do item acima, realizar o sequenciamento bidirecional pelo método analítico de Sanger dos éxons do gene MLH1;
6. no caso em que o diagnóstico não tenha sido estabelecido através do item acima, realizar o sequenciamento bidirecional pelo método analítico de Sanger dos éxons do gene MSH6.

As mulheres que devem realizar este exame são aquelas que se encaixam em um dos critérios de Bethesda listados: com diagnóstico de câncer colorretal com menos de 50 anos; presença de tumores colorretais sincrônicos, metacrônicos ou outras neoplasias extracolônicas associadas a HNPCC, diagnosticadas em qualquer idade; paciente diagnosticada com câncer colorretal com instabilidade de microssatélites de alto grau (MSI-H) diagnosticada com menos de 60 anos; paciente diagnosticada com câncer colorretal com um ou mais parentes de primeiro grau acometidos por neoplasias associadas a HNPCC, sendo uma destas diagnosticada antes dos 50 anos; paciente diagnosticada com câncer colorretal com dois ou mais parentes de primeiro grau acometidos por neoplasias associadas a HNPCC, independentemente da idade[38].

Para as mulheres que se encaixam nos critérios de Amsterdam II para a síndrome de Lynch[42], a realização da pesquisa genética segue outro tipo de escalonamento, que deverá iniciar com:

1. a realização de imunoistoquímica;
2. conforme o resultado do exame anterior, realizar o sequenciamento bidirecional pelo método analítico de Sanger dos éxons do gene responsável pela produção da proteína ausente segundo a imunoistoquímica;
3. no caso em que a imunoistoquímica não for capaz de identificar o gene, realizar o sequenciamento bidirecional pelo método analítico de Sanger dos éxons do gene MSH2;
4. no caso em que o diagnóstico não tenha sido estabelecido através do item acima, realizar o sequenciamento bidirecional pelo método analítico de Sanger dos éxons do gene MLH1;
5. no caso em que o diagnóstico não tenha sido estabelecido através do item acima, realizar o sequenciamento bidirecional pelo método analítico de Sanger dos éxons do gene MSH6.

As mulheres que devem realizar este exame são aquelas que se encaixam nos critérios de Amsterdam II, que possuem: três membros do mesmo lado da família, sendo dois dos quais parentes de 1º grau, com câncer colorretal, de reto, endométrio, trato urinário, intestino delgado, trato biliar, ovário ou estômago; duas gerações sucessivas acometidas; um desses familiares com câncer diagnosticado com menos de 50 anos; excluído o diagnóstico de polipose adenomatosa familiar[43].

CONCLUSÕES

Recomendamos as seguintes dosagens hormonais no climatério: FSH, TSH e T_4 livre. Em casos de manifestações hiperandrogênicas ou suspeita de endocrinopatias, os exames específicos devem ser solicitados. Os exames genéticos atualmente já podem ser solicitados e apresentam cobertura pelas operadoras de planos de saúde, e conforme listamos algumas doenças mais comuns nas mulheres no climatério, entendemos que estes devam, sim, ser realizados se as mulheres forem selecionadas dentre os critérios estabelecidos. Gostaríamos de lembrar que a solicitação destes exames deve ser feita sempre com um aconselhamento genético e por equipe multidisciplinar.

REFERÊNCIAS BIBLIOGRÁFICAS

1. Rashid M, Singla D, Sharma A, Kumar M, Raghava GPS. Hmrbase: a database of hormones and their receptors. BMC Genomics 2009;10:307-9.
2. Hayashi MAF, Ducancel F, Konno K. Natural peptides with potential applications in drug development, diagnosis and/or biotechnology. Int J pept 2012;757-838.
3. Honour JW. Diagnosis of diseases of steroid hormone production, metabolismo and action. J Clin Res Pediatr Endocrinol 2009;1(5):209-26.
4. Ginsburg M, Jayasena K. The occurrence of antigen reacting with antibody to porcine neurophysin. J Physiol 1968;197(1):53-63.
5. World Health Organization. Immunodiagnosis simplified: memorandum from a WHO meeting. Bull World Health Organ 1984;62(2):217-27.

6. Brown-Borg HM. Hormonal regulation of longevity in mammals. Ageing Res Rev 2007;6(1):28-45.
7. Charlier TD, Po KWL, Newman AEM et al. 17 beta-estradiol levels in male zebra finch brain: combining palkovits punch and an ultrasensitive radioimmunoassay. Gen Comp Endocrinol 2012;167(1):18-26.
8. Ben-Shlomo A, Melmed S. Pituitary somatostatin receptor signaling. Trends Endocrinol Metab 2010;21(3):123-33.
9. Denef C. Paracrinicity: the story of 30 years of cellular pituitary crosstalk. J Neuroendocrinol 2008;20(1):1-70.
10. Kelberman D, Rizzoti K, Lovell-Badge R et al. Genetic regulation of pituitary gland development in human and mouse. Endocr Rev 2009;30(7): 790-829.
11. Sharma TP, Nett TM, Karsch FJ et al. Neuroendocrine control of FSH secretion: IV. Hypothalamic control of pituitary FSH-regulatory proteins and their relationship to changes in FSH synthesis and secretion. Biol Reprod 2012;86(6):171-4.
12. Colaianni G, Cuscito C, Colucci S. FSH and TSH in the regulation of bone mass: the pituitary/ immune/ bone axis. Clin Dev Immunol 2013;(2013):1-6.
13. Saxena AR, Seely EW. Luteinizing hormone correlates with adrenal function in postmenopausal women. Menopause 2012;19(11):1280-3.
14. Santoro N, Crawford SL, Lasley WL et al. Factors related to declining luteal function in women during the menopausal transition. J Clin Endocrinol Metab 2008;93(5):1711-21.
15. Freeman EW, Sammel MD, Lin H, Gracia CR. Anti-Mullerian hormone as a predictor of time to menopause in late reproductive age women. J Clin Endocrinol Metab 2012;97(5):1673-80.
16. Sinchak K, Wagner EJ. Estradiol signaling in the regulation of reproduction and energy balance. Front Neuroendocrinol 2012;33(4):342-63.
17. Tepper PG, Randolph JF, McConnell DS et al. Trajectory clustering of estradiol and follicle-stimulating hormone during the menopause transition among women in the study of women's health across the nation (SWAN). J Clin Endocrinol Metab 2012;97(8):2872-80.
18. Kelly DL, Wehring HJ, Earl AK et al. Treating symptomatic hyperprolactinemia in women with schizophrenia: presentation of the ongoing DAAMSEL clinical trial (Dopamine partial Agonist, Aripiprazole for the Management of Symptomatic Elevated prolactin). BMC Psychiatry 2013;13(214):1-14.
19. Lambert TL, Farmer KC, Brahm NC. Evaluation of Serum prolactin levels in intellectually disabled patients using antipsychotic medications. Int J Endocrinol Metab 2013;11(1):57-61.
20. Rafique S, Sterling EW, Nelson LM. A new approach to primary ovarian insufficiency. Obstet Gynecol Clin North Am 2012;39(4):567-86.
21. Iddah MA, Macharia BN. Autoimmune thyroid disorders. ISRN Endocrinol 2013;2013:1-13.
22. González-Rodríguez LA, Felici-Giovanini ME, Haddock L. Thyroid dysfunction in an adult female population: a population-based study of Latin American Vertebral Osteoporosis Study (LAVOS) - Puerto Rico site hypothyroidism in LAVOS - Puerto Rico. P R Health Sci J 2013;32(2):57-62.
23. Bahar A, Akha O, Kashi Z, Vesgari Z. Hyperprolactinemia in association with subclinical hypothyroidism. Caspian J Intern Med 2011;2(2):229-33.
24. Syamsunder AN, Pal GK, Pal P et al. Association of sympathovagal imbalance with cardiovascular risks in overt hypothyroidism. N Am J Med Sci 2013;5(9):554-61.
25. Kassem LS, Sibai KE, Chaiban J et al. Measurements of serum DHEA and DHEA sulphate levels improve the accuracy of the low-dose cosyntropin test in the diagnosis of central adrenal insufficiency. J Clin Endocrinol Metab 2012;97(10):3655-62.
26. Lasley BL, Chen J, Stanczyk FZ et al. Androstenediol complements estrogenic bioactivity during the menopausal transition. Menopause 2012;19(6):650-7.
27. Cao Y, Zhang S, Zou S, Xia X. The relationship between endogenous androgens and body fat distribution in early and late postmenopausal women. PLoS One 2013;8(3):1-9.
28. Sorwell KG, Hohana SG, Urbanski HF. Perimenopausal regulation of steroidogenesis in the nonhuman primate. Neurobiol Aging 2012;33(7):1487-9.
29. Rothman MS, Carlson NE, Xu M et al. Reexamination of testosterone, dihydrotestosterone, estradiol and estrone levels across the menstrual cycle and in postmenopausal women measured by liquid chromatography tandem mass spectrometry. Steroids 2011;76(1-2):177-82.

30. Woods NF, Mitchell ES, Smith-DiJulio K. Cortisol levels during the menopausal transition and early postmenopause: observations from the seattle midlife women's health study. Menopause 2009;16(4):708-18.
31. McConnell DS, Stanczyk FZ, Sowers MR et al. Menopausal transition stage-specific changes in circulating adrenal androgens. Menopause 2012;19(6):658-63.
32. Choudhury F, Bernstein L, Hodis HN et al. Physical activity and sex hormone levels in estradiol and placebo treated postmenopausal women. Menopause 2011;18(10):1079-86.
33. Abdel-Dayem MM, Elgendy MS. Effects of chronic estradiol treatment on the thyroid gland structure and function of ovariectomized rats. BMC Res Notes 2009;2:173-5.
34. Dolezel J, Vrána J, Safár J et al. Chromosomes in the flow to simplify genome analysis. Funct Integr Genomics 2012;12(3):397-416.
35. Perry JRB, Corre T, Esko T et al. A genome-wide association study of early menopause and the combined impact of identified variants. Hum Mol Genet 2013;22(7):1465-72.
36. Schiffman M, Wentzensen N, Wacholder A et al. human papillomavirus testing in the prevention of cervical cancer. J Natl Cancer Inst 2011;103(5): 368-83.
37. OMIM[R] Online Mendelian Inheritance in Man[R] An Online Catalog of Human Genes and Genetic Disorders Update 6 December 2013. Disponível em: http://www.omim.org. Acessado em: 15 dez. 2013.
38. Diretrizes de utilização dos procedimentos análise molecular de DNA e pesquisa de microdeleções e microduplicações por FISH- fluorecence in situ hybridization/ organizado por Agência Nacional de Saúde Suplementar, Associação Médica Brasileira. Rio de Janeiro: ANS; 2013. Disponível em: http://www.ans.gov.br. Acessado em: 15 dez. 2013.
39. Clinical guideline 41 familial breast cancer: the classication and care of women at risk of familial breast cancer in primary, secondary and terciary care. London: National Institute for Health and Clinical Excellence / National Health System; 2006. Disponível em: http://www.nice.org.uk/nicemedia/pdf/cg41niceguidance.pdf. Acessado em: 15 dez. 2013.
40. Clinical utility Gene Card: European Journal of Human Genetics. Disponível em: http://www.nature.com/ejhg/archive/categenecard 012013.html. Acessado em: 18 dez. 2013.
41. Umar A, Boland CR, Terdiman JP et al. Revised Bethesda guidelines for hereditary nonpolyposis colorectal cancer (Lynch Syndrome) and microsatellite instability. J Natl Cancer Inst. 2004;96(4):261-8.
42. Lynch HT, Lynch PM, Lanspa SJ, Snyder CL, Lynch JF, Boland CR. Review of the Lynch Syndrome: history, molecular genetics, screening, differential diagnosis and medicolegal ramifications. Clin Genet 2009;76(1):1-18.
43. Meyer LA, Broaddus RR, Lu KH. Endometrial cancer and Lynch Syndrome: clinical and pathologica considerations. Cancer Control 2009;16(1):14-22.

47 | Ultrassonografia

- Francisco de Assis Lima Junior
- Sônia Maria Rolim Rosa Lima
- Cândido Gregório Sarmet Damas dos Santos

A realização de imagens ultrassonográficas não se resume a um processo passivo que envolve apenas apertar botões, mas é um processo interativo entre o paciente, transdutores, instrumentos de medida e o ultrassonografista. A introdução dos princípios da Física que regem o ultrassom no aprendizado do método é hoje rotina nos principais serviços do mundo. O conhecimento das bases físicas, segundo Bruguera[1], contribui de forma significativa na qualidade de atenção médica envolvida no diagnóstico ultrassonográfico. Na área específica de Ginecologia e Obstetrícia, o primeiro trabalho data de 1958, de autoria de Donald, que utilizou o método para colocar em evidência as estruturas intrauterinas durante a gestação e medir a cabeça fetal[2]. Desde então, o diagnóstico através do exame ultrassonográfico se impôs como imprescindível dentre o arsenal diagnóstico utilizado dentro da especialidade[3].

As imagens são obtidas através de aparelhos de ultrassom. Esses aparelhos consistem de um transdutor (ou vários, intercambiáveis), um processador central em um monitor. O funcionamento do transdutor é semelhante ao de uma lanterna: assim como esta emite um facho de luz, o transdutor emite um feixe sonoro que, ao incidir sobre a superfície das estruturas que estão a sua frente, provoca reflexões. Essas reflexões ou ecos, em vez de serem captadas pela nossa retina como no caso da luz, são captadas por cristais presentes dentro dos transdutores. Os ecos que retornam para o transdutor são detectados e transformados em impulsos elétricos[4].

Assim, o transdutor é o responsável pela emissão dos estímulos sonoros e pela captação dos ecos gerados no encontro dessas ondas sonoras com os tecidos do corpo. Após, ele os envia ao processador central, que é um computador no qual os impulsos elétricos vindos do transdutor serão processados e posteriormente encaminhados ao monitor. O monitor transformará os sinais elétricos recebidos em pequenos pontos luminosos colocados próximos uns aos outros. Esse processo dá origem à imagem na tela, cujo formato se deve à disposição espacial e ao modo como são estimulados os cristais montados dentro dos transdutores[4].

Se uma estrutura geradora de ecos estiver em movimento em relação à fonte dos pulsos (no caso, o transdutor), a frequência sonora recebida será diferente da emitida. Este fenômeno é chamado de efeito Doppler, cujo nome se deve a Christian Doppler, matemático que estabeleceu suas bases no século passado, ao estudar as características da luz das estrelas em função do seu movimento relativo à Terra. Posteriormente, Ballot veio a aplicar a teoria de Doppler aos fenômenos acústicos[5].

O instrumento Doppler mede a variação de frequência existente entre o som emitido e o recebido, estimando através desta com precisão a velocidade do objeto em movimento. A seguir, essa diferença é convertida em sons audíveis ou é demonstrada em vídeo. Graças aos trabalhos de Brandestini, no final da década de 1970, hoje se dispõe, inclusive, da possibilidade do uso de cores na discriminação das características do fluxo[6].

Atualmente, o desenvolvimento do arsenal diagnóstico ultrassonográfico vem acompanhando o aperfeiçoamento das técnicas de computação e eletrônica, gerando expectativa altamente positiva em relação aos avanços no futuro[4].

ULTRASSONOGRAFIA E CLIMATÉRIO

O exame ultrassonográfico (USG) é técnica utilizada para avaliar os órgãos pélvicos e mamas da mulher. Os primeiros podem ser avaliados tanto na forma transvaginal como transabdominal. Constitui o método de investigação não invasivo mais utilizado em ginecologia.

Para estudo não invasivo da pelve feminina, comumente se utiliza a USG transvaginal, que por ser um método de boa acurácia e baixo custo, permite a avaliação morfológica do útero e dos ovários. No estudo do endométrio avalia-se a cavidade uterina através da mensuração do eco endometrial com a imagem congelada, no sentido anteroposterior, em secções longitudinais do útero, incluindo as duas camadas endometriais a partir da interface ecogênica da junção miométrio-endométrio, de um lado ao outro[7].

Endométrio

No período do climatério, o método de imagem de escolha no rastreamento do endométrio é o exame ultrassonográfico por via transvaginal (USG transvaginal), por ser pouco invasivo e de baixo custo, porém operador e aparelho-dependentes. Vale lembrar da impossibilidade de sua realização nos casos de hímen íntegro.

O endométrio constitui um tecido dinâmico que sofre alterações morfológicas e bioquímicas durante o ciclo menstrual. Contém uma variedade de tipos celulares: epitélio glandular associado à matriz extracelular e ao estroma, incluindo elementos vasculares e neuronais[8]. As glândulas são estruturas retas revestidas por células colunares pseudoestratificadas, altas e regulares; já o estroma é composto de células fusiformes intensamente compactadas com pouco citoplasma, porém com atividade mitótica[9].

O exame é realizado com a mulher, após ter esvaziado a bexiga, em decúbito dorsal com apoio na região da cintura pélvica, que permite sua elevação, e em posição ginecológica. O transdutor é introduzido na vagina revestido por um preservativo de látex e lubrificado com gel[7]. Neste exame, avaliamos a cavidade pélvica, o útero, com especial atenção ao endométrio, aos ovários e anexos. Atualmente, com as sondas multifrequenciais mais utilizadas entre 3,5 a 10 MHz e com bom ângulo de varredura, associado ao uso do Doppler colorido e espectral, o método se tornou mais preciso, permitindo a obtenção de imagens mais nítidas das estruturas da pelve feminina.

O exame consiste inicialmente na avaliação morfológica do útero, da cavidade uterina e do volume uterino, através das medidas no sentido dos seus eixos longitudinal, anteroposterior e transverso. Realizam-se três movimentos primários do transdutor: movimento de lado a lado para imagens no plano sagital, movimentos anteroposteriores para imagens em plano coronal e variação de profundidade para imagens do útero e anexos em vários graus de planos semicoronais.

A mensuração do eco endometrial é realizada com a imagem congelada, no sentido anteroposterior, em secções longitudinais do útero, incluindo as duas camadas endometriais a partir da interface ecogênica da junção miométrio-endométrio, de um lado ao outro[7,10]. Consideramos as fases do ciclo menstrual e principalmente sua espessura e ecogenicidade (Tabela 47.1).

Tabela 47.1
Avaliação da Espessura do Eco Endometrial[7,10]

Eco Endometrial		
Fases	*Espessura (mm)*	*Aspecto Ultrassonográfico*
Menstrual	1 a 5	Incaracterístico, ecogenicidade mista, frequentemente fino
Proliferativo	4 a 13	Hipoecoide e estratificado
Periovulatório	7 a 15	Intermediário entre o aspecto proliferativo e secretor isoecoide
Secretor	7 a 17	Hiperecoide
Após a menopausa	Menor que 5	Ecogênico de espessura reduzida

A USG transvaginal apresenta alta acurácia na detecção de alterações endometriais. Quando a espessura do endométrio for menor que 5 mm, após a menopausa sem TH, a sensibilidade para excluir patologias endometriais apresenta alta especificidade (até 94%)[11]. Há discussão a respeito de qual seria a medida da espessura do eco endometrial que poderíamos considerar como sendo atrófico. Tabor e cols.[12] suportam a tese de que o eco endometrial menor ou igual a 4 mm nas mulheres após a menopausa com sangramento genital terá uma incidência de neoplasia de aproximadamente 1:1.000. Karlsson e cols., em estudo multicêntrico randômico em 1.168 mulheres após a menopausa com sangramento vaginal, não encontraram nenhum caso de câncer em casos com espessura endometrial menor ou igual a 4 mm[13].

Em relação à avaliação do câncer de endométrio, no período após a menopausa a USG transvaginal é habitualmente a primeira abordagem em diagnóstico por imagem, porém, o exame pode ser prejudicado em pacientes obesas, em grandes tumores ou caso haja envolvimento cervical. Quando a suspeita for de tumor invasivo endometrial, o método pode ser útil na avaliação da invasão miometrial e no provável diagnóstico dos diferentes estágios.

Não se indica a ultrassonografia pélvica via *transabdominal* para avaliação endometrial, assim como para o estadiamento do câncer de endométrio. Nos casos de sangramento vaginal em mulheres após a menopausa, na maioria das vezes por endométrio atrófico, devemos afastar também a presença de pólipos, miomas e especialmente a neoplasia maligna endometrial.

Miomas

A presença de miomas pode ser diagnosticada no exame físico, a depender de seu tamanho e localização. O diagnóstico pode ser, então, confirmado por USG tanto por via abdominal quanto vaginal, onde os miomas, mesmo os não palpáveis, poderão ser identificados. O exame USG é importante, visto o exame físico não ter a capacidade de distinguir entre os miomas uterinos e o tumor ou massa ovarianos.

A USG contribui para a elucidação diagnóstica, já que apresenta ótima sensibilidade e especificidade para a localização e mensuração de miomas uterinos[14]. Quando a USG for utilizada para a programação cirúrgica de miomectomia, o relatório deverá evidenciar: a localização topográfica do nódulo; a localização miometrial; o diâmetro máximo para nódulos de até 4 cm e o volume para nódulos maiores; a distância entre a borda do mioma e a serosa para o nódulo submucoso; a textura interna; e a vascularização[15]. Exames adicionais, como a USG com infusão salina (histerossonografia) ou a histeroscopia ambulatoriais, podem delinear ainda mais a localização dos miomas intracavitários.

ULTRASSONOGRAFIA | *473*

Pólipos

Os pólipos são vistos como formações nodulares hiperecoicas, com limites regulares, que fazem protrusão para a luz da cavidade uterina, circundadas por um halo fino[16] (Figura 47.1). Áreas císticas podem ser vistas no seu interior ou no caso de lesões maiores, devido ao preenchimento da cavidade uterina, podem aparecer como espessamento endometrial focal ou difuso. Deve-se fazer o diagnóstico diferencial com mioma submucoso. Geralmente, o pólipo apresenta artéria que nutre o seu pedículo. A histerossonografia também está indicada para o diagnóstico diferencial entre pólipo e mioma submucoso.

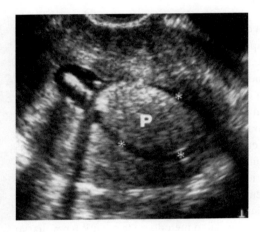

Figura 47.1 – USG transvaginal demonstrando pólipo endometrial.

Nas mulheres no menacme, o exame deverá ser realizado na fase proliferativa inicial, em que se obtém melhores resultados. A ultrassonografia transvaginal tem uma sensibilidade de 19 a 96%, especificidade de 53 a 100%, valor preditivo positivo (VPP) de 75 a 100% e valor preditivo negativo (VPN) de 87 a 97%, quando comparada com biópsia endometrial guiada por histeroscopia[17]. Esta acurácia variável é provavelmente explicada pelo fato de o método ser dependente da experiência do examinador.

A associação de USG transvaginal com Doppler colorido pode também colaborar na avaliação do sangramento vaginal após a menopausa. Há evidências de que os índices de resistência e pulsatilidade na artéria uterina são menores na neoplasia maligna do que nas lesões benignas do endométrio[18,19].

Alterações Endometriais Relacionadas ao Uso do Tamoxifeno

A USG transvaginal é importante no seguimento das alterações endometriais relacionadas ao uso do tamoxifeno. Observam-se por vezes aumento da espessura e ecogenicidade do endométrio, tornando-se heterogêneo, com diminutas áreas anecoides-císticas, esparsas[20] (Figura 47.2).

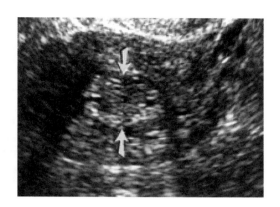

Figura 47.2 – Ultrassonografia transvaginal demonstrando imagem uterina com eco endometrial espessado e heterogêneo, relacionado ao uso de tamoxifeno.

Neoplasias Ovarianas

A primeira etapa na avaliação de um tumor cístico de ovário detectado ao exame pélvico é a USG transvaginal ou transabdominal. Como a distância entre o transdutor vaginal e o ovário é curta, a ultrassonografia transvaginal geralmente fornece a definição mais exata do volume e da morfologia do tumor de ovário. A ultrassonografia via transabdominal pode ser necessária para visualização de tumores de ovários extremamente grandes, e também deverá ser considerada quando um dos ovários não for visualizado por via transvaginal. Quando uma imagem exata do tumor for gerada, devem ser feitos todos os esforços para avaliar o risco de malignidade. Atualmente, estão disponíveis vários métodos que ajudam a predizer o risco de malignidade em tumores ovarianos císticos confirmados por meio de USG.

Esses métodos englobam indexação da morfologia tumoral, análise com Doppler colorido do fluxo sanguíneo do tumor ovariano e análise de marcador sérico[21]. A ultrassonografia transvaginal é parte integrante da propedêutica de rastreamento do câncer do ovário. No exame USG é possível identificar as anormalidades no ovário, seu volume e sua morfologia. Quando empregada como o único teste de rastreamento, a USG é método sensível, mas possui um baixo valor preditivo positivo. Portanto, marcadores biológicos e tumorais devem ser associados à morfologia visualisada pela USG para identificar tumores ovarianos com alto risco de malignidade. Isso permite a triagem pré-operatória de casos de alto risco, diminuindo cirurgia desnecessária quando os tumores apresentam características benignas[22].

Na Figura 47.3 e na Tabela 47.1 estão descritos os índices ultrassonográficos morfológicos utilizados para a descrição USG dos tumores de ovário[23].

As características ultrassonográficas de suspeita de malignidade são:
- tumor com diâmetro > 10 cm;
- multilocularidade;
- massa sólida ou parcialmente sólida;
- excrescências papilares;
- septos espessos ou irregulares;
- espessamento ou irregularidade da cápsula;
- alterações da ecogenicidade;
- bilateralidade;
- presença de ascite;
- evidência de metástases;
- Doppler com baixo índice de resistência/vascularização dos septos.

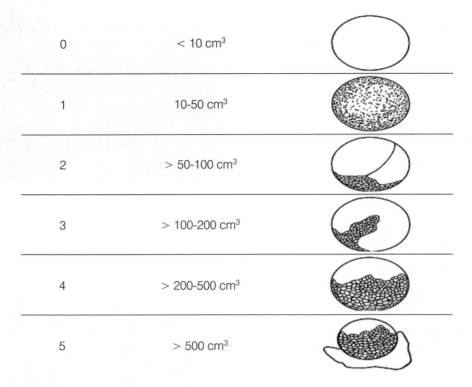

Figura 47.3 – Índice morfológico ultrassonográfico para tumores de ovário: Universidade de Kentucky[23].

Tabela 47.1
Índice Morfológico Ultrassonográfico para Tumores de Ovário

CATEGORIA	0	1	2	3	4	5
Volume* (cm^3)	< 10	10 a 50	> 50 a 100	> 100 a 200	> 200 a 500	> 500
Estrutura	Parede lisa, sono lucente	Parede lisa, ecogenicidade difusa	Espessamento da parede, septos finos com < 3 mm	Projeção papilar com ≥ 3 mm	Complexa predominantemente sólida	Complexa, áreas sólidas e císticas com líquido extratumoral

* volume ovariano = comprimento x altura x profundidade x 0,5233

Ultrassonografia das Mamas (USG Mamária)

A mamografia, a ultrassonografia e a ressonância magnética são exames que apresentam elevada sensibilidade, mas com custo moderado a alto e não estão disponíveis para todas as mulheres, principalmente em países em desenvolvimento como o Brasil. De todos os métodos de imagem, a mamografia é o único explicitamente aprovado pela FDA (*US Food and Drug Admnistration*) para o rastreamento do câncer de mama[24].

A USG das mamas é utilizada principalmente como auxiliar à triagem mamográfica, para ajudar na diferenciação entre lesões mamárias benignas e malignas. A USG bilateral total da mama (USG mamária) foi estudada como teste de triagem em grande parte nas mulheres com mamas radiologicamente densas[25]. A USG mamária é limitada pela capacidade técnica do ultrassonografista. Quando uma lesão não é notada durante o exame, a ultrassonografia não pode substituir por completo a mamografia como teste de triagem devido à incapacidade de mostrar microcalcificações.

No entanto, Kolb estudou 3.626 pacientes com mamas densas notadas na mamografia. A USG aumentou em 17% a detecção de câncer. A fim de detectar esse aumento, a biópsia por aspiração por agulha fina (PBAAF) ou a biópsia cirúrgica foram efetuadas em 123 pacientes[26]. Gordon revisou 1.575 massas sólidas detectadas por ultrassonografia que não eram palpáveis e estavam ocultas na mamografia. O câncer de mama foi detectado em 44 casos (2,8%) depois que 279 pacientes foram submetidas à PBAAF[27].

Em suma, a ultrassonografia pode detectar o câncer de mama oculto à mamografia, principalmente em mulheres que apresentam mamas densas. Neste ponto, é um exame complementar à mamografia, já que possui uma sensibilidade total inferior. Contudo, nas pacientes na pré-menopausa com mamas densas, em especial as pacientes sob alto risco de desenvolver câncer de mama, a ultrassonografia pode ser empregada como um adjunto à mamografia para triagem. Estudos têm demonstrado sua aplicação como rastreamento para câncer de mama, identificação de microcalcificações agrupadas, efeito Doppler e sua utilização como orientação de procedimentos minimamente invasivos (PAAF, *core biopsy*, mamotomia e localização pré-operatória)[23,28,29].

A ultrassonografia mamária deve ser realizada com a paciente em posição supina, com os braços estendidos para trás da cabeça, permitindo avaliar todos os tecidos mamários regionais desde a pele até a parede torácica. Geralmente são utilizados transdutores com frequência superior a 7,5 MHz, focalizados a cerca de 4 a 5 cm da pele. Para estudo do prolongamento axilar das mamas e axilas, a mulher deve ser orientada a manter os braços levantados e alocados abaixo da cabeça[16]. As imagens são obtidas longitudinalmente, transversalmente e radialmente, em sentido horário, em distância da aréola e aparência do tecido circunjacente adiposo e parênquima glandular. Deve-se, sempre que possível, dispor da imagem mamográfica para comparação.

É importante que se aplique moderada compressão com o transdutor durante a realização do exame. Em áreas onde a sombra ou atenuação dificultam a visualização e diagnóstico, deve-se aplicar uma pressão maior para eliminá-los e obter-se uma imagem de qualidade aceitável. Estuda-se atentamente as estruturas: pele, tecido adiposo subcutâneo, parênquima mamário, ligamento de Cooper, tecido adiposo retromamário, músculo peitoral, pleura, complexo areolopapilar e cauda de Spence.

Na pesquisa do comprometimento linfonodal, além das axilas, deve-se também examinar as cadeias infra, supraclavicular e mamária interna.

O objetivo de todo exame ultrassonográfico da mama é descobrir qualquer anormalidade focal e, se possível, fazer uma interpretação analítica da lesão. O que caracteriza uma lesão ultrassonográfica focal é a interrupção da anatomia mamária normal, conhecida também como "distorção arquitetural". Lesões focais devem ser medidas, sempre que possível, em três planos. Em geral, isto é facilmente realizado com lesões benignas, que têm margens lisas e bem definidas. No carcinoma, geralmente, é difícil posicionar os cursores adequadamente, pois podem não ser claros os locais de término da lesão e início do tecido ao redor[30,31].

A identificação do padrão parenquimatoso pela ultrassonografia, hiperecoide proporciona informações confiáveis na avaliação da mama, especialmente na ausência de lesão ultrassonográfica focal. Como regra geral, quanto maior a fração de parênquima mamário em relação à gordura, mais fácil se detecta anormalidade focal.

ULTRASSONOGRAFIA | *477*

Indicações[32]

- Distinção entre nódulo, mamográfico ou clínico, de sua natureza sólida ou cística.
- Exame complementar à mamografia com alterações.
- Jovens diante de algum sinal ou queixa clínica.
- Auxílio na classificação do BI-RADS (*Breast Imaging Reporting and Data System*).
- Suspeita de ruptura de implante de silicone (a ressonância magnética tem servido para complementar este diagnóstico).
- Avaliação de massas palpáveis em gestantes ou lactantes.
- Secreções mamárias papilares, substituindo a ductografia.
- Mulheres que recusam se submeter ao exame de mamografia.
- Pesquisa de metástases de origem mamária (carcinomas ocultos), que apresentam exame clínico e mamografia normais.
- Excluir tumores multicêntricos não caracterizados na mamografia e exame clínico, como rotina no pré-operatório de cirurgia conservadora.
- Rastreamento de câncer de mama em pacientes jovens, ou com mamas densas e elevado risco familiar e/ou BRCA1 positivo.
- Localização pós-quadrantectomia, da cavidade cirúrgica, para o *boost* radioterápico.
- Diagnóstico, em mama masculina, de ginecomastia, lesões benignas e malignas.
- Orientação para biópsias[33].

Sistema de Avaliação BI-RADS[34] (Breast Imaging and Reporting Data System Mammography)

Trata-se de um sistema de avaliação desenvolvido em conjunto pelos Departamentos do Instituto Nacional do Câncer, de Centros de Controle e Prevenção da Patologia Mamária, da Administração de Alimentos e Drogas, da Associação Médica Americana, do Colégio Americano de Radiologia, do Colégio Americano de Cirurgiões e do Colégio Americano de Patologistas. O objetivo é padronizar os laudos levando em conta a evolução diagnóstica e recomendação da conduta, sem se esquecer da história clínica e do exame físico das pacientes[30]. Em 2003 foi lançada uma nova edição do BI-RADS (4ª edição) para mamografia, sendo criados os BI-RADS para ultrassonografia mamária e ressonância magnética.

BI-RADS® - US (Breast Imaging Reporting and Data System

- Ultrasound
  - *Categoria 0* (Necessita de Exame de Imagem Adicional). Esta categoria exige uma avaliação adicional por outro exame – mamografia ou ressonância magnética.
  - *Categoria 1* (Negativo ou Normal). Esta categoria é atribuída a exame de ultrassom sem qualquer anormalidade. É permitida a correlação com a mamografia.
  - *Categoria 2* (Achado Benigno). Esta categoria é negativa para malignidade. Inclui lesões como cistos simples, linfonodos intramamários, implantes de silicone, prováveis fibroadenomas e *status* pós-cirúrgico em paciente sem antecedente de câncer.
  - *Categoria 3* (Provavelmente Benigno – sugere intervalo de seguimento semestral). As lesões nesta categoria têm menos que 2% de risco para malignidade. Inclui massas com margens circunscritas, contorno oval e orientação horizontal – cistos complexos não palpáveis e microcistos agrupados.

- *Categoria 4* (Anormalidade Suspeita – sugere elucidação histológica). As lesões nesta categoria têm uma probabilidade intermediária de câncer, que varia de 3 a 94%. Pode ser estratificada, de acordo com a suspeita, em baixa, intermediária ou moderada. Inclui massas que não preenchem todos os critérios de fibroadenoma e outras lesões provavelmente benignas.
- *Categoria 5* (Altamente Suspeita de Malignidade – sugere elucidação histológica). Identifica lesões que têm 95% de suspeita de malignidade.
- *Categoria 6* (Biópsia Prévia de Malignidade). Esta categoria é reservada para lesões com biópsia prévia de malignidade. Inclui lesões que sofreram quimioterapia neoajuvante ou biópsia incisional prévia com doença residual.

O *American College of Radiology* BI-RADS®-US[31] classifica as formas identificáveis de lesões ultrassonográficas de acordo com os critérios a seguir:

A. **Massas**
- *Contornos:* oval, redondo ou esférico, e irregular.
- *Orientação:* paralela à linha cutânea (*wider than tall*, ou horizontal) ou não paralela (*taller than wide* ou vertical).
- *Margens:* circunscritas, ou não circunscritas (indistinguíveis, angulares, microlobuladas ou espiculadas).
- *Limites da lesão:* halo ecogênico ou pouco definido.
- *Ecogenicidade da lesão (em relação ao tecido adiposo ou ao tecido*
- *fibroglandular):* anecoide, hiperecoide, complexa (anecoide e hipercoide, ou anecoide e hipoecoide), hipoecoide e isoecoide.
- *Aspecto acústico posterior à lesão:* sombra acústica posterior, reforço acústico posterior, sem alteração acústica posterior à lesão.
- *Tecido circunjacente:* alterações ductais, ligamento de Cooper, edema, distorção arquitetural, espessamento cutâneo, retração da pele.

B. **Calcificações**
- Macrocalcificação.
- Microcalcificações em massa.
- Microcalcificações não associadas a massa.

C. **Casos Especiais**
- Microcistos agrupados: agrupamento de focos anecoides com 2 a 3 mm de diâmetro.
- Cistos complexos.
- Massas relacionadas a pele: incluem os cistos de inclusão epidérmica, queloides e neurofibromas.
- Corpo estranho: inclui clipes metálicos, silicomas, cateteres de *port-cath*, fio-guia metálico, etc.
- Linfonodo intramamário.
- Linfonodo axilar.

D. **Vascularização**
- Não presente ou não pesquisada.
- Presente na lesão.
- Presente adjacente à lesão.
- Difusamente aumentada em torno da lesão.

O diagnóstico subclínico do câncer mamário e de lesões sólidas muito pequenas tem sido possível com o surgimento de equipamentos de alta resolução. Os clássicos critérios morfológicos ultrassonográficos utilizados para o diagnóstico diferencial de nódulos sólidos benignos e malignos devem ser muito bem avaliados por examinador experiente. Para ajudar no diagnóstico de lesões suspeitas, pode-se lançar mão do estudo com Doppler, que irá nos ajudar a diferenciar o parênquima mamário normal do patológico, graças a sua capacidade de avaliar, de maneira dinâmica, o fluxo vascular peri e intratumoral, assim como identificar a neovascularização.

No presente, o Doppler colorido é uma ferramenta importante no exame das patologias tumorais da mama pois permite, como método não invasivo, avaliar a irrigação sanguínea nos nódulos sólidos da mama, auxiliando na diferenciação entre as lesões benignas e malignas. A hipervascularidade, que é vista como densidade vascular ao DC, pode ser comprovada microscopicamente após a retirada da peça[35]. O número de vasos periféricos e intratumorais, o índice de resistência (IR) e a velocidade de fluxo são as variáveis mais frequentemente avaliadas. O IR dos tumores malignos é maior, em decorrência do baixo fluxo diastólico, ao contrário do que ocorre com os tumores ginecológicos. O valor médio encontrado, segundo diversos autores, foi de 0,7. Valores de IR > 0,7 podem ser considerados suspeitos na distinção entre tumores malignos e benignos[30,36].

Ultrassonografia de Tireoide (Nota dos Editores: vide Capítulo 42).

REFERÊNCIAS BIBLIOGRÁFICAS

1. Bruguera CA. Anatomia ecográfica normal. In: Ecografia abdominal. Barcelona: Salvat; 1982. p. 1-33.
2. Donald I, Mag Vicar J, Brown TG. Investigation of abdominal masses by pulsed ultrasound. Lancet 1958;1:1188-94.
3. Fleischer AC. Gynecological Sonography. In: Fleischer AC, Kepple DM.Diagnostic Sonography. Principles & Clinical Applications. 2nd Philadelphia: Ed. WB Sauders Company;1995. p. 247-375.
4. Lima Jr FA, Santos CGSD, Lima SMRR. Ultrassonografia. In: Lima SMRR, Botogoski SR. Menopausa o que você precisa saber. São Paulo: Atheneu; 2009. p. 369-76.
5. Bonilla-Musoles FM, Ballester Colomer MJ, Carrera Maciá JM. Doppler Color Transvaginal. Ediciones Científicas; 1992.135 p.
6. Fleischer AC, Kepple DM. Transvaginal sonography: a clinical atlas. 2nd ed. Philadelphia: JB Lippincott Company;1995. 426 p.
7. Kepple DM. Ultra-sonografia transvaginal. In: Fleischer AC, Manning FA, Jeanty P, Romero R. Ultrasonografia em obstetrícia e ginecologia. 5ª ed. Rio de Janeiro: Revinter; 2000. p. 35-41.
8. Hanifi-Moghaddam P, Boers-Sijmons B, Klaassens AHA, van Wijk FH, Ijcken WFV, van Ijcken WF et al. Difference in signaling between various hormone therapies in endometrium, myometrium and upper part of the vagina. Human Reprod 2008;23;298-305.
9. Mutter GL, Ferenczy A. Anatomy and histology of the uterine corpus. In: Kurman RJ. Blaustein's pathology of the female genital tract. 5º ed. New York: Springer-Verlag; 2002. p. 383-419.
10. Amso NN, Griffiths A. The role and applications of ultrasound in ambulatory gynaecology. Best Prac Res Clin Obstet Gynecol 2005;5:693-711.
11. Goldstein SR. The role of tranvaginal ultrasound or endometrial biopsy in the evaluation of menopausal endometrium. Am J Obstet Gynecol 2009;201:5-11.
12. Tabor A, Watt HC, Wald NJ. Endometrial thickness as a test for endometrial cancer in women with postmenopausal vaginal bleeding. Obstet Gynecol 2002;99:663-70.
13. Schwärzler P, Concin H, Bösch H et al. An evaluation of sonohysterography and diagnostic hysteroscopy for the assessment of intrauterine pathology. Ultrasound Obstet Gynecol 1998;11:337-42.
14. Dueholm M, Lundorf E, Hansen ES, Ledertoug S, Olesen F. Accuracy of magnetic resonance imaging and transvaginal ultrasonography in the diagnosis, mapping, and measurement of uterine myomas. Am J Obstet Gynecol 2002;186(3):409-15.
15. Roveda Jr, Fleury E. Ultra-sonografia em ginecologia. In: Piato S. Ginecologia-diagnóstico e tratamento. São Paulo: Manole; 2008. p11-18.
16. Makris N, Kalmantis K, Skartados N, Papadimitriou A, Mantzaris G, Antsaklis A. Three-dimensional hysterosonography versus hysteroscopy for the detection of intracavitary uterine abnormalities. Int J Gynecol Obstet 2007;97:6-9.

17. Aslam M, Ijaz L, Tariq S, Shafqat K, Meher-Un-Nisa, Ashraf R et al. Comparison of transvaginal sonography and saline contrast sonohysterography in women with abnormal uterine bleeding: correlation with hysteroscopy and histopathology. Int J Health Sci 2007;1(1):17-24.
18. Alcázar JL, Castillo G, Mínguez JÁ, Galán M. Endometrial blood flow mappig using transvaginal Doppler de amplitude sonography in women With postmenopausal bleeding and thickened endometrium. Ultrasound Obstet Gynecol 2003;21:583-8.
19. Fleischer AC, Shappel HW, Parker LP, Hanemann L. Color Doppler sonography of endometrial masses. J Ultrasound Med 2002;21:861-5.
20. Botsis D, Christodoulakos G, Papagianni V, Lambrinoudaki I, Aravantinos L, Makrakis E et al. The effect of raloxifene and tibolone on the uterine blood flow and endometrial thickeness: A transvaginal Doppler study. Maturitas 2006;53:362-8.
21. Kurtz AB, Tsimikas JV, Tempany CM, Hamper UM, Arger PH, Bree RL et al. Diagnosis and staging of ovarian cancer: comparative values of Doppler and conventional US, CT, and MR imaging correlated with surgery and histopathologic analysis - report of the Radiology Diagnostic Oncology Group. Radiology 1999;212(1):19-27.
22. van Nagell JR Jr, Hoff JT. Transvaginal ultrasonography in ovarian cancer screening: current perspectives. Int J Womens Health 2013;6:25-33.
23. Ueland FR, DePriest PD, Pavlik EJ, Kryscio RJ, van Nagell JR Jr. Preoperative differentiation of malignant from benign ovarian tumors: the efficacy of morphologic indexing and Doppler flow sonography. Gynecol Oncol 2003;91:46-50.
24. Aguilar VLN. Rastreamento mamográfico e ultrassonográfico para detecção precoce do câncer de mama. In: Aguilar V, Bauab S, Maranhão N. Mama Diagnóstico por Imagem. Rio de Janeiro: Revinter; 2009. p.115-33.
25. Kolb TM, Lichy J, Newhouse JH. Comparison of the performance of screening mammography, physical examination, and breast US and evaluation of factors that influence them: an analysis of 27,825 patient evaluations. Radiology 2002;225(1):165-75.
26. Kolb TM, Lichy J. Comparison of the performance of screening mammography physical examination, and breast ultrasound. Radiology. 2002;225:165-175.
27. Gordon PB, Goldenberg SL, Chan NH. Solid breast lesion: Diagnosis with Ultrasound guided fine–needle aspiration biopsy. Radiology. 2003;189:573-580.
28. Sehgal CM, Weinstein SP, Arger PH, Conant EF. A review of breast ultrasound. J Mammary Gland BiolNeoplasia. 2006;11(2):113-23.
29. Yang W, Dempsey PJ. Diagnostic breast ultrasound: current status and future directions. Radiol Clin North Am. 2007;45(5):845-61.
30. Chao TC, Lo YF, Chen SC, Chen MF. Prospective sonographic study of 3093 breast tumors. J Ultrasound Med. 1999;18(5):363-70.
31. tavros AT, Thickman D, Rapp CL, Dennis MA, Parker SH, Sisney GA. Solid breast nodules: use of sonography to distinguish between benign and malignant lesions. Radiology. 1995;196(1):123-34.
32. Ricci MD, Giribela AHG, Borges SZ. Ultrassonografia. In: Manual de Mastologia da Federação Brasileira de Ginecologia e Obstetrícia (FEBRASGO) 2010. p.133-142.
33. Gordon PB, Goldenberg SL, Chan NH. Solid breast lesion: Diagnosis with Ultrasound guided fine–needle aspiration biopsy, Radiology 2003;189:573-80.
34. American College of Radiology (ACR). Illustrated breast imaging report and data system (BI-RADS US). 4th edition. Reston, VA: 2003.
35. Borges JBR; Soriano PG, Zecchi NBA. Avaliação por Doppler colorido do carcinoma da mama: correlação com dados clínicos e histopatológicos. Radiologia Brasileira 2004;37(5):323-8.
36. Kook SH, Park HW, Lee YR, Lee Yu, Pae WK, Park YL. Evaluation of solid breast lesions with power Doppler sonography. J Clin Ultrasound 1999;27(5):231-7.

48 | Histeroscopia

- Paulo Ayroza Galvão Ribeiro
- Helizabet Salomão Ayroza Ribeiro
- Tsutomu Aoki

As modificações hormonais próprias do período do climatério acarretam transformações no endométrio que requerem atenção especial do médico ginecologista. Assim, os ciclos anovulatórios, muito comuns nessa fase, promovem os efeitos estrogênicos sobre o tecido endometrial sem, no entanto, serem antagonizados pela progesterona, o que pode gerar alterações que ultrapassam o limite do fisiológico. Já após a menopausa, a produção ovariana de androgênios, com consequente conversão em estrona no tecido adiposo, também promove efeitos de proliferação no endométrio[1].

A neoplasia do endométrio é a segunda doença maligna de origem genital em incidência no Brasil. Sua frequência aumenta com a idade e seu pico de acometimento é na sexta década de vida. Com o envelhecimento da população, ela vem adquirindo cada vez maior importância, no que diz respeito aos cuidados da saúde da mulher[2-4]. Nesse contexto, a histeroscopia consiste em meio seguro e de alta acurácia para o diagnóstico e tratamento de patologias da cavidade uterina e do canal cervical. Além de permitir visibilização da cavidade endometrial, também torna possível a realização de biópsia dirigida para obtenção de material para análise anatomopatológica e de procedimentos cirúrgicos de pequeno porte[2,5,6]. Com o avanço das técnicas e o aprimoramento dos equipamentos, a histeroscopia se consolidou como o padrão-ouro na avaliação da cavidade uterina e de suas possíveis alterações[7,8].

Nos dias atuais, a histeroscopia consiste, de fato, em método minimamente invasivo, uma vez que possibilita não só o diagnóstico, como também o tratamento de inúmeras patologias intracavitárias, em ambiente ambulatorial, sem a necessidade de internação e/ou de procedimentos anestésicos. Motivo de grande desconforto para as pacientes, a utilização da pinça de Pozzi e mesmo do espéculo vaginal já não é mais necessária, quando se pratica a vagino-histeroscopia com a utilização de meios de distensão líquidos[9].

ASPECTOS HISTEROSCÓPICOS DO CANAL CERVICAL E DA CAVIDADE UTERINA NO CLIMATÉRIO

Canal Cervical

As dificuldades para realização de histeroscopia na mulher climatérica já surgem no início do procedimento, pois não raro o orifício cervical se encontra estenosado, exigindo do histeroscopista habilidade para negociar a passagem do instrumento pelo orifício. Em alguns casos, pode ser necessária a utilização de tesouras através do canal operatório para se desfazer eventuais estenoses e sinéquias[10,11].

Como consequência do hipoestrogenismo, o muco cervical torna-se escasso ou mesmo ausente. A atrofia inicia-se nas paredes laterais e, posteriormente, acomete toda a circunferência do canal. O pregueamento mucoso vai desaparecendo e muitas vezes a atrofia da mucosa endocervical é tão intensa que expõe o tecido fibroconjuntivo do estroma. As características marcantes que dividiam as diferentes porções do canal não existem mais e o canal passa a apresentar-se como um túnel de aspecto fibroso[5,12].

Cavidade Uterina

As mudanças de característica do endométrio iniciam-se pelo fundo uterino, pelas regiões cornuais e paredes laterais. Na perimenopausa, a cavidade ainda apresenta seu tamanho habitual. A coloração é rósea e opaca. A mucosa apresenta-se de espessura reduzida, com glândulas esparsas. Vasos da camada basal podem estar presentes. Algumas áreas de atrofia já aparecem[13,14].

Com o passar do tempo, a cavidade uterina apresenta-se diminuída em seu volume e de aspecto tubular. A região fúndica torna-se proeminente e de aspecto trabeculado, caracterizando a chamada sinéquia senil. A superfície é lisa, não se visibilizam orifícios glandulares, nem a vascularização[2].

Naquelas pacientes em regime de terapia hormonal (TH), a característica do endométrio varia de acordo com o esquema utilizado (cíclico ou contínuo). A espessura endometrial geralmente é fina, orifícios glandulares estão presentes em pequena quantidade e pode-se observar edema estromal[6].

INDICAÇÕES DE HISTEROSCOPIA NO CLIMATÉRIO

O sangramento uterino anormal (SUA), juntamente com os corrimentos e a dor pélvica, são as três principais queixas nos ambulatórios de ginecologia. No período do climatério o sangramento torna-se ainda mais comum e é motivo de grande preocupação de nossas pacientes[6,8,15]. A causa mais comum de sangramento após a menopausa é a atrofia endometrial, porém, todo sangramento genital nesse período da vida da mulher deve ser investigado, de preferência com métodos que permitam análise anatomopatológica. Entre outras possíveis causas, podemos citar o pólipo endometrial, o mioma submucoso, a endometrite, a hiperplasia endometrial e o carcinoma do endométrio[16-18] (Figura 48.1).

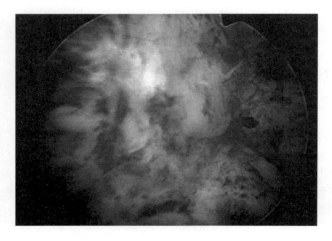

Figura 48.1 – Foto ilustrativa de área com aspecto sugestivo de hiperplasia endometrial sob visão histeroscópica (DOGI-ISCMSP, 2013).

Os pólipos endometriais têm sua incidência aumentada com o avançar da idade. Em 1953, Scott escreveu: *"os pólipos endometriais permanecem um enigma, principalmente quanto à sua frequência, potencial de sangramento e possibilidade de transformação maligna"*. Ainda hoje essa afirmação é atual, pois não existe consenso sobre o risco de malignização. Em levantamento realizado na Santa Casa de São Paulo, no ano de 2006, Campaner e cols. encontraram 2% de carcinoma nos pólipos endometriais. Em nossa opinião, todos os pólipos diagnosticados no período do climatério e após a menopausa devem ser ressecados por via histeroscópica.

Com o auxílio do instrumental desenvolvido por Bettocchi, tal procedimento pode ser realizado em ambiente ambulatorial na maioria das vezes. Em 2004, o autor publicou casuística de 4.863 polipectomias ambulatoriais sem a utilização de anestesia, de pólipos que variavam de 0,2 a 3,7 cm de diâmetro. Naquela oportunidade, ele descreveu que aproximadamente 93% das pacientes não relataram desconforto algum durante o procedimento[2,19] (Figuras 48.2 e 48.3).

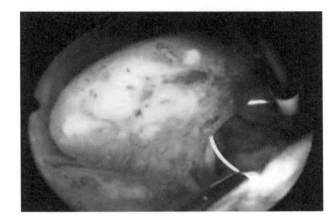

Figura 48.2 – Foto ilustrativa de um pólipo endometrial glandular no momento em que estava sendo retirado com auxílio da alça de ressecção histeroscópica por vídeo-histeroscopia (DOGI- ISCMSP, 2013).

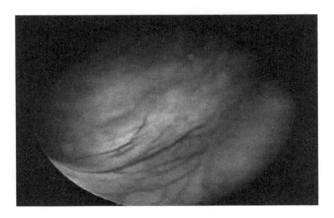

Figura 48.3 – Foto ilustrativa de um pólipo endometrial visualizado por vídeo-histeroscopia, observar a hipervascularização na base do pólipo (DOGI- ISCMSP, 2013).

Geralmente assintomático nesse período da vida da mulher, o mioma submucoso, e mesmo alguns intramurais, também podem ser tratados por via histeroscópica. Devido ao maior risco de sangramento durante o ato cirúrgico, existe uma probabilidade maior de ser necessária sua realização em ambiente de centro cirúrgico[20,21] (Figura 48.4). Com a possibilidade da realização de histeroscopia cirúrgica em ambiente ambulatorial, vem diminuindo a necessidade da realização da histeroscopia puramente diagnóstica, deixando o tratamento cirúrgico para um segundo momento. Assim, quando os exames de rastreamento sugerirem a presença de alguma alteração intracavitária, indica-se a histeroscopia, que pode ser concomitantemente diagnóstica e cirúrgica, conduta essa que a literatura médica chama de *see and treat*[22,23] (Figura 48.5).

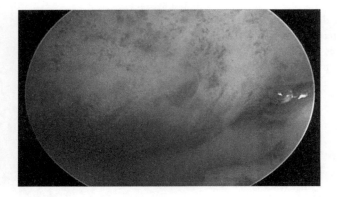

Figura 48.4 – Foto ilustrativa sob visão histeroscópica de um mioma submucoso tipo G II, observar o abaulamento para a cavidade uterina (DOGI-ISCMSP, 2013).

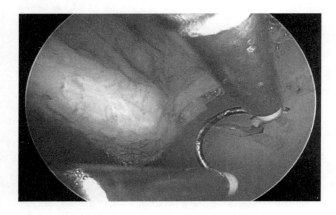

Figura 48.5 – Foto ilustrativa de um mioma submucoso tipo G II, de parede anterior, sendo retirado com o auxílio da alça de ressecção por vídeo-histeroscopia (DOGI – ISCMSP, 2013).

CÂNCER DO CORPO DO ÚTERO

A histeroscopia possui papel relevante no diagnóstico do carcinoma endometrial pois, através de visualização direta, possibilita a obtenção de material para biópsia naqueles casos de neoplasia maligna focal, ao passo que a curetagem semiótica nem sempre consegue material de toda a cavidade uterina[6,24,25]. Alguns estudiosos levantaram a possibilidade da passagem de células tumorais, via tubárea, para a cavidade abdominal, através dos meios de distensão utilizados na histeroscopia (gás carbônico ou solução salina). Os achados demonstraram que realmente podem ser encontradas essas células em lavado peritoneal após a realização de histeroscopia, principalmente com o emprego de solução salina. No entanto, demonstrou-se que essas células não eram viáveis. Ainda assim, com o intuito de se diminuir essa passagem através das tubas, recomenda-se a realização da histeroscopia com uma pressão de insuflação do meio de distensão reduzida, evitando assim a abertura dos óstios tubáreos (pressão < 80 mmHg)[26].

Outro fato relevante é que a histeroscopia constitui-se na única técnica propedêutica que permite avaliação pré-operatória de invasão do canal cervical, o que pode mudar o estadiamento e a programação cirúrgica[17,18,27]. A característica histeroscópica do carcinoma de endométrio mais frequentemente encontrada é geralmente o aspecto cerebroide, a vascularização é exuberante e tortuosa, a consistência é esponjosa e facilmente sangrante. No entanto, em formas iniciais focais, pode apresentar-se como um relevo micropapilar com a formação de microcistos[28-30].

O diagnóstico de hiperplasia endometrial é estritamente anatomopatológico, entretanto, algumas das características histeroscópicas de suspeição são aumento da espessura endometrial, edema, alterações vasculares e muitas vezes o próprio aspecto cerebroide[28].

CONCLUSÃO

A histeroscopia consiste no padrão-ouro para investigação da cavidade uterina no período do climatério e após a menopausa. Com o avanço das técnicas e o aprimoramento do instrumental, já é possível a realização da maior parte dos procedimentos histeroscópicos em ambiente ambulatorial.

Indicações da histeroscopia no climatério:

1. pacientes que apresentem sangramento após a menopausa;
2. exame ultrassonográfico de rastreamento evidencia um eco endometrial maior ou igual a 5 mm;
3. exame ultrassonográfico com presença de líquido na cavidade;
4. exame ultrassonográfico com imagens sugestivas de pólipos ou focos hiperecogênicos endometriais.

REFERÊNCIAS BIBLIOGRÁFICAS

1. Castelo-Branco C, Blumel JE, Chedraui P, Calle A, Bocanera R, Depiano E et al. Age at menopause in Latin America. Menopause 2006;13(4):706-12. PubMed PMID: 16837893.
2. Bettocchi S, Nappi L, Ceci O, Santoro A, Fattizzi N, Nardelli C et al. The role of office hysteroscopy in menopause. The Journal of the American Association of Gynecologic Laparoscopists 2004;11(1):103-6. PubMed PMID: 15104845.
3. Otero UB, Chor D, Carvalho MS, Faerstein E, Lopes CS, Werneck GL. Lack of association between age at menarche and age at menopause: Pro-Saude Study, Rio de Janeiro, Brazil. Maturitas 2010;67(3):245-50. PubMed PMID: 20719438.
4. Pessini SA, Zettler CG, Wender MC, Pellanda LC, Silveira GP. Survival and prognostic factors of patients treated for Stage I to Stage III endometrial carcinoma in a reference cancer center in Southern Brazil. European journal of gynaecological oncology 2007;28(1):48-50. PubMed PMID: 17375707.
5. Costa Hde L, Costa LO. Hysteroscopy in menopause: analysis of the techniques and accuracy of the method. Revista brasileira de ginecologia e obstetrícia: revista da Federação Brasileira das Sociedades de Ginecologia e Obstetrícia 2008;30(10):524-30. PubMed PMID: 19082390. Histeroscopia na menopausa: analise das tecnicas e acuracia do metodo.
6. Bettocchi S, Nappi L, Ceci O, Pontrelli G, Pinto L, Selvaggi L. Hysteroscopy and menopause: past and future. Current opinion in obstetrics & gynecology 2005;17(4):366-75. PubMed PMID: 15976542.
7. Downes E, al-Azzawi F. The predictive value of outpatient hysteroscopy in a menopause clinic. British journal of obstetrics and gynaecology 1993;100(12):1148-9. PubMed PMID: 8297854.
8. Elfayomy AK, Habib FA, Alkabalawy MA. Role of hysteroscopy in the detection of endometrial pathologies in women presenting with postmenopausal bleeding and thickened endometrium. Archives of gynecology and obstetrics 2012;285(3):839-43. PubMed PMID: 21870067.

9. Bettocchi S, Selvaggi L. A vaginoscopic approach to reduce the pain of office hysteroscopy. The Journal of the American Association of Gynecologic Laparoscopists 1997;4(2):255-8. PubMed PMID: 9050737.

10. Bettocchi S, Pansini N, Porreca MR, Selvaggi L. Anatomic Impediments to the Performance of Hysteroscopy. The Journal of the American Association of Gynecologic Laparoscopists. 1996;3(4, Suppl.):S4. PubMed PMID: 9074083.

11. Bettocchi S. New Era of Office Hysteroscopy. The Journal of the American Association of Gynecologic Laparoscopists 1996;3(Suppl. 4):S4. PubMed PMID: 9074084.

12. Bettocchi S, Nappi L, Ceci O, Selvaggi L. Office hysteroscopy. Obstetrics and gynecology clinics of North America 2004;31(3):641-54, xi. PubMed PMID: 15450325.

13. Loverro G, Bettocchi S, Cormio G, Nicolardi V, Porreca MR, Pansini N et al. Diagnostic accuracy of hysteroscopy in endometrial hyperplasia. Maturitas 1996;25(3):187-91. PubMed PMID: 8981335.

14. Bettocchi S, Loverro G, Pansini N, Selvaggi L. The role of contact hysteroscopy. The Journal of the American Association of Gynecologic Laparoscopists 1996;3(4):635-41. PubMed PMID: 9050702.

15. Manchanda R, Saridogan E, Abdelraheim A, Johnson M, Rosenthal AN, Benjamin E et al. Annual outpatient hysteroscopy and endometrial sampling (OHES) in HNPCC/Lynch syndrome (LS). Archives of gynecology and obstetrics 2012;286(6):1555-62. PubMed PMID: 22865035.

16. Wortman M, Daggett A, Ball C. Operative hysteroscopy in an office-based surgical setting: review of patient safety and satisfaction in 414 cases. Journal of minimally invasive gynecology 2013;20(1):56-63. PubMed PMID: 23107759.

17. Vitner D, Filmer S, Goldstein I, Khatib N, Weiner Z. A comparison between ultrasonography and hysteroscopy in the diagnosis of uterine pathology. European journal of obstetrics, gynecology, and reproductive biology 2013;171(1):143-5. PubMed PMID: 24011383.

18. Pop-Trajkovic-Dinic S, Ljubic A, Kopitovic V, Antic V, Stamenovic S, Pjevic AT. The role of hysteroscopy in diagnosis and treatment of postmenopausal bleeding. Vojnosanitetski pregled Military-medical and pharmaceutical review 2013;70(8):747-50. PubMed PMID: 24069823.

19. Scott RB. The elusive endometrial polyp. Obstetrics and gynecology 1953;1(2):212-8. PubMed PMID: 13037211.

20. Kumar A, Kumar A. Localized subendometrial leiomyomatosis at hysteroscopy. Journal of minimally invasive gynecology 2012;19(3):284-5. PubMed PMID: 22546419.

21. Mettler L, Schollmeyer T, Tinelli A, Malvasi A, Alkatout I. Complications of Uterine Fibroids and Their Management, Surgical Management of Fibroids, Laparoscopy and Hysteroscopy versus Hysterectomy, Haemorrhage, Adhesions, and Complications. Obstetrics and gynecology international 2012;2012:791248. PubMed PMID: 22619681. Pubmed Central PMCID: 3348525.

22. Di Spiezio Sardo A, Guida M, Pellicano M, Nappi C, Bettocchi S. New technique to perform hysteroscopy in 'women with an intact hymen' is really just the vaginoscopic approach (no-touch technique). Journal of minimally invasive gynecology 2006;13(5):489-90; author reply 90. PubMed PMID: 16962544.

23. Di Spiezio Sardo A, Zizolfi B, Lodhi W, Bifulco G, Fernandez L, Spinelli M et al. 'See and treat' outpatient hysteroscopy with novel fibreoptic 'Alphascope'. Journal of obstetrics and gynaecology: the journal of the Institute of Obstetrics and Gynaecology 2012;32(3):298-300. PubMed PMID: 22369409.

24. Mencaglia L. Hysteroscopy and adenocarcinoma. Obstetrics and gynecology clinics of North America. 1995;22(3):573-9. PubMed PMID: 8524538.

25. Mencaglia L, Perino A, Hamou J. Hysteroscopy in perimenopausal and postmenopausal women with abnormal uterine bleeding. The Journal of reproductive medicine 1987;32(8):577-82. PubMed PMID: 3656297.

26. Bettocchi S, Di Vagno G, Cormio G, Selvaggi L. Intra-abdominal spread of malignant cells following hysteroscopy. Gynecologic oncology 1997;66(1):165-6. PubMed PMID: 9234941.

27. Shahid A, Pathak M, Gulumser C, Parker S, Palmer E, Saridogan E. Optimum uterine filling pressure for outpatient diagnostic hysteroscopy: a double-blind, randomized controlled trial. Reproductive biomedicine online 2014;28(1):86-91. PubMed PMID: 24262433.

28. Godoy CE Jr., Antunes A Jr., Morais SS, Pinto-Neto AM, Costa-Paiva L. Accuracy of sonography and hysteroscopy in the diagnosis of premalignant and malignant polyps in postmenopausal women.

Revista brasileira de ginecologia e obstetrícia: revista da Federação Brasileira das Sociedades de Ginecologia e Obstetrícia 2013;35(6):243-8. PubMed PMID: 23929196.

29. Daniele A, Ferrero A, Maggiorotto F, Perrini G, Volpi E, Sismondi P. Suspecting malignancy in endometrial polyps: value of hysteroscopy. Tumori 2013;99(2):204-9. PubMed PMID: 23748815.

30. Soucie JE, Chu PA, Ross S, Snodgrass T, Wood SL. The risk of diagnostic hysteroscopy in women with endometrial cancer. American journal of obstetrics and gynecology 2012;207(1):71 e1-5. PubMed PMID: 22621816.

49 Densitometria óssea

- Carolina Aguiar Moreira Kulak
- Elisa Chicareli Pinhat
- Jaime Kulak Junior

INTRODUÇÃO

Osteoporose é uma doença silenciosa, caracterizada por uma diminuição da massa óssea e desarranjo de sua microarquitetura. Isso compromete a força óssea levando a sua fragilidade e consequentemente a complicações como fraturas aos mínimos traumas e achatamentos vertebrais[1].

O envelhecimento da população, fenômeno de tendência mundial, vem aumentando significativamente a incidência de osteoporose e suas complicações, o que compromete a qualidade de vida e a sobrevida, além do aumento exponencial dos custos da saúde. Estima-se que 10 milhões de pessoas com mais de 50 anos têm osteoporose, o que se associa a uma incidência anual de aproximadamente 1,5 milhão de novas fraturas osteoporóticas[1]. Uma em cada duas mulheres acima dos 50 anos terão fraturas associadas à osteoporose, enquanto este número entre os homens fica na proporção de um para cinco.

Desta forma, é vital a prevenção e o diagnóstico precoce desta enfermidade. O exame complementar que faz diagnóstico da osteoporose, usado mundialmente, é densitometria óssea, que através da medida da densidade mineral óssea (DMO) também avalia o risco de fratura osteoporótica. A tomografia computadorizada quantitativa e a ressonância magnética medem a DMO, entretanto não são usadas na prática clínica[2].

A densitometria óssea foi desenvolvida nos anos 1960, por John Cameron e James Sorenson, mas só em 1972, nos Estados Unidos, o primeiro densitômetro comercial foi desenvolvido. No Brasil, os densitômetros chegaram em 1989, sendo que, nos dias de hoje, são usados de rotina, principalmente em mulheres após a menopausa para o diagnóstico de osteoporose, avaliação do risco de fratura e monitoramento da resposta ao tratamento instituído[2-4]. Trata-se de um método eficiente, rápido, de baixa radiação ionizante e que não requer nenhum preparo especial prévio. A sua vantagem é que proporciona a comparação com padrões para idade e sexo, além de indicar a probabilidade de fraturas, auxiliando na escolha do melhor tratamento para cada indivíduo.

INFORMAÇÕES TÉCNICAS

O exame mede através da DEXA (*Dual Energy X-Ray Absorptiometry*) a DMO que é expressa em g/cm^2. É realizado com a medida da atenuação dos feixes de raios X de duas fontes de fótons diferentes através da área a ser examinada. Ou seja, é calculada a densidade de área de dois materiais de referência, que, se presentes no osso examinado, darão os mesmos fatores de transmissão de ambos os feixes de fótons, o que permite medir a concentração média de cada material. Os materiais de referência são: hidroxiapatita e o tecido de partes moles, cuja composição é definida através da referência da área adjacente à região de interesse do osso (*Region of Interest – ROI*) (Figura 49.1).

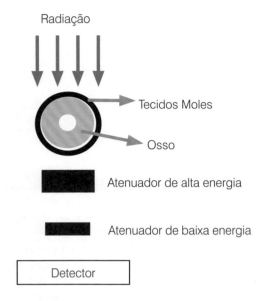

Figura 49.1 – Esquema de funcionamento de um aparelho de densitometria óssea.

Os sítios anatômicos usados como consenso para o diagnóstico de osteoporose/osteopenia são: coluna lombar (L1-L4 ou L2-L4) e o quadril (colo do fêmur e fêmur total). Ambos os locais possibilitam cálculo do risco de fratura e também por serem anatomicamente favoráveis para seguimento e monitoração do tratamento. O antebraço (região 33%) é um sítio periférico e também pode ser utilizado para diagnóstico da osteoporose, principalmente em situações especiais, como nos casos de prótese bilateral de quadril, doenças degenerativas graves na coluna e em pacientes cujo peso excede os limites de segurança do *scanner*. A medida da DMO de antebraço é indicada nos casos de hiperparatireoidismo, por ser esta região rica em osso cortical.

Habitualmente, o osso encontra-se normal quando os resultados são superiores a 833 g/cm². Um quadro de osteopenia (baixa densidade óssea) encontra-se entre 648 e 833 g/cm², enquanto na osteoporose o valor é inferior a 648 g/cm². Os valores são representados por escores e número de desvios-padrão da média, são eles o *T-score* e o *Z-score*. O *T-score* é calculado pela diferença entre a medida de densidade mineral óssea (*bone mineral density* – BMD) da paciente e a medida média de um adulto jovem (entre 20 e 29 anos) da população de referência, dividido pelo desvio-padrão (DP) da referência:

$$\text{T-score} = \frac{\text{BMD da paciente} - \text{BMD de um adulto jovem}}{\text{DP da BMD de um adulto jovem}}$$

O *Z-score*, por outro lado, é calculado pela diferença entre a medida de densidade mineral óssea da paciente e a medida média de um paciente saudável com a mesma correspondência etária, e dividido pelo desvio-padrão (DP) da população de referência:

$$Z\text{-}score = \frac{\text{BMD da paciente} - \text{BMD de adulto saudável com a mesma idade}}{\text{DP da BMD de adulto saudável com a mesma idade}}$$

POSICIONAMENTO E PREPARAÇÃO

Para a realização de um exame de qualidade, é necessário o perfeito posicionamento do paciente para viabilizar a exposição das áreas de interesse para as medições. No dia do exame, o paciente deverá comparecer com roupa sem metais (zíper, botões, fivelas de metal, broches, etc.) e a rotina diária do paciente não precisa ser alterada (alimentos, bebidas ou medicamentos ingeridos), exceto por medicamentos que contenham cálcio, que devem ser evitados por 24 horas antes do exame. As atividades podem ser retomadas normalmente assim que terminado o exame.

A medida da DMO da coluna lombar é tradicionalmente realizada anteroposterior (AP), para tal é necessário o alinhamento central do paciente, com as mãos espalmadas para baixo do *scanner* com os braços ao longo do corpo e o uso de bloco de suporte para elevar as pernas, de forma a manter uma angulação das coxas de 60° a 90° com o topo da mesa. Isto ajuda a separar as vértebras e nivelar a parte inferior das costas (Figura 49.2). A opção sem o uso do bloco de espuma também é possível, desde que seja feita uma rotação interna de ambos os membros inferiores, e os braços cruzados sobre o peito, afastados dos lados de cada quadril (Figura 49.3). Essas posições permitem o aparecimento das vértebras de L1 a L4, centralizadas, com iguais partes de tecidos moles bilateralmente, sem laterodesvios, visualizando uma pequena porção das cristas ilíacas e a última costela (Figura 49.4).

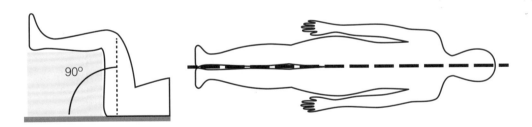

Figura 49.2 – Posicionamento para a obtenção de imagem de coluna lombar e fêmur.

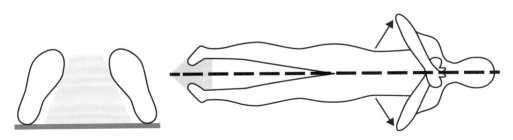

Figura 49.3 – Posicionamento para a obtenção de imagem de coluna lombar.

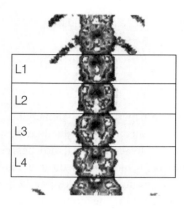

Figura 49.4 – Imagem clássica da coluna lombar na incidência anteroposterior.

A coluna lombar ainda pode ser medida com o paciente em decúbito lateral, com um travesseiro sob a cabeça e uma cunha de espuma entre os joelhos. As costas devem estar niveladas contra o posicionador e os braços devem ficar a 90° do tórax, de forma a obter a imagem iniciada no sacro, permitindo que L5 e L1 sejam visíveis. Para garantir a qualidade, pelo menos 2,5 cm de tecido mole precisam ser visíveis no lado anterior das vértebras (Figura 49.5). Esta avaliação lateral facilita a avaliação da presença de fraturas vertebrais.

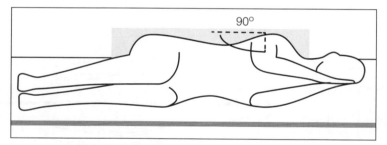

Figura 49.5 – Opção de posicionamento para a obtenção de imagem de coluna lombar.

Para a medida do fêmur, é utilizada a mesma posição para a coluna lombar, sem o bloco de espuma, com obtenção da imagem mostrando o trocânter maior, o colo femoral e o ísquio, e ocultando o pequeno trocânter, devendo ser mostrado um mínimo de 3 cm de tecido acima do trocânter maior e abaixo do ísquio, conforme a Figura 49.6.

Para a medida do antebraço, o paciente pode ser colocado em uma cadeira sem braços e sem rodas, próximo à mesa de varredura ou deitado sobre a mesa de varredura, mantendo a mão fechada, de modo relaxado (Figura 49.7).

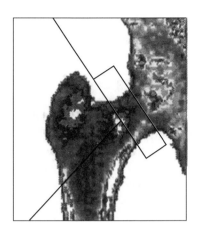

Figura 49.6 – Imagem clássica do fêmur.

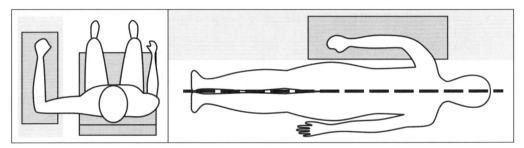

Figura 49.7 - Posicionamento para a obtenção de imagem de osso radial.

ARTEFATOS

A inspeção rigorosa das imagens produzidas com o exame, inclusive das configurações da impressora, deve ser garantida, para assegurar que o resultado não seja alterado por artefatos de técnica. Por exemplo, a doença degenerativa discal com osteófitos, a espondilose, osteoartrite com hiperostose das articulações interfacetárias, calcificação aórtica ou as fraturas vertebrais podem cursar com falso aumento da DMO, enquanto a laminectomia e o exame baritado prévios (menos de 1 mês) podem fornecer uma falsa diminuição da mesma[2]. As vértebras afetadas significativamente por artefatos devem ser excluídas da análise, com a ressalva de que pelo menos duas vértebras devam ser avaliadas para o exame ter significância clínica.

Assim, conforme a condição clínica prévia, deve-se individualizar o sítio a ser avaliado na DMO. Aqueles pacientes que possuem doenças degenerativas avançadas de coluna, muito comuns em idosos, têm indicação de avaliar a DMO do quadril e também do antebraço. Importante manter o mesmo sítio nas avaliações subsequentes, a fim de se obter consistência dos resultados e evitar artefatos técnicos.

A precisão do aparelho é expressa pelo coeficiente de variação, que idealmente deve estar entre 1-1,5% na coluna e no quadril e 2-2,5% para o colo do fêmur. Recomenda-se que cada serviço deve ter seu erro de precisão calculado para que se conheça a variação mínima significativa (VMS). Neste sentido, toda variação maior que a VMS confirma uma perda ou ganho de massa óssea no período estudado. Por este motivo, o mesmo densitômetro deve ser utilizado para monitorar a DMO dos pacientes em tratamento em um intervalo específico de tempo[5].

INDICAÇÕES

Conforme a *International Society for Clinical Densitometry,* as indicações para a realização do exame são[6-7]:
- mulheres acima de 65 anos;
- mulheres após a menopausa ou na transição menopausal com fatores de risco para baixa massa óssea:
  - baixo peso;
  - histórico de fraturas;
  - uso de medicações de risco para a queda da massa óssea;
  - condição ou doença prévia associada à queda da massa óssea;
- homens acima de 70 anos;
- homens abaixo de 70 anos, com fatores de risco para baixa massa óssea:
  - baixo peso;
  - histórico de fraturas;
  - uso de medicações de risco para a queda da massa óssea;
  - condição ou doença osteometabólica prévia associada à queda da massa óssea;
- adultos jovens com história de fratura por fragilidade;
- adultos jovens com condição ou doença prévia associada à queda da massa óssea;
- adulto jovem com uso de medicações de risco para a queda da massa óssea;
- qualquer indivíduo com plano de terapia farmacológica para osteoporose;
- qualquer indivíduo que está sendo tratado para monitorar o efeito da medicação.

Alguns fatores de risco justificam a avaliação da DMO, tais como: antecedente genético (caucasianos, orientais, mulheres de qualquer raça apresentam maior incidência de fraturas); hábitos de vida (baixa ingestão de cálcio, baixo peso, dietas de restrição calórica, alcoolismo, excessos de sódio e proteína animal, consumo de cigarro, sedentarismo, longos períodos de imobilização); doenças crônicas (hipertireoidismo, hipercortisolismo, insuficiência renal crônica, hepatopatias, doença pulmonar obstrutiva crônica, doenças de má absorção intestinal, hipercalciúria idiopática e artrite reumatoide) e o uso de drogas como glicocorticoides e anticonvulsivantes[7].

SEGUIMENTO

O seguimento da densitometria deve ser individualizado conforme o resultado apresentado em um primeiro momento, como por exemplo[8, 9]:
- normal: repetir a cada 3 anos;
- osteopenia acima do limítrofe (*T-score* entre −1,01 e −1,5): repetir a cada 2 anos;
- osteoporose: repetir a cada ano nos primeiros 2 anos.

Quando uma terapia é instituída, é importante um monitoramento seriado da qualidade do tratamento e melhora dos parâmetros densitométricos, iniciando o controle ao final do primeiro ano.

RESULTADOS

Os critérios da OMS de 1994 determinam que o diagnóstico de osteoporose possa ser feito em mulheres menopausadas e homens com idade > 50 anos, se houver um *T-score* igual ou inferior a –2,5 em qualquer um dos seguintes sítios ósseos, mesmo na ausência de histórico de fratura osteoporótica: fêmur proximal (colo femoral e fêmur total), coluna lombar (L1-L4) e rádio 33% (diáfise do rádio, com predomínio de osso cortical).

A expressão osteoporose severa é utilizada quando se tem o *T-score* menor ou igual a -2,5, associado à presença de uma ou mais fraturas, e é representada na cor vermelha no laudo gráfico. A osteopenia é definida com valores de *T-score* entre –1,01 e –2,49, representada pela cor amarela. A normalidade se dá com *T-score* maior ou igual a -1,0, representada na cor verde (Figura 49.8). O *Z-score* é utilizado para o diagnóstico nas mulheres pré-menopausadas, e nos homens com menos de 50 anos, e valores menores ou iguais a –2,0 fazem o diagnóstico de "baixa massa óssea para a idade".

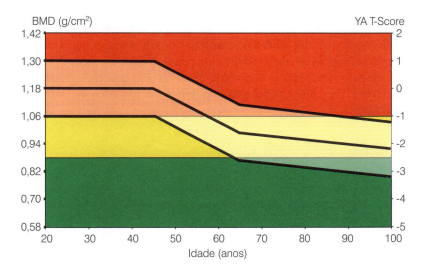

Figura 49.8 – Demonstração gráfica dos valores de T-score.

PREDITOR DE FRATURAS

É bem conhecido que a baixa DMO está relacionada com o aumento do risco de fraturas. De modo geral, para cada desvio-padrão de diminuição da DMO com relação ao adulto jovem (*T-score*), o risco de fraturas eleva-se em 1,5 a 3 vezes. Como outros fatores de risco, além da DMO, determinam o risco de fraturas, a *World Health Organization* (WHO) lançou uma ferramenta de cálculo de risco de fratura nos próximos 10 anos, que foi denominado de FRAX (*Fracture Risk Assesment Tool*). Esta ferramenta baseia-se no resultado da DMO do colo do fêmur e em informações clínicas de fatores de risco, que podem variar de acordo com a população estudada[10,11]. Pode ser utilizada em homens e mulheres entre 40 e 90 anos, e vem sendo incorporada nos cálculos-padrão dos densitômetros mais atuais.

Os fatores de risco clínicos a serem levados em consideração são: país de origem e sua posição geográfica, origem étnica, idade, sexo, peso e altura, história de fratura por fragilidade, história familiar de fratura de quadril, tabagismo, uso prévio ou atual de glicocorticoides, artrite reumatoide, osteoporose secundária, ingestão diária de mais de três doses de álcool, todos correlacionados com o valor da DMO do colo do fêmur[12].

E através do *FRAX®*, a *National Osteoporosis Foundation recomenda* para a população americana as seguintes indicações para o início do tratamento nas mulheres menopausadas e nos homens acima de 50 anos[13,14]:

- fratura de quadril ou vértebra (clínica ou densitométrica);
- *T-score* menor ou igual a –2,5 no colo do fêmur ou coluna lombar (após exclusão de causa secundária);
- baixa BMD pelo *T-score* entre –1,0 e –2,5 no colo do fêmur ou na coluna lombar, mas com o risco de fratura em 10 anos maior ou igual a 3%, ou probabilidade de evolução para osteoporose em 10 anos maior ou igual a 20%.

Até o momento, as populações que podem utilizar o FRAX são aquelas que possuem dados epidemiológicos consistentes, como Áustria, Alemanha, Suíça, China, Reino Unido, Itália, França, Espanha, Turquia, Japão, Suécia e Estados Unidos[15]. No Brasil, entretanto, apesar de estar acessível, não se dispõe de banco de dados prospectivo de referência, já que a maioria dos trabalhos foi feita em amostragens de conveniência e em populações de hospitais de atenção terciária, não refletindo, muitas vezes, todas as regiões do Brasil[16-19]. Por esta razão, ainda não dispomos de um valor de corte para nossa população que represente um risco de fratura significativo, justificando o tratamento.

CONCLUSÃO

A densitometria óssea é um exame importante na prática clínica, pois possibilita o diagnóstico da osteoporose, a avaliação do risco de fraturas e a monitoração do tratamento. Sendo assim, o conhecimento das indicações, a qualidade do exame e a correta interpretação dos resultados são fundamentais para aprimorar a assistência de pacientes com osteopenia e osteoporose.

REFERÊNCIAS BIBLIOGRÁFICAS

1. National Osteoporosis Foundations. Clinician's Guide to Prevention and Treatment of Osteoporosis, 2008. Disponível em: http://www.sbdens.org.br/arquivos/nof_clinicians_guide.pdf Acessado em: 20 out. 2008.
2. The American Society for Bone and Mineral Research. Primer on the Metabolic Bone Diseases and Disorders of Mineral Metabolism. 8ª Ed. Iowa: Wiley-Blackwell; 2013. p. 251-63.
3. Compston J, Bowring C, Cooper A et al. Diagnosis and management of osteoporosis in postmenopausal women and older men in the UK: National Osteoporosis Guideline Group (NOGG) update 2013. Maturitas 2013;(75):392-6.
4. International Osteoporosis Foundation, Osteoporosis & Musculoskeletal Disorders Diagnosis, 2014. Disponível em: http://www.iofbonehealth.org/diagnosing-osteoporosis. Acessado em: 02 mar. 2014.
5. National Osteoporosis Guideline Group. Osteoporosis, Clinical guideline for prevention and treatment. Disponível em: www.shef.ac.uk/NOGG. Acessado em: 15 jan. 2014.
6. World Health Organization Collaborating Centre for Metabolic Bone Diseases from University of Sheffield, FRAX® – Fracture Risk Assesment Tool, 2011. Disponível em: http://www.shef.ac.uk/FRAX/tool.jsp . Acessado em: 01 nov. 2011.

7. International Society for Clinical Densitometry, Official Positions of the ISCD as updated in 2013, Disponível em: http://www.iscd.org/documents/2013/07/2013-iscd-official-positions-adult.pdf. Acessado em: 15 jun. 2013.

8. Cadarette SM, Jaglal SB, Kreiger N, McIsaac WJ, Darlington GA, Tu JV. Development and validation of the Osteoporosis Risk Assessment Instrument to facilitate selection of women for boné densitometry. CMAJ 2000;162(9):1289-94.

9. Sedrine WB, Chevallier T, Zegels B, Kvasz A, Micheletti MC, Gelas B et al. Development and assessment of the Osteoporosis Index of Risk (OSIRIS) to facilitate selection of women for bone densitometry. Gynecol Endocrinol 2002;16(3):245-50.

10. Cummings SR, Black DM, Nevitt MC, Browner W, Cauley J, Ensrud K et al. Bone density at various sites for prediction of hip fractures. The Study of Osteoporotic Fractures Research Group. Lancet 1993;341(8837):72-5.

11. Kanis JA, McCloskey EV, Johansson H et al. Assessment of osteoporosis at the primary health-care level. Technical report. World Health Organization Scientific Group. University of Sheffield, UK: WHO Collaborating Centre; 2008.

12. Pinheiro MM, Camargos BM, Borba VZC et al. FRAXTM: construindo uma ideia para o Brasil. Arq Bras Endocrinol Metab 2009;783-90.

13. National Osteoporosis Foundation (NOF) and International Society for Clinical Densitometry (ISCD). Recommendations to DXA Manufacturers for FRAX® Implementation. Disponível em: http://www.nof.org/files/nof/public/content/resource/862/files/392.pdf. Acessado em: 01 jun. 2014.

14. Menopause International. The 2013 British Menopause Society & Women's Health Concern recommendations on hormone replacement therapy. Disponível em: http://min.sagepub.com/content/early/2013/05/23/1754045313489645. Acessado em: 01 nov. 2013.

15. Kanis JA, McCloskey EV, Johansson H et al. Case finding for the management of osteoporosis with FRAX® – assessment and intervention thresholds for the UK. Osteoporosis International 2008;19:1395-408.

16. Schwartz AV, Kelsey JL, Maggi S et al. International variation in the incidence of hip fractures: cross-national project on osteoporosis for the World Health Organization Program for Research on Aging. Osteoporos Int 1999;9(3):242-53.

17. Castro da Rocha FA, Ribeiro AR. Low incidence of hip fractures in an equatorial area. Osteoporos Int 2003;14(6):496-9.

18. Komatsu RS, Ramos LR, Szejnfeld VL. Incidence of proximalfemur fractures in Marilia, Brazil. J Nutr Health Aging 2004;8(5):362-7.

19. Silveira VA, Medeiros MM, Coelho-Filho JM et al. Hip fracture incidence in an urban area in Northeast Brazil. Cad Saúde Pública 2005;21(3):907-12.

50 | Mamografia

- Vinícius Milani Budel
- Maria Helena Louveira

A primeira causa de morte por câncer na população feminina brasileira é o câncer de mama e representa, nas regiões Sul e Sudeste, taxas de mortalidade da ordem de 12,8 óbitos/100.000 mulheres observadas em 2012. No Brasil, as taxas de mortalidade por câncer de mama continuam elevadas, muito provavelmente porque a doença ainda é diagnosticada em estádios avançados. A estimativa nacional, segundo dados do INCA, é que teremos uma incidência de 57.120 casos novos previstos para 2014, e nossa taxa bruta de mortalidade é de 13.345 casos (120 homens e 13.225 mulheres) por ano de acordo com o Serviço de Informações de Mortalidade (SIM) de 2012 [1,2].

As diferenças entre as taxas de incidência e mortalidade nos países desenvolvidos são maiores, sugerindo maior alcance das ações de rastreamento em diagnosticar precocemente a doença e maior acesso aos avanços no tratamento. Atualmente, o controle e a detecção precoce do câncer de mama estão entre os maiores desafios de saúde pública. Com o objetivo de vencer esses desafios, programas de rastreamento do câncer de mama através da mamografia (MMG), para a detecção da doença na sua fase pré-clínica, com o menor número possível de casos falso-positivos e a consequente diminuição da mortalidade pela doença estão sendo implantados [1,2].

O rastreamento pode ser oportunístico ou organizado. No primeiro, o exame de rastreio é ofertado à população que oportunamente chega ao serviço de saúde, enquanto o modelo organizado é ofertado a uma dada população de mulheres que são convocadas para os exames periódicos. Países mais avançados têm demonstrado que o segundo modelo apresenta melhores resultados e menores custos.

Não temos em todo o País rastreamento programado, entretanto, através do sistema de informações de MMG implantado pelo INCA (Instituto Nacional do Câncer) estima-se que oito milhões de mamografias são realizadas todo ano no Brasil. MMGs com melhor qualidade de imagem são outro desafio que ainda se encontra em fase de implantação e restrita a poucos estados [1,2]. Considerando que a faixa etária adotada para o rastreamento pelo Sistema Único de Saúde (SUS) está compreendida entre 50 e 70 anos, teremos neste quadro a mulher após a menopausa como a melhor beneficiária do programa.

A MMG de fato beneficia mais a mulher após a menopausa do que a mulher na pré-menopausa. Primeiro porque a lipossubstituição causada pela falência ovariana diminui a densidade mamária e oferece maior contraste para as microcalcificações, e segundo porque o risco de câncer de mama é maior em mulheres mais longevas [1,7]. A controvérsia com o rastreamento na faixa etária de 40 a 50 anos gera desconforto ao médico assistente, quando se depara com publicações epidemiológicas polêmicas entre ações de saúde pública e avaliação individual preventiva. É importante o médico estabelecer a cada paciente uma minuciosa avaliação de risco e benefício, e uma vez definido, decidir com ela qual a melhor escolha.

No Brasil ainda não se conseguiu diminuir a taxa de mortalidade por câncer de mama. Nos países desenvolvidos, atribui-se a diminuição da mortalidade ao avanço terapêutico e à realização de mamografias periódicas, que podem detectar o câncer de mama em sua fase assintomáti-ca[1,10,11]. A Sociedade Brasileira de Mastologia e o Colégio Brasileiro de Radiologia e Diagnóstico por Imagem alertam para a necessidade do cumprimento das recomendações de rastreamento mamográfico para todas as mulheres brasileiras entre 40 e 69 anos. A realização dessa meta ainda não foi atingida.

MAMOGRAFIA

O exame mamográfico é reconhecido como o método mais importante para o rastreamento do câncer da mama, com sensibilidade para a avaliação de sinais indicativos da doença de até 90%[3,10]. Acredita-se que o diagnóstico precoce da doença seja responsável pela redução da mortalidade identificada nos países onde foram implantados programas de rastreamento popu-lacional[3,10,11].

Com o aperfeiçoamento do método, a MMG vem apresentando diagnóstico de lesões cada vez menores, como lesões nodulares e infiltrativas de 1 cm ou lesões menores em estágio ainda não invasivo (*in situ*). A avaliação e a interpretação mamográficas representam um grande desafio ao examinador, devido aos sinais sutis de malignidade que aparecem entre os padrões mamários considerados normais.

Informações Básicas para Interpretação da Mamografia

A interpretação da MMG exige cuidados e pode ser influenciada por vários fatores, como: a qualidade técnica do exame (exposição e processamento das imagens), o posicionamento das mamas, a experiência do médico frente à patologia mamária, as condições do ambiente de trabalho, que deve oferecer tranquilidade, baixa luminosidade, a fim de promover a atenção do médico aos detalhes de imagem.

Ao interpretar um exame mamográfico, o médico deve inicialmente atentar-se para a qualidade técnica do exame, contar o número de incidências realizadas, verificar o grau de exposição aos Raios X e as condições de processamento que possam repercutir na resolução da imagem e, sobretudo, avaliar o posicionamento mamográfico para que haja inclusão de toda a mama no campo de visão mamográfica[6,7].

O erro de posicionamento é considerado um dos mais importantes entre as causas de perdas diagnósticas. Em uma série de exames, quando o posicionamento foi adequado, a detecção do câncer ocorreu em 84%, e diminuiu para 66% quando havia erros no posicionamento das mamas. O exame mamográfico com posicionamento adequado exige orientação e treinamento do técnico de radiologia, sendo importante a compreensão do seu envolvimento no resultado final do exame[3-5].

O técnico em radiologia é a pessoa que terá contato direto com o paciente durante o exame, e também cabe a ele informar ao médico qualquer alteração clínica conhecida ou quando referida pela paciente (nódulo palpável ou secreção papilar), para que o médico oriente o estudo com a inclusão de incidências próprias e para que estas informações clínicas possam ser valorizadas no momento da conclusão do relatório da mamografia.

O médico deve ter acesso à anamnese da paciente, que deve incluir queixas clínicas, paridade, situação e histórico hormonal, cirurgias anteriores e antecedentes familiares. Baseado nestes dados, o médico tem como estabelecer o risco individual da paciente em desenvolver o câncer mamário. Tais informações devem ser obtidas antes da realização do exame mamográfico, pela aplicação de questionário específico. É importante que cada médico determine sua forma de avaliação e uma rotina passo a passo, no processo de interpretação mamográfica até a conclusão final (Quadro 50.1).

Quadro 50.1 – Interpretação Mamográfica – Passo a Passo

1. Atenção à historia da paciente
2. Observar a qualidade técnica do exame
3. Identificar todas as estruturas anatômicas
4. Avaliar a densidade mamária
5. Procurar alterações radiográficas como calcificações, assimetrias, nódulos distorção arquitetural, retrações da pele e desvios da papila
6. Comparação com exames anteriores e com outros métodos de imagem
8. Seguir a classificação de diagnóstico segundo o sistema BI-RADS®
9. Seguir também a conduta clínica conforme o sistema BI-RADS®

As quatro incidências básicas (craniocaudais e mediolaterais oblíquas) devem ser expostas no negatoscópio lado a lado (em espelho), a fim de que sejam comparadas e para realçar os defeitos de posicionamento e inclusão simétrica do tecido mamário (Figura 50.1).

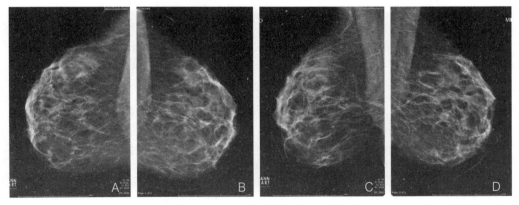

Figura 50.1 – Incidências mamográficas básicas. (A, B) Craniocaudais direita e esquerda e (C, D) mediolaterais oblíquas direita e esquerda.

É imprescindível o reconhecimento das estruturas anatômicas das mamas, assim como das formas possíveis de apresentação do câncer mamário (nódulo, assimetria, microcalcificações ou distorção arquitetural), como também é importante que o médico radiologista tenha conhecimentos de ultrassonografia mamária (US), método frequentemente utilizado como complemento da mamografia e que pode fornecer informações decisivas na conclusão do relatório.

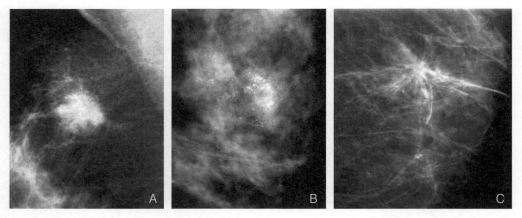

Figura 50.2 – Principais formas de apresentação do câncer de mama na mamografia. (A) Nódulo irregular e com contornos espiculados, (B) microcalcificações agrupadas e (C) distorção arquitetural focal.

A avaliação da mama deve incluir: a pele, o subcutâneo, o espaço mamário constituído por tecido fibroglandular e o tecido adiposo em proporções variáveis, o espaço retromamário (frequentemente adiposo), as regiões retroareolares e os prolongamentos axilares.

A avaliação mamográfica exige observação em dois tempos. Uma vez que as incidências sejam posicionadas lado a lado, faz-se primeiro uma avaliação geral, buscando nódulos e assimetrias e, depois, uma avaliação mais detalhada utilizando o recurso de ampliação da imagem com lente de aumento para buscar microcalcificações, distorção arquitetural ou pequenos nódulos. Se identificada uma lesão mamária, esta deve ser visualizada nas duas incidências e na sua descrição no relatório da mamografia, além de suas características morfológicas, devem ser informadas suas dimensões e a localização na mama.

As regiões ou subdivisões anatômicas que compõem cada mama incluem quatro quadrantes (superolateral, superomedial, inferolateral e inferomedial), a região retroareolar e o prolongamento axilar. E a fim de que a localização da lesão seja ainda mais específica, a mama também pode ser subdividida quanto à sua profundidade em: 1) região retroareolar, 2) porção anterior, 3) porção média, 4) porção posterior e 5) confluência dos quadrantes.

A avaliação das mamas deve incluir todas as suas regiões. Porém, algumas regiões exigem atenção especial, uma vez que as alterações ali encontradas têm maiores chances de estarem relacionadas com malignidade. São consideradas regiões de risco: 1) o espaço posterior ao tecido mamário, paralelo ao eixo do músculo peitoral maior, contendo principalmente tecido adiposo e identificado na incidência mediolateral oblíqua; 2) a metade medial da mama, identificada na incidência craniocaudal; 3) o espaço retromamário, predominantemente adiposo e 4) a região retroareolar.

As lesões identificadas na mamografia devem ser interpretadas utilizando-se o sistema de padronização mamográfica denominado BI-RADS®, o qual será apresentado a seguir.

Do ponto de vista didático, sempre que uma alteração é identificada no exame mamográfico, alguns questionamentos são imperativos:

1. A alteração é real?
2. Qual sua localização?
3. O que é?
4. O que devo fazer para esclarecer?

O SISTEMA BI-RADS® - APLICAÇÃO BÁSICA

O sistema BI-RADS® (*Breast Imaging Reporting and Data-System*) foi publicado em sua primeira edição em 1992, nos EUA, passando por diversas modificações e ajustes; atualmente, tem sua aplicação difundida em todo o mundo, estando em uso no Brasil desde o final dos anos 1990. Este sistema foi desenvolvido por especialistas das diversas áreas médicas relacionadas com o diagnóstico e o tratamento do câncer de mama, visando à padronização da linguagem descritiva e à classificação das lesões mamárias identificadas nos métodos de imagem, tornando mais fácil a comunicação entre os especialistas.

A 4ª. Edição do Sistema BI-RADS® foi publicada em 2003 e tem sido aplicada na maioria dos serviços de diagnóstico por imagem no Brasil, o que torna obrigatório o seu conhecimento entre as diversas especialidades[9].

APRESENTAÇÃO E INTERPRETAÇÃO DO BI-RADS®

O sistema consta e dois capítulos principais, assim apresentados:
1. Composição mamária.
2. Achados ou alterações identificadas:
    a. nódulo/massa;
    b. calcificações;
    c. distorção arquitetural;
    d. casos especiais – assimetrias;
    e. achados associados.

Composição Mamária

A composição mamária refere-se à relação entre a quantidade de tecido adiposo e tecido fibroglandular na mama. Tem sua importância por definir indiretamente a sensibilidade do método mamográfico na identificação de lesões, uma vez que a quantidade de tecido fibroglandular na mama é inversamente proporcional à sensibilidade da mamografia, ou seja, quanto mais densa a mama, maior a chance de perda diagnóstica de lesões nodulares por estas apresentarem, em sua maioria, coeficientes de atenuação aos Rx semelhantes aos do tecido fibroglandular, sendo passíveis de serem obscurecidas parcial ou totalmente[6].

O sistema classifica a mama em quatro categorias com relação à sua composição mamária:
1. Padrão 1 – Mamas acentuadamente adiposas – existe menos que 25% de tecido fibroglandular residual nas mamas.
2. Padrão 2 – Mamas com áreas esparsas de tecido fibroglandular – existe entre 26 e 50% de tecido fibroglandular nas mamas.
3. Padrão 3 – Mamas heterogeneamente densas – existe entre 51 e 75% de tecido fibroglandular nas mamas.
4. Padrão 4 – Mamas acentuadamente densas – existe mais de 75% de tecido fibroglandular nas mamas.

São consideradas *mamas densas* os padrões 3 e 4, ou seja, quando existe mais de 50% de tecido fibroglandular nas mamas, quando ocorre uma reconhecida redução da sensibilidade mamográfica para a detecção e lesões nodulares[7].

MAMOGRAFIA *505*

Achados Mamográficos ou Alterações Mamográficas

Nódulo

Por definição, o nódulo representa uma estrutura volumétrica de formato variável, apresentando bordos convexos e que deve ser identificada nas duas incidências mamográficas. Se esta alteração é identificada em apenas uma incidência, denomina-se assimetria.

As características que devem ser avaliadas para sua classificação final segundo o sistema BI-RADS® incluem: a forma, as margens ou os contornos e a densidade. A forma e os contornos considerados suspeitos para malignidade são os nódulos de formato irregular, com contornos microlobulados ou espiculados (Figura 50.3).

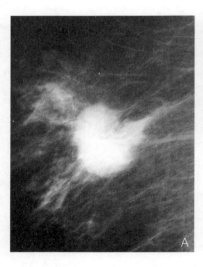
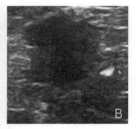

Figura 50.3 – Nódulo altamente suspeito para malignidade. (A) Mamografia demonstrando nódulo denso, com contornos espiculados e (B) ultrassonografia demonstrando nódulo sólido, com formato irregular, limites imprecisos e ecotextura heterogênea.

Quanto à densidade dos nódulos, estes devem ser considerados benignos quando apresentarem baixa densidade (densidade semelhante à do tecido adiposo), e representam em sua maioria lesões benignas como cisto oleoso, lipoma ou fibroadenolipoma. Já a maior densidade do nódulo com relação ao tecido fibroglandular representa um sinal e é suspeição para malignidade. Este sinal pode ser observado também em lesões inflamatórias focais, como cistos complicados.

Calcificações

A avaliação e a classificação das calcificações representam a maior dificuldade no estudo mamográfico. Embora a mamografia tenha alta sensibilidade para a detecção de calcificações, sua análise é considerada uma tarefa difícil, havendo baixa especificidade para o método.

Pelo sistema BI-RADS®, alguns tipos de calcificações são classificados como *tipicamente benignas*, tendo em sua maioria dimensões maiores que 0,5 mm (macrocalcificações). Para este grupo de calcificações não há necessidade de qualquer acompanhamento ou de biópsia para esclarecimento histológico, já que o risco de elas estarem relacionadas com lesões malignas é considerado nulo. São exemplos de calcificações tipicamente benignas: calcificações vasculares, calcificações relacionadas com cistos oleosos e calcificações cutâneas, calcificações secretórias, calcificações relacionadas com fibroadenomas em involução (calcificações "em pipoca"). Estas estão representadas na Figura 50.4.

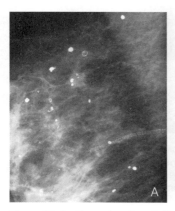 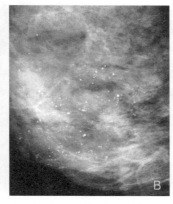 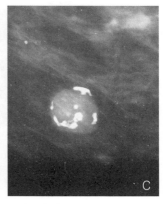

Figura 50.4 – Exemplos de calcificações benignas. (A,B) Calcificações arredondadas, grosseiras e com alta densidade, com distribuição esparsa e (C) calcificações grosseiras (em "pipoca") no interior de fibroadenoma.

As calcificações passam a ser *suspeitas para malignidade* quando apresentam uma ou mais das seguintes características:
- ✓ apresentam-se agrupadas (> $5/cm^2$) e têm pequenas dimensões (< 0,5 mm);
- ✓ apresentam variação da morfologia (pleomorfismo);
- ✓ dispõem-se em trajeto que sugere origem ductal, seja em trajeto linear ou ocupando um segmento mamário;
- ✓ apresentam variação da densidade.

O grau de suspeição para malignidade das calcificações aumenta na medida em que mais critérios de malignidade são identificados. Mas vale ressaltar que, sempre que algum destes critérios for identificado, a avaliação histológica das calcificações está recomendada, mesmo que haja uma suspeita baixa (em torno de 10%, quando da classificação 4-A do sistema BI-RADS®). E, dentre os critérios de suspeição apresentados, a variação da morfologia das calcificações (pleomorfismo) e sua disposição em trajeto ductal ou segmentar representam os sinais mais frequentemente relacionados com malignidade (maior valor preditivo positivo), devendo sempre ser valorizados (Figura 50.5).

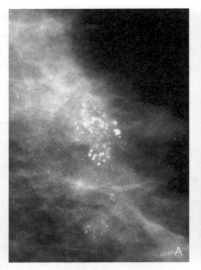 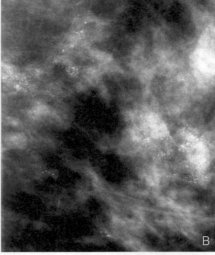

Figura 50.5 – Exemplos de calcificações suspeitas para malignidade. (A) Múltiplas microcalcificações apresentando variação da forma e da densidade formando agrupamento de cerca de 1 cm e (B) múltiplas microcalcificações de baixa densidade, com pequena variação da forma, formando múltiplos agrupamentos.

Distorção Arquitetural

A distorção arquitetural focal é definida como uma convergência de estruturas lineares radiopacas para uma área central vazia ou representada por um nódulo. Na ausência de história cirúrgica ou de traumatismo mamário, quando a distorção pode decorrer de esteatonecrose, esta representa sinal suspeito de malignidade e deve ser esclarecida histologicamente.

Dentre as alterações benignas que podem estar associadas à distorção arquitetural, a mais frequente é a cicatriz radiada.

Outras Alterações (Casos Especiais)

Representam alterações específicas como ducto solitário dilatado e linfonodo intramamário, que devem ser descritas no estudo mamográfico, porém representam alterações benignas, sem critérios para malignidade.

Neste capítulo estão incluídas também as assimetrias, alterações muito comuns nos exames mamográficos e que devem ser criteriosamente avaliadas. Embora represente área de acúmulo focal de tecido fibroglandular assimétrico na maioria das vezes, pode também ser a única expressão de lesão tumoral, estando principalmente relacionada com carcinoma lobular infiltrante.

As assimetrias são classificadas em:
- ✓ *assimetria* – quando a área assimétrica é identificada em apenas uma incidência mamográfica;
- ✓ *assimetria focal* – antes denominada densidade assimétrica, esta alteração é identificada nas duas incidências, porém sem critérios para ser definida como nódulo;
- ✓ *assimetria global* – quando a área assimétrica ocupa grande extensão na mama, frequentemente todo um quadrante.

Achados Associados

Representam as alterações associadas ao câncer mamário, como espessamento e retração cutâneos, distorção arquitetural e retração papilar, apresentadas na Figura 50.6.

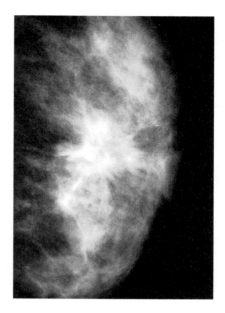

Figura 50.6 – Nódulo altamente suspeito para malignidade, com formato irregular e contornos espiculados na região retroareolar da mama esquerda, determinando espessamento da pele e retração da papila.

A última edição do sistema BI-RADS® incluiu o aspecto clínico como importante critério para a classificação final das lesões identificadas na mamografia. Assim, características de palpação devem ser consideradas para melhor classificação e orientação de conduta de investigação das alterações mamográficas.

Também a correlação com outros métodos, principalmente com a ultrassonografia e com exames anteriores, deve influenciar na classificação e na conduta das alterações identificadas no exame mamográfico.

A classificação do sistema BI-RADS® inclui seis categorias (categorias 1 a 6), quando o método for considerado suficiente, e uma categoria quando o método isoladamente for inconclusivo (categoria 0), necessitando de outro exame auxiliar para definir a classificação final de uma alteração.

Para cada categoria foi descrito um valor preditivo positivo, ou seja, o risco de a alteração identificada representar um câncer. E, diante de cada categoria, estabeleceu-se uma conduta de investigação ou de acompanhamento, como está apresentado a seguir no Quadro 50.2.

O principal exemplo de alteração mamográfica, classificado como categoria 0 (classificação considerada inconclusiva), é aquela de nódulo de média densidade, com contornos parcialmente obscurecidos pelo tecido circunjacente, cuja natureza, se sólida ou cística, não pode ser estabelecida sem o auxílio da ultrassonografia (USG). Nestes casos, o relatório mamográfico deve orientar a complementação do estudo com a USG para o esclarecimento do nódulo e sua classificação definitiva.

Quadro 50.2 – Correlação entre a Classificação Final do Sistema BI-RADS ®, o Risco de Câncer e a Conduta de Investigação Preconizada		
Categoria	*Risco de Câncer*	*Conduta*
Categoria 1	0	Exame de rotina
Categoria 2	0	Exame de rotina
Categoria 3	< 2%	Acompanhamento em 6 meses
Categoria 4	≥ 2 e < 95%	Biópsia
Categoria 5	≥ 95%	Anatomopatológico
Categoria 6	-	Câncer comprovado
Categoria 0	-	Exame complementar

Com a utilização dos critérios apontados no sistema BI-RADS® para a descrição das lesões, a correlação com os outros métodos de imagem, particularmente com a USG e os dados clínicos, a especificidade do método aumenta significativamente, evitando falso-positivos e procedimentos diagnósticos desnecessários. Também a sensibilidade da MMG é aumentada, evitando perdas ou atraso no diagnóstico do câncer de mama.

REFERÊNCIAS BIBLIOGRÁFICAS

1. Brasil. Ministério da Saúde. Instituto Nacional de Câncer. Parâmetros para o rastreamento do câncer de mama: recomendações para gestores estaduais e municipais. Instituto Nacional de Câncer – Rio de Janeiro: INCA, 2012. Disponível em: http://www2.inca.gov.br/wps/wcm/connect/tiposdecancer/site/home/mama Acessado em: fev. 2014.
2. Brasil. Ministério da Saúde. Secretaria de Atenção à Saúde. Departamento de Atenção Básica. Rastreamento (Série A: Normas e Manuais Técnicos. Cadernos de Atenção Primária n° 29). Brasília, 2010.
3. Tabár L, Vitak B, Chen HH et al. Beyond randomized controlled trials: organized mammographic screening substantially reduces breast carcinoma mortality. Cancer 2001;91:1724-8.
4. Humphrey LL, Helfand M, Chan BK, Woolf SH. Breast cancer screening: a summary of the evidence for the U.S. Preventive Services Task Force. Ann Intern Med 2002;137:347-9.
5. Sickles EA, Weber WN, Galvin HB et al. Baseline screening mammography: one vs two views per breast. AJR Am J Roentgenol 1986;147:1149-52.
6. Stomper PC, Kopans DB, Sadowsky NL et al. Is mammography painful? A multicenter patient survey. Arch Intern Med 1988;148:521-5.
7. Keefe FJ, Hauck ER, Egert J et al. Mammography pain and discomfort: a cognitive-behavioral perspective. Pain 1994;56:247-51.
8. Kelemen LE, Pankratz VS, Sellers TA et al. Age-specific trends in mammographic density: the Minnesota Breast Cancer Family Study. Am J Epidemiol 2008;167:1027-31.
9. American College of Radiology. American College of Radiology Breast Imaging Reporting and Data System BI-RADS, 4th ed. American Colege of Radiology, Reston, VA 2003.
10. Giordano L, von Karsa L, Tomatis M, Majek O, de Wolf C, Lancucki L et al. Mammographic screening programmes in Europe: organization, coverage and participation. J Med Screen 2012;19(Suppl1):72-82.
11. World Health Organization (WHO). Cancer Control: knowledge into action: who guide for effective programmes: early detection. Switzerland: WHO, 2007.

51 | Ressonância magnética

- Maria Helena Louveira
- Hélio Rubens de Oliveira Filho

As aplicações da ressonância magnética (RM) na paciente após a menopausa em pouco diferem daquelas realizadas nas pacientes em fase reprodutiva, principalmente no que se refere ao seu uso na área específica da oncologia. O método tem valor tanto no diagnóstico quanto no estadiamento local dos principais tumores que podem acometer a pelve feminina, especialmente o útero e os ovários, além da mama, fornecendo importantes informações que podem implicar em um tratamento mais eficaz. A RM também tem seu valor no acompanhamento após o tratamento destas pacientes, na busca de sinais de recidiva tumoral, e tem ainda importante aplicação no acompanhamento e controle de complicações relacionadas à cirurgia.

O presente capítulo foi subdividido em duas partes, considerando as principais doenças que podem acometer as pacientes em período após a menopausa. A primeira parte discorrerá sobre as principais aplicações da RM na avaliação das mamas, e a segunda demonstrará a contribuição do método na avaliação das principais doenças tumorais que podem acometer a pelve nesta faixa etária.

RESSONÂNCIA MAGNÉTICA DAS MAMAS

A RM das mamas tem sido utilizada desde os anos 1980 e, atualmente, representa importante método capaz de detectar lesões malignas, assim como de avaliar sua extensão na mama, auxiliando na escolha do tratamento. Inicialmente, a RM foi utilizada como recurso para avaliação dos implantes mamários de silicone e, desde o início, demonstrou superioridade em relação aos outros métodos de imagem, como a mamografia e a ultrassonografia, na identificação de sinais de rupturas, sendo atualmente o exame de escolha quando há suspeita de complicações relacionadas aos implantes. O exame tem alta eficácia na identificação de rupturas, com sensibilidade que se aproxima de 100%.

Na avaliação do tecido mamário, a RM pode ser utilizada tanto como método principal, no caso de rastreamento do câncer mamário, ou pode atuar como método auxiliar da mamografia (MMG) e da ultrassonografia (US), principalmente na avaliação do comprometimento local de um câncer mamário já diagnosticado ou como recurso adicional em lesões duvidosas, não esclarecidas pelos métodos convencionais. Também é importante exame utilizado no acompanhamento da resposta ao tratamento quimioterápico neoadjuvante do câncer de mama e no acompanhamento pós-tratamento, na busca de sinais de recorrência.

O princípio básico da RM para a avaliação dos parênquimas mamários é fundamentado nas diferentes formas de vascularização das lesões, que têm características próprias nas lesões malignas e benignas, permitindo sua diferenciação nas imagens contrastadas[1]. O método tem alta sensibilidade (S) na detecção de câncer invasivo (90%). Estudos mais recentes demonstraram que a RM tem também uma alta sensibilidade para o diagnóstico de lesões mamárias *in situ* (40-100%), sobretudo de lesões *in situ* de alto grau, potencialmente mais agressivas, que apresentam maior probabilidade de evoluir para lesão infiltrativa, com sensibilidade de 92% nestes casos, segundo recente estudo apresentado por Kuhl e cols.[2-4].

No entanto, apesar destes resultados, o método não tem valor reconhecido no rastreamento do câncer de mama na população geral, sendo utilizado com este intuito apenas em pacientes de alto risco, que são definidas como sendo: risco relativo de desenvolver câncer de mama de 20-25% ou mais no decorrer da vida ou com mutação nos genes BRCA 1 ou 2[5].

PRINCÍPIOS TÉCNICOS E CONCEITOS BÁSICOS

O exame de RM mamária é realizado em equipamento de alto campo magnético (acima de 1,5 Tesla), utilizando bobina específica. A paciente é posicionada em decúbito ventral, com os braços estendidos superiormente e com as mamas pendentes, que se encaixam em duas aberturas na bobina, onde estão os receptores de sinal, responsáveis pela aquisição das imagens. O exame dura em média 30 minutos.

É necessário o uso do contraste paramagnético (gadolínio) sempre que o exame for realizado para a avaliação dos parênquimas mamários. Sua utilização pode ser dispensada apenas no caso de o exame ser realizado especificamente para avaliação de implantes de silicone[2,6].

Os estudos que levaram ao uso da RM para a avaliação das doenças mamárias tiveram início no final da década de 1980, quando Heywang e cols. observaram que os carcinomas apresentavam maior avidez pelo contraste paramagnético utilizado na RM, impregnando-se mais rápida e intensamente pelo mesmo, o que os diferenciava do tecido mamário normal, assim como de lesões mamárias benignas[6]. Esta característica foi justificada pela neoangiogênese tumoral, e estudos à época demonstraram que os tumores malignos desenvolviam um tipo característico de vascularização, com a formação de inúmeros *shunts* arteriovenosos, o que proporcionava mais rápida impregnação pelo contraste.

No entanto, logo surgiram estudos demonstrando que havia sobreposição desta característica nas lesões nodulares benignas e malignas. Passou-se, então, a estudar o comportamento das lesões mamárias em relação ao contraste paramagnético no decorrer do tempo, através da realização de sequências seriadas, pré e pós-contraste, dando início ao conceito do estudo dinâmico, sendo este um dos principais critérios atuais utilizados na avaliação das lesões[1,2,6,7].

A relação da intensidade de impregnação pelo contraste no decorrer do tempo passou a ser avaliada na forma de curva, denominada curva do estudo dinâmico ou curva da relação tempo/intensidade de sinal[1,2,6,8]. Os resultados destes estudos deram origem à descrição de três tipos de curvas: curva tipo 1 (progressiva ou ascendente), curva tipo 2 (*plateau*) e curva tipo 3 (*wash-out*).

A *curva tipo 1,* considerada benigna, acontece quando a lesão capta o contraste de forma progressiva, determinando uma curva ascendente. Ocorre no parênquima normal ou está relacionada a nódulos benignos, principalmente ao fibroadenoma (S e E para lesão benigna de 52,2% e 71%, respectivamente).

A *curva tipo 2* é aquela que demonstra uma impregnação inicial rápida seguida por estabilização, delimitando um achatamento na curva. Pode ocorrer tanto em lesões benignas quanto malignas, com S para lesões malignas de 42% e E de 75%.

Já a *curva tipo 3* ocorre quando há rápida impregnação inicial pelo contraste, que logo diminui de intensidade, determinando *wash-out* (lavagem). É considerada suspeita para malignidade, tendo alta especificidade (90,4%)[2,7-9].

Também o aspecto morfológico e dos contornos dos nódulos mamários, assim como suas características de sinal em outras sequências, principalmente sequências ponderadas em T2, são considerados na RM. E a associação dos critérios morfológicos e cinéticos aumenta significativamente a especificidade do método[6,8,9].

Nos nódulos de formato ovalado e limites definidos, com pouca captação ou captação progressiva pelo agente paramagnético, o valor preditivo negativo (VPN) é de 95%. Já nos nódulos irregulares espiculados o VPP é de 84-91% enquanto nos nódulos com captação periférica pelo agente paramagnético (realce anelar) o VPP é de 84%[9]. No entanto, as lesões mamárias não se apresentam exclusivamente na forma de nódulos pela RM.

O estudo com contraste permite também a identificação de áreas não nodulares de impregnação no parênquima mamário, que podem estar relacionadas a malignidade, principalmente as lesões iniciais envolvendo ductos mamários (carcinomas *in situ*)[4,6,8-10]. Ressalta-se que, exceto quando a RM é utilizada no rastreamento do câncer mamário em pacientes de alto risco, a correlação deste estudo com os outros métodos de imagem (MMG e US) é fundamental para o correto diagnóstico das lesões. Também a correlação com dados clínicos principalmente com a palpação das mamas, assim como com os fatores de risco da paciente, proporciona um aumento significativo na eficácia do método.

INFLUÊNCIA HORMONAL

O parênquima mamário sofre alterações segundo as fases do ciclo menstrual, o que pode repercutir na sua impregnação pelo contraste. Na fase progestacional do ciclo, o parênquima mamário tende a apresentar maior impregnação pelo contraste, que pode ocorrer de forma difusa e simétrica, ou ainda, de forma localizada, neste último caso podendo gerar dúvidas com relação à diferenciação entre impregnação de tecido mamário normal e lesão parenquimatosa. Por esta razão, tem-se recomendado a realização do exame na primeira fase do ciclo menstrual[11].

Em paciente na após a menopausa e em uso de terapia hormonal, frequentemente ocorre aumento na intensidade de impregnação de contraste no parênquima normal. E, em alguns casos, também pode ocorrer impregnação assimétrica do parênquima fibroglandular pelo gadolínio, o que pode gerar dúvidas diagnósticas.

Nestes casos, a impregnação tende a ser heterogênea, podendo ser focal ou multifocal, algumas vezes delimitando o trajeto ductal ou ocupando um segmento mamário. Nestas situações, devido à dificuldade em se excluir a presença de lesões intraductais, é recomendada a reavaliação das mamas por nova RM após suspensão da terapia hormonal por período de 4 semanas[6,8,11].

APLICAÇÕES DA RM MAMÁRIA

A RM das mamas tem sido cada vez mais utilizada na prática médica e sua aplicação pode ocorrer como método diagnóstico principal, quando da sua utilização para o rastreamento de câncer mamário em pacientes de alto risco, ou como método coadjuvante, quando complementa ou se associa aos outros métodos de imagem, como mamografia e ultrassonografia[3,5,7,8].

Neste último caso, a principal e mais importante aplicação se relaciona com a avaliação da extensão local do câncer mamário. As principais aplicações da RM estão definidas no Quadro 51.1.

Quadro 51.1 – Principais Aplicações da Ressonância Magnética das Mamas

1. Rastreamento do câncer mamário em pacientes de alto risco
2. Avaliação da extensão local do câncer mamário
    - 2.1. Tamanho tumoral e extensão ductal
    - 2.2. Multifocalidade, multicentricidade, bilateralidade
    - 2.3. Envolvimento da parede torácica
3. Pesquisa de câncer oculto
4. Acompanhamento pós-tratamento do câncer mamário
    - 4.1. Resposta à Quimioterapia neoadjuvante
    - 4.2. Pesquisa de recorrência
5. Solução de casos duvidosos na mamografia ou US
    - 5.1. Nódulos e assimetrias
    - 5.2. Diferenciação entre cicatriz e recidiva
6. Avaliação dos implantes mamários

Rastreamento do Câncer Mamário em Pacientes de Alto Risco

A rotina de rastreamento em pacientes de alto risco é diferente daquela utilizada na população geral. A realização de mamografia anual associada ao exame clínico tem sido indicada, embora dados atualizados tenham demonstrado alto índice de cânceres de intervalo neste grupo de pacientes, em torno de 50%, assim como indícios de perdas diagnósticas quando da utilização exclusiva deste método[5-7].

Como neste grupo estão inseridas pacientes de faixa etária inferior a 40 anos, a sensibilidade mamográfica é reduzida devido à alta densidade mamária própria da idade. Também os tumores em pacientes de alto risco podem apresentar características benignas nos métodos de imagem, dificultando ou retardando o diagnóstico da doença. Além disso, as lesões malignas destas pacientes têm taxas de crescimento tumoral mais elevadas, e parecem ser mais agressivas, o que as leva a se desenvolverem rapidamente no intervalo entre os exames de rotina. Estas características justificam os altos índices de câncer intervalar nestas pacientes[5-7].

Visando à redução das perdas diagnósticas neste grupo de pacientes, a RM tem sido incluída no processo de rastreamento da doença. O método tem-se mostrado promissor, com estudos demonstrando maior sensibilidade na detecção da doença, seja ela como método isolado ou quando associada à mamografia e à US[12,13]. Porém, na prática, a pouca disponibilidade de equipamentos de RM e o alto custo do exame têm sido fatores limitantes à sua utilização em grande escala.

Avaliação da Extensão Local do Câncer Mamário

A RM tem sido utilizada na avaliação complementar de pacientes com câncer mamário, para estabelecer a extensão local da doença, tendo maior precisão que a mamografia e a US[3,7,8]. Em função das informações oferecidas pela RM pré-operatória, é descrita uma mudança na conduta cirúrgica do câncer de mama ocorrendo em torno de 25-35% das pacientes, frequentemente com ampliação da cirurgia devido à identificação de lesões adicionais, ou pela identificação de sinais de comprometimento intraductal extenso.

O tema tem sido discutido no meio científico, não havendo consenso em relação ao impacto que a RM pré-operatória pode ter na sobrevida destas pacientes[14-16]. No entanto, os itens a seguir demonstrarão a contribuição da RM na melhor definição da lesão tumoral na mama, dos sinais que implicam neste diagnóstico e das vantagens que este método tem em relação aos demais métodos de imagem, no que se refere à identificação de lesões adicionais.

Avaliação do Tamanho Tumoral, sua Localização na Mama e através dos Ductos Adjacentes

Quando o tumor se apresenta na forma de nódulo, a MMG pode identificar com nitidez toda a lesão em mamas adiposas. Ressalta-se ser este padrão de densidade mamária o mais prevalente nas mulheres após a menopausa. No entanto, em mamas densas, que também podem ocorrer em pacientes de faixa etária acima dos 50 anos, a avaliação do tamanho da lesão é restrita na MMG devido à sobreposição do tecido fibroglandular, que impede a visualização completa de suas margens.

A densidade mamária na MMG é influenciada tanto por fatores constitucionais quanto por fatores hormonais. As mamas consideradas densas ocorrem em torno de 25% das pacientes e são menos frequentes após a menopausa. No entanto, no grupo de pacientes no período do climatério, o uso de terapia hormonal pode promover aumento da densidade mamária, o que reduz a sensibilidade da MMG para a identificação e avaliação das lesões[7,8,11].

A US pode demonstrar de forma mais completa todos os contornos do nódulo, independentemente da quantidade de tecido fibroglandular ao redor, porém tem limitação quando a lesão se associa a distorção arquitetural, caso em que seus limites não são bem definidos na imagem, levando a subestimação do tamanho da lesão. Nesta situação, frequentemente há discrepância entre o tamanho palpável da lesão e suas dimensões ultrassonográficas. Já a RM parece definir com maior precisão os contornos e dimensões do câncer mamário, e tem a melhor correlação com seu tamanho histológico[7,8].

A MMG também identifica com nitidez focos de microcalcificações, sendo esta capacidade uma de suas principais vantagens, sobretudo quando se trata de rastreamento. No entanto, na avaliação da extensão do câncer, a RM pode demonstrar que a lesão, quando associada a microcalcificações na MMG, pode se prolongar através dos ductos em uma extensão não perceptível na MMG. Este achado é de suma importância para o planejamento cirúrgico, podendo prevenir a remoção incompleta do câncer[8].

Também devido à capacidade da RM de demonstrar a lesão em diferentes planos ortogonais (axial, sagital e coronal), o método mostra a real posição da lesão na mama e estabelece sua relação com estruturas anatômicas, como a papila e a pele, assim como sua distância da parede torácica.

Identificação de Focos Adicionais de Tumor, como Multifocalidade, Multicentricidade e Bilateralidade

A ocorrência de lesão adicional homolateral (multifocalidade ou muticentricidade) tem sido descrita em torno de 20-63%, quando considerados os estudos patológicos das peças de mastectomia. Já o câncer mamário bilateral e sincrônico ocorre em até 5% das pacientes, sendo significativamente maior nos casos de carcinoma lobular, em torno de 30%[7,8,14,15].

Estes dados demonstram a importância prognóstica da criteriosa avaliação das mamas antes da definição do tratamento, já que a maioria das recorrências ocorre nos primeiros 2 ou 3 anos após a cirurgia, estando localizadas próximas à lesão inicial, sugerindo sua provável coexistência quando do diagnóstico inicial da doença. Em mamas adiposas, a mamografia não tem dificuldades para demonstrar outros focos da doença quando estes se apresentam na forma de nódulos, sendo sua associação com o exame clínico considerada suficiente na avaliação pré-operatória, na maioria das vezes.

Já nas mamas densas, o método apresenta limitações, enquanto a US e a RM demonstram significativa vantagem, com alta sensibilidade, sendo os métodos de escolha para o rastreamento de lesões adicionais. A utilização destes recursos é particularmente importante no caso do carcinoma lobular invasivo e em pacientes de alto risco, quando as chances de multifocalidade, multicentricidade e bilateralidade são maiores[16].

A RM tem demonstrado maior sensibilidade que a MMG e a US, tanto quando utilizadas isoladamente quanto em associação, detectando entre 6 e 34% de lesões adicionais na mama homolateral, podendo caracterizar doença multifocal quando a lesão adicional está no mesmo quadrante da lesão principal, ou doença multicêntrica, quando identifica lesões em quadrantes diferentes[7] (Figura 51.1).

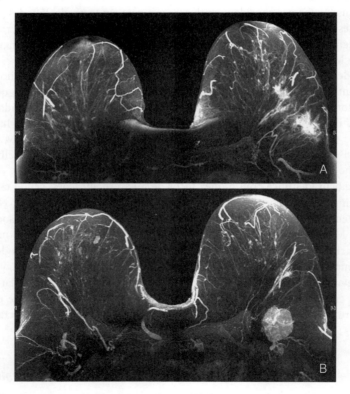

Figura 51.1 – Carcinoma ductal infiltrante multifocal. (A) Sequência axial pós-contraste demonstrando duas lesões nodulares sólidas, irregulares e espiculadas no quadrante superolateral da mama esquerda, caracterizando multifocalidade, e (B) cortes mais superiores demonstrando extensa linfonodomegalia axilar esquerda, com sinais de infiltração secundária.

Portanto, quando da sua utilização para avaliação da extensão do câncer mamário, a RM tem maior contribuição em pacientes que apresentam mamas heterogêneas e densas, que impõem dificuldade à adequada e segura avaliação mamográfica e ultrassonográfica, e nas pacientes com maior risco de apresentarem focos adicionais ocultos, seja pelo forte histórico familiar (alto risco) ou pelo diagnóstico de carcinoma lobular invasivo, por este tipo histológico tumoral estar mais associado a multifocalidade, multicentricidade e bilateralidade.

Avaliação do Comprometimento da Parede Torácica

O envolvimento do músculo e da parede torácica nas lesões posteriores também se reflete diretamente no planejamento cirúrgico. Embora a MMG tenha a capacidade de demonstrar a densificação da gordura retromamária ou mesmo a retração do músculo peitoral, estes achados nem sempre indicam infiltração muscular. O achado mais significativo de envolvimento da musculatura da parede anterior do tórax é sua impregnação pelo contraste paramagnético na RM[6,7].

Pesquisa de Câncer Oculto

A síndrome do carcinoma mamário de sítio desconhecido é estabelecida quando da presença de células metastáticas, seja em linfonodos ou em órgãos à distância por disseminação hematogênica, sem que se conheça o local do tumor primário, impondo uma restrição ao tratamento cirúrgico.

Em pacientes com câncer de mama, o linfonodo axilar comprometido pode ser o único sinal, ocorrendo em cerca de 1% dos casos. Neste grupo de pacientes os exames mamográfico e ultrassonográfico, além do exame clínico, são normais e não identificam a lesão primária, dificultando a escolha do tratamento.

A RM mostra-se eficaz na identificação de lesões mamárias não diagnosticadas nos métodos convencionais, sendo o exame de escolha nestas situações. Sua sensibilidade para a detecção do câncer nestas situações é de 50%[7,8].

Acompanhamento Pós-tratamento do Câncer Mamário

A RM pode ser utilizada na avaliação pós-tratamento do câncer de mama em duas situações: a) na busca de lesões recorrentes após tratamento cirúrgico e b) no acompanhamento de resposta à quimioterapia neoadjuvante (QT-neo)[6,8] (Figura 51.2).

O tratamento conservador para câncer de mama, principalmente no seu estágio precoce, tem sido de escolha nos dias atuais, em detrimento da mastectomia, e os estudos estatísticos realizados nos últimos 20 anos, não mostraram aumento significativo nas taxas de recidiva em pacientes submetidas a este tipo de tratamento. A recorrência local ocorre a uma taxa de 1 a 2% por ano, acontecendo principalmente nos primeiros 2 a 3 anos após a cirurgia, sendo mais comum na área cirúrgica, nas proximidades da lesão inicial previamente excisada[7].

O acompanhamento para detecção de lesão recorrente normalmente se faz por exame físico, MMG e US. Na MMG, os sinais que indicam recidiva da lesão se mostram pela presença de massa espiculada ou por calcificações na área cirúrgica. No entanto, as alterações relacionadas com a manipulação cirúrgica e o padrão denso das mamas podem dificultar a identificação da lesão ou prejudicar sua diferenciação de fibrose.

A RM, no entanto, tem significativa vantagem em relação aos outros métodos para detectar lesões recidivantes, com sensibilidade próxima de 100%, conforme alguns estudos apresenta-

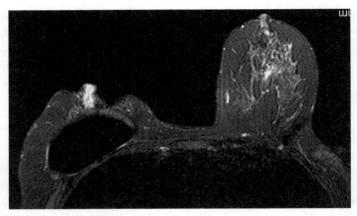

Figura 51.2 – Recidiva tumoral. Paciente de 63 anos, tratada de câncer de mama infiltrante na mama direita há 4 anos, com adenomastectomia e reconstrução com prótese retromuscular. A RM de controle demonstrou área de impregnação linear na região retroareolar da mama, e biópsia da lesão compatível com carcinoma *in situ* recidivante.

dos. Devido às características próprias das lesões tumorais recorrentes que captam o contraste paramagnético de forma diferente do tecido normal ou do tecido manipulado cirurgicamente, sua identificação pela RM se faz de forma relativamente fácil. Ressalta-se, porém, que a RM para avaliação de recidiva somente deve ser realizada após 6 meses da cirurgia e após 18 meses da radioterapia, devido às dificuldades proporcionadas pelo processo inflamatório local, que impede adequada individualização de lesões captantes de contraste, potencialmente suspeitas.

A RM também tem sido utilizada no monitoramento de resposta tumoral ao tratamento com QT-neo. Nas pacientes candidatas a este tipo de tratamento, principalmente por apresentarem câncer avançado, o exame é realizado antes do início da primeira sessão de quimioterapia (QT), onde se define o tamanho e o número de lesões. Posteriormente, são realizados exames durante o tratamento para avaliar a resposta, e após o término do tratamento quimioterápico, para avaliação de lesão residual e definição do tratamento cirúrgico.

Do ponto de vista da RM, são avaliados dois critérios para determinar a resposta ao tratamento: a) redução da intensidade de impregnação pelo contraste da lesão e alteração no padrão dinâmico do contraste; e b) redução do volume do tumor[6]. Com base nestes critérios, o estudo comparativo entre os exames (pré e pós-tratamento) define o padrão de resposta: 1) completa, 2) parcial, 3) sem resposta ou 4) progressão da doença[6].

Ressalta-se que a resposta completa pela avaliação por RM não implica em resposta histológica completa.

Solução de Casos Duvidosos na Mamografia e na Ultrassonografia

Embora a MMG e a US, principalmente se utilizadas em conjunto, consigam resolver grande parte dos problemas diagnósticos nas mamas, existem algumas situações duvidosas ou inconclusivas pelos exames convencionais, em que a RM representa importante ferramenta esclarecedora. Talvez o principal exemplo desta aplicação seja a diferenciação entre lesão tumoral recorrente e fibrose pós-cirúrgica[6,8].

Em mamas manipuladas cirurgicamente e com RT, o tecido mamário fica distorcido na MMG, muitas vezes tornando difícil diferenciar fibrose/necrose gordurosa de lesão residual ou recidivante. Na US, estas alterações podem se mostrar como nódulos heterogêneos com sombra acústica, também não permitindo a exclusão de lesão maligna. No entanto, devido às características de vascularização das lesões tumorais, a RM distingue com facilidade estas duas entidades: carcinoma *versus* fibrose (Figura 51.3).

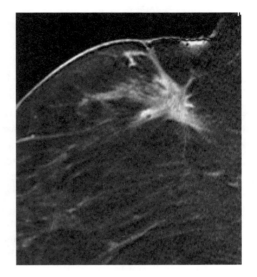

Figura 51.3 – Paciente submetida a ressecção de nódulo mamário à direita, apresentando, na mamografia, área de distorção focal no local de manipulação cirúrgica, de difícil avaliação. A RM demonstrou área de distorção arquitetural focal com aspecto hipointenso em T1 e que não apresentou impregnação significativa pelo contraste, compatível com área de fibrose.

Outra aplicação da RM é o esclarecimento de área palpável na mama, que não teve representação ou foi esclarecida na MMG e na US. O objetivo do exame é descartar lesão maligna que possa não ser evidente nos métodos convencionais, tendo maior valor em pacientes de alto risco[8].

Avaliação de Implantes Mamários

A avaliação dos implantes mamários representou a primeira aplicação reconhecida da RM, que desde o início demonstrou significativa superioridade em relação aos outros métodos de imagem, quando da suspeita de complicações. Considerando-se que atualmente a mamoplastia de aumento corresponde à cirurgia estética mais frequente em todo o mundo, o desenvolvimento de técnicas seguras de avaliação dos implantes tornou-se necessário. Estima-se que no Brasil, em 2011, cerca de 149 mil mulheres submeteram-se a este tipo de cirurgia, segundo a Sociedade Brasileira de Cirurgia Plástica.

O primeiro modelo de implante mamário de silicone consistia em uma bolsa com invólucro espesso preenchida por material consistente com silicone gel em uma forma mais espessa. Este modelo foi apresentado em 1962, por Gerow e Cronin. A partir dele, diversos outros foram desenvolvidos, visando, além do melhor resultado estético, reduzir o risco de complicações como a contratura capsular e a ruptura, sendo que atualmente se encontra no mercado a quinta geração de implantes de silicone, que utiliza silicone de alta coesão, que tem riscos menores de rompimento[17].

As principais complicações relacionadas ao uso dos implantes mamários podem ser subdivididas em: 1) complicações precoces e 2) complicações tardias[6-8] (Tabela 51.1).

Tabela 51.1	
Principais Complicações Relacionadas aos Implantes de Silicone[6-8]	
Complicações Precoces	*Complicações Tardias*
Hematoma	Contratura capsular
Seroma	Ruptura intracapsular
Infecção	Ruptura extracapsular

Dentre as complicações que ocorrem logo após a colocação dos implantes (complicações precoces), a formação de seroma e hematoma é a mais frequente. Processo inflamatório/infeccioso também pode ocorrer, embora com menor frequência. No caso de complicações na fase pós-cirúrgica imediata, o exame de escolha para o diagnóstico é a US, uma vez que o método define e quantifica com facilidade as coleções líquidas adjacentes ao implante e pode, ainda, auxiliar no direcionamento de drenagem terapêutica, quando existe esta indicação. Considerando-se que nesta fase as queixas de aumento de volume e dor mamária são as mais frequentes, a RM deve ser evitada devido ao desconforto que o exame pode provocar na paciente.

Tanto as rupturas dos implantes quanto a contratura capsular, representam complicações tardias e ocorrem em frequência cada vez menor, devido ao aprimoramento das técnicas cirúrgicas e ao desenvolvimento de implantes com material mais resistente[17]. A ruptura do implante pode decorrer de trauma ou ainda ocorrer de forma espontânea, e o fator predisponente mais importante para esta complicação é o seu tempo de uso. Há dois tipos de rupturas dos implantes de silicone: intracapsular e extracapsular.

A *ruptura intracapsular* ocorre quando há rompimento apenas do invólucro do implante, ficando todo o material interno, gel, restrito pela cápsula fibrosa. Este tipo de complicação pode evoluir para *ruptura extracapsular,* quando há extravasamento do silicone para além da cápsula fibrosa, o qual pode infiltrar o tecido adjacente (parênquima glandular e musculatura da parede torácica) e migrar para os linfonodos ou para outros órgãos ou tecidos à distância[6,8].

Os sinais relacionados ao rompimento dos implantes foram amplamente estudados e apresentados na literatura, tendo a MMG sensibilidade restrita para a detecção de rupturas intracapsulares e relativa alta sensibilidade para a visualização de sinais de rupturas extracapsulares, exceto quando o extravasamento ocorre no contorno posterior do implante. Já US tem alta sensibilidade para a detecção de rupturas tanto intra quanto extracapsulares (S:47-74%), sendo o sinal de Linguine (linhas hiperecogênicas soltas no interior do implante de silicone) o mais específico deste tipo de ruptura. No entanto, existe uma grande variação da sensibilidade da US, o que se justifica pelo fato de o método ser operador e equipamento-dependente, sendo esta uma das suas principais desvantagens[18,19].

A técnica utilizada na RM para avaliação das mamas com implantes emprega sequências específicas para a visualização do material interno do silicone, com fácil identificação de eventuais extravasamentos, o que tem proporcionado ao exame uma S de 94% e E que varia entre 92-100%. É, portanto, o exame de escolha sempre que existe dúvida com relação à integridade das próteses. O método também tem sido utilizado para avaliação dos parênquimas mamários adjacentes aos implantes de silicone, quando há suspeita de lesão tumoral infiltrativa que pode não ser visível na MMG ou na US.

Embora o uso de implantes de silicone não represente fator de risco para o desenvolvimento de câncer mamário, o exame de rastreamento da doença pela MMG, mesmo que associado a US, muitas vezes não é suficiente para identificar lesões iniciais, sobretudo em mamas densas ou em pacientes com implantes volumosos, sendo a RM uma importante ferramenta adicional, principalmente em mulheres de alto risco.

E, no caso de câncer mamário já diagnosticado pela MMG e US em paciente com implantes de silicone, a RM é capaz de oferecer informações importantes quanto ao comprometimento da mama, o que auxilia na programação e escolha do tratamento (Figura 51.4).

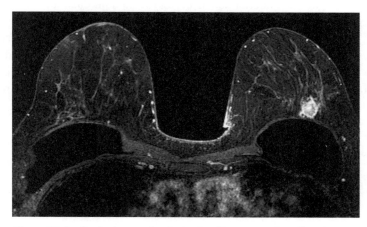

Figura 51.4 – Paciente com implante de silicone em situação retromuscular, com nódulo sólido, irregular, com impregnação heterogênea e periférica pelo contraste na região central da mama esquerda, adjacente ao contorno anterior do implante.

RESSONÂNCIA MAGNÉTICA DA PELVE

A RM para avaliação dos órgãos pélvicos também tem sido bastante utilizada, porém sua indicação é variada e pode ser diferente de acordo com a faixa etária. Uma importante aplicação do método na paciente em fase reprodutiva se refere ao diagnóstico e avaliação do comprometimento da pelve pela endometriose, tendo significativo valor na endometriose profunda, quando há intensa fibrose, e a US transvaginal tem limitação para demonstração dos focos endometrióticos e há dificuldade de acesso pela laparoscopia.

Em pacientes após a menopausa, a RM da pelve tem sido utilizada principalmente no auxílio ao estadiamento local das neoplasias malignas que podem acometer o trato genital feminino, já que no diagnóstico inicial destes tumores, a US se impõe como o principal exame. A RM da pelve feminina vem sendo utilizada desde o começo dos anos 1980. Ela apresenta algumas vantagens perante a US e a tomografia computadorizada (TC) que podem ser enumeradas: 1 – é método não invasivo e não utiliza radiação ionizante; 2 – é sensível ao fluxo sanguíneo, assim como o Doppler da US; 3 – tem capacidade de produzir imagens multiplanares e 4 – tem excelente capacidade de diferenciação tecidual.

OPERACIONALIZAÇÃO E SEGURANÇA

O custo médio de um aparelho de RM nos Estados Unidos (EUA) varia de 1 a 2 milhões de dólares. O tempo médio para a realização de um exame de RM ginecológico é de aproximadamente 1 hora e o protocolo de exame varia de acordo com a sua indicação, porém quase sempre necessita de contraste paramagnético endovenoso, o gadolínio.

Atualmente, nos EUA o custo para a realização de um exame de RM é muito similar ao custo de uma TC, apesar das vantagens da RM e, principalmente, apesar da diferença do investimento financeiro entre os dois tipos de equipamento. A RM, mesmo aquela de alto campo magnético (2 T) não demonstrou efeitos danosos a longo prazo em inúmeros estudos apresentados na literatura. O gradiente magnético é inferior àquele necessário para produzir alterações de conduções elétricas e acarretar uma arritmia cardíaca.

A RM é contraindicada para pessoas claustrofóbicas, já que para a realização do exame a paciente é posicionada em decúbito dorsal no interior do equipamento, o magneto tem aproximadamente 1,80 m de comprimento e 52 cm de diâmetro, e é absolutamente contraindicada para portadores de marca-passo e outros tipos de próteses que utilizam material metálico na sua composição.

RESSONÂNCIA MAGNÉTICA PARA PATOLOGIA GINECOLÓGICA

Útero

A RM é mais acurada que qualquer outro método de imagem para detectar a presença, o número, tamanho e a localização de leiomiomas[20]. Pacientes portadoras de leiomiomas submucosos com manifestação clínica podem ser beneficiadas com a RM no planejamento da extensão cirúrgica ou monitoramento do tratamento clínico[20]. A RM foi muito explorada na avaliação de sarcomas uterinos. Apesar de demonstrar a presença dessas lesões massivas e o grau de invasão miometrial, os achados globais são inespecíficos e a diferenciação do carcinoma endometrial é difícil[21,22].

Outra condição relativamente comum de ocorrer na mulher no período de transição menopausal é a adenomiose, prevalecendo em 15 a 25% dessa população. O diagnóstico é realizado após anatomopatológico de histerectomia. A RM vem sendo utilizada para avaliar essa condição[23,24]. Diferentemente dos leiomiomas, a adenomiose se apresenta por uma massa irregular e com margens indistintas, com característica de natureza invasiva. Autores como Mark e cols. e Togashi e cols. demonstraram uma acurácia próxima de 100% na diferenciação de leiomioma e adenomiose utilizando a RM[24,25].

Endométrio

A RM é particularmente útil para avaliação do endométrio, que pode facilmente ser diferenciado do miométrio. O endométrio normal apresenta alto sinal em T2 e baixo em T1 e impregna-se pelo contraste paramagnético (gadolínio). Nas pacientes com adenocarcinoma endometrial, processo maligno ginecológico mais comum, a RM consegue definir a localização do tumor, a profundidade da invasão e o comprometimento cervical[26]. O principal sinal à RM é o espessamento endometrial, com indefinição do plano de clivagem com o miométrio[27] (Figura 51.5).

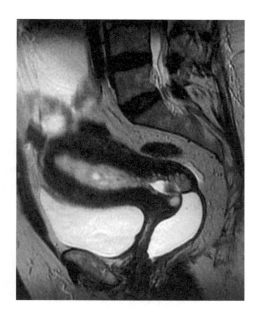

Figura 51.5 – Carcinoma de endométrio. Corte sagital da pelve na sequência ponderada em T2 demonstrando espessamento irregular e heterogêneo do endométrio. Observar perda de definição da interface com o miométrio.

A disseminação deste tipo de tumor ocorre inicialmente para o miométrio e colo uterino, e posteriormente por via linfática, atingindo os gânglios pélvicos e retroperitoneais. Em fase mais avançada, ocorre invasão das estruturas adjcentes ao útero, através dos ligamentos largos, paramétrios e ovários[27].

Apesar de não conseguir diferenciar o adenocarcinoma endometrial *in situ*, confinado ao endométrio, a RM tem uma acurácia de 92% no estadiamento da patologia invasiva[28]. A acurácia média em demonstrar a invasão miometrial varia de 70 a 85%, e do comprometimento cervical, maior que 90%[29-32]. Além disso, o volume tumoral, que é facilmente avaliado pela RM, pode ser um indicador prognóstico mais fidedigno que a invasão miometrial.

Colo Uterino

O colo uterino apresenta duas áreas facilmente distinguíveis na RM: o estroma e o canal endocervical. A capacidade de obter imagens multiplanares permite uma excelente distinção do colo, que não é facilmente identificado na US ou TC. A diferenciação do estadiamento do carcinoma de colo uterino tem reflexo importante na terapêutica a ser utilizada. Os carcinomas de estádios IB e IIA são tratados preferencialmente de maneira cirúrgica, enquanto os de estádio IIB ou mais são tratados preferencialmente com radioterapia. O que irá diferenciar esses estádios é o comprometimento parametrial, sendo esta a principal contribuição da RM.

O estadiamento clínico do câncer cervical é realizado com exame físico, Rx de tórax, cistoscopia, pielografia intravenosa e sigmoidoscopia, a TC é o exame tradicional para estadiamento radiológico. Porém, em estudos comparando a TC com a RM no comprometimento parametrial do câncer cervical, a RM demonstrou uma acurácia superior à TC (86% x 77%)[33]. Em outro estudo, a RM detectou todos os seis casos de comprometimento, enquanto a TC somente um caso[34].

A diferenciação entre os estádios IB e IIA também é possível com a RM. Janus e cols. demonstraram uma acurácia de 91% em detectar o comprometimento vaginal, contra 77% na TC[35].

Outros autores demonstraram uma acurácia maior que 80%[36]. Comparado com o exame sob anestesia, o estadiamento com RM também demonstrou ser superior[37].

Outro papel importante da RM é a diferenciação entre fibrose e recidiva do câncer cervical. Ebner e cols. demonstraram uma acurácia de 100% nessa diferenciação[37].

Ovário

Quando nos deparamos com uma massa anexial, o diagnóstico da lesão é muito útil antes da abordagem cirúrgica (laparotomia). Inúmeros tipos de lesões ovarianas são bem avaliados pela RM, incluindo cistos hemorrágicos, endometriomas, teratomas benignos e cistos foliculares, além das neoplasias malignas (Figura 51.6).

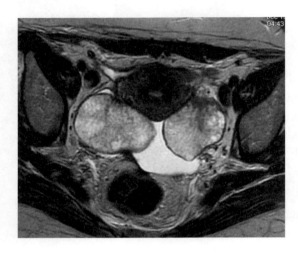

Figura 51.6 – Tumor de Krukemberg bilateral. Paciente de 54 anos com câncer de estômago operado há 2 anos. Corte axial na pelve na sequência ponderada em T2 demonstrando duas massas ovarianas sólidas, ovaladas e regulares, discretamente heterogêneas.

O câncer de ovário representa 3% de todas as neoplasias malignas das mulheres, tendo alta mortalidade, principalmente devido à fase avançada em que o diagnóstico é feito na maioria das pacientes (70% dos casos). Acomete sobretudo mulheres na faixa etária entre 50 e 60 anos e o tipo histológico é variado, sendo os tumores de células epiteliais (adenocarcinomas) e de células germinativas os mais prevalentes, ocorrendo em 70% e 15% dos casos, respectivamente[27]. A doença é insidiosa e a lesão tem crescimento lento. O diagnóstico inicial é feito principalmente pela US, diante de um quadro clínico de aumento de volume abdominal.

A principal aplicação da RM na avaliação do câncer de ovário está relacionada ao estadiamento local da doença. Sua disseminação ocorre preferencialmente por semeadura peritoneal, de difícil identificação pelos outros métodos, podendo ocorrer também por via linfática, com comprometimento dos linfonodos pélvicos e retroperitoneais, ou por via direta para as estruturas adjacentes. Nestes últimos casos, também a RM é superior aos outros métodos na identificação de sinais secundários da doença[27].

Quanto ao aspecto de imagem na RM do adenocarcinoma de ovário, o que frequentemente se vê é uma extensa massa predominantemente cística, ou sólido-cística, irregular e heterogênea, acometendo a região anexial ou ocupando a pelve, e que promove deslocamento dos órgãos e estruturas adjacentes, como útero, bexiga, intestino.

Atualmente não é possível diferenciar lesões benignas de malignas somente com base na intensidade do sinal. A acurácia da ressonância gira ao redor de 60%, porém é maior que a da US ou da TC[39]. Ao se realizar a RM com contraste, a caracterização de lesões malignas sobe de 56% para 78%[40]. Os critérios para diferenciar lesão cística benigna de maligna são os mesmos utilizados na US transvaginal, ou seja, espessamento difuso ou irregular da parede da lesão, presença de vegetações ou nodulações internas e sinais de invasão do tecido adjacente[27]. Com a evolução da doença ocorre o aparecimento de ascite e sinais de comprometimento peritoneal, com a definição de implantes peritoneais.

Vagina

A vagina é facilmente identificável na RM. Os tumores primários de vagina são fáceis de serem identificados quanto a localização, tamanho e extensão na parede vaginal[40].

Em um estudo, o comprometimento vaginal metastático foi corretamente identificado em 21 de 22 pacientes, com uma acurácia de 92%, sensibilidade de 95% e especificidade de 90%[40].

O FUTURO DA RESSONÂNCIA MAGNÉTICA NA GINECOLOGIA

A contribuição da RM na avaliação dos órgãos pélvicos já é reconhecida e tem seu valor nas diferentes faixas etárias. Atualmente, é importante método adjuvante na investigação de causas de infertilidade, particularmente nas pacientes com suspeitas de anomalias congênitas como anomalias dos ductos müllerianos, com miomas extensos ou sinais de endometriose em grau avançado.

Também se aplica na avaliação e no acompanhamento de doenças inflamatórias pélvicas, particularmente do abscesso tubo-ovariano, por delimitar a extensão do processo inflamatório e identificar sinais de complicações que possam determinar indicação cirúrgica rápida. Porém, na faixa etária após a menopausa, sua principal contribuição é a de avaliação de doenças oncológicas ginecológicas, tanto para estadiamento local das lesões como para a diferenciação de fibrose e recidiva.

Com o rápido avanço tecnológico, a inclusão de técnicas de RM cada vez mais acuradas e com a melhora da resolução espacial das imagens, o método ganha cada vez mais espaço no meio médico. Por permitir a visualização segura dos órgãos acometidos por tumores, assim como dos seus arredores, e por possibilitar a identificação de sinais de envolvimento secundário em locais não acessíveis pelos outros métodos, as informações obtidas pelo exame de RM repercutem em uma escolha de tratamento mais adequada, com maiores chances de cura para a paciente.

REFERÊNCIAS BIBLIOGRÁFICAS

1. Kuhl CC, Mielcareck P, Klaschik S, Leutner C, Wardelmann E, Gieseke J et al. Dynamic breast MR imaging: are signal intensity time course data useful for differential diagnosis of enhancing lesions? Radiology 1999;211:101-10.
2. Kuhl C. The current status of breast MR imaging. Part 1. Choice of technique, image, interpretation, diagnostic accuracy, and transfer to clinical practice. Radiology 2007;244(2):356-78.
3. Kuhl C. The current status of breast MR imaging. Part 2. Clinical applications. Radiology 2007;244(3):672-91.
4. Kuhl CK, Schrading S, Beling HB et al. MRI for diagnosis of pure ductal carcinoma in situ: a prospective observational study. Lancet 2007;370 (9586):485-92.

5. Saslow D, Boetes C, Burke W, Harms S, Leach MO, Lehman CD et al. American cancer society guidelines for breast screening with MRI as an adjunct to mammography. CA Cancer J Clin 2007;57:75-89.
6. Brandão A. In: Brandão A. Ressonância Magnética da Mama. Rio de Janeiro: Ed Revinter; 2010. p. 81-140.
7. Hylton NM. Breast Magnetic Resonance imaging techniques. In: Morris EA, Liberman L. Breast MRI – Diagnosis and intervention. New York: Springer; 2004. p. 7-14.
8. Brandão A. In: Aguillar V, Bauab S, Maranhão N. Mama – diagnóstico por imagem. Rio de Janeiro: Ed Revinter; 2009. p. 489-585.
9. Macura KF, Ouwerkerk R, Jacobs MA, Bluemke DA. Patterns of enhancement on breast MRI images: interpretation ant imaging pitfalls. Radiographics 2006;16(6):1719-34.
10. Greenwood HI, Heller SL, Kim S, Sigmund EE, Shaylor SD, Moy L. Ductal carcinoma in situ of the breast: review of MR imaging features. Radiographics 2013;33:1569-88.
11. Giess CS, Yeh ED, Raza S, Birdwell RL. Background parenchymal enhancement at breast MR imaging: normal patterns, diagnostic challenges, and potential for false-positive and false-negative interpretation. Radiographics 2014;34:234-47.
12. Kriege M, Brekelmans CTM, Boetes C, Besnard PE, Zonderland HM, Obdeijn IM et al. Efficacy of MRI and mammography for breast cancer screening in women with a familial or genetic predisposition. N Engl J Med 2004;351(5):427-37.
13. Sardanelli F, Podo F, D´Agnolo G, Verdecchia A, Santaquilani M, Musumeci R et al. Multicenter comparative multimodality surveillance of women at genetic-familial high risk for breast cancer (HIBCRIT Study): ínterim results. Radiology 2007;242(3):698-715.
14. Sardanelli F, Giuseppetti GM, Panizza P, Bazzocchi M, Fausto A, Simonetti G. Sensitivity of MRI versus mammography for detecting foci of multifocal, multicentric breast cancer in fatty and dense breasts using the whole-breast pathologic examination as a gold standard. AJR 2004;183:1149-56.
15. Sardanelli F. Overview of the role of pre-operative breast MRI in the absence of evidence on patients outcomes. The Breast 2010;19:3-6.
16. Houssami N, Ciatto S, Macaskill P, Lord SJ, Warren RM, Irwig L. Accuracy and surgical impact of magnetic resonance imaging in breast cancer staging: systematic review and meta-analysis in detection of multifocal and multicentric cancer. JCO 2008;28(19):3248-58.
17. Berry MG, Davies DM. Breast augmentation: Part I – a review of the silicone prosthesis. J Plastic, reconstructive and Aesthetic Surg 2010;63:1761-8.
18. Gorczyca DP, Gorczyca SM, Gorczyca KL. Diagnosis of silicone breast implant rupture. Plast Reconstr Surg 2007;120(suppl 1):49S-61S.
19. Sperli A, Bersou Jr A, Freitas GOJ, Michalany N. Complicações com próteses mamárias. Rev Soc Bras Cir Plast 2000;15(3):33-46.
20. Hriack H, Tscholakoff D, Heinrichs L et al. Uterine leyomiomas: Correlations of MR, histopathologic findings, and symptoms. Radiology 1986;158:385-9.
21. Shapeero LG, Hricak H. Mixed mullerian sarcoma of the uterus: MR imaging findings. AJR. 1989;153:317-9.
22. Worthington JL, Balfe DM, Lee JKT et al. Uterine neoplasms: MR imaging. Radiology 1986;159:725-9.
23. Togashi K, Nishimura K, Itoh K et al. Adenomyosis: Diagnosis with MR imaging. Radiology 1988;166:111-5.
24. Mark AS, Hricak H, Heinrichs LW et al. Adenomyosis and leiomyoma: Differential diagnosis with MR imaging. Radiology 1987;163:527-9.
25. Togashi K, Ozasa H, Konishi I et al. Enlarged uterus: Differentiation between adenomyosis and leiomyoma with MR imaging. Radiology 1989;171:531-5.
26. Powell MC, Womack C, Buckley J et al. Pre-operative magnetic resonance imaging of stage 1 endometrial adenocarcinoma. Br J Obstet Gynaecol. 1986;93:353-6.
27. Brant WE. Trato genital: técnicas de imagem radiográfica e RM. In: Brant EW and Helms CA. Fundamentos de Radiologia – Diagnóstico por Imagem. Rio de Janeiro: Editora Guanabara Koogan; 2007. p. 871-80.
28. Hricak H, Stern JL, Fisher MR et al. Endometrial carcinoma staging by MR imaging. Radiology. 1987;162:297-300.

29. Gordon AN, Fleischer AC, Dudley BS et al. Preoperative assessment of myometrial invasion of endometrial adenocarcinoma by sonography (US) and magnetic resonance imaging (MRI). Gynecol Oncol 1989;34:175-9.
30. Belloni C, Vigano R, Del Maschio A et al. Magnetic resonance imaging in endometrial carcinoma staging. Gynecol Oncol 1990;37:172-6.
31. Yamashita Y, Harada M, Sawada T et al. Normal uterus and FIGO stage I endometrial carcinoma: Dynamic gadolinium-enhanced MR imaging. Radiology 1993;186:495-9.
32. Powell MC, Worthington BS, Sokal M et al. Magnetic resonance imaging-Its application to cervical carcinoma. Br J Obstet Gynaecol 1986;93:1276-80.
33. Janus CL, Mendelson DS, Moore S et al. Staging of cervical carcinoma: Accuracy of magnetic resonance imaging and computed tomography. Clin Imaging 1989;13:114-7.
34. Fishman Javitt MC, Stein HL, Lovecchio JL. MRI in staging of endometrial and cervical carcinoma. Magn Reson Imaging 1987;5:83-8.
35. Togashi K, Nishimura K, Sagoh T et al. Carcinoma of the cervix: Staging with MR imaging. Radiology 1989;171:245-8.
36. Rubens D, Thornbury JR, Angel C et al. Stage IB cervical carcinoma: Comparison of clinical, MR, and pathologic staging. AJR 1988;150:135-8.
37. Ebner F, Kressel HY, Mintz MC et al. Tumor recurrence versus fibrosis in the female pelvis: Differentiation with MR imaging at 1.5 T. Radiology 1988;166:333-5.
38. Smith FW, Cherryman GR, Bayliss AP et al. A comparative study of the accuracy of ultrasound imaging, x-ray computerized tomography and low field MRI diagnosis of ovarian malignancy. Magn Reson Imaging 1988;6:225-9.
39. Stevens SK, Hricak H, Stern JL. Ovarian lesions: Detection and characterization with gadolinium-enhanced MR imaging at 1.5 T. Radiology 1991;181:481-5.
40. Chang YCF, Hricak H, Thurnher S, Lacey CJ. Vagina: Evaluation with MR Imaging. II. Neoplasms. Radiology 1988;169:175-8.

PARTE 8

Tratamento Hormonal

52 | Estrogênios e progestógenos

- Rosires Pereira de Andrade
- Carolina Pereira de Andrade

INTRODUÇÃO

Para se entender o racional da proposição de uso dos estrogênios e progestógenos como terapêutica hormonal em mulheres na transição menopausal e após a menopausa, imprescindível é que se entenda a fisiologia do ciclo menstrual durante o período reprodutivo e as alterações fisiológicas que ocorrem no período. Essas alterações, no entanto, ocasionam consequências resultantes do hipoestrogenismo, desde sintomas e sinais em maior ou menor grau, até implicações para a saúde feminina a longo termo[1].

A deprivação estrogênica é um fenômeno fisiológico, que acontece naturalmente entre as mulheres, desde o período de transição menopausal até a instalação da menopausa. Informar e educar mulheres e homens, ao longo das suas vidas, em cuidados com a saúde é importante, mas nesse período especial da vida da mulher a informação/educação adquire uma condição especial. Speroff e Fritz referem que a menopausa deve ser considerada uma oportunidade para os médicos que atendem mulheres nessa fase. Em tradução livre, "Médicos que interagem com as mulheres na época da menopausa têm uma maravilhosa oportunidade e, portanto, uma obrigação significativa. A intervenção médica nesse período da vida propicia às mulheres anos de benefício através de cuidados preventivos à saúde. Isso representa uma oportunidade que deve ser aproveitada"[2].

Muitos aspectos clínicos de mudanças fisiológicas, com claras repercussões na vida de cada uma dessas mulheres, têm fundamental importância em serem por elas conhecidos e reconhecidos. E, neste período, necessário se faz entender e propor cuidados, medidas preventivas e terapias específicas, desde que necessário, além de se focar nas doenças cardiovasculares e na osteoporose. A expectativa de vida de homens e mulheres aumentou espetacularmente e estamos na iminência de nos tornarmos uma sociedade na qual quase todos os indivíduos sobrevivam até idades avançadas, como acontece hoje na Suécia e na Suíça, por exemplo.

Os sintomas relacionados à deprivação estrogênica fisiológica nas mulheres podem ser severos e múltiplos em algumas delas, e em outras podem ser mínimos ou mesmo não existentes. No entanto, diferenças em atitudes, de sociedades, estilos de vida, condições socioeconômicas e percepções individuais estão muito mais relacionadas com a natureza e prevalência dos sintomas do que alguma diferença fisiológica entre mulheres de distintas culturas e etnias[3].

ALTERAÇÕES ENDÓCRINAS RELACIONADAS À IDADE

A complexidade do processo de envelhecimento possibilita que muitas vezes se usem formulações simplistas, no sentido de relacionar todo e qualquer sintoma, queixa ou sinal com a deficiência hormonal. Desde o século XIX, têm aparecido tentativas de atribuir as alterações da idade a uma ou outra deficiência hormonal, e esforços para tratamento foram e continuam sendo dirigidos, com uma variedade de terapias endócrinas. A procura pela "fonte da juventude", através de terapêutica hormonal, tem feito com que muitos usem, por exemplo, a dehidroepiandrosterona (DHEA) como suplemento nutricional ou mesmo o hormônio do crescimento humano e outros esteroides androgênicos para as alterações, relacionadas à idade, desse hormônio e da testosterona, sem que haja evidências científicas que justifiquem esse uso[4].

Quando se consideram as alterações endócrinas, é importante que se distingam os efeitos da idade por si mesma na fisiologia endócrina e aqueles causados por doenças relacionadas à idade, devido à alta prevalência de desordens, sintomáticas ou assintomáticas, nas pessoas com mais idade. É relevante que se considere que o único sistema endócrino que apresenta uma alteração na função com a idade, de maneira abrupta, bem definida e universal, é o eixo hipotalâmico--hipofisário-gonadal nas mulheres.

A função do sistema do fator 1 do hormônio de crescimento IGF-1, bem como o eixo hipotalâmico-hipofisário-gonadal em homens, e a porção (zona reticular) do córtex adrenal que sintetiza a DHEA, todos declinam progressivamente com a idade na maioria das pessoas. Desconhecem-se os valores fisiologicamente ótimos, ajustados por idade, embora valores normais possam ser estabelecidos no plasma do IGF-1, da testosterona biodisponível total e livre, e das concentrações da DHEA.

Alguns outros hormônios podem ter suas secreções alteradas pela idade, mas as mudanças são muito menos predizíveis, e não existem valores normais ajustados por idade, bem definidos. Por outro lado, as ações de alguns hormônios diminuem com a idade, e a secreção hormonal aumentada pode ou não compensar tais diminuições na resposta tecidual.

TERAPIA ESTROGÊNICA DOS FOGACHOS

Desconhece-se a causa dos fogachos. Aceita-se que a falta do estrogênio inicie, ao nível do hipotálamo, a disfunção termorregulatória[5], o que se acredita ser a causa do aparecimento do fogacho. A temperatura corporal é normal no início do fogacho e cai abaixo do normal após, o que é indicativo de rápida dissipação do calor. Fogachos ocorrem simultaneamente com pulsos do hormônio LH[6,7]. Estudos sugerem que a zona termoneutra está estreitada em mulheres com fogachos[8].

A terapia mais eficaz é o estrogênio, cujas doses equivalentes eficazes são[9]:
- ✓ 1 mg micronizado de 17-betaestradiol;
- ✓ 50 µg/dia transdérmicos de17-betaestradiol;
- ✓ 0,625 mg/dia de estrogênios conjugados;
- ✓ 1,25 mg de sulfato de estrona piperazina.

Doses Baixas de Estrogênio para Fogachos

Doses baixas de estrogênio têm sido pesquisadas, e sua eficácia foi demonstrada em algumas pesquisas. Estrogênios conjugados na dose de 0,3 mg, 17-betaestradiol via oral na dose de 0,5 mg e 17-betaestradiol transdérmico na dose de 25 µg por adesivo se mostraram eficazes em alguns estudos[10]. Do mesmo modo, o estradiol transdérmico em baixas doses (0,014 mg/dia ou 14 µg/dia) é mais eficaz que placebo[11]. O uso de um progestógeno se impõe em mulheres que têm o útero, para evitar hiperplasia de endométrio. O progestógeno aumenta a atividade do peptídeo opioide central[12].

Fogachos Intratáveis

Como todo e qualquer medicamento, há situações em que o tratamento com estrogênio não melhora o sintoma fogacho. Várias possibilidades precisam ser observadas a este respeito, a seguir descritas:

- o uso concomitante de drogas que podem diminuir a absorção do estrogênio, como antibióticos de largo espectro; ou drogas que podem aumentar a atividade enzimática hepática e, assim, elevar o metabolismo do estrogênio, como os barbitúricos, anticonvulsivantes, tranquilizantes[13]. A solução é interromper o uso ou substituir essas medicações;
- mudar a via de administração do estrogênio, de oral para transdérmico, pode resultar no controle dos fogachos;
- pesquisar outras causas de fogacho, se indicado, como hipertireoidismo, câncer, infecção, inibidores seletivos de recaptação da serotonina;
- quando as mulheres usam altas doses de estrogênio com o objetivo de ter sucesso no tratamento e não funciona, uma boa medida pode ser interromper o uso por 1 a 2 semanas e depois disso reiniciar na dose usual. Referem os autores que, na oportunidade em que as mulheres podem comparar a ocorrência de fogachos sem o estrogênio e com o uso do estrogênio, mesmo não havendo melhora total, pode ser notado que ele é benéfico e que o fogacho persistente pode ser tolerável.

Terapia Estrogênica Vaginal

Como nas situações de fogacho, a terapia com estrogênio é a mais eficaz para as mulheres com atrofia vaginal e que apresentam queixas moderadas e severas locais, desde que não haja contraindicação ao uso. Esse tratamento restaura o pH ácido vaginal e a microflora, o espessamento do epitélio vaginal, aumenta as secreções fisiológicas vaginais e diminui a secura vaginal.

Os benefícios urinários também são importantes. Reduz a incidência de infecção do trato urinário e os sintomas de bexiga hiperativa. A estrogenoterapia isolada não melhora a incontinência urinária[14].

Pode-se recomendar baixa dose de estrogênio por via vaginal, em vez de uso sistêmico, em casos de queixas unicamente vaginais. Se a mulher já usa estrogênio sistêmico para outras queixas e ainda assim apresenta atrofia vaginal, pode-se usar a via vaginal em dose baixa. Baixa dose vaginal de estrogênio é igual ou menor que 50 µg de estradiol ou igual ou menor que 0,3 mg de estrogênios conjugados em forma de creme. Uma preparação com apenas 10 µg de estradiol já pode ser suficiente para melhorar as queixas. Com relação ao uso vaginal *versus* o uso sistêmico, uma metanálise envolvendo 58 estudos comparativos de mulheres com atrofia urogenital mostrou que o relato de melhora dos sintomas foi maior entre as que fizeram o uso vaginal que entre as que fizeram uso sistêmico[15].

O uso da via vaginal deve ser avaliado pela facilidade de uso, segurança e também porque evita ou minimiza os efeitos sistêmicos do estrogênio, No entanto, os riscos potenciais do uso do estrogênio via vaginal ainda não foram avaliados em estudos bem desenhados. Os riscos potenciais são possíveis, mas improváveis, quando se considera que os níveis plasmáticos do estrogênio usado por via vaginal em baixa dose são similares aos de mulheres que não usam estrogênio exógeno, usando-se as dosagens do estrogênio comumente disponíveis. Mas são detectados quando se fazem as dosagens ultrassensíveis do estradiol[16].

Embora seja admitido que a baixa dose por via vaginal pode não ser suficiente para os sintomas vasomotores ou a preservação da massa óssea, um estudo mostrou redução na reabsorção óssea em mulheres após a menopausa que receberam estradiol via vaginal em baixa dose (7,5 µg/24 horas), o que denota um possível efeito sistêmico[17].

Preparações Estrogênicas Vaginais

Por via vaginal podem ser usados estrogênios conjugados em forma de cremes e estradiol em forma de cremes, comprimidos e anéis, além de creme de estriol.

Com relação à duração de uso, parece haver consenso que o estrogênio de baixa dose por via vaginal pode ser usado indefinidamente, mas deve ser individualizado para cada paciente, de acordo com as queixas e o grau de atrofia. Mas deve-se frisar que ensaios clínicos só foram publicados relatando seguimento de mulheres até 1 ano de uso[14]. Bom senso, exposição dos dados às mulheres e avaliação dos riscos e benefícios de uso também aqui se aplicam, bem como com o uso do estrogênio sistêmico.

Uma orientação prática é dizer à mulher para usar um comprimido vaginal de estradiol de 0,010 mg (10 µg) uma vez ao dia por 2 semanas, e depois continuar com apenas dois comprimidos (uso duas vezes) por semana. Essa dose é efetiva para a melhora dos sintomas vaginais[18], embora pareça ser pouco menos efetiva que a dose de 25 µg.

O anel vaginal (Femring®) libera doses muito maiores de estradiol, de 50 a 100 µg por dia, por isso deve ser considerado sistêmico. É indicado para alívio dos sintomas vasomotores e da atrofia vaginal. Em mulheres com útero intacto, deve-se usar junto um progestagênio.

Os estrogênios conjugados naturais vêm com doses que variam de 0,5 a 2,0 g de creme. Isso equivale a 0,3 a 1,25 mg de estrogênios conjugados. A recomendação de uso para a atrofia genital é de 0,5 a 2,0 mg intravaginal, num regime contínuo de duas vezes semanais ou então, de maneira cíclica (diariamente por 21 dias e então, intervalo livre de hormônio durante 7 dias).

Quanto ao estradiol, há 100 µg do estradiol em 1 grama do creme. As doses variam de 1 a 4 g do creme, o que equivale a 100 a 400 µg do estradiol. A recomendação do fabricante é usar 2 a 4 g do creme intravaginal diariamente por 1 ou 2 semanas, depois fazer a redução gradual para a metade da dose inicial durante um período similar. A dose de manutenção é de 1 g de creme, uma a três vezes por semana. Pode ser usada de início a dose diária por 2 semanas e então mudar para duas vezes por semana e assim, continuar. O uso de uma dose baixa deve ser de 0,5 g do creme, equivalente a 50 µg do estradiol. Quando são usados 2 g, deve-se evitar o uso por período prolongado sem a proteção endometrial com um progestógeno, pois essa dose produz níveis plasmáticos de estradiol pré-menopáusicos, na dependência da fase do ciclo menstrual[19].

O estrogênio estriol em forma de creme vaginal tem a apresentação num cartucho com bisnaga de 15, 20, 25 ou 50 g e um aplicador. Cada grama de creme contém 1 mg de estriol. O uso do aplicador cheio até a marca em anel contém 0,5 g de creme, com 0,5 mg de estriol. Para o tratamento da atrofia vaginal, a recomendação é de uma aplicação ao dia durante as primeiras semanas, depois se faz uma redução gradual de acordo com o alívio dos sintomas, chegando à dose de manutenção, por exemplo uma aplicação, duas vezes por semana.

Comparação das Preparações Estrogênicas

Os níveis plasmáticos do estradiol obtidos com preparações de baixa dose são menores que o nível médio em mulheres após a menopausa, que é de cerca de 5 pg/mL[20]. As menores absorções sistêmicas são observadas nas preparações vaginais estrogênicas com regimes-padrão de comprimidos de 10 µg de estradiol e de 7,5 µg/dia do anel com estradiol[16].

Entre os cremes vaginais com estrogênio, as doses menores de estrogênios conjugados (0,3 mg em 0,5 g de creme) são preparações de baixa dose. As outras doses dos cremes com estrogênios conjugados (0,625 mg ou dose maior em 1,0 g de creme) e o creme com estradiol são considerados de maior dose. Está indicado nessas situações o uso de um progestógeno para proteção endometrial. Os níveis sistêmicos de estradiol para algumas preparações estrogênicas vaginais são descritos a seguir:

- ✓ comprimidos de estradiol:
  - ○ 10 µg – 3 a 11 pg/mL do estradiol plasmático;
  - ○ 25 µg – 9 a 23 pg/mL do estradiol plasmático;
- ✓ creme de estrogênios conjugados – 1 g = 0,625 mg de estrogênios conjugados.

Estrogênios conjugados contêm mais que 200 componentes, sendo alguns estrogênicos e outros antiestrogênicos. O estradiol plasmático após seu uso não tem relação com a atividade real.

- ✓ Creme de estradiol – 1 g = 100 µg de estradiol; 200 µg de estradiol resultam num nível plasmático de aproximadamente 40 pg/mL.

Os estudos que avaliaram os níveis plasmáticos em geral usaram métodos laboratoriais que não têm sensibilidade suficiente para medir os baixos níveis de estradiol e pesquisar outros componentes além do estradiol[20]. As medidas do estradiol através da espectrometria de massa ou de métodos ultrassensíveis detectam mais níveis menores nas mulheres após a menopausa que o radioimunoensaio[21]. As dosagens mais sensíveis, quando usadas, detectaram aumentos no estradiol em níveis bastante baixos (5,0 pg/mL), mas não nos níveis pré-menopáusicos (40 a 600 pg/mL)[22]. É bom lembrar que os níveis de estradiol, a forma mais predominante de estrogênio plasmático circulante, nas mulheres pré-menopáusicas, flutuam durante o ciclo menstrual, conforme citado a seguir:

- ✓ fase folicular precoce – 40 a 60 pg/mL;
- ✓ ovulação – 200 a 600 pg/mL;
- ✓ fase luteal precoce – 100 pg/mL;
- ✓ fase luteal média – 200 pg/mL;
- ✓ início da menstruação – 30 a 50 pg/mL.

USO DO PROGESTÓGENO PARA A PROTEÇÃO ENDOMETRIAL

Os autores concordam que provavelmente não haja necessidade de proteção endometrial com progestógeno contra hiperplasia ou mesmo câncer quando se usam as preparações de baixa dose vaginais para o tratamento de atrofia vaginal, como o anel de baixa dose ou o comprimido, duas a quatro vezes por semana.

Com relação aos cremes com estrogênios conjugados, é difícil quantificar precisamente a absorção sistêmica do estrogênio e os dados existentes são poucos. Alguns recomendam que o uso de creme de estrogênios conjugados na dose de 0,25 g duas vezes por semana não necessita do uso de progestógeno. Mas a abordagem mais conservativa é usar progestógeno quando se emprega o creme vaginal com estrogênio. Um regime com progestógenos pode ser usado durante 10 ou 12 dias consecutivos por mês. Entre eles estão o acetato de medroxiprogesterona na dose de 10 mg, o acetato de noretindrona na dose de 5 e 10 mg e a progesterona micronizada na dose de 200 mg.

Prevenção da Osteoporose

O estrogênio não é recomendado como um agente de primeira linha para o controle da osteoporose, no entanto, se a decisão for tomada para uso desse hormônio para o tratamento dos sintomas neurovegetativos, reduções na perda óssea e no risco de fratura serão benéficas.

O estudo WHI já havia demonstrado que o uso de estrogênios conjugados na dose de 0,625 mg/dia, com ou sem o acetato de medroxiprogesterona 2,5 mg/dia associado, reduz o risco de fraturas de quadril, vertebrais e outras em mulheres sadias após a menopausa (média de 63 e 64 anos no início do estudo), sem seleção por base em baixa densidade mineral óssea[23,24]. Doses de estrogênio mais baixas que aquelas usadas no estudo WHI, incluindo um adesivo de baixa dose

ESTROGÊNIOS E PROGESTÓGENOS | *535*

contendo 0,014 mg de estradiol, que são adequadas para o tratamento dos sintomas vasomotores em algumas mulheres, também se mostraram benéficas para o osso[25].

Outros dois autores, Rosen & Drezner[25], também escreveram sobre a terapia hormonal na prevenção de osteoporose. Consideram que o estrogênio é uma opção na prevenção da osteoporose em mulheres na transição menopausal, mas não é mais considerado tratamento de primeira linha, pois os dados do estudo WHI mostraram que a terapia estrogênio + progestagênio reduz o risco de fratura, mas tem um custo de aumento na incidência de câncer de mama, doença cardíaca coronariana e tromboembolismo venoso[23], e aumento do risco, quando se usa estrogênio isoladamente, de acidente vascular cerebral e tromboembolismo; mas não de câncer de mama e doença coronariana. Por isso, como tratamento de primeira linha, eles orientam para o uso de bifosfonados ou raloxifeno para a prevenção e de bifosfonados para o tratamento de osteoporose estabelecida.

TERAPIA HORMONAL CONTÍNUA APÓS A MENOPAUSA

A terapia hormonal contínua após a menopausa surgiu como uma nova opção, cerca de 15 anos atrás[26], visando evitar algumas barreiras para uso do hormônio e melhorar a adesão ao tratamento. As razões para o não início do tratamento ou para descontinuar o tratamento incluíam sangramento durante o uso da terapia cíclica, falta de percepção da necessidade de uso, medo de câncer de mama e do útero, e efeitos colaterais como tensão mamária, ganho de peso e sintomas pré-menstruais (uso cíclico), como irritabilidade e fadiga.

No regime sequencial, os progestógenos são usados por 2 semanas de cada mês, obedecendo às doses comparáveis[2]:
- 5 mg de acetato de medroxiprogesterona, ou
- 0,7 mg de noretindrona, ou
- 1,0 mg de acetato de noretindrona, ou
- 200 mg de progesterona micronizada.

No regime combinado contínuo, os progestógenos são combinados ao estrogênio nas seguintes doses comparáveis:
- 1,5 ou 2,5 mg de acetato de medroxiprogesterona, ou
- 0,35 mg de noretindrona, ou
- 0,50 ou 1,0 mg de acetato de noretindrona, ou
- 100 mg de progesterona micronizada.

Durante muitos anos a dose-padrão do estrogênio era 0,625 mg de estrogênios conjugados, 1-2 mg de estradiol micronizado, 1-2 mg de valerato de estradiol, ou doses equivalentes de outros estrogênios, como 5 µg de etinilestradiol. Doses menores mostraram ser tão efetivas quanto as doses-padrão, permitindo a clínicos e pacientes mais opções.

Os estrogênios conjugados, nas doses de 0,3 mg ou 0,45 mg, produzem ganho na densidade óssea, combinados com 1,5 mg de acetato de medroxiprogesterona. Uma dose de 0,5 mg de estradiol micronizado tem efeitos comparáveis, conforme Speroff & Fritz[2]. A associação 0,45/1,5 mg e 0,3/1,5 mg de estrogênios conjugados-acetato de medroxiprogesterona melhora a atrofia vaginal e reduz fogachos de modo similar à associação 0,625/2,5 mg, com menos mastalgia[27]. A terapia estroprogestativa contínua após a menopausa resulta em amenorreia em 50 até 94% das mulheres tratadas por 6 meses ou mais[26]. Mas sangramento irregular pode ocorrer, havendo grande variação nos estudos publicados (de 0 a 93%).

A frequência do sangramento uterino pode ser influenciada por doses e tipos do estrogênio e do progestógeno e sistemas de liberação. Por isso, há várias proposições para limitar a incidência de sangramento irregular em mulheres que usam continuamente a terapia hormonal.

Existem outros progestógenos disponíveis para uso, além do tão estudado acetato de medroxiprogesterona. A drospirenona, um progestógeno mais recentemente comercializado, é derivada da 17-alfaespironolactona e tem atividade progestacional, antiandrogênica e antimineralocorticoide. A drospirenona também está disponível para terapia hormonal após a menopausa, inclusive no Brasil. Contém 1,0 mg de estradiol e 2,0 mg de drospirenona. Uma segunda preparação contendo 1,0 mg de estradiol mas apenas 0,5 mg da drospirenona também já está disponível em alguns países[28].

Há muitas opções de associações estrogênio-progestógeno. A opção transdérmica é recomendada para mulheres com história de hipertrigliceridemia, intolerância à glicose ou colecistopatia, pois são esperados menos efeitos adversos que com o estrogênio via oral. Speroff & Fritz[2] lembram algumas situações nas quais mulheres histerectomizadas podem necessitar de um regime que associe estrogênio-progestógeno:

- mulheres com endometriose pélvica podem ser protegidas com o progestagênio associado ao estrogênio. Já foram relatados casos de adenocarcinoma nessas pacientes tratadas só com estrogênio[29];
- quando há possibilidade de existir endométrio residual em procedimentos, como na histerectomia supracervical. O mesmo pode acontecer após ablação endometrial, pois o endométrio responsivo pode ser identificado nessas pacientes[30,31];
- também foi relatado que mulheres submetidas a tratamento cirúrgico de adenocarcinoma do endométrio podem usar estrogênio sem medo de recorrência[32]. A associação estrogênio-progestógeno pode ter uma ação protetora e o início pode ser logo após a cirurgia;
- faz sentido usar a associação estrogênio-progestógeno para pacientes previamente tratadas de tumores endometrioides do ovário[33].

ESTROGÊNIOS

Os estrogênios são hormônios endógenos com numerosas ações fisiológicas. O mais potente estrogênio nos humanos é o 17-betaestradiol, também conhecido somente por estradiol ou pela sigla E_2, seguido da estrona (E_1) e do estriol (E_3)[34]. O estradiol é o estrogênio predominante na mulher em idade fértil e é produzido principalmente nos ovários[35]. O nível mínimo de estradiol circulante no ciclo menstrual normal é de 40 pg/mL, 250 pg/mL no meio do ciclo e 100 pg/mL na fase lútea. Durante a transição menopausal e após a menopausa o estradiol decresce para níveis inferiores a 20 pg/mL[36].

A estrona é o estrogênio predominante após a menopausa e resulta da aromatização no tecido adiposo da androstenediona, sobretudo de origem adrenal. Depois da menopausa as concentrações séricas de estrona permanecem superiores a 40 pg/mL[37]. A relação estradiol e estrona é invertida, sendo então menor que 1[38]. A constatação de que os principais sinais e sintomas do climatério resultam da progressiva redução na produção de estrogênios gonadais levou à sua utilização como agente terapêutico[39]. A resposta ao declínio das concentrações séricas de estrogênios é variável de pessoa para pessoa e de órgão para órgão, o que nos obriga a considerar a suscetibilidade individual aos tratamentos.

Modo de Ação

O estradiol e a estrona circulam parcialmente ligados à SHBG e nestas circunstâncias são biologicamente inativos, já a estrona e o estriol ligam-se com grande afinidade às albuminas. Os estrogênios não ligados a proteínas entram passivamente nas células e ligam-se aos receptores nucleares específicos, exercendo a sua função particular em cada órgão. Os estrógenos atuam biologicamente através de pelo menos dois receptores: alfa e beta. Estes receptores se expressam de forma diferente nos diversos sistemas orgânicos, conforme já citamos na introdução deste capítulo.

ESTROGÊNIOS E PROGESTÓGENOS | *537*

A diferente distribuição dos receptores de estrogênio nos tecidos pode explicar sua variedade de ações[41]. O fígado é o principal órgão de conjugação dos estrogênios, com vista à sua subsequente excreção pelo rim.

Tipos de Estrogênios

Os estrogênios utilizados no climatério são[42]:
- *naturais* – encontrados na natureza, com ou sem manipulação química:
  - estradiol micronizado – o 17-betaestradiol é o princípio ativo natural;
  - estrogênios conjugados (atualmente chamados somente de estrogênios conjugados) – compostos essencialmente por conjugados de estrona e equilina, embora contenham ainda numerosos compostos com atividade estrogênica;
  - valerato de estradiol – atua como um pró-fármaco do estrogênio natural. Sofre uma rápida clivagem em 17-betaestradiol e ácido valérico no tubo digestivo e durante a metabolização a nível hepático. O ácido valérico sofre uma metabolização muito rápida e o estradiol é sujeito às mesmas alterações metabólicas já descritas;
  - estriol e promestrieno – utilizado apenas na forma tópica, uma vez que se trata de um metabólito com pouca atividade sistêmica;
- sintéticos:
  - etinilestradiol.

Via de Administração e Dosagem dos Estrogênios

Os estrogênios podem ser utilizados na prática clínica pelas vias oral, transdérmica, nasal, subcutânea e vaginal (Tabela 52.1)[42].

Tabela 52.1
Vias de Administração dos Estrogênios e suas Respectivas Dosagens[42]

Via Oral	Dose
17-betaestradiol micronizado	1-2 mg/d
Estriol	2-6 mg/d
Estrogênios conjugados	0,3 – 0,45 – 0,625 – 1,25 mg/d
Hemissuccinato de estradiol	1,5 mg/d
Valerato de estradiol	1-2 mg/d
Via Transdérmica	*Dose*
Estradiol gel	0,5 – 1,0 – 1,5 – 3,0 mg/d
Estradiol transdérmico	25 – 50 – 100 µg/d
Via Nasal	*Dose*
Estradiol intranasal	300 µg/d
Via Subcutânea	*Dose*
Estradiol implante	25 mg a cada 6 meses
Via Vaginal	*Dose*
Estriol	1-2 mg/d
Estrogênios conjugados	0,625 mg/d
Promestrieno	10 mg/d

Nota dos Editores: o Bulário dos diferentes produtos utilizados pode ser consultado no Capítulo 72.

Os níveis séricos aproximados de estrona e estradiol conforme o tipo de estrogênio estão apresentados na Tabela 52.2[43].

Tabela 52.2
Concentrações Séricas de Estrona e Estradiol (Média) conforme o Tipo de Estrogênio (Modificado[43])

Tipo de Estrogênio	Dose (mg)	Estrona (pg/mL)	Estradiol (pg/mL)
Creme vaginal estriol	1	-	-
Creme vaginal promestrieno	10	-	-
Creme vaginal de estrogênios conjugados	1,25	65-80	25-40
Estradiol transdérmico na apresentação em gel	1,5	90	40-100
	3,0	45-155	60-140
Estradiol micronizado	1	150-300	30-50
	2	300-850	50-180
Estradiol transdérmico na apresentação em adesivo	0,05	40-45	30-65
	0,1	30-65	50-90
Estrogênios conjugados	0,3	75	20
	0,625	150	30-50
Valerato de estradiol	1	160	50
	2	300	60

A dose deve ser individualizada, procurando ser eficaz no controle da sintomatologia com a menor dose possível. Doses de 0,3 mg de estrogênios conjugados ou 1 mg *per os* de estradiol ou 25 µg por via transdérmica de 17-betaestradiol, parecem ser uma boa alternativa, quer para os sintomas vasomotores, quer para a prevenção da perda de massa óssea[44].

PROGESTÓGENOS

Somente após os estudos publicados em 1975, quando se associou o uso de estrogênios isolados ao câncer de endométrio, foi iniciada a administração regular de progestógenos nas mulheres com útero[45]. Os progestógenos atuam no endométrio através de receptores, diminuindo a atividade mitótica. Os progestógenos agem reduzindo a regulação dos receptores dos estrogênios e interferindo com as ações genômicas destes[46].

Modo de Ação dos Progestógenos

Os seus efeitos são modulados pelo receptor intracelular, localizado no núcleo das células--alvo. Os progestógenos interagem ainda com outros receptores esteroides (receptores de androgênios, mineralocorticoides, glicocorticoides e estrogênios). De acordo com seu perfil seletivo, estas moléculas exercem outros efeitos além da esperada atividade progestacional[47]. Os progestógenos sintéticos utilizados na prática clínica são derivados da progesterona e hidroxiprogesterona (derivados da 17-hidroxiprogesterona e 19-norprogesterona) e da testosterona (derivados da 19-nortestosterona)[48].

ESTROGÊNIOS E PROGESTÓGENOS | *539*

Tipos de Progestógenos

Os progestógenos, de acordo com sua estrutura e com o esteroide do qual são derivados (Tabela 52.3)[49], têm uma afinidade por diferentes receptores, pelo que exercem atividades consideradas benéficas e têm alguns efeitos secundários, que podem ser positivos em algumas mulheres ou constituir efeito indesejado, a depender do efeito nos diferentes receptores[50].

Na Tabela 52.4 podemos observar a afinidade de ligação que alguns progestógenos têm com os diferentes tipos de receptores humanos[50].

Tabela 52.3 Tipos de Progestógenos[49]	
Progestógeno	*Exemplo*
Progesterona	Progesterona natural
Retroprogesterona	Didrogesterona
Derivados da progesterona	Medrogestona
17-alfa-hidroxiprogesterona (pregnanos)	Acetato de ciproterona
	Acetato de clormadinona
	Acetato de medroxiprogesterona
	Acetato de megestrol
17-alfa-hidroxiprogesterona (norpregnanos)	Caproato de gestoronona
19-norprogesterona (norpregnanos)	Acetato de nomegestrol
	Demegestona
	Nestorona
	Promegestona
	Trimegestona
19-nortestosterona (estranos)	Acetato de noretisterona
	Linestrenol
	Noretindrona
	Acetato de noretindrona
	Noretisterona
	Noretinodrel
	Tibolona
19-nortestosterona (gonanos)	Desogestrel
	Dienogeste
	Gestodeno
	Levonorgestrel
	Norgestimato-norelgestromina
	Ketodesogestrel-etonogestrel
	Norgestrel
Derivados da 17-alfaespironolactona	Drospirenona

Tabela 52.4
Ligação dos Progestógenos em % com os Diferentes Receptores Esteroides Humanos

Receptores	TMG	AMP	ANET	GES	LNG	DRSP
Progesterona	588	298	134	864	323	19
Androgênio	2,4	36	55	71	58	2
Glicocorticoide	13	58	1,4	38	7,5	3
Mineralocorticoide	42	3,1	2,7	97	17	500
Estrogênio	< 0,02	< 0,02	0,15	< 0,02	< 0,02	< 0,5

Modificado[50]. Legenda: TMG: trimegestona; AMP: acetato de medroxiprogesterona; ANET: acetato de noretindrona; GES: gestodeno; LNG: levonorgestrel; DRSP: drospirenona.

Vias de Administração e Dosagens

Os progestógenos podem ser utilizados na prática clínica pelas vias oral, transdérmica e vaginal (Tabela 52.5)[49].

Tabela 52.5
Vias de Administração dos Progestógenos e suas Respectivas Dosagens.

Via Oral	Dose
Acetato de ciproterona	1,0-2,0 mg/dia
Acetato de medroxiprogesterona	1,5 – 2,5 – 5,0 – 10 mg/dia
Acetato de nomegestrol	2,5-5,0 mg/dia
Acetato de noretisterona	0,35 – 0,5 – 0,7 – 1,0 mg/dia
Didrogesterona	5,0-10 mg/dia
Dienogeste	2,0 mg/dia
Noretisterona	0,35 mg/dia
Norgestimato	90 μg 3/3 dia
Progesterona micronizada	100 – 200 – 300 mg/dia
Trimegestona	0,5 mg/dia
Via Transdérmica	Dose
Acetato de noretisterona	140 – 170 – 250 μg/dia
Via Vaginal	Dose
Progesterona micronizada	100 – 200 – 300 mg/dia

Modificado[49].

Potenciais Efeitos Secundários dos Progestógenos

Efeitos psicológicos:
- ansiedade;
- irritabilidade;
- agressividade;
- inquietação;
- ataques de pânico;

ESTROGÊNIOS E PROGESTÓGENOS | *541*

- depressão;
- baixa concentração;
- esquecimento;
- letargia;
- labilidade emocional.

Efeitos metabólicos:
- alterações lipídicas adversas;
- aumento da resistência à insulina;
- aumento da resistência vascular.

Efeitos físicos:
- acne;
- pele oleosa;
- dores, câimbras abdominais, distensão;
- retenção de fluidos;
- fraqueza;
- cefaleia;
- tontura;
- mastalgia;
- câncer de mama – tempo de uso ≥ 3 anos[50].

Atividades Biológicas da Progesterona Natural e dos Progestógenos Sintéticos

Na análise dos progestógenos, devemos considerar sua farmacocinética e sua ligação aos mais diversos receptores esteroides, das quais decorrem suas ações[49], descritas a seguir.
- Derivados da progesterona:
  - Progesterona;
  - didrogesterona – progestógeno altamente seletivo devido a sua retroestrutura. Liga-se quase exclusivamente aos receptores de progesterona.
- Derivados da 17-hidroxi-progesterona:
  - acetato de medroxiprogesterona – sua biodisponibilidade é quase de 100%. A medroxiprogesterona não se liga a SHBG, estando no soro ligada à albumina em 88%. Tem um efeito androgênico leve e também exerce atividade glicocorticoide quando usada em altas doses;
  - acetato de ciproterona – sua biodisponibilidade é de quase 100%. Não se liga à SHBG mas em 93% à albumina. Tem uma potente ação antiandrogênica (cerca de 80%).
- Derivados da 19-norprogesterona – têm efeitos progestógenos e não possuem qualquer atividade androgênica, estrogênica ou glicocorticoide:
  - medrogestona;
  - acetato de nomegestrol e acetato de promegestona têm um ligeiro efeito antiandrogênico, que é 20 vezes menor que o acetato de ciproterona.
- Derivados da 19-nortestosterona – têm alguma atividade androgênica mas um fraco efeito estrogênico:
  - noretisterona – também conhecida como noretindrona e usada frequentemente como acetato de noretisterona. Sua biodisponibilidade é de cerca de 64%, 36% circulam ligados a SHBG, 61%, à albumina e 3%, livres na circulação;
  - levonorgestrel – rapidamente absorvido quando tomado oralmente. A biodisponibilidade é de praticamente 100%. O levonorgestrel causa uma baixa nas SHBG de 50%.
- Dienogeste – considerado um progestógeno híbrido, tem um perfil farmacológico e farmacodinâmico único, combinando as propriedades típicas dos derivados 19-nortestos-

terona com os derivados da progesterona. O composto é rapidamente absorvido na sua via oral. A biodisponibilidade é de 90%. Não tem ligações à SHBG e CBG. Apresenta uma ação antiandrogênica de 40%.

- Drospirenona – é um derivado da 17-alfaespironolactona. Tem um perfil antiandrogênico (cerca de 30% da atividade do acetato de ciproterona) e é o único com efeito antimineralocorticoide.

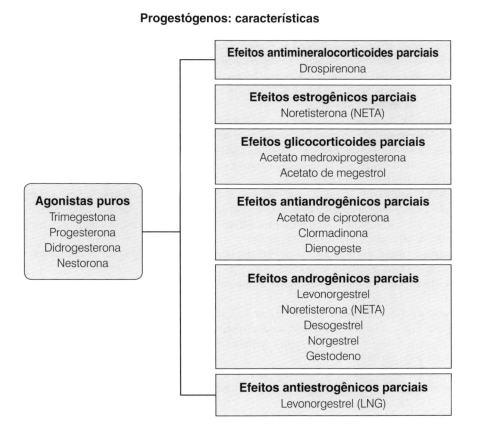

CONCLUSÕES

Está bem estabelecido que os estrogênios apresentam ação através dos seus receptores hormonais. Os progestógenos disponíveis são muitos e não são similares, pois pequenas mudanças em sua estrutura molecular fornecem produtos com diferentes ações farmacológicas, na dependência dos receptores que estimulam. Buscamos, basicamente, ao empregar um progestógeno para terapia hormonal, que seja bem tolerado, apresente baixo efeito colateral, tenha como afinidade principal o receptor de progesterona e principalmente que possua um risco reduzido para doença cardiovascular e câncer de mama, quando associado ao estrogênio[50].

REFERÊNCIAS BIBLIOGRÁFICAS

1. Casper RF. Clinical manifestations and diagnosis of menopause. UpToDate. Updated: Fev 4, 2014. Disponível em: http://www.uptodate.com Acessado em: 14 fev. 2014.
2. Speroff L, Fritz LA. Menopause and the perimenopausal transition. In: Clinical Gynecology Endocrinology and Infertility. 7th Ed., Philadelphia: Williams & Wilkins; 2005. p. 621-88.
3. Obermeyer CM. Menopause across cultures: a review of the evidence. Menopause 2000;7:184-7.
4. Harman SM. Endocrine changes with aging. UpToDate. Updated: Nov 7, 2012. Disponível em: http://www.uptodate.com Acessado em: 14 fev. 2014.
5. Casper RF, Yen SS. Neuroendocrinology of menopausal flushes: an hypothesis of flush mechanism. Clin Endocrinol (Oxf) 1985;22(3):293-312.
6. National Institutes of Health. National Institutes of Health State-of-the-Science Conference statement: management of menopause-related symptoms. Ann Intern Med 2005;142:1003-5.
7. Utian WH, Schiff I. NAMS-Gallup Survey on women's knowledge, information sources, and attitudes to menopause and hormone replacement therapy. Menopause 1994;1(1):01-61.
8. Huang AJ, Grady D, Jacoby VL et al. Persistent hot flushes in older postmenopausal women. Asch Intern Med 2008;168:840-6.
9. Rodstrom K, Bengtsson C, Lissner L et al. A longitudinal study of the treatment of hot flushes: the population study of women in Gothemburg during a quarter of a century. Menopause 2002;9:156-60.
10. Gold EB, Colvin A, Avis N et al. Longitudinal analysis of the association between vasomotor symptoms and race/ethnicity across the menopausal transition: study of women's health across the nation. Am J Public Health 2006;96:1226-30.
11. Gold EB, Sternfeld B, Kelsey JL et al. Relation of demographic and lifestyle factors to symptoms in a multi-racial/ethnic population of women 40-55 years of age. Am J Epidemiol 2000;152:463-6.
12. Casper RF, Yen SS, Wilkes MM. Menopausal flushes: a neuroendocrine link with pulsatile luteinizing hormone secretion. Science 1979;205:823-6.
13. Tataryn IV, Meldrun DR, Lu KH et al. FSH and skin temperature during the menopausal hot flashes. J Clin Endocrinol Metab 1979;49:152-5.
14. Freedman RR. Hot flashes: behavioral treatments, mechanisms, and relation to sleep. Am J Med 2005;118(S12B):124-30.
15. Mashchak CA, Lobo RA, Dozono-Takano R et al. Comparison of pharmacodynamic properties of various estrogen formulations. Am J Obstet Gynecol 1982;144:511-5.
16. Ettinger B. Vasomotor symptom relief versus unwanted effects: role of estrogen dosage. Am J Med 2005;118(S12B):74-8.
17. Bachmann GA, Schaefers M, Uddin A, Utian WH. Lowest effective transdermal 17 beta-estradiol dose for relief of hot flushes in postmenopausal women: a randomized controlled trial. Obstet Gynecol 2007;110:771-4.
18. Casper RF, Alapin-Rubillovitz S. Progestins increase endogenous opioid peptide activity in postmenopausal women. J Clin Endocrinol Metab 1985;60:34-8.
19. Back DJ, Orme ML. Pharmacokinetic drug interactions with oral contraceptives. Clin Pharmacokinet 1990;18:472-9.
20. North American Menopause Society. Estrogen and progestogen use in postmenopausal women: 2010 position statement of the North American Menopause Society. Menopause 2010;17:242-9.
21. Cardozo L, Bachmann G, McClish D et al. Meta-analysis of estrogen therapy in the management of urogenital atrophy in postmenopausal women: second report of the Hormones and Urogenital Therapy Committee. Obstet Gynecol 1998; 92:722-6.
22. Weisberg E, Ayton R, Darling G et al. Endometrial and vaginal effects of low-dose estradiol delivered by vaginal ring or vaginal tablet. Climacteric 2005;8:83-7.
23. Naessen T, Berglund L, Ulmsten U. Bone loss in elderly women prevented by ultralow doses of parenteral 17beta-estradiol. Am J Obstet Gynecol 1997;177:115-9.
24. Bachmann G, Lobo RA, Gut R et al. Efficacy of low-dose estradiol vaginal tablets in the treatment of atrophic vaginitis: a randomized controlled trial. Obstet Gynecol 2008;111:67-71.

25. HN Rosen, MK Drezner, CJ Rosen. Diagnosis and evaluation of osteoporosis in postmenopausal women. UpToDate. Updated: Nov 7, 2009. Disponível em: http://www.uptodate.com Acessado em: 14 jan. 2014.

26. Santen RJ, Pinkerton JV, Conaway M et al. Treatment of urogenital atrophy with low-dose estradiol: preliminary results. Menopause 2002;9:179-83.

27. Rossouw JE, Anderson GL, Prentice RL et al. Risks and benefits of estrogen plus progestin in healthy postmenopausal women: principal results from the Women's Health Iniciative randomized controlled trial. JAMA 2002;288:321-5.

28. Anderson GL, Limacher M, Assaf AR et al. Effects of conjugated equine estrogen in postmenopausal women with hysterectomy: the Women's Health Iniciative randomized controlled trial. JAMA. 2004;291:1701-6.

29. Ettinger B. Ensrud KE, Wallace R et al. Effects of ultralow-dose transdermal estradiol on bone mineral density: a randomized clinical trial. Obstet Gynecol 2004;104:443-7.

30. Udoff LC. Continuous postmenopausal hormone therapy. UpToDate. Updated: May 15, 2012. Disponível em: http://www.uptodate.com Acessado em: 27 fev. 2014

31. Utian WH, Shoupe D, Bachamann G et al. Relief of vasomotor symptoms and vaginal atrophy with lower doses of conjugated equine estrogens and medroxyprogesterone acetate. Fertil Steril 2001;75:1065-70.

32. Martin KA, Barbieri RL. Preparations for postmenopausal hormone therapy. UpToDate. Updated: Nov 8, 2013. Disponível em: http://www.uptodate.com Acessado em: 14 fev. 2014.

33. Leiserowitz GS, Gumbs JL, Oi R et al. Endometriosis-related malignancies. Int J Gynecol Cancer 2003;13:466-70.

34. Fuhrman BJ, Schairer C, Gail MH et al. Estrogen metabolism and risk of breast cancer in postmenopausal women. J Natl Cancer Inst 2012;104(4):326-39.

35. Baird DT, Fraser IS. Blood production and ovarian secretion rate of estradiol and estrone in women throught the menstrual cicle. J Clin Endocrinol Metab 1974; 38:1009-17.

36. Freeman EW, Sammel MD, Lin H, Gracia CR. Obesity and reproductive hormone levels in the transition to menopause. Menopause 2010;17(4):718-26.

37. Rangiah K, Shah SJ, Vachani A et al. Liquid chromatography-mass spectrometry of pre-ionized Girard P derivatives for quantifying estrone and its metabolites in serum from postmenopausal women Rapid Commun Mass Spectrom 2011;25:1297-307.

38. Harsh V, Meltzer-Brody S, Rubinow DR, Schmidt PJ. Reproductive aging, sex steroids and mood disorders. Harv Rev Psychiatry 2009;17:87-102.

39. Choudhury F, Bernstein L, Hodis HN et al. Physical activity and sex hormone levels in estradiol and placebo treated postmenopausal women. Menopause 2011;18(10):1079-86.

40. Crandall CJ, Guan M, Laughlin GA et al. Increases in serum estrone sulfate level are associated with increased mammographic density during menopausal hormone therapy. Cancer Epidemiol Biomarkers Prev 2008;17(7):1674-81.

41. Botogoski SR. Estudo imunoistoquímico e morfométrico comparativo da imunoreatividade das proteínas TGF-beta, p53, p21 e p27 em pólipos e endométrio adjacente de mulheres após a menopausa usuárias de tamoxifeno. [Tese-Doutorado] Faculdade de Ciências Médicas da Santa Casa de São Paulo: 2008.

42. Barnes RB & Levrant SG. Pharmacology of estrogens. In: Lobo RA. Treatment of the postmenopausal woman. 3th ed. Chapter 53. New York: Academic Press – Elsevier; 2000. p. 770-5.

43. Committee on Practice Bulletins – Gynecology. Management of menopausal symptoms. AJOG 2006;194(6):1564-72.

44. Hemminki E, Kennedy DL, Baum C, Mckinlay SM. Prescribing of noncrontraceptive estrogens and progestins in the United States, 1974-86. Am L Public Health 1988;78(11):1479-81.

45. Thomas P. Characteristics of membrane progestin receptor alpha (mPRalfa) and progesterone membrane receptor componente on (PGMRC1) and their roles in mediating rapid progestin actions. Front Neuroendocrinol 2008;29(2):292-312.

46. Stanczyk FZ. Pharmacokinetics and potency of progestins used for hormone replacement therapy and contraception. Rev Endocr Metabol Disord 2002;3:211-24.

47. Kuon RJ, Shi SQ, Maul H et al. Pharmacological actions of progestins to inhibit cervical ripening and prevent delivery depend upon their properties, the route of administration and the vehicle. Am J Obstet Gynecol 2010;202:455.e1-455.e9.
48. Stanczyk FZ. Structure-function relationships, pharmacokinetics and potency of orally and parenterally administered progestogens. 3th ed. Chapter 54. New York: Academic Press - Elsevier; 2000. p. 779-98.
49. Sitruk-Ware R. New progestagens for contraceptive use. Human Reproduction Update 2006;12(2):169-78.
50. Campagnoli C, Clavel-Chapelon F, Kaaks R et al. Progestins and progesterone in hormone replacement therapy and the risk of breast cancer. J Steroid Biochem Mol Biol 2005;96(2):95-108.

53 | Androgênios

• Marcos Felipe Silva de Sá

INTRODUÇÃO

Nos dias de hoje, a terapia hormonal estrogênica tem sido recomendada para o tratamento da atrofia genital e dos sintomas vasomotores moderados e graves, visando melhorar a qualidade de vida da mulher climatérica. As recomendações de prescrições hormonais, após as publicações dos resultados do estudo *Women's Health Initiative* (WHI), são bastante cautelosas e restritivas, limitando drasticamente o uso de estrogênios ou a estroprogestagenoterapia[1]. Mais recentemente, algumas publicações têm alertado para a possibilidade da prescrição de androgênios, especialmente naquelas mulheres que apresentam disfunção sexual. Estas prescrições têm sido mais indicadas em pacientes submetidas a ooforectomia bilateral ou em outras condições clínicas associadas ao déficit androgênico, como é o caso da insuficiência adrenal.

Sabe-se que a queda dos níveis androgênicos está diretamente associada à idade da mulher e, segundo algumas publicações, a disfunção sexual estaria relacionada à queda dos níveis de androgênios circulantes. Entretanto, a literatura ainda é bastante controversa em relação a esta conduta. *A North American Menopause Society* – NAMS, *em seu Position Statement* de 2012, não faz referência a estas indicações[1]. Por outro lado, a *International Menopause Society* – IMS, em suas mais recentes recomendações sobre a hormonoterapia para mulheres na menopausa, faz menção ao uso de androgênios em situações específicas, com várias restrições[2].

Tradicionalmente, os androgênios não têm sido objeto da atenção nos estudos dos fenômenos fisiológicos da mulher, mas vale lembrar que são precursores dos estrogênios e circulam na sua forma livre, exercendo importante ação na função sexual e no seu bem-estar. Os androgênios atuam em múltiplos sítios tissulares, no sistema nervoso central e periférico, tendo efeitos tróficos sobre o esqueleto, os músculos e a genitália. A testosterona é o androgênio mais potente, seguido da androstenediona e DHEA-S. É indiscutível a importância dos ovários como fonte androgênica. Junto com as adrenais, contribuem com cerca de 50% da testosterona circulante, e os outros 50% ficam a cargo da produção periférica.

Em mulheres submetidas à ooforectomia, as concentrações da testosterona total e livre são duas vezes menores que os níveis encontrados em mulheres com menopausa natural[3]. Porém, ao longo do período de pós-menopausa natural, as modificações dos níveis androgênicos são menos evidentes, porque variações nas suas concentrações séricas são muito pequenas, nem sempre detectáveis ou, quando existentes, são observadas apenas em metade das mulheres[4,5]. Além disso, paralelamente à redução observada nos androgênios, há também uma diminuição nas concentrações da sua proteína carreadora – SHBG – decorrentes do hipoestrogenismo, o que resulta em aumento da sua biodisponibilidade, e que poderia "compensar" a sua eventual redução[6-8].

Uma condição clínica bastante discutida no início desta década é a síndrome da insuficiência androgênica na mulher, que cursa com sintomas clínicos como redução na função sexual, adi-

ANDROGÊNIOS | *547*

namia, fadiga, emagrecimento, instabilidade vasomotora, hipotrofia muscular e perda de massa óssea, na vigência de concentrações normais de estrogênio[9]. Pode-se até sugerir um *link* entre esta síndrome e a síndrome climatérica, pois são fatos comuns entre elas, frequentemente, a menopausa cirúrgica e a terapia estrogênica oral, o que reforça a ideia da importância da preservação ovariana para homeostase dos androgênios após a menopausa. Por outro lado, é bom lembrar que a terapia estrogênica promove um aumento nas concentrações circulantes da SHBG, levando assim à redução da testosterona livre e, por consequência, à diminuição dos sintomas de hiperandrogenismo[10,11].

A relevância da discussão sobre a síndrome da insuficiência androgênica está na inexistência de um algoritmo que possibilite estabelecer o diagnóstico, pela falta de parâmetros laboratoriais e clínicos comuns a esta condição. Ainda não se têm bem definidos quais os níveis fisiológicos de testosterona na mulher após a menopausa ou os seus limites mínimos para se estabelecer o diagnóstico de insuficiência de testosterona. A *Endocrine Society* (USA) concluiu que não se pode fazer o diagnóstico de insuficiência androgênica na mulher, seja pela falta de uma definição bem precisa desta síndrome clínica ou pela falta de uma linha divisória dos níveis de androgênios, para se definir as mulheres com e sem a síndrome[12].

Do ponto de vista laboratorial, a acurácia dos ensaios comerciais disponíveis é motivo de preocupação, pela sua pequena sensibilidade para medir níveis muito baixos de testosterona, como os encontrados nas mulheres após a menopausa. Os *kits* disponíveis foram desenvolvidos para medir níveis de testosterona mais elevados, como os encontrados em homens, que são aproximadamente dez vezes maiores do que nas mulheres. Portanto, em geral os níveis plasmáticos de testosterona não devem ser usados para diagnosticar insuficiência de testosterona ou monitorar a eficácia da terapia em mulheres após a menopausa, mas podem ser úteis para assegurar que os níveis de testosterona não estão elevados antes e durante a terapia com este hormônio[13,14].

Na ausência de testes laboratoriais confiáveis para o diagnóstico da síndrome da insuficiência androgênica, alguns autores têm recomendado utilizar os parâmetros clínicos. Entretanto, os sintomas são comuns a outras situações mórbidas não sendo, portanto, patognomônicos da síndrome. Empiricamente, sugerem que mulheres que apresentam diminuição da libido após ooforectomia e que não melhoram com a estrogenoterapia poderiam se beneficiar com a terapia com testosterona, o que não tem o respaldo da maioria de outros autores[12].

TERAPIA ANDROGÊNICA: CONSIDERAÇÕES GERAIS

A terapia androgênica na mulher após a menopausa ainda é um assunto longe de um consenso e constitui-se em um dos temas mais controversos da endocrinologia feminina. Entender a terapia com androgênios como "reposição" hormonal feita nos moldes da terapia estrogênica ou estroprogestagênica para as mulheres climatéricas pode se constituir em um terrível engano para o clínico que assim a abordar. A insuficiência androgênica não é uma consequência específica da menopausa natural, mas pode ocorrer secundariamente ao declínio da produção androgênica, que se inicia precocemente, já na terceira década de vida. Da mesma forma, o declínio da função sexual também está relacionado à idade, mas a sua relação com a queda dos androgênios não está bem estabelecida. Esta disfunção tende a se exacerbar ou tornar-se mais aparente no período peri e após a menopausa e, por esta razão, na abordagem de suas pacientes, o médico pode ser induzido a vieses de interpretação clínica, pela interposição dos sintomas próprios da menopausa com aqueles característicos da disfunção sexual.

Assim, prescrição de androgênios para mulheres climatéricas tem gerado debates intensos entre terapeutas sexuais, ginecologistas e endocrinologistas e, como veremos a seguir, a maioria dos textos encontrados na literatura sobre terapia androgênica após a menopausa focaliza o seu uso visando a disfunção sexual. Ainda pairam muitas dúvidas a respeito de seus reais benefícios sobre os demais sintomas apresentados pelas mulheres após a menopausa. A reposição androgênica, se indicada, deve ser cuidadosamente prescrita tendo em vista seus efeitos colaterais e pelo fato de que boa parte de suas indicações para esta finalidade ainda são prescrições *off label*. Nenhuma formulação tem sido aprovada para reposição androgênica em mulheres com disfunção sexual ou outros sintomas comuns à insuficiência androgênica, mesmo em países desenvolvidos como Estados Unidos e Austrália.

A NAMS reconheceu, há alguns anos, os benefícios da terapia androgênica para a abordagem da mulher após a menopausa com queixa de desejo sexual hipoativo[15]. Segundo aquela Sociedade, mulheres após a menopausa que referem diminuição do desejo sexual podem ser candidatas à terapia com testosterona. Recomenda aos clínicos realizarem, inicialmente, uma boa história médica, verificando cuidadosamente os resultados dos exames laboratoriais e o uso de outras medicações, além de uma avaliação psicossocial e psicossexual das pacientes. Nenhuma outra indicação, como aumento da massa magra, diminuição das ondas de calor ou melhora da densidade mineral óssea teria qualquer suporte da literatura científica para prescrição da testosterona.

Reconheceu também a NAMS que, embora este hormônio seja efetivo para o tratamento da disfunção sexual na mulher após a menopausa, baixos níveis de testosterona circulantes não estão necessariamente associados a esta condição clínica. Tal *Position Statement* da NAMS foi severamente criticada por outros autores e grupos de pesquisa, tendo em vista as baixas evidências científicas de tal conduta e as enormes implicações de outros fatores psicossociais envolvidos na etiologia das disfunções sexuais e da boa resposta de pacientes tratadas com placebo[16]. Também se pode questionar que, para seguir as recomendações da NAMS, quantos médicos, mesmo os ginecologistas, teriam a formação e *expertise* suficientes para realizar uma avaliação psicossocial ou psicossexual de uma paciente com aquelas características?[16]. Curiosamente, a NAMS, ao estabelecer sua nova *Position Statement* em 2012, em relação à terapia hormonal na menopausa, omitiu a indicação da androgenoterapia, mesmo no item referente à função sexual[1].

A ANDROGENOTERAPIA NOS DIAS ATUAIS

Embora a testosterona exógena tenha sido reconhecida e usada há muito tempo como terapia para a melhora do desejo sexual, até recentemente não haviam estudos randomizados controlados para dar suporte ao seu uso. Estudos anteriores mostravam que mulheres sob estrogenoterapia, em uso da testosterona após a menopausa, apresentavam melhora sensível no desejo sexual. Muitos destes estudos utilizavam terapia com testosterona intramuscular ou oral, em doses elevadas.

Mais recentemente, a literatura médica tem focalizado o uso da testosterona via transdérmica. Esta via provê níveis séricos mais "fisiológicos" e estáveis do hormônio, além de evitar a sua primeira passagem hepática, o que reduz os efeitos indesejáveis sobre o fígado. Nos últimos anos, têm sido publicados vários estudos clínicos randomizados controlados, onde são apontados os efeitos benéficos da testosterona transdérmica (adesivos, gel ou cremes), associados ao uso da terapia estrogênica. Além dos efeitos sobre a função sexual, outros benefícios da testosterona têm sido relatados sobre a qualidade de vida, humor, memória, bem-estar e manutenção da densidade óssea[15,17,18].

O uso tópico do creme de testosterona, associado ao estrogênio, para mulheres com queixas de desejo sexual hipoativo e atrofia genital, tem comprovado uma melhora substancial destes sintomas, com a vantagem da ausência de efeitos adversos importantes[19]. A testosterona também tem sido utilizada via implantes subcutâneos e os estudos têm mostrado resultados melhores sobre a disfunção sexual quando ela está associada ao estrogênio do que quando é utilizada isoladamente[18].

Em um estudo, 300 mulheres na pré e após a menopausa com sintomas sugestivos de deficiência androgênica foram submetidas à inserção do implante subcutâneo de testosterona, sem a adição de estrogênio. Após 3 meses de uso houve melhora do bem-estar físico e emocional e dos sintomas urogenitais, proporcional à dose da testosterona. Quanto mais graves os sintomas e maior a dose da testosterona, melhor a resposta[20].

Em uma avaliação de 1.021 mulheres com idade entre 45 e 75 anos não se encontrou associação entre níveis de testosterona livre e total com menores escores de desejo, excitação ou satisfação sexual, mas foi encontrada uma associação negativa entre menores escores de função sexual e concentrações sanguíneas da DHEAS[21]. **Parece que o declínio dos níveis séricos dos androgênios, em especial do sulfato de DHEA, tenha especial impacto negativo sobre a resposta sexual[22-24].** As atenções se voltaram para o uso terapêutico da DHEA, com algumas publicações sobre o seu uso em mulheres com disfunção sexual, dispareunia e alterações do trofismo vaginal, com bons resultados em humanos e animais[25-29].

Recentemente, a IMS publicou recomendações para a terapia hormonal na menopausa. Segundo aquelas recomendações, a indicação primária da testosterona após a menopausa é para o tratamento de distúrbios do desejo, excitação e orgasmo, e cita como embasamento para tal os diversos estudos randomizados e controlados com placebo, que mostram benefícios do uso contínuo da testosterona em mulheres na menopausa sob terapia estrogênica ou estroprogestagênica, ou mesmo sem hormonoterapia[2]. Da mesma forma que a NAMS, a IMS faz as mesmas recomendações para a cuidadosa avaliação clínica das pacientes pré-tratamento.

Dentre outros benefícios assinalados da terapia androgênica associada está também a possibilidade de redução dos sintomas climatéricos com menores doses do estrogênio[30]. O grau de alívio dos sintomas observado com baixas doses de estrogênios é semelhante ao dos regimes de maior dose. Menos estrogênios, por seu lado, levam à menor disponibilidade da SHBG, o que teria menor impacto negativo nas concentrações de testosterona livre[31].

Alguns estudos têm demonstrado que o tratamento com testosterona aumenta a densidade mineral dos ossos vertebrais e do quadril em mulheres após a menopausa, particularmente as ooforectomizadas. Estudos clínicos mostram que a terapia de reposição hormonal, com a associação estrogênio-androgênio, previne o desenvolvimento de osteoporose (avaliados pela densidade mineral óssea e marcadores de formação óssea) e pode estimular a formação óssea[32,33]. Entretanto, o uso da testosterona para prevenção da perda de massa óssea e muscular, manutenção da *performance* cognitiva e seus efeitos cardiovasculares ainda carece de evidências comprobatórias.

Outro benefício apontado, relativo ao uso da testosterona gel em associação com o estrogênio, é a redução das concentrações do colesterol total e LDL-C, sem alteração significativa das concentrações do HDL-C e dos triglicérides[34], em contraposição ao efeito dos androgênios usados isoladamente[35].

EFEITOS ADVERSOS DA TESTOSTERONA E (POTENCIALMENTE) DOS DEMAIS ANDROGÊNIOS

Deve ser considerado que muitas das informações encontradas na literatura mais recente sobre os efeitos adversos dos androgênios estão baseadas em estudos nos quais estes hormônios estão associados aos estrogênios[14].

Androgenização

Mesmo recebendo doses consideradas "fisiológicas", os efeitos colaterais adversos clássicos dos androgênios, como acne e hirsutismo, são observados nas mulheres após o seu uso[18]. De um modo geral, estes efeitos são dose-dependentes. Em doses maiores, "suprafisiológicas", são relatados queda de cabelo, engrossamento da voz, aumento do clitóris, retenção de água (edema), eritrocitose, disfunção hepática, alterações nos níveis de colesterol. Mudanças de comportamento como, por exemplo, irritação e aumento da agressividade também podem ocorrer. Quando aplicada topicamente, a testosterona pode levar a irritação da pele e crescimento de pelos no local[14,18]. Considera-se que hirsutismo, alopecia ou acne são contraindicações para a terapia com androgênios.

Metabolismo

Não há evidências suficientes para demonstrar que o uso de testosterona, nas doses recomendadas para mulheres após a menopausa, por via parenteral, afete os níveis de lipídeos, o metabolismo de carboidratos, a pressão sanguínea, os parâmetros da coagulação ou o hematócrito[36]. O uso de testosterona gel pode levar à redução do peso e da gordura abdominal, aumento da massa magra, com redução da gordura subcutânea[30].

As formulações orais de testosterona, entretanto, têm o inconveniente da primeira passagem hepática, aumentando o risco de efeitos adversos sobre a função hepática e os lipídeos. Prescrições orais de undecanoato de testosterona ou de metiltestosterona não devem ser recomendadas, pois afetam os níveis lipídicos e induzem à resistência à insulina. O seu uso a longo prazo está associado à disfunção hepática, incluindo o aparecimento de hepatomas e carcinomas hepatocelulares[37,38]. Pelos menores efeitos sobre o metabolismo, os dados disponíveis atualmente na literatura aconselham o uso de androgênios nas formas parenterais e, dentre estas, primariamente a formulação transdérmica.

Endométrio

Mulheres após a menopausa que receberam tratamento com androgênios isoladamente não apresentam aumento da espessura endometrial à ultrassonografia e não se observa nenhum efeito proliferativo ao estudo histopatológico. Por outro lado, a associação de androgênios não inibe o aumento da espessura endometrial provocado pelos estrogênios, mas também não se evidenciam alterações significativas histopatológicas[39,40].

Usuárias de testosterona transdérmica, com um ano tratamento, podem apresentar sangramento vaginal mais frequente do que usuárias de placebo, sem, contudo, apresentar hiperplasia ou carcinoma[41]. Ao contrário, em um estudo com grande casuística, com 8.412 mulheres seguidas por mais de quatro anos, a incidência de câncer no grupo tratado com testosterona foi zero contra cinco casos no grupo tratado com controle[42].

Não há evidências baseadas em grandes estudos clínicos randomizados controlados de que a testosterona possa ter efeitos adversos sobre o endométrio[2].

Mamas

O efeito dos androgênios, em particular da testosterona, sobre as mamas, e seu papel na etiologia do câncer da mama ainda permanecem não esclarecidos. A comparação do uso de testosterona transdérmica associada ao placebo ou à estroprogestagenoterapia mostrou que, isoladamente, a testosterona não apresentou efeito significativo sobre a densidade mamária de mulheres após a menopausa[43]. Dados experimentais sugerem que a testosterona poderia agir reduzindo os efeitos adversos dos estrogênios sobre o tecido mamário[44]. Do ponto de vista clínico, os estudos prospectivos sugerem maior incidência de câncer de mama em mulheres com níveis mais altos de androgênios[45,46].

Entretanto, não há dados suficientes para indicar aumento do risco de câncer de mama com o uso de testosterona transdérmica.

Cardiovascular

A literatura médica há muito tempo associa a androgenicidade às doenças cardiovasculares, quando as estatísticas comparam homens e mulheres no período pré-menopausa. São várias as publicações envolvendo, por exemplo, a relação de mulheres com ovários policísticos, síndrome metabólica e doenças cardiovasculares. Entretanto, após a menopausa ainda não existem evidências suficientes para demonstrar a associação entre os androgênios e eventos cardiovasculares. Em geral, os níveis androgênicos endógenos são baixos nestas mulheres e ainda existem poucos estudos associando a administração de testosterona e risco cardiovascular nesta faixa etária.

A androgenicidade está associada às alterações no perfil lipídico (aumento do colesterol total e do LDL-C e redução do HDL-C). Entretanto, os dados da literatura são conflitantes quando analisam a associação entre testosterona total ou testosterona livre *versus* o risco de doença arterial coronariana[47]. No que diz respeito à testosterona exógena, poucos estudos têm investigado os riscos cardiovasculares associados ao seu uso. Os resultados variam entre as experimentações animais e os estudos clínicos em humanos.

Em estudos experimentais são demonstrados ativação do sistema renina-angiotensina, elevação do peso e da gordura visceral após o uso de androgênios. Entretanto, os seus efeitos vasculares mostram tanto piora das placas ateroscleróticas e da função vasodilatadora ou, ao inverso, melhora da função endotelial[48,49].

Em suma, a literatura carece de estudos clínicos randomizados e controlados de longa duração e grande casuística sobre o uso e os efeitos deletérios dos androgênios na mulher climatérica. A maioria das evidências é baseada em estudos epidemiológicos, experimentais ou clínicos de pequena casuística. Há uma carência de informações sobre os seus efeitos adversos após uso de longo prazo, especialmente em dois pontos relevantes: câncer de mama e doença cardiovascular. Os dados atuais não indicam aumento do risco de câncer de mama com o uso de testosterona transdérmica nas doses preconizadas pela literatura. Entretanto, o seu uso não é recomendado para mulheres com câncer uterino ou de mama, doença cardiovascular ou hepática[14].

DOSES E ESQUEMAS TERAPÊUTICOS

Embora o número de publicações envolvendo o uso de androgênios na terapia da mulher após a menopausa tenha aumentado significativamente nos últimos anos, a sua prescrição para tais finalidades continua sendo *off label* na maioria dos países. Até o momento, nenhuma formulação foi aprovada para a reposição androgênica em mulheres climatéricas com ou sem disfunção sexual ou outros sintomas comuns à insuficiência androgênica feminina[50]. As prescrições usadas são de produtos disponibilizados para homens ou formuladas em farmácias especializadas, mas sempre é bom lembrar que a prescrição de produtos *off label* pode expor as mulheres a riscos de doses excessivas de testosterona.

Na prática clínica, os androgênios mais utilizados são a metiltestosterona 2,5 mg/dia (oral); testosterona injetável 25, 50 ou 100 mg/mês; undecanoato de testosterona 40 mg/dia (oral); testosterona transdérmica (adesivo/gel/creme); testosterona implantes 50 e 100 mg; e DHEA 25 ou 50 mg/dia (oral)[51]. A tibolona, um esteroide sintético que apresenta propriedades estrogênicas, progestagênicas e androgênicas, pode ser prescrita nas doses de 2,5 ou 1,25 mg/dia (oral), mas seu uso será tratado em capítulo à parte (Nota dos Editores: vide Capítulo 54). Para a terapia androgênica as mulheres devem estar devidamente estrogenizadas. O uso de androgênios como complementação ao uso de estrogênios para mulheres na peri e pós-menopausa não dispensa a prescrição de progestagênios para a proteção endometrial.

A maior parte dos trabalhos sobre o uso de androgênios na mulher climatérica diz respeito às prescrições para a disfunção sexual, especialmente em mulheres ooforectomizadas, com distúrbio do desejo sexual associado à piora da saúde geral e sexual[52-54]. Testosterona transdérmica na dose de 300 µg/dia quando associada ao estrogênio transdérmico, resulta em melhora significativa da função sexual[55,56] e, naquelas portadoras de artrite reumatoide, resulta em melhora do bem-estar[57]. Estudos sobre a testosterona transdérmica em forma de *patches,* nas doses de 150 a 300 µg/dia, mostraram efetividade para melhorar a função sexual e após 4 anos de terapia não foram observadas alterações significativas do perfil lipídico, metabolismo de carboidratos, função renal e hepática ou parâmetros de coagulação. Esta melhora foi mais significativa com 300 µg/dia, porém esta dose pode elevar os níveis sanguíneos a valores considerados "suprafisiológicos"[58-60]. Na forma de gel os resultados são similares[61].

A metiltestosterona na dose de 1,25 a 2,5 mg associada ao estrogênio por via oral, foi proposta em estudos mais antigos como sendo efetiva, sem associação com efeitos adversos importantes[30]. Entretanto, a via oral tem sido evitada, tendo em vista a sua passagem hepática, podendo levar à ativação do sistema renina-angiotensina e dos fatores de coagulação e pela possibilidade de interação com outras drogas. Quando utilizada por via sublingual, ocorre rápida absorção, em 15 minutos, e metabolização da droga em 150 minutos[11].

CONCLUSÕES

No Brasil, não existem formulações de testosterona para o uso na mulher. Quando prescrita de forma *off label* dá-se preferência para as formulações manipuladas para uso tópico na genitália ou via transdérmica. Mesmo assim, vale lembrar que as evidências existentes não são suficientes para estabelecer, com segurança, a terapia androgênica para a mulher, devido à falta de trabalhos controlados. Está crescente em nosso meio o uso de hormônios chamados bioidênticos para mulheres climatéricas e, entre eles, estão incluídos os estrogênios, progestagênios e androgênios. Estas formulações customizadas não têm sua pureza, eficácia e segurança testadas como os produtos disponíveis comercialmente no mercado e que são devidamente aprovados e rastreados pelas agências fiscalizadoras. Podem, portanto, representar um aumento do risco para as mulheres que utilizam estes produtos.

Deve se ter em mente que a maioria dos trabalhos e dos consensos de sociedades da especialidade focalizam a indicação da terapia androgênica para mulheres com queixas de disfunção sexual. Na mulher na peri e após a menopausa há uma interposição de sintomas relacionados ao climatério e à disfunção sexual próprias desta faixa etária. O profissional deve estar alerta para esta situação clínica ambígua e de difícil compreensão. As diretrizes e os consensos das diferentes sociedades da especialidade apontam para a necessidade de se excluir, antes de se instituir a terapia androgênica, a presença de fatores como dispareunia, depressão, efeitos colaterais de outras medicações, problemas de relacionamento interpessoal e outras comorbidades associadas. Para tal, é necessário que o clínico realize uma boa história médica, analise cuidadosamente os resultados dos exames laboratoriais, interrogue sobre o uso de outras medicações, além de fazer uma avaliação psicossocial e psicossexual das pacientes. Deve, portanto, refletir, antes da prescrição, se estaria ele habilitado para fazer tal abordagem destas pacientes.

Não há evidências científicas para outra prescrição dos androgênios, tais como prevenção da perda de massas óssea e muscular e manutenção das funções cognitivas para mulheres nesta faixa etária. Por estas razões, até que os dados da literatura deem suporte consistente, as prescrições de androgênios para mulheres no climatério devem ser vistas com reservas e seu uso restrito aos profissionais com formação adequada para tal.

REFERÊNCIAS BIBLIOGRÁFICAS

1. NAMS- Position Statetement . The 2012 hormone therapy position statement of The North American Menopause Society. Menopause 2012;19(3):257-71.
2. Villiers TJ, Pines A, Panay N, Gambacciani M, Archer DF, Baber RJ et al. Updated 2013 International Menopause Society recommendations on menopausal hormone therapy and preventive strategies for midlife health. Climateric 2013;16:316-37.
3. Kulak Jr J, Urbanetz AA, Kulak CA, Borba VZ, Boguszewski CL. Serum androgen concentrations and bone mineral density in postmenopausal ovariectomized and non-ovariectomized women. Arq Bras Endocrinol Metabol 2009;53(8):1033-9.
4. Bancroft J, Cawood EH. Androgens and the menopause; a study of 40-60-year-old women. Clin Endocrinol (Oxf) 1996;45(5):577-87.
5. Burger HG, Dudley EC, Cui J, Dennerstein L, Hopper JL. A prospective longitudinal study of serum testosterone, dehydroepiandrosterone sulfate, and sex hormone-binding globulin levels through the menopause transition. J Clin Endocrinol Metab 2000;85(8):2832-8.
6. Rannevik G, Jeppsson S, Johnell O, Bjerre B, Laurell-Borulf YL, Svanberg L. A longitudinal study of the perimenopausal transition: altered profiles of steroid and pituitary hormones, SHBG and bone mineral density. Maturitas 2005;21(2):103-13.
7. Pasquali R, Vicennati V, Bertazzo D, Casimirri F, Pascal G,Tortelli O et al. Determinants of sex hormone-binding globulin blood concentrations in premenopausal and postmenopausal women with different estrogen status. Virgilio-Menopause-Health Group. Metabolism 1997;46(1):5-9.
8. Santoro, N, Torrens J, Crawford S, Allsworth JE, Finkelstein JS, Gold EB et al. Correlates of circulating androgens in mid-life women: the study of women's health across the nation. J Clin Endocrinol Metab 2005;90(8):4836-45.
9. Bachmann G, Bancroft J, Braunstein G, Burger H, Davis S, Dennerstein L et al. Female androgen insufficiency: the Princeton consensus statement on definition, classification, and assessment. Fertil Steril 2002;77(4):660-5.
10. Matsui S, Yasui T, Tani A, Kunimi K, Uemura H, Yamamoto S et al. Associations of estrogen and testosterone with insulin resistance in pre- and postmenopausal women with and without hormone therapy. Int J Endocrinol Metab 2013;11(2):65-70.
11. Van Rooij K, Bloemers J, de Leede L, Goldstein I, Lentjes E, Koppeschaar H et al. Pharmacokinetics of three doses of sublingual testosterone in healthy premenopausal women. Psychoneuroendocrinology 2012;37(6):773-81.
12. Braunstein GD. The Endocrine Society Clinical Practice Guideline and The North American Menopause Society position statement on androgen therapy in women: another one of Yogi's forks. J Clin Endocrinol Metab 2007;92(11):4091-3.
13. Rosner W, Auchus RJ, Azziz R, Sluss PM, Raff H. Position statement: Utility, limitations, an d pitfalls in measuring testosterone: an Endocrine Society position statement. J Clin Endocrinol Metab 2007;92(2):405-13.
14. Utian WH. Position Statement, Part 2. The Role of Testosterone Therapy in Post- menopausal Women: Position Statement of The North American Menopause Society. Menopause Management 2006;18-32.

15. NAMS - North American Menopause Society. The role of testosterone therapy in postmenopausal women: position statement of The North American Menopause Society. Menopause 2005;12(5):496-511.

16. Tiefer L. Omissions, Biases and Nondisclosed Conflicts of Interest: Is There a Hidden Agenda in the NAMS Position Statement? Med Gen Med 2005;7(3):59-63.

17. Blumel JE, Del Pino M, Aprikian D, Vallejo S, Sarra S, Castelo-Branco C. Effect of androgens combined with hormone therapy on quality of life in post-menopausal women with sexual dysfunction. Gynecol Endocrinol. 2008;24(12):691-695.

18. Maclaran K, Panay N. The safety of postmenopausal testosterone therapy. Women's Health 2012;8(3):263-75.

19. Raghunandan C, Agrawal S, Dubey P, Choudhury M, Jain A. A comparative study of the effects of local estrogen with or without local testosterone on vulvovaginal and sexual dysfunction in postmenopausal women. J Sex Med 2010;7(3):1284-90.

20. Glaser R, York AE, Dimitrakakis C. Beneficial effects of testosterone therapy in women measured by the validated Menopause Rating Scale (MRS). Maturitas 2011;68(4):355-61.

21. Korse CM, Bonfrer JM, Van Beurden M, Verheijen RH, Rookus MA. Estradiol and testosterone levels are lower after oophorectomy than after natural menopause. Tumour Biol 2009;30(1):37-42.

22. Gracia CR, Freeman EW, Sammel MD, Lin H, Mogul M. Hormones and sexuality during transition to menopause. Obstet Gynecol 2007;109(4):831-80.

23. Nappi RE. New attitudes to sexuality in the menopause: clinical evaluation and diagnosis. Climacteric 2007;10(Suppl 2):105-8.

24. Van Anders SM, Hamilton LD, Schmidt N, Watson NV. Associations between testosterone secretion and sexual activity in women. Horm Behav 2007;51(4):477-82.

25. Pluchino N, Ninni F, Stomati M, Freschi L, Casarosa E, Valentino V et al. One-year therapy with 10mg/day DHEA alone or in combination with HRT in postmenopausal women: effects on hormonal milieu. Maturitas 2008;59(4):293-303.

26. Labrie F, Archer D, Bouchard C, Fortier M, Cusan L, Gomez JL et al. Effect of intravaginal dehydroepiandrosterone (Prasterone) on libido and sexual dysfunction in postmenopausal women. Menopause 2009;16(5):923-31.

27. Labrie F, Archer DF, Bouchard C, Fortier M, Cusan L, Gomez JL et al. Intravaginal dehydroepiandrosterone (prasterone), a highly efficient treatment of dyspareunia. Climacteric 2011;14(2):282-8.

28. Nappi RE, Davis SR. The use of hormone therapy for the maintenance of urogynecological and sexual health post WHI. Climacteric 2012;15(3):267-274.

29. Pelletier G, Ouellet J, Martel C, Labrie F. Androgenic action of dehydroepiandrosterone (DHEA) on nerve density in the ovariectomized rat vagina. J Sex Med 2013;10(8):1908-14.

30. Simon JA. Safety of estrogen/androgen regimens. J Reprod Med 2001;46(3 Suppl):281-29031.

31. Simon J, Klaiber E, Wiita B, Bowen A, Yang HM. Differential effects of estrogen-androgen and estrogen-only therapy on vasomotor symptoms, gonadotropin secretion, and endogenous androgen bioavailability in postmenopausal women. Menopause 1999;6(2):138-46.

32. Shoupe D. Androgens and bone: clinical implications for menopausal women. Am J Obstet Gynecol 1999;180(3 Pt 2):S329-33.

33. Notelovitz M. Effects of estrogen/androgen therapy on bone mineral density parameters. J Reprod Med 2001;46(3 Suppl):325-31.

34. Fernandez-Carvajal J, Luz-Araujo H, Guerra-Velazquez, Reyna-Villasmil E, Santos-Bolivar J, Torres-Cepeda D et al. Lipid profile modifications in post-menopausal women treated with testosterone gel. Endocrinol Nutr 2012;59(1):44-9.

35. Zang H, Carlstrom K, Arner P, Hirschberg AL. Effects of treatment with testosterone alone or in combination with estrogen on insulin sensitivity in postmenopausal women. Fertil Steril 2006;86(1):136-44.

36. Davis SR. Cardiovascular and cancer safety of testosterone in women. Curr Opin Endocrinol Diabetes Obes. 2011;18(3):198-203.

37. Watts NB, Notelovitz M, Timmons MC, Addison WA, Wiita B, Downey LJ. Comparison of oral estrogens and estrogens plus androgen on bone mineral density, menopausal symptoms, and lipid-lippoprtein profiles in surgical menopause. Obstet Gynecol 1995;85(4):529-37.

38. Lobo RA, Rosen RC, Yang HM, Block B, van Der Hoop RG. Comparative effects of oral esterified estrogens with and without methyl testosterone on endocrine profiles and dimensions of sexual function in posmenopause women with hypoactive sexual desire. Fertil Steril 2003;79(6):1341-52.

39. Nathorst-Böös J, Flöter A, Jarkander-Rolff M, Carlström K, Schoultz B. Treatment with percutanous testosterone gel in postmenopausal women with decreased libido – effects on sexuality and psychological general well-being. Maturitas 2006;53(1):11-8.

40. Zang H, Sahlin L, Masironi B, Eriksson E, Lindén Hirschberg A. Effects of testosterone treatment on endometrial proliferation in postmenopausal women. J Clin Endocrinol Metab 2007;92(6):2169-75.

41. Davis SR, Moreau M, Kroll R et al. APHRODITE Study Team: testosterone for low libido in postmenopausal women not taking estrogen. N Engl J Med. 2008;359:2005-17.

42. Van Staa TP, Sprafka JM. Study of adverse outcomes in women using testosterone Maturitas 2009;62(1):76-80.

43. Davis SR, Hirschberg AL, Wagner LK, Lodhi I, von Schoultz B. The effect of transdermal testosterone on mammographic density in postmenopausal women not receiving systemic estrogen therapy. J Clin Endocrinol Metab 2009; 94(12):4907-13.

44. Somboonporn W, Davis SR. National Health and Medical Research Council. Testosterone effects on the breast: implications for testosterone therapy for women. Endocr Rev 2004;25(3):374-88.

45. Key T, Appleby P, Barnes I, Reeves G. Endogenous Hormones and Breast Cancer Collaborative Group. Endogenous sex hormones and breast cancer in postmenopausal women: reanalysis of nine prospective studies. J Natl Cancer Inst 2002;94(8):606-16.

46. Tworoger SS, Rosner BA, Willett WC, Hankinson SE. The combined influence of multiple sex and growth hormones on risk of postmenopausal breast cancer: a nested case-control study. Breast Cancer Res 2011;13(5):R99-102.

47. Patel SM, Ratcliffe SJ, Reilly MP , Weinstein R, Bhasin S, Blackman MR. Higher serum testosterone concentration in older women is associated with insulin resistance, metabolic syndrome, and cardiovascular disease. J Clin Endocrinol Metab 2009;94(12):4776-84.

48. Adams MR, Williams JK, Kaplan JR. Effects of androgens on coronary artery atherosclerosis and atherosclerosis-related impairment of vascular responsiveness. Arterioscler Thromb Vasc Biol 1995;15(5):562-70.

49. Yue P, Chatterjee K, Beale C, Poole-Wilson PA, Collins P. Testosterone relaxes rabbit coronary arteries and aorta. Circulation 1995;91(4):1154-60.

50. Bolour S, Braunstein G. Testosterone therapy in women: a review. Int J Impot Res 2005;17(5):399-408.

51. Giordano MV, Giordano LA, Giordano EB, GO Miyahira, Giordano MG. Sexualidade e hormônios na transição menopausal e na pós-menopausa Femina 2008;36(11):671-6.

52. Kingsberg, S. Testosterone treatment for hypoactive sexual desire disorder in postmenopausal women. J Sex Med 2007;4(Suppl 3):227-34.

53. Kingsberg SA, Simon JA, Goldstein I. The current outlook for testosterone in the management of hypoactive sexual desire disorder in postmenopausal women. J Sex Med 2008;5(Suppl 4):182-93.

54. Leiblum SR, Koochaki PE, Rodenberg CA, Barton IP, Rosen RC. Hypoactive sexual desire disorder in postmenopausal women: US results from the Women's International Study of Health and Sexuality (WISHeS). Menopause 2006;13(1):46-56.

55. Davis SR, van der Mooren MJ, van Lunsen RH, Lopes P, Ribot C, Rees M et al. Efficacy and safety of a testosterone patch for the treatment of hypoactive sexual desire disorder in surgically menopausal women: a randomized, placebo-controlled trial. Menopause 2006;13(3):387-96.

56. Sarrel P, Dobay B, Wiita B (1998). Estrogen and estrogen-androgen replacement in postmenopausal women dissatisfied with estrogen-only therapy. Sexual behavior and neuroendocrine responses. J Reprod Med 1998;43(10):847-56.

57. Davis SR, Burger HG. Clinical review 82: Androgens and the postmenopausal woman." J Clin Endocrinol Metab 1996;81(8):2759-63.

58. Buster JE, Kingsberg SA, Aguirre O, Brown C, Breaux JG, Buch A et al. Testosterone patch for low sexual desire in surgically menopausal women: a randomized trial. Obstet. Gynecol 2005;105(5 Pt 1):944-52.

59. Simon J, Braunstein G, Nachtigall L, Utian W, Katz M, Miller S et al. Testosterone patch increases sexual activity and desire in surgically menopausal women with hypoactive sexual desire disorder. J Clin Endocrinol Metab 2005;90(9):5226-33.

60. Nachtigall L, Casson P, Lucas J, Schofield V, Melson C, Simon JA. Safety and tolerability of testosterone patch therapy for up to 4 years in surgically menopausal women receiving oral or transdermal oestrogen. Gynecol Endocrinol 2011;27(1):39-48.

61. Singh AB, Lee ML, Sinha-Hikim I, Kushnir M, Meikle W, Rockwood A et al. Pharmacokinetics of a testosterone gel in healthy postmenopausal women. J Clin Endocrinol Metab 2006;91(1):136-44.

54 | Tibolona

- Benedito Fabiano dos Reis
- Sônia Maria Rolim Rosa Lima

A tibolona é um esteroide gonadomimético sintético, 3-keto-Δ5-10 com grupos 17 -etinil e 7α-metil, que possui propriedades progestogênicas, estrogênicas e androgênicas combinadas. A pró-droga é rapidamente metabolizada no trato gastrointestinal em metabólitos hormonais ativos: 3α e 3β-hidroxitibolona, pelas enzimas hepática e intestinal (3α-hidroxiesteroide desidrogenase e 3β-hidroxiesteroide desidrogenase), que têm efeitos estrogênicos, e o Δ4-isômero, que possui efeitos progestogênico e androgênico, sendo este formado diretamente da tibolona pela enzima 3-hidroxiesteroide desidrogenase-isomerase (Figura 54.1)[1].

Os três hidróximetabólitos estão presentes na circulação, predominantemente na forma de sulfato inativo. O efeito seletivo da tibolona nos tecidos é resultado do metabolismo, da regulação enzimática e da ativação de receptores que variam nos diferentes tecidos[2].

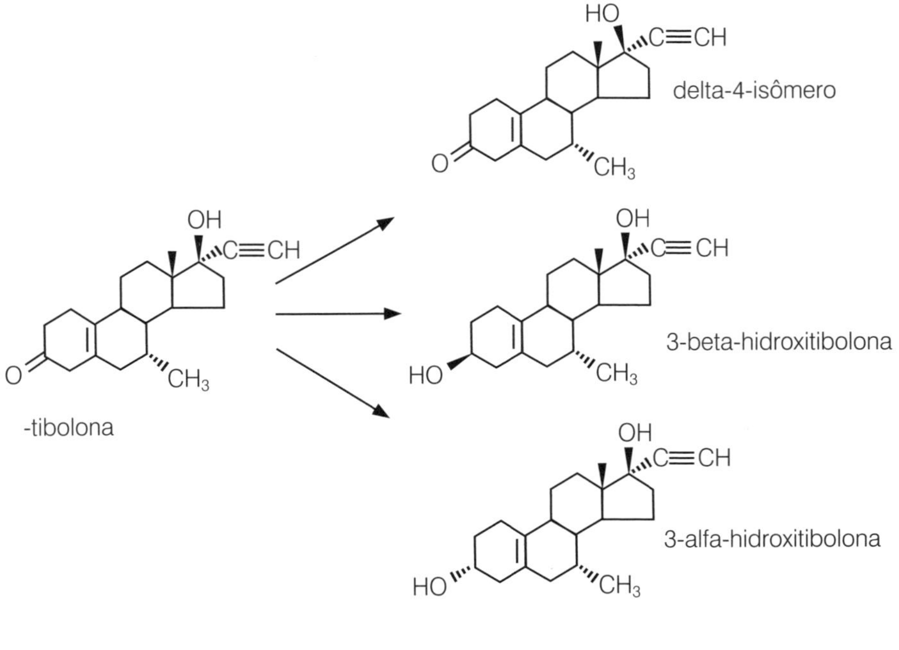

Figura 54.1 - Estrutura química da tibolona.

Postula-se que a tibolona é uma valiosa opção para as mulheres em tratamento das queixas climatéricas, e ainda possui efeitos positivos sobre a sexualidade, o bem-estar e o humor. Apresenta boa tolerabilidade e está associada a uma baixa incidência de hemorragia vaginal e dor mamária[3]. Segundo o relato do Consenso Internacional da Tibolona, apresentou-se nível de evidência comprovada com sua eficácia no alívio dos sintomas climatéricos, urogenitais e sua ação no endométrio[1].

A incidência de sangramento vaginal pode aumentar quanto maior a dose utilizada no tratamento, não sendo possível a continuidade da terapia antes de uma investigação ultrassonográfica ou histeroscópica e também histológica do endométrio. Assim sendo, recomenda-se que se utilize tibolona nas mulheres que já estejam com amenorreia há mais de um ano. No que diz respeito ao câncer da mama, a revisão recente da literatura mostrou que os números absolutos das mulheres em risco com terapia estrogênica e tibolona são baixos[4].

Com o uso da tibolona observou-se a preservação da massa óssea, sendo este efeito resultante da ativação do receptor de estrogênio, enquanto os receptores de progesterona e androgênio parecem não estar envolvidos no osso[5]. A tibolona afeta a homeostase celular na mama, pela inibição da enzima sulfatase (proliferação) e estimulação da apoptose. O metabólito estrogênico da tibolona tem efeitos favoráveis diretamente no sistema cardiovascular *in vivo*. Já a ação androgênica da tibolona incrementa a libido e a frequência das atividades sexuais[2]. É importante assinalar que a hormonoterapia no climatério não deve ser usada de modo aleatório e indiscriminado, mas individualizada às necessidades de cada mulher, respeitando-se as eventuais contraindicações e seus anseios. O tempo de uso também deve ser particularizado[6].

SINTOMAS CLIMATÉRICOS

Os fogachos ou ondas de calor ocorrem em cerca de 75% das mulheres após a menopausa nos Estados Unidos. Seu início é mais frequente no período da perimenopausa, acompanhando a deficiência relativa de estrogênio juntamente com as irregularidades do ciclo menstrual secundárias à anovulação, próprias desse período. Ressalta-se que algumas mulheres não apresentam essa queixa mesmo após a menopausa[7].

As ondas de calor ou fogachos caracterizam-se pela sensação de calor centrada no tórax superior e na face, que rapidamente se torna generalizada, e apresentam duração média de 2 a 4 minutos, muitas vezes associadas a profusa transpiração e, ocasionalmente, palpitações, sendo, muitas vezes seguida por arrepios e tremores (Nota dos Editores: vide Capítulo 6).

A tibolona controla os fogachos, suores noturnos e outros sintomas típicos, tais como: insônia, cefaleia e fadiga. Tem-se revelado tão eficaz como a TE (terapia estrogênica) e a TEP (terapia estrogênica e progestógenos) convencional no alívio de sintomas climatéricos, embora seu efeito possa ser um pouco mais lento. Outra indicação seria seu uso como terapia *add-back* nas mulheres em uso de agonistas liberadores de gonadotrofina (GnRH), para tratamento de miomas e endometriose, e assim aliviar os sintomas provenientes da deficiência estrogênica[3].

SINTOMAS UROGENITAIS

A tibolona tem demonstrado reverter a atrofia vaginal e melhorar o muco cervical, com efeito na secura vaginal, dispareunia e alívio dos sintomas urinários. Ambos os índices cariopicnótico e de maturação celular estão aumentados no grupo de mulheres com tibolona. O índice cariopicnótico parece continuar a aumentar com o tempo de uso, entretanto o índice de maturação celular atinge um *plateau* em um ano e não mais sofre modificação. No grupo-controle, ambos os índices não sofrem alterações significantes[7,8].

LIBIDO E SEXUALIDADE

É importante destacar que a atividade ou a frequência sexual não estão necessariamente correlacionadas com a satisfação sexual. Disfunção sexual só se torna um problema quando a mulher ou seu companheiro referem estar insatisfeitos com sua vida sexual[9].

Quando o esclarecimento e a terapia sexual não atingem o nível desejado de sucesso para tratar a disfunção, a terapia farmacológica pode ser utilizada. O tratamento hormonal está centrado no aumento do fluxo sanguíneo genital, porém há muitas dúvidas se somente a terapêutica farmacológica promova o tratamento adequado desta queixa[10] (Nota dos Editores: vide Capítulos 9,10 e 11).

Os efeitos da tibolona sobre os androgênios circulantes diferem da terapia hormonal convencional, pois a tibolona age diminuindo a globulina carreadora dos hormônios sexuais (SHBG), aumentando assim as concentrações séricas de testosterona livre circulante, ao contrário da diminuição observada com a terapia estroprogestativa (TEP). Além disso, o Δ-4 isômero da tibolona tem efeitos androgênicos. São estas as propriedades que conferem à tibolona o benefício de contribuir para o bem-estar sexual, incluindo melhoras no desejo sexual e na lubrificação vaginal[11].

Humor e Depressão

O efeito benéfico da tibolona sobre o humor dá-se devido às suas propriedades androgênicas e à normalização das concentrações séricas das endorfinas. A tibolona também pode atuar sinergicamente com drogas psicoativas, resultando em uma melhora rápida em mulheres com depressão ou psicose[1,11,12].

Qualidade de Vida

Efeitos benéficos sobre os sintomas climatéricos e urogenitais, bem como o desejo sexual e o humor, combinados com baixas taxas de mastalgia e hemorragia vaginal, poderiam resultar em uma melhora na qualidade de vida, porém esta hipótese ainda não foi comprovada[1].

Prevenção da Perda de Massa Óssea

A prevenção e o tratamento da osteoporose consistem em ações não farmacológicas, farmacológica ou terapia hormonal.
- *Terapia não farmacológica:* existem três componentes para a terapêutica da osteoporose: dieta, exercício físico e cessação do tabagismo. Além disso, as mulheres devem evitar as drogas que aumentam a perda óssea, tais como glicocorticoides.
- *Cálcio/vitamina D:* uma dieta ideal para o tratamento (ou prevenção) da osteoporose inclui uma adequada ingestão de calorias (evitar a desnutrição), cálcio e vitamina D (Nota dos Editores: vide Capítulos 13, 14, 22, 67 e 68).

Terapia Farmacológica

Nas mulheres com quadro clínico de osteoporose ou de alto risco para a doença, deve ser considerada a terapêutica farmacológica ou hormonal.

MacLean e cols. realizaram análise sistemática de 76 ensaios clínicos randomizados e 24 metanálises em que foi confirmada a eficácia dos seguintes agentes: alendronato, risedronato, ácido zoledrônico, teriparatida, estrogênio e tibolona na prevenção de múltiplas fraturas em comparação com o placebo, e redução do risco de fraturas vertebrais, não vertebrais e do quadril[13].

Estudos randomizados e controlados têm demonstrado que a tibolona é eficaz no aumento da densidade mineral óssea (DMO) e na prevenção da perda óssea, tanto do colo do fêmur quanto da coluna. Estes efeitos benéficos são vistos em longo prazo de tratamento nas mulheres com menopausa precoce ou tardia, com osteoporose estabelecida ou que recebem tratamento com agonistas de GnRH.

Banks e cols. observaram que entre as usuárias de TH o risco relativo (RR) de fratura reduziu substancialmente, independente do tempo de tratamento, porém melhores resultados foram observados com 5 a 9 anos de tratamento. Em mulheres que usaram tibolona, o RR de fratura foi significativamente menor que naquelas que nunca usaram TH (RR 0,67; 95% IC 0,54-0,83)[14].

Dören e cols. realizaram uma metanálise sobre os efeitos de diferentes TH na preservação da massa mineral óssea de mulheres após a menopausa e constatou que a tibolona é tão eficaz quanto as demais formas contendo estrogênio[5].

Segurança e Tolerabilidade – Mamas

Mulheres usuárias de tibolona referem menos mastalgia quando comparadas com as usuárias de TEP, além disso, não ocorre aumento na densidade mamográfica. Sabe-se que o aumento da densidade mamária é considerado como um fator de risco independente para o câncer de mama, já que pode mascarar tumores mamários e assim ter adiada a sua detecção[15,16].

O *Million Women Study* (MWS), em 2003, mostrou um aumento significativo da incidência de câncer de mama em usuárias de TE (risco relativo ajustado, 1,30 [95% IC 1,21-1,40]; p < 0,0001), TEP (2,00 [1,88-2,12]; p < 0,0001), e tibolona (1,45 [1,25-1,68]; p < 0,0001); porém, a magnitude do risco foi substancialmente maior nas usuárias de TEP, comparadas com as outras duas formas de TH (p < 0,0001)[17].

Kroiss e cols. avaliaram 15 mulheres após a menopausa com diagnóstico de câncer de mama que foram tratadas com cirurgia e radioterapia, e após o início do tratamento com tamoxifeno foi adicionada a tibolona para a diminuição de incidência e intensidade dos fogachos e suores noturnos. Observou-se que, mesmo após dois anos de uso da tibolona, não houve recorrência da doença[18].

Endométrio

A tibolona não estimula o endométrio, por causa do efeito seletivo local do Δ-4 isômero, não sendo necessária a adição de outro progestógeno, e está associada a altas taxas de amenorreia e a baixa incidência de sangramento genital irregular, comparada com a TEP convencional. Também, no próprio tecido endometrial, através da conversão da 3β-hidroxitibolona pela atividade da enzima 3β-hidroxiesteroide desidrogenase, pode ser formado o Δ-4 isômero da tibolona, que é metabolicamente ativo, possui efeitos progestogênicos estabelecidos e demonstrados por ligação e ativação dos receptores de progesterona *in vivo*[19].

Tibolona é associada a uma baixa incidência de hemorragia vaginal. Estudos controlados mostram que as mulheres em uso de tibolona apresentam significativamente menos sangramento vaginal irregular e uma taxa mais elevada de amenorreia, comparada com aquelas em uso da TEP[4]. A investigação histológica em mulheres tratadas com tibolona revelou que o endométrio raramente apresenta hiperplasia, e sim um elevado percentual de atrofia. Não há aumento significativo da espessura do eco endometrial à ultrassonografia por via vaginal, nem alteração do tamanho ou do volume de miomas, quando comparadas com as mulheres que recebem TEP[1,4].

Sistema Cardiovascular

Ensaios clínicos controlados aleatorizados não estão atualmente disponíveis para a tibolona, quando se referem ao sistema cardiovascular[1]. Alguns parâmetros para a doença coronariana arterial sofrem mudanças no sentido favorável (triglicérides, lipoproteína (a), LDL-colesterol, função endotelial e tônus vascular), enquanto outros desfavoráveis (HDL-colesterol e proteína C-reativa). Efeitos potencialmente favoráveis são vistos em alguns marcadores de risco para doença tromboembólica venosa (antitrombina, proteína C-reativa, fibrinogênio, fator VII, plasminogênio, PAI-1, PAP complexa), enquanto outros marcadores mostram mudanças pró--coagulantes (F1 + 2, TAT, dímero-D)[2].

Efeitos Adversos

Os mais comuns são leucorreia, dor abdominal, sangramento vaginal e mastalgia. Entretanto, sangramento vaginal e mastalgia são significativamente menos comuns comparados com a TEP contínua. Estudos têm demonstrado que a tibolona evita o aumento da gordura corporal e a diminuição da massa corporal magra, que ocorrem normalmente nas mulheres após a menopausa[20-22].

Orientações

O Consenso Internacional da Tibolona, bem como a Sociedade Espanhola de Menopausa, com base nas provas disponíveis, propõem o tratamento para mulheres após a menopausa: com sintomas vasomotores, disfunção do desejo sexual, desordens do humor, uso de drogas psicoativas, risco de perda óssea acelerada, mastalgia ou mastodinia, alta densidade mamária, queixas urogenitais, as que possam beneficiar-se com a substituição da TEP/TE pela tibolona, nas mamas radiograficamente densas com dificuldade de interpretação mamográfica[1,23].

Não há consenso estabelecido com relação às mulheres com menopausa prematura. Naquelas que recebem em longo prazo os agonistas de GnRH para a endometriose – a tibolona pode ser benéfica no alívio de sintomas decorrentes da deficiência estrogênica e prevenir a perda óssea. Contraindicações à tibolona: devem ser consideradas as mesmas para TEP e TE[23].

REFERÊNCIAS BIBLIOGRÁFICAS

1. Kenemans P, Speroff L. Tibolone clinical recommendations and practical guidelines. A report of the International Consensus Group. Maturitas 2005;51:21-8.
2. Kuan-Chong C, Peng-Hui W, Ming-Shyen Y, Ching-Ying C, Chin-Mu J, Nae-Fan T et al. New selective tissue estrogenic activity regulator (stear) in menopausal therapy in taiwan. Taiwanese J Obstet Gynecol 2005;44(4):327-31.
3. Modelska K, Cummings S. Tibolone for postmenopausal women: systematic review of randomized trials. JCEM 2002;87(1):16-23.

4. Archer DF, Hendrix S, Ferenczy A, Felix J, Gallagher JC, Rymer J et al. Tibolone histology of the endometrium and breast endpoints study: design of the trial and endometrial histology at baseline in postmenopausal women. Fertil Steril 2007;88(4):865-78.

5. Dören M, Nilsson JA, Johnell O. Effects of specific post-menopausal hormone therapies on bone mineral density in post-menopausal women: a meta-analysis. Human Reproduction 2003;18(8):1737-46.

6. The North American Menopause Society. The 2012 Hormone Therapy Position Statement of The North American Menopause Society. Menopause 2012;19(3):257-71.

7. Hudita D, Posea C, Ceausu I, Rusu M. Efficacy and safety of oral tibolona 1.25 or 2.5 mg/day vs. placebo in postmenopausal women. Eur Rev Med Pharmacol Sci 2003;7:117-25.

8. Sismondi P, Kimmig R, Kubista E, Biglia N, Egberts J, Mulder R et al. Effects of tibolone on climacteric symptoms and quality of life in breast cancer patients-data from Liberate trial. Maturitas 2011;70(4):365-72.

9. Uygur D, Yesildaglar N, Erkaya S. Effect on sexual life-a comparison between tibolone and continuous combined conjugated equine estrogens and medroxyprogesterone acetate. Gynecol Endocrinol 2005;20(4):209-12.

10. Modelska, K, Cummings, S. Female sexual dysfunction in postmenopausal women: Systematic review of placebo-controlled trials. Am J Obstet Gynecol 2003;188:286-9.

11. Laan E, Van Lunsen RH, Everaerd W. The effects of tibolone on vaginal blood flow, sexual desire and arousability in postmenopausal women. Climacteric 2001;4(1):28-41.

12. Rymer J, Robinson J, Fogelman I. Ten years of treatment with tibolone 2.5 mg daily: effects on bone loss in postmenopausal women. Climacteric 2002; 5:390-8.

13. MacLean C, Newberry S, Maglione M, McMahon M, Ranganath V, Suttorp M, et al. Systematic review: comparative effectiveness of treatments to prevent fractures in men and women with low bone density or osteoporosis. Ann Intern Med 2008;148(3):197-213.

14. Banks E, Beral V, Reeves G et al. Fracture Incidence in relation to the pattern of use of hormone therapy in postmenopausal women. JAMA 2004; 291(18):2212-20.

15. Lundstrom E, Christow A, Kersemaekers W et al. Effects of tibolone and continuous combined hormone replacement therapy on mammographic breast density. Am J Obstet Gynecol 2002;186:717-20.

16. Chlebowski R, Hendrix S, Langer R et al. Influence of estrogen plus progestin in breast cancer and mammography in healthy postmenopausal women. JAMA 2003;289:3243-53.

17. Speroff L. The Million Women Study and breast cancer. Maturitas. 2003;46:1-6.

18. Kroiss R, Fentiman IS, Helmond FA et al. The effect of tibolone in postmenopausal women receiving tamoxifen after surgery for breast cancer: a randomised, double-blind, placebo-controlled trial. BJOG 2005;112:228-33.

19. Langer R, Landgren BM, Rimer J, Helmond FA et al. Effects of tibolone and continuous combined conjugated equine estrogen/medroxyprogesterone acetate on the endometrium and vaginal bleeding: Results of the OPAL study AJOGAH 2006;195(5):1320-7.

20. Somunkiran A, Erel CT, Demirci F et al. The effect of tibolone versus 17beta-estradiol on climacteric symptoms in women with surgical menopause: a randomized, cross over study. Maturitas 2007;56:61-8.

21. Cummings SR, Ettinger B, Delmas PD, et al. The effects of tibolone in older postmenopausal women. N Engl J Med 2008;359:697-708.

22. Huang KE, Baber R. Updated clinical recommendations for the use of tibolone in asian women. Climacteric 2010;13(4):317-27.

23. Mendoza N, Abad P, Baró F, Cancelo MJ, Llaneza P, Manubens M, Quereda F et al. Spanish Menopause Society position statement: use of tibolone in postmenopausal women. Menopause 2013;20(7):754-60.

55 Tratamento no período de transição menopausal

- Almir Antonio Urbanetz
- Lorena Ana Mercedes Lara Urbanetz
- Almir Antonio Lara Urbanetz

NTRODUÇÃO

A transição menopausal é uma progressão endocrinológica gradual que leva as mulheres de idade reprodutiva, com menstruações regulares, cíclicas e previsíveis, características dos ciclos ovulatórios, para o fim dos períodos menstruais associado à senescência ovariana. Com o aprimoramento dos tratamentos clínicos e o foco crescente na atenção preventiva à saúde, houve aumento da expectativa média de vida. Como consequência, hoje, grande parte das mulheres pode esperar viver 1/3 da vida após a menopausa[1]. É importante observar que a transição até a menopausa e os anos de vida após a menopausa trazem consigo questões relacionadas com a qualidade de vida, a prevenção e o tratamento de doenças[2].

A transição menopausal, muitas das vezes, tem seu início no final dos 40 e início dos 50 anos de idade. Caracteristicamente, esse período se inicia com irregularidade do ciclo menstrual e estende-se até um ano após, quando ocorre a cessação permanente da menstruação. Normalmente, essa transição ocorre ao longo de um período que varia entre quatro e sete anos, sendo que a média de idade para o início do processo é de 47 anos[3].

A transição menopausal inclui um período de cerca de quatro a cinco anos antes da menopausa, que é a parada definitiva das menstruações, algumas vezes com muitos meses de duração, caracterizado pelos vários graus de mudanças somáticas e psicológicas, alterações que podem refletir as variações do ciclo ovariano. Este período começa gradualmente, caracterizado pela presença de sintomas discretos[4].

As primeiras diretrizes para a classificação padronizada do envelhecimento reprodutivo feminino foram propostas em 2001, no *Stages of Reproductive Aging Workshop* (STRAW). O propósito do relatório do STRAW foi definir os estágios e a nomenclatura do envelhecimento reprodutivo normal da mulher. Esses critérios de estadiamento pretendiam ser diretrizes gerais, e não diagnósticos estritos a serem aplicados. Não é necessário que todos os estágios ocorram em cada indivíduo e, se ocorrerem, é possível que não respeitem a sequência exata descrita[5]. O grupo concluiu que, como os termos perimenopausa e climatério não são usados de forma consistente, sua aplicação deve-se restringir à comunicação com as pacientes e com a imprensa leiga, mas não em trabalhos científicos. Portanto, transição menopausal é o termo preferido[6].

O relatório STRAW divide a vida reprodutiva e pós-reprodutiva em vários estágios. O fundamento do sistema de estágios é o período menstrual final (PMF), com variações na faixa etária e no tempo de duração de cada estágio. Cinco estágios precedem e dois estágios são posteriores ao PMF[1].

Em 2012 foi publicado o relatório Straw+10[7]. Este relatório e o anteriormente citado são discutidos com detalhes no Capítulo 1.

SINTOMAS

Durante este período, as mulheres frequentemente relatam ondas de calor e secura vaginal. Esses sintomas são os mais consistentemente observados em estudos deste período da vida. Outros problemas como distúrbio do sono, vários sintomas físicos, dor, queixas urinárias, problemas sexuais e flutuações do humor têm menor associação com esse período de transição[8]. Além desses sintomas, tem-se relatado ansiedade, perda da memória, cefaleia, dor articular, ganho de peso, cansaço. Contudo, estudos longitudinais, após ajuste de idade e outros fatores de confusão, associam apenas sintomas vasomotores, vaginais e dificuldade para dormir com a transição menopausal. Sintomas como perda de memória e cansaço seriam consequência dos fogachos e da insônia[9].

Em muitas mulheres, o sintoma mais significante é a irregularidade menstrual, que deve ser cuidadosamente avaliada para determinar se é uma consequência dos baixos níveis de estrogênio ou uma doença associada[4]. Ou seja, se o sangramento irregular é decorrente de causa hormonal ou orgânica. Em estudo retrospectivo incluindo 256 mulheres na fase de transição menopausal na faixa etária de 41 a 52 anos de idade, as três causas mais frequentes de sangramento irregular foram: leiomioma (49,6%), pólipos do endométrio (12,9%) e hemorragia uterina disfuncional (10,5%), e que o sangramento aumentou com a idade, entre 46-52 anos e ocorreu em 64,5%, e com a alta paridade (≥ quatro) em 30,5%[4].

TRATAMENTO HORMONAL

O início da terapia hormonal na transição menopausal não é isento de riscos. A FDA (*The Food and Drug Administration*) nos Estados Unidos tem aprovado o uso de pílulas contraceptivas hormonais para mulheres na fase da transição menopausal[10]. Pacientes que tomam contraceptivo oral na perimenopausa podem também apresentar sintomas adversos durante o intervalo de sete dias[11]. Uma alternativa nesses casos é a utilização de baixa dose de estradiol na forma de adesivo transdérmico na dose de 25 μg/dia no intervalo livre da pílula ou, caso a paciente seja muito sintomática, a dose pode ser de 50 μg/dia. Esse esquema pode reduzir efetivamente os sintomas vasomotores cíclicos[10]. Outra opção é usar o contraceptivo hormonal oral no esquema 24/4.

O tratamento do *sangramento uterino anormal* na transição menopausal é hormonal ou cirúrgico, dependendo dos sintomas e do diagnóstico da paciente. O tratamento cirúrgico deverá ser abordado em outro capítulo. Devemos afastar as causas orgânicas de sangramento uterino anormal no período de transição menopausal antes de iniciar a terapia hormonal.

As contraindicações e os efeitos colaterais da terapia hormonal na fase do climatério estão no Capítulo 59.

A conduta-padrão é a terapia cíclica com agentes progestogênicos entre o 16º e o 25º dia do ciclo, para provocar a deprivação do sangramento e reduzir o risco de hiperplasia endometrial e câncer[4]. Outros esquemas terapêuticos para o controle das irregularidades menstruais incluem iniciar o progestogênio no 10º dia ou no 14º dia do ciclo menstrual durante 10 a 14 dias, durante 3 a 4 meses.

Os esquemas terapêuticos que podemos utilizar são:
- progesterona micronizada 100 mg ou 200 mg/dia via oral ou vaginal durante 10-14 dias;
- didrogesterona 10 mg/dia via oral durante 10-14 dias;
- Acetato de medroxiprogesterona na dose 5-10 mg/dia via oral durante 10-14 dias;
- acetato de nomegestrol 2,5-5 mg/dia via oral durante 10-14 dias;
- noretisterona 0,7 mg/dia via oral durante 10-14 dias;
- acetato de noretisterona 1 mg/dia durante 10-14 dias.

O período de utilização dos progestogênios deve ser o mais curto possível. Protegem o endométrio, porém antagonizam, em parte, os efeitos benéficos dos estrogênios, notadamente no sistema cardiovascular. Podem provocar efeitos colaterais semelhantes aos sintomas da síndrome da tensão pré-menstrual: mastalgia, alterações do humor e retenção hídrica.

A noretisterona e seu acetato possuem perfil mais androgênico, porém têm melhor efeito na libido, nas alterações do humor e na retenção hídrica. Damos preferência para os esquemas com progesterona micronizada ou didrogesterona ou acetato de nomegestrol. Nas pacientes com irregularidade menstrual e ondas de calor, depois de afastadas as causas orgânicas da irregularidade menstrual, pode-se utilizar terapia hormonal com estrogênio e progestogênio de maneira cíclica.

- Estrogênios conjugados 0,3 a 0,625 mg via oral durante 11 dias + estrogênio conjugado 0,3 a 0,625 + acetato de medroxiprogesterona 2,5 a 5 mg durante 10 dias. Pausa de 7 dias e repetir o esquema durante 3 meses.
- Valerato de estradiol 2 mg durante 11 dias + valerato de estradiol 2 mg + 0,25 mg de levonorgestrel durante 10 dias. Pausa de 7 dias e repetir o tratamento durante 3 a 6 meses.
- Estradiol 2 mg durante 11 dias + estradiol 2 mg + 100 mg de progesterona micronizada durante 10 dias. Pausa de 1 semana e repetir o esquema durante 3 a 6 meses.
- Estradiol 2 mg durante 11 dias + estradiol 2 mg + 10 mg de didrogesterona durante 10 dias. Pausa de 1 semana e repetir durante 3 a 6 meses.
- Estradiol 1 mg/dia durante 14 dias + didrogesterona 10 mg/dia + estradiol 1 mg/dia durante 14 dias. Uso contínuo.
- Estradiol 1 mg/dia durante 16 dias + estradiol 1 mg/dia + gestodeno 0,025 mg/dia durante 12 dias. Uso contínuo.
- Estradiol 1 mg/dia durante 14 dias, no 15º dia estradiol 1 mg/dia + trimegestona 0,250 mg/dia até o 28º dia.
- Também temos terapia hormonal nas apresentações com gel percutâneo.
- Estradiol gel percutâneo, cada compressão liberando 0,5 mg/dia ou duas compressões 1 mg/dia, de preferência passar e massagear na parede anterior do abdome após o banho; uso contínuo e acrescentar progestogênio durante 10 a 14 dias; utilizar durante 3 a 6 meses.
- Estradiol gel na apresentação com sachê com 0,5 mg ou 1 mg/dia; uso contínuo e acrescentar progestogênio durante 10 a 14 dias.
- Estradiol gel com apresentação com régua dosadora com 1,5 mg/dia e associar progestogênio.
- Nas apresentações com gel percutâneo a vantagem é podermos ajustar as doses, dependendo das queixas das pacientes e do controle do sangramento uterino.
- Em pacientes com contraindicação para via oral: hipertensão arterial crônica, diabetes *mellitus* não controlada, tabagismo, obesidade, hipotireoidismo, antecedentes de tromboembolismo venoso, deve-se optar pela via não oral.
- Adesivo transdérmico de 17-betaestradiol 25 a 50 μg liberados diariamente + acetato de noretisterona 140 a 250 μg liberados/dia – trocar a cada 3 dias. O esquema é cíclico, ou seja, utilizado durante 21 dias com pausa de 1 semana e repetir o esquema durante 3 meses.
- Adesivo transdérmico (sistema DOT) 50 μg/dia com adesivo trocado a cada 3 dias durante 12 dias + progesterona micronizada 100 μg via vaginal durante 10 dias. Pausa semanal e repetir o tratamento durante 3 meses.
- Adesivo 1 transdérmico com estradiol 50 μg/dia trocado a cada 3 ou 4 dias durante 2 semanas seguido do adesivo 2 com estradiol 50 μg/dia + acetato de noretisterona (NETA) 170 μg/dia trocado a cada 3 ou 4 dias durante 2 semanas. Repetir o esquema sem intervalos. Pode ocorrer ciclo regular durante a utilização do adesivo 2. Esse esquema deve ser utilizado durante 3 a 4 meses.

Em pacientes com *sintomas vasomotores, neuropsíquicos e diminuição da libido, com amenorreia superior a 1 ano que no relatório Straw correspondem a pacientes com 1 a 3 anos após a menopausa, e que no relatório Straw+10 correspondem ao estágio +1a, + 1b + 1c (3 a 6 anos após a menopausa)* deve-se utilizar o esquema combinado contínuo.

- Estrogênio conjugado 0,625 mg/dia + acetato de medroxiprogesterona 2,5 mg/dia – uso contínuo.
- Estrogênio conjugado 0,625 mg/dia + acetato de medroxiprogesterona 5,0 mg/dia – uso contínuo.
- Estrogênio conjugado 0,45 mg/dia + acetato de medroxiprogesterona 1,5 mg/dia – uso contínuo.
- Valerato de estradiol 2 mg/dia + acetato de ciproterona 1 mg/dia – uso contínuo.
- Estradiol 1 mg/dia + trimegestona 0,125 mg/dia contínuo durante 28 dias.
- Estradiol 1 mg/dia + NETA 0,5 mg/dia contínuo por 28 dias.
- Estradiol 1 mg/dia + drospirenona 2 mg/dia contínuo por 28 dias.
- Estradiol 2 mg/dia + NETA 1 mg/dia contínuo por 28 dias.
- Estradiol 1 mg/dia + didrogesterona 5 mg/dia contínuo por 28 dias.
- Estradiol 2 mg/dia durante 16 dias + estradiol 2 mg/dia + gestodeno 0,05 mg/dia durante 12 dias esquema contínuo.
- Tibolona na dose 1,25 ou 2,5 mg/dia – uso contínuo (no Capítulo 54 mais detalhes do uso desse medicamento). Preferimos a dose de 2,5 mg/dia, com indicação notadamente em pacientes com queixas na área da sexualidade humana.

Outra opção é a utilização do *gel percutâneo* associado a um progestagênio:

- 1 mg de estradiol (duas compressões) passar e massagear na parede anterior do abdome preferencialmente após o banho, e associar progestagênio de uso contínuo (didrogesterona 10 mg/dia ou, progesterona micronizada 100 mg/dia ou, acetato de nomegestrol 5 mg/dia).
- Existem também apresentações do estradiol gel com régua dosadora 1,5 mg/dia ou na apresentação sachê de 0,5 ou 1 mg/dia; nesta apresentação, dar preferência para dose de 1 mg/dia de estradiol, sempre associar progestogênio para a proteção endometrial.

Para pacientes *com contraindicação à via oral* podemos lançar mão de um dos seguintes esquemas:

- adesivo transdérmico com estradiol 25 μg/dia + NETA 125 μg/dia trocado a cada 3 ou 4 dias. Uso contínuo. Apresentação com oito adesivos;
- adesivo transdérmico com 50 μg/dia de estradiol + NETA 170 μg/dia trocado a cada 3 ou 4 dias. Uso contínuo. Apresentação com oito adesivos;
- adesivo transdérmico 50 μg/dia de estradiol + NETA 250 μg/dia trocado a cada 3 ou 4 dias. Uso contínuo. Apresentação com oito adesivos.

Embora 60% das mulheres relatem *problemas de memória* durante a transição menopausal, a informação da *performance* cognitiva durante este período é escassa[12]. A relação entre transição menopausal e a mensuração da *performance* cognitiva tem sido o objetivo de dois estudos longitudinais[13,14].

The Study of Women's Health Across the Nation (SWAN) estudou 2.362 mulheres durante 4 anos. Foram incluídas pacientes na pré-menopausa, perimenopausa inicial e após a menopausa. A maioria das participantes do estudo estava na fase de transição menopausal e usando terapia hormonal. Este estudo longitudinal avaliou a *performance* cognitiva em três domínios: teste de símbolos de modalidade digital, memória verbal (*East Boston Memory Test*) e memória no trabalho (*Digit Span Backward*). Concluíram que as mulheres na transição menopausal, assim como na perimenopausa, apresentam dificuldades na memória que se associam a decréscimo na *performance* cognitiva, caracterizado pela mulher não ter a mesma capacidade de aprendizado que na pré-menopausa. Terapia hormonal iniciada antes do final do período menstrual tem efeito benéfico, porém, se iniciada após o final do período menstrual, pode prejudicar a *performance* cognitiva[15].

CONCLUSÕES

As pacientes que estão na fase de transição menopausal e não apresentam contraindicação à terapia hormonal beneficiam-se desta conduta que acabamos de relatar. As doses e vias de administração devem ser individualizadas. Importante ter o conhecimento das várias opções que dispomos no mercado para conduzir o manejo dessas pacientes o mais adequado possível. São bem conhecidos os efeitos benéficos da terapia hormonal nos vários sintomas relatados pelas pacientes nesse período da vida.

REFERÊNCIAS BIBLIOGRÁFICAS

1. Hoffman BL, Schorge JO, Schaffer JI et al. Gynecology Williams. 2nd ed. New York: The Mx Graw Hill Education; 2012.
2. Lund KJ. Menopause and the menopausal transition. Med Clin North Am 2008;92:1253-5.
3. Burger HG, Hale GE, Dennerstein L et al. Cycle and hormone changes during perimenopause: the key role of ovarian function. Menopause 2008;15:603-12.
4. Cornitescu FI, Tănase F, Simionescu C, Iliescu D. Clinical, histopathological and therapeutic considerations in non-neoplastic abnormal uterine bleeding in menopause transition. Rom J Morphol Embryol 2011;52:759-65.
5. Hale GE, Burger HG. Hormonal changes and biomarkers in late reproductive age, menopausal transition and menopause. Best Pract Res Clin Obstet Gynaecol 2009;23:7-11.
6. Soules MR, Sherman S, Parrott E et al. Executive summary: Stages of Reproductive Aging Workshop (STRAW). Climacteric 2001;4:267-72.
7. Harlow SD, Gass M, Hall JE et al. Executive Summary of the Stages of Reproductive Aging Workshop + 10: Adressing the Unfinished Agenda of Staging Reproductive Aging. J Clin Endocrinol Metab 2012;97:1159-68.
8. Ortmann O, Dören M, Windler E. Hormone therapy in perimenopause and postmenopause (HT). Arch Gynecol Obstet 2011;284:343-55.
9. Nelson HD, Haney E, Humphrey L et al. Management of menopause-related symptoms. Evidence report/technology assessment: Agency for Healthcare Research and Quality 2005;05:E016-2.
10. Santoro N. The menopause transition: an update. Hum Reprod Update 2002;8:155-60.
11. Sulak PJ, Bressman BE, Waldrop E et al. Extending the duration of active oral contraceptive pills to manage hormone withdrawal symptoms. Obstet Gynecol 1997;89:179-83.
12. Luetters CM, Seeman TE, Huang MH et al. Menopause transition stage and endogenous estradiol and follicle stimulating hormone levels are not related to cognitive performance: cross-sectional results from the Study of Women's Health Across the Nation (SWAN). J Womens Health 2007;16:331-44.
13. Meyer PM, Powell LH, Wilson RS et al. A population-based longitudinal study of cognitive functioning in the menopausal transition. Neurology 2003;61:801-6.
14. Fuh JL, Wang SJ, Lee SJ et al. A longitudinal study of cognition change during early menopausal transition in a rural community. Maturitas 2006;53: 447-53.
15. Greendale GA, Huang MH, Wight RG et al. Effects of the menopause transition and hormone use on cognitive performance in midlife women. Neurology 2009;72:1850-7.

56 | Terapia hormonal em situações especiais

- Lucia Helena Simões da Costa Paiva
- Poliana Cordeiro César Pacello
- Ana Lúcia Ribeiro Valadares

Atualmente, cerca de 10 anos após a publicação dos resultados do estudo WHI (*Women Health Initiative*), os benefícios e os riscos do uso da terapia hormonal (TH) estão mais bem estabelecidos, sendo particularmente indicada para mulheres sintomáticas entre 50-59 anos, nos primeiros 10 anos após a menopausa, na menor dose e no menor tempo necessário. As decisões terapêuticas devem ser feitas levando-se em conta as características individuais de cada paciente[1]. Entretanto, existem algumas situações clínicas que merecem considerações especiais, que serão abordadas no presente capítulo.

HIPERTENSÃO ARTERIAL SISTÊMICA

A hipertensão (HA) é um dos principais fatores de risco para a DCV, sendo que as doenças cardiovasculares (DCV) são a principal causa de mortalidade em mulheres em países desenvolvidos e em desenvolvimento[2]. Um aumento de 20 mmHg na pressão sistólica ou 10 mmHg na diastólica dobra o risco para DCV[3]. Dados do Ministério da Saúde mostram que a hipertensão arterial aumenta com o avanço da idade, acometendo cerca de 38% das mulheres entre 45 a 55 anos, 55% entre 55 e 65 anos e 64% nas acima de 65 anos[4]. Em estudo populacional realizado em Campinas, a prevalência de hipertensão em mulheres com 50 anos ou mais foi de 55,9%[5].

Mecanismo de Ação dos Estrogênios e Progestógenos sobre a Pressão Arterial

O aumento da pressão arterial (PA) no início da menopausa pode ser mediado em parte pela redução da complacência arterial e em parte pela perda de estrógeno. O sistema renina-angiotensina (SRA) e o óxido nítrico (NO) têm um papel importante no controle da pressão arterial e no balanço hidroeletrolítico. A hipertensão sal-sensível é acompanhada pela ativação do SRA e infrarregulação da óxido nítrico-sintase endotelial, diminuindo a biodisponibilidade do NO.

O estrógeno diminui tanto a expressão do receptor angiotensina II subtipo 1 quanto a ativação da óxido nítrico-sintase, com a liberação de NO. O estrógeno também causa efeitos antioxidantes e vasodilatadores através da inibição da síntese da endotelina e da nicotinamida adenina dinucleotídeo fosfato oxidase (NADPH). Após a menopausa, a deficiência de estrógeno resulta no aumento da hipertensão sal-sensível, especialmente em mulheres com propensão genética. A perda de estrógeno não é o único mecanismo de aumento da pressão arterial em mulheres após a menopausa, uma vez que a TH convencional não diminui a pressão arterial. Outros possíveis fatores podem envolver o estado de relativo hiperandrogenismo via ativação do SAR, aumentos nos níveis plasmáticos de endotelina vasoconstritora e no estresse oxidativo[6].

Atualmente existem várias classes de progestógeno com diferentes afinidades pelos receptores de estrógeno, progesterona, testosterona e cortisol, causando efeitos mineralocorticoides e glicocorticoides com uma resposta clínica diferente. Em mulheres normotensas, não é esperado nenhum efeito progestogênico que acarrete mudanças na pressão arterial. Por outro lado, esses efeitos podem ser relevantes em mulheres previamente hipertensas ou com doenças vasculares preexistentes. Importante mencionar que alguns novos progestógenos (drosperinona, progesterona, gestodene) apresentam efeito antimineralocorticoide através do sistema renina-angiotensina--aldosterona (SRAA)[7]. As diferenças farmacocinéticas do progestógeno também são acentuadas quando se comparam as vias oral e transdérmica. A via oral pode antagonizar os mecanismos vasodilatadores do estrogênio e os efeitos são mantidos com a administração transdérmica[8].

A Tabela 56.1 mostra os diferentes modos de ação de alguns progestógenos[9,10].

Tabela 56.1
Atividades dos Diferentes Progestógenos

	Atividade Progestogênica	Atividade Androgênica	Atividade AntiAndrogênica	Atividade Antimineralo-Corticoide	Atividade Glicocorticoide
Progesterona	+	-	(+)	+	+
Drospirenona	+	-	+	+	-
Trimegestona	+	-	(+)	(+)	-
MPA	+	(+)	-	-	+
Noretisterona	+	+	-	-	-
Norgestimato	+	+	-	-	-
Levonorgestrel	+	+	-	-	-
Tibolona	+	++	-	-	-
Ciproterona	+	-	++	-	

Atividade: ++ fortemente significativa; + significativa; (+) fracamente significativa; - ausente.
Adaptado de: Schindler et al.[9] Maturitas 2003;46(S1):S7-S16; Wiegratz, Kuhl[10]. Trends End Met 2004;15(6):277-85.

TH em mulheres Hipertensas

O questionamento a respeito da associação da TH em mulheres hipertensas decorre da clássica associação entre o aumento da pressão arterial em mulheres hipertensas usuárias de anticoncepcional oral combinado (ACO). No entanto, a TH com o propósito de alívio dos sintomas climatéricos não utiliza hormônios estrogênios sintéticos (como é o caso do ACO) e cada vez mais se buscam associações com progestógenos mais seguros.

Existem estudos que mostram efeitos negativos da TH na PA, mas não avaliaram os diferentes compostos farmacológicos nem a via de administração[11]. Alguns estudos, no entanto, observaram que o risco de adquirir hipertensão durante o uso de TH é muito baixo[12]. Outros constataram que não houve aumento da pressão arterial[13]. Além disso, a redução dos níveis pressóricos devido ao efeito dos estrógenos em muitas vias que regulam a PA já foi demonstrada[6,14,15]. Portanto, parece não haver contraindicação para o uso de TH nas mulheres hipertensas, devendo ser administradas doses baixas de estrógenos (estrógeno conjugado ou estradiol) podendo ser por via oral, mas, preferencialmente por via transdérmica, por minimizar os riscos de trombose. É consenso na literatura que a TH transdérmica de baixa dose não eleva a pressão arterial, desde que as mulheres hipertensas estejam fazendo uso adequado de anti-hipertensivos. A IMS

(Sociedade Internacional de Menopausa) entende que a TH pode ter papel cardioprotetor se administrada logo após o início da menopausa[16].

A associação com o progestógeno deverá ser feita preferencialmente com drospirenona, progesterona e gestodeno[9,10,17].

Conclusões

Mulheres hipertensas com sintomas climatéricos podem usar TH, preferencialmente com estrógeno não oral e com progestógenos antiandrogênicos, com atividade antimineralocorticoide, mantendo-se o tratamento anti-hipertensivo, e monitorando-se a PA periodicamente.

DISLIPIDEMIA

O Brasil acompanha o fenômeno internacional, apresentando estatísticas que apontam as doenças cardiovasculares como a principal causa de morte, sendo responsáveis por cerca de 25% dos óbitos e por cerca de 250.000 mortes ao ano[18]. Vários ensaios clínicos, tanto de prevenção primária quanto secundária, demonstram que a redução do LDL-C diminui a taxa de eventos cardiovasculares. O estrogênio exerce papel protetor sobre o perfil lipídico, fato que explica a menor incidência de doença coronariana em mulheres na pré-menopausa, em comparação aos homens da mesma faixa etária[6].

Estudos epidemiológicos demonstram claramente proteção sobre o sistema cardiovascular com a reposição estrogênica. Por outro lado, ensaios clínicos demonstraram que o estrogênio não apresenta efeito protetor quando utilizado em mulheres com doença coronariana ou quando iniciado vários anos após a menopausa, podendo aumentar a incidência de eventos cardiovasculares nos primeiros 2 anos de utilização. Uma explicação para este fato seria a ação desestabilizadora do estrogênio sobre a placa ateromatosa[19].

A lipoproteína de baixa densidade (LDL-C) é um fator de risco bem estabelecido para doenças cardiovasculares (DCV). Embora as partículas LDL sejam as lipoproteínas aterogênicas circulantes predominantes, outras lipoproteínas, tais como a de muito baixa densidade (VLDL) e a lipoproteína de densidade intermediária, estão ligadas à aterogênese. Lipoproteína (a) (La) não somente é aterogênica, mas também pró-trombótica, e vários estudos indicam que é um fator de risco independente para doença coronariana. A associação inversa entre os níveis de HDL colesterol (HDL-C) e DCV é bem estabelecida[19].

O efeito da TH nos lipídeos é complexo. O estrogênio reduz o colesterol total, bem como partículas de LDL, independentemente do tipo de esteroide ou da via de administração, e este efeito é mantido em longo prazo enquanto em tratamento. Outros benefícios do estrogênio sobre o sistema cardiovascular são a redução dos níveis de fibrinogênio e do inibidor do ativador do plasminogênio tipo 1 (PAI-1) e o aumento da sensibilidade à insulina. O estrogênio também reduz o componente oxidativo de partículas LDL, prevenindo o depósito de placas de gordura. Entretanto, o efeito de proteção cardiovascular é mediado principalmente através de ação vascular direta ou do aumento do óxido nítrico e da prostaciclina. Esta ação não ocorre em mulheres com arteriosclerose significativa, fato que explica a ineficácia da TH na prevenção cardiovascular secundária e em mulheres mais velhas. Nessas pacientes, a reposição hormonal deve ser inclusive evitada[17,19,20].

O estrógeno aumenta o colesterol HDL, e o estrógeno oral parece ser mais eficaz que o transdérmico. A dose, o tipo e a via de administração de estrógeno determinam seus efeitos sobre os triglicerídeos, que podem ser um fator de risco específico para DCV nas mulheres. Enquanto estrogênios equinos conjugados provocam um aumento nos triglicerídeos, o estradiol administrado por via oral tem um efeito um pouco menor e o estradiol transdérmico reduz estes níveis[19,20].

A adição de progestógenos na terapia estrogênica não interfere em termos de redução do LDL. No entanto, progestógenos androgênicos, como os derivados da 19-nortestosterona e alguns derivados da 17-hidroxiprogesterona, incluindo o MPA, demonstraram efeitos negativos sobre os lipídeos, assim como a drospirenona, pois atenuam o aumento de HDL obtido pela administração estrogênica. Em contraste, certos progestógenos não androgênicos, tais como didrogesterona, têm pouco impacto negativo sobre o aumento do HDL induzido pelo estrogênio. A trimegestona, quando associada com o estradiol, apresenta 10% de redução nos marcadores lipídicos de risco para o infarto do miocárdio, o que não ocorre com o acetato de noretindrona.

O impacto negativo dos progestógenos sobre o perfil lipídico é crescente de acordo com a ordem a seguir: didrogesterona e medrogestona, progesterona, acetato de ciproterona, MPA, acetato de noretindrona transdérmico, norgestrel e acetato de noretindrona oral. A progesterona natural é neutra do ponto de vista cardiovascular, mas quando administrada por via oral provoca efeitos sedativo e depressor através de seus metabólitos, devendo ser administrada à noite. Uma opção é a administração vaginal de comprimidos de progesterona ou na forma de gel, através da qual se obtém proteção endometrial eficaz com utilização de doses menores e efeitos sistêmicos mínimos, evitando-se efeitos colaterais. Os progestágenos mais utilizados estão listados na Tabela 56.1[9,10,21,22]. Devem ser ministrados na menor dose capaz de proteger o endométrio, e no menor período, pois antagonizam em parte os efeitos benéficos dos estrogênios, em especial sobre o sistema cardiovascular, e precisam ser adaptados ao perfil lipídico de cada mulher.

A tibolona promove efeitos benéficos em alguns parâmetros cardiovasculares, mas não tem o mesmo efeito dos estrogênios sobre o perfil lipídico, podendo diminuir o HDL.

Conclusões

O estrógeno reduz o colesterol total, bem como partículas de LDL, independentemente do tipo de esteroide ou da via de administração. O estrógeno oral parece ser mais eficaz que o transdérmico para aumentar o colesterol HDL. Os efeitos benéficos do estrógeno sobre o HDL vão depender do tipo de progestógeno administrado. Na presença de níveis de triglicérides aumentados, a reposição estrogênica por via transdérmica deve ser preferida.

DIABETES *MELLITUS*

O número de pessoas com diabetes, especialmente diabetes tipo 2, está aumentando devido ao avanço da prevalência de obesidade. Ambos os tipos de diabetes aumentam o risco de doenças cardiovasculares e câncer endometrial. Em estudo populacional realizado em Campinas, a prevalência de diabetes em mulheres com 50 anos ou mais foi de 22,7%[5]. Fatores provavelmente associados incluem o avançar da idade, maior adiposidade total e central e diminuição de atividade física. O declínio dos níveis estrogênicos também pode contribuir, mas a evidência é conflitante[23].

O estudo WHI encontrou uma menor incidência de autorrelato de tratamento para diabetes tipo 2 em usuárias tanto de estrógeno isolado como de TH combinada[24]. A administração oral de 17 -estradiol em mulheres após a menopausa traz mudanças nas concentrações de glicose e insulina sugestivas de uma melhora na resistência à insulina, enquanto o estradiol transdérmico é razoavelmente neutro em seus efeitos[24]. Os estrógenos administrados por via transdérmica, no entanto, não apresentando a primeira passagem hepática, minimizam a indução de fatores hepáticos de coagulação e outras proteínas e associam-se com vantagens potenciais no sistema cardiovascular[25]. Além disso, o uso de estrógeno via transdérmica deve ser preferido nos casos de triglicérides aumentados[19,20]. Assim, uma avaliação individualizada deve ser feita para identificar a melhor via de administração do estrógeno na paciente diabética.

Dependendo do tipo de progestógeno e da via de administração, sua adição pode alterar os efeitos benéficos do estrogênio sobre o metabolismo de glicose e insulina. Progestógenos derivados de testosterona[9,10], como norgestrel, MPA e o levonorgestrel, podem aumentar a resistência à insulina. O acetato de noretisterona por via oral, mas não por via transdérmica, também pode ter um efeito negativo. Em estudo com o uso contínuo combinado de adesivo transdérmico de estradiol/noretisterona, uma diminuição da insulina de jejum, sem alteração na glicemia de jejum, tem sido observada, o que pode indicar uma melhora na sensibilidade à insulina. Progestógenos não androgênicos, tais como didrogesterona, em combinação com estradiol, podem melhorar a resistência à insulina[26, 27, 28, 29].

A tibolona é um esteroide sintético com propriedades estrogênicas, progestogênicas e androgênicas. Estudo longitudinal avaliando o uso de tibolona e o metabolismo glicêmico mostrou aumento da resistência à insulina com tibolona em mulheres saudáveis após a menopausa, que pode ser causado por diminuição da SHBG e aumento da testosterona livre. No entanto, nessas mulheres a queda na sensibilidade à insulina foi compensada pelo aumento da secreção pancreática de insulina, ou a queda não foi suficiente para piorar a tolerância à glicose, ou por uma combinação de ambos. O aumento da produção pancreática de insulina não resultou em aumento dos níveis de insulina circulante. Assim, apesar da diminuição na sensibilidade à insulina, o tratamento com tibolona por 2 anos não foi prejudicial no que diz respeito ao metabolismo de insulina e glicose em mulheres pós-menopausadas saudáveis. Entretanto, em mulheres com síndrome metabólica ou diabetes, o uso de tibolona pode ser prejudicial[30].

Quando a opção for TH para a mulher diabética que apresente fatores de risco cardiovascular, é fundamental que sejam associados cardioprotetores como estatina, além do encorajamento à mudança de estilo de vida, em se priorize o exercício físico regular e a perda de peso, além da TH de baixa dose[1].

Conclusões

Na ausência de hipertrigliceridemia e de risco cardiovascular, a TH por via oral para mulheres diabéticas deve ser priorizada. Se possível, o progestógeno de escolha deve ser a didrogesterona.

DOENÇAS AUTOIMUNES

Lúpus Eritematoso Sistêmico

Lúpus eritematoso sistêmico (LES) é uma doença autoimune sistêmica caracterizada pela produção de autoanticorpos, formação e deposição de imunocomplexos, inflamação em diversos órgãos e dano tecidual. Sua etiologia permanece ainda pouco conhecida, porém sabe-se da importante participação de fatores hormonais, ambientais, genéticos e imunológicos para o surgimento da doença. As características clínicas são polimórficas, e a evolução costuma ser crônica, com períodos de exacerbação e remissão. A doença pode cursar com sintomas constitucionais, artrite, serosite, nefrite, vasculite, miosite, manifestações mucocutâneas, hemocitopenias imunológicas, diversos quadros neuropsiquiátricos, hiperatividade reticuloendotelial e pneumonite.

A LES afeta indivíduos de todas as raças, sendo nove a dez vezes mais frequente em mulheres durante a idade reprodutiva[31,32]. A incidência estimada em diferentes locais do mundo é de aproximadamente um a 22 casos para cada 100.000 pessoas por ano, e a prevalência pode variar de sete a 160 casos para cada 100.000 pessoas[33-35]. No Brasil, estima-se uma incidência de LES em torno de 8,7 casos para cada 100.000 pessoas por ano, de acordo com um estudo epidemiológico realizado na região Nordeste[36].

Os hormônios sexuais parecem ter importante papel no início e na manutenção da doença autoimune. A menarca precoce, o uso de contraceptivos orais, menopausa em idade menor que a habitual e uso de terapia hormonal são fatores de risco para LES. O risco de LES permanece elevado após 5 anos do término da TH. O metabolismo do estrógeno deve ser diferente em mulheres com LES, alterando a proporção de metabólitos, os quais devem ter efeitos imunomodulatórios tardios.

Alguns dos principais efeitos do estrógeno são inibir os linfócitos B, aumentar a produção de anticorpos, facilitar a maturação e a ativação de células B patogênicas autorreativas, reduzir o número de células B protetoras, inibir a supressão das células T, estimular a diferenciação e sobrevivência das células T citotóxicas via interleucina 2 (IL-2) e aumentar a produção de IL-2[38,39]. Os estrógenos exercem seus efeitos via receptores intracelulares como RE- e RE- . Estes receptores são encontrados em muitas células que envolvem uma resposta imune, incluindo CD4 e CD8, linfócitos T e B, bem como macrófagos e células dendríticas[40]. A TH nas mulheres com LES é classicamente evitada, por ser responsável pela ativação da doença[41].

Artrite Reumatoide

Artrite reumatoide (AR) é uma doença sistêmica crônica, de etiologia desconhecida, caracterizada por poliartrite periférica e simétrica, que leva à deformidade e destruição das articulações devido à erosão da cartilagem e do osso. A artrite reumatoide ocorre mais comumente em mulheres que em homens e tem fraca incidência nas mulheres após a menopausa ou na falência ovariana prematura, ou seja, por ocasião da cessação da produção estrogênica. Há evidências de que o estrógeno possa ter papel protetor na AR[37]. A prevalência mundial varia de 0,1 a 1,7%. No Brasil, a prevalência é de aproximadamente 0,46%, representando quase 1 milhão de pessoas[42].

Metabólitos do estrógeno parecem ter efeito na proliferação dos monócitos que, por sua vez, são importantes na ativação do tecido sinovial e estão significativamente aumentados no tecido sinovial da AR. O fator de necrose tumoral alfa (TNF-) é capaz de converter andrógeno em estrógeno via indução da enzima aromatase. Os inibidores do TNF- são capazes de bloquear esta conversão, levando à redução da concentração do estrógeno no tecido sinovial. Isso explica em parte o efeito inflamatório na AR[43].

Ao contrário do LES, na AR a TH parece apresentar um efeito positivo. Vários estudos têm demonstrado até mesmo que o estrógeno pode impedir o desenvolvimento e a progressão da doença[44]. Por outro lado, o estudo WHI, de 2002, não mostrou efeitos positivos ou negativos sobre o desenvolvimento ou progressão da AR nas usuárias de TH[45].

Falência Ovariana Prematura

A falência ovariana prematura (FOP) é definida como uma condição que leva à irregularidade menstrual e/ou amenorreia, com diminuição dos níveis de estrógenos e elevação das gonadotrofinas em mulheres abaixo dos 40 anos[46-48]. Apresenta-se em aproximadamente 1% das mulheres[49].

O consenso da Sociedade Norte-americana de Menopausa recomenda o uso da TH até a idade do início da menopausa habitual, ou seja, até os 51 anos e, após esta data, reavaliar riscos e benefícios[1].

Esclerose Múltipla

A esclerose múltipla (EM) é uma doença autoimune, desmielinizante e crônica do sistema nervoso central (SNC). Trata-se de uma condição complexa e heterogênea devido ao envolvimento de diversos processos fisiopatológicos que incluem inflamação, desmielinização, lesão axonal e mecanismos de reparo. Tais processos caracterizam a EM como uma doença de evolução progressiva e imprevisível. É mais comum em adultos jovens. No mundo, há uma estimativa de que aproximadamente 2,5 milhões de pessoas sejam portadoras de EM[50]. No Brasil, cerca de 10.000 portadores estão em tratamento. Dados da Associação Brasileira de Esclerose Múltipla registram mais de 30.000 indivíduos com EM[51].

Não há contraindicações para TH em mulheres com esclerose múltipla[53].

Púrpura Trombocitopênica Idiopática

A púrpura trombocitopênica idiopática (PTI), também conhecida como púrpura trombocitopênica imunológica, autoimune ou isoimune, é uma doença adquirida e geralmente benigna, de causa desconhecida, que se caracteriza por trombocitopenia (baixas contagens de plaquetas). Em adultos, seu pico de prevalência está entre 50-64 anos[54]. Não há dados oficiais a respeito de sua incidência e prevalência na população brasileira. Apesar de se observar a associação de trombocitopenia de difícil tratamento com estrogenoterapia, nos casos de sintomas climatéricos intensos em mulheres com PTI é recomendado que se utilizem doses baixas de estrógeno.

Nas mulheres não histerectomizadas pode-se utilizar progestógeno, uma vez que não há evidências de que a progesterona piore a doença. Em mulheres com trombocitopenia refratária ao tratamento ou com etiologia desconhecida que apresentem piora, recomenda-se a descontinuação da TH[55]. A administração de estrógenos por via transdérmica deve ser priorizada, por não apresentar a primeira passagem hepática e minimizar a indução de fatores hepáticos de coagulação e outras proteínas[25,55].

Tireoidite de Hashimoto

Hipotireoidismo é definido como um estado clínico resultante de quantidade insuficiente de hormônios circulantes da glândula tireoide para suprir uma função orgânica normal. A forma mais prevalente é a doença tireoidiana primária, denominada de hipotireoidismo primário e ocasionada por uma falência da própria glândula, mas também pode ocorrer hipotireoidismo devido a doença hipotalâmica ou hipofisária, denominado hipotireoidismo central. As principais etiologias do hipotireoidismo primário são: doença autoimune da tireoide, também denominada de tireoidite de Hashimoto, deficiência de iodo e redução do tecido tireoidiano por iodo radioativo ou por cirurgia, usada no tratamento de doença de Graves ou do câncer da tireoide. Raramente a etiologia é relacionada a doença infiltrativa ou infecciosa da tireoide.

Não há contraindicação para TH em pacientes com tireoidite de Hashimoto[56]. Como a via transdérmica não afeta níveis de proteína transportadora de hormônio tireoidiano (TBG), e não se espera que altere a função da tireoide, pode ser uma modalidade preferível para as mulheres que requerem o tratamento concomitante com TH e tiroxina (T_4)[57].

CONCLUSÕES

As decisões terapêuticas em relação à TH em determinadas condições clínicas devem ser feitas com base na fisiopatologia de cada morbidade e nos riscos e benefícios individuais de cada paciente, com foco na melhoria da qualidade de vida das mulheres no climatério.

REFERÊNCIAS BIBLIOGRÁFICAS

1. The 2012 Hormone position statement of the North American Menopause Society. Menopause 2012;19(3):257-71.
2. Rosano GMC, Vitale C, Fini M. Cardiovascular aspects of menopausal hormone replacement therapy. Climacteric 2009;12(Suppl I):41-6.
3. Preston RA. Comparative effects of conventional vs. novel hormone replacement therapy on blood pressure in postmenopausal women. Climacteric 2009;12(Suppl I):66-70.
4. Brasil Ministério da Saúde 2006. Prevenção clínica de doença cardiovascular, cerebrovascular e renal crônica. Cadernos de Atenção Básica nº 14 série A. Normas e Manuais Técnicos-DF.
5. Santos S, Machado V, Valadares AL, Costa-Paiva LH, Osis MJ, Sousa MH et al. Aging, obesity, and multimorbidity in women 50 years or older: a population-based study. Menopause 2013;20(8):818-24.
6. Boldo A, White WB. Blood pressure effects of the oral contraceptive and postmenopausal hormone therapies. Endocrinol Metab Clin N Am 2011;40:419-32.
7. Junge W, El-Samalouti V, Gerlinger C, Schaefers M. Effects of menopausal hormone therapy on hemostatic parameters, blood pressure and body weight: open-label comparison of randomized treatment with estradiol plus drospirenone versus estradiol plus norethisterone acetate. Eur J Obstet Gynecol and Reprod Biol 2009;147:195-200.
8. Seeger H, Mueck AO, Teichmann AT, Lippert TH. Effect of sequential estrogen/progestin treatment on biochemical vasoactive markers in postmenopausal women comparing oral and transdermal application. Clin Exp Obstet Gynecol 2000;27:17-20.
9. Schindler AE, Campagnoli C, Druckmann R, Huber J, Pasqualini JR, Schweppe KW et al. Classification and pharmacology of progestins. Maturitas 2003;46(Suppl 1):S7-S16.
10. Wiegratz I, Kuhl H. Progestogen therapies: differences in clinical effects? Trends End Met 2004;15(6):277-85.
11. Chiu CL, Lujic S, Thornton C, O'Loughlin A, Mackris A, Hennessy A et al. Menopausal hormone therapy is associated with having high blood pressure in postmenopausal women: observational cohort study. PloS One 2012;7(7):e40260.
12. Barton M, Meyer MR. Postmenopausal hypertension: mechanisms and therapy. Hypertension 2009;54(1):11-8.
13. Karalis I, Beevers G, Beevers M, Lip GYH. Hormone replacement therapy and arterial blood pressure in postmenopausal women with hypertension. Blood Pressure 2005;14:38-44.
14. Lippert TH, Seeger H, Mueck AO. Estrogens and the cardiovascular system: role of estradiol metabolites in hormone replacement therapy. Climacteric 1999;1:296-301.
15. Smolders RGV, Van der Mooren MJ, Kenemans P, Van der Linden PWJ, Stehouwer CDA, Sipkema P. 17 -estradiol induces a rapid endothelium-dependent, sex-specific vasodilatation in spontaneous constricted rat arterioles. Am J Obstet Gynecol 2002;187:375-81.
16. de Villiers TJ, Pines A, Panay N, Gambacciani M, Archer DF, Baber RJ et al. International Menopause Society. Updated 2013 International Menopause Society recommendations on menopausal hormone therapy and preventive strategies for midlife health. Climacteric 2013;16(3):316-37.
17. Valadares ALR. Tratamento do climatério. In: SOGIMIG- Associação do Ginecologista e Obstetras de Minas Gerais. (Org). Manual de Ginecologia e Obstetrícia – SOGIMIG, ed. Belo Horizonte: Coopmed; 2011. p. 1-2.
18. BRASIL. SUS. Disponível em: http://dtr2001.saude.gov.br/sas/dsra/protocolos/do_d07_00.htm Acessado em: 11 dez. 2013.
19. Mora S, Buring JE, Ridker PM, Cui Y. Association of high-density lipoprotein cholesterol with incident cardiovascular events in women, by low-density lipoprotein cholesterol and apolipoprotein B100 levels: a cohort study. Am Intern Med 2011;155:742-50.
20. Stevenson TJC. HRT and cardiovascular disease. Best Pract Res Clin Obstet Gynaecol 2009;23:109-20.
21. Stanczyk FZ, Hapgood JP, Winer S, Mishell Jr DR. Progestogens used in postmenopausal hormone therapy: differences in their pharmacological properties, intracellular actions and clinical effects. Endocrine Reviews 2013;34(2):171-208.

22. Péres-López FR, Chedraui P, Gilbert JJ, Pérez-Roncero G. Cardiovascular risk in menopausal women and prevalent related co-morbid conditions: facing the post-Women's Health Initiative era. Fertil Steril 2009;92:1171-86.
23. Kim C, Edelstein SL, Crandall JP et al. Diabetes Prevention Program Research Group. Menopause and risk of diabetes in the Diabetes Prevention Program. Menopause 2011;18:857-68.
24. Margolis KL, Bonds DE, Rodabough RJ et al. Effects of oestrogen plus progestin on the incidence of diabetes in postmenopausal women: results from the Women's Health Initiative Hormone Trial. Diabetologia 2004;47:1175-87.
25. L'Hermite M, Simoncini T, Fuller S, Genazzani AR. Could transdermal estradiol + progesterone be a safer postmenopausal HRT? A review. Maturitas 2008;60(3-4):185-201.
26. Santen RJ, Allred DC, Ardoin SP et al. Endocrine Society. Postmenopausal hormone therapy: an Endocrine Society scientific statement. J Clin Endocrinol Metab 2010;95(7 Suppl 1):s1-s66.
27. Wedisinghe L, Perera M. Diabetes and the menopause. Maturitas 2009;63:200-3.
28. Lindheim SR, Presser SC, Ditkoff EC, Vijod MA, Stancdk FZ, Lobo RA. A possible bimodal effect of Strong insulin sensitivity in postmenopausal women and the attenuating effect of added progestin. Fertil Steril 1993;60:664-7.
29. Fineberg SE. Glycaemic control and hormone replacement therapy: implications of the Postmenopausal Estrogen/Progestogen Intervention (PEPI) study. Drugs Aging 2000;17(6):453-61.
30. Khoo CI, Perera M. Diabetes and menopause. J Br Menopause Soc 2005;11:1-6.
31. Manassiev N, Godsland IF, Proudler AJ, Whitehead MI, Stevenson JC. Effects of tibolone or continuous combined oestradiol/norethisterone acetate on glucose and insulin metabolism. Clin Endocrinol (Oxf) 2013;78(2):297-302.
32. Petri M, Robinson C. Oral contraceptives and systemic lupus erythematosus. Arthritis Rheum. 1997;40:797-803.
33. Petri M, Howard D, Repke J. Frequency of lupus flare in pregnancy: the Hopkins Lupus Pregnancy Center experience. Arthritis Rheum 1991;34:1538-45.
34. D'Cruz DP, Khamashta MA, Hughes GR. Systemic lupus erythematosus. Lancet 2007;17;369(9561):587-96.
35. Lawrence RC, Helmick CG, Arnett FC et al. Estimates of the prevalence of arthritis and selected musculoskeletal disorders in the United States. Arthritis Rheum 1998;41(5):778-99.
36. Pons-Estel GJ, Alarcon GS, Scofield L et al. Understanding the epidemiology and progression of systemic lupus eruthematosus. Semin Arthrtis Rheum 2010;39(4):247-68.
37. Vilar MJ, Sato EI. Estimating the incidence of systemic lúpus erythematosus in a tropical region (Natal, Brazil). Lupus 2002;11(8):528-32.
38. Holroyd CR, Edwards CJ. The effects of hormone replacement therapy on autoimmune disease rheumatoid arthritis and systemic lupus erythematosus. Climacteric 2009;12:378-86.
39. Paavonen T. Hormonal regulation of imune responses. Ann Med. 1994;26:255-8.
40. Grimaldi CM. Sex and systemic lúpus erythematosus: the role of the sex hormones oestrogen and prolactina on the regulation of autoreactive B cell. Curr Opin Rheumatolol 2006;18:456-61.
41. Meier CR, Sturkenboom MC, Cohen AS, Jick H. Postmenopausal estrogen replacement and the risk of developing systemic lupus erythematosus or discoid lupus. J Rheumatol 1999;25:1515-9.
42. Costenbader K, Feskanich D, Stmpfer M, Karlson E. Reproductive and menopausal factors and the risk of systemic lupus erythematosus in women. Arthrtis Rheum 1997;56:1251-62.
43. BRASIL. SUS. Disponível em: http://dtr2001.saude.gov.br/sas/dsra/protocolos/do_a05_00.htm Acessado em: 11 dez. 2013.
44. Capellino S, Montagna P, Villaggio B, Soldano S, Straub RH, Cutolo M. Hydroxilated estrogen metabolites influence the proliferation of cultured human monocytes: possible role in synovial tissue hyperplasia. Clin Exp Rheumatol 2008;26:903-9.
45. D'Elia HF, Larsen A, Mattsson LA et al. Influence of hormone replacement therapy on disease progression and bone mineral density in rheumatoid arthritis. J Rheumatol 2003;30:1456-63.
46. Walitt B, Pettinger M, Weinstein A et al. Effects of postmenopausal hormone therapy on rheumatoid arthritis: the Women's Health Initiative randomised conrtolled trials. Arthritis Rheum 2008;59:302-10.
47. Nelson LM. Primary ovarian insuficiency. N Engl J Med. 2009;360(6):606-14.

48. Nelson LM, Covigton SN, Rebar RW. Na update: spontaneous premature ovarian failure is not a early menopause. Fertil Steril 2005;83(5):1327-32.
49. Anasti JN. Premature ovarian failure: an update. Fertil Steril 1998;70(1):1-15.
50. Vujovieć S, Ivović M, Tančić-Gajić M, Marina L, Barać M, Arizanović Z et al. Premature ovarian failure. Srp Arh Colok Lek 2012;140(11):806-11.
51. Milo R, Kahana E. Multiple sclerosis: geoepidemiology, genetics and the environment. Autoimmunity Reviews 2010;9:A387-94.
52. Associação Brasileira de Esclerose Múltipla (ABEM). Disponível em: http://www.abem.org.br Acessado em: 11dez. 2013.
53. World Health Organization. Federation MSI. Atlas: multiple sclerosis resources in the world 2008. WHO, 2008.
54. Smith R, Studd JW. A pilot study of the effect upon multiple sclerosis of the menopause, hormone replacement therapy and the menstrual cycle. J R Soc Med 1992;85(10):612-3.
55. Benett-M D, Hodgson E, Shukla A, Logie JW. Prevalence of diagnosed adult immune trhombocytopenia in the United Kingdom. Adv Ther 2011;28(12):1096-104.
56. Onel K, Bussel JB. Adverse effects of estrogen therapy in a subset of womenwith ITP. J Tromb Haemostasis 2004;2(4):670-1.
57. Ceresini G, Milli B, Morganti S, Maggio M, Bacchi-Modena A, Sgarabotto MP et al. Effect of estrogen therapy for 1 year on thyroid volume and thyroid nodules in postmenopausal women. Menopause 2008;15(2):326-31.
58. Mazer NA. Interaction of estrogen therapy and thyroid hormone replacement in postmenopausal women. Thyroid 2004;14(Suppl 1):S27-34.

57 Hormônios bioidênticos

- Benedito Fabiano dos Reis
- Sônia Maria Rolim Rosa Lima

Terapias com hormônios bioidênticos (THB), particularmente o estrogênio e a progesterona, têm sido promovidas como alternativas mais seguras e eficazes, comparadas às tradicionais, muitas vezes por pessoas fora da comunidade científica. Na verdade, existe evidência científica e médica limitada para apoiar tais afirmações sobre os hormônios bioidênticos. Além disso, muitas formulações hormonais bioidênticas não estão em conformidade à supervisão dos órgãos governamentais e são inconsistentes na dosagem e pureza[1].

Os hormônios bioidênticos são definidos como compostos que têm a mesma estrutura química e molecular dos hormônios que são produzidos pelo corpo humano. Embora qualquer hormônio possa ser feito para ser bioidêntico, o termo é frequentemente utilizado para descrever as formulações contendo estrogênios, progesterona e androgênios[2]. Muitos desses hormônios bioidênticos estão comercialmente disponíveis como medicamentos patenteados, bem testados e aprovados pelo governo.

A preocupação surge com os hormônios bioidênticos preparados em farmácias de manipulação, seguindo a prescrição médica para uma paciente específica. Estes medicamentos não têm a aprovação da FDA, porque as receitas de formulações dos hormônios não foram testadas para provar que os ingredientes ativos são absorvidos adequadamente ou fornecer níveis previsíveis em concentrações séricas e nos tecidos. Além disso, não há nenhuma evidência científica sobre os possíveis efeitos adversos.

The Women's Health Initiative (WHI), um estudo de longo prazo com um grande número de mulheres que receberam a terapia hormonal tradicional ou placebo, levantou preocupações sobre a terapia hormonal[3]. Isso criou ambiente para a propagação na mídia, por leigos, da ideia, cientificamente não comprovada, de que hormônios bioidênticos são mais seguros e eficazes do que a terapia hormonal tradicional. Não há estudo comprovado com o objetivo de estudar os reais efeitos de hormônios bioidênticos. Na verdade, poucos estudos científicos de longo prazo avaliaram os resultados clínicos da THB.

O WHI avaliou uma série de critérios, incluindo a incidência de doenças cardiovasculares, câncer e fraturas ósseas. O estudo foi interrompido devido às observações de aumento do risco de doenças cardiovasculares e câncer de mama em mulheres que recebiam a terapia hormonal combinada tradicional. Houve efeitos positivos, tais como: a diminuição do risco de câncer colorretal e de fraturas ósseas, mas concluiu que os eventos adversos eram superiores aos benefícios da terapia hormonal pelo tipo e dose utilizada no WHI[3]. As comunidades científica e médica recomendam atualmente que a mulher após a menopausa deva discutir os riscos e benefícios da terapia hormonal com seu médico, e juntos decidirem qual a melhor opção de tratamento[4,5].

A individualização hormonal não é fácil de conseguir, porque as concentrações séricas dos hormônios são difíceis de aferir e de regular com precisão, devido às variações fisiológicas normais. No entanto, os defensores dos hormônios bioidênticos afirmam que os testes simples de saliva podem fornecer as informações necessárias para personalizar as doses hormonais. Eles também alegam que são mais seguros e mais eficazes que os hormônios sintetizados sob estreita supervisão dos órgãos de controle de saúde governamentais, entre eles a FDA.

As mulheres podem obter hormônios bioidênticos de dois modos: como preparações industrializadas aprovadas pela FDA, que são formuladas com a supervisão rigorosa, e também em farmácias de manipulação, onde os hormônios são alterados a partir de sua forma original para outra forma, supostamente para personalização individual. Muitas vezes, estes hormônios manipulados contêm combinações de diferentes formas de estrógeno e/ou progesterona, com diferentes potências. A maioria das farmácias de manipulação não é objeto de acompanhamento pelos órgãos de controle governamentais, com vistas a dose, pureza, segurança ou eficácia, podendo haver riscos desconhecidos, como inconsistências na dosagem e qualidade[6]. Na Tabela 57.1 estão listados os hormônios bioidênticos aprovados pela FDA para o tratamento dos sintomas climatéricos e no Capítulo 72 – Bulário, temos listados os hormônios disponíveis no Brasil.

Tabela 57.1
Hormônios Bioidênticos Aprovados pela FDA para os Sintomas Climatéricos[6]

Tipo	Nome Comercial	Preparação	Bioidêntico?
Estrógenos			
17-β-Estradiol	Estrace, Gynodiol, Innofem	Pílula	Sim*
	Estrace	Creme vaginal	Sim
	Alora, Climara, Esclim, Estraderm, FemPatch, Menostar, Vivelle, generic	Adesivo transdérmico	Sim
	Estrogel, Elestrin, Divigel	Gel tópico	Sim
	Evamist	Spray tópico	Sim
	Estring	Anel vaginal+	Sim
Acetato de estradiol	Femring	Anel vaginal	Sim++
Hemi-hidrato de estradiol	Vagifem	Tablete vaginal+	Sim
	Estrasorb	Loção tópica	Sim
Progestógenos			
Progesterona	Prometrium	Pílula	Sim
	Crinone 4%	Gel vaginal	Sim
Hormônios Combinados			
Estradiol e acetato de noretindrona	Combipatch	Adesivo transdérmico	O estradiol é bioidêntico, mas o progestógeno não
Estradiol e norgestimato	Prefest	Pílula	O estradiol é bioidêntico, mas o progestógeno não
Estradiol e levonorgestrel	Climara Pro	Adesivo transdérmico	O estradiol é bioidêntico, mas o progestógeno não

* Estradiol bioidêntico até sua conversão hepática em estrona;
\+ Somente para sintomas vaginais;
\+ + Converte para estradiol bioidêntico na corrente sanguínea.

As controvérsias em torno da segurança e eficácia dos hormônios bioidênticos manipulados ilustra a necessidade de uma análise científica mais aprofundada dessas substâncias. Até que estudos futuros sejam concluídos, os médicos devem ter cautela ao prescrever os hormônios bioidênticos, assim como esclarecer seus pacientes sobre a controvérsia de seu uso.

Há preocupação das diferentes sociedades médicas quanto às informações potencialmente enganosas ou falsas sobre os benefícios e riscos dos hormônios bioidênticos. Assim, há interesse na regulamentação pelos órgãos fiscalizadores, representado nos EEUU pela FDA, na supervisão de todas as terapias hormonais bioidênticas e tradicionais, independentemente da estrutura química ou do método de fabricação. Isto deve incluir, mas não se limitando, os seguintes[6]:

- pesquisas de pureza e precisão de dosagem;
- comunicação obrigatória pelos fabricantes de medicamentos de eventos adversos;
- registro de eventos adversos relacionados ao uso de preparações hormonais;
- inclusão de informações uniformes para as pacientes, tais como advertências e precauções, em embalagens dos produtos hormonais.

Na Tabela 57.2 apresentamos a comparação entre a terapia hormonal tradicional com a terapia de hormônios bioidênticos.

Tabela 57.2
Comparação entre a Terapia Hormonal Tradicional com Terapia Hormônios Bioidênticos[2]

	Hormônios Tradicionais	*Hormônios Bioidênticos*
Estrutura molecular	Semelhante ao humano ou idêntico	Idêntico ao humano
Supervisão da FDA	Sim	Não
Dosagem	Monitorada; precisa e consistente	Não monitorada; pode ser imprecisa ou inconsistente
Pureza	Monitorada; pura	Não monitorada; pode ser impura
Segurança	Testadas; riscos conhecidos	Não testado pela FDA; riscos desconhecidos
Eficácia	Testado e comprovado	Não testado pela FDA; não comprovada
Evidência científica	Existente; conclusiva	Insuficiente

RECEPTORES DE ESTROGÊNIOS

A afinidade de ligação de vários estrógenos é particularmente relevante para a discussão da terapia hormonal (TH) tradicional ou com hormônios bioidênticos (THB). Existem, atualmente, dois tipos de receptores de estrogênio (ERs) conhecidos: ER-alfa (ER-α) e ER-beta (ER-β). O 17β-estradiol tem 100% de afinidade de ligação para ambos os receptores, porém a estrona, o sulfato de estrona e estriol (que são comumente utilizados em THB) têm perfis de menor afinidade de ligação[7] (Tabela 57.3).

Do ponto de vista clínico, a localização dos receptores de estrogênio em diferentes tecidos é importante. RE-α são encontrados principalmente no endométrio, nas células do câncer de mama e ovário. RE-β são encontrados primariamente nos rins, mucosa intestinal, pulmões, ossos e medula óssea, cérebro e células endoteliais. Isto é importante, pois diferentes estrogênios po-

Tabela 57.3		
Afinidade de Ligação ao Receptor de Estrogênio e Potência Biológica[7]		
Posição	Ligação do RE Humano	Potência Biológica
1	17-β-estradiol	17-β-estradiol
2	17-β-di-hidroequilina	Δ8,9-de-hidroestrona
3	17-β-di-hidroequilenina	Estrona
4	17-β-di-hidroequilina	17β-di-hidroequilenina
5	17-β-estradiol	Equilenina
6	Estrona	17β-di-hidroequilina
7	Equilenina	Equilenina
8	17-di-hidroequilenina	17α-di-hidroequilina
9	Δ8,9-de-hidroestrona	17α-di-hidroequilenina
10	Equilenina	17α-estradiol

dem ter um efeito semelhante em um tecido e efeitos diversos em outro, ou o mesmo estrogênio pode ter efeitos diferentes em tecidos distintos[3].

METABOLISMO DO ESTROGÊNIO

A farmacocinética e farmacodinâmica do estrogênio são complexas, e cada tipo de estrogênio tem um perfil diferente. Estradiol tem uma meia-vida de 2 a 60 minutos e rapidamente se converte em estrona. Também é 80 vezes mais potente que o estriol. O estradiol tem afinidade de 100%, tanto para RE-α quanto para a RE-β[8].

Já o estriol é comumente usado em produtos manipulados, com apenas 1/80 da potência do estradiol, que é promovido como a forma preferencial de estrogênio, que pode produzir os menores riscos associados aos estrogênios. Devido à sua fraca potência, o estriol não pode ser administrado em doses equivalentes para o estradiol, mas ainda assim traz riscos associados ao estrógeno[9]. Estes incluem a hiperplasia endometrial e estimulação da linhagem de células de câncer de mama. O estriol não possui efeito protetor nos ossos, mas pode reverter a atrofia vaginal quando administrado pela via tópica vaginal[10].

A estrona, após a oxidação, é metabolizada em estriol. Esta também pode ser metabolizada para ou a partir de estradiol e também da androstenediona. A estrona é excretada como 2-hidroxiestrona (2-OHE1), que tem sido investigada como um marcador potencial para o risco de câncer de mama[11]. Estes resultados suportam a hipótese de que a relação está associada à redução do risco de câncer de mama[12]. Pesquisas adicionais são necessárias antes que esta relação ou que um metabólito específico possa ser usado de forma confiável como um marcador clínico.

Avaliação da Eficácia

O padrão para avaliar a eficácia da TH produzida comercialmente é a redução dos sintomas climatéricos em comparação ao placebo. Quando novas formulações de TH foram introduzidas (p. ex., adesivos transdérmicos), estas também foram comparadas com produtos de eficácia comprovada. Muitos estudos de grande porte, bem controlados, para avaliar a TH com estrógeno isolado ou combinada com progestógenos, foram concluídos, bem como as várias dosagens e suas formas de administração.

Já a eficácia de produtos manipulados geralmente não é caracterizada por meio de estudos clínicos. Quando os estudos são publicados, muitas vezes incluem pequeno número de mulheres, o que torna difícil tirar conclusões estatisticamente significantes, ou não se trata de um estudo placebo-controlado.

Progesterona Tópica

Muitas apresentações de progesterona estão disponíveis como prescrição de THB e como droga aprovada pela FDA, mas a progesterona tópica também é amplamente utilizada e muitas vezes comercializada em lojas de produtos naturais. Um estudo realizado na Austrália avaliou a resposta do endométrio após o uso contínuo de progesterona micronizada transdérmica com 16-64 mg/d por 14 dias. Níveis de progesterona plasmática no final de 14 dias foram muito baixos (< 3,2 nmol/L) e sem alterações secretoras do endométrio, ou seja, sem proteção contra a hiperplasia endometrial[13].

Outro estudo placebo-controlado e duplo-cego incluiu mulheres de até 5 anos após a menopausa e avaliou o creme de progesterona transdérmico para alívio dos sintomas vasomotores e prevenção da perda óssea após a menopausa. O creme contendo 20 mg de progesterona ou placebo foi aplicado diariamente. A resolução dos sintomas vasomotores foi relatada por 83% das mulheres usando progesterona e 19% com placebo (P < 0,001). Não houve efeito protetor da massa óssea em ambos os grupos[14] e não foi avaliada a proteção endometrial.

É importante saber que cremes ou géis de progesterona natural não proporcionam proteção endometrial quando associados aos estrogênios. Esses produtos não devem ser utilizados com o propósito da proteção endometrial enquanto a dose ideal não for estabelecida. Não há trabalhos na literatura que demonstrem que a progesterona natural utilizada na pele promova proteção endometrial[15].

CONCLUSÕES

Pontos-chave importantes sobre terapia hormonal bioidêntica[16,17]:
- a prescrição de medicamentos é regulada pelo governo federal e testada pela sua pureza, potência, segurança e eficácia, mas os produtos bioidênticos manipulados não o são;
- ingredientes ativos e inativos em produtos manipulados bioidênticos variam muito;
- nenhuma evidência sugere que os produtos contendo estrogênios bioidênticos são mais seguros ou eficazes que a TH tradicional de prescrição de estrogênios;
- os testes hormonais salivares não são recomendados para controle da dosagem da THB;
- a THB manipulada deveria incluir uma bula contendo informações às pacientes.

REFERÊNCIAS BIBLIOGRÁFICAS

1. FDA Center for Drug Evaluation and Research. Report: Limited FDA Survey of Compounded Drug Products. January 2003. Disponível em: http://www.fda.gov/cder/pharmcomp/survey.htm Acessado em: 15 jan. 2003.
2. The Endocrine Society. Position statement of bioidentical hormones. Disponível na internet em: http://endo-society.org Acessado em: 10 jun 2008.
3. Writing Group for the Womens' Health Initiative Investigators. Risks and benefits of estrogen plus progestin in healthy pos menopausal women. JAMA 2002;288:321-33.
4. Million Women Study Collaborators. Breast Cancer and hormone replacement therapy in the Million Women Study. Lancet 2003;362:419-27.

5. Villiers TJ, Gass MLS, Haines CJ, Hall JE, Lobo RA, Pierroz DD et al. Global Consensus Statement on Menopausal Hormone Therapy. Climacteric 2013;16:203-4.

6. FDA-approved bioidentical hormones for menopausal symptoms. Disponível em: http://www.health.harvard.edu/newsletters/Harvard_Womens_Health_Watch/2011/September/fda-approved-bioidentical-hormones-for-menopausal-symptoms Acessado em: 15 jul. 2011.

7. Dey M, Lyttle CR, Pickar JH. Recent insights into the varying activity of estrogens. Maturitas 2000;34(suppl 2):S25-S33.

8. Boothby LA, Doering PL, Kipersztok S. Bioidentical hormone therapy: a review. Menopause 2004;11:356-67.

9. Schmidt JW, Wollner D, Curcio J, Riedlinger J, Kim LS. Hormone replacement therapy in menopausal women: past problems and future possibilities. Gynecol Endocrinol 2006;22:564-77.

10. Whitehead MI, Townsend PT, Pryse-Davies J, Ryder TA, King RJ. Effects of estrogens and progestins on the biochemistry and morphology of the postmenopausal endometrium. N Engl J Med 1981;305:1599-605.

11. Kabat GC, O'Leary ES, Gammon MD et al. Estrogen metabolism and breast cancer. Epidemiology 2006;17:80-8.

12. Modugno F, Kip KE, Cochrane B et al. Obesity, hormone therapy, estrogen metabolism and risk of postmenopausal breast cancer. Int J Cancer 2006;118:1292-301.

13. Wren BG, McFarland K, Edwards L. Micronised transdermal progesterone and endometrial response. Lancet 1999;354:1447-8.

14. Leonetti HB, Longo S, Anasti JN. Transdermal progesterone cream for vasomotor symptoms and postmenopausal bone loss. Obstet Gynecol 1999;94:225-8.

15. Prescription Hormonal Therapies. In: The North American Menopause Society. Menopause Core Curriculum Study Guide. 5nd ed. Cleveland (Ohio): North American Menopause Society; 2010. p. 9.1-9.29.

16. Utian WH. Bioidentical hormones: separating science from marketing. Female Patient 2005;Oct(suppl):23S-24S.

17. North American Menopause Society. The 2012 hormone therapy position statement of: The North American Menopause Society. Menopause 2012;19(3):257-71.

58 | Perspectivas da terapia hormonal

- José Maria Soares Junior
- Edmund C. Baracat

INTRODUÇÃO

Em 2002, o anúncio dos primeiros resultados do estudo WHI (Women Health Initiative), que analisou a terapia hormonal (TH) clássica composta por estrogênios conjugados (0,625 mg) e acetato de medroxiprogesterona (2,5 mg), despertou polêmica no meio acadêmico e acarretou pânico na população, principalmente pelos efeitos negativos cardiovasculares e o risco de câncer mamário[1-3]. A divulgação de seus resultados mudou o futuro de milhões de mulheres, de seus parceiros e dezenas de milhares de médicos e cientistas em todo o mundo[1-3].

Em retrospectiva de mais de 10 anos, apesar de críticas na elaboração e na execução do estudo WHI, apreendemos lições fundamentais[3]. É importante salientar que muitas participantes estavam há mais de 10 anos após a menopausa, eram assintomáticas e possuiam média etária de 64 anos[1], ou seja, não seguiam as atuais recomendações para prescrever a terapia hormonal com relação à janela de oportunidades de benefícios desta terapia[4].

A primeira resposta da sociedade naquela época foi rejeitar o tratamento hormonal no climatério, independentemente do esquema utilizado, devido ao grande medo dos riscos divulgados[5]. Felizmente, dados acumulados a partir do estudo WHI e de outras pesquisas realizadas na última década têm mostrado que, em mulheres com fogachos e/ou outras indicações, iniciando a TH próxima da menopausa, há muito mais benefícios do que riscos, incluindo a preservação da massa óssea[6]. Além disso, novas perspectivas sobre os regimes, compostos e vias de administração estão sendo avaliadas[7,8]. Por isto, não se deve lamentar o que ocorreu no passado, mas projetar novas perspectivas para o futuro com indicações específicas.

Indicações Atuais da Terapia Hormonal no Climatério

Para facilitar a descrição das indicações no climatério, iremos separá-lo em dois períodos: a) na transição para a menopausa; b) após a menopausa. Na primeira, é mais comum o uso de progestógenos ou de progesterona natural para regularizar o ciclo e o fluxo menstrual, em especial quando a menstruação é abundante e perdura por mais de 7 dias. Assim, podem-se recomendar medroxiprogesterona (2,5 mg a 5 mg), nomegestrol (5 mg), norestisterona (5 mg), linestrenol (5 a 10 mg), didrogesterona (10 mg) ou progesterona natural (200 a 300 mg). Esta última pode ser também empregada por via vaginal, caso a paciente relate problemas gastrointestinais[9].

É oportuno ressaltar que, nessa fase, o uso do dispositivo intrauterino que libera levonorgestrel pode determinar a amenorreia[10]. Apesar de pouco empregado neste período, o implante com etonorgestrel constitui também uma alternativa[11]. Por via intramuscular, o acetato de medroxiprogesterona poderia ser uma opção, mas não é muito empregado devido aos efeitos colaterais, como sangramento irregular, aumento de peso e depressão[12,13].

Nas mulheres no final do período de transição menopausal com sintomas vasomotores pode-se ter a mesma conduta das mulheres após a menopausa, ou seja, adição de estrogênios naturais (estrogênios conjugados, valerato de estradiol e 17 -estradiol) aos progestógenos já citados[14]. Contudo, a dose deve ser adaptada à necessidade, conforme a intensidade dos sintomas vasomotores. Recomenda-se a menor dose possível desde que a paciente fique livre dos fogachos. Além dessa indicação, outras seriam: melhorar a atrofia genital e preservar a massa óssea, reduzindo o risco de fratura[1-6] (Nota dos Editores: vide Capítulo 1 – Conceitos).

Com relação à atrofia urogenital, pode-se ainda indicar apenas o uso tópico de estrogênios (promestrieno, estrogênios conjugados e estriol), sobretudo quando não há sintomas sistêmicos ou risco aumentado de fratura osteoporótica (ou se a paciente já usa agentes antiabsortivos, como os bisfosfonatos)[15].

Janela de Oportunidade

Nos últimos anos, debates sobre a prevenção primária de doença cardiovascular (DCV) surgiram com relação à saúde das mulheres. A primeira seria a preocupação com sexo específico sobre a eficácia de terapias de prevenção primária de DCV, onde tratamentos com hipolipemiantes e/ou aspirina não foram conclusivos para diminuir significantemente o risco de DCV e, mais importante, faltam evidências de que estas terapias podem reduzir a mortalidade global das mulheres[16,17]. Outro ponto é a TH após a menopausa, em que os dados observacionais apontam que o início precoce da TH (logo nos primeiros anos após a menopausa) pode diminuir a incidência de DCV e a mortalidade geral[13,14]. Portanto, os dados acumulados apoiam a existência de uma "janela de oportunidade" para a redução de doença coronária e mortalidade geral, com minimização de riscos quando o início da TH ocorre antes dos 60 anos de idade e/ou antes dos 10 anos após a menopausa, perdurando por mais 6 anos[16,17]. Talvez este seja o conceito que irá reger a TH.

Terapia Estrogênica Isolada

O estudo WHI também tem o seu ponto positivo, mostrando os benefícios da terapia estrogênica isolada em mulheres após a menopausa que eram histerectomizadas, como redução no risco de fratura óssea[18]. O que chama a atenção neste braço do estudo é que a terapia isolada não aumentava o risco de câncer mamário. Contudo, não mostrou redução da doença cardiovascular, principalmente de acidente vascular encefálico nas mulheres com mais de 60 anos, o que seria um fator limitante[18]. Esta modalidade terapêutica seria uma grande opção, independentemente da via, para as mulheres após a menopausa, respeitando a janela de oportunidades[16-18].

Perspectivas Terapêuticas

Houve muita discussão sobre a terapia hormonal na última década, mas sem dúvida, o progestógeno (ou a progesterona natural) é a melhor substância para regularizar o sangramento na transição para menopausa, e o estrogênio ainda é melhor para debelar os sintomas vasomotores. Contudo, temos paciente de alto risco mamário, em que a combinação de estrogênio e progestagênio (independentemente do tipo, do esquema e da via de administração) seria fator adicional para o surgimento dessa neoplasia em mulheres com útero intacto[1-3,16-18]. Assim, vários investigadores sugerem o uso de estrogênio isoladamente[16-18] ou associado a um modulador seletivo do receptor de estrogênio (SERM), isto é, a terapia também designada de complexo estrogênio-tecido seletivo (CETS)[19]. O primeiro pode ser prescrito em mulheres histerectomizadas, e para o segundo ainda há poucos estudos clínicos que demonstram sua eficácia e segurança[20-22].

Com relação ao CETS, estudos relatam a composição dos estrogênios conjugados equinos e bazedoxifeno. Esta combinação reduz o risco de hiperplasia endometrial e não teria repercussões na densidade mamária. Portanto, não haveria a necessidade de se associar progestógeno para proteger o endométrio das mulheres após a menopausa. Permite ainda que os benefícios estrogênicos no alívio das ondas de calor e na prevenção de perda óssea ocorram sem estimular a proliferação mamária[19-21].

Na prática clínica, as ações de tecido seletivo de SERMs, isolados ou combinados com estrogênios, podem permitir a individualização do atendimento às necessidades de tratamento de mulheres após a menopausa, fornecendo efeitos tecido-alvo, sem aumentar o risco de neoplasias[19-22]. As evidências apontam que o bazedoxifeno junto com estrogênio determinaria melhora nos sintomas vasomotores, no padrão de sono e na qualidade de vida, bem como maior satisfação pelas usuárias. Estes parâmetros sugerem que esta combinação pode ser promissora[19-21].

Entre os outros SERMs, há evidências em animais de que o raloxifeno poderia proteger o endométrio do efeito proliferativo do estrogênio[23], mas há poucos dados na literatura sobre sua segurança, bem como sobre o impacto na qualidade de vida[22]. É possível que o desenvolvimento de novos SERMs, que tenham efeito nos sintomas vasomotores sem aumentar os riscos, seja o futuro da TH após a menopausa.

Nas mulheres que não podem usar a TH convencional, a dispareunia e as alterações atróficas genitais são problemas de difícil manejo, visto que os lubrificantes nem sempre amenizam os sintomas[24]. Nestas, o uso de nova terapia visando melhorar a mucosa vaginal é importante. O ospemifeno foi recentemente aprovado para atrofia vaginal e dispareunia pela FDA[19-25].

O ospemifeno é novo agente não esteroidal, modulador seletivo do receptor de estrogênio (SERM). É metabólito fraco do toremifeno, pouco ativo e com menor efeito adverso sistêmico. Esta substância também teria efeito na manutenção da massa óssea. Contudo, os dados sobre o seu uso após a menopausa ainda são preliminares[26].

REFERÊNCIAS BIBLIOGRÁFICAS

1. Rossouw JE, Anderson GL, Prentice RL et al. Risks and benefits of estrogen plus progestin in healthy postmenopausal women: principal results From the Women's Health Initiative randomized controlled trial. JAMA 2002;288(3):321-33.
2. North American Menopause Society. Recommendations for estrogen and progestogen use in peri-and postmenopausal women: October 2004 position statement of The North American Menopause Society. Menopause 2004;11(6 Pt 1):589-600.
3. Montemurro F, Rossi V, Geuna E et al. Current status and future perspectives in the endocrine treatment of postmenopausal, hormone receptor-positive metastatic breast cancer. Expert Opin Pharmacother 2012;13(15):2143-56.
4. Hodis HN, Mack WJ. Hormone replacement therapy and the association with coronary heart disease and overall mortality: Clinical application of the timing hypothesis. J Steroid Biochem Mol Biol 2014;142:68-75.
5. Lazar F Jr, Costa-Paiva L, Morais SS, Pedro AO, Pinto-Neto AM. The attitude of gynecologists in São Paulo, Brazil 3 years after the Women's Health Initiative study. Maturitas 2007;56(2):129-41.
6. Gurney EP, Nachtigall MJ, Nachtigall LE, Naftolin F. The Women's Health Initiative trial and related studies: 10 years later: A clinician's view. J Steroid Biochem Mol Biol 2014;142:4-11.

7. Wharton W, Gleason CE, Dowling NM, Carlsson CM, Brinton EA, Santoro MN et al. The KEEPS-Cognitive and Affective Study: Baseline Associations between Vascular Risk Factors and Cognition. J Alzheimers Dis 2014;40(2):331-41.

8. Polisseni AF, Andrade AT, Ribeiro LC, Castro IQ, Brandão M, Polisseni F, Guerra MO. Effects of a continuous-combined regimen of low-dose hormone therapy (oestradiol and norethindrone acetate) and tibolone on the quality of life in symptomatic postmenopausal women: a double-blind, randomised study. Maturitas 2013;74(2):172-8.

9. Gonenne J, Esfandyari T, Camilleri M, Burton DD, Stephens DA, Baxter KL, Zinsmeister AR, Bharucha AE. Effect of female sex hormone supplementation and withdrawal on gastrointestinal and colonic transit in postmenopausal women. Neurogastroenterol Motil 2006;18(10):911-8.

10. Baldwin MK, Jensen JT. Contraception during the perimenopause. Maturitas 2013;76(3):235-42.

11. American College of Obstetricians and Gynecologists. ACOG Practice Bulletin No. 121: Long-acting reversible contraception: Implants and intrauterine devices. Obstet Gynecol 2011;118(1):184-96.

12. Nault AM, Peipert JF, Zhao Q, Madden T, Secura GM. Validity of perceived weight gain in women using long-acting reversible contraception and depot medroxyprogesterone acetate. Am J Obstet Gynecol 2013;208(1):48e1-8.

13. Wanyonyi SZ, Stones WR, Sequeira E. Health-related quality of life changes among users of depot medroxyprogesterone acetate for contraception. Contraception 2011;84(5):e17-22.

14. Blake J. Menopause: evidence-based practice. Best Pract Res Clin Obstet Gynaecol 2006;20(6):799-839.

15. Gass M, Dawson-Hughes B. Preventing osteoporosis-related fractures: an overview. Am J Med 2006;119(4 Suppl 1):S3-S11.

16. Hodis HN, Collins P, Mack WJ, Schierbeck LL. The timing hypothesis for coronary heart disease prevention with hormone therapy: past, present and future in perspective. Climacteric 2012;15(3):217-28.

17. Hodis HN, Mack WJ. A "window of opportunity:" the reduction of coronary heart disease and total mortality with menopausal therapies is age - and time-dependent. Brain Res 2011;1379:244-52.

18. Anderson GL, Limacher M, Assaf AR, Bassford T, Beresford SA, Black H et al. Effects of conjugated equine estrogen in postmenopausal women with hysterectomy: the Women's Health Initiative randomized controlled trial. JAMA 2004;291:1701-12.

19. Pickar JH, MacNeil T, Ohleth K. SERMs: progress and future perspectives. Maturitas 2010;67(2):129-38.

20. Harvey JA, Pinkerton JV, Baracat EC, Shi H, Chines AA, Mirkin S. Breast density changes in a randomized controlled trial evaluating bazedoxifene/conjugated estrogens. Menopause 2013;20(2):138-45.

21. Ronkin S, Northington R, Baracat E, Nunes MG, Archer DF, Constantine G, Pickar JH. Endometrial effects of bazedoxifene acetate, a novel selective estrogen receptor modulator, in postmenopausal women. Obstet Gynecol 2005;105(6):1397-404.

22. Carneiro AL, de Cassia de Maio Dardes R, Haidar MA. Estrogens plus raloxifene on endometrial safety and menopausal symptoms-semisystematic review. Menopause 2012;19(7):830-4.

23. Moraes AVS, Simões RS, Fonzar LF, Simões MJ, Soares Junior JM, Haidar MA et al. Efeitos da terapia estro-raloxifeno sobre o endométrio de ratas. RBGO 2006; 28(2):101-6.

24. Constantine G, Graham S, Koltun WD, Kingsberg SA. Assessment of Ospemifene or Lubricants on Clinical Signs of VVA. J Sex Med 2014;11(4):1033-41.

25. Pinkerton JV, Thomas S. Use of SERMs for treatment in postmenopausal women. J Steroid Biochem Mol Biol 2014;142:142-54.

26. Cui Y, Zong H, Yan H, Li N, Zhang Y. The Efficacy and Safety of Ospemifene in Treating Dyspareunia Associated with Postmenopausal Vulvar and Vaginal Atrophy: A Systematic Review and Meta-Analysis. J Sex Med 2014;11(2):487-97.

59 | Vias de administração e esquemas terapêuticos

- Sônia Maria Rolim Rosa Lima
- Sheldon Rodrigo Botogoski
- Benedito Fabiano dos Reis

A terapia hormonal (TH) com estrogênios isolados ou associados a um progestógeno permanece como padrão-ouro para o tratamento dos sintomas vasomotores do período do climatério. As doses baixas ou ultrabaixas de estrogênios associam-se com menos efeitos colaterais que as doses convencionais e podem reduzir os sintomas vasomotores em algumas mulheres. Permanece a indicação de estrogênios isolados somente nas histerectomizadas.

Levando-se em consideração os riscos e benefícios da TH, recomenda-se a individualização terapêutica; iniciar com a dose mais baixa efetiva e por período de duração necessário para o alívio dos sintomas vasomotores.

A TH e, mais especificamente, a terapia com estrogênios isolados, efetivamente aliviam os sintomas de atrofia vaginal decorrentes da carência estrogênica. O uso de estrogênios por via vaginal é indicado para aquelas mulheres cuja única queixa são os sintomas da atrofia vaginal. A FDA aprovou o opesmifene para tratamento da dispareunia em mulheres neste período.

As recomendações dos três primeiros parágrafos são baseadas em evidências consistentes nível A[1].

A decisão de continuar TH deve ser individualizada e basear-se nos sintomas e da relação risco-benefício, independentemente de idade. Pelo fato de muitas mulheres com 65 anos ou mais necessitarem da continuidade do tratamento devido aos sintomas vasomotores, o Colégio Americano de Obstetras e Ginecologistas não recomenda a descontinuação de rotina de estrogênio aos 65 anos. Tal como acontece com as mulheres mais jovens, o uso, tanto de TH (E+P) quanto de estrogênios isolados, deverá ser individualizado em razão dos riscos e benefícios e da apresentação clínica. Como alternativa para a utilização de progestógenos na prevenção da hiperplasia endometrial com a terapia de estrogênio, outras preparações foram investigadas. Recentemente, uma preparação oral diária combinada de estrogênios conjugados e bazedoxifene foi aprovada pela FDA para o tratamento de sintomas vasomotores e para evitar osteoporose em mulheres após a menopausa com útero intacto. Demonstrou-se que o preparado reduziu significativamente o número de sintomas vasomotores, assim como aumentou de forma expressiva a densidade mineral óssea, quando comparado com placebo[2].

Dados recentes não recomendam o uso de progestógenos isolados, testosterona ou hormônios bioidênticos para o tratamento dos sintomas vasomotores do climatério[1].

As decisões terapêuticas devem ser feitas levando-se em conta as características individuais. A interrupção da TH pode associar-se a sintomas vasomotores recorrentes em cerca de 50% das mulheres, independentemente da idade e do tempo de uso ou do modo de descontinuidade (abrupto ou gradual)[3,4].

O sucesso no emprego da terapia hormonal está intimamente ligado ao conhecimento adequado do médico, dos diferentes tipos de hormônios que podem ser utilizados, assim como as doses, as vias de administração e os esquemas terapêuticos, procurando identificar as necessidades de cada mulher[5]. Recomendamos que algumas observações não devam ser esquecidas pelo profissional, como: alterações cardiovasculares, metabólicas, gastrointestinais, risco para câncer e psicológicas (Nota dos Editores: vide Capítulos 56 e 60)[1-3].

O primeiro cuidado que deve ser recomendado: modificar o estilo de vida (Nota dos Editores: vide Capítulos 13, 14 e 15).

Na entrevista inicial, após a realização de anamnese e exame físico minuciosos, aconselhamos a solicitação de exames subsidiários, visando a avaliação prévia à TH com a finalidade de identificação de agravos à saúde, escolha da melhor via, dose e do esquema terapêutico que será administrado[6] (Figuras 59.1 e 59.2).

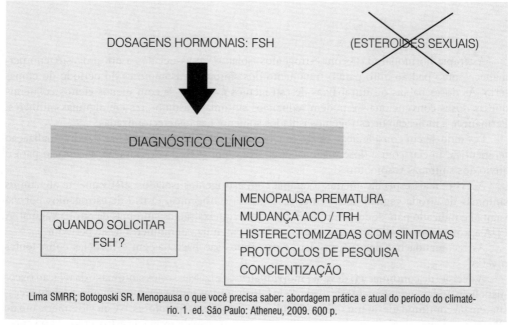

Figura 59.1 – Fluxograma do diagnóstico de menopausa.

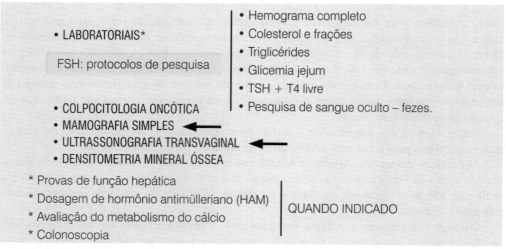

Figura 59.2 – Exames complementares no climatério.

As contraindicações absolutas também deverão ser identificadas e, caso presentes, devemos sugerir, sempre explicando os riscos e os benefícios, alternativas para o tratamento, de acordo com suas necessidades. As alternativas terapêuticas que poderão ser sugeridas podem ser consultadas nos Capítulos 56, 60-64. No Quadro 59.1 estão listadas as contraindicações absolutas a TH[5,7,8].

Quadro 59.1 – Contraindicações Absolutas à TH*
<ul><li>SANGRAMENTO GENITAL NÃO ESCLARECIDO</li><li>CÂNCER DE ENDOMÉTRIO</li><li>NEOPLASIAS ESTROGÊNIO-DEPENDENTES</li><li>DOENÇA HEPÁTICA EM ATIVIDADE</li><li>HISTÓRIA DE TROMBOEMBOLISMO AGUDO E RECORRENTE</li><li>HISTÓRIA ATUAL OU PREGRESSA DE DOENÇA ARTERIAL TROMBOEMBÓLICA (INFARTO DO MIOCÁRDIO, ACIDENTE VASCULAR CEREBRAL)</li><li>PORFIRIA</li><li>HIPERTENSÃO ARTERIAL NÃO CONTROLADA</li><li>DIABETES *MELLITUS* NÃO CONTROLADO</li><li>HIPERSENSIBILIDADE A TH</li></ul>

*TH: Terapia Hormonal E + P ou E isolado

As recomendações atuais que devem ser observadas antes da prescrição da TH, aprovadas por diferentes sociedades médicas e órgãos de saúde, serão apresentadas ao final do Capítulo[1,3,5,6,8-11].

Com relação à dose hormonal, recomenda-se procurar sempre a de menor dose efetiva com a via de administração mais adequada, não esquecendo do estado clínico, da idade e fase do climatério em que a mulher se encontra. O uso de progestógeno fica restrito àquelas com útero intacto ou histerectomizadas por endometriose (a depender do grau de acometimento)[11].

Vale lembrar que *não* se recomenda a terapia hormonal para a prevenção ou o tratamento da doença de Alzheimer ou outros tipos de demência, prevenção ou tratamento do câncer de cólon, tratamento de osteoporose, mulheres com suspeita ou tratamento prévio de câncer de mama e prevenção primária ou secundária da doença cardiovascular[1,9,11].

Os ensaios clínicos randomizados e dados observacionais sobre doenças cardíacas e terapia hormonal, bem como metanálises forneceram evidências de que a dose-padrão de estrogênio isolado pode diminuir a doença cardíaca coronariana e a mortalidade por todas as causas em mulheres com menos de 60 anos de idade e dentro dos 10 anos de menopausa. Estudos sobre a TH de estrogênio e progestógenos nesta população mostraram uma tendência semelhante para a mortalidade, ainda assim, na maioria dos ensaios clínicos randomizados não foi encontrado nenhum aumento ou diminuição significativos na doença coronária[1].

Existe grande variedade de preparados comerciais disponíveis para estrogenoterapia sistêmica. Estrogênios associados ou não a progestógenos podem ser administrados por via oral ou

VIAS DE ADMINISTRAÇÃO E ESQUEMAS TERAPÊUTICOS | *593*

transdérmica na forma de adesivos, géis ou *sprays*. Todas as vias demonstram ser efetivas para o tratamento dos sintomas vasomotores[12].

As vias de administração que podem ser utilizadas estão listadas no Quadro 59.2. Lembramos que a via intramuscular não é recomendada devido aumento considerável das concentrações séricas de estradiol após a aplicação[13].

Quadro 59.2 – Vias de Administração da Terapia Hormonal

- ORAL (E ISOLADO; P ISOLADO OU E + P)
- PARENTERAL:
  Transdérmica (E isolado ou E + P)
  Percutânea (E isolado)
  Implantes (E isolado)
  Sublingual (E isolado)
  Intranasal (E isolado)
  Intramuscular (E e P)
  Intrauterina (P isolado)
  Vaginal (E e P)

E: estrogênio P: progestógeno

Os hormônios utilizados em terapia hormonal, assim como as doses, estão descritos em outros capítulos, bem como a tibolona, também utilizada em terapia hormonal, está descrita no Capítulo 54.

As razões para considerarmos a via parenteral estão listadas no Quadro 59.3 e as vantagens e desvantagens da via oral estão listadas no Quadro 59.4, apesar de a via oral ser muito difundida e utilizada tanto internacional quando nacionalmente[14-16].

Quadro 59.3 – Razões para Utilizar a Via Parenteral

- ALTERAÇÕES GASTROINTESTINAIS
- DOENÇAS HEPÁTICAS E COLELITÍASE
- FUMANTES (> 15 CIGARROS/DIA)
- HIPERTENSÃO CONTROLADA QUE PIORA COM ESTROGÊNIO ORAL
- DIABETES COM TRIGLICÉRIDES ELEVADOS
- RISCO DE TROMBOEMBOLISMO
- DIFICULDADE NO CONTROLE DOS SINTOMAS VASOMOTORES
- ADESÃO AO TRATAMENTO

Quadro 59.4 – Vantagens e Desvantagens da Via Oral

- **VANTAGENS**
  Aumento do HDL-colesterol
  Facilidade de uso e custo
  Aumento de SHBG
  Diversos estudos realizados

- **DESVANTAGENS**
  Aumento de triglicérides
  Aumento de fatores da coagulação
  Aumento da proteína C-reativa
  Aumento do risco de trombose
  Aumento do risco de AVC
  Reduz a testosterona livre

Os estrogênios e progestógenos utilizados em TH podem ser administrados em mulheres no climatério, de acordo com os seguintes esquemas: estrogênios isolados, progestógenos isolados, estrogênios e progestógenos combinados contínuos, sequenciais ou intermitentes, sendo que neste a dose do progestógeno é administrada a cada 3 dias de estrogênio[1,7,11,17].

O efeito da primeira passagem hepática do estrogênio, utilizado por via oral, resulta em estimulação de determinadas proteínas carreadoras de tireoglobulina, corticoide e hormônios esteroides sexuais. O aumento dos triglicérides incrementa o risco de pancreatite nas mulheres com hipertrigliceridemia. A saturação da bile com colesterol ocorre na via oral, em comparação com a parenteral. Assim sendo, a via parenteral é a recomendada nessas mulheres, com o intuito de minimizar tais efeitos[18].

Quando são administrados estrogênios por via vaginal, sejam estrogênios conjugados ou estriol, as doses e os hormônios preconizados para esta via de uso melhoram o trofismo vaginal, com pouca absorção sistêmica[19,20] mas se torna obrigatória a monitoração endometrial com exame de ultrassonografia transvaginal, o que difere do promestrieno, que apresenta efeito apenas no epitélio vaginal e uretral[21].

Doses convencionais de terapia hormonal com estrogênios também podem ser utilizadas por via vaginal. Ainda não disponível no Brasil, o anel vaginal de acetato de estradiol (*Femring*) – 50 ou 100 μg/acetato de estradiol/dia – foi aprovado pela *US Food and Drug Administration* (FDA) para o tratamento tanto dos sintomas vasomotores quanto da atrofia urogenital, e a adição de um progestógeno de baixa dose, quando se usa o anel, é recomendada[22].

Recomenda-se a utilização da menor dose efetiva possível dos estrogênios para o controle da sintomatologia vasomotora. Como exemplo de *baixa dose,* citamos: 0,3-0,45 mg/dia de estrogênios conjugados via oral, 1,0 a 0,5 mg/dia de estradiol micronizado via oral e 0,025-0,0375 mg de estradiol transdérmico. Como exemplo de *ultrabaixa dose,* citamos o estradiol transdérmico 0,014 mg e o estradiol micronizado oral de 0,25 mg/dia, que também podem ser

VIAS DE ADMINISTRAÇÃO E ESQUEMAS TERAPÊUTICOS

utilizados quando se buscam os benefícios na massa óssea, mas não trazem benefício para a atrofia urogenital[23].

Algumas observações devem ser consideradas quanto há alteração no metabolismo dos estrogênios; com isto, há necessidade de ajuste na dose inicialmente recomendada:

- o uso de drogas anticonvulsivantes, como fenitoína e carbamazepina, altera a metabolização hepática dos hormônios esteroides, porém ainda não temos disponíveis métodos para avaliar o quanto teremos que aumentar ou diminuir nas doses de esteroides sexuais utilizadas[24];
- mulheres que utilizam a terapia com hormônio tireoidiano (T_4) para tratar hipotireoidismo clínico ou subclínico, podem apresentar necessidade de aumento da dose de T_4[25];
- mulheres que ingerem álcool com frequência e regularidade e são usuárias de TH apresentam concentrações séricas elevadas hormonais, provavelmente por dificuldade hepática do metabolismo. Assim, devemos encorajar a diminuição e a parada do uso do álcool nas usuárias de TH[26];
- mulheres com insuficiência renal apresentam concentrações altas de estradiol após o uso da TH. Há necessidade de ajuste de dose ou, mesmo nos casos graves, da procura por outras formas de tratamento[27].

Quando administramos estrogênios isolados, tanto em regime cíclico quanto contínuo, não podemos esquecer que, quando submetido à estimulação prolongada por estrogênio, endógeno ou exógeno, na ausência de progesterona, o endométrio inativo de algumas mulheres após a menopausa pode tornar-se hiperplásico e evoluir para adenocarcinoma. Assim, recomenda-se a associação de progestógenos visando à proteção endometrial. Algumas observações a ser consideradas:

- todos os regimes aprovados com progestógenos são efetivos na prevenção do câncer do endométrio;
- progesterona natural micronizada pode ser utilizada na dose de 200 mg/dia/12 dias/mês ou 100 mg/dia continuamente[28];
- progesterona por via vaginal também pode ser utilizada, porém ainda não temos um número expressivo de estudos para confirmar a segurança endometrial quando esta via é a utilizada[29,30];
- o sistema liberador de levonorgestrel (DIU-LNG – 20 µg de LNG/dia) é indicado como contraceptivo, mas também tem sido utilizado no período da transição menopausal ou mesmo após a menopausa nas mulheres em uso de estrogênios por via oral[31]. Existe já aprovado na Europa DIU-LNG, que libera 14 µg/dia, especialmente indicado para TH, porém ainda com poucos resultados publicados. Parece-nos promissor seu uso e acreditamos que brevemente estará disponível no Brasil;
- drospirenona (DRSP), novo progestógeno, derivado da 17α-espironolactona, apresenta propriedades progestogênica, estrogênica, antiandrogênica e antimineralocorticoide. Trabalhos publicados têm demonstrado adequada proteção endometrial, assim como efeito benéfico no metabolismo lipoproteico. É disponível tanto associada a etinilestradiol[32] para anticoncepção hormonal, quanto associada ao estradiol para a TH[33-35].
- regime combinado cíclico: por muitos anos, o regime de estrogênios conjugados 0,625 mg/dia – nos dias 1 a 25 de cada mês, associado ao acetato de medroxiprogesterona, 10 mg nos dias 16 a 25, foi o mais utilizado. Atualmente nos preparados comerciais encontramos a adição dos progestógenos 12 dias/mês (vide Capítulo 72 – Bulário);
- nos regimes cíclicos, o sangramento pode ocorrer em até 90% das mulheres e muitas descontinuam o uso. A maioria refere sangramento após o término do progestógeno, porém algumas (25%) podem apresentar sangramento durante o uso do progestógeno, sendo motivo de mudança de regime para combinado contínuo[35,36];

596 | MENOPAUSA, O QUE VOCÊ PRECISA SABER

- o regime cíclico é bem aceito naquelas mulheres no período da transição menopausal, porém quanto mais tempo transcorrido após a data da última menstruação, observamos menor desejo de retornar a menstruar, sendo então indicado o regime combinado contínuo[36];
- nos regimes combinados contínuos, cerca de 75 a 89% das mulheres referem amenorreia em até 12 meses de tomada da medicação, pois o uso contínuo do progestógeno pode induzir a atrofia endometrial. Este regime demonstra ser efetivo na prevenção da hiperplasia e do câncer endometrial[37];
- embora o objetivo do regime combinado contínuo seja a indução de amenorreia, pode ocorrer sangramento logo após o início da terapia em até 40% das mulheres nos primeiros 3 a 6 meses de uso[38];
- o monitoramento endometrial poderá ser realizado através da ultrassonografia por via transvaginal anual ou a qualquer momento em que ocorrer sangramento vaginal não programado[39];
- a espessura endometrial ≤ 5 mm apresenta alto valor preditivo positivo de endométrio atrófico[40] (valor preditivo negativo > 99% de exclusão de carcinoma), porém, caso haja persistência de sangramento, é interessante a mudança de esquema terapêutico. O Colégio Americano de Obstetrícia e Ginecologia emitiu parecer de que a segurança maior de endométrio atrófico é quando encontramos espessura endometrial ≤ 4 mm[41];
- qualquer que seja o esquema terapêutico sugerido, é sempre aconselhável a realização da ultrassonografia transvaginal prévia, para termos conhecimento do estado endometrial antes da instituição terapêutica;
- mulheres que após o período de amenorreia apresentam sangramento endometrial deverão ser submetidas a nova ultrassonografia transvaginal. Esta observação também deverá ser feita quando, mesmo com a mudança do esquema terapêutico, continue a apresentar sangramento.
- Vantagens da via parenteral: o hormônio circulante na via parenteral é o 17β-estradiol, estruturalmente idêntico aos produzidos nos ovários. Evita os efeitos de primeira passagem hepática. Redução do risco de tromboembolismo venoso em comparação com a via oral[42] e do risco de doença da vesícula biliar (colecistite, colelitíase e colecistectomia)[43] (Quadros 59.3 e 59.4).

Segue o resumo de recomendações sobre a terapia hormonal no climatério[9]:
- a terapia hormonal (TH) – estrogênios isolados ou associados a progestógenos – é o tratamento mais efetivo para os sintomas vasomotores do climatério em qualquer idade. Nas mulheres sintomáticas antes dos 60 anos ou até 10 anos após a menopausa seus benefícios se sobrepõem aos riscos;
- a TH, antes da idade de 60 anos ou até 10 anos após a menopausa, é efetiva e apropriada para a prevenção de fraturas devidas a osteoporose em mulheres de risco;
- estudos clínicos randomizados, dados observacionais, assim como de metanálises nos dão evidência de que as doses convencionais de terapia hormonal com estrogênios isolados podem diminuir a doença cardíaca coronariana e todas as outras causas de mortalidade em mulheres antes da idade de 60 anos ou até 10 anos após a menopausa. Dados relativos à terapia de estrogênios associados a progestógenos nesta população mostraram resultados similares para o fator mortalidade, porém não demonstram aumento ou diminuição com relação a doença cardíaca coronariana;
- a terapia com estrogênio por via vaginal é a mais indicada para aquelas cujos sintomas são vagina seca ou queixa de desconforto durante a relação sexual;
- a terapia com estrogênio isolado é indicada para mulheres histerectomizadas, porém a associação a um progestógeno é indicada para aquelas com útero presente;

VIAS DE ADMINISTRAÇÃO E ESQUEMAS TERAPÊUTICOS | *597*

- a opção do uso da TH – estrogênios isolados ou estrogênios/progestógenos – é uma decisão individual baseada na melhora da qualidade de vida, manutenção da saúde e fatores de risco tais como idade, tempo transcorrido após a menopausa, risco de tromboembolismo venoso, acidente vascular cerebral, doença coronariana isquêmica e câncer de mama;
- os riscos de tromboembolismo venoso e acidente vascular cerebral aumentam com o uso da TH oral, porém antes dos 60 anos de idade esse risco é raro. Estudos observacionais referem risco menor quando a terapia é realizada por via transdérmica;
- a análise do risco de câncer de mama em mulheres acima dos 50 anos *versus* em usuárias de TH é complexa. O aumento do risco do desenvolvimento de câncer associado primariamente a TH com estrogênios/progestógenos é dependente do tempo de seu uso. Esse risco é pequeno e diminui após a suspensão do tratamento;
- a dose e a duração da TH devem ser consistentes com os objetivos do tratamento e as questões de segurança, portanto devem ser individualizadas;
- a TH é recomendada para mulheres com falência ovariana prematura, pelo menos até a idade esperada da menopausa natural (considerar dados da populacionais);
- não se recomenda o uso de hormônios bioidênticos não padronizados;
- dados de segurança atuais não recomendam o uso de TH em mulheres com câncer de mama;
- todas essas recomendações deverão ser revistas no futuro, na dependência de novas evidências.

Nota dos Editores: vide Capítulo 53 – Androgênios e Climatério.

REFERÊNCIAS BIBLIOGRÁFICAS

1. **Committee on Practice Bulletins – Gynecology. Management of menopausal symptoms. The American College of Obstetricians and Gynecologists – Committe opinion Number. 2014;123(1):556-9.**
2. Tella SH, Gallagher JC. Bazedoxifene + conjugated estrogens in HT for the prevention of osteoporosis and treatment of vasomotor symptoms associated with the menopause. Expert Opin Pharmacother 2013;14:2407-20.
3. Aslan E, Bagis T, Kilicdag EB, Tarim E, Erkanli S, Kuscu E. How best is to discontinue postmenopausal hormone therapy: immediate or tapered? Maturitas 2007;56:78-83.
4. Lindh-Astrand L, Bixo M, Hirschberg AL, Sundstrom- Poromaa I, Hammar M. A randomized controlled study of taper-down or abrupt discontinuation of hormone therapy in women treated for vasomotor symptoms. Menopause 2010;17:72-9.
5. **Meeta, Digumanti L, Agarwal N, Vaze N, Shah R, Malik S. Clinical practice guidelines on menopause: an executive summary and recommendations. J Midlife Health 2013;4(2):77-106.**
6. **Palácios S. Advances in hormone replacement therapy: making the menopause manageable. BMC Womens Health 2008;8:22.**
7. Menopause Practice a clinician's guide. The North American Menopause Society. 4th ed. 2010. p. 4.1-4.45.
8. North American Menopause Society. The 2012 Hormone Therapy Position Statement of The North American Menopause Society. Menopause 2012;19(3):257-71.
9. Villiers TJ, Gass MLS, Haines CJ, Hall JE, Lobo RA, Pierroz DD et al. **Global consensus statement on menopausal hormone therapy. Climacteric 2013;16:203-4.**
10. Medicamentos aprovados para menopausa. Disponível em: http:// www.fda.gov/Drugs/default.htm Acessado em: 14 jan. 2014.
11. Gass ML, Heights M, Manson JE et al. The 2012 hormone therapy position statement of: The North American Menopause Society. Menopause 2012;19(3):257-71.

12. Adler G, Young D, Galant R, Quinn L, Witchger MS, Maki KC. A multicenter, open-label study to evaluate satisfaction and menopausal quality of life in women using transdermal estradiol/ norethindrone acetate therapy for the management of menopausal signs and symptoms. Gynecol Obstet Invest 2005;59:212-9.
13. The North American Menopause Society. Estrogen and progestogen use in postmenopausal women: 2010 position statement of The North American Menopause Society. Menopause 2010;17:242-55.
14. Canonico M, Fournier A, Carcaillon L et al. Postmenopausal hormone therapy and risk of idiopathic venous thromboembolism: results from the E3N cohort study. Arterioscler Thromb Vasc Biol 2010;30:340-5.
15. Renoux C, Dellániello S, Garbe E, Suissa S. transdermal and oral hormone replacement therapy and the risk of stroke: a nested case-control study. BMJ 2010;340:c2519.
16. Reslan OM & Khalil RA. Vascular effects of estrogenic menopausal hormone therapy. Rev Recent Clin Trials 2012;7(1):47-70.
17. Schmidt P. The 2012 hormone therapy position statement of The North American Menopause Society. Menopause 2012;19(3):257-71.
18. Kopper NW, Gudeman J, Thompson DJ. Transdermal hormone therapy in postmenopausal women: A review of metabolic effects and drug delivery Technologies. Drug Des Devel Ther 2008;2:193-202.
19. Kingsberg SA, Kellogg S, Krychman M. Treating dyspareunia caused by vaginal atrophy: a review of treatment options using vaginal estrogen therapy. Int J Womens Health 2009;1:105-11.
20. Jaisamrarn U, Triratanachat S, Chaikittisilpa S, Grob P, Prasauskas V, Taechakraichana N. Ultra-low dose estriol and lactobacilli in the local treatment of postmenopausal vaginal atrophy. Climacteric 2013;16(3):347-355.
21. Del Pup L, Di Francia R, Cavaliere C, Facchini G, Giorda G, De Paoli P et al. Promestriene, a specific topic estrogen. Review of 40 years of vaginal atrophy treatment: is it safe even in cancer patients? Anticancer Drugs. 2013;24(10):989-98.
22. Suckling J, Lethaby A, Kennedy R. Local oestrogen for vaginal atrophy in postmenopausal women. Cochrane Database Syst Rev CD001500 2003/2005.
23. Waetjen LE, Brown JS, Vittinghoff E et al. Ultra low dose transdermal estrogen assessment (ULTRA) study. Obstet Gynecol 2005;106:946-52.
24. O'Connor SE & Zupanc ML. Women and epilepsy. J Pediatr Pharmacol Ther 2009;14(4):212-20.
25. Devdhar M, Drooger R, Pehlivanova M, Singh G, Jonklaas J. Levothyroxine replacement doses are affected by gender and weight, but not age. Thyroid 2011;21(8):821-7.
26. Tivis LJ, Ceballos NA, Chastain G, Tivis RD. Alcohol and estrogen replacement therapy in postmenopausal women: direct and mediated effects on cognitive componente processes. Neuropsychobiology 2008;58(2):104-10.
27. Indraccolo U, Barbieri F. Silent onset of postmenopausal endometriosis in a woman with renal failure in hormone replacement therapy: a case report. J Med Case Reports 2010;4:248.
28. Casanova G, Spritzer PM. Effects of micronized progesterone added to non-oral estradiol on lipids and cardiovascular risk factors in early postmenopause: a clinical trial. Lipids Health Dis 2012;11:133-6.
29. Warren MP, Biller BM, Shangold MM. A new clinical option for hormone replacement therapy in women with secondary amenorrhea: effects of cyclic administration of progesterone from the sustained release vaginal gel Crinone (4% and 8%) on endometrial morphologic features and withdrawal bleeding. Am J Obstet Gynecol 1999;180:42-8.
30. Roberts H. Managing the menopause. BMJ 2007;334:736-41.
31. Rodriguez MI & Darney PD. Non-contraceptive applications of the levonorgestrel intrauterine system. In J Womens Health 2010;2:63-8.
32. Archer DF. Continuous combined hormone replacement therapy and endometrial hyperplasia: risk of developing cancer is very low. BMJ 2002;325(7358):231-2.
33. Carranza-Lira S. Safety, efficacy and patient acceptability of drospirenone and estradiol in the treatment of menopausal vasomotor symptoms: a review. Clin Interv Aging 2009;4:59-62.
34. Meendering JR, Torgrimson BN, Miller NP, Kaplan PF, Minson CT. A combined oral contraceptive containing 30 mcg ethinyl estradiol and 3.0 mg drospirenone does not impair endothelium dependente vasodilation. Contraception 2010;82(4):366-72.

35. Otto C, Fuchs I, Altmann H, Klewer M, Walter A, Prelle K et al. Comparative analysis of the uterine and mammary gland effects of drospirenone and medroxyprogesterone acetate. Endocrinology 2008;149(8):3952-9.

36. Hickey M & Agarwal S. Bleeding with menopausal hormone therapy. Best practice & Research 2009;23:141-9.

37. Johnson JV, Davidson M, Archer D, Bachmann G. Postmenopausal uterine bleeding profiles with two forms of combined continuous hormone replacement therapy. Menopause 2002;9:16-22.

38. Doubilet PM. Postmenopausal vaginal bleeding. Ultrasound 2008;20:251-61.

39. Hickey M & Agarwal S. Bleeding with menopausal hormone therapy. Best practice & Research 2009;23:141-9.

40. Burbos N, Musonda P, Giarenis I et al. Predicting the risk of endometrial câncer in postmenopausal women presenting with vaginal bleeding: the Norwich DEFAB risk assessment tool. Br J Cancer 2010;102(8):1201-6.

41. ACOG Committee Opinion Number 426. The role of transvaginal sonography in the evalution of postmenopausal bleeding. Obstet Gynecol 2009;113:463-4.

42. Canonico M, Oger E, Plu-Bureau G et al. Hormone therapy and venous thromboembolism among postmenopausal women: impact of the route of estrogen administration and progestogens: the ESTHER study. Circulation 2007;115:840-8.

43. Cirillo DJ, Wallace RB, Rodabough RJ et al. Effect of estrogen therapy on gallbladder disease. JAMA 2005;293:330-7.

60 | Tratamento das ondas de calor em mulheres com contraindicação à terapia hormonal

• Adriana Orcesi Pedro Campana

INTRODUÇÃO

As ondas de calor ou fogachos são os sintomas mais relacionados com a transição climatérica[1]. Também são denominados sintomas vasomotores (SVM) e caracterizam-se por episódios transitórios e recorrentes de uma súbita sensação de calor na parte superior do corpo, particularmente no rosto, pescoço e tórax, e que duram de 1 a 5 minutos. São frequentemente associadas a transpiração, rubor facial, calafrios, palpitações e ansiedade[2].

Estes sintomas são decorrentes de uma instabilidade vasomotora e variam em frequência e duração. Ocorrem em mais de 50% das mulheres no climatério e podem se iniciar alguns anos antes da menopausa e persistir por um período médio de 4 a 10 anos após a parada da menstruação[3]. Entretanto, um estudo sueco observou que cerca de 9% das mulheres acima de 70 anos de idade ainda apresentam ondas de calor[4].

Estudos sobre a incidência das ondas de calor mostram uma ampla variação. No Brasil, um estudo de base populacional conduzido na cidade de Campinas-SP observou que a incidência de ondas de calor foi de aproximadamente 80% em mulheres na peri e após a menopausa na faixa etária entre 45-60 anos de idade[5]. Em países ocidentais, a incidência das ondas de calor no climatério também é elevada, ocorrendo em 62% na Austrália[6]; 68% no Canadá[7]; 75% nos Estados Unidos[8]; e 83% no Reino Unido[9], e um recente estudo realizado em cinco países europeus mostrou que mais de 50% das mulheres entre 40-75 anos referem a presença ondas de calor[10] . Por outro lado, em países asiáticos esta incidência é bem menor, ocorrendo em apenas 10% das mulheres no climatério[11]. Não são conhecidas as razões para esta diferença.

A incidência também varia de acordo com o tipo de menopausa, sendo mais frequente na mulher submetida a ooforectomia bilateral, chegando até a 90%[12]. Os sintomas vasomotores podem apresentar grande impacto na vida da mulher neste período, podendo interferir na qualidade do sono, provocar fadiga crônica, irritabilidade e impacto na função cognitiva. Por ter um importante impacto no bem-estar e na qualidade de vida, muitas vezes se torna necessária a procura de assistência médica e instituição de um tratamento efetivo[13]. Estudo brasileiro de base populacional observou que cerca de 80% das mulheres na faixa etária entre 45-60 anos de idade procuram o serviço médico para tratamento dos sintomas relacionados ao período do climatério[14].

A terapia hormonal (TH) é o tratamento de escolha para aliviar os sintomas físicos associados à menopausa e prevenir as consequências clínicas da deficiência estrogênica. Entretanto, após a publicação do estudo WHI – *Women's Health Initiative,* em 2002[15], o uso da TH teve um declínio importante na sua utilização e prescrição, e simultaneamente houve um interesse em terapias não hormonais para tratamento dos sintomas relacionados ao climatério. Portanto, embora a terapia hormonal (TH) seja eficaz para o tratamento dos SVM[16], alternativas de tratamento não hormonal são necessárias para as mulheres que não querem ou não podem fazer uso da TH, por apresentarem alguma das contraindicações que estão sumarizadas no Quadro 60.1[17].

Quadro 60.1 – Contraindicações Absolutas à TH*

- Sangramento genital não esclarecido
- Câncer de mama
- Câncer de endométrio
- Neoplasias estrogênio-dependentes
- Doença hepática em atividade
- História de tromboembolismo agudo e recorrente
- História atual ou pregressa de doença arterial tromboembólica (infarto do miocárdio, acidente vascular cerebral)
- Porfiria
- Hipertensão arterial não controlada
- Diabetes *mellitus* não controlado
- Hipersensibilidade à TH

*TH: Terapia Hormonal E+P ou E isolado

Atualmente, estima-se que 46% das mulheres acima 45 anos fazem uso de terapia complementar/alternativa de forma isolada ou combinada à terapia convencional para o tratamento de sintomas vasomotores[18]. Portanto, é necessário cada vez mais o conhecimento e a validação destas terapias através estudos clínicos randomizados e controlados, focando na sua segurança, eficácia, na análise do custo-benefício e na tolerabilidade.

Outra questão de grande importância são os custos, tanto diretos como indiretos, relacionados ao tratamento dos SVM. Os custos totais da farmacoterapia tradicional ou das diversas modalidades de medicina complementar e alternativa são substancialmente altos e incluem diversas questões, como consultas e acompanhamento médico, exames laboratoriais, controle dos eventos adversos, perda da produtividade no trabalho, além de gastos de ordem pessoal. Estima-se que o custo médio mensal de um produto de medicina complementar e alternativa para o controle dos SVM seja de aproximadamente US$19,95 a 58,00 e que anualmente são gastos nos EUA cerca de de US$681,00-848,00 por paciente, para controle dos SVM[19] (Figura 60.1).

O objetivo principal deste capítulo é apresentar e discutir diversos aspectos dos tratamentos não hormonais para o alívio dos sintomas vasomotores. Esta é uma questão de extrema importância na prática médica diária, devido à crescente procura destas modalidades de terapias no climatério.

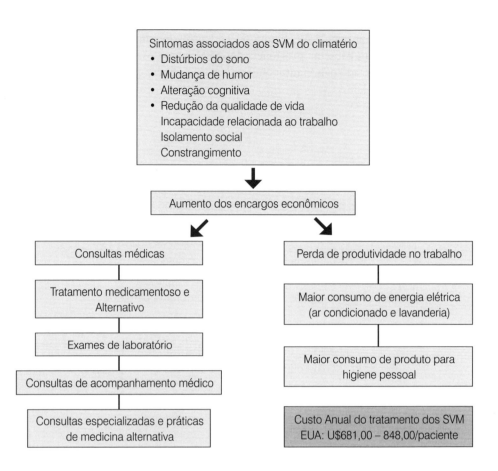

Fonte: adaptado de Utian W. Health Quality of Life Outcomes, 2005.

Figura 60.1 – Importância dos sintomas vasomotores.

FISIOPATOLOGIA DOS SINTOMAS VASOMOTORES

A fisiopatologia dos SVM não está totalmente compreendida e provavelmente se relaciona a vários fatores. Embora estudos observacionais sugiram que a diminuição dos níveis de estrogênio e níveis elevados do hormônio folículo-estimulante (FSH) estejam associados com a ocorrência das ondas de calor, estas mudanças não podem ser exclusivamente responsáveis por estes sintomas, porque a ocorrência e a gravidade dos sintomas variam muito entre as mulheres durante a transição climatérica[20].

Há evidências de que os mecanismos de termorregulação hipotâlamica sofram alterações durante a transição menopausal, tornando-se mais sensíveis a mudanças sutis na temperatura do organismo. Pequenos aumentos de temperatura corporal acionam mecanismos, causando a sensação de um fogacho. Estudos fisiológicos explorando os sintomas de ondas de calor confirmaram que as flutuações na temperatura do corpo são mais acentuadas em mulheres após a menopausa, em comparação com mulheres na pré-menopausa, e que a administração de estrogênio amplia zona de termorregulação (Figura 60.2). Outros mecanismos fisiológicos centrais também desempenham um papel na ocorrência dos SVM, como os sistemas serotoninérgicos, noradrenérgicos, opioides, adrenais e autonômicos[21,22]. Há também evidências de uma possível predisposição genética[23].

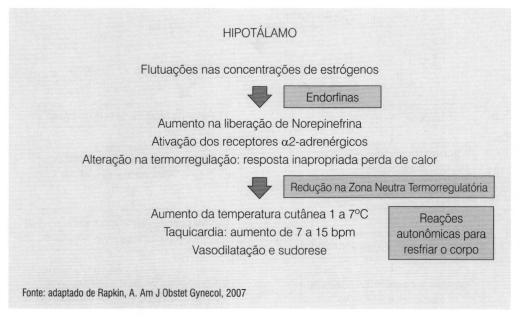

Figura 60.2 – Fisiopatologia das ondas de calor.

Estudos epidemiológicos têm sido realizados para identificar fatores de risco para sintomas vasomotores. Diferenças raciais e étnicas são fatores importantes e relatados em vários estudos observacionais. O estudo *Women's Health Across the Nation* (SWAN) avaliou sintomas climatéricos em 14.906 mulheres com idades entre 40 e 55 de diversas origens étnicas nos Estados Unidos, e demonstrou que as mulheres afro-americanas relataram mais sintomas vasomotores, enquanto as mulheres asiáticas relataram menos sintomas[24]. Vários estudos têm descrito que os fogachos são mais comuns em mulheres obesas. Embora o mecanismo desta associação não seja totalmente conhecido, tem sido demonstrado que o tecido adiposo funciona como um isolante térmico e interfere com os mecanismos de termorregulação normais de dissipação de calor[25]. Outros fatores relacionados à ocorrência das ondas de calor incluem a labilidade de humor, a depressão, a ansiedade, baixo *status* socioeconômico e tabagismo[26].

TRATAMENTO NÃO HORMONAL DOS SINTOMAS VASOMOTORES

Terapias não hormonais são utilizadas para o tratamento dos SVM. A Tabela 60.1 lista as quatro modalidades de terapias não hormonais para controle dos SVM, descritas na literatura como complementares, alternativas, convencionais, e mais recentemente também vem sendo descrita a terapia intervencionista[27,28].

Tabela 60.1
Terapias não Hormonais das Ondas de Calor

Complementar	Alternativa	Convencional	Intervencionista
Mudança de estilo de vida	Fitoestrogênios (Isoflavonas): Soja e derivados Trevo vermelho	Clonidina	Bloqueio do gânglio estrelado
Acupuntura	Fitoterápicos: Raiz da India Dong quai Ginseng	Inibidores seletivos de recaptação de serotonina	
Yoga		Inibidores seletivos de recaptação de serotonina/ noradrenalina	
Técnicas de relaxamento Hipnose		Gabapetina	

Fonte: adaptado de Cheema D et al. Arch Gynecol Obstet, 2007

As principais indicações da terapia não hormonal são:
- desejo da mulher em não tomar hormônios;
- fatores socioculturais;
- preferência do profissional;
- contraindicações para uso de hormônios;
- intolerância da mulher ao tratamento hormonal.

Discutiremos agora os tratamentos mais utilizados na prática médica em diversos aspectos, quanto ao seu mecanismo de ação, sua eficácia, segurança e tolerabilidade.

Mudanças de Estilo de Vida

Importante orientar mudanças no estilo de vida que possam ajudar no controle dos SVM. Apesar de serem medidas de senso comum, muitas delas, por não serem investigadas em grandes ensaios clínicos, não apresentam dados definitivos quanto a sua eficácia.
- dieta: evitar alimentos que possam desencadear as ondas de calor, como álcool, cafeína, alimentos quentes e condimentados;
- exercícios físicos regulares: indicados para manutenção ou obtenção de peso corporal saudável e promover melhor qualidade de sono restaurador. Recente revisão que avaliou a efetividade de algum tipo de exercício no controle dos SVM no climatério concluiu que não há evidência suficiente para determinar a sua efetividade no tratamento dos SVM [29];
- medicamentos: evitar ou substituir o uso de medicamentos que possam causar ondas de calor, como os bloqueadores de canal de cálcio, bromocriptina, ácido nicotínico, opiáceos e drogas colinérgicas.

- diminuição do índice de massa corpórea (IMC): diversos estudos têm demonstrado que um IMC > 27 está associado a maior frequência dos SVM[30]. Entretanto, não há evidência disponível de que a redução de peso melhore os SVM;
- evitar o tabagismo: o tabagismo, pregresso ou atual, aumenta a ocorrência dos SVM, talvez pelo seu efeito no metabolismo do estrogênio. Ser fumante passivo também está associado a maior ocorrência dos SVM de uma maneira não dose-dependente;
- redução do estresse: a ansiedade tem sido associada com o aumento da ocorrência, frequência e severidade das ondas de calor;
- manter temperatura corporal mais amena possível: evitar banhos ou duchas quentes, sauna, climas ou ambientes quentes. Ambientes quentes aumentam a temperatura corporal e podem desencadear os SVM. Ambientes com temperatura mais baixa estão associados a menor incidência das ondas de calor;
- evitar roupas de tecido sintético, lã ou seda. Preferir algodão/linho e roupas frescas. Evitar roupas com gola alta e fechada;
- hidratação: consumir água gelada;
- preferência por ambientes ventilados e com ar condicionado;
- recomendar banho fresco antes de dormir e uso de lençol de algodão.

Acupuntura

Acupuntura é um dos tipos mais populares de Medicina Complementar e Alternativa (MCA)[31], porém sua eficácia no tratamento dos SVM ainda não está estabelecida. Uma recente revisão sistemática que avaliou 16 estudos envolvendo 1.155 mulheres concluiu que as evidências são insuficientes para determinar se a acupuntura é eficaz para controlar os SVM da menopausa. Quando comparados os pacientes que receberam a acupuntura com os controles que receberam acupuntura *sham*, não houve evidência de uma diferença significativa do seu efeito sobre os SVM. *Sham* acupuntura é usada como um controle em estudos científicos que testam a eficácia da acupuntura no tratamento de várias doenças ou distúrbios.

Por outro lado, quando a acupuntura é comparada aos controles que não receberam tratamento, houve um benefício da acupuntura no controle das ondas de calor, mas esta parece ser menos eficaz que a TH. Esses achados devem ser interpretados com muita cautela, pois as evidências eram de baixa qualidade e os estudos comparando acupuntura *versus* não tratamento ou a TH não foram controlados. Dados sobre os efeitos adversos ainda não foram estudados[32]. (Nota dos Editores: vide Capítulo 70.)

Técnicas Médicas Psicocorporais

Técnicas psicocorporais, incluindo ioga, *tai chi*, hipnoterapia, relaxamento e meditação são formas de medicina complementar e alternativa baseadas na teoria de que fatores mentais e emocionais influenciam a saúde física através de um sistema de conexões, principalmente neuronais e hormonais, ao longo do corpo. Estas técnicas promovem a saúde por meio do uso do consciente e inconsciente da mente sobre os processos corporais. Sugere-se que estas técnicas tenham efeitos positivos nos SVM decorrentes do climatério. No entanto, até a presente data, resultados de ensaios clínicos são insuficientes para confirmar a eficácia destas técnicas no tratamento das ondas de calor do climatério. Uma recente revisão sistemática analisou a eficácia do ritmo respiratório pausado ou relaxamento muscular sobre os sintomas da menopausa. Cinco ensaios clínicos randomizados e controlados foram incluídos e apenas um tinha qualidade aceitável. Portanto, os dados atualmente não são suficientes para uma conclusão definitiva[33].

Recente revisão, que avaliou técnicas de respiração regular-pausada e outras modalidades de tratamento psicocorporais, envolveu 21 estudos com 12 ensaios randomizados e controlados, mostrou efeito promissor, mas são necessários estudos maiores e controlados para verificar os efeitos a longo prazo e o mecanismo de ação envolvido. Salienta-se também que o treinamento e a prática exigidos para se ter um benefício terapêutico são frequentemente impraticáveis[34].

Em relação ao emprego da ioga para alívio dos SVM, uma revisão sistemática que incluiu sete estudos, sendo apenas dois ensaios clínicos randomizados e controlados, concluiu que não há evidência suficiente para sugerir que a ioga é uma intervenção efetiva para o tratamento dos sintomas vasomotores do climatério[35].

Hipnose

O emprego da hipnose foi verificado por um recente ensaio clínico randomizado e controlado realizado com 187 mulheres após a menopausa, que referiam sentir no mínimo sete ondas de calor ao dia. O estudo teve duração de 12 semanas e verificou-se que a hipnose clínica reduziu de forma significativa a ocorrência de ondas de calor após a menopausa[36].

Fitoestrogênios

Fitoestrogênios são substâncias não esteroidais derivadas de plantas, com efeitos biológicos semelhantes aos do estrogênio. Com base em suas estruturas químicas, eles podem ser divididos em quatro grupos principais: isoflavonas, flavonas, cumestranos e lignanas. O grupo das isoflavonas tem maior atividade estrogênica e maior afinidade pelos receptores do estrógeno. Portanto, as isoflavonas são os principais fitoestrógenos e são encontradas basicamente na soja (*Glycine max*) e em seus derivados, e também no trevo vermelho (*Trifolium pratense*). O interesse em usar os fitoestrogênios para o tratamento dos SVM surgiu com a observação de mulheres asiáticas, que têm uma dieta rica em fitoestrogênios contidos na soja e apresentam uma menor incidência de SVM, quando comparadas a mulheres caucasianas.

Apesar de existirem diversos estudos que avaliaram a eficácia destas substâncias para o tratamento dos SVM, muitos dados são limitados pelo pequeno tamanho da amostra, pelas diversas formas de apresentação dos produtos fitoestrogênicos, variabilidade das dosagens e pela curta duração dos ensaios clínicos.

Numerosas preparações comerciais de isoflavonas derivadas da soja ou do trevo vermelho estão atualmente disponíveis e são amplamente utilizadas pelas mulheres para o alívio dos SVM. A soja é a principal fonte de isoflavonas da dieta humana, mas o trevo vermelho é o vegetal mais rico em isoflavonas. O trevo vermelho também é uma rica fonte de cumestranos, uma substância fitoquímica com atividade semelhante à dos esteroides.

O mecanismo de ação das isoflavonas é baseado na ligação aos receptores de estrógeno, exercendo ação estrogênica ou antiestrogênica, dependendo do nível de estrogênios sexuais endógenos. Essa capacidade se deve ao fato de essas substâncias de origem vegetal se comportarem como estrógenos verdadeiros, já que apresentam estrutura molecular muito semelhante à do estrogênio humano. Estudos mostram que, embora o efeito desses fitoetrógenos seja muito "fraco" (1/1.000 a 1/100.000 da atividade estrogênica do estradiol), eles podem ao mesmo tempo exercer um efeito agonista e antagonista sobre os estrogênios endógenos, porque competem pelos mesmos receptores. O efeito biológico das isoflavonas varia de acordo com a fase biológica da mulher. Após a menopausa, quando a concentração do estrógeno endógeno circulante diminui, os receptores ficam mais disponíveis, favorecendo a fraca ação estrogênica das isoflavonas, que acabam compensando a deficiência do hormônio humano[37].

Diversas revisões sistemáticas têm analisado a eficácia terapêutica das isoflavonas em aliviar os SVM do climatério, porem não há evidências conclusivas[38]. Bolanõs, em 2010, publicou uma revisão sistemática com 19 ensaios clínicos controlados. Nesta revisão, concluiu-se que, embora os resultados de toda amostra e os resultados por subgrupos (de acordo com o tipo de suplemento usado) mostrassem uma tendência significativa a favor da soja, ainda é difícil estabelecer resultados conclusivos, dada a alta heterogeneidade encontrada nos estudos[39].

Uma recente revisão sistemática da Cochrane teve por objetivo avaliar a eficácia, segurança e aceitabilidade de produtos alimentícios, extratos e suplementos dietéticos contendo altos níveis de fitoestrogênios, comparando-os com controles, placebo ou terapia hormonal para alívio dos SVM em mulheres na peri e após a menopausa. Foram incluídos nesta revisão 43 ensaios clínicos randomizados e controlados com 4.364 participantes. Destes, poucos ensaios foram adequados para serem incluídos na metanálise. Os autores concluíram que não há evidências que demonstrem que os suplementos com fitostrogênios efetivamente reduzam a frequência e a severidade das ondas de calor na peri e após a menopausa, entretanto os benefícios dos derivados de concentrados de genisteína devem ser mais investigados[40].

Com a finalidade de avaliar os efeitos adversos associados aos fitoestrogênios, Tempfer e cols.[41] identificaram 174 ensaios clínicos controlados que compararam fitoestrogênios (n = 5.502) com placebo ou controles sem tratamento (n = 4.806). Os efeitos adversos foram relatados em 92 estudos. Em termos gerais, os estudos sobre a segurança na utilização das isoflavonas são tranquilizadores. Parece não haver nenhuma evidência de aumento das taxas de câncer de endométrio ou de mama, mas os estudos são muito pequenos para fornecerem dados definitivos. Não há dados em relação à segurança na utilização dos fitoestrogênios em pacientes com antecedente pessoal de câncer de mama. (Nota dos Editores: Vide Capítulos 61 a 63.)

Fitoterapia

Fitoterapia (do grego *therapeia* = tratamento e *phyton* = vegetal) é o estudo das plantas medicinais e suas aplicações na cura das doenças. Deve-se observar que a definição de medicamento fitoterápico é diferente de fitoterapia, pois não engloba o uso popular das plantas em si, mas seus extratos. Os medicamentos fitoterápicos são preparações elaboradas por técnicas farmacêuticas, além de serem produtos industrializados.

Os principais fitoterápicos utilizados em forma de medicamentos para o alívio dos SVM são:
- Raiz-da-Índia ou *Cohosh* negro (*Cimicifuga racemosa*), sendo os triterpenos os principais componentes, isoflavonas e taninos.
- *Dong Quai* (*Angelica sinensis*), composta por esteroides, ácido linoleico e flavonoides.
- *Ginseng* (*Panax*), cujo componente é o próprio *ginseng*.

O tratamento de sintomas climatéricos com fitoterápicos tem sido utilizado por grande número de mulheres e prescrito com muita frequência. Contudo, os reais efeitos no controle das ondas de calor ainda necessitam de mais ensaios clínicos controlados, visto que nos dias atuais os estudos não são conclusivos e não está claramente estabelecida a dose ideal de cada um desses medicamentos para comprovar sua eficácia e segurança, não havendo, portanto, evidências consistentes a respeito. Pelas razões expostas, a Federação Brasileira de Ginecologia e Obstetrícia – FEBRASGO não os recomenda como medicamentos.

A paciente quando recebe uma prescrição de fitoterápicos deve ser esclarecida dos prós e contras antes de iniciar seu uso, e os profissionais que optarem por fitoterápicos devem estar familiarizados com cada produto e seus benefícios e potenciais riscos[17].

(Nota dos Editores: Aconselhamos a leitura do Capítulo 63.)

608 | MENOPAUSA, O QUE VOCÊ PRECISA SABER

Cimicifuga racemosa (L.) Nutt. (raiz-da-Índia)

C. racemosa (ou *Actaea racemosa*) é o fitoterápico mais estudado para o tratamento dos SVM até o momento. Nem a substância responsável pelo seu mecanismo de ação, nem o próprio mecanismo de ação foram identificados. Foi recentemente relatado que a raiz-da-Índia age como um agonista parcial do 5-hidroxitriptamina ou 5-HT1A, atua também em receptores opioides e pode ter afinidade ao receptor da dopamina.

Uma revisão sistemática da Cochrane avaliou a eficácia e a segurança da utilização da raiz--da-Índia para o tratamento dos SVM no climatério. Foram analisados 16 ensaios clínicos randomizados e controlados com um total de 2.027 mulheres na peri e após a menopausa. Todos os estudos utilizaram raiz-da-Índia na dose de 40 mg ao dia por via oral durante um período médio de 23 semanas. O autores concluíram que não há evidências suficientes pra recomendar o uso da raiz-da-Índia para o tratamento dos SVM no climatério. No entanto, há justificativa para a realização de mais estudos nesta área[42]. (Nota dos Editores: Aconselhamos leitura do Capítulo 63.)

Dong quai (*Angelica sinensis Oliv.*)

Tem sido utilizado para tratar SVM, mas as evidências são limitadas sobre sua eficácia e segurança. Estudo controlado e randomizado não demonstrou ser mais efetivo que placebo e como potenciais efeitos adversos foram verificados fotossensibilidade e um risco aumentado para sangramento em pacientes que utilizam varfarina[43].

Ginseng (*Panax ginseng C.A.Mey*)

Ginseng tem sido amplamente utilizado na medicina tradicional como adaptógeno, afrodisíaco, estimulante nutritivo, energizador e para tratar os sintomas de disfunção sexual e sintomas climatéricos. Um estudo randomizado controlado com placebo com 384 mulheres na após a menopausa avaliou a eficácia do *ginseng* para alívio dos SVM. O extrato de *ginseng* foi significativamente superior ao placebo em reduzir a depressão e melhorar o bem-estar, mas não mostrou efeito terapêutico na melhora dos SVM. Os níveis de FSH, estradiol, espessura endometrial, índice de maturidade e pH vaginal não foram modificados pelo uso do *ginseng*, portanto sugerindo a ausência de efeito semelhante ao da TH[44].

Clonidina

Clonidina é um agente anti-hipertensivo (agonista adrenérgico) que tem sido usado para tratar sintomas vasomotores. Dados sobre sua segurança e eficácia são limitados. Uma revisão sistemática e metanálise relatou um pequeno benefício do uso da clonidina (0,1 a 0,2 mg/d) em comparação com placebo, mas um menor benefício quando comparado com a TH[45]. Também está disponível em outros países a apresentação transdérmica, nas doses de 2,5, 5,0 e 7,5 mg, que liberam 0,1, 0,2 ou 0,3 mg/dia de clonidina por 7 dias, respectivamente.

A apresentação transdérmica tem como desvantagem uma maior incidência de dermatite e o custo mais elevado, quando comparada com a apresentação oral[46]. Foram relatados efeitos adversos comuns, como sonolência, insônia e boca seca. Não houve modificação dos níveis pressóricos. É contraindicada em casos de doença do nó sinusal e hipersensibilidade à droga.

Inibidores Seletivos de Recaptação da Serotonina (ISRS) e Inibidores Seletivos de Recaptação de Serotonina e Noradrenalina (ISRSN)

Há crescentes evidências de que os agentes antidepressivos inibidores seletivos de recaptação da serotonina (fluoxetina, paroxetina, citalopram, sertralina) e os inibidores seletivos de recaptação de serotonina e noradrenalina (venlafaxina e desvenlafaxina) são efetivos no tratamento dos SVM associados à menopausa. O exato mecanismo de ação destes agentes não é totalmente entendido, mas é postulado que agem aumentando os níveis de serotonina e diminuindo o nível do hormônio luteinizante (LH), reduzindo assim a severidade e a frequência dos SVM[22]. Embora as evidências disponíveis indiquem que estes agentes parecem ser menos efetivos que a TH para o tratamento dos sintomas vasomotores, é difícil tirar conclusões definitivas porque as comparações diretas com o estrogênio são limitadas.

- *Fluoxetina:* é um dos antidepressivos mais utilizados nas últimas décadas para tratamento da depressão. Em mulheres climatéricas tem sido utilizado também para tratamento dos sintomas vasomotores, principalmente quando associados aos estados depressivos, melancólicos e de ansiedade. A dose recomendada é de 20 a 40 mg/dia, individualizando-se para cada mulher. A evidência do uso da fluoxetina é menos clara. Um estudo randomizado demonstrou uma redução na frequência das ondas de calor e um recente estudo randomizado e controlado não evidenciou melhora superior ao placebo no alívio dos SVM[47,48].

- *Paroxetina:* sua eficácia foi avaliada em uma a metanálise de dois ensaios clínicos randomizados controlados, onde se concluiu que a paroxetina foi mais efetiva em reduzir a frequência e a severidade das ondas de calor em 30%, quando comparada ao placebo. A paroxetina foi estuda em doses de 7,5 a 20 mg/dia. Ambas dosagens apresentam a mesma eficácia, mas a baixa dosagem foi mais bem tolerada e associada a uma maior aderência ao tratamento[49,50].

- *Sertralina:* utilizada na dose de 50 mg/dia para o alívio dos SVM, mostrou uma redução na ocorrência das ondas de calor para algumas mulheres, enquanto outras tiveram piora ou não tiveram nenhuma resposta ao tratamento[51].

- *Venlafaxina:* é utilizada na dose de 37,5 ou 75 mg/dia para o alívio dos SVM. Em estudos randomizados e controlados, onde foi comparada ao placebo, demonstrou-se uma redução significativa na frequência e na severidade das ondas de calor[52,53].

- *Desvenlafaxina:* recente estudo randomizado controlado com placebo foi conduzido com 365 mulheres, sendo que 62% destas foram tratadas com desvenlafaxina (100 mg/d) e 41% receberam placebo. Houve uma redução de 5,35 ondas de calor ao dia nas mulheres que utilizaram a venlafaxina e este efeito terapêutico foi mantido por 1 ano[54,55].

Efeitos adversos destes antidepressivos (ISRS e ISRSN) incluem náuseas, tonturas, boca seca, nervosismo, constipação, sonolência, sudorese e disfunção sexual, mas estes efeitos geralmente melhoram com o ajuste da dose e com o tempo de uso.

Para muitas mulheres com câncer de mama são prescritos antidepressivos para o tratamento de transtornos psiquiátricos comuns, tais como depressão ou ansiedade, ou para sintomas de instabilidade vasomotora. No entanto, a maioria dos antidepressivos, como muitos dos inibidores de recaptação de serotonina, têm propriedades de inibição do sistema enzimático do citocromo P450 na sua isoforma D6 (CYP2D6), que afeta o metabolismo do tamoxifeno para seu metabólito mais potente, o endoxifeno. Medicamentos que têm ação inibitória sobre o sistema enzimático hepático da CYP2D6 podem diminuir as concentrações plasmáticas do endoxifeno, consequentemente, podem aumentar o risco de recidiva do câncer de mama. Quando há necessidade de prescrição de antidepressivos para mulheres que estão sendo tratadas com tamoxifeno, a opção terapêutica que teria menor influência sobre o metabolismo do tamoxifeno é a venlafaxina[56].

Gabapentina

Gabapentina é um análogo do ácido gama-aminobutírico usado como um anticonvulsivante. O mecanismo de ação é desconhecido, mas postula-se que há efeito direto no centro hipotalâmico termorregulador localizado na região ventromedial do hipotálamo[57]. A efetividade da gabapentina em tratar as ondas de calor foi avaliada em quatro ensaios clínicos randomizados e controlados, dos quais dois foram realizados em mulheres após a menopausa com câncer de mama[58-61]. Todos os estudos concluíram que a gabapentina na dose de 900-2.400 mg/dia foi mais efetiva que o placebo em reduzir a frequência e a severidade das ondas de calor em aproximadamente 50%.

Efeitos adversos comuns da gabapentina incluem fadiga, tontura, sonolência e edema periférico. A gabapentina e os ISRS/ISRSN parecem ter eficácia terapêutica similar no alívio dos SVM, mas em um ensaio clínico cruzado, a maioria das mulheres (68%) que receberam o tratamento tanto com venlafaxina como com gabapentina preferiram a venlafaxina[62].

Recentemente foi publicado um ensaio clínico randomizado e controlado com 600 mulheres com ondas de calor de intensidade moderada/intensa com uma nova formulação de gabapentina de liberação gástrica contínua na dosagem de 600 mg pela manhã e 1.200 mg à noite, com a finalidade de reduzir o número de tomadas diárias. Concluiu-se que esta nova formulação é uma opção terapêutica eficaz para o tratamento dos SVM de intensidade moderada/intensa e com boa tolerabilidade[63].

Bloqueio do Gânglio Estrelado

O bloqueio do gânglio estrelado (BGE) foi recentemente sugerido para o tratamento de sintomas vasomotores severos e distúrbios do sono em sobreviventes do câncer de mama. O gânglio estrelado (ou gânglio cervicotorácico) é um gânglio simpático formado na maioria das vezes pela fusão do gânglio cervical inferior e do primeiro gânglio torácico. O gânglio estrelado é localizado no nível de C7 (sétima vértebra cervical), anterior ao processo transverso de C7, posterior ao colo da primeira costela e logo abaixo da artéria subclávia.

Um estudo-piloto avaliou a eficácia, aceitabilidade e a segurança do BGE para o tratamento dos SVM do climatério. Os sintomas foram reduzidos em 64% e 47%, respectivamente, entre a primeira e a 24ª semana pós-BGE, mostrando ser um tratamento eficaz e com baixa morbidade, apesar de a eficácia ser reduzida ao longo do tempo. Não foram encontrados efeitos colaterais atribuídos a este procedimento e, apesar disto, há na literatura médica diversas complicações associadas ao bloqueio do gânglio estrelado, como síndrome de Horner, injeção intravenosa ou intra-arterial, disfagia, paralisia da corda vocal, absorção epidural de anestesia local e pneumotórax. Serão necessários estudos randomizados para confirmar esses achados[28].

CONCLUSÕES

A Tabela 60.2 sumariza as opções farmacológicas não hormonais utilizadas para o tratamento dos sintomas vasomotores do climatério. Um grande número de mulheres solicita e utiliza modalidades terapêuticas não hormonais para o tratamento das ondas de calor no climatério. Há diversas alternativas terapêuticas disponíveis e muitas delas têm sido avaliadas através de estudos randomizados e controlados. Algumas terapias têm mostrado redução na frequência e severidade das ondas de calor, como a paroxetina, venlafaxina, desvenlafaxina e gabapentina, e podem ser úteis para as mulheres nas quais a terapia hormonal não é considerada ou é contraindicada[64].

Há necessidade de grandes ensaios clínicos com padronização quanto aos desfechos, metodologia de alta qualidade e seguimento prolongado para confirmar a melhor opção de tratamento não hormonal dos SVM no climatério.

É importante salientar que todos os medicamentos têm possíveis efeitos colaterais e riscos associados à sua utilização, portanto é sempre necessário pesar os benefícios e os potenciais riscos do tratamento. A terapia deve ser sempre individualizada com base no perfil de risco e benefício e na preferência de cada paciente.

Tabela 60.2
Terapia não Hormonal dos Sintomas Vasomotores do Climatério

Terapia	Dose	Mecanismo de Ação	Efeitos Colaterias
Clonidina	0,1-0,4 mg/dia	Redução da reatividade vascular central e periférica	Tontura, boca seca, insônia, hipotensão postural, cefaleia
Inibidores seletivos de receptação de serotonina: Fluoxetina Paroxetina Sertralina	20-40 mg/dia 7,5 -20 mg/dia 50-100 mg/dia	Aumenta a serotonina e reduz LH	Boca seca, insônia, sedação, constipação, disfunção sexual, diminuição do apetite
Inibidores seletivos de receptação de serotonina/ noradrenalina: Venlafaxina Desvenlafaxinaa	37,5-75 mg/dia 50-100 mg/dia	Aumenta a serotonina e reduz o LH	Boca seca, insônia, sedação, constipação, disfunção sexual, diminuição do apetite
Gabapentina	900-2.400 mg/dia	Efeito direto hipotalâmico	Fadiga, sonolência, tontura, palpitação
Fitoestrogênios da soja	34-100 mg/dia	Provável ação nos receptores estrogênicos	Mastalgia, ganho de peso
Trevo vermelho	230 mg/dia	Provável ação nos receptores estrogênicos	Cefaleia, mialgia, artralgia, náusea, diarreia
Raiz-da-Índia/Cohosh Negro	40-80 mg/dia	Modulador seletivo de receptor de estrogênio	Cefaleia, exantema, tontura, ganho de peso, vômitos e diarreia
Dong quai	450 mg/dia	Provável mecanismo que aumenta a produção do estrogênio endógeno	Fotossensibilização Interação com varfariana
Ginseng	200 mg/dia	Provável ação no eixo hipotálamo-hipofisário	Mastalgia, insônia, erupção cutânea Interação com varfariana

Nota dos Editores: Aconselhamos leitura dos Capítulos 61 a 63.

REFERÊNCIAS BIBLIOGRÁFICAS

1. Nelson H, Haney E, Humphrey L et al. Management of Menopause-Related Symptoms: EvidenceReport/ Technology Assessment No. 120. Rockville, Md: Agency for Healthcare Research and Quality; 2005.

2. NAMS. Treatment of menopause-associated vasomotor symptoms: position statement of The North American Menopause Society. Menopause 2004;11(1):11-33.
3. Politi MC, Schleinitz MD, Col NF. Revisiting the duration of vasomotor symptoms of menopause: a meta-analysis. J Gen Intern Med 2008;23:1507-13.
4. Rodstrom K, Bengtsson C, Lissner L et al. A longitudinal study of the treatment of hot flushes. Menopause 2009;9:156-61.
5. Pedro AO, Pinto-Neto AM, Costa Paiva LHS, Osis MJ, Hardy E. Climacteric syndrome: a population-based study in Brazil. Revista de Saúde Pública 2003;37(6):735-42.
6. Guthrie JR, Dennerstein L, Hopper JL, Burger HG. Hot flushes, menstrual status and hormone levels in a population-based sample of midlife women. Obstet Gynecol1986;88:437-42.
7. Hilditch JR, Chen S, Norton PG, Lewis J. Experience of menopausal symptoms by Chinese and Canadian women. Climacteric 1999;2:164-73.
8. Avis NE, Crawford SL, McKinlay SM. Psychosocial, behavioral, and health factors related to menopause symptomatology. Womens Health 1997;3:103-20.
9. Smith G, Waters WE. An epidemiological study of factors associated with perimenopausal hot flushes. Public Health 1983;97:347-51.
10. DiBonaventura MC, Chandran A, Hsu M, Bushmakin A. Burden of vasomotor symptoms in France, Germany, Italy, Spain, and the United Kingdom. Int J Women's Health 2013;5:261-9.
11. Ho SC, Chan SG, Yip YB, Cheng A, Yi Q, Chan C. Menopausal symptoms and symptom clustering in Chinese women. Maturitas 1999;33:219-27.
12. Eldman BM, Voda A, Gronseth E. The prevalence of hot flash and associated variables among perimenopausal women. Res Nurs Health 1985;8:261-8.
13. Oldenhave A, Jaszmann LJ, Haspels AA, Everaerd WT. Impact of cli macteric on well-being. A survey based on 5213 women 39 to 60 years old. Am J Obstet Gynecol 1993;168:772-80.
14. Pedro AO, Pinto-Neto AM, Costa-Paiva LHS, Osis MJ, Hardy E. Climacteric women seeking medical care, Brazil. Revista de Saúde Pública 2002;36(4):484-90
15. Rossouw JE, Anderson GL, Prentice RL et al. Risks and benefits of estrogen plus progestin in health postmenopausal women: principal results from the Women's Health Initiative Randomized Controlled Trial. JAMA 2002;288:321-33.
16. Maclennam AH, Broadbent JL, Lester S, Moore V. Oral oestrogen and combined oestrogen/progestogen therapy versus placebo for hot flushes. Cochrane Database Syst Rev, 3 p. CD002978, 2009.
17. FEBRASGO - Comissões Nacionais Especializadas Ginecologia e Obstetrícia. Manual de Orientação Climatério, 2010.
18. Keenan NL, Mark S, Fugh-Berman A, Browne D, Kaczmarczyk J, Hunter C. Severity of menopausal symptoms and use of both conventional and complementary/alternative therapies. Menopause 2003;10:507-15.
19. Utian WH. Psychosocial and socioeconomic burden of vasomotor symptoms in menopause: A comprehensive review. Health and Quality of Life Outcomes 2005;3:47-56.
20. Randolph JF Jr, Sowers M, Bondarenko 1, Gold EB, Greendale GA, Bromberger JT et al. The relationship of longitudinal change in reproductive hormones and vasomotor symptoms during the menopausal transition. J Clin Endocrinol Metab 2005;90:6106-12.
21. Freedman RR. Physiology of hot flashes. Am J Hum Biol 2001;13:453-64
22. Rapkin, A. Vasomotor symptoms in menopause: physiologic condition and central nervous system approaches to treatment. Am J Obstet Gynecol 2007;97-106.
23. Rebbeck TR, Su HI, Sammel MD, Lin H, Tran TV, Gracia CR et al. Effect of hormone metabolism genotypes on steroid hormone levels and menopausal symptons in a prospective population-based cohort of women experiencing the menopausal transition. Menopause 2010;17:1026-34.
24. Gold EB, Colvin A, Avis N, Bromberger J, Greendale GA, Powell L et al. Longitudinal analysis of the association between vasomotor symptoms and race/ ethnicity across the menopausal transition: study of women's health across the nation. Am J Public Health 2006;96:122-35.
25. Thurston RC, El Khoudary SR, Sutton-Tyrrell K, Crandall CJ, Gold E, Sternfeld B et al. Are vasomotor symptoms associated with alterations in hemostatic and inflammatory markers? Findings from the Study of Women's Health Across the Nation. Menopause 201118:1044-51.

26. Gold EB, Sternfeld B, Kelsey JL, Brown C, Mouton C, Reame N et al. Relation of demographic and lifestyle factors to symptoms in a multi-racial/ethnic population of women 40-55 years of age. Am J Epidemiol 2000;152:463-73.

27. Cheema D, Coomarasamy A, El-Toukhy T. Non-hormonal therapy of post-menopausal vasomotor symptoms: a structured evidence-based review. Arch Gynecol Obstet 2007;276:463-9.

28. Haest K, Kumar A, Van Calster B, Leunen K, Smeets A, Amant F et al. Stellate ganglion block for the management of hot flashes and sleep disturbances in breast cancer survivors: an uncontrolled experimental study with 24 weeks of follow-up. Annals of Oncology 2012;23:1449-54.

29. Daley A, Stokes-Lampard H, Macarthur C. Exercise for vasomotor menopausal symptoms. Cochrane Database Syst Rev. 2011 May 11;(5):CD006108. doi: 10.1002/14651858.CD006108.pub3.

30. Whiteten MK, Staropoli CA, Lengeberg PW, McCarter RJ, Kjerulff KH, Flaws JH. Smoking, body mass, and hot flashes in midlife women. Obstet Gynecol 2003;101:264-72.

31. Burke A, Upchurch DM, Dye C, Chyu L. Acupuncture use in the United States: findings from the National Health Interview survey. J Altern Complement Med 2006;12:639-48.

32. Dodin S, Blanchet C, Marc I, Ernst E, Wu T, Vaillancourt C et al. Acupuncture for menopausal hot flushes. Cochrane DatabaseSystRev.;7:CD007410.doi:10.1002/14651858.CD007410.pub2, 2013.

33. Tremblay A, Sheeran L, Aranda SK. Psychoeducational interventions to alleviate hot flashes: a systematic review. Menopause 2008;15:193- 202.

34. Innes KE, Selfe TK, Vishnu A. Mind-body therapies for menopausal symptoms: a systematic review. Maturitas 2010;66:135-149.

35. Lee MS, Kim JI, Ha JY, Boddy K, Ernst E. Yoga for menopausal symptoms: a systematic review. Menopause 2009;16:602-8.

36. Elkins GR, Fisher WI, Johnson AK, Carpenter JS, Keith TZ. Clinical hypnosis in the treatment of postmenopausal hot flashes: a randomized controlled trial. Menopause 2013;20(3):1-16..

37. Messina M & Erdman JW, eds. First International Simposium on the role of soy in preventing and treating chronic disease. Journal of Nutrition 1995;125(3):698s-797s.

38. Jacobs A, Wegewitz U, Sommerfeld C, Grossklaus R, Lampen A. Efficacy of isoflavones in relieving vasomotor menopausal symptoms - A systematic review. Mol Nutr Food Res 2009;53:1084-97.

39. Bolanõs R, Castillo A, Francia J. Soy isoflavones versus placebo in the treatment of climacteric vasomotor symptoms: systematic review and meta-analysis. Menopause 2010;17(3):660-6.

40. Lethaby A, Marjoribanks J, Kronenberg F, Roberts H, Eden J, Brown J. Phytoestrogens for menopausal vasomotor symptoms. Cochrane Database of Systematic Reviews CD001395. DOI: 10.1002/ 14651858. CD001395.pub4, 2013.

41. Tempfer CB, Froese G, Heinze G, Bentz EK, Hefler LA, Huber JC. Side effects of phytoestrogens: a meta-analysis of randomized trials. Am J Med 2009;122:939-46.

42. Leach MJ, Moore V. Black cohosh (*Cimicifuga spp.*) for menopausal symptoms. Cochrane Database Syst Rev.12;9:CD007244. doi: 10.1002/14651858.CD007244.pub2, 2012.

43. Hirata JD, Swiersz LM, Zell B, Small R, Ettinger B. Does dong quai have estrogenic effects in postmenopausal women? A double-blind, placebo-controlled trial. Fertil Steril 1997;68:981-6.

44. Wiklund IK, Mattsson LA, Lindgren R, Limoni C. Effects of a standardized ginseng extract on quality of life and physiological parameters in symptomatic postmenopausal women: a double-blind, placebo-controlled trial. Swedish Alternative Medicine Group. Int J Clin Pharmacol Res 1999;19:89-99.

45. Nelson HD, Vesco KK, Haney E, Fu R, Nedrow A, Miller J et al. Nonhormonal therapies for menopausal hot flashes: systematic review and meta-analysis. JAMA 2006;295:2057-71.

46. Sica DA, Grubbs R. Transdermal Clonidine: Therapeutic Considerations. J Clin Hypertension 2005;7:558-62.

47. Loprinzi CL, Sloan JA, Perez EA, Quella SK, Stella PJ, Mailliard JA et al. Phase III evaluation of Fluoxetine for treatment of hot flashes. J Clin Oncol 2002;20:1578-83.

48. Suvanto-Luukkonen E, Koivunen R, Sundstrom H. Citalopram and Fluoxetine in the treatment of postmenopausal symptoms: a prospective, randomized, 9-month, placebo-controlled, double- blind study. Menopause 2005;12(1):18-26.

49. Stearns V, Beebe KL, Iyengar M, Dube E. Paroxetine controlled release in the treatment of menopausal hot flashes: a randomized controlled trial. JAMA 2003;289:2827-34.

50. Stearns V, Slack R, Greep N et al. Paroxetine is an effective treatment for hot flashes: results from a prospective randomized clinical trial. J Clin Oncol 2005;23:6919-30.
51. Kerwin JP, Gordon PR, Senf JH. The variable response of women with menopausal hot flashes when treated with sertraline. Menopause 2007;14:841-5.
52. Evans ML, Pritts E, VittinghoV E, McClish K, Morgan KS, JaVe RB Management of postmenopausal hot flashes with venlafaxine hydrochloride: a randomized, controlled trial. Obstet Gynecol 2005;105:61-6.
53. Loprinzi C, Kugler J, Sloan J, Mailliard J, LaVasseur B, Barton D. et al. Venlafaxine in management of hot flashes in survivors of breast cancer: a randomised controlled trial. Lancet 2000;356(9247):2059-63.
54. Pinkerton JV, Archer DF, Guico-Pabia CJ, Hwang E, Cheng RF. Maintenance of the efficacy of desvenlafaxine in menopausal vasomotor symptoms: a 1-year randomized controlled trial. Menopause 2013;20:38-46.
55. Pinkerton JV, Constantine G, Hwang E, Cheng RF. Desvenlafaxine compared with placebo for treatment of menopausal vasomotor symptoms: a 12-week, multicenter, parallel-group, randomized, double-blind, placebo-controlled efficacy trial. Study 3353 Investigators. Menopause 2013;20:28-37.
56. Desmaraisa JE, Looperb KJ. Managing menopausal symptoms and depression in tamoxifen users: Implications of drug and medicinal interactions. Maturitas 2010;67:296-308.
57. Guttuso TJ. Gabapentin's effect on hot flashes and hypothermia. Neurology 2000;54:2161-3.
58. Guttuso TJ, Kurlan R, McDermott MP, Kieburtz K. Gabapentin's effect on hot flashes in postmenopausal women: a randomized controlled trial. Obstet Gynecol 2003;101:337-45.
59. Pandaya KJ, Morrow GR, Roscoe JA, Zhao H, Hickok JT, Pajon E et al. Gabapentin for hot flashes in 420 women with breast cancer: a randomized double- blind placebo-controlled trial. Lancet 2005;366(9488):818-24.
60. Reddy SY. Warner H, Guttuso T. Messing S, DiGrazio W. Thorn- burg L, Guzick DS. Gabapentin, estrogen and placebo for treating hot flushes: a randomized controlled trial. Obstet Gynecol 2006;108:41-8.
61. Loprinzi CL, Kugler JW, Barton DL, Dueck AC, Tschetter LK, Nelimark RA et al. Phase III trial of gabapentin alone or in conjunction with an antidepressant in the management of hot flashes in women who have inadequate control with an antidepressant alone: NCCTG N03C5. Clin Oncol 2007;25:308-12.
62. Bordeleau L, Pritchard KI, Loprinzi CL, Ennis M, Jugovic O, Warr D et al. Multicenter, randomized, cross-over clinical trial of venlafaxine versus gabapentin for the management of hot flashes in breast cancer survivors. J Clin Oncol 2010;28:5147-52.
63. Pinkerton JV, Kagan R, Portman D, Sathyanarayana R, Sweeney M; for the Breeze 3 Investigators. Phase 3 randomized controlled study of gastroretentive gabapentin for the treatment of moderate-to-severe hot flashes in menopause. Menopause 2014;21(6):567-73.
64. The American College of Obstetrics and Gynecologists. Practice Bulletin - Management of menopausal symptoms. Obstet Gynecol 2014123:202-16.

PARTE 9

Tratamento Fitoterápico

61 | Considerações gerais

- Sônia Maria Rolim Rosa Lima
- Sílvia Saito Yamada

As opções para o tratamento dos sintomas do climatério têm constituído tema de grande preocupação entre as mulheres e profissionais de saúde. Embora o tratamento convencional permaneça ainda como o mais apropriado, o interesse por outros produtos continua crescendo cada vez mais, especialmente naquelas condições em que os estrogênios e os progestógenos não são indicados, ou mesmo contraindicados. A despeito dos efeitos clínicos atribuídos ao uso da terapia hormonal após a menopausa (THM), a taxa de aderência ao tratamento varia de 10 a 50%, e a grande maioria das mulheres após a menopausa (80% ou mais) não faz uso da THM o tempo suficiente para obter impacto na prevenção das doenças crônicas. Assim, o estudo de terapias alternativas torna-se interessante para mulheres que se recusam, não aderem ao tratamento ou apresentem contraindicações aos mesmos[1-4].

Como a demanda para tratamentos opcionais tem aumentado, nossa ênfase deverá ser em produtos que, embasados em estudos epidemiológicos e clínicos, demonstrem eficácia e segurança. Entende-se por medicamento fitoterápico aquele medicamento farmacêutico obtido por processos tecnologicamente adequados, empregando-se exclusivamente matérias-primas vegetais, com finalidade profilática, curativa, paliativa ou para fins de diagnóstico. Caracteriza-se pelo conhecimento da eficácia e dos riscos de seu uso, assim como pela reprodutibilidade e constância de sua qualidade[5].

Vale lembrar que recomendações visando as mudanças de estilo de vida, como a prática de exercícios regulares, a manutenção do índice da massa corpórea abaixo de 25, a abolição do tabaco, do álcool e o aconselhamento para a procura de atividades de lazer compatíveis com o estado de saúde e a realidade social de cada mulher, devem fazer parte do início de todo tratamento. Os exames complementares básicos, condição *sine qua non* para o início de qualquer terapia, devem ser realizados e já foram abordados em outros capítulos.

A utilização de plantas medicinais pelo homem, na prevenção e no tratamento de doenças, é registrada desde a antiguidade em estudos arqueológicos. Consideram-se como primeiros documentos escritos as placas de barro, atualmente conservadas no *British Museum*, onde se encontram copiados, em caracteres cuneiformes, documentos sumérios e babilônicos, datando alguns de mais de 3000 anos antes da era cristã, mostrando desenhos de plantas e folhas ao lado de órgãos humanos, sendo, portanto, tão antiga quanto a própria humanidade[6,7].

O primeiro manuscrito conhecido sobre essa prática é o Papiro de Ebers (1500 a.C.), que descreve centenas de plantas medicinais. No Egito, várias plantas são mencionadas nos papiros, e na Grécia, Teofrasto (372-285 a.C.), discípulo de Aristóteles (384-322 a.C.), catalogou cerca de 500 espécies vegetais. Hipócrates (460-377 a.C.) reuniu os conhecimentos médicos de seu tempo no conjunto de tratados chamado de *Corpus Hipocraticum*, em que cada enfermidade era descrita com orientações nutricionais e uso de plantas. Ele citava "teu alimento seja teu remédio", e tal obra é considerada a mais clara e completa da Antiguidade no que se refere à utilização de plantas medicinais[6,8].

Durante mil anos fizeram-se trevas na Europa, e somente em 1220 nasceu a primeira Escola de Medicina Idade Média, em Salermo, fundada por Carlos Magno. Os estudos de Farmácia avançaram celeremente neste período. Extratos alcoólicos, como o vinho ou os destilados como a vodka e o gim, já eram bem conhecidos na Europa para extrair o "espírito das plantas". O uso de plantas com a finalidade terapêutica foi restringido aos monges e sacerdotes, em razão das restrições impostas ao curandeirismo. O método de cura dos conventos baseava-se nas ervas. As plantas eram usadas como antissépticos, tônicos, antiespasmódicos, analgésicos, anti-inflamatórios, anticoncepcionais, abortivos, promotores de fertilidade e também para o alívio dos sintomas da menopausa[6,9].

Na Idade Moderna, com o desenvolvimento da pesquisa e metodologia, as terapêuticas sem base científica, como a Fitoterapia, foram marginalizadas. No século XVIII, a Química passa para as mãos dos farmacêuticos e químicos, deixando de ser uma ciência oculta, e notou-se um grande estímulo para a síntese de drogas sintéticas[9,10].

Em 1978, a Organização Mundial de Saúde (OMS) reconhece o uso da fitoterapia na cura do homem, com gradativo aumento do investimento em pesquisa com medicamentos padronizados e controle de qualidade. Hoje existe vasta literatura científica sobre a ação dos nutrientes e das plantas medicinais. Atualmente, no Ocidente, a fitoterapia europeia é a mais aceita e usada, pois é baseada nos conhecimentos bioquímicos e na aplicabilidade clínica. A fitoterapia vem sendo estudada com o objetivo de trazer benefícios na prevenção e no tratamento na menacme, bem como no climatério[6,9,11].

Na história do Brasil há registros de que os primeiros médicos portugueses que vieram para cá, diante da escassez na colônia de remédios empregados na Europa, muito cedo foram obrigados a perceber a importância dos remédios de origem vegetal utilizados pelos povos indígenas. Os viajantes sempre se abasteciam deles antes de excursionarem por regiões pouco conhecidas. As grandes navegações trouxeram a descoberta de novos continentes, legando ao mundo moderno um grande arsenal terapêutico de origem vegetal, até hoje indispensável à medicina[6,12].

O reino vegetal é rico em substâncias que possuem atividade farmacológica, entre as quais se destacam os fito-hormônios. Pelo menos 12.200 substâncias naturais têm sido identificadas nas plantas, graças às suas propriedades estruturais, hormonais e químicas. Incluem-se entre elas as vitaminas C, E, folatos, as fibras, os carotenoides, os glucosinolatos e os fitoestrogênios. Estes fitoquímicos apresentam grande interesse, pois podem explicar o fato de as dietas contendo grande quantidade de plantas alimentares estarem associadas com baixa mortalidade e morbidade em populações que possuem o hábito de ingestão regular destes alimentos. Os vegetarianos apresentam uma taxa global de mortalidade menor que os onívoros[13].

Desde 1994, cerca de 10.000 artigos relacionados com a soja têm sido publicados na literatura. A maioria destes tem sido focada em isoflavonas. As isoflavonas têm uma distribuição muito limitada na natureza e, entre alimentos comumente consumidos, são encontradas em quantidades nutricionalmente relevantes essencialmente apenas na soja[14]. Vale lembrar que a ingestão de isoflavona *per capita* nos Estados Unidos[15] e na Europa[16] é muito baixa, 3 mg/dia, enquanto no Japão, em idosos, varia de 30 a 50 mg/dia[17]. A cada grama de proteína de soja em alimentos contendo soja não transformados ou tradicionais são associados 3,5 mg de isoflavonas (valores de isoflavonas expressos como unidades de aglicona)[16]. Em relação a cada uma das formas isoméricas, 50, 40 e 10% de isoflavonas totais do conteúdo da soja são compostos de genisteína, daidzeína e gliciteína, respectivamente[18].

De particular interesse no período do climatério, destacam-se os fitoestrogênios, compostos com propriedades estrogênicas encontrados em plantas com atividade e estrutura química semelhantes aos estrogênios naturais. Apresentam como característica a propriedade de se unirem a receptores de estrogênio, levando à indução de produtos gênicos específicos[19,20]. (Nota dos editores: vide Capítulos 62 e 63.)

De fato, as isoflavonas têm atraído a atenção principalmente por causa da sua capacidade de se ligarem aos receptores de estrogênio (ER)[21], e por possuírem também propriedades não hormonais que podem contribuir para os seus outros efeitos fisiológicos[22]. Mais importantes ainda, as isoflavonas foram classificadas por vários grupos e pesquisadores, tanto como disruptores endócrinos[23,24] quanto como moduladores seletivos de receptores de estrogênios ER[25]. Esta dupla propriedade explica por que as isoflavonas têm sido estudadas tão extensivamente, sendo muitas vezes motivo de discussão acalorada[26]. Dentro de nossa especialidade, o fato de terem sido motivo de destaque recente foi devido aos estudos, mal interpretados, que denegriram os benefícios consagrados da terapia hormonal tradicional, abrindo novos horizontes para a fitoterapia com produtos indicados para esse período[27].

É importante salientar que os fitomedicamentos no Brasil são regulados pelos mesmos órgãos de Saúde que regulam os medicamentos tradicionais. Em 3 de maio de 2006 foi publicada a Portaria número 971, do Ministério da Saúde, instituindo o programa da Política Nacional de Práticas Integrativas e Complementares, de acordo com ditames da Organização Mundial da Saúde. Regulamentava-se assim o uso de práticas ditas complementares ou tradicionais de terapêutica, entre elas a fitoterapia. Especificamente em relação à fitoterapia, houve a publicação de anexo especial, relatando uma sequência de atos que incentivaram o uso terapêutico das plantas medicinais, desde a conferência de Alma Ata, em 1978, pela ONU, relacionando documentos brasileiros da década de 1980, que culminaram com essa Portaria[28].

Mais recentemente, em 26 de novembro de 2009, outra Portaria, a 2.982, do Ministério da Saúde[29], regulamentava o uso de vários medicamentos, incluindo oito plantas medicinais que estão apresentadas no Capítulo 66.

Podemos concluir que substâncias derivadas de produtos naturais têm historicamente servido como fonte de novas pesquisas para o desenvolvimento de produtos farmacêuticos, como exemplo temos a história do taxol[30]. Compostos naturais derivados ou originados de plantas continuam a desempenhar um papel importante no desenvolvimento de novas drogas e também como modelo para o desenvolvimento de moléculas sintéticas. Cerca de 50% dos medicamentos introduzidos no mercado durante os últimos 20 anos são derivados direta ou indiretamente de pequenas moléculas de plantas[31].

No futuro, os produtos naturais continuarão a desempenhar um papel importante como provedores de substâncias ativas e moléculas-modelo para a descoberta e validação de novas de drogas. Uma abordagem multidisciplinar visando a descoberta de medicamentos, envolvendo uma nova geração de diversidade molecular a partir de fontes de produtos naturais, fornecerá a melhor solução para aumentar a produtividade e a descoberta e de novos produtos. A triagem de novos fármacos em plantas implica a triagem de seus extratos quanto à presença de novos compostos e a análise das suas atividades biológicas.

Atualmente, estima-se que aproximadamente 420.000 espécies de plantas existam na natureza. A descoberta de novas drogas com validação científica de plantas medicinais tradicionais ou fitoterápicos, deverá certamente ocorrer. A interface de avaliação biológica e química torna-se o ponto crítico. A descoberta de medicamentos a partir de plantas pode ser guiada por estudos epidemiológicos. De fato, estudos epidemiológicos mostraram que a ingestão dietética de alta quantidade de isoflavonas pode estar associada à diminuição do risco de doença cardiovascular e câncer hormônio-dependentes. Continuamos, assim, no estudo deste vasto arsenal terapêutico.

CONSIDERAÇÕES GERAIS | *621*

REFERÊNCIAS BIBLIOGRÁFICAS

1. Nelson HD, Vesco KK, Haney E, Fu R, Nedrow A, Miller J et al. Nonhormonal therapies for menopausal hot flashes: systematic review and meta-analysis. JAMA 2006;295(17):2057-71.
2. Jenkins MR, Sikon AL. Update on nonhormonal approaches to menopausal management. Cleveland Clinic Journal of Medicine 2008;75(4):S17- S23.
3. Felix LMC, Lima SMRR, Campaner AB. Terapêutica não hormonal no tratamento de distúrbios do climatério. Femina 2009;(37):543-6.
4. Lima SMRR. Considerações Gerais. In: Lima SMRR, Botogoski SR. Menopausa o que você precisa saber. Abordagem prática e atual do período do climatério. São Paulo: Atheneu; 2009. p. 451-4.
5. Brasil. Agência Nacional de Vigilância Sanitária. Resolução da Diretoria Colegiada nº 17 de 24 de fevereiro de 2000. Dispõe sobre o registro de medicamentos fitoterápicos. Diário Oficial da União, 25.02.2000.
6. Brandão DC. A história da fitoterapia. In: Lima SMRR. Fitomedicamentos na prática ginecológica e obstétrica. 1ª ed. São Paulo: Atheneu; 2006. p. 1-10.
7. Cunha AP, Silva AP. Plantas e produtos vegetais em Fitoterapia. 3ª ed. Lisboa: Fundação Calouste Gulbenkian; 2008.
8. Fugh-Berman A. Herbs, Phytoestrogens and other CAM therapies. In : Lobo RA. Treatment of the postmenopausal women: Basic and clinical aspects. 3rd ed. Philadelphia: Lippincott Willians &Wilkins; 2007. p. 683-90.
9. Marques LC. Aspectos legais dos fitomedicamentos e produtos afins. In: Lima SMRRL. Fitomedicamentos na Prática Médica. São Paulo: Atheneu; 2012; p. 1-14.
10. Alvim NAT, Pereira LMV, Martins PAF et al. The use of medicinal plants as a therapeutical resource: from the influences of the professional formation to the ethical and legal implications of its applicability as an extension of nursing care practice. Rev Latino-Am Enfermagem 2006;14 (3):316-23.
11. Malta A, Diniz MFFM, Oliveira RAG. Das plantas medicinais aos fitoterápicos: abordagem multidisciplinar. João Pessoa: PET-FARMÁCIA/CAPES/UFPB; 1999.
12. Gurib-fakim A. Medicinal plants: traditions of yesterday and drugs of tomorrow. Molecular Aspects of Medicine 2006;27:1-93.
13. Obermeyer CM. Menopause across cultures: a review of the evidence. Menopause 2000;7:184-92.
14. Franke AA, Custer LJ, Cerna CM, Narala KK. Quantitation of phytoestrogens in legumes by HPLC. J Agric Food Chem 1994;42:1905-13.
15. Cutler GJ, Nettleton JA, Ross JA et al. Dietary flavonoid intake and risk of cancer in postmenopausal women: the Iowa Women's Health Study. Int J Cancer 2008;123:664-71.
16. van Erp-Baart MA, Brants HA, Kiely M, Mulligan A, Turrini A, Sermoneta C et al. Isoflavone intake in four different European countries: the VENUS approach. Br J Nutr 2003;89(Suppl 1):S25-30.
17. Messina M, Nagata C, Wu AH. Estimated Asian adult soy protein and isoflavone intakes. Nutr Cancer 2006;55:1-12.
18. Murphy PA, Barua K, Hauck CC. Solvent extraction selection in the determination of isoflavones in soy foods. J Chromatogr B Analyt Technol Biomed Life Sci 2002;777:129-38.
19. Adlercreutz H. Western diet and Western diseases: some hormonal and biochemical mechanisms and associations. Scand J Clin Lab Invest 1990;201(Suppl):3-23.
20. Setchell KDR, Eva LO. Dietary phytoestrogens and their impact. Evidence from in vitro and in vivo, human observational and dietary intervention studies. Am J Clin Nutr 2003;78:593S-609S.
21. Hwang CS, Kwak HS, Lim HJ, Lee SH, Kang YS, Choe TB et al. Isoflavone metabolites and their in vitro dual functions: they can act as an estrogenic agonist or antagonist depending on the estrogen concentration. J Steroid Biochem Mol Biol 2006;101:246-53.
22. Sarkar FH, Li Y. Soy isoflavones and cancer prevention. Cancer Invest 2003;21:744-57.
23. Baldi F,Mantovani A. A new database for food safety: EDID (Endocrine disrupting chemicals-Diet Interaction Database). Ann Ist Super Sanita 2008;44:57-63.
24. Phillips KP, Tanphaichitr N. Human exposure to endocrine disrupters and semen quality. J Toxicol Environ Health B Crit Rev 2008;11:188-220.
25. Oseni T, Patel R, Pyle J, Jordan VC. Selective estrogen receptor modulators and phytoestrogens. Planta Med 2008;74:1656-65.

26. Messina M, Watanabe S, Setchell KDR. Report on the 8th International Symposium on the Role of Soy in Health Promotion and Chronic Disease Prevention and Treatment The Journal of Nutrition Supplement: 8th International Soy Symposium 2009;139:796S-802S.
27. Lima SMRR. Fitomedicamentos na Prática Médica. São Paulo: Atheneu; 2012. p. 402.
28. Ministério da Saúde. Portaria nº 1.555, de 30 de julho de 2013 - Medicamentos e insumos – Fitoterápicos. Disponível em: http://portal.saude.gov.br/portal/arquivos/pdf/plantas_medicinais. pdf Acessado em:02 jan. 2014.
29. Gabriel Sciammarella G. PORTARIA Nº 2.982 do Ministério da Saúde de 26 de novembro de 2009. Disponível em: http://portal.saude.gov.br/portal/arquivos/pdf/plantas_medicinais.pdf Acessado em: 30 nov. 2009.
30. McChesney JD, Venkataraman SK, Henri JT. Plant natural products: back to the future or into extinction? Phytochemistry 2007;68(14):2015-22.
31. Vuorelaa P, Leinonenb M, Saikkuc P, Tammelaa P, Rauhad JP, Wennberge T et al. Natural products in the process of finding new drug candidates. Curr Med Chem. 2004;11(11):1375-89.

62 | *Glycine max* (L.) Merr. e *Trifolium pratense* L.

- Sônia Maria Rolim Rosa Lima
- Bianca Franco Augusto Bernardo

O interesse no estudo dos fitoestrogênios está relacionado à observação de mulheres orientais, nas quais a prevalência dos sintomas associados ao climatério é muito inferior à encontrada em mulheres de países ocidentais. Atribuiu-se esse fato à alimentação oriental, que é rica em soja e seus derivados[1]. Dessa análise, surgiram os primeiros estudos que buscavam na soja uma solução para a sintomatologia climatérica, iniciando as pesquisas com os fitoestrogênios[2,3].

Fitoestrogênios são substâncias presentes em diversos vegetais, que têm estrutura química e ação biológica semelhantes às dos estrogênios naturais[2]. São compostos fenólicos heterocíclicos com similaridades estruturais e funcionais com os estrogênios, agindo como agonistas ou antagonistas e tendo a capacidade de estimular receptores estrogênicos[4-7].

Os fitoestrogênios são classificados em isoflavonas, cosmetanos, lignanos e flavonoides. Esses produtos podem ser encontrados em diversas fontes de alimentos, tais como, soja, broto de feijão, broto de alfafa, aveia, trigo, entre outros. As isoflavonas constituem o grupo de maior importância dos fitoestrogênios e são encontradas em diversos vegetais, entre eles o *Glycine max* (L.) Merr e o *Trifolium pratense* L.[8,9].

GLYCINE MAX (L.) MERR

A soja corresponde à espécie *Glycine max* (L.) Merr, da família Leguminosae. Possui alto poder nutritivo, superando o trigo e a carne em substâncias proteicas e graxas, sendo fonte rica de vitaminas e minerais[10].

Sabe-se hoje que existem cerca de 2.500 variedades de soja, com diferentes tipos, tamanhos, cores e teores de isoflavonas. É uma pequena planta herbácea, anual, que pode chegar a 150 cm de altura. Suas folhas se encontram divididas em três folíolos de forma ovalada. Apresenta flores de pequeno tamanho, com coloração branca-amarelada ou azul-violácea. O fruto contém três a quatro sementes, as quais têm coloração branca-amarelada até castanho. A parte empregada com fins terapêuticos é a semente[11].

Composição Química

A semente da soja contém em torno de 10% de água e entre 4 a 5% de sais minerais, representados principalmente pelo potássio e cálcio. O fósforo também está presente no grão da soja, porém sob a forma de fitato, lipídeos e protídeos fosforados. Os glicídeos são pouco abundantes (15 a 25%) e, quanto mais maduro o grão, menor a quantidade de glicídeos. Os lipídeos são encontrados em quantidades que oscilam entre 15 a 20%. Destes, apenas 12% são ácidos graxos saturados, predominando os ácidos graxos insaturados, tais como o ácido oleico (30%), ácido linoleico (50%) e ácido linolênico (2 a 4%)[8,11].

A soja também possui fosfolípides e todos os aminoácidos essenciais, dentre eles se destaca a lecitina (1 a 5%) e os esteróis (estigmasterol e sistosterol). O conteúdo de proteínas dos grãos da soja é muito abundante, podendo alcançar 50% dos princípios ativos. O conteúdo vitamínico da soja corresponde basicamente às vitaminas do complexo B (tiamina, niacina e ácido pantotênico), vitamina E (tocoferóis) e traços de vitamina D. A soja contém pequenas quantidades de carotenoides e saponinas[8,11,12].

Os compostos de natureza fenólica de maior importância na soja são as isoflavonas, as quais são divididas em glicosídeos e agliconas. As formas glicosídicas encontram-se ligadas a uma molécula de glicose, tais como a daidzina, glicitina, genistina e, em menor proporção, biochanina A e formononetina. As formas agliconas são moléculas não ligadas à glicose, tais como daidzeína, gliciteína e genisteína (Figura 62.1), que são as formas ativas das isoflavonas. A isoflavona predominante na soja é a genisteína, seguida da daidzeína. A gliciteína corresponde em torno de 10% do total.

As isoflavonas apresentam um anel fenólico com estrutura similar à dos hormônios esteroides, como estrogênios e corticoides. Apresentam ainda um grupamento hidroxila (OH) no carbono 3, o qual é o principal padrão estrutural responsável pela ligação seletiva aos receptores estrogênicos[13,14].

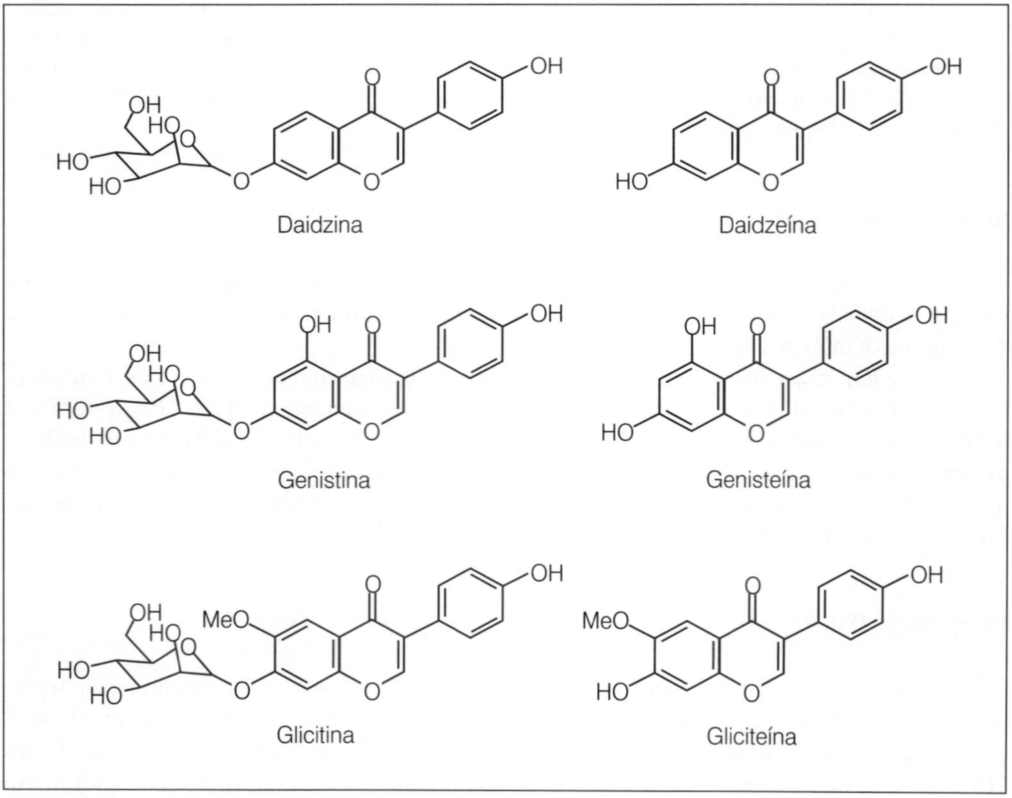

Figura 62.1 - Estrutura química das principais isoflavonas da soja[12].

Mecanismo de Ação e Metabolismo

Após a ingestão, as isoflavonas são hidrolisadas a partir de sua forma precursora de glicosídeos em agliconas. Tal processo ocorre pela ação das bactérias intestinais no tubo digestivo e as agliconas são as formas ativas das isoflavonas[15,16]. Após serem absorvidas e conjugadas principalmente em ácido glicurônico, são submetidas ao ciclo hepático, onde ocorre a conjugação; retornam ao intestino pela via biliar, podendo ser excretadas nas fezes. Uma pequena porcentagem permanece no sangue portal, sem passar pelo fígado, entra na circulação periférica e é eliminada pelos rins.

O mecanismo de ação estrogênico das isoflavonas se dá pela sua capacidade de fixação aos receptores estrogênicos. Os metabólitos ativos das isoflavonas atuam preferencialmente nos receptores estrogênicos tipo β (vasos sanguíneos, pulmões, ossos, trato urogenital, ovários e sistema nervoso central) e possuem baixa atividade em receptores α (mama e endométrio)[17-20].

Ações no Organismo Humano

Os estudos de isoflavonas no climatério possuem uma discrepância em relação aos resultados. Portanto, devemos realizar uma análise crítica de revisão bibliográfica com estudos utilizando preparados diversos e padronizações com diferentes doses.

Sintomas Neurovegetativos

Os sintomas neurovegetativos são caracterizados por fogachos, sudorese noturna, privação do sono, falta de memória e dificuldade de concentração; causam decréscimo na qualidade de vida em algumas mulheres no climatério e estão relacionados ao declínio da produção dos esteroides sexuais pelo ovário[21]. Após a realização de levantamento bibliográfico no *Medline*, cruzando as palavras-chave "isoflavonas da soja" e "sintomas vasomotores", foram encontrados 50 estudos. Os trabalhos descritos foram selecionados por serem randomizados e placebo-controlados.

Murkies e cols. compararam a ingestão de 45 mg de soja/semana *versus* placebo, em 55 mulheres por 12 semanas. Os fogachos diminuíram em torno de 40%, mas no grupo-placebo houve 25% de melhora[22].

Albertazzi e cols. realizaram estudo com 104 mulheres após a menopausa durante 12 semanas. Foram usados 76 mg de isoflavonas da soja comparados ao placebo. Após o período de observação foi concluído que houve melhora de 45% nas ondas de calor[23].

Dalais e cols. avaliaram 52 mulheres quanto à melhora dos fogachos, comparando 45 g de grãos de soja ao placebo. O resultado não foi significativo para o grupo que utilizou soja[24].

Washburn e cols. realizaram estudo com 51 mulheres, usando 20 g de proteína de soja com 34 mg de isoflavonas, ao longo de 6 semanas, comparados ao placebo. O resultado foi discretamente satisfatório em relação ao placebo[25].

Upmalis e cols. investigaram o alívio dos sintomas vasomotores em 177 mulheres. Neste estudo foram utilizados tabletes com 50 mg de isoflavonas, comparados ao placebo, ao longo de 12 semanas. A diminuição dos sintomas quanto a intensidade e incidência foi observada no grupo que usou soja[26].

Knight e cols. avaliaram dieta rica em isoflavonas (134,4mg) comparada ao placebo, ao longo de 12 semanas e concluíram que não houve diferença em relação ao plcebo dos sintomas avaliados através da Escala de Greene[27].

Kotsopoulos e cols. realizaram estudo com 94 mulheres após a menopausa. Avaliaram o grupo que recebeu suplementação com 128 mg de isoflavonas de soja ao dia, comparado ao placebo. Após 12 semanas não houve melhora dos sintomas vasomotores no grupo isoflavonas[28].

Han e cols. realizaram estudo com 80 mulheres após a menopausa. Em uso de extrato de soja com 33,3 mg de isoflavonas por cápsula em três doses diárias ou cápsula de placebo com a mesma administração diária, por 16 semanas. Para a avaliação dos sintomas climatéricos utilizou-se o índice de Kupperman, e observou-se melhora clínica significante no grupo de mulheres em uso de soja[29].

Drapier Faure e cols. estudaram 75 mulheres após a menopausa que receberam extrato de soja (70 mg de isoflavonas) ou placebo. Observadas por 16 semanas, apontaram 65,8% de redução dos fogachos no grupo da soja e 34,2% no grupo-placebo[30].

D'Anna e cols. avaliaram 247 mulheres por 1 ano. Um grupo recebeu 54 mg de isoflavonas por dia e o outro grupo recebeu carbonato de cálcio 500 mg adicionados a vitamina D 400 UI por dia. Houve redução de 56,4% de ondas de calor no primeiro grupo sem efeitos adversos/espessamento no endométrio[31].

Nahás e cols., em estudo com 80 mulheres em uso de 100 mg/dia de isoflavonas da soja comparadas ao placebo, concluíram que houve redução dos sintomas severos em 69,9% no grupo isoflavonas *versus* 33,7% no grupo-placebo[32].

Vitolins e cols. acompanharam 182 mulheres por 2 anos ou mais avaliando o efeito das isoflavonas da soja nos sintomas climatéricos. Não houve melhora significante dos sintomas vasomotores[33].

Levis e cols. estudaram 248 mulheres no climatério e acompanharam-nas por 2 anos. Utilizaram comprimidos com 200 mg de isoflavonas da soja comparados ao placebo, administrados diariamente. Não houve melhora da massa óssea, nem das ondas de calor[34].

Chedraui e cols. acompanharam 45 mulheres com 100 mg da soja por dia comparados ao placebo. As mulheres do grupo que recebeu soja demonstraram melhora nas escalas de sintomas menopáusicos e diminuição da frequência de ondas de calor[35].

Ye e cols., em estudo com 90 mulheres, divididas em três grupos em uso de 84 mg de isoflavonas da soja, 126 mg ou placebo durante 6 meses. Houve melhora significante dos sintomas climatéricos, diminuição da frequência das ondas de calor[36].

Efeitos no Tecido Ósseo

Estudos realizados *in vitro* demonstraram a atividade das isoflavonas da soja na proliferação e diferenciação osteoblástica, assim como na síntese de colágeno em cultivo tissular[37].

Em relação à absorção óssea, em estudos de cultivo de osteoclastos de ratas notou-se, após a administração de genisteína, uma diminuição do recrutamento e da atividade dos osteoclastos[38]. Estudos experimentais em animais obtiveram sucesso ao avaliar os efeitos positivos da soja e suas isoflavonas no osso[39-41]. No entanto, sabe-se que as isoflavonas são menos eficazes que os estrógenos para manter a massa óssea[42].

Em humanos, os diversos artigos publicados sobre a influência da soja e suas isoflavonas no osso mostram efeitos variáveis, nem sempre coincidentes, porém geralmente protetores[43-45]. Provavelmente a variação de resultados nos diversos trabalhos se deve aos diferentes desenhos, tipos de preparos utilizados, idades avançadas e tempo de observação, pois a densitometria mineral óssea requer muito mais tempo para modificar-se. São necessários mais estudos padronizados para que possamos afirmar a respeito da prevenção efetiva da redução dos riscos de fraturas osteoporóticas.

Efeitos no Endométrio

Estudos em humanos comprovaram que as isoflavonas da soja não estão associadas ao espessamento endometrial[32,35,46].

Efeito no Trofismo Vaginal

Os estudos são controversos, tanto em animais quanto em humanos, com relação aos efeitos das isoflavonas derivadas da soja no trofismo vaginal. Cline e cols. realizaram estudo com 40 macacas, que receberam caseína (placebo), 26,6 mg de genisteína/dia (equivalente a 99,7 mg/dia em mulheres) e estrogênios conjugados equinos na dose de 166 µg/dia (equivalente a 0,625 mg/dia em mulheres) em suas dietas e concluíram que a genisteína da soja administrada por via oral não exerceu efeitos estrogênicos na vagina de macacas e os estrogênios conjugados equinos são potentes indutores da queratinização do epitélio vaginal[47].

Diel e cols. compararam os efeitos da genisteína com etinilestradiol, administrados por via oral, no endométrio normal e neoplásico e na vagina de ratas ooforectomizadas. Os autores concluíram que a genisteína tem fraca ação proliferativa no tecido uterino. Notou-se também ação agonista no tecido vaginal das ratas tratadas, comparadas ao grupo-controle, sendo que a espessura do epitélio vaginal dobrou após 28 dias de tratamento com genisteína na dose de 100 mg/kg/dia, porém a ação do etinilestradiol na dose de 0,1 mg/kg/dia na espessura da vagina foi mais que o dobro da ação da genisteína. Além disso, foi encontrado aumento da cornificação vaginal em ratas tratadas com genisteína, porém esta foi mais proeminente nos animais tratados com etinilestradiol[48].

Rimoldi e cols. estudaram ratas utilizando rações com adição de estradiol com baixa e alta concentração, genisteína em baixa e alta concentração, e grupo-controle com ração suplementada com proteína de batata. Após 3 meses houve aumento do peso uterino nas ratas suplementadas com as duas dosagens de estradiol (aumento de cinco vezes em relação ao grupo-controle) e nas ratas com genisteína em alta dose (duas vezes a do grupo-controle). No grupo tratado com estradiol com baixa dose foram encontrados poucos casos de hiperplasia e hipertrofia do endométrio. Nas ratas que receberam altas doses de estradiol encontraram o endométrio hipertrófico e hiperplásico, com metaplasia escamosa e sinais anaplásicos.

Em ratas com baixa concentração de genisteína, o epitélio endometrial manteve-se inalterado, sem hiperplasia, sem alteração hipertrófica ou atividade mitótica. Em animais com alta concentração de genisteína, as células endometriais foram estimuladas, mas não foram detectados sinais de hiperestímulo endometrial. O endométrio das ratas do grupo-controle manteve-se atrófico. Quanto às células vaginais, permaneceram atróficas nas ratas do grupo-controle. Nas ratas com baixa dose de estradiol houve aumento das camadas do epitélio vaginal e cornificação. As mesmas alterações foram vistas no grupo com altas doses de estradiol. Não foram encontradas diferenças entre as ratas do grupo-controle e as do grupo com baixa dose de genisteína. Nessas ratas, a espessura do epitélio apresentou-se ligeiramente aumentada em algumas áreas, o número de camadas de células não diferiu do controle (duas a três, em média) e não foi encontrada cornificação. O tratamento com alta concentração de genisteína aumentou a espessura epitelial e também o número de camadas[49].

Silva, em tese realizada na Faculdade de Ciências Médicas da Santa Casa de São Paulo, estudou ratas Wistar ooforectomizadas tratadas com *Glycine max* (L.) Merr por gavagem, na dose equivalente a 80 mg de isoflavonas/dia para mulheres e valerato de estradiol correspondente a 1 mg/dia, e concluiu que não houve efeito trófico vaginal no grupo *Glycine max* (L.) Merr. Quanto ao endométrio, sugere-se segurança para a utilização desses compostos no tratamento das manifestações do climatério nas doses utilizadas[50].

Carbonel e cols. realizaram estudo com 50 ratas ooforectomizadas em uso de soja, comparada aos estrogênios equinos conjugados e dieta-controle. As substâncias foram oferecidas por gavagem durante 21 dias consecutivos. Houve efeito discreto da soja no epitélio vaginal apenas quando esta se encontrava em altas concentrações. Já o grupo com estrogênio foi o que mostrou maior proliferação do epitélio vaginal e quantidade de colágeno[51].

Baird e cols. estudaram os efeitos de uma dieta contendo aproximadamente 165 mg/dia de isoflavonas comparada ao placebo. As mulheres foram distribuídas em dois grupos: 66 no grupo tratado e 25 no grupo-controle, com dieta normal, por 4 semanas. O valor de maturação observado no grupo isoflavona aumentou após o tratamento, o que não foi observado no grupo-controle[52].

Nahás e cols., em estudo prospectivo com 50 mulheres após a menopausa, com 60 mg/dia de isoflavonas por via oral e controle com placebo, avaliaram o valor de maturação vaginal e o endométrio. O valor de maturação das células vaginais manteve-se inalterado nas pacientes com isoflavonas e na ultrassonografia transvaginal, não se observou variação nos valores médios da espessura endometrial[53].

Chiechi e cols., em ensaio clínico randomizado duplo-cego placebo-controlado, recrutaram 187 mulheres. Foram oferecidos dieta rica em isoflavonas, terapia hormonal e grupo-controle por 6 meses. O índice de cariopicnose e a maturação vaginal tiveram aumentos significantes tanto no grupo tratado com soja quanto naquele em que foi administrada terapia hormonal[54].

Le Donne e cols. analisaram os efeitos da administração via vaginal de genisteína comparada ao gel vaginal com ácido hialurônico (placebo) no epitélio atrófico em mulheres após a menopausa durante 3 meses. Foram selecionadas 62 mulheres e administrados supositórios vaginais de genisteína num grupo e supositórios contendo ácido hialurônico no outro grupo. Após o tratamento houve aumento do índice de maturação celular em esfregaço vaginal em ambos os grupos, porém com aumento mais expressivo no grupo tratado com genisteína[55].

Tedeschi & Benvenuti realizaram estudo multicêntrico placebo-controlado randomizado com 186 mulheres após a menopausa apresentando atrofia vaginal em tratamento com isoflavonas por via oral. Separaram-nas em dois grupos e em apenas um deles associaram à terapia oral o gel vaginal contendo isoflavonas. Os sintomas foram avaliados no início e após 4 semanas de tratamento. Houve redução significante no prurido, na queimação, no eritema e na secura vaginal no grupo tratado com gel vaginal após 4 semanas. Não foi observada mudança significante nas queixas no grupo que recebeu apenas o tratamento com isoflavonas por via oral após 4 semanas[56].

Lima e cols., em nosso serviço, compararam os efeitos das isoflavonas derivadas do extrato seco do *Glycine max* (L.) Merr. e dos estrogênios conjugados equinos, por via vaginal, neste epitélio e no endométrio de mulheres após a menopausa. Realizaram estudo clínico prospectivo, controlado e randomizado com 90 mulheres após a menopausa, avaliadas por 3 meses. Constataram melhora do trofismo vaginal no grupo isoflavonas, semelhante ao grupo que recebeu creme com estrogênio, e ausência de efeitos no endométrio[57].

Bernardo, em Tese de Mestrado em nosso Serviço, estudou os efeitos do *Glycine max* (L.) Merr na morfometria e na expressão dos receptores de estrogênio do epitélio vaginal de mulheres após a menopausa em estudo clínico prospectivo, controlado e randomizado com 55 mulheres, avaliadas por 90 dias, divididas em dois grupos: Grupo 1 (isoflavonas) n = 29 e Grupo 2 (placebo) n = 26. Foram avaliados os sintomas da atrofia vulvovaginal, o índice de Meisels, o pH vaginal, a espessura do endométrio e do epitélio vaginal e a expressão dos receptores de estrogênio. Concluiu que após 90 dias de tratamento com isoflavonas derivadas do *Glycine max* (L.) Merr, por via vaginal, houve manutenção da espessura endometrial, melhora dos sintomas de atrofia vaginal, aumento significante dos valores de maturação celular, da espessura do epitélio vaginal e da expressão dos RE, superiores ao placebo[58].

Posologia

As doses recomendadas no tratamento da sintomatologia climatérica variam de 35 a 120 mg por dia de isoflavonas e os estudos de biodisponibilidade recomendam dividir a dose em duas tomadas diárias, a fim de manter as concentrações plasmáticas ideais[59].

Efeitos Adversos

Existem relatos na literatura que, em casos raros, a soja pode ocasionar aumento da duração, severidade ou frequência da migrânea (enxaqueca). Existem relatos de desconforto gastrointestinal dose-dependente, e indivíduos portadores de litíase renal podem ter piora do quadro.

Interações

O efeito estrogênio-símile da soja pode interferir na terapia com tamoxifeno, contraceptivos orais e terapia hormonal. Devido à sua ação antiplaquetária, pode induzir a potencialização de produtos antiagregantes plaquetários[59].

TRIFOLIUM PRATENSE L.

O *Trifolium pratense* L. é uma das mais de 2.250 espécies do gênero *Trifolium* e pertence à família *Leguminosae*. É uma espécie perene, com altura de 15 a 40 cm e rizoma bem fechado. Suas flores são ovaladas com cálice tubular e pétalas vermelhas de vários tons. Seu fruto e suas sementes têm a forma ovalada, de diversas cores, variando de amarelo a marrom ou violeta. É nativa da Europa, Ásia central e norte da África, mas está aclimatada em várias partes do mundo. Os princípios ativos são retirados das folhas frescas ressecadas[59]. O trevo vermelho tem um longo histórico de uso por civilizações europeias e índios americanos, como alimento para o gado bovino, cavalos e ovelhas, assim como fornecedor de néctar para abelhas.

Na passagem do século XX, uma linha de remédios chamados "compostos trifólicos" se tornou popular entre médicos da sociedade americana da época, sendo utilizados em várias afecções. Esta planta foi relacionada na Farmacoterapia dos Estados Unidos como forma terapêutica para lesões cutâneas até 1946; entretanto, em meados do século, a *American Medical Association* retirou a indicação terapêutica de vários derivados de plantas, incluindo a do trevo vermelho. Seu interesse para a atividade hormonal deu-se através da observação da infertilidade em animais que consumiam a planta em grandes quantidades[60]. A partir da década de 1980, as análises químicas demonstraram seu alto teor de isoflavonas, alterando o rumo das pesquisas do trevo vermelho para a atividade hormonal[58,61].

Composição Química

Seus principais compostos são: óleos voláteis, isoflavonoides, cosmetanos (em baixa concentração) e derivados cumarínicos. Além das isoflavonas, este fármaco contém glicosídeos cianogênicos, óleos voláteis (álcool benzílico, etanol, entre outros), vitaminas E, C e niacina, minerais (magnésio, potássio, fósforo, cálcio, cromo, ferro e cobre) e derivados cumarínicos[62].

Para a produção dos fitomedicamentos derivados do trevo vermelho, a padronização é feita a partir do conteúdo de isoflavonas totais, sendo que os derivados cumarínicos e os glicosídeos cianogênicos são retirados em sua maior parte do produto. As isoflavonas contidas no *Trifolium pratense* são: biochanina A (principal composto), formononetina, genisteína e daidzeína[62].

Atividade e Metabolismo

A atividade estrogênica é atribuída principalmente às isoflavonas e, em menor grau, às cosmetanas. Dentre as isoflavonas a formononetina e a biochanina A são as que se apresentam em maior concentração, e em menor quantidade também estão presentes as suas formas agliconas: genisteína e daidzeína. As isoflavonas, na forma de glicosídeos e malonatos, são hidrolisadas pela flora intestinal, ficando após em sua forma aglicona, sendo absorvidas e conjugadas às proteínas carreadoras de esteroides para serem transportadas aos receptores hormonais. Observou-se que a ação principal destes compostos é exercida preferencialmente sobre os receptores estrogênicos de tipo β. Metabólitos destas substâncias também possuem atividade estrogênica, tal como o equol e di-hidrogesteína[63].

Ações no Organismo Humano

A principal indicação do *Trifolium pratense* é nos sintomas vasomotores, porém os dados da literatura são escassos sobre seus reais efeitos. Em estudo de revisão sistemática com metanálise incluindo 17 ensaios clínicos envolvendo *Trifolium pratense*, apenas cinco trabalhos eram randomizados e controlados com placebo. Os autores relataram que o *Trifolium pratense* seria eficaz para os sintomas de ondas de calor, no período de 6 meses a 1 ano, com a dose variando entre 40 e 80 mg/dia[64-66].

Lipovac e cols. estudaram 109 mulheres após a menopausa com idade acima dos 40 anos que receberam aleatoriamente duas cápsulas diárias de composto ativo contendo 80 mg e isoflavonas derivadas do *Trifolium pratense* – Grupo A, e o Grupo B recebeu placebo por 90 dias. Após *washout* de 7 dias, os grupos se inverteram por mais 90 dias. Concluíram que as isoflavonas derivadas do *Trifolium* foram mais eficazes que o placebo na redução das ondas de calor[67].

Em estudo prospectivo, duplo-cego, randomizado, placebo-controlado, realizado por Mainini e cols., onde foram avaliadas 150 mulheres após a menopausa saudáveis, aleatoriamente designadas para receber comprimidos de fitoestrogênios com 60,8 mg de isoflavonas do trevo vermelho adicionados a 19,2 mg de isoflavonas da soja ou placebo, 128 pacientes completaram o estudo: 67 no grupo fitoestrogênios e 61 no grupo de placebo. O tratamento levou a uma progressiva redução (p < 0,05) do número de ondas de calor no grupo isoflavonas, em comparação com placebo, o que foi verificado logo no primeiro mês de tratamento, enquanto o índice de Kupperman foi estatisticamente menor após 3 meses. Não houve variação significante no colesterol total, LDL-colesterol, HDL-colesterol, triglicérides, fibrinogênio e ATIII. Concluíram que as isoflavonas derivadas do trevo vermelho foram eficazes no tratamento dos sintomas neurovegetativos, seguras sobre o perfil de risco cardiovascular, não havendo alteração dos lipídeos e fatores de coagulação[68].

Estudos em animais apresentam bons resultados, com atuação na preservação da massa óssea e benefícios para o sistema cardiovascular[69].

Em relação à disfunção sexual, Chedraui e cols., em estudo randomizado, duplo-cego, controlado com placebo, observaram melhora do epitélio vaginal com 80 mg ao dia de *Trifolium pratense* em comparação ao placebo. Além disso, as participantes referiram diminuição da dispareunia, secura vaginal e aumento da libido[70].

Efeitos Gerais e Colaterais

Estudos em animais demonstraram possíveis malformações em embriões, assim sendo, está contraindicada na gestação, assim como em pacientes com alteração de coagulação (hemofilia, púrpura, pacientes em uso de medicamentos anticoagulantes) e deve ter o seu uso interrompido antes de cirurgias de médio ou grande portes[71].

Interações

- *Antiadesivos plaquetários, anticoagulantes:* embora a maior parte dos derivados cumarínicos tenha sido removida das apresentações comerciais, existem estudos que demonstram aumento do tempo de coagulação. Assim sendo, antiagregantes plaquetários (clopidogrel, ticlopidina) podem ter seu efeito potencializado.
- *Anticoncepcionais e tamoxifeno:* seu efeito sobre o receptor de estrogênio pode interferir na ação do anticoncepcional e do tamoxifeno, já que competem pelo mesmo sítio de atuação e pelas proteínas carreadoras.
- *Drogas de metabolização hepática:* as drogas que utilizam a mesma via de metabolização que a das isoflavonas podem ter sua ação alterada, tais como antialérgicos (fexofenadine), antifúngicos (itraconazol, cetoconazol), antineoplásicos (paclitaxel, vimblastina, vincristina), redutores do colesterol (sinvastatina, lovastatina).

O *Trifolium pratense* constitui uma opção para o tratamento dos sintomas do climatério. Considerando o tempo de utilização e o grande número de usuárias, podemos concluir que este fitomedicamento apresenta baixa toxicidade e baixo índice de efeitos colaterais.

REFERÊNCIAS BIBLIOGRÁFICAS

1. Boulet MJ, Oddens BJ, Lehert P et al. Climacteric and menopause in seven South-east Asian countries. Maturitas 1994;19(3):157-76.
2. Setchell KDR. Phytoestrogens: The biochemistry, physiology and implications for human health of soy isoflavones. Am J Clin Nutr 1998;68(suppl):1333S-46S.
3. Cornwell T, Cohick W, Raskin I. Dietary phytoestrogens and health. Phytochemistry 2004;65:995-1016.
4. Lamartiniere CA et al. Neonatal genistein chemoprevents mammary câncer. Proc Soc Esper Biol Med 1995;208:120-3.
5. Mosquette R, Simões MJ, Junior JMS et al. Mecanismos Moleculares e Efeitos das Isoflavonas em Mulheres. Arq Bras Fitom Cient 2005;2(1):24-32.
6. Messina M, Watanabe S, Setchell KD. Report on the 8th International Symposium on the Role of Soy in Health Promotion and Chronic Disease Prevention and Treatment. J Nutr 2009;139(4):796S-802S.
7. Alves DL, Lima SM, Silva CR et al. Effects of *Trifolium pratense* and *Cimicifuga racemosa* on the endometrium of Wistar rats. Maturitas 2008;61(4):364-70.
8. Chiechi KM. Dietary phytoestrogens in the prevention of long-term postmenopausal diseases. Int J Gynecol Obstet 1999;67:39-40.
9. Fonseca AMF, Bagnoli VR, Cardoso EB, Prado LCB, Bagnoli F. Fitoestrogênios: classificação e metabolismo. In Lima SMRR (ed.). Fitomedicamentos na prática Ginecológica e Obstétrica. São Paulo: Atheneu; 2006; p. 205-10.
10. Lima SMRR. Fitomedicamentos na Prática Médica. São Paulo: Atheneu; 2012. p. 329.
11. Alonso JR. Tratado de fitomedicina, Bases clínicas Y farmacológicas. Buenos Aires, Isis Ediciones S.R.L.; 2002. 1039p.
12. Setchell KDR. Phytoestrogens: The biochemistry, physiology and implications for human health of soy isoflavones. Am J Clin Nutr 1998;68(suppl):1333S-46S.

13. Morito K, Hirose T, Kinjo J et al. Interactions of phytoestrogens with estrogen receptors alfa e beta. Biol Pharm Bull 2001;24:351-6.
14. Chiechi LM, Putignano G, Guerra V et al. The effect of a soy rich diet on the vaginal epithelium in postmenopause a randomized double blind trial. Maturitas 2003;45:241-6.
15. Fonseca AM, Aguiar LM, Bagnoli VR, Minami CRS. Fito-hormônios. In: Fonseca AM, Bagnoli VR, Halbe HW, Pinotti JA (eds). Climatério: terapêutica não-hormonal. São Paulo: Rocca; 2005. p. 371-88.
16. Kano M, Takayanagi T, Harada K, Sawada S, Ishikawa F. Bioavailability of Isoflavones after Ingestion of Soy Beverages in Healthy Adults. J Nutri 2006;136:2291-6.
17. An J, Tzagarakis F, Scharschmidt TC, Lomri N, Leitman DC. Estrogen receptor - selective transcriptional activity and recruitment of coregulators by phytoestrogens. J Biol Chem 2001;276:17808-14.
18. Sator PG, Schmidt JB, Rabe T. Skin aging and sex hormones in woman – clinical perspectives for intervention by hormone replacement therapy. Exp Dermatol 2004;13(4):36-40.
19. Draelos ZD. Topical and oral estrogens revisited for antiaging purposes. Fert Steril 2005;84:291-2.
20. Moraes ARB. The effects of topical isoflavones on postmenopausal skin: doble-blind and randomized clinical trial of efficacy. Eur J Obstet Gynecol Reprod Biol 2009;146(2):188-92.
21. Hays J, Ockene JK, Brunner RL, Kotchen JM, Manson JE, Patterson RE et al. Women's Health Initiative Investigators. Effects of estrogen plus progestin on health-related quality of life. N Engl J Med 2003;348:1835- 7.
22. Murkies AL, Lombard C, Strauss BJG, Wilcox G, Burger HG, Morton MS. Dietary flour supplementation decreases post-menopausal hot-flushes: effect of soyand wheat. Maturitas 1995;21:189-95.
23. Albertazzi P, Pansini F, Bonnaccorsi G, Zanotti L, Forini E, De Aloysio D. The effects of soy supplementation on hot flushes. Obstet Gynecol 1998;91:6-11.
24. Dalais FR, Rice GE, Wahlqvist ML. Effects of dietary phytoestrogens in postmenopausal women. Climacteric 1998;1:124-9.
25. Washburn S, Burke GL, Morgan T, Anthony M. Effects of soy protein supplementation on serum lipoproteins, blood pressure and menopausal symptoms in perimenopausal women. Menopause 1999;6(1):7-13.
26. Upmalis DH, Lobo R, Bradley L, Warren M, Cone FL, Lamia CA. Vasomotor symptom relief by soy isoflavone extract tablets in post-menopausal women: a multi-center, randomized, placebo-controled study. Menopause 2000;7(4):236-42.
27. Knight DC, Howes JB, Eden JÁ, Howes LG. Effects on menopausal symptoms and acceptability of isoflavone- containing soy powder dietary supplementation. Climacteric 2001;4:13-8.
28. Kotsopoulos D, Dalais FS, Liang YL, McGrath BJ. The effects of soy protein containing phytoestrogens on menopausal symptoms in postmenopausal women. Climacteric 2002;3:161-7.
29. Han KK, Soares JM, Haidar MA, Rodrigues GL, Baracat EC. Benefits of soy isoflavone therapeutic regimen on menopausal symptoms. Obstet Gynecol 2002;99:389-94.
30. Drapier Faure E, Chantre P, Mares P. Extract of standarized of soy extract on hot flushes: a multi-centre, double-blind, placebo-controlled study. Menopause 2002;9(5):329-34.
31. D'Anna R, Cannata ML, Atteritano M, Cancellieri F, Corrado F, Baviera G et al. Effects of the phytoestrogen genistein on hot flushes, endometrium and vaginal epithelium in postmenopausal women: a 1-year randomized, double-blind, placebo-controlled study. Menopause 2006;14(4):648-55.
32. Nahás EA, Nahás-Neto J, Orsatti FL, Carvalho EP, Oliveira ML, Dias R. Efficacy and safety of a soy isoflavone extract in postmenopausal women: a randomized, double-blind, placebo-controlled study. Maturitas 2007;58(3):249-58.
33. Vitolins MZ, Case LD, Morgan TM, Miller MA, Burke GL. Soy use and vasomotor symptoms: Soy Estrogen Alternative follow-up study. Int J Womens Health 2010;2:381-6.
34. Levis S, Strickman-Stein N, Ganjei-Azar P et al. Soy isoflavones in the prevention of menopausal bone loss and menopausal symptoms: a randomized, double-blind trial. Arch Intern Med 2011;171(15):1363-9.
35. Chedraui P, San Miguel G, Schwager G. The effect of soy-derived isoflavones over hot flushes, menopausal symptoms and mood in climacteric women with increased body mass index. Gynecol Endocrinol 2011;27(5):307-13.

36. Ye YB, Wang ZL, Zhuo SY et al. Soy germ isoflavones improve menopausal symptoms but have no effect on blood lipids in early postmenopausal Chinese women: a randomized placebo-controlled trial. Menopause 2012;19(7):791-8.

37. Choi EM, Suh KS, Kim YS, Choue RW, Koo SJ. Soybean etanol extract increases the function of osteoblastic MC3T3-E1 cells. Phytochemistry 2001;56:733-9.

38. Gao YH, Yamaguchi M. Anabolic effects of daidzein on cortical bone in tissue culture: comparision with genistein effect. Mol Cell Biochem 1999;194:93-7.

39. Arjmandi BH, Alekel L, Hollis BW et al. Dietary soybean protein prevents bone loss in an ovariectomized rat model of osteoporosis. J Nutr 1996;126(1):161-7.

40. Arjmandi BH, Birnbaum R, Goyal NV et al. Bone-sparing effect of soy protein in ovarian hormone-deficient rats is related to its isoflavone content. Am J Clin Nutr 1998;68(6 Suppl):1364-8.

41. Picherit C, Chanteranne B, Bennetau-Pelissero C et al. Dose-dependent bone-sparing effects of dietary isoflavones in the ovariectomised rat. Br J Nutr 2001;85(3):307-16.

42. Uesugi T, Toda T, Tsuji K, Ishida H. Comparative study on reduction of bone loss and lipid metabolism abnormality in ovariectomized rats by soy isoflavones, daidzin, genistin, and glycitin. Biol Pharm Bull 2001;24(4):368-72.

43. Uesugi T, Fukui Y, Yamori Y. Beneficial effects of soybean isoflavone supplementation on bone metabolism and serum lipids in postmenopausal japanese women: a four-week study. J Am Coll Nutr 2002;21(2):97-102.

44. Kritz-Silverstein D, Goodman-Gruen DL. Usual dietary isoflavone intake, bone mineral density, and bone metabolism in postmenopausal women. J Womens Health Gend Based Med 2002;11(1):69-78.

45. Scambia G, Mango D, Signorile PG, Anselmi Angeli RA, Palena C, Gallo D et al. Clinical effects of a standardized soy extract in postmenopausal women: a pilot study. Menopause 2000;7(2):105-11.

46. Manonai J, Songchitsomboon S, Chanda K, Hong JH, Komindr S. The effect of a soy-rich diet on urogenital atrophy: a randomized, cross-over trial. Maturitas 2006;54(2):135-40.

47. Cline JM, Paschold JC, Anthony MS, Obasanjo IO, Adams MR. Effects of hormonal therapies and dietary soy phytoestrogens on vaginal cytology in surgically postmenopausal macaques. Fertil Steril 1996;65:1031-5.

48. Diel P, Smolnikar K, Schulz T, Laudenbach-Leschowski U, Michna H, Vollmer G. Phytoestrogens and carcinogenesis-differential effects of genistein in experimental models of normal and malignant rat endometrium. Hum Reprod 2001;16(5):997-1006.

49. Rimoldi G, Christoffel J, Seidlova-Wuttke D, Jarry H, Wuttke W. Effects of chronic genistein treatment in mammary gland, uterus, and vagina. Environ Health Perspect 2007;115(Suppl 1):62-8.

50. Silva RC. Avaliação da expressão dos receptores de estrogênio e ki67 no endométrio e da citologia vaginal de ratas Wistar ooforectomizadas tratadas com Glycine max e valerato de estradiol. [Tese – Mestrado] São Paulo: Faculdade de Ciências Médicas da Santa Casa de São Paulo; 2008.

51. Carbonel AA, Baracat MC, Simões RS, Simões MJ, Baracat EC, Soares JM Jr. 2. The soybean concentrated extract proliferates the vagina of adult rats. Menopause 2011;18(1):93-101.

52. Baird DD, Umbach DM, Lansdell L et al. Dietary intervention study to assess estrogenicity of dietary soy among postmenopausal women. J Clin Endocrinol Metab 1995;80:1685-90.

53. Nahás EAP, Nahás NJ, De Luca LA, Traiman P, Pontes A, Dalben I. Efeitos da isoflavona sobre os sintomas climatéricos e o perfil lipídico na mulher em menopausa. Rev Bras Ginecol Obstet 2003;25:337-43.

54. Chiechi LM, Putignano G, Guerra V, Schiavelli MP, Cisternino AM, Carriero C. The effect of a soy rich diet on the vaginal epithelium in postmenopause: a randomized double blind trial. Maturitas 2003;45(4):241-6.

55. Le Donne M, Caruso C, Mancuso A, Costa G, Iemmo R, Pizzimenti G et al. The effect of vaginally administered genistein in comparison with hyaluronic acido on atrophic epithelium in postmenopause. Arch Gynecol Obstet 2011; 283: 1319-1323.

56. Tedeschi C, Benvenuti C. Comparison of vaginal gel isoflavones no topical treatment in vaginal dystrophy: results of a preliminary prospective study. Gynecol Endocrinol 2012;28(8):652-4.

57. Lima SMRR, Yamada SS, Reis BF, Postigo S, Silva MALG, Aoki T. Effective treatment of vaginal atrophy with isoflavone vaginal gel. Maturitas 2013;74(3):252-8.

58. Bernardo BFA. Efeitos do *Glycine max (L.) Merr* na morfometria e na expressão dos receptores de estrogênio do epitélio vaginal de mulheres após a menopausa. [Tese – Mestrado] São Paulo: Faculdade de Ciências Médicas da Santa Casa de São Paulo; 2014.

59. Physicians' Desk Reference for Herbal Medicine. 2nd ed. New Jersey: Medical Economics Company; 2000. p. 633-4.

60. Tice JA, Ettinger B, Ensrud K, Wallace R, Blackwell T, Cummings SR. Phytoestrogen supplements for the treatment of hot flashes: the Isoflavone Clover Extract (ICE) Study: a randomized controlled trial. JAMA 2003;290(2):207-14.

61. van de Weijer PH, Barentsen R. Isoflavones from red clover (Promensil) significantly reduce menopausal hot flush symptoms compared with placebo. Maturitas 2002;42(3):187-93

62. Becka V, Rohrb U, Jungbauer A. Phytoestrogens derived from red clover: An alternative to estrogen replacement therapy? Journal of Steroid Biochemistry & Molecular Biology 2005;(94):499-518.

63. Piersen CE. Phytoestrogens in Botanical Dietary Supplements: Implications for Cancer. Integr Cancer Ther 2003;2:120-38.

64. Hale G, Hughes CL, Robboy SJ, Agarwal SK, Bievre M. A double blind randomised study on the effects of red clover isoflavones on the endometrium. Menopause 2001;8:338-46.

65. Howes JB, Sullivan D, Lai N, Nestel P, Pomeroy S, West L et al. The effects of dietary supplementation with isoflavones on the lipoprotein profiles of post menopausal women with mild to moderate hypercholesterolemia. Atherosclerosis 2000;152:143-7.

66. Coon JT, Pittler MH, Ernst E. *Trifolium pratense* isoflavones in the treatment of menopausal hot flushes: A systematic review and meta-analysis. Phytomedicine 2007;14:153-9.

67. Lipovac M, Chedraui P, Gruenhut C, Gocan A, Kurz C, Neuber B et al. The effect of red clover isoflavone supplementation over vasomotor and menopausal. Gynecol Endocrinol 2012;28(3):203-7.

68. Mainini G, Torella M, Di Donna MC, Esposito E, Ercolano S, Correa R et al. Nonhormonal management of postmenopausal women: effects of a red clover based isoflavones supplementation on climacteric syndrome and cardiovascular risk serum profile. Clin Exp Obstet Gynecol 2013;40(3):337-41.

69. Asgary S, Moshtaghian J, Naderi G, Fatahi Z, Hosseini M, Dashti G et al. Effects of dietary red clover on blood factors and cardiovascular fatty streak formation in hypercholesterolemic rabbits. Phytother Res 2007;21(8):768-70.

70. Chedraui P, Hidalgo L, San Miguel G, Morocho N, Ross S. Red clover extract (MF 11 CE) supplementation and postmenopausal vaginal and sexual health. Obstet Gyneco 2006;95:296-7.

71. Cheema D, Coomarasamy A, El-Toukhy T. Non-hormonal therapy of post-menopausal vasomotor symptoms: a structured evidence-based review. Arch Gynecol Obstet 2007;276(5):463-9.

63 | *Cimicifuga racemosa (L.) Nutt.*

- Sônia Maria Rolim Rosa Lima
- Carolina Furtado Macruz

O uso de fitomedicamentos tem aumentado tanto nos Estados Unidos quanto em muitos países, inclusive o Brasil. Entende-se por fitomedicamentos os medicamentos farmacêuticos obtidos por processos tecnologicamente adequados, empregando-se exclusivamente matérias-primas vegetais, com finalidade profilática, curativa, paliativa ou para fins de diagnóstico, sendo caracterizado pelo conhecimento da eficácia e dos riscos de seu uso, assim como pela reprodutibilidade e constância de sua qualidade[1,2].

De fato, nos últimos anos, o interesse pelo seu uso tem sofrido acréscimo devido à procura de outras possibilidades terapêuticas para o tratamento dos sintomas neurovegetativos do climatério. Tais alternativas seriam utilizadas principalmente por mulheres com contraindicação para terapia hormonal com estrogênios isolados ou associados a progestógenos (THE ou THE + P) ou aquelas que não concordam em utilizar os medicamentos convencionais[3].

A partir do final da década de 1980, com a chegada ao mercado de produtos padronizados, houve estímulo na publicação de um maior número de trabalhos científicos, com bases para a reprodução dos resultados em centros de pesquisa. Assim, várias espécies de plantas têm sido estudadas em diversos ensaios laboratoriais e clínicos. Dentre estas se destacam a *Cimicifuga racemosa* (L.) *Nutt* (CR)[4-6].

A *Cimicifuga racemosa* (L.) *Nutt* (*Actaea racemosa L., Black cohosh* ou cimicífuga) é uma espécie medicinal nativa perene da região Norte dos Estados Unidos, onde tem sido utilizada há séculos em comunidades indígenas como medicamento para o tratamento de várias condições. No entanto, hoje, as únicas indicações aceitas s o os tratamentos dos sintomas neurovegetativos relacionados com a menopausa e os sintomas emocionais. Na Europa, é utilizada há mais de 50 anos. Os extratos da CR foram descritos na monografia de 2003 da Cooperativa Científica Europeia sobre Fitoterapia (ESCOP) como um tratamento farmacologicamente ativo para os sintomas climatéricos[7] e, em 2010, na monografia da Comissão de Medicamentos da Agência Europeia de Medicamentos[8], sendo seu uso bem estabelecido.

CR é uma planta perene, membro da família *Ranunculaceae,* e suas raízes têm sido amplamente utilizadas para o tratamento dos sintomas neurovegetativos há mais de 50 anos na Europa. Ela pode ser usada como um substituto dos hormônios sexuais, particularmente para aquelas que não aceitam terapia hormonal.

O hipotálamo é sensível às mudanças de temperatura no cérebro. A área pré-óptica e a região anterior do hipotálamo são estruturas envolvidas na termorregulação. Um estudo realizado com ratas para avaliar os efeitos da CR e do estrogênio no núcleo hipotalâmico em diferentes temperaturas mostrou que os estrogênios e *Black cohosh* podem melhorar a função do núcleo do hipotálamo, agindo em diferentes regiões com efeitos distintos nos sintomas neurovegetativos[9].

Estudos direcionados para as ações da CR no sistema nervoso central e nos fogachos demonstraram uma efetiva diminuição nas concentrações séricas de gonadotrofinas e da frequência e intensidade das ondas de calor. Tal efeito não seria devido ao conteúdo ou ao tipo de isoflavonas encontrado na planta; os relatos apontam para a fração não esteroidal (alcaloides) que, agindo no hipotálamo, inibiria os fenômenos que determinariam a vasodilatação e as alterações bruscas de temperatura[9-11]. Outro estudo avaliou o uso dos principais extratos de CR para tratamento dos sintomas do climatério, concluindo que podem ser utilizados com alto grau de segurança e confiabilidade[10]. Borelli e cols., analisando 15 estudos em animais e 15 *in vitro*, concluíram que a resposta do organismo deve-se a uma ação no SNC, e não a uma ação hormonal direta nos órgãos periféricos[11].

O papel do SERM (modulador seletivo do receptor de estrogênio) no tecido ósseo e as propriedades de ligação da serotonina no cérebro, que levam à ação benéfica nos sintomas vasomotores e psiquiátricos, também foram demonstrados[11]. Outra propriedade também constatada foi o fato de não estimular o tecido mamário ou o útero, exercendo assim influência benéfica sobre os sintomas vasomotores do climatério e sintomas psiquiátricos, sem estimular o desenvolvimento de câncer de mama ou de útero ou aumentar o risco de doença cardiovascular[12].

A cimicífuga utilizada em doses convencionais apresenta boa tolerabilidade, entretanto pode ser hepatotóxica quando associada a outros extratos vegetais. Doses altas estão associadas a vertigens, tremores, bradicardia, queda da pressão arterial, náusea e ansiedade. Sua utilização deve ser evitada durante a gestação em razão de possível aumento da contratilidade uterina[13].

Estudos clínicos realizados antes de 1996 utilizavam a dose de 48-140 mg do extrato de cimicífuga/dia. Sabe-se que não há diferença entre a dose de 127 mg/dia com relação à recomendada, de 40 mg/dia[13]. Apesar destes dados, muitos empregam a dose de 80 mg/dia. Wuttke e cols., em estudo duplo-cego e multicêntrico com 62 mulheres por 3 meses, verificaram que a dose de 40 mg/dia do extrato vegetal melhora os sintomas de forma equivalente a 0,6 mg/dia de estrogênios conjugados[14].

Dog e cols. compilaram diversos trabalhos com CR, envolvendo mais de 2.800 mulheres com períodos variando entre 4 e 16 semanas de tratamento, concluindo que, embora alguns efeitos colaterais tenham sido relatados, sua incidência foi baixa (5,4%) e 97% destes foram revertidos com facilidade, sem interrupção do tratamento, podendo ser considerada uma medicação segura e como alternativa para a TH convencional[15].

Huntley e Ernst, em revisão de 18 trabalhos, com várias plantas utilizadas para os sintomas do climatério, selecionaram apenas 16 que foram consideradas de boa qualidade e confiabilidade; a CR foi a especialidade vegetal com maior número de resultados eficazes. Outras espécies apresentaram menor atividade ou nenhuma atividade cientificamente comprovada[16].

Shams e cols., em metanálise que teve como objetivo demonstrar a eficácia da CR nos sintomas vasomotores do climatério, concluíram que realmente a CR é eficaz no tratamento, porém assinalam que há heterogeneidade nos trabalhos, muitas vezes prejudicando a comparação dos resultados[17].

Schellenberg e cols., em estudo randomizado, duplo-cego, controlado com placebo por período de 12 semanas, em que foram incluídas mulheres no período do climatério com queixas de sintomas vasomotores, psicológicos e somáticos, concluíram que as mulheres que utilizaram a CR apresentaram significativa redução na gravidade dos sintomas, sendo o extrato uma alternativa não hormonal eficaz e bem tolerada para o alívio das queixas de mulheres neste período[18].

Wuttke e cols. afirmam que, em mulheres após a menopausa, extratos de CR (BNO 1.055) reduziram as principais queixas climatéricas tão eficazmente quanto estrogênios conjugados, com significância estatística quando comparados com o grupo-placebo. Afirmam também que dados semelhantes foram publicados por outros países europeus, enquanto os dois extratos utilizados em trabalhos nos Estados Unidos foram ineficazes. Este fato provavelmente é devido à utilização de doses em demasia ou pela adulteração com os preparativos oriundos da Ásia. Ressaltam que em todos os estudos europeus não foram observados efeitos no útero e em glândulas mamárias.

Os receptores mais suscetíveis são os de natureza dopaminérgica, noradrenérgica, serotoninérgicos e gabaérgicos, sendo alguns já identificados estruturalmente. Concluíram que extratos de CR são eficazes para melhorar as queixas climatéricas, sendo desprovidos de efeitos adversos estrogênicos. Este achado reforça o papel de extratos CR como substitutos para a terapia hormonal[19].

Os trabalhos que fazem referência ao efeito sobre as células endometriais demonstraram pouca ou nenhuma estimulação neste órgão, quando comparados com o estradiol e os estrogênios conjugados. Esses dados confirmam a tendência de avaliação da CR para a utilização como SERM, conforme já comentado. Outra possibilidade teria como foco a ação central, embora a ação tecidual direta (via receptores citosólicos) possa também ser aventada, com a possibilidade de estimulação de um terceiro tipo de receptor para estrogênio, já reconhecido em outras espécies (receptor gama).

Jarry e cols. observaram em ensaio *in vitro* que as substâncias componentes de CR não se ligam a receptores alfa ou beta estrogênicos, sendo que componentes dopaminérgicos tiveram ação efetiva e podem contribuir para os efeitos neurovegetativos da planta. Existe ainda a possibilidade da existência de um terceiro tipo de receptor estrogênico, ainda não devidamente individualizado, já identificado em peixes (mas não em mamíferos) e denominado receptor estrogênico gama. Os autores reconhecem a segunda hipótese como a mais provável[20].

Alves e cols. estudaram os efeitos do *Trifolium pratense* e da *Cimicifuga racemosa* no epitélio vaginal (índice de Frost) e no endométrio de ratas Wistar ooforectomizadas (expressão dos receptores estrogênicos alfa e da proteína Ki67, por imunoistoquímica), e compararam seus resultados com um grupo-placebo e um grupo utilizando valerato de estradiol. Observaram que a citologia vaginal permaneceu atrófica com o uso dos fitomedicamentos, embora o índice de células intermediárias tenha aumentado significativamente com o extrato de *Cimicifuga*. Os fitoterápicos apresentaram imunoexpressão da proteína Ki67 no endométrio menor que a observada no placebo. Os autores tiveram o cuidado de utilizar doses equivalentes às que são rotineiramente administradas a mulheres (1 mg/dia de valerato de estradiol, 80 mg/dia de isoflavonas de *Trifolium pratense* e 4 mg/dia de deoxiacteína da *Cimicifuga racemosa*)[5].

Quanto ao tecido ósseo, os trabalhos têm demonstrado efeitos positivos, com manutenção e estímulo à produção de matriz óssea. Wuttke e cols. verificaram a atividade de um derivado de CR (na dose de 40 mg/dia) comparada com estrogênios conjugados (na dose de 0,6 mg/dia) em 62 mulheres após a menopausa, observando que ocorreu menor reabsorção óssea em ambos os grupos e, de forma diferenciada, os extratos vegetais aumentaram a atividade da fosfatase alcalina, demonstrando também aumento da atividade osteoblástica, o que não foi observado no grupo utilizando estrogênios conjugados[14].

Seidlova-Wuttke e cols., em trabalho comparativo realizado com estradiol entre ratas ooforectomizadas, demonstraram diminuição dos marcadores de perda óssea e preservação da matriz, em comparação com placebo, sem efeitos sobre o útero[21].

Em um estudo, verificou-se o efeito osteoprotetor da CR em ratas ooforectomizadas. A CR reduziu o desenvolvimento da osteoporose, provavelmente por redução da gordura da medula óssea e diminuição da secreção de citocinas pró-inflamatórias[22].

Quanto aos efeitos da CR no sistema imunológico e na resposta inflamatória, sabemos que a CR é considerada na medicina tradicional chinesa como tendo potente ação anti-inflamatória, sendo utilizada popularmente como analgésico e anti-inflamatório para determinadas afecções, sobretudo do trato respiratório e dos órgãos reprodutores femininos.

Sakai e cols. demonstraram efeito benéfico, ao aumentarem a taxa de sobrevivência em camundongos infectados com vírus influenza, diminuindo a intensidade da pneumonia causada pelo vírus; a resposta foi devida a uma reação inflamatória menos intensa, mediada pelo ácido isoferúlico; o experimento foi feito em comparação com a dexametasona, que não apresentou efeitos positivos[23].

Sakurai e cols., em análise laboratorial, avaliaram a atividade da acteína e outras 20 saponinas, que demonstraram potente atividade anti-HIV[24]. Kim e cols. evidenciaram atividade anti-inflamatória e inibidora de IgE, interleucina 4 e interleucina 5, diminuindo a resposta de mastócitos em cultura de células. Tais efeitos são considerados uma atividade adicional na resposta farmacológica dos extratos da planta[25]. Pesquisas em humanos verificando os efeitos imunológicos ainda não foram realizadas.

Como vantagens com relação à TH convencional, podemos citar menor estimulação hormonal, atividade seletiva sobre receptores beta-hipotalâmicos, poucos efeitos colaterais e menor possibilidade de indução tumoral com ação na apoptose de células anormais[26]. Vale salientar a possibilidade de seu uso em mulheres portadoras de câncer de mama[29].

De fato, Munhoz e Pluchino estudaram dois grupos de pacientes mastectomizadas com tumores malignos de mama receptores estrogênicos positivos e com queixas de fogachos. Ambos os grupos foram acompanhados por 1 ano, sendo que 90 receberam tamoxifeno na dose de 20 mg/dia e extratos de CR na dose de 20 mg/dia, enquanto 46 receberam apenas tamoxifeno na mesma dosagem. Naquelas mulheres que ingeriram ambas as substâncias ocorreu uma frequência de sintomas vasomotores em 24,4%, de forma semelhante ao início do tratamento, e 46,7% apresentaram-se livres da queixa. No grupo que utilizou apenas tamoxifeno, 73,9% ainda apresentavam os mesmos sintomas ao final do período de observação[27].

Einbond e cols. fracionaram extratos de CR em seus diversos componentes e determinaram suas atividades em três linhagens de células neoplásicas de mama e em células normais. Verificaram que ocorreram efeitos antiproliferativos, principalmente com a acteína (um dos principais elementos do extrato fitoterápico de CR), tanto em células neoplásicas positivas quanto negativas, para receptores estrogênicos; nas células normais, este efeito também foi evidenciado, porém, em muito menor intensidade, em parte pela menor velocidade e intensidade de reprodução[28].

Hostanska e cols., estudando linhagens de células receptores estrogênicos positivas (MCF-7) e negativas (MDA-MB231), observaram aceleração da apoptose tumoral por ativação das caspases. O mesmo grupo identificou, em trabalho posterior com cultura de células, alguns componentes que diminuíram a proliferação tumoral e aceleraram a apoptose, tais como os glicosídeos triterpênicos e o ácido cianamídico[29].

Gaube e cols., em elegante estudo de investigação dos efeitos do extrato da CR em células de câncer de mama humanas receptoras positivas para MCF-7, observaram que houve evidente inibição do crescimento celular. O estudo do perfil de expressão gênica com o extrato levou-os à identificação de 431 genes reguladores de alta significância. O extrato da CR induziu padrões diferentes de resposta daqueles observados com o 17 -estradiol ou com o tamoxifeno. Relataram aumento significativo de genes de atividade antiproliferativa e pró-apoptótica, assim como o aumento do RNA mensageiro, que codifica os genes envolvidos em diferentes caminhos que regulam o estresse celular.

Os genes desse grupo funcional apresentaram superexpressão. Muitos genes codificadores das oxirredutases foram induzidos, citando como exemplo a família dos citocromos P-450 1A1 e 1B1. Além do mais, observaram efeito regulador de atividades antitumorais e promotoras de tumores. Através do método de PCR-RT, identificaram 13 genes relacionados – *triterpeno glicosídeo cycloartane-type, triterpene glycoside actein* e *triterpene aglycons* – que demonstraram expressão similar. Concluíram que os extratos de CR não apresentaram a atividade proliferativa que o estrogênio induz; pelo contrário, demonstram atividade antiapoptótica e pró-apoptótica em células MCF-7. Estes efeitos podem representar o resultado da ativação de diferentes caminhos intracelulares (*pathways*)[30].

Einbond e cols. estudaram os efeitos da inibição de fatores de crescimento de extratos e compostos derivados da CR em células de câncer de mama humanas. Tiveram como objetivo a avaliação e o modo de ação destes compostos. As frações de CR enriquecidas com glicosídeos triterpênicos foram purificadas e testadas para inibição de fator de crescimento em células com receptor de estrogênio negativas e superexpressão de Her2 (linhagem celular MDA-MB-453). Houve inibição da atividade proliferativa.

Os resultados sugerem que essa inibição está relacionada com a fração triterpênica glicosídea. O mais potente componente da CR testado encontrado foi o 25-acetil-7,8- didehidrocimegenol 3-O-beta-d-xilopiranoside, que possui o grupo acetil na posição C-25. A posição acetil no C-25 aumenta a atividade de inibição do crescimento das células tumorais. A fração purificada da acteína (beta-d-xilopiranosídeo) com IC (50) igual a 5,7 µg/mL (8,4 µM), exibe atividade semelhante ao cimigenol 3-O-beta-d-xilosídeo. As células MCF7 [ER(+)Her2] *low* transferidas para Her2 são mais sensíveis que as células MCF7 aos efeitos inibitórios da acteína da CR, indicando que Her2 tem papel na ação da acteína. O efeito da acteína na superexpressão de Her2 MDA-MB-453 e MCF7 [ER (+) Her2 *low*] em células humanas de câncer de mama foi estudado por microscopia de fluorescência.

O tratamento com acteína alterou a distribuição dos filamentos de actina, induzindo assim a apoptose destas células. Esses achados completam as evidências prévias de que o tratamento com a acteína glicosídeo triterpênico induz a apoptose de células de câncer humanas, sugerindo que os compostos da espécie da CR podem úteis na prevenção e no tratamento do câncer de mama[31].

COMENTÁRIOS FINAIS

As informações coletadas até o momento demonstraram ações reconhecidamente benéficas da *Cimicifuga racemosa* na melhora dos problemas relacionados com a sintomatologia climatérica, particularmente os sintomas neurovegetativos. Como vantagens relacionadas com a TH convencional podemos citar atividade seletiva sobre receptores hipotalâmicos, menor possibilidade de efeitos colaterais e menor possibilidade de indução tumoral pela ação pró-apoptose em células tumorais. Tais características levam a um quadro muito promissor na procura de novas alternativas terapêuticas para as mulheres no climatério.

REFERÊNCIAS BIBLIOGRÁFICAS

1. BRASIL. Ministério da Saúde. Agência Nacional de Vigilância Sanitária. RDC no. 17, de 24 de fevereiro de 2000. Aprova o regulamento técnico de medicamentos fitoterápicos junto ao Sistema de Vigilância Sanitária. Brasília: Diário Oficial da União; 2000. p. 25-6.
2. Lima SMRR. Fitomedicamentos na prática médica. 1ª ed. São Paulo: Atheneu; 2012. p. 402.
3. Lima SMRR, Botogoski SR, Piato S. Fitoestrogênios e câncer de mama. In: Lima SMRR. (Org.). Lima SMRR – Fitomedicamentos na prática médica. 1ª ed. São Paulo: Atheneu; 2012. p. 341-58.
4. Lima SMRR. Tratamento Alternativo à Terapia Hormonal. In: Cruz AM, Nahás Neto J, Nahás EAP (Org.). Cruz AM, Nahás Neto J, Nahás EAP – Guia Prático em Ginecologia. 1ª ed. São Paulo: Conectfarma Publicações Científicas; 2009. p. 145- 54.
5. Alves DL, Lima SMRR, Silva CR, Galvão MA, Shanaider A, Prado RAA et al. Effects of Tripholium pratense and Cimicifuga racemosa on the endometrium of wistar rats. Maturitas 2008;56:238-42.
6. McKenna DJ, Jones K, Humphrey S, Hughes K. Black cohosh: efficacy, safety, and use in clinical and preclinical applications. Altern Ther Health Med 2001;7(3):93-100.
7. ESCOP. Cimicifugae Rhizoma. Black Cohosh, ESCOP Monographs- Scientific Foundation for Herbal Medicinal Products. 2nd edition. Stuttgart, Germany: Georg Thieme-Verlag; 2003. p. 567.
8. Liske E, Hänggi W, Henneicke-von Zepelin HH et al. Physiological investigation of a unique extract of black cohosh (Cimicifugae racemosae rhizoma): A 6-month clinical study demonstrates no systemic estrogenic effect," Journal of Women's Health and Gender-Based Medicine 2002;11(2):163-74.

9. Hui Z, Xiaoyan M, Mukum Y et al. Effects of black cohosh and estrogen on the hypothalamic nuclei of ovariectomized rats at different temperatures. Journal of Ethnopharmacology 2012;142:769-75.

10. Mckenna DJ, Jones K, Humphrey S, Hunghes K. Black cohosh: efficacy, safety, and use in clinical and preclinical applications. Altern Ther Health Med 2001;7(3):93-100.

11. Borrelli F, Izzo AA, Ernst E. Pharmacological effects of Cimicifuga racemosa. Life Sci 2003;73(10):1215-29.

12. Reed SD, Newton KM, LaCroix AZ, Grothaus LC, Grieco VS, Ehrlich K. Vaginal, endometrial, and reproductive hormone findings: Randomized, placebo-controlled trial of black cohosh, multibotanical herbs, and dietary soy for vasomotor symptoms: the Herbal Alternatives for Menopause (HALT) Study. Menopause 2008;15(1):51-8.

13. Mahady G. Black cohosh. In: Mahady G, Fong HHS, Farnsworth NR, eds. Botanical Dietary Supplements: Quality, Safety, and Efficacy. Lisse, Netherlands: Swets & Zeitlinger B V; 2001. p 27-34.

14. Wuttke W, Seidlova-Wuttke D, Gorkow C. The Cimicifuga preparation BNO 1055 vs. conjugated estrogens in a double-blind placebo-controlled study: effects on menopause symptoms and bone markers. Maturitas 2003;44:S67-S77.

15. Dog TL, Powell KL, Weisman SM. Critical evaluation of the safety of Cimicifuga racemosa in menopause symptom relief. Menopause 2003;10(4):299-313.

16. Huntley AL, Ernst E. A systematic review of herbal medicinal products for the treatment of menopausal symptoms. Menopause 2003;10(5):465-76.

17. Shams T, Setia MS, Hemmings R, McCusker JM, Sewitch M, Ciampi A. Efficacy of black cohosh-containing preparations on menopausal symptoms: a meta-analysis. Alternative Therapies in Health and Medicine 2010;16(1):36-44.

18. Schellenberg R, Saller R, Hess L, Melzer J, Zimmermann C, Drewe J et al. Dose-Dependent Effects of the Cimicifuga racemosa Extract Ze 450 in the Treatment of Climacteric Complaints: A Randomized, Placebo-Controlled Study. Evidence-Based Complementary and Alternative Medicine 2012;2012:1-10.

19. Wuttke W, Jarry H, Haunschildc J, Stecherc G, Schuhc M, Dana Seidlova-Wuttke D. The non-estrogenic alternative for the treatment of climacteric complaints: Black cohosh (Cimicifuga or Actaea racemosa). J Steroid Biochem Mol Biol 2014;139:302-10.

20. Jarry H, Metten M, Spengler B, Christoffel V, Wuttke W. In vitro effects of the Cimicifuga racemosa extract BNO 1055. Maturitas 2003;14(44):S31-8.

21. Seidlova-Wuttke D, Hesse O, Jarry H, Christoffel V, Spengler B, Becker T et al. Evidence for selective estrogen receptor modulator activity in a black cohosh (Cimicifuga racemosa) extract: comparison with estradiol-17beta. Eur J Endocrinol 2003;149(4):351-62.

22. Seidlova-Wuttke D, Stecher G, Kammann M et al. Osteoprotective effects of Cimicifuga racemosa and its triterpene-saponins are responsible for reduction of bone marrow fat. Phytomedicine 2012;19: 855-60.

23. Sakai S, Ochiai H, Mantani N, Kogure T, Shibahara N, Terasawa K. Administration of isoferulic acid improved the survival rate of lethal influenza virus pneumonia in mice. Mediators Inflamm 2001;10(2):93-6.

24. Sakurai N, Wu JH, Sashida Y, Mimaki Y, Nikaido T, Koike K, Itokawa et al. Anti-AIDS agents. Part 57: Actein, an anti-HIV principle from the rhizome of Cimicifuga racemosa (black cohosh), and the anti-HIV activity of related saponins. Bio Org Med Chem Lett 2004;14(5):1329-32.

25. Kim CD, Lee WK, Lee MH, Cho HS, Lee YK, Roh SS. Inhibition of mast cell-dependent allergy reaction by extract of black cohosh (Cimicifuga racemosa). Immunopharmacol Immunotoxicol 2004;26(2):299-308.

26. Alves DL, Lima SMRR, Silva CR, Prado RAA. Avaliação crítica das ações da Cimicifuga racemosa no climatério. Femina 2006;34:269-74.

27. Hernandez MG, Pluchino S. Cimicifuga racemosa for the treatment of hot flushes in women surviving breast cancer. Maturitas 2003;14(44):S59-65.

28. Einbond LS, Shimizu M, Xiao D, Nuntanakorn P, Lim JT, Suzui M et al. Growth inhibitory activity of extracts and purified components of black cohosh on human breast cancer cells. Breast Cancer Res Treat 2004;83(3):221-31.

29. Hostanska K, Nisslein T, Freudenstein J, Reichling J, Saller R. Cimicifuga racemosa extract inhibits proliferation of estrogen receptor-positive and negative human breast carcinoma cell lines by induction of apoptosis. Breast Cancer Res Treat 2004;84(2):151-60.
30. Gaube F, Wolfl S, Pusch L, Kroll TC, Hamburger M. Gene expression profiling reveals effects of Cimicifuga racemosa (L.) NUTT (black cohosh) on the estrogen receptor positive human breast cancer cell line MCF-7. BMC Pharmacol 2007;20:7-11.
31. Einbond LS, Wen-Cai Y, He K, Wu HA, Cruz E, Roller M et al. Growth inhibitory activity of extracts and compounds from Cimicifuga species on human breast cancer cells. Phytomedicine 2008;15(6):504-11.

64 | *Tribulus terrestris*

- Sheldon Rodrigo Botogoski
- Sônia Maria Rolim Rosa Lima
- Benedito Fabiano dos Reis

INTRODUÇÃO

A utilização de plantas com finalidade terapêutica é uma prática multimilenar, e o homem de Neanderthal já fazia uso delas[1]. Há relatos do uso de plantas medicinais com finalidade terapêutica por volta de 3.900 aC na baixa Mesopotâmia e 3.000 aC pelos chineses e egípcios, sendo propagado o seu uso ao longo dos anos[2,3].

O interesse na pesquisa de substâncias de origem vegetal foi sendo perdido ao longo do tempo devido ao aparecimento da química orgânica[4]. Com o desenvolvimento de novos métodos de isolamento de substâncias ativas a partir da década de 1980, tornou-se possível identificar substâncias em amostras complexas, como os extratos vegetais, reaparecendo o interesse por compostos de origem vegetal que pudessem ser utilizados como protótipos para a implementação de novos fármacos[5]. O aumento no investimento em pesquisa com medicamentos padronizados e controle de qualidade trará benefícios indiscutíveis à saúde feminina[6].

A utilização da flora para o tratamento de patologias ginecológicas e obstétricas data desde a Antiguidade e em muitas plantas são descritas propriedades afrodisíacas[7]. A sexualidade é uma expressão global da personalidade, é uma necessidade básica e uma característica do ser humano que não pode ser separada de outros aspectos da vida, é a própria forma "de ser" do indivíduo[8]. A diminuição gradativa das concentrações séricas dos esteroides sexuais, que ocorre por ocasião do climatério, pode levar ao agravamento das disfunções sexuais, dada a correlação entre o desejo sexual e as taxas de testosterona livre[9]. Há tempo, o *Tribulus terrestris* é conhecido como uma planta que apresenta efeitos benéficos na melhora da libido e do estímulo sexual, embora ainda não esteja plenamente esclarecido como o *Tribulus* exerce essa melhora[10].

CONSIDERAÇÕES GERAIS: SEXUALIDADE HUMANA

Ao longo do tempo, a sexualidade foi relegada para segundo plano na educação do ser humano, não se levando em consideração que ela é parte integrante fundamental no seu crescimento[11] e, no Brasil, o Conselho Federal de Medicina (CFM), com a emenda 166/2003, modificou o anexo II da resolução 1.634/2002, reconhecendo a sexologia como uma área de atuação dentro da especialidade de Ginecologia e Obstetrícia[12].

A sexualidade é parte integral da personalidade de cada ser humano, e mesmo variando entre culturas e indivíduos, deve ser entendida como integrante da história global da mulher[11]. É uma necessidade básica e um aspecto do ser humano que não pode ser separado de outros aspectos da vida; influencia pensamentos, sentimentos, ações, integrações e, portanto, a saúde física e mental[13]. Trata-se de um fenômeno universal, embora se expressando de variadas formas dependentes da sociedade, da cultura e da própria personalidade, estando presente desde a época do nascimento até a morte[14] (Nota dos Editores: vide Capítulos 9 e 10).

TRANSTORNO DO DESEJO SEXUAL HIPOATIVO

O transtorno do desejo sexual hipoativo caracteriza-se essencialmente por deficiência ou ausência de fantasias sexuais e desejo de ter atividade sexual, causando acentuado sofrimento ou dificuldade interpessoal[15]. Podem ser observados dois subtipos: aquele de início paulatino e outro abruptamente adquirido. Tal transtorno costumeiramente tem etiologia mista, podendo ser causado por fatores orgânicos, psicológicos e combinados[16].

Entre as possíveis causas, o envelhecimento, as doenças, a depressão, o uso de certos medicamentos, as flutuações das concentrações séricas hormonais que ocorrem no período do climatério e os problemas interpessoais podem levar a uma diminuição do desejo sexual[17,18].

Com o envelhecimento, há diminuição do impulso sexual através do componente biológico do desejo, mas também pode estar comprometida a motivação e a aspiração sexuais. Esta perda pode refletir em um processo orgânico geral ou, muito comumente, uma perda na capacidade de sentir prazer (anedonia), sintoma habitual das depressões[19].

DISFUNÇÃO SEXUAL E *TRIBULUS TERRESTRIS*

O *Tribulus terrestris* é planta originária da Índia, recomendada no tratamento de infertilidade, baixa libido e impotência em homens e mulheres da China, Grécia e do país originário[20]. Trata-se de uma planta terrestre, podendo cada ramo atingir até 2 metros de comprimento, e neste apresentam-se aos pares talos com as folhas de extremidade oval[21]. Suas sementes apresentam aspecto de espinho. As flores amarelas são encontradas na parte terminal do talo.

Seus constituintes principais biologicamente ativos são esteroides, saponinas, flavonoides e alcaloides[22]. As saponinas hidrolisadas transformam-se em sapogeninas esteroidais e apresentam propriedades antiespasmódicas e diuréticas, aumentam a produção de LH, testosterona, estrogênios e outros esteroides[23].

O extrato obtido das partes aéreas da planta seca contém glicosídeos esteroidais que são chamados de saponinas do tipo furostanol, onde o componente ativo predominante é a protodioscina (PTN), que representa 45% do extrato[24,25]. Outros glicosídeos são descritos na literatura e entre eles destacamos: 3-O-beta-D-glucopiranosil (-- > 2)-beta-D-glucopiranosil (1--. 4)-beta-D-galactopiranoside e neo-hecogenina-3-O-beta-D-glucopiranosil (1-- > 4)-beta-D-galactopiranoside[26]. As saponinas esteroidais podem ser responsáveis por atividade hormonal intrínseca, estimulando diretamente os tecidos endócrinos sensíveis, como útero e vagina[27]. Os componentes ativos do *Tribulus terrestris* podem sofrer conversão enzimática em andrógenos fracos, similares ao DHEA, ou ser convertidos em androgênios mais potentes, como a testosterona, correlacionando-os de forma positiva com o desejo e o comportamento sexual[28,29].

REVISÃO DA EFICÁCIA CLÍNICA

Em pesquisa realizada com homens, a protodioscina (PTN) elevou os níveis séricos de-hidroepiandrosterona (DHEA) no sangue, resultando em melhora da autoestima e do bem-estar geral, isso porque age simulando a enzima 5 -redutase, convertendo a testosterona em di-hidrotestostrona (DHT), que possui papel fundamental na formação das células sanguíneas e no desenvolvimento muscular[30].

Em estudo com ratos Sprague-Dawley foram avaliados os efeitos sexuais com a utilização do *Tribulus terrestris*. Eles foram divididos em quatro grupos (dez ratos em cada grupo) e estudou-se a ação da PTN em doses diferentes (2,5, 5, 10 mg/kg peso) de extrato de *Tribulus terrestris* e um grupo-controle. Foram observados ganho de peso e aumento da frequência das relações sexuais secundários à elevação dos androgênios provocados pela protodioscina (PTN). Descreveu-se também o aumento da pressão intracavernosa peniana. Esses achados confirmam as propriedades afrodisíacas da PTN, por possibilitar aumento androgênico e liberar óxido nítrico nas terminações nervosas dos corpos cavernosos[31].

Foram analisados os efeitos da PTN na ação da nicotinamida adenina dinucleotídeo fosfatase-diaforase (NADPH-d) e imunorreatividade do receptor androgênico (RA) nas áreas hipotalâmicas ligadas à atividade sexual de 24 ratos Sprague-Dawley, divididos em dois grupos, um recebendo água destilada e outro, 5 mg/kg peso/dia de extrato de *Tribulus terrestris* oralmente durante 8 semanas. Após este período, os ratos foram sacrificados e o tecido cerebral removido e realizado estudo imunoistoquímico. Observou-se aumento de NADPH-d (67%) e na imunorreatividade RA (58%) no grupo tratado com protodioscina e concluiu-se que esta substância pode aumentar o impulso sexual por estímulo aos receptores androgênicos no hipotálamo[32].

Foram estudados 21 homens, entre 20 e 36 anos, com peso entre 60 e 125 kg, divididos em três grupos. O grupo 1 utilizou 10 mg/kg peso/dia de extrato de *Tribulus terrestris*, o grupo 2 utilizou 20 mg/kg e grupo 3, controle. Após 4 semanas de uso da medicação, os resultados obtidos nas concentrações séricas de testosterona foram, grupo um: 15,75 nmol/L; grupo dois 16,32 nmol/L e grupo-controle 17,74 nmol/L (valores de referência da normalidade de testosterona de 8,7 a 28,7 nmol/L). Para as concentrações séricas da androstenediona foram: grupo 1 1.927 ng/mL; grupo 2 2.026 ng/mL; e grupo-controle 1.952 ng/mL (valores de referência da normalidade de androstenediona de 0,35 a 3,15 ng/mL). Finalmente, as concentrações séricas do hormônio luteinizante (LH) foram: grupo 1 4.662 U/L; grupo 2 4.103 U/L; e grupo-controle 4.170 U/L (valores de referência da normalidade de LH de 1,0 a 8,4 U/L). O estudo concluiu que estes níveis hormonais não podem ser alterados por esta dose de derivados de *Tribulus terrestris* durante esse período em pacientes jovens[33].

Outro trabalho teve como objetivo avaliar o mecanismo pelo qual a protodioscina age no corpo cavernoso; assim, realizou-se estudo randomizado com 24 coelhos brancos separados em quatro grupos. As doses utilizadas foram de 2,5, 5 e 10 mg/kg peso/dia do extrato de *Tribulus terrestris* por via oral e um grupo-controle. Após 8 semanas foram sacrificados e seus corpos cavernosos estudados, demonstrando que a PTN possui atividade pró-erétil[34]. Esta atividade para melhorar a função erétil foi confirmada em outro estudo[35].

A utilização de extrato de *Tribulus terrestris* foi analisada em estudo em que 750 mg/dia (divididos em três tomadas) foram administrados por 5 dias em mulheres com idade entre 28 e 45 anos, nas quais o principal objetivo foi avaliar a ação sobre os hormônios adrenocorticotrófico (ACTH), tireoestimulante (TSH), luteinizante (LH), foliculoestimulante (FSH), aldosterona, cortisol, testosterona e estradiol. Amostras de soro analisadas previamente e posteriormente ao estudo demonstraram que não existiram alterações significativas sobre os hormônios das adrenais e do ACTH. Porém, o eixo gonadal-hipofisário foi significativamente alterado em mulheres, com aumentos nas taxas de FSH (antes do uso de FSH, 11,0 e após o uso de FSH, 17,75 mUI/mL) e estradiol (antes do uso 59,38 e após o uso 87,50 mUI/mL), o que apresentou diferença significante. Apesar de se observar também aumento do LH antes do uso de medicação, de 15,25, para após o uso, de 17,13 mUI/mL, não houve diferença significante[36].

Nos casos de desejo sexual hipoativo, relatados em mulheres portadoras de esterilidade ovariana e síndrome pós-pan-histerectomia com manifestações vasomotoras, pode ser recomendado o uso da PTN. Outras alterações que também se beneficiariam com o uso da protodioscina seriam: formação reduzida de gametas em razão de situações de estresse, esterilidade de longa duração e ausência ou diminuição da libido[37].

Foi realizado ensaio clínico, prospectivo, randomizado, duplo-cego e placebo-controlado com 60 mulheres com disfunção sexual após a menopausa, com o objetivo de avaliar os efeitos do *Tribulus terrestris* na sexualidade. Foram divididas em dois grupos de 30 cada uma delas, sendo um grupo-controle e o outro o grupo que usou *Tribulus terrestris,* 250 mg em três tomadas diárias por 90 dias, e foram avaliadas por meio dos questionários: Inventário de Satisfação Sexual – Versão Feminina (GRISS) e *Female Intervention Efficacy Index* (FIEI). Concluiu-se que, após 90 dias de tratamento com *Tribulus terrestris* em mulheres após a menopausa, houve melhora de diversos aspectos da sexualidade avaliados pelos questionários de GRISS, aplicados antes e após o tratamento. A análise das respostas obtidas por meio do questionário FIEI aponta também resultados benéficos. Não ocorreu melhora no domínio insatisfação sexual feminina na avaliação do GRISS[38].

No mesmo serviço foi realizado trabalho que teve como objetivo estudar dos efeitos do *Tribulus terrestris* e da tibolona em mulheres com disfunção do desejo sexual após a menopausa. O estudo foi prospectivo, randomizado e duplo-cego, realizado com 66 mulheres após a menopausa com disfunção do desejo sexual. As mulheres foram divididas aleatoriamente em três grupos, grupo-controle (n = 20) recebeu placebo/VO; o grupo *Tribulus* (n = 22) 750 mg/VO/dia; e o grupo tibolona (n = 24) 1,25 mg/VO/dia. Como parâmetro de avaliação foi utilizado o Quociente Sexual – Versão Feminina (QS-F), aplicado antes e após 90 dias de tratamento.

Como resultado nos grupos-controle e *Tribulus,* todas concluíram o estudo; no grupo tibolona quatro não concluíram, sendo três por efeitos adversos. Nos grupos *Tribulus* e tibolona houve melhora significante após o tratamento em todos os domínios avaliados. No grupo-controle houve melhora estatisticamente significante nos aspectos desejo e interesse sexual, e capacidade de excitação; e a pontuação total no QS-F apresentou uma piora estatisticamente significante. Quanto ao padrão de desempenho sexual, inicialmente todos os grupos apresentavam um padrão desfavorável a regular, e ao final do estudo, o grupo-controle manteve o mesmo padrão, o grupo *Tribulus* passou a apresentar um padrão regular a bom, e o grupo tibolona, um padrão bom a excelente. Como conclusão, podemos dizer que o *Tribulus terrestris* e a tibolona podem ser avaliados como uma boa opção terapêutica para mulheres com diminuição do desejo sexual após a menopausa. Levando em consideração que os fitomedicamentos apresentam menos efeitos colaterais, o tratamento com derivado do *Tribulus* surge como interessante opção terapêutica[39].

As farmacopeias internacionais não relatam efeitos colaterais nos diversos trabalhos indexados, considerando as doses utilizadas.

EFEITOS ADVERSOS

Pode ocorrer desconforto gastrointestinal (10% das mulheres). Administração durante as refeições pode minimizar estes sintomas[40].

CONTRAINDICAÇÕES

Gravidez, lactação, câncer de próstata e hepatopatias[40].

POSOLOGIA

Cápsulas (extrato seco, contendo no mínimo 40% de saponinas) – 250 a 500 mg, três vezes ao dia, às refeições[40].

CONCLUSÕES

Para que seja assegurado aos seres humanos e às sociedades o desenvolvimento pleno da sexualidade saudável, seus direitos devem ser reconhecidos, respeitados e defendidos. A resposta sexual ocorre pela integração dos sistemas vascular, endócrino e neurológico e o emprego de drogas que possam colaborar, no caso de uma disfunção sexual, nas diferentes fases da resposta sexual, é sempre envolto de grande interesse. Os componentes ativos do *Tribulus terrestris* podem sofrer conversão enzimática em andrógenos fracos, similares ao DHEA, ou podem ser convertidos em androgênios mais potentes como a testosterona, correlacionando-os de forma positiva com o desejo e o comportamento sexual. Não há medicamentos específicos para se atingir o orgasmo, entretanto, os fitoterápicos utilizados no tratamento dos distúrbios do desejo e da excitação sexuais podem facilitar ou mesmo levar ao orgasmo. Há poucos trabalhos na área visando especificamente à resposta sexual feminina. Novos trabalhos bem desenhados deverão ser desenvolvidos.

REFERÊNCIAS BIBLIOGRÁFICAS

1. Herbiak. Breve história de la fitoterapia. Disponível em: http://www.herbiak.com/histherb.htm. Acessado em: 08 jan. 2014.
2. Forès R. Atlas das plantas medicinais e curativas: a saúde através das plantas. A fitoterapia ao longo da história. Cotia: Vergara Brasil; 2004.
3. Silva Junior AA. Essentia herba – Plantas bioativas. Florianópolis: Epagri; 2003.
4. Benner SA, Kim HJ, Kim MJ, Ricardo A. Planetary organic chemistry and the origins of biomolecules. Cold Spring Harb Perspect Biol 2010;2(7):A 003467.
5. Bussmann RW, Sharon D. Traditional medicinal plant use in Northern Peru: tracking two Thousand years of healing culture. J Ethnobiol Ethnomed 2006;2:47-9.
6. Yamada CSB. Fitomedicamentos: a importância do controle de qualidade e produção. In: Lima SMRR. Fitomedicamentos na Prática Ginecológica e Obstétrica. 2ª ed. São Paulo: Atheneu; 2009. p. 13-27.
7. Basson R. Female sexual response: the role of drugs in the management of sexual dysfunction. Obst Gynecol 2001;98:350-3.
8. World Health Organization. Constitution of the World Health Organization 1946. [on line] Disponível em: http://whqlibdoc.who.int/hist/official_records/constitution.pdf Acessado em: 08 jan. 2014.
9. Cavalcanti AL. Sexualidade nas mulheres histerectomizadas submetidas à estrogenioterapia [Dissertação – Mestrado]. São Paulo: Faculdade de Medicina. Universidade de São Paulo; 2002.
10. Shamloul R. Natural aphrodisiacs. J Sex Med 2010;7:39-49.
11. Kaiser FE. Sexual function and the older woman. Clin Geriatr Med 2003;19:463-72.
12. Conselho Federal de Medicina. Resolução CFM nº 1785/2006. [on line] Dispõe sobre a nova redação do Anexo II da Resolução CFM nº 1.763/05, que celebra o convênio de reconhecimento de especialidades médicas firmado entre o Conselho Federal de Medicina (CFM), a Associação Médica Brasileira (AMB) e a Comissão Nacional de Residência Médica (CNRM). Disponível em: http://www.portalmedico.org.br/resolucoes/cfm/2006/1785_2006.htm Acessado em: 08 jan 2014.
13. Loyola MA. Sexualidade e medicina: a revolução do século XX. Cad Saúde Pública 2003;19:875-84.
14. Cavalcanti AL. Efeitos do citrate de sidenafila na circulação do clitóris em mulheres na pós-menopausa com disfunção orgástica avaliadas por Doppler [Tese – Doutorado]. Faculdade de Medicina da Universidade de São Paulo; 2006.
15. Dennerstein L, Alexander J, Kotz K. The menopause and sexual functioning. A review of population-based studies. Annu Rev Sex Res 2003;14:64-82.
16. American Psychiatric Association. Diagnostic and Statistical Manual of Mental Disorders – DSM 5. 5ª ed. United States of America; 2013.
17. Leiblum SR, Keochaki PE, Rodenberg CA et al. Hypoactive sexual desire disorder in post menopausal women: U.S. results from the International Study of Health and Sexuality (WISHES). Menopause 2006;13:46-56.

18. Valadares ALR, Pinto-Neto AM, Osis MJ et al. Prevalence of sexual dysfunction and its associated factors in women aged 40-65 year with 11 year or more of formal education: a population-based household survey. Clinics 2008;63:775-82.

19. Abdo CH, Valadares AL, Oliveira WM Jr. et al. Hypoactive sexual desire disorder in a population-based study of Brazilian women: associated factors classified according to their importance. Menopause 2010;17(6):1114-21.

20. Adaikan PG, Gauthaman K, Prasad RN, Nq SL. Projectile pharmacological effects of tribulus terrestres extrato in the rabbit corpus cavernosum. Ann Acad Med Singapoure 2000;29:22-6.

21. Gauthaman K, Adaikan PG, Prasad RN. Aphrodisiac properties of Tribulus terrestres extract (protodioscin) in normal and castred rats. Life Sci 2002;71:1385-96.

22. Mathur M, Sundaramoorthy S. Ethnopharmacological studies of Tribulus terrestres (Linn). In relation to its aphrodisiac properties. Afr J Tradit Complement Altern Med 2013;10(1):83-94.

23. Singh S, Nair V, Gupta YK. Evaluation of the aphrodisiac activity of Tribulus terrestres Linn. in sexually sluggish male albino rats. J Pharmacol Pharmacother 2012;3(1):43-7.

24. Kostova I, Dinchev D. Saponins in Tribulus terrestres – chemistry and bioactivity. Phytochem Rev 2005;4:111-37.

25. Al-Bayati FA, Al-Mola HF. Antibacterial and antifungal activities of diferente parts of Tribulus terrestres L. growing in Iraq. J Zhejiang Univ Sci B 2008;9(2):154-9.

26. Sun W, Gao J, Tu G et al. A new steroidal saponin from *Tribulus terrestres Linn*. Nat Prod Lett 2002;16:243-7.

27. Nian H, Qin LP, Chen WS et al. Protective effect of steroidal saponins from rhizome of anemarrhena asphodeloides on ovariectomy – induced boné loss in rats. Act Pharmacol Sin 2006;27:728-34.

28. Mazaro Costa R, Andersen ML, Hachul H, Tufik S. Medicinal plants as alternative treatments for female sexual dysfunction: Utopian vision or possible treatment in climacteric women? J Sex Med 2010;7:3695-714.

29. Kotta S, Ansari SH, Ali J. Exploring scientifically proven herbal aphrodisiacs. Pharmacogn Rev 2013;7913:1-10.

30. Adimoelja A. Phytochemicals and the breakthrough of traditional herbs in the management of sexual dysfunctions. Int J Androl 2000;23(Suppl 2):82-4.

31. Gauthaman K, Ganesan AP, Prasad RNV. Sexual effects of puncturevine (Tribulus terrestres) extract (protodioscin): an evalution using a rat model. The Journal of Alternative and Complementary Medicine 2003;9:257-65.

32. Gauthaman K, Adaikan PG. Effect of tribulus terrestris on nicotinamide adenine dinucleotide phosphate-diaphorase activity and androgen receptors in rat brain. J Ethnopharmacol 2005;96:127-32.

33. Neychev VK, Mitev VI. The aphrodisiac herb Tribulus terrestris does not influence the androgen production in young men. J Ethnopharmacol 2005;101:319-23.

34. Gauthaman K, Ganesan AP. The hormonal effects of *Tribulus terrestris* and its role in the management of male erectile dysfunction-an evaluation using primates, rabbit and rat. J Fhytomedicine 2008;15(1-2):44-54.

35. Do J, Choi S, Choi J, Hyun JS. Effects and mechanism of action of a Tribulus terrestris extract on penile erection. Korean J Urol 2013;54(3):183-8.

36. Milanov S, Maleeva A, Taskov M. Tribestan effect on the concentration of some hormones in the serum of healthy subjects [on line]. Sofia: Chemical Pharmaceutical research Institute Sofia; 1998. Disponível em: http://forum.bodybuilding.com/archive/index.php/t-110753581.html Acessado em: 08 jan. 2014.

37. Simon JA. The role of testosterone in the treatment of hypoactive sexual desire disorder in postmenopausal women. Menopause 2005;14:6-11.

38. Postigo S. Estudo dos efeitos do *Tribulus terrestris* na função sexual de mulheres após a menopausa [Tese-Mestrado]. Faculdade de Ciências Médicas da Santa Casa de São Paulo; 2011.

39. Guazzelli RM, Lima SMRR, Postigo S, Martins CPM, Yamada SS. Estudo dos Efeitos do *Tribulus terrestris* e da Tibolona em mulheres com disfunção do desejo sexual após a menopausa. Arquivos Médicos dos Hospitais e da Faculdade de Ciências Médicas da Santa Casa de São Paulo; 2014. *in press*.

40. Herbarium Laboratório Botânico Ltda. *Tribulus terrestris* (Androsten[R]) Disponível em: htpp://www.herbarium.net/geral/bulas/AndrostenBula0110_00269.pdf. Acessado em: 08 jan 2014.

65 | Ômega 6

- Lúcia de Fátima Cahino da Costa Hime
- Ceci Mendes Carvalho Lopes

Com o passar dos tempos, a pirâmide populacional vem apresentando modificações, sendo representada atualmente por um grande contingente de pessoas com mais de 50 anos. No que se refere ao sexo feminino, mais mulheres estão vivenciando o climatério, fase muito vulnerável sob o ponto de vista hormonal, levando-as a refletir sobre mudanças de estilo de vida com a finalidade de maior promoção de saúde e qualidade de vida. Neste panorama, a nutrição apresenta lugar de destaque, ao fornecer maior imunidade na prevenção de comorbidades. A reeducação alimentar, ou seja, a promoção do equilíbrio nutricional é de fundamental importância.

Uma boa alimentação deve conter carboidratos, proteínas, lipídeos, sais minerais e água, além da garantia de biodisponibilidade, ou seja, da proporção em que determinada substância é necessária para ser absorvida, metabolizada e atingir o sítio-alvo de ação[1].

Com esta visão nutricional, vamos dar ênfase às gorduras que, se bem equilibradas, apesar de durante muito tempo terem sido associadas a processos danosos ao organismo, têm demonstrado, propriedades benéficas, principalmente nesta fase de vida. Os lipídeos ou gorduras são um grupo heterogêneo de substâncias com diferentes propriedades físicas e químicas, apresentando em comum o fato de serem solúveis em solventes orgânicos e insolúveis em água[2]. ...Juntamente com carboidratos e proteínas, são macronutrientes de importância biológica, desempenhando funções energéticas, estruturais e hormonais, podendo ser sintetizados no organismo, com exceção dos ácidos graxos essenciais (EFAs)[3].

Segundo Di Pasquali e cols., 2009[4], todas as gorduras são importantes, porém os ácidos graxos essenciais, representados pelo ácido linoleico (LA) e o ácido alfalinolênico (ALA), chamados ômega-6 (n-6 ou ω6) e ômega-3 (n-3 ou ω3), respectivamente, merecem maior destaque. Apresentam algumas particularidades, como a necessidade de serem metabolizados por enzimas elongases e dessaturases para se tornarem mais insaturados e mais ativos. Mills e cols. (2005)[5] afirmam que essas enzimas também são especiais, competem entre si e são influenciadas por alterações em níveis de zinco, magnésio, vitaminas e antioxidantes.

A essencialidade ôesses ácidos foi definida em 1930, por Burr e Burr, ao introduzirem o conceito de EFAs, considerando-os substâncias necessárias ao bom funcionamento orgânico e que, não podendo ser produzidas pelo organismo, devem ser fornecidas através de dieta ou suplementos nutricionais. Estes pesquisadores, estudando ratos alimentados com ácidos graxos poli-insaturados (PUFAs), observaram que sua deficiência levava a problemas dermatológicos, renais, visuais, distúrbios de fertilidade, e que a reintrodução desses ácidos revertia os sintomas. São também considerados essenciais porque são precursores de prostaglandinas (PGs), tromboxanos (TXs) e leucotrienos (LTs), chamados eicosanoides[6].

Os componentes lipídicos, especialmente os ácidos graxos poli-insaturados, estão presentes nas mais diversas formas de vida, desempenhando importantes funções na estrutura de membranas celulares, conferindo-lhes maior fluidez e permeabilidade nos processos metabólicos[7]. Russo,

2009[8], afirma que esses ácidos podem ser introduzidos na dieta como descrito a seguir: os ácidos graxos ômega-3 podem ser encontrados em peixes de água salgada, como salmão, sardinha, truta, ou óleos de sementes de plantas, como linhaça e canola; os ômega-6 são encontrados em cereais, como cevada, aveia, gergelim, e óleos de sementes de borragem, como de uva-passa escura e fungo. Analisando os vários estudos disponíveis, relataremos os prós e contras quanto à introdução dessas substâncias na prevenção e no tratamento de doenças mais prevalentes neste período de vida.

Keenan e cols., em 2004[9], realizaram uma investigação com 2.602 mulheres acima de 45 anos por pesquisa telefônica, na Flórida, em Minnesota e Tennessee, durante 1997 e 1998, sobre sintomas da menopausa e uso de terapia hormonal, alternativa ou conjunta alternativa com convencional, concluindo que o uso conjunto piora os sintomas, e que muitas vezes as mulheres se automedicam, agravando os seus sintomas.

Bertolino e cols., em 2006[10], afirmam que a qualidade dos lipídeos da dieta possui um papel importante no risco de desenvolvimento de diversas doenças crônicas. Estudos epidemiológicos prévios sugerem uma associação positiva entre o consumo de ácidos graxos trans e a ocorrência de doenças cardiovasculares. O consumo deste tipo de gordura vem sendo apontado como um fator de risco importante, tanto quanto o consumo de ácidos graxos saturados para o desenvolvimento de doenças cardiovasculares.

Os relatos de Hugh e Sinclair, em 1944[11], que descreveram menor prevalência de doenças cardiovasculares entre os esquimós da Groelândia, onde o consumo de alimentos marinhos era elevado, e que no Japão, onde este tipo de dieta é comum, a incidência dessa doença também é baixa, possibilitaram que vários estudos fossem realizados dando ênfase aos ômega-3 na profilaxia de doenças.

Flock MR e cols., 2013[12], afirmam que o aumento na dieta de gorduras poli-insaturadas, em substituição às gorduras saturadas, reduz o risco de doenças cardiovasculares.

Patty W Siri-Tarino e cols., 2010[13], enfatizam que embora alguns estudos não confirmem eficácia dos PUFAs no tratamento de hipercolesterolemia, outros comprovam ação sobre o colesterol, reduzindo tanto HDLc quanto LDLc, agindo na prevenção de eventos cardiovasculares.

Quanto à hipertensão, estudo realizado por Hime, em 2004[14], encontrou redução nos níveis pressóricos de pacientes menopausadas hipertensas com administração de 3 g/dia de óleo de borragem durante 6 meses.

Vessby, em 2003[15], estudando homens que tinham apresentado infarto agudo do miocárdio, detectou menor nível plasmático de ácido linoleico, determinando a necessidade desse ácido. Também referiu uma maior correlação com pacientes que apresentam quadro de diabetes. Embora estas avaliações sejam no sexo masculino, achamos pertinente o relato, pois essas doenças são prevalentes em mulheres após a menopausa.

Adamo, 2014[16], afirma que os ácidos graxos ômega-3/ômega-6 agem modulando a resposta imune, atuando na melhora de processos degenerativos.

Sant'Ana, em 2007[17], afirma que não só a quantidade de ácidos graxos é importante, mas também a relação ômega-6/ômega-3. Um equilíbrio entre os dois tipos de ácidos graxos é necessário para que melhores resultados sejam obtidos. Afirma ainda que existe muita controvérsia com relação à melhor quantidade n-6/n-3. Alguns países, como a Suécia e a Alemanha, estabeleceram recomendações para ingestão por meio da dieta n-6/n-3 na razão de 5:1. O Japão estabelece 2:1. A *Food and Agriculture Organization* (FAO), 5 a 10:1. A *International Society for the Study of Fatty Acids and Lipids* (ISSFAL) estabeleceu uma ingestão adequada para ácido linoleico de 4,44 g/dia e de ácido linolênico, de 2,22 g/dia.

A relação usada no *Lyon Heart Study*, que demonstra a proteção cardiovascular, aplica uma relação 1:1. Com a dieta do Ocidente, esta relação é difícil de ser mantida. *The British Nutrition Foundation Task Force on Unsaturated Fatty Acids* recomenda a ingestão de 0,5 a 1 g de n-3/dia.

Estudos epidemiológicos demonstram que a ingestão de n-6 aumentou de 10 g/dia, na década de 1970, para 15 g/dia em 1990. Eles atribuíram à maior hidrogenação dos alimentos[18].

Simopoulos, em 2002[19], constata que em doenças cardiovasculares, taxas inferiores a 4:1 estão associadas a decréscimo na mortalidade, 3:1, a artrite reumatoide, 5:1, a asma. Chajes e Bougnoux, 2003[20], afirmam que taxas de n-6/n-3 inferiores a 5:1 protegem de câncer colorretal. Mills e cols., em 2005[21], também enfatizam a importância do equilíbrio n-6/n-3 na prevenção e no tratamento das doenças colorretais, sobretudo a doença de Crohn.

Simopoulos, 2011[22], volta a afirmar que a maioria das dietas apresenta proporções erradas entre esses ácidos.

Gómez Candela e cols., 2011[23], reforçam a importância do equilíbrio entre esses dois ácidos afirmando que, com a mudança dos padrões alimentares, os ácidos graxos passaram a ser consumidos em proporções inadequadas para fornecer proteção contra as doenças.

Quanto às doenças inflamatórias, estudo realizado entre homens e mulheres para avaliar a ação dos n-3 nos processos inflamatórios e a associação com os n-6 através da análise de marcadores como proteína C-reativa, interleucinas, entre outros, concluiu que n-3 sozinho não apresenta poder anti-inflamatório. Os n-6 funcionam como pró-inflamatórios se não estiverem associados a n-3, mas que n-3 com n-6 apresentam um grande potencial anti-inflamatório[24].

Vários estudos comprovam a ação dos ômega-3 no desenvolvimento e no funcionamento do sistema nervoso. Autores como Schmidt (2000)[25] ressaltam que o cérebro humano apresenta na sua estrutura mais de 60% de gorduras e que essas gorduras são representadas por ácidos graxos essenciais na proporção de 1:1. Devemos salientar que com o passar dos anos ocorre uma diminuição na atividade das enzimas que metabolizam esses ácidos e, em consequência, um menor aporte cerebral, podendo levar a alterações cognitivas.

Hibbeln e Salem Jr. (1995)[26] afirmam que um desequilíbrio entre esses dois tipos de ácidos pode estar associado a maior incidência de depressão.

Pascoe e cols., 2011[27], confirmam a importância desse equilíbrio com relação a processos inflamatórios e depressivos.

Sahlin r cols. (2007)[28] enfatizam a ação benéfica de n-3 e n-6 na doença de Alzheimer, tão prevalente nos dias atuais.

Van Meeteren e cols. (2005)[29], estudando mulheres portadoras de esclerose múltipla, demonstraram ação benéfica do uso de ácido gamalinolênico isolado ou associado a n-3. Não foi demonstrado efeito benéfico em tratamento com n-3 isolado. Eles atribuíram aos n-6, além da ação imunomoduladora em nível celular, a ação mielinizante em células do SNC.

Hime e cols., em 2004[14], em um estudo duplo-cego, placebo-controlado com 3 g de ácido gamalinolênico/dia, aplicando a *Menopause Rating Scale* (MRS) para avaliar sintomas da menopausa, encontram diferença significativa na evolução sintomática, entre os grupos, quanto a fogachos ($p < 0,0001$), depressão ($p < 0,0001$), irritabilidade ($p < 0,0001$), queixas locomotoras ($p = 0,0037$), queixas cardíacas ($p = 0,0044$) e insônia ($p < 0,0001$), não havendo diferença estatisticamente significativa para capacidade de concentração e memória, queixas urinárias, diminuição de libido e secura vaginal.

Hanna e cols. (2005)[30], ao fazer uma revisão de literatura sobre o tratamento das ondas de calor com diversos fitoterápicos e suplementos nutricionais, afirmam que o óleo de prímula tem efeitos benéficos sobre os problemas cardiovasculares e apresenta efeito-placebo sobre os fogachos.

Keen e cols. (1993)[31], em um estudo duplo-cego, placebo-controlado com 111 pacientes com neuropatia diabética com GLA por 1 ano, demonstram melhora em sensibilidade, vibração e toque com relação ao placebo.

Larentania e cols. (2007)[32] referem melhora nas neuropatias periféricas, em pacientes idosos tratados com associação n-6/n-3.

Rand e Asbell, 2011[33], têm encontrado efeito positivo na associação ômega-6/ômega-3 no tratamento de ressecamento ocular.

Essas evidências científicas nos encorajam a novas pesquisas com a finalidade de cada vez mais podermos oferecer tratamentos alternativos seguros a pacientes que nos procuram para amenizar os sintomas climatéricos ou comorbidades que aparecem neste período da vida. Nem sempre os tratamentos hormonais preconizados são indicados, e muitas vezes as contraindicações representam fatores de risco, tornando-se necessária mais uma opção terapêutica. O tratamento com ácidos graxos n-6 e n-3 pode ser uma opção para melhora das ondas de calor, tão desconfortáveis, ou pelo menos corroborando com a melhora de outros problemas concomitantes, como a hipertensão, o risco cardiovascular, entre outros.

REFERÊNCIAS BIBLIOGRÁFICAS

1. Cozzolino SMF. Biodisponibilidade de nutrientes. 2ª ed. São Paulo: Ed. Manole; 2007. p. 3-11.
2. Zaia DAM. Os lipídios e a origem da vida. In: Curi R, Pompéia C, Miyazaka CK, Procópio J. Entendendo a gordura e os ácidos graxos. São Paulo: Ed. Manole; 2002. p. 3-4.
3. Moraes E, Santos T. Lipídeos. In: Dutra-de-Oliveira JE, Marchini JS. Ciênciais Nutricionais, São Paulo: Ed. Sarvier; 1998. p. 87-97.
4. Di Pasquale MG. The Essentials of essential fatty acids. J Diet 2009;6(2):143-61.
5. Mills SC, Windsor AC, Knight SC. The potential interactions between polyunsaturated fatty acids and colonic inflammatory processes. Clinical & Experimental Immunology 2005;142(2):216-28.
6. Burr GO, Burr MM. On the nature and role of the fatty acids essential in nutrition. JBiol Chem 1930;86:587-621.
7. Stone KJ, Willis AL, Hart M, Kirtland SJ et al. The metabolism of dihomo-y-linolenic acid in man. Lipids 1979;11:175-80.
8. 8. Russo GL. Dietary n-6 and n-3 polyunsaturated fatty acids: from biochemistry to clinical implications in cardiovascular prevention. Biochem Pharmacol 2009;77(6):937-46.
9. 9. Keenan NL, Mark S, Fugh-Berman A, Browne D, Kaczmarczyk J, Hunter C. Severity of menopausal symptoms and use of both conventional and complementary/alternative therapies. Menopause 2003;10(6):507-15.
10. 10. Bertolino CN, Castro TG, Sartorelli DS, Ferreira SRG, Cardoso MA. Influência do consumo alimentar de ácidos graxos trans no perfil de lipídeos séricos em nipobrasileiros de Bauru, São Paulo, Brasil. Rio de Janeiro: Cad Saúde Pública 2006;22(2):357-64.
11. 11. Kromann N, Green A. Epidemiological studies in the Upernavik district, Greenland. Incidence of some chronic diseases 1950–74. Acta Med 1980;208(1):401-6.
12. 12. Flock MR, Fleming JA. Macronutrient replacement options for saturated fat: effects on cardiovascular health. Curr Opin Lipidol 2014;25(1):67-74.
13. 13. Patty W Siri-Tarino, Qi Sun, Frank B Hu, and Ronald M Krauss. Saturated fat, carbohydrate and cardiovascular disease. Am J Clin Nutr 2010;91(3):502-9.
14. 14. Hime LFCC. Efeito de ácido gamalinolênico sobre a hipertensão arterial e gordura corporal em mulheres após a menopausa. São Paulo 2004: Tese de doutorado. Faculdade de Saúde Pública da USP.
15. 15. Vessby B. Dietary fat, fatty acid composition in plasma and the metabolic syndrome. Curr Opin Lipidol 2003;14:15-9.
16. 16. Adamo AM. Nutritional factors and aging in demyelinating diseases. Genes Nutr 2014;9(1):360-3.
17. 17. Sant´Ana LS. Biodisponibilidade dos Lipídios. In: Cozzolino SMF. Biodisponibilidade de nutrientes. 2ª ed. São Paulo: Ed. Manole; 2007. p. 154-74.
18. 18. British Nutritional Foundation. Task force on unsaturated fatty acids 1992. New York: Chapman & Hall. p. 201.
19. 19. Simopoulos AP. The importance of the ratio of omega-6/omega-3 essential fatty acids. Biomed Pharmacother 2002;56:365-79.
20. 20. Chajes V, Bougnoux P. Omega-6/omega-3 polyunsaturated fatty acid ratio and cancer. World Rev Nutr Diet. 2003;92:133-51.

21. 21. Mills SC, Windsor AC, Knight SC. The potential interactions between polyunsaturated fatty acids and colonic inflammatory processes. Clinical & Experimental Immunology 2005; 142(2):216-28.
22. 22. Simopoulus AP. Evolutionary aspects of diet: the omega-6/omega-3 ratio and the brain. Mol Neurobiol 2011;44(2):203-15.
23. 23. Candela CG, López LMB, Kohen VL. Importance of a balanced omega 6/omega 3 ratio for the maintenance of health: nutritional recommendations. Nutr Hosp 2011;26(2):323-9.
24. 24. Pischon T, Hankinson SE, Hotamisligil GS, Rifai N, Willet W, Rimm E. Habitual Dietary Intake of n-3 and n-6 Fatty Acids in Relation to Infammatory Markers Among US Mens and Women. Circulation 2003;108(2):155-60.
25. 25. Schmidt MA. Gorduras inteligentes. Como as gorduras e óleos afetam as inteligências mental, física e emocional. São Paulo: Ed. Roca, 2000. p. 3-13.
26. 26. Hibbeln JR, Salem Jr N. Dietary polyunsaturated fatty acids and depression: When cholesterol does not satisfy. Am J Nutr 1995;62:1-9.
27. 27. Pascoe MC, Crewther SG, Carey LM, Crewther DP. What you eat is what you are - a role for polyunsaturated fatty acids in neuroinflammation induced depression? Clin Nutr 2011;30(4):407-15.
28. 28. Sahlin C, Pettersson FE, Nilsson LNG et al. Docosahexaenoic acid stimulates non-amyloidogenic APPprocessing resulting in reduced abnormal levels in cellular models of Alzheimer's disease. European Journal of Neuroscience. 2007;26:882-9.
29. 29. Van Meeteren ME, Teunissen CE, Dijkstra CD, van Tol EAF. Antioxidants and polyunsaturated fatty acids in multiple sclerosis. Preview By: European Journal of Clinical Nutrition 2005;59:1347-61.
30. 30. Hanna K, Day A, O'Neill S, Patterson C, Lyons P. Wall. Does scientific evidence support the use of nonprescription supplements for treatment of acute menopausal symptoms such as hot flushes? Nutr Diet 2005;62:138-51.
31. 31. Keenan NL, Mark S, Fugh-Berman A, Browne D, Kaczmarczyk J, Hunter C. Severity of menopausal symptoms and use of both conventional and complementary/alternative therapies. Menopause 2003;10(6):507-15.
32. 32. Lauretania F, Bandinellib S, Benedettac B, Cherubinid A et al. European Journal of Neurology 2007;14:801-8.
33. 33. Rand AL, Asbell PA. Nutritional supplements for dry eye syndrome. Curr Opin Ophthalmol 2011;22(4):279-82.

66 | Espécies vegetais oficializadas na assistência farmacêutica financiada pelo ministério da saúde: considerações gerais

- Ceci Mendes Carvalho Lopes
- Lúcia de Fátima Cahino da Costa Hime

Em 3 de maio de 2006 foi publicada Portaria número 971 do Ministério da Saúde, instituindo o programa da Política Nacional de Práticas Integrativas e Complementares[1], em que se regulamentava, de acordo com ditames da Organização Mundial da Saúde, o uso de práticas ditas complementares ou tradicionais de terapêutica, como a acupuntura, homeopatia, crenoterapia (ou termoterapia) e fitoterapia. Junto à mesma Portaria foi publicado um anexo que, quando se menciona a fitoterapia, relata uma sequência de atos que incentivam o uso terapêutico das plantas medicinais, desde a conferência de Alma Ata, em 1978, pela ONU, bem como relacionando documentos brasileiros, desde a década de 1980, que culminaram com essa Portaria.

Em 26 de novembro de 2009, outra Portaria, a 2.982 do Ministério da Saúde, regulamentava o uso de vários medicamentos, incluindo oito plantas medicinais (soja, unha-de-gato, garra-do-diabo, alcachofra, cáscara sagrada, guaco, espinheira-santa e aroeira)[2]. Esta Portaria foi revogada através de nova Portaria regulamentadora, a 4.217, de 28 de dezembro de 2010[2], na qual permaneciam as mesmas plantas, porém se estabeleciam novas diretrizes de assistência farmacêutica, implicando em normatização de produção, aquisição, entre outros.

Concomitantemente, o Ministério da Saúde e a ANVISA lançaram um Manual esclarecendo e incentivando a pesquisa com produtos vegetais, enfatizando a flora brasileira[3].

Esses atos governamentais propiciaram a aplicação do tratamento fitoterápico em pacientes atendidos pelo serviço público de saúde. No entanto, essa normatização prevê o uso de um enorme leque de diferentes formas de tratamento, desde a aplicação de práticas tradicionais até o uso de fitomedicamentos, produzidos com toda a tecnologia farmacêutica.

Um dos principais problemas na aplicação do programa é a falta de conhecimento sobre fitoterapia pela maior parte dos profissionais de saúde, além do grande preconceito sobre esse vasto campo. Trazer um pouco de esclarecimento sobre o tema é objetivo deste livro. Neste capítulo, falaremos sobre as oito plantas licenciadas, e que, portanto, devem estar disponíveis para uso no atendimento público.

ALCACHOFRA (*CYNARA SCOLYMUS*)

Menciona-se a alcachofra desde o Egito antigo, pelos gregos e romanos, para tratamento de problemas digestivos. Na época atual, foi comprovada sua atividade colerética e redutora de dislipidemia. E também ação hipoglicemiante, atribuída às fibras digestivas[4,5].

Revisão dos estudos (total: 262 pacientes) comprova efeito redutor da lipidemia, mas pouco animador, com efeitos adversos raros e passageiros[6]. Oferece cardioproteção o aumento da transcrição gênica de óxido nítrico sintase[7]. Possui propriedades probióticas, favorecendo os

Lactobacillus e os *Bifidobacteriae*[8]. A ação antiespasmódica do extrato foi atribuída especialmente à cinaropicrina, sesquiterpeno com potência similar à da papaverina[9].

Em ratos, o extrato das folhas propiciou regeneração da mucosa gástrica induzida por estresse ou álcool, atribuindo-se seu efeito à cinaropicrina, dose-dependente, demonstrando utilidade no tratamento da gastrite aguda[10]. É tradicional seu uso para o tratamento da ressaca alcoólica. No entanto, em revisão, não se encontraram motivos sólidos para essa indicação, nem de forma curativa, nem preventiva[11,12].

A colheita de ramos para produção de ativos terapêuticos tem de ser anterior ao momento ideal para consumo alimentar.

CÁSCARA SAGRADA (*RHAMNUS PURSHIANA*)

Esta planta tem sido muito utilizada, assim como o sene, *Aloe* e outras, com fins laxantes. Sua ação se deve à presença de antranoides, que são glicosídeos que, após desconjugação pela flora intestinal, estímulam a inervação submucosa, aumentando a peristalse e auxiliando a eliminação do bolo fecal. Atuação preponderantemente no cólon, não no reto. Embora possa haver outros tipos de ação, menos claros, este é considerado o principal mecanismo[13].

Seu uso parece bastante seguro, apesar de ser, a rigor, irritativo. É comum desenvolver-se pseudomelanose no cólon de pessoas usuárias de antranoides e, para essa ocorrência, o tempo de uso é muito variável, em torno de 3 a 12 meses[14]. Discute-se, há pelo menos 2 décadas, se essa pigmentação intestinal seria um fator desencadeante de câncer, porém persiste a controvérsia, após estudos com animais[15] ou em humanos[16]. Destaca-se relato de caso de paciente imunossuprimido (transplantado hepático) que desenvolveu pólipo, descoberto após 1 ano de cessado o uso do laxante, já com lesão neoplásica inicial. O autor declara não poder fazer associação com segurança, mas aconselha evitar o uso de senosídeos e similares, por precaução[14]. É preferível recomendar o ajuste dos hábitos alimentares e o ritmo das evacuações, utilizando medicamentos, inclusive cáscara, por tempo limitado, como auxiliar desse tratamento.

Os antranoides podem interferir, como ocorre com as fibras, na absorção de fármacos administrados por via oral[16].

GARRA-DO-DIABO (*HARPAGOPHYTUM PROCUMBENS D C*)

Esta planta, também conhecida por unha-do-diabo, *Devil's claw, Griffe du diable,* é encontrada na Namíbia (no deserto de Kalahari), África do Sul, Botswana, Angola, Zâmbia, Zimbabwe, e as partes utilizadas para fins terapêuticos são raízes secundárias. Os nativos africanos a empregam com muitos fins, como tratamento de doenças reumáticas, diabete, arteriosclerose, problemas digestivos, dos rins e da bexiga, e mencionam atividade ocitócica, tanto na condução do trabalho de parto como na eliminação da placenta retida[17].

Os constituintes ativos são glicosídeos iridoides, açúcares, triterpenoides, fitosteróis, ácidos aromáticos e flavonoides. Os glicosídeos (harpagosídeo, harpagide e procumbide) parecem ser os mais importantes[17].

O mecanismo de ação está ligado à mediação sobre o metabolismo da cascata dos leucotrienos e da COX-2, e bloqueio do caminho AP-1 por expressão gênica[18,19], e possui propriedades anti-inflamatórias. Em 197 pacientes, em estudo duplo-cego placebo-controlado, reduziu significativamente as dores lombares, levando a necessidade menor da droga de resgate (tramadol)[20]. Outro estudo duplo-cego, comparando com diacereína, demonstrou, em 122 casos de osteoartrite de joelhos e quadril, redução da dor de forma semelhante nos dois grupos, com menor necessidade de resgate com acetaminofen ou diclofenaco[21]. Demonstrou-se *in vitro* que o extrato dessa planta

658 | MENOPAUSA, O QUE VOCÊ PRECISA SABER

reduz a inibição da síntese de leucotrienos e tromboxano, dose-dependente, atribuindo-se essa ação ao harpagosídeo[19]. Metanálise concluiu que *Harpagophyton, Salix alba* e *Capsicon frutescens* eram todos melhores que placebo na redução da dor, recomendando a realização de mais estudos de boa qualidade[22].

A ação analgésica e antioxidante, demonstrada em estudos com animais, é dose-dependente, parecendo também estar ligada à ação anti-inflamatória, e à atuação dos flavonoides e fenóis. O amargor parece estar relacionado ao estímulo de secreção gástrica, melhorando a digestão[17].

Há menção popular do uso na condução do trabalho de parto e para eliminação da placenta retida. Estudo em tecido uterino de ratas demonstrou, de fato, atividade uterotônica e espasmogênica[23]. Essa atividade parece paradoxal, uma vez que a sua atividade anti-inflamatória se faz pelo metabolismo dos tromboxanos e da COX-2, que também estão implicados no controle da contratilidade uterina e no tratamento da cólica menstrual.

Pelos estudos e tradição, tem sido indicada principalmente para tratamento de vários tipos de osteoartrites, reumatismo e dor lombar. Importante lembrar que pode haver interação com enzimas do grupo do citocromo P450, portanto interferindo na ação de outros medicamentos, em que essas enzimas influam, como anti-hipertensivos, antiepilépticos, antidepressivos, antidiabéticos e outros. Também pode atuar como anticoagulante, exigindo atenção com o uso concomitante de medicamentos com essa ação[17].

ESPINHEIRA-SANTA (*MAYTENUS ILICIFOLIA*)

Existem mais de 220 espécies do gênero *Maytenus*. Descreveu-se atividade na *ilicifolia*. É originária do Brasil e pode ser encontrada na região que vai de Minas Gerais ao Rio Grande do Sul, e abundante nas matas do sul do Paraná. Também conhecida popularmente como espinho-de-deus, salva-vidas, sombra-de-touro, erva-cancerosa e espinheira-divina. As folhas, frescas ou secas, são utilizadas no preparo de infusões para uso interno e externo[24]. Principais constituintes: terpenos (maitensina, maitomprina, maitumbutina, maitolidina), ácido salicílico, flavonoides (chalconas, auronas, antocianinas), taninos, resinas, mucilagens, sais de ferro, enxofre, sódio e cálcio[25].

O uso medicinal mais tradicional e comum da espinheira-santa é para o tratamento de gastrites e úlceras gástricas e duodenais. Nas gastralgias acalma rapidamente as dores, não diminuindo a sensibilidade do órgão, mas estimulando ou corrigindo a função alterada. O efeito antiúlcera provavelmente ocorre pela ação dos taninos, que aumentam o volume e o pH do conteúdo gástrico, e ainda pelo poder cicatrizante sobre a úlcera. Sua ação antisséptica paralisa as fermentações gastrointestinais[26].

Encontramos referência à utilização pelos povos da América do Sul como abortivo. Este efeito emenagogo ocorre porque pode promover contrações uterinas. Assim, mulheres grávidas não devem fazer uso desta planta e as que estão amamentando devem usá-la com moderação, pois pode levar a redução do leite materno[27].

Em animais, o extrato aquoso simples de folhas de espinheira santa foi eficaz na mesma intensidade que duas conhecidas drogas antiulcerosas, a ranitidina e a cimetidina[28]. Outro **estudo reforça a ação das folhas de espinheira santa com ação analgésica, anti-inflamatória e antiulcerosa**[29]. E outro estudo ainda comprova ação de proteção gástrica atribuída à fração flavonoide das folhas da planta[30].

Também encontramos referência de uso no tratamento de câncer gástrico, sendo atribuída sua ação ao poder antioxidante[31]. Estudo em animais comprova ação antioxidante em problemas de ototoxicidade[32].

Em ratos, através da infusão de extrato de folhas em três momentos de gestação, comprovou-se o efeito abortivo atuando sobre endométrio, mas somente nos primeiros dias de gestação[33].

Não encontramos estudos referentes a efeitos colaterais em relação ao tratamento de problemas digestivos e ulcerosos.

GUACO (*MIKANIA GLOMERATA S*)

Planta pertencente à família Compositae, é originária da América do Sul, sendo encontrada na Argentina, no Paraguai, Uruguai e Brasil, especialmente nas regiões Sul e Sudeste. Recebe também o nome de erva das serpentes, pois o guaco costuma ser preparado como contraveneno de ofídios. As folhas secas, o extrato alcoólico e o decocto apresentam forte cheiro balsâmico. Sob a forma de decocto é usado popularmente para gargarejos nas afecções da boca e garganta; como tintura, para aplicações em fricções e compressas sobre traumatismos, nevralgias, pruridos e dores reumáticas; xarope com o macerado de folhas e mel, com ação broncodilatadora e mucolítica[34].

São seus constituintes óleo essencial (di e sesquiterpenos), taninos, saponinas, resinas, substância amarga (guacina) cumarinas e guacosídeo. É conhecido por sua ação broncodilatadora, antiasmática, expectorante, febrífuga, diurética, tônica, peitoral, emoliente, depurativa e cicatrizante[35].

Fluidifica os exsudatos traqueobrônquicos, estimulando sua secreção e propiciando que sejam expulsos pelo reflexo da tosse; relaxa a musculatura lisa das vias aéreas, principalmente os brônquios; efeito sudorífico é considerado importante em processos febris; ação antiofídica relacionada à presença das cumarinas[36].

Em camundongos, chá de guaco demonstrou atividade analgésica e, em menor intensidade, atividade anti-inflamatória[37].

Também foram estudados de modo comparativo os efeitos do extrato hidroalcoólico com a cumarina (1,2-benzopirano) isolada da planta, submetendo a ensaios em animais, in vivo (edema de pata induzido pela carragenina em rato) e in vitro (preparações de jejuno de rato, íleo de cobaia e traqueia de rato utilizando acetilcolina e histamina como agonistas). Os resultados mostraram efeitos espasmolítico, anti-inflamatório e broncodilatador do extrato e também da solução de cumarina. A diferença na intensidade dos efeitos farmacológicos observados indica que a cumarina contribuiu para o efeito farmacológico, juntamente com outras substâncias químicas presentes no extrato[38].

Foi ainda estudada, em animais, a atividade antiofídica da cumarina frente ao veneno da jararaca (*Bothrops jararaca*). A sobrevivência dos animais testados foi avaliada em 6, 24 e 48 horas e registrada em porcentagem de animais vivos. A cumarina apresentou taxas de sobrevivência de 80%, 50% e 40%, respectivamente, enquanto o grupo-controle apresentou para os mesmos intervalos taxas de 30%, 0% e 0% de sobrevivência[39].

A atividade antialérgica e anti-inflamatória foi avaliada com frações obtidas do extrato etanólico, obtendo-se efetividade na inibição da inflamação imunológica[40].

Estudo clínico para avaliar toxicidade de um produto contendo guaco confirmou a ação sobre as afecções do trato respiratório, sem presença de efeitos colaterais[41].

UNHA-DE-GATO (*UNCARIA TOMENTOSA*)

Originaria da América do Sul, habita principalmente a selva amazônica em especial a região peruana. Seu nome é derivado dos espinhos que lembram gancho, que crescem ao longo da trepadeira e parecem as unhas do gato. Os incas foram os primeiros a usarem essa planta no tratamento de artrite, gastrite, reumatismo e inflamações em geral, pelo seu efeito anti-inflamatório.

Suas espécies, estreitamente relacionadas, são usadas nas florestas – *Uncaria tomentosa* e *Uncaria guianensis*. *Uncaria tomentosa* é a mais eficaz das espécies de unha-de-gato[42].

É utilizado o córtex da raiz, que apresenta alcaloides oxi-indólicos (mitrafilina), polifenóis, procianidinas, glicosídeos e triterpenos, fitosteróis e acido oleânico. Apresenta ação anti-inflamatória, antioxidante e imunomoduladora[43].

Estudo avaliando sua ação em gastrite induzida por indometacina durante 3 dias confirma a ação anti-inflamatória obtida com ambas as espécies, independendo do conteúdo alcaloide[44]. O processo inflamatório nos casos artríticos libera citocinas (mediadores catabólicos), como interleucina-1 (IL-1), fator de necrose tumoral (TNF-α) e óxido nítrico (NO). A unha-de-gato inibe a expressão gênica das citocinas, com alta eficiência no tratamento da osteoartrite, diminuindo a degradação do colágeno[45].

Em caso de isquemia renal aguda, confirmou-se o efeito antioxidante dessa planta na preservação do rim[46]. A capacidade antioxidante poderia explicar não só a proteção das mucosas do trato digestivo, mas ainda agir preventivamente quanto ao desenvolvimento de neoplasias. Foram feitos vários testes, avaliando a composição química do extrato, e a atuação desses componentes no processo oxidativo, concluindo-se pela provável atuação dos flavonoides[47].

Testes *in vitro* confirmam que as duas espécies apresentam atividades imunoestimulantes, antitumorais, antioxidantes e anti-inflamatórias semelhantes[48]. Sua atividade imunomoduladora ocorre através da estimulação do processo fagocitário[3].

Estudo comprovou que um grupo de pacientes tratados com quimioterapia, citostáticos e *Uncaria tomentosa* de forma conjunta apresentou melhor prognóstico, de acordo com a evolução clínica observada em relação a outro grupo que somente havia recebido quimioterapia e citostáticos[49]. Comprovou-se ação antioxidante e antineoplásica, atuando na regulação da homeostase metabólica e antirradicais livres[50]. Revisão encontrou 16 estudos clínicos em humanos confirmando atividade anti-inflamatória e antioxidante[51]. Estudos em animais têm comprovado ação protetora contra agentes carcinogênicos[52].

Em animais, comprovou-se ação benéfica em endometriose. Os autores detalham ação contraceptiva da unha-de-gato, pois o extrato atuou de forma similar ao leuprolide, bloqueador da função ovariana, levando a anovulação (que seria o processo pelo qual inibiria os focos endometrióticos)[53]. Não foi comentado nesse estudo, mas o mesmo processo poderia prover diminuição volumétrica dos miomas, justificando o uso popular, especialmente na região amazônica, com esse fim.

Em relação a efeitos colaterais, existe contraindicação na gestação e lactação, assim como em pacientes com doenças autoimunes. Alguns casos de febre, constipação ou diarreia foram citados.

SOJA: *GLYCINE MAX (L.)* MERR

Entre as populações do leste asiático, grandes consumidoras de soja, há menor incidência de doenças hormônio-dependentes, como câncer de mama e de ovário, e de doença coronariana[54]. Seus componentes ativos são as isoflavonas (especialmente genisteína e daidzeína)[55]. Embora muito menos potentes que o 17-β-estradiol, competem pelos receptores hormonais, agindo como antiestrogênios, se o nível estrogênico da usuária for alto, mas agindo como estrogênios, se o nível destes for baixo (o que é o caso, durante a fase climatérica). Essa característica levou a serem chamadas de fitoestrogênios[56,57]. Sua ação estrogênica pouco potente é compensada pela sua biodisponibilidade muito maior[58]. A ação sobre os níveis hormonais é modesta, mas mensurável[59]. Como elegem preferentemente os receptores do tipo β[60], permite-se classificar as isoflavonas como verdadeiros moduladores específicos dos receptores hormonais (SERMs), e é assim que vários autores as definem.

As isoflavonas são flavonoides, subgrupo dos polifenóis. São consideradas mais importantes a genisteína, a daidzeína e a gliciteína[60]. Isoflavonoides são compostos difenólicos cuja estrutura e peso molecular são semelhantes aos dos estrogênios.

Diferentes produtos alimentares podem conter quantidades e formas diversas desses componentes. Produtos fermentados de soja oferecem isoflavonas mais disponíveis, porque contêm formas bacterianas que favorecem sua conjugação. Vários tipos de tofu, o "queijo" de soja, contêm quantidades diferentes de isoflavonas. Óleos de soja contêm apenas traços delas, por serem hidrofílicas. Assim, é importante considerar essas características, que podem afetar a sua biodisponibilidade e aproveitamento[66].

A biotransformação dos fitoestrogênios ocorre por ação da microflora intestinal, transformando os glicosídeos, como as isoflavonas, em formas não conjugadas (agliconas)[66]. Há passagem rápida dos produtos metabólicos para a circulação êntero-hepática. O fígado tem um papel importante em reconjugar enzimaticamente as agliconas com ácido glicurônico, ou, menos, com ácido sulfúrico. As formas livres de isoflavonas são encontradas em muito pequena quantidade[61].

A meia-vida das isoflavonas no plasma é de 7 a 9 horas, e após 24 horas, desaparecem. O pico de concentração, tanto em homens como em mulheres, alcança 300 a 3.200 nmol/L (80 a 800 mg/mL), o que representa muito mais do que a concentração endógena de estrogênios. Esse é um fator ponderável no efeito biológico final, nos diferentes órgãos, apesar do efeito estrogênico fraco[61]. Pelo pico, 6 a 8 horas seria o intervalo ideal para repetição de novas doses[63].

A concentração de isoflavonas e de seus metabólitos varia muito de indivíduo para indivíduo, mesmo que seja administrada uma quantidade padronizada. A microflora deve estar intacta para que se processe esse metabolismo. Alterações dela podem levar a produtos metabólicos finais diferentes. A quantidade e o tipo de fibras vegetais na dieta também podem influir nessa absorção[67]. O uso de medicamentos, especialmente antimicrobianos, o tempo de trânsito intestinal e outras particularidades fazem com que cada pessoa tenha absorção e metabolismo de isoflavonas diferentes[76]. Alguns indivíduos apresentam metabolismo preferencial pela daidzeína. Isso, sem dúvida, leva a diferente efeito biológico quanto ao consumo de isoflavonas[77].

A absorção de isoflavonas é dose-dependente, em forma linear, pelo menos para consumo em quantidades pequenas a moderadas[71]. No entanto, parece haver um mecanismo de saturação, pois a detecção de seus metabólitos é maior com o aumento de ingestão, mas se estabiliza com maior elevação. Portanto, a partir de um determinado ponto, não há vantagem em mais ingestão. Apesar das grandes variações individuais, não é importante a diferença conforme o sexo[61].

Os metabólitos dos fitoestrogênios podem ser dosados em urina, fezes, plasma, saliva, sêmen, bile e leite[60]. A maior parte dos estudos é baseada na dosagem dos metabólitos urinários, pelas altas concentrações urinárias deles, e por dificuldades metodológicas quanto à medida em outros fluidos biológicos. Verificou-se que cerca de 1/3 das pessoas não têm a capacidade de biotransformar daidzeína em equol. Isso explica, pelo menos em parte, a ampla variação individual encontrada ao se medirem concentrações urinárias[61].

Muitas têm sido as explicações para a atuação fisiológica dessas substâncias. Os fitoestrogênios têm a capacidade, comprovada *in vitro* e *in vivo*, de se ligarem a receptores estrogênicos[60-62]. A ligação dos fitoestrogênios aos receptores estrogênicos é algo como 2% da afinidade do estradiol[62]. Os receptores têm distribuição diferente em diversos tecidos: isso explica seu efeito diferente sobre vários órgãos, conferindo-lhes até uma ação protetora contra certos riscos atribuídos ao efeito dos estrogênios[64]. O fato de essas substâncias químicas possuirem o anel fenólico parece ser um pré-requisito para a ligação aos receptores hormonais[61].

Na pré-menopausa, com alto nível de estrogênios circulantes, as isoflavonas podem competir pelos receptores, funcionando como efeito antiestrogênico, pela atividade muito mais fraca que a dos estrogênios endógenos. Após a menopausa, quando os níveis hormonais circulantes são muito mais baixos, os isoflavonoides passam a ocupar maior quantidade de receptores, portanto exercendo atividade maior, podendo, assim, ter efeitos estrogênicos[62].

662 | MENOPAUSA, O QUE VOCÊ PRECISA SABER

Ações protetoras dos fitoestrogênios podem ser atribuídas também a outras atividades não hormonais: ação inibitória sobre a tirosinoquinase, o fator epidérmico de crescimento, a proliferação e diferenciação de células malignas e a angiogênese (não nos estenderemos, pois há capítulo especificamente destinado a este tema, neste livro)[60,61]. Isoflavonas têm ação antioxidante[65], bem como antimutagênica, anti-hipertensiva, anti-inflamatória e antiproliferativa. Lignanos e isoflavonas agem como antivirais, anticarcinogênicos, bactericidas, antifúngicos, e descreveu-se que possuem ação semelhante à digitálica[66].

A ação antioxidante das isoflavonas está relacionada ao número de grupos hidroxila no anel. Podem prevenir o dano oxidativo, inibindo a formação e favorecendo a varredura de radicais livres, portanto, contribuindo para a anticarcinogênese[67].

As agliconas biologicamente ativas são bastante estáveis em relação ao calor, apesar de a conjugação poder ser influenciada pelo aquecimento. Independentemente da proporção relativa de isoflavonas conjugadas nos diferentes produtos, as agliconas são liberadas de forma igual, como resultado do metabolismo bacteriano intestinal. Por outro lado, os produtos fermentados de soja favorecem a disponibilidade desses glicosídicos, provavelmente porque os agentes biologicamente ativos da fermentação agem hidrolisando os conjugados glicosídicos[61].

Além de outros benefícios, estudos epidemiológicos demonstram que mulheres com dieta com alto teor de soja apresentam menos ondas de calor no climatério, o que foi confirmado em estudos clínicos com produtos nutricionais[52,62,63,69,72,73] e também com isoflavonas isoladas[70,71,74]. No entanto, também houve estudos em que não se observou efeito de melhora das ondas de calor maior do que o obtido com placebo[75].

Nos últimos anos, foram feitas revisões e metanálises pondo em questão a eficácia terapêutica quanto aos sintomas climatéricos da soja, quer nutricional, quer em extratos. A crítica abrange especialmente a diversidade metodológica dos estudos e o tempo de observação, curto demais. Concluem que há vantagem em utilizar a soja como complemento alimentar na fase climatérica[76], mas não se deve considerar livre de risco para mulheres, particularmente as que apresentem um câncer estrogênio-dependente, e que é difícil estabelecer a melhor dose em função de serem tão díspares os estudos. Consideram ainda não ser clara a eficácia, quer em produtos nutricionais, quer em extratos, dadas as diferenças entre os estudos[78,79].

É importante observar que a regulamentação do uso de produtos fitoterápicos varia muito conforme os países. Nos Estados Unidos, por exemplo, são considerados complementos nutricionais, e não há padronização, controle de formulação, e o uso é livre de prescrição médica, diferentemente do que ocorre na Europa e também no Brasil. Assim, como muitas revisões se baseiam em estudos em língua inglesa, pode-se perceber que há dificuldade inclusive de abordagem. Este fato não diminui a importância de que sejam realizados mais estudos, e a necessidade de observação por tempo mais longo. Há indícios, ainda, de que muitos dos benefícios da soja decorrem de uso contínuo ao longo da vida.

Nota da Editora: Os Capítulos 62 e 63 discorrem especificamente sobre Fitoestrogênios.

AROEIRA (*SCHINUS TEREBINTHIFOLIUM* RADII)

Árvore conhecida por vários nomes, como: aroeira-vermelha, aroeira, aroeira-de-praia, aroeira-pimenteira, aroeira-do-paraná, e outros[80,81]. Ocorre naturalmente no Paraguai, na Argentina e no Brasil, onde é encontrada desde o Ceará até o Rio Grande do Sul[80] e em outros países, como nos Estados Unidos (Florida e Havaí, principalmente), onde é uma planta invasora, bem adaptada[82,83] considerada difícil de erradicar[84].

A aroeira vermelha é uma planta da família *Anacardiaceae*. Seus frutos costumam utilizados como pimenta. Praticamente todas as partes da planta têm sido utilizadas popularmente com fins medicinais, incluindo-se as sementes, as folhas, a casca, os frutos, a resina e óleo-resinas (ou bálsamo), e também na indústria de perfumes. É usada para tratamento de resfriados, o decocto de suas folhas inalado para tratamento de hipertensão, depressão e batimentos cardíacos irregulares. O decocto da casca, para tratamento de dores nas costas e dores reumáticas. É descrito seu uso tradicional como antibacteriano, antiviral, diurético, estimulante digestivo, tônico, cicatrizante, anti-inflamatório, hemostático e no tratamento de infecções urinárias e respiratórias[85].

Estudo identificou 49 componentes, observando-se variação na sua quantidade, se as folhas fossem frescas, ou se secadas à sombra. Inclusive, observando-se alguns apenas nas folhas frescas e outros apenas nas secas. Ao todo, foram identificados 20 sesquiterpenos, com predomínio de (E)-cariofileno nas folhas frescas e de β-sesquifelandreno, β-cedreno e α-gurjuneno nas secas. Também foram encontrados monoterpenos, sesquiterpenoides e monoterpenoides em quantidade significativa e três não terpenos[85].

O gel de aroeira foi estudado para tratamento da vaginose bacteriana. Inicialmente, em estudo não controlado em mulheres com diversos tipos de vaginite, entre as quais 30 com vaginose bacteriana, houve relato de cura em cerca de 80% dos casos[86]. A seguir, estudo duplo-cego placebo-controlado: 84% das que utilizaram aroeira e 47,8% das que utilizaram placebo deixaram de apresentar o quadro. A diferença foi estatisticamente significante, semelhante ao esperado com metronidazol e clindamicina. Houve melhora da flora de lactobacilos. O método foi considerado efetivo[87]. O mesmo grupo de pesquisadores confirmou sua eficácia em novo estudo, porém menor que a obtida com metronidazol[88].

Sua atividade cicatrizante também é descrita e popularmente é utilizada para tratamento de problemas bucais, como estomatite, como anti-inflamatório e cicatrizante. A alveolite foi estudada experimentalmente, em ratos. Com material da cavidade, identificados os microrganismos. Inicialmente testados *in vitro* vários diferentes extratos vegetais de plantas com ação cicatrizante conhecida popularmente, concluindo que o extrato de *Schinus terebinthifolium* foi o que melhor resultado provocou. Tratados ratos com alveolite induzida, com esse extrato, foi observada a regeneração cavitária com neoformação óssea. Considerado efetivo, confirmando o efeito observado pelo uso popular[89].

Extrato de folhas de aroeira foi utilizado para tratamento de otite externa de cães, com boa efetividade. Também contra vários germes. Sem citotoxicidade[90].

Em ratos, foram feitos estudos avaliando a cicatrização de feridas, a cicatrização de gastrorrafia, sem demonstrar vantagem do extrato[91,92]. Na cicatrização da bexiga obteve-se o efeito mais favorável no grupo tratado com aroeira, quanto aos diferentes parâmetros de cicatrização observados[93]. Na cicatrização da *linea alba* de ratos submetidos a laparotomia e a seguir suturados, administrando-se intraperitonealmente solução salina ou extrato de aroeira. Após o sacrifício dos animais, submeteram-se a testes de tração os fragmentos retirados do abdome, verificando-se que no grupo tratado com aroeira houve maior resistência à tração, demonstrando maior firmeza da cicatriz, e também quanto à elasticidade, embora o aspecto macroscópico fosse similar em ambos os grupos[94]. Na cicatrização de anastomoses colônicas de ratos, instilada solução salina ou extrato hidroalcoólico de aroeira intraperitonealmente, a cicatrização foi mais favorável no grupo tratado com aroeira, pois houve aceleração da fase aguda para subaguda e crônica da cicatrização, do ponto de vista microscópico e, embora a tensão de ruptura tenha sido ligeiramente maior no grupo aroeira, não houve diferença estatística[95].

Em estudo com 49 extratos, de 25 diferentes plantas brasileiras, entre elas várias com uso popular como antissépticos, pesquisou-se a ação antibacteriana contra cepas de *Escherichia coli* e *Staphylococcus aureus*, e não foram eficazes contra *E. coli*, porém os extratos de cascas de *Schinus terebinthifolius*, e de outras três plantas foram efetivos na inibição de *S. aureus*, confirmando o uso pela tradição[96]. Os resultados de estudos farmacológicos demonstram atividade anti-inflamatória, antifúngica, antibacteriana, incluindo *Staphylococcus, Pseudomonas e Monilia*[81,97]. E também contra *Candida albicans, Tricophyton rubrum e Cryptococcus neoformans*[97]. Demonstrou-se a capacidade de triterpenoides de seus frutos inibirem a fosfolipase A_2, o que explica sua potencial atividade sobre o controle do processo inflamatório, e mesmo artrite reumatoide, asma e psoríase[98].

Foi estudada atividade na hiperuricemia e anti-herpética, com sucesso[99].

A aroeira contém substâncias com reconhecida ação antioxidante, como ácido ascórbico, tocoferóis, compostos polifenólicos e terpenoides. Também é descrita a atividade antioxidante em óleos essenciais. Essa capacidade foi atribuída à presença de terpenos, como terpineol, cariofileno, cedreno, sabineno, terpinoleno e cânfora. A atividade antimicrobiana contra *Pseudomonas aeruginosa, Staphylococcus aureus, Aspergillus niger, Aspergillus parasiticus, Candida albicans,* mas com pequena intensidade contra *Escherichia coli* foi atribuída à presença de monoterpenos e sesquiterpenos com anéis aromáticos e grupos hidroxila fenólicos formando ligações com locais ativos de enzimas-alvo (cis-β-terpineol, citronelal, neo-3-tujanol, neo-3-tujil-acetato, metilcitronelato e álcool cariofilênico)[85].

Como muitos preparados contendo polifenóis são reconhecidos como inibidores de células neoplásicas e o extrato de aroeira é rico em polifenóis, estudou-se em cultura de tecidos a inibição do crescimento de câncer prostático humano, com efeito favorável. Também foi observado efeito antiproliferativo em células de carcinoma mamário. Há fortes indícios quanto à isoquercetina, mas outros podem estar implicados nessa ação, talvez haja ação sinergística de alguns deles[100]. Em estudo recente foi descrita atividade na apoptose do α-pineno, reduzindo lesões metastáticas de melanoma[101].

Não foram encontrados efeitos mutagênicos, em estudo preliminar[102]. Flavonoides têm ação antioxidante, mas também podem agir genotoxicamente; esta propriedade parece estar ligada à posição da hidroxila nos anéis A e B, existentes no extrato de aroeira. Apesar de confirmados os achados do estudo acima, outros testes demonstraram dano ao DNA[103] com extrato em que houve enriquecimento em flavonoides, confirmando os dados obtidos anteriormente[104].

Descreveu-se intensa ação irritante da pele provocada por frutos de *Schinus terebinthifolius*. Talvez seja devido à atuação de mais de um dos componentes, principalmente o cardanol, porém esse fato não é suficiente para proibir o seu uso alimentar[105]. A aroeira contém alto teor de taninos, biflavonoides e ácidos triterpênicos nas cascas, e até 5% de óleo essencial formado por mono e sesquiterpenos nos frutos e nas folhas. Em todas as partes da planta foi identificada a presença de pequena quantidade de alquilfenóis, causadores de dermatite alérgica em pessoas sensíveis[82]. No entanto, foi demonstrada atividade antialérgica na fração acetato isolada das folhas de *Schinus terebinthifolium*, inibindo a formação de edema e a liberação de histamina, em camundongos[106].

O uso mais indicado é para tratamento de leucorreia, em especial a vaginite bacteriana. Provavelmente também seja eficaz sobre vaginites por fungos, mas os estudos científicos são escassos.

Com base no uso tradicional e na literatura, as preparações feitas com sua casca podem ser utilizadas para tratamento de diversas lesões cutaneomucosas, infectadas ou não, como feridas cutâneas, hemorroidas, leucorreias e cervicites. Sob a forma de gargarejo, no tratamento de gengivites e inflamações da garganta. O uso popular consagrou a ingestão do decocto de folhas e frutos com o objetivo de amenizar gastrites e azia. Em estudo comparando o efeito de aroeira e de omeprazol, os sintomas dispépticos foram equivalentemente amenizados[107].

Não foram relatados efeitos tóxicos, mas os estudos sobre mutagenicidade levam a desaconselhar o uso prolongado. O principal efeito adverso relatado é a alergia cutânea.

Não há referência, portanto, até que existam estudos, desaconselha-se seu uso na gestação e lactação.

REFERÊNCIAS BIBLIOGRÁFICAS

1. BRASIL. Ministério da Saúde. Plantas de Interesse ao SUS. Disponível em: http://portal.saude.gov.br/portal/arquivos/pdf/plantas_medicinais.pdf Acessado em: 15 mar. 2014.
2. BRASIL. Ministério da Saúde. Secretaria de Ciência, Tecnologia e Insumos Estratégicos. Departamento de Assistência Farmacêutica e Insumos Estratégicos. Programa Nacional de Plantas Medicinais e Fitoterápicos. Brasília: Ministério da Saúde, 2009. 136 p. (Série C. Projetos, Programas e Relatórios)
3. BRASIL. Ministério da Saúde. Cadernos de Atenção Basica - Plantas Medicinais e Fitoterapia na Atenção Básica. Disponível em: http://bvms.saude.gov.br/publicacoes/fitoterapia_no_sus.pdf Acessado em: 15 dez. 2012.
4. Fantini N, Colombo G, Giori A, Riva A, Morazzoni P, Bombardelli E et al. Evidence of glycemia-lowering by a Cynara scolymus L. extract in normal and obese rats. Phytother Res 2011;25:463-6.
5. Nazni P, Poongodi Vijayakumar T, Alagianambi P, Amirthaveni M. Hypoglycemic and hypolipidemic effect of Cynara scolymus among selected Type 2 diabetic individuals. Pak J Nutr 2006;5:147-51.
6. Wider B, Pittler MH, Thompson-Coon J, Ernst E. Artichoke leaf extract for treating hypercholesterolaemia. Cochrane Database Syst Rev 2009;7 (4):CD003335.
7. Li H, Xia N, Braush I, Förstermann U. Flavonoids from artichoke (cynara scolymus L.) up-regulate endothelial-type nitric-oxide synthase gene expression in human endothelial cells. J Pharmacol Exp Ther 2004;310(3):926-32.
8. Valerio F, De Bellis P, Lonigro SL, Morelli L, Visconti A, Lavermicocca. In vitro and in vivo survival and transit tolerance of potentially probiotic strains carried by artichokes in the gastrointestinal tract. Appl Environ Microbiol 2006;72(4):3042-5.
9. Emendörfer F, Emendörfer F, Bellato F, Noldin VF, Cechinel-Filho V, Yunes RA et al. Antispasmodic activity of fractions and cynaropicrin from Cynara scolymus on guinea-pig ileum. Biol Pharm Bull 2005;28(5):902-4.
10. Ishida K, Kojima R, Tsuboi M, Tsuda Y, Ito M. Effects of artichoke leaf extract on acute gastric mucosal injury in rats. Biol Pharm Bull 2010;33(3):223-9.
11. Pittler MH, Verster JC, Ernst E- Interventions for preventing or treating alcohol hangover: systematic review of randomized controlled trials. BMJ 2005;331(7531):1515-8.
12. Piscoya J. Efficacy of freeze dried cat´s claw in osteoarthritis of the knee mechanisms of action of the species Uncaria. Inflamm Rev 2001;50(9):442-8.
13. Hardcastle JD, Wilkins JL. The action of sennosides and related compounds on human colon and rectum. Gut 1970;11:1038-42.
14. Willems M, van Buuren HR, de Krijger R. Anthranoid self-medication causing rapid development of melanosis coli. Neth J Med 2003;61(1):22-4.
15. National Toxicology Program. NTP toxicology and carcinogenesis studies of emodin (CAS NO.518-82-1) studies in F344/N rats and B6C3F1 mice. Natl Toxicol Program Tech Rep Ser 2001;493:1-278.
16. Siegers C-P, von Hertzberg-Lottin E, Otte M, Schneider B. Anthranoid laxative abuse – a risk for colorectal cancer? Gut 1993;34:1099-101.
17. Sem autor mencionado. *Harpagophytum procumbens* (Devil's claw). Monograph. Alt Med Ver 2008;13(3):248-52.
18. Fiebich BL, Muñoz E, Rose T, Weiss G, McGregor GP. Molecular targets of the anti-inflamatory *Hapagophytum procumbens* (Devil's claw): inhibition of TNF and COX-2 gene expression by preventing activation of AP-1. Phytother Res 2011; Nov 10. doi: 10.1002/ptr.3636. [Epub ahead of print]
19. Loew D, Möllerfeld J, Schrödter A, Puttkammer S, Kaszkin M. Investigations on the pharmacokinetic properties of Harpagophytum extracts and their effects on eicosanoid biosynthesis in vitro and ex vivo. Clin Pharmacol Ther 2001;69(5):356-64.
20. Chrubasik S, Junck H, Breitschwerdt H, Conradt C, Zappe H. Effectiveness of Harpagophytum extract WS 1531 in the treatment of exacerbation of low back pain: a randomized, placebo-controlled, double-blind study. Eur J Anaesthesiol 1999;16(2):118-29.
21. Leblan D, Chantre P, Fournié B. Harpagophytum procumbens in the treatment of knee and hip osteoarthritis. Four-month results of a prospective, multicenter, double-blind trial versus diacerhein. Joint Bone Spine 2000;67(5):462-7.
22. Fugh-Berman A. Herb-drugs interactions. Lancet 2000;355(9198):134-8.

23. Mahomed IM, Ojewole AO. Uterotonic effect of *Harpagophyton procumbens* DC (Pedaliaceae) secondary root aqueous extract on rat isolated uterine horns. J Smooth Muscle Res 2009;45(5):231-9.
24. Santos CAM. Plantas medicinais. CIDADE: EDITORA;1988. p. 160.
25. Torres KR, Leonart R, Santos CAM. Herbarium flora et scientia. Curitiba: S.N. 1987. p. 111.
26. Carlini ELA, Coord. Estudo da ação antiúlcera gástrica de plantas brasileiras: Maytenus ilicifolia, espinheira santa e outras. Brasilia: CEME/AFIP; 1988.
27. Carlini EA, Frochtengarten ML- Toxicologia Clínica (Fase I) da Espinheira-santa (*Maytenus ilicifolia*). São Paulo: CEME PPPM, 1988; p. 67-73.
28. Souza-Formigoni ML, Oliveira MAG, Monteiro MG et al. Antiulcerogenic effects of two *Maytenus* species in laboratory animals. J Ethnopharmacol 1991;34(1):21-7.
29. Jorge RM, Leite JP, Oliveira AB, Tagliati CA. Evaluation of antinociceptive anti-inflamatory and antiulcerogenic activities of Maytenus ilicifolia. J Ethnopharmacol 2004;94(1):93-100.
30. Baggio CH, Freitas CS, Otofuji GM, Cipriani TR, Souza LM, Sassaki GL et al. Flavonoid-rich fraction of *Maytenus ilicifolia Mart. ex. Reiss* protects the gastric mucosa of rodents through inhibition of both H+, K+ -ATPase activity and formation of nitric oxide. J Ethnopharmacol 2007;113(3):433-40.
31. Vellosa JC, Khalil NM, Formenton VA, Ximenes VF, Fonseca LM, Furlan M et al. Antioxidant activity of Maytenus ilicifolia root bark. Fitoterapia 2006;77(3):243-4.
32. Kasse CA, Cruz OL, Iha LC, Costa HO, Lopes EC, Coelho F. The use of Maytenus ilicifolia to prevent cisplatin-induced ototoxicity. Braz J Otorhinolaryngol 2008;74(5):712-7.
33. Montanari TB. Effect of Maytenus ilicifolia Mart. on pregnant mice. Contraception 2002;65(2):171-5.
34. Lorenzi H, Matos FJA. Plantas Medicinais no Brasil: Nativas e Exóticas. SP: Instituto Plantarum de Estudos da Flora, Nova Odessa; 2002. p. 259-260.
35. Alonso JR. Tratado de fitomedicina. Buenos Aires: Isis Ediciones SRL; 1998.
36. Di Stasi LC. Plantas medicinais da medicina popular no município de Botucatu-SP. In: 13º SIMPÓSIO DE PLANTAS MEDICINAIS DO BRASIL: Fortaleza; 1994. *Livro de Resumos*. Fortaleza: CNPq; 1994. Res. 320.
37. Ruppelt BM, Pereira EFR, Gonçalves LC, Pereira NA. Pharmacological screening of plants recommended by folk medicine as anti-snake venom-1. Analgesic and anti-inflammatory activities. Mem I Oswaldo Cruz. 1991;86:203-5.
38. Leite MGR, Souza CL, Silva MAM, Moreira LKA, Matos FJA, Viana GSB. Estudo farmacológico comparativo de *Mikania glomerata* Sprengel (guaco), *Justicia pectoralis* Jacq (anador) e *Torresea cearensis* (cumaru). Rev Bras Farm 1993;74(1):12-5.
39. Pereira NA, Pereira BMR, Nascimento MC, Parente JP, Mors WB. Pharmacological screening of plants recommended by folk medicine as anti-snake venom. IV. Proction against jararaca venom by isolated constituints. Planta Med 1994;60:99-100.
40. Fierro IM, Silva ACB, Lopes CS, Moura RS, Fidalgo CB. Studies on the anti-allergic activitity of Mikania glomerata. J Ethnopharmacol. 1999;66(1):19-24.
41. Soares AKA, Carmo GC, Quental DP, Nascimento DF, Bezerra FAF, Moraes MO et al. Avaliação da segurança clínica de um fitoterápico contendo *Mikania glomerata, Grindelia robusta, Copaifera offi cinalis, Myroxylon toluifera, Nasturtium offi cinale*, própolis e mel em voluntários saudáveis. Rev Brasileira de Farmacognosia 2006;16(4):447-54.
42. Introdução à Fitoterapia: utilizando adequadamente as plantas medicinais. Colombo: Herbarium Lab Bot Ltda; 2008.
43. Chevallier A. Plantas medicinales. Buenos Aires: Editorial El Ateneo; 2009.
44. Sandoval M, Okuhama NN, Zhang XJ et al. Anti-inflammatory and antioxidant activities of cat's claw (Uncaria tomentosa and Uncaria guianensis) are independent of their alkaloid content. Phytomedicine 2002;9(4):325-37.
45. Hardin SR. Cat's claw: an Amazonian vine decreases inflammation in osteoarthritis. Compl Ther Clin Prat 2007;13:25-8.
46. Rosenbaum CC, O Mathuna DP, Chavez M et al. Antioxidants and anti-inflammatory dietary supplements for osteoarthritis and rheumatoid arthritis. Altern Ther Health Med 2010;16(2):32-40.
47. Amaral S, Mira L, Nogueira JMF, Silva AP, Florêncio MH. Plant extracts with anti-inflamatory properties- a new approach for characterization of their bioactive compounds and establishment of structure-antioxidant activity relationships. Bioorg Med Chem 2009;17:1876-83.

48. Piscoya J. Efficacy of freeze dried cat´s claw in osteoarthritis of the knee mechanisms of action of the species Uncaria. Inflamm Rev 2001;50(9):442-8.

49. Diehl I. In: Alonso JR. Tratado de Fitomedicina. 1ª edição. Buenos Aires: Isis Ediciones; 1998.

50. Dreifuss AA, Bastos Pereira AL, Avila TV et al. Antitumoral and antioxidant effects of a hydroalcoholic extract of cat's claw (Uncaria tomentosa) (Willd. Ex Roem. & Schult) in an in vivo carcinosarcoma model. J Ethnopharmacol 2010;130(1):127-33.

51. Gagnier JJ, van Tulder M, Berman B, Bombardier C. Herbal medicine for low back pain. Cochrane Database Syst Rev 2006;19;(2):CD004504.

52. Budan SF, Szabó V, Nowrasteh G et al. Mixtures of Uncaria and Tabebuia extracts are potentially chemopreventive in CBA/Ca mice: a long-term experiment. Phytother Rev 2011;25(4);493-500.

53. Nogueira Neto J, Coelho TM, Aguiar GC et al. Experimental endometriosis reduction in rats treated with Uncaria tomentosa (cat's claw) extract. Eur J Obstet Gynecol Reprod Biol 2011;154(2):205-8.

54. Adlercreutz H, Mazur W. Phyto-estrogens and Western diseases. Ann Med 1997;29:95-120.

55. Setchell KDR. Absortion and metabolism of soy isoflavones – from food to dietary supplements and adults to infants. J Nutr 2000;130:6545-58.

56. Geller S, Studee L. Botanical and dietary supplements for menopausal symptoms: what works, what doesn't? J Women's Health 2005;14(7):634-49.

57. Nachtigall LE. Isoflavones in the management of menopause. J Brit Menop Soc 2001;7(1):8-12.

58. Baber RJ, Templeman C, Morton T, Kelly GE, West L. Randomised placebo-controlled trial of an isoflavone supplement and menopausal symptoms in women. Climacteric 1999;2:85-92.

59. Duncan AM, Underhill KEW, Xu X, Lavalleur J, Phipps WR, Kurzar MS. Modest hormonal effects of soy isoflavones in postmenopausal women. J Clin Endocrinol Metab 1999;84:3479-84.

60. Morito K, Hirose T, Kinjo J, Hirakawa T, Okawa M, Nohara T et al.. Interaction of phytoestrogens with estrogen receptors and . Biol Pharm Bull. 2001;24(4):351-6.

61. Setchell K. Phitoestrogens: the biochemistry, physiology, and implications for human health of soy isoflavones. Am J Clin Nutr 1998;68(suppl):1333-46.

62. Seidl MM, Stewart DE. Alternative treatments for menopausal symptoms. Can Fam Physician 1998;44:1299-308.

63. Han KK, Soares JM, Haidar MA, Lima GR, Baracat EC. Benefits of soy isoflavone therapeutic regimen on menopausal symptoms. Obstet Gynecol 2002;99:389-94.

64. Chiechi LM. Dietary phytoestrogens in the prevention of long-term postmenopausal diseases. Int J Gynec Obstet 1999;67:39-40.

65. Hutchins AM, Slavin JL, Lampe JW. Urinary isoflavonoid phytoetrogen and lignan excretion after consumption of fermented and unfermented soy products. J Am Diet Assoc 1995;95:545-51.

66. Murkies AL, Wilcox G, Davis SR. Clinical review Phytoestrogens. J Clin Endocrinol Metab 1998;83(2):297-303.

67. Tew BY, Xu X, Wang HJ, Murphy PA, Hendrich S. A diet high in wheat fiber decreases the bioavailability of soybean isoflavones in a single meal fed to women. J Nutr 1996;126:871-7.

68. Xu X, Harris KS, Wang HJ, Murphy PA, Hendrich S. Bioavailability of soybean isoflavones depends upon gut microflora in women. J Nutr 1995;125: 2307-15.

69. Murkies AL, Lombard C, Strauss BJG, Wilcox G, Burger HG, Morton MS. Dietary flour supplementation decreases postmenopausal hot flushes: effect of soy and wheat. Maturitas1995;21:189-95.

70. Scambia G, Mango D, Signorile PG, Angeli RA, Palena C, Gallo D et al. Clinical effects of a standardized soy extract in postmenopausal women: a pilot study. Menopause 2000;7:105-11.

71. Upmalis DH, Lobo R, Bradley L, Warren M, Cone F, Lamia C. Vasomotor symptoms relief by soy isoflavone extract tablets in postmenopausal women: a multicentric, double-blind, randomized, placebo-controlled study. Menopause 2000;7:236-42.

72. Nahas EAP, Nahas-Neto J, Orsatti FL, Carvalho EP, Oliveira MLCS, Dias R. Efficacy of a soy isoflavone extract in postmenopausal women: a randomized, double-blind, and placebo-controlled study. Maturitas 2007;58:249-58.

73. Welty FK, Lee KS, Lew NS, Nasca M, Zhou JR. The association between soy nut consumption and decreased menopausal symptoms. Journal of Women's Health 2007;16(3):361-9.

74. Kaari C, Haidar MA, Júnior JM, Nunes MG, Quadros LG, Kemp C et al. Randomized clinical trial comparing conjugated equine estrogens and isoflavones in postmenopausal women: a pilot study. Maturitas 2006;53(1):49-58.

75. Penotti M, Fabio E, Modena AB, Rinaldi M, Omodei U, Viganó P. Effect of soy-derived isoflavones on hot flushes, endometrial thickness, and the pulsatility index of the uterine and cerebral arteries. Fertil Steril 2003;79(5): 1112-7.

76. Duffy C, Perez K, Partridge A. Implications of phytoestrogen intake for breast cancer. Cancer J Clin 2007;57:260-77.

77. Karr SC, Lampe JW, Hutchins AM, Slavin JL. Urinary isoflavonoid excretion in humans is dose dependent at low to moderate levels of soy-protein consumption. Am J Clin Nutr 1997;66:46-51.

78. Nelson HD, Vesco KK, Haney E, Fu R, Nedrow A, Miller J et al. Nonhormonal therapies for menopausal hot flashes. Systematic review and meta-analysis. JAMA 2006;295(17):2057-71.

79. Xiao CW. Health effects of soy protein and isoflavones in humans. J Nutr 2008;138:1244S-1249S.

80. CARVALHO ACB. Marcos regulatórios para plantas medicinais e fitoterápicos. In: SEMINÁRIO INTERNACIONAL DE PRÁTICAS INTEGRATIVAS E COMPLEMENTARES EM SAÚDE, 1., 2008, Brasília. Relatório final. Disponível em: http://dtr2004.saude.gov.br/dab/docs/eventos/seminario_pnpic/dia15_05/dra_ana_cecilia_brasil.pdf. Acesso em: 19 jun. 2008.

81. Lorenzi H, Matos FJA. Plantas Medicinais no Brasil: nativas e exóticas. Nova Odessa, São Paulo: Instituto Plantarum de Estudos da Flora Ltda; 2002. p. 56-7.

82. Williams DA, Overholt WA, Cuda JP et al. Chloroplast, and microsatellite DNA diversities reveal the introduction history of Brazilian peppertree (*Schinus terebinthifolius*) in Florida. Molecular Ecology 2005;14(12):3643-56.

83. Stevens JT, Beckage B. Fire feedbacks facilitate invasion of pine savannas by Brazilian pepper (*Schinus terebinthifolius*). New Phytologist 2009;184:365-75.

84. Williams DA, Muchugu E, Overholt WA, Cuda JP. Colonization patterns of the invasive Brazilian peppertree, *Schinus terebinthifolius*, in Florida. Heredity 2007;98:284-93.

85. El-Massry K, El-Ghorab AH, Shaaban HA, Shibamoto T. Chemical compositions and antioxidant/antimicrobial activities of various samples prepared from *Schinus terebinthifolius* leaves cultivated in Egypt. J Agic Food Chem 2009;57:5265-70.

86. Santos LC, Amorim MMR. Uso da aroeira (*Schinus terebinthifolius Raddi*) para tratamento de infecções vaginais. Femina 2002;30:339-42.

87. 87- Amorim MMR, Santos LC. Tratamento da vaginose bacteriana com gel vaginal de aroeira (*Schinus terebinthifolius Raddi*): Ensaio clínico randomizado. RBGO 2003;25(2):95-102.

88. Leite SR, Amorim MM, Sereno PF, Leite TN, Ferreira JA, Ximenes RA. Randomized clinical trial comparing the efficacy of the vaginal use of metronidazole with a Brazilian pepper tree (Schinus) extract for the treatment of bacterial vaginosis. Braz J Med Biol Res 2011;44(3):245-52.

89. Melo Jr EJM, Raposo MJ, Lisboa Neto JA, Diniz MFA, Marcelino Jr CAC, Sant'Ana AEG. Medicinal plants in the healing of dry socket in rats: microbiological and microscopic analysis. Phytomedicine 2002;9:109-16.

90. Silva AB, Silva T, Franco ES, Rabelo AS, Lima ER, Mota RA et al. Antibacterial, activity, chemical composition, and cytotoxity of leaf's essential oil from Brazilian pepper tree (*Schinus terebinthifolius Raddi*). Brazilian Journal of Microbiology 2010;41:158-63.

91. Branco Neto MLC, Ribas Filho JM, Malafaia O, Oliveira Filho MA, Czeczko NG, Aoki S et al. Avaliação do estrato hidroalcoólico de aroeira (*Schinus terebinthifolius*) no processo de cicatrização de feridas em pele de ratos. Acta Cirúrgica Brasileira 2006;21(supl 2):17-22.

92. Santos OJ, Ribas Filho JM, Czeczko NG, Branco Neto MLC, Naufel Jr C, Ferreira LM et al. Avaliação do extrato de aroeira (*Schinus terebinthifolius Raddi*) no processo de cicatrização de gastrorrafias em ratos. Acta Cirúrgica Brasileira 2006;21(supl 2):39-45.

93. Lucena PLH, Ribas Filho JM, Mazza M, Czeczko NG, Dietz UA, Correa Neto MA et al. Avaliação da ação da aroeira (*Schinus terebinthifolius Raddi*) na cicatrização de feridas cirúrgicas em bexiga de ratos. Acta Cirúrgica Brasileira 2006;21(supl 2):46-50.

94. Nunes Jr JAT, Ribas Filho JM, Malafaia O, Czeczko NG, Inácio CM, Negrão AW et al. Avaliação do efeito do extrato de *Schinus terebinthifolium Raddi* (aroeira) no processo de cicatrização da línea alba de ratos. Acta Cirúrgica Brasileira 2006;(supl 3):8-14.

95. Coutinho IHILS, Torres OJM, Matias JEF, Coelho JCU, Stahlke Jr HJ, Agulham MA et al. Efeito do extrato hidroalcoólico de aroeira (*Schinus terebinthifolius Raddi*) na cicatrização de anastomoses colônicas. Estudo experimental em ratos. Acta Cirúrgica Brasileira 2006;21(supl. 3):49-54.
96. Lima MRF, Luna JS, Santos AF, Andrade MCC, Sant'Ana AEG, Genet J-P et al. Antibacterial activity of some Brazilian medicinal plants. Journal of Ethnopharmacology 2006;105:137-47.
97. Mendonça-Filho RRS, Alviano CS, Costa SS. Screening antifungal agents using ethanol precipitation and bioautography of medicinal and food plants. Journal of Ethnopharmacology 2005;96(3):563-8.
98. Jain MK, Yu BZ, Rogers JM et al. Specific competitive inhibitor of secreted phospholipase A_2 from berries of *Schinus terebinthifolius*. Phytochemistry 1995;39(3):537-47.
99. Hayashi T, Nagayama K, Arisawa M, Shimizu M, Suzuki S, Yoshizaki M et al. Pentagalloylglucose, a xantine oxidase inhibitor from a Paraguayan rude drug, "Molle-I" (Schinus terebinthifolius). Journal of Natural Products 1989;52(1):210-11.
100. Queires LCS, Fauvel-Lafève F, Terry S, De La Taille A, Kouyoumdjian JC, Chopin DK et al. Polyphenols purified from the Brazilian Aroeira plant (*Schinus terebinthifolius Raddi*) induce apoptotic and autophagic cell death of DU145 cells. Anticancer Research 2006;26:379-88.
101. Matsuo AL, Figueiredo CR, Arruda DC, Pereira FV, Scutti JA, Massaoka MH et al. -Pinene isolated from Schinus terebinthifolius Raddi (Anacardiaceae) induces apoptosis and confers antimetastatic protection in a melanoma model. Biochem Biophys Res Commun 2011;411(2):449-54.
102. Ruiz AR, De La Torre RA, Alonso N, Villaescusa A, Betancourt J, Vizoso A. Screening of medicinal plants for induction of somatic segregation activity in *Aspergillus nidulans*. Journal of Ethnopharmacology 1996;52:123-7.
103. Carvalho MCR, Varela-Barca FNT, Agnez-Lima LF, Medeiros SRB. Evaluation of mutagenic activity in an extract of pepper tree stem bark (*Schinus terebinthifolius Raddi*). Environ Mol Mutagen 2003;42:185-91.
104. Varela-Barca FNT, Agnez-Lima LF, Medeiros SRB. Base excision repair pethway is involved in the repair of lesions generated by flavonoid-enriched fractions of pepper tree (*Schinus terebinthifolius Raddi*) stem bark. Environ Mol Mutagen 2007;48:672-81.
105. Stahl E, Keller K, Blinn C. Cardanol, a skin irritant in pink pepper. Hippokrates Verlag GmbH 1983;48:5-9.
106. Cavalher-Machado SC, Rosas EC, Brito FA, Heringe AP, Oliveira RR, Kaplan MAC et al. The anti-allergic activity of the acetate fraction of *Schinus terebinthifolius* leaves in IgE induced mice paw edema and pleurisy. International Immunopharmacology 2008;8:1552-60.
107. Santos SB, Lima ACA, Melo ARS, Frazão CS, Cherpak GL. Comparação da eficácia da aroeira oral (*Schinus therebinthifolius Raddi*) com omeprazol em pacientes com gastrite e sintomas dispépticos: estudo randomizado e duplo-cego. Hebron Atualidades 2011;53:26-32.

ALCACHOFRA

Em associação

- **Hepabile®** Welleda (*Cynara scolymus, Poemus boldus, Taxacum off, Chelidonium majus*). Gotas (não há bula disponível).
- **Lisotox®** Cifarma (*Cynara scolimus*, metionina, acetilcolina, cianocobalamina, extrato de fígado). Flaconetes (não especificada a posologia).
- **Alcachofra composta®** Herald's do Brasil (*Cynara scolymus, Peumus boldus*). Drágeas, posologia: 2 a 4 drágeas nas principais refeições.

Extrato seco

- **Alcachofra EC®** As Ervas Curam. Cápsulas gelatinosas duras, 500 mg (0,6% de ácidos cafeoilquínicos) posologia: 1 cápsula 3 a 4 vezes ao dia.
- **Chophytol®** Millet Roux. Solução oral 225 mg de extrato, posologia: 2,5 mL ou meio flaconete 2 vezes ao dia; Drágeas 200 mg de extrato, posologia: 1 drágea 2 a 3 vezes ao dia.

Tintura

- **Alcachofra EC®** As Ervas Curam. Cada mL de tintura contém 1,5 mg de ácidos cafeoilquínicos, posologia: 2,5 mL em água, 3 vezes ao dia.

CÁSCARA

Em associação

- **Eparema®** Nycomed (cáscara, boldo, ruibarbo). Drágeas, solução e flaconetes. Posologia: 1 a 2 drágeas ou 1 colher das de chá, ou 1 flaconete até 2 vezes ao dia.

Extrato seco

- **Verilax®** Airela. Cápsulas 232 mg (11,6 a 13,9 mg de cascarosídeo A), posologia: 2 cápsulas ao deitar, no máximo 1 semana.
- **Cascara sagrada EC®** As Ervas Curam. Cápsulas 500 mg (10 mg cascarosídeo A) posologia: 2 a 3 cápsulas antes de dormir.

Tintura

- **Cascara sagrada EC®** As Ervas Curam. Cada mL de tintura 10 mg de cascarosídeo A, posologia: 2,5 mL ao deitar.

GARRA-DO-DIABO

Extrato seco

- **Arpadol®** Apsen. Comprimidos revestidos, 400 mg (20 mg de harpagosídeo), posologia: 1 comprimido 3 vezes ao dia, após refeição, com líquidos.

- **Garra EC®** As Ervas Curam. Cápsulas gelatinosas duras, 500 mg (8 mg de harpagosídeo), posologia: 1 a 2 cásulas 3 vezes ao dia, não ultrapassando 9 cápsulas ao dia. Em idosos, metade da dose.

ESPINHEIRA SANTA

Extrato seco

- **Espinheira Santa®** Herbarium. Cápsulas 380 mg (não mencionada a padronização), posologia: 2 cápsulas 3 vezes ao dia.
- **Espinheira Santa EC®** As Ervas Curam. Cápsulas gelatinosas, 500 mg (8 mg de taninos), posologia: 1 a 2 cápsulas 3 vezes ao dia.

Extrato fluido

- **Espinheira Santa EC®** As Ervas Curam. Elixir Cada mL contendo 8 mg de taninos totais, posologia: 5 mL 3 vezes ao dia.

Tintura

- **Espinheira Santa EC®** As Ervas Curam. Para cada mL, 1,2 mg de taninos totais, posologia: 2,5 mL em água 3 vezes ao dia.

GUACO

Extrato seco

- **Guaco EC®** As Ervas Curam. Cápsulas 500 mg (1 mg de cumarina), posologia: 1 cápsula 3 vezes ao dia.
- **Xarope de Guaco®** Herbarium. Cada 5 mL contendo 0,175 mg de cumarinas, posologia: 5 mL 3 vezes ao dia (crianças, metade da dose).

Extrato fluido

- **Guaco EC®** As Ervas Curam. Xarope cada mL contendo 0,2 mg de cumarina, posologia: 5 mL 3 vezes ao dia (crianças, metade ou 1/3 da dose).
- **Guaco EC®** As Ervas Curam. Solução oral cada mL contendo 0,2 mg de cumarina. Não contém açúcar. Posologia: 5 mL 3 vezes ao dia (crianças, metade ou 1/3da dose).
- **Peitoral Martel®** Hertz. Xarope cada mL contendo 0,035 mg de cumarina, posologia: 15 mL 3 vezes ao dia (crianças metade ou 1/3 da dose).

Tintura

- **Guaco EC®** As Ervas Curam. Cada mL contendo 0,4 mg de cumarina, posologia: 2,5 mL 3 vezes ao dia.

UNHA DE GATO

Extrato seco

- **Imunomax®** Herbarium. Comprimidos 100 mg (4,5 mg a 5,5 mg de alcaloides), posologia: 1 comprimido 3 vezes ao dia.
- **Imunomax®** Herbarium. Gel contendo 50 mg do extrato para cada grama do produto, posologia: aplicar sobre lesões de herpes simples, 3 vezes ao dia.

SOJA

Pó da planta

- **Isosoy®** Herborisa. Cápsulas de pó do germe da semente, contendo 15 mg de isoflavonas, posologia: 2 cápsulas 2 ou 3 vezes ao dia.

Extrato seco

- **Buona®** Eurofarma. Cápsulas 150 mg (60 mg de isoflavonas totais), posologia: 1 cápsula 2 a 3 vezes ao dia.
- **Menop®** Ativus. Cápsulas 125 mg (50 mg de isoflavonas), posologia: 2 a 3 cápsulas ao dia.
- **Fisiogen soy®** Zambon. Cápsulas (80 mg de isoflavonas) posologia: 2 cápsulas ao dia.
- **Soyfemme®** Aché. Cápsulas 150 mg (60 mg de isoflavonas) posologia: 2 cápsulas 2 a 3 vezes ao dia.
- **Isoflavine®** Herbarium. Cápsulas 75 mg e 150 mg (respectivamente 30 mg e 60 mg de isoflavonas), posologia: 1 cápsula 2 a 3 vezes ao dia.
- **Soyfit®** Janssen Cilag. Cápsulas 125 mg (50 mg de isoflavonas), posologia: 2 a 3 cápsulas ao dia.

AROEIRA

Extrato seco

- **Kronel®** Hebron. Gel para uso vaginal, extrato 300 mg, posologia: aplicação vaginal ao deitar, por 14 noites.
- **Kronel®** Hebron. Sabonete líquido, para uso em lesões contaminadas de pele.
- **Kios®** Hebron. Comprimidos, para tratamento de gastrites.

ADENDO

- Em 28 de março de 2012, a Portaria MS nº 533, que instituiu a nova Rename (Relação Nacional de Medicamentos-2012), incluiu mais 4 medicamentos fitoterápicos industrializados: Babosa (*Aloe vera (L.) Burm. F.*); Hortelã (*Mentha x piperita L.*); Salgueiro (*Salix alba L.*) e Plantago (*Plantago ovata Forssk.*)

Nota da Editora: para melhor conhecimento dos Aspectos Legais dos fitomedicamentos e produtos afins, aconselhamos a leitura do Capítulo 1.

PARTE 10

Outros Tratamentos

67 | Bisfosfonatos, SERMs e outros

• Sergio Setsuo Maeda

O objetivo do tratamento da osteoporose é a prevenção de fraturas, e envolve os tratamentos não farmacológico (exercícios físicos, cessação do tabagismo e etilismo, prevenção de quedas, dieta rica em cálcio) e farmacológico. Se não for possível a adequação da ingestão de cálcio primeiramente pela dieta, deve ser feita a suplementação com sais de cálcio. Também é fundamental a avaliação da vitamina D, através da mensuração da 25-hidroxivitamina D, objetivando valores acima de 30 ng/mL.

O tratamento farmacológico envolve drogas antirreabsortivas e pró-formadoras. No primeiro grupo estão a terapia hormonal do climatério, os bisfosfonatos, os SERMs, a calcitonina e o denosumab. O segundo grupo é representado pela teriparatida. O ranelato de estrôncio possui duplo mecanismo de ação. Neste capítulo, serão discutidos os SERMs, a calcitonina, o denosumab, os bisfosfonatos e o ranelato de estrôncio.

MODULADORES SELETIVOS DO RECEPTOR ESTROGÊNICO (SERMS)

Os SERMs ligam-se ao receptor do estrogênio (RE) com elevada afinidade e medeiam eventos de transcrição que podem ser agonistas (osso e sistema cardiovascular) ou antagonistas (mama e, em alguns casos, endométrio), dependendo do tecido-alvo. O raloxifeno é aprovado para a prevenção e o tratamento da osteoporose após a menopausa (60 mg/d). Os efeitos do raloxifeno sobre marcadores de remodelação óssea são geralmente mais modestos (redução de 30-40%) do que com a terapia com bisfosfonatos (50-70%)[1]. A mesma resposta foi observada na densidade mineral óssea DMO[2].

O estudo MORE (*Multiple Outcomes of Raloxifene Evaluation*) demonstrou uma redução de 30% do risco de fratura vertebral (RR 0,7; IC 95%; 0,5-0,8), mas sem efeito em fraturas não vertebrais durante um seguimento de 3 anos[3]. O estudo CORE (*Continuing Outcomes Relevant to Evista*), uma extensão do estudo MORE, mostrou que o tratamento com raloxifeno não teve efeito sobre o risco de fraturas não vertebrais após 8 anos[4]. Demonstrou redução do risco de câncer da mama RE-positivo-invasivo (RR 0,24; IC 95%; 0,15-0,40) e do câncer do endométrio (RR 0,62; IC 95%; 0,35-1,08)[4,5]. O estudo RUTH (*Raloxifene Use for The Heart*) avaliou mulheres após a menopausa com alto risco de doença cardiovascular, durante 5 anos, e mostrou um aumento do risco de acidente vascular cerebral fatal (HR 1,49; IC 95%; 1,00-2,24) e tromboembolismo venoso (HR 1,44; IC 95%; 1,06-1,95)[6].

De um modo geral, os SERMs são bem tolerados, com a ocorrência de ondas de calor transitórias e cãibras nas pernas em menos de 10% dos pacientes. Por esta razão, são normalmente receitados para mulheres após a menopausa assintomáticas[3]. Vários novos SERMs foram desenvolvidos nos últimos anos, mas alguns foram descontinuados devido à segurança inaceitável e/ou perfil de tolerabilidade.

O estudo PEARL (*Postmenopausal Evaluation and Risk Reduction with Lasofoxifene*) avaliou a dose de 0,5 mg/d em 8.556 mulheres e mostrou uma redução do risco de fratura vertebral em 42% (HR 0,58; IC 95%; 0,47-0,70) em 3 anos, e fraturas não vertebrais em 24% (HR 0,76; IC 95%; 0,64-0,91) em 5 anos; risco de câncer de mama RE-positivo (HR 0,19; IC 95%; 0,07-0,56), doença cardíaca coronária (HR 0,68; IC 95%; 0,50-0,93) e acidente vascular cerebral (HR 0,64; IC 95%; 0,41-0,99), mas revelou aumento do risco de eventos tromboembólicos venosos, sintomas vasomotores e cãibras nas pernas. Houve também um aumento do risco de pólipos uterinos e hipertrofia endometrial, mas nenhuma elevação do risco de câncer do endométrio[7].

O estudo com bazedoxifeno (20 ou 40 mg) durante 5 anos mostrou uma redução de 35 e 40% do risco de fraturas vertebrais, respectivamente. Houve um aumento na DMO, reduzidos níveis de marcadores de remodelação óssea e efeitos favoráveis nos parâmetros lipídicos. Em uma análise *post hoc* de um subgrupo de alto risco para fratura, a dose de 20 mg reduziu significativamente o risco de fraturas não vertebrais em 37%, em comparação com placebo. Não houve efeito estimulante sobre o endométrio, mas foi associado ao aumento de sintomas vasomotores, cãibras nas pernas e tromboembolismo venoso[8].

Ambos, bazedoxifeno e lasofoxifeno foram aprovados para uso no tratamento da osteoporose após a menopausa na União Europeia, mas não no Brasil.

BISFOSFONATOS

Os bisfosfonatos são os agentes antirreabsortivos mais utilizados para o tratamento da osteoporose e estão em uso clínico há 3 décadas. Eles são análogos sintéticos do pirofosfato, com grande afinidade ao tecido ósseo, especialmente em locais de remodelação óssea ativa. Eles podem permanecer no tecido ósseo durante muito tempo (10 anos para o alendronato, devido ao depósito contínuo com a reciclagem da droga). Variações na estrutura das cadeias laterais de aminoácidos destas drogas afetam a sua atividade farmacológica, em termos de afinidade óssea e potência. Os mais potentes são os bisfosfonatos aminados, tais como o alendronato, risedronato, ibandronato e zoledronato[9].

O mecanismo de ação é a inibição da farnesil difosfato sintase, uma enzima da via do mevalonato, e impede a prenilação de proteínas de ligação ao GTP, responsáveis pela regulação da função dos osteoclastos, do citoesqueleto e metabolismo. Basicamente os bisfosfonatos reduzem a remodelação óssea, levando à apoptose dos osteoclastos. A ordem de potência para inibir a farnesil difosfato sintase é zoledronato < risedronato < ibandronato < alendronato[9,10]. O aumento da massa óssea observado em muitos ensaios está relacionado com a mineralização secundária dos ósteons pré-formados, e não por causa da neoformação de osso[11].

O alendronato pode ser administrado uma vez por semana (70 mg), o ibandronato, uma vez por mês (150 mg) e o risedronato, uma vez por semana ou por mês (35 e 150 mg, respectivamente). Os bisfosfonatos orais são mal absorvidos (menos de 1%) e a dose tem de ser administrada apenas com água pura, depois de um jejum durante a noite e seguida por 30-60 minutos sem comer ou beber. Os pacientes precisam ficar de pé por 1 hora para evitar o refluxo gastroesofágico e danos à mucosa[9,10].

O ibandronato pode ser dado IV a cada 3 meses (3 mg) e o zoledronato, uma vez por ano (5 mg). O principal efeito colateral desta administração é a síndrome *flu-like* (reação de fase aguda) devido à liberação de citocinas (TNF- , IFN- e IL-6), que pode ser tratada por acetaminofeno e torna-se menos comum e mais branda nas infusões subsequentes[9,10]. Cinquenta por cento da dose absorvida se ligam ao osso e 50% são excretados pelos rins. A toxicidade renal pode ocorrer com a administração IV rápida. O uso não é recomendado para pacientes com *clearance* de creatinina inferior a 30-35 mL/min. Ele deve ser usado com precaução em mulheres pré-menopáusicas com potencial de engravidar. O efeito no feto humano é desconhecido[9,10].

O alendronato foi o primeiro bisfosfonato aprovado pela FDA para a prevenção e o tratamento da osteoporose. A administração uma vez por semana (70 mg) melhorou a adesão e tolerabilidade com a mesma eficácia que a terapia diária (10 mg)[11,12]. No estudo FIT (*Fracture Intervention Trial*) houve uma redução de 47% em novas fraturas vertebrais morfométricas (RR 0,53; IC 95%; 0,41-0,68) e 51% de fraturas de quadril (RR 0,49; IC 95%; 0,23-0,99) em indivíduos com pelo menos uma fratura vertebral prévia[13]. Naqueles sem fraturas, o alendronato reduziu o risco de fraturas vertebrais em 44% (RR 0,56; IC 95%; 0,39-0,80) durante 4 anos[14]. No estudo FOSIT (*Fosamax International Trial*), o alendronato reduziu o risco de fraturas não vertebrais em 47%[15]. No estudo FLEX (*Fracture Intervention Trial Long-term Extension*), a mudança para placebo durante 5 anos resultou em quedas na DMO no quadril total e da coluna, mas a densidade média permaneceu igual ou superior à pré-tratamento 10 anos antes. Após 5 anos, o risco cumulativo de fraturas não vertebrais (RR 1,00; IC 95%; 0,76-1,32) não foi significativo. Entre os que continuaram, houve um risco significativamente menor de fraturas vertebrais clinicamente reconhecidas (RR 0,45; IC 95%; 0,24-0,85), mas não houve redução significativa em fraturas vertebrais morfométricas[16].

O risedronato foi avaliado nos estudos VERT (*Vertebral Efficacy With Risedronate Therapy*) nos EUA e multinacional, mostrando uma redução de novas fraturas vertebrais (41% e 49%, respectivamente) e não vertebrais (39% e 33%, respectivamente) durante 3 anos em mulheres com pelo menos uma fratura vertebral prévia[17,18]. No *Hip Intervention Program Study Group*, o risedronato mostrou uma redução de 40% das fraturas de quadril em mulheres com osteoporose (RR 0,6; IC 95%; 0,4-0,9)[19]. O risedronato é dado em uma dose uma vez por semana (35 mg) ou mensal (150 mg).

Dose oral diária (2,5 mg) e doses intermitentes (20 mg em dias alternados por 12 doses a cada 3 meses) de ibandronato foram avaliadas no estudo BONE (*oral iBandronate Osteoporosis vertebral fracture Trial in North America and Europe*). Depois de 3 anos de ibandronato oral diário e intermitente, reduziu-se significativamente o risco de novas fraturas vertebrais morfométricas em 62% e 50%, respectivamente, em relação ao placebo. A população total era de baixo risco para fraturas osteoporóticas. Consequentemente, a incidência de fraturas não vertebrais foi semelhante entre os grupos de ibandronato e placebo. No entanto, os resultados de uma análise *post hoc* mostraram que o regime diário reduz o risco de fraturas não vertebrais (69%) em um subgrupo de alto risco (colo do fêmur BMD *T-score* < –3,0)[20].

O estudo MOBILE (*Monthly Oral IBandronate In LadiEs*) avaliou a dose mensal (50/50, 100 e 150 mg) em comparação com o regime diário durante 2 anos. Todos os regimes mensais produziram aumentos semelhantes na DMO do quadril, que eram maiores do que aqueles com o regime diário[21]. O estudo DIVA (*Dosing IntraVenous Administration*) comparou dois regimes de injeções intravenosas intermitentes de ibandronato (2 mg a cada 2 meses e 3 mg a cada 3 meses), com um regime de 2,5 mg de ibandronato oral diário, que são pelo menos tão eficazes quanto 2,5 mg por via oral diários. O desfecho primário foi a alteração da linha de base na DMO da coluna lombar em 1 ano[22].

O estudo HORIZON (*Health Outcomes and Reduced Incidence with Zoledronic Acid Once Yearly*) avaliou a eficácia de 5 mg de zoledronato durante 3 anos. Houve uma redução do risco de fraturas vertebrais morfométricas em 70% (RR 0,30; IC 95%; 0,24-0,38) e fratura de quadril em 41% (HR 0,59; IC 95%; 0,42-0,83). Fraturas não vertebrais, fraturas clínicas e fraturas vertebrais clínicas foram reduzidas em 25%, 33% e 77%, respectivamente[23]. Uma redução de 35% em novas fraturas clínicas em pacientes com fraturas prévias foi documentada em outro estudo, juntamente com a redução da mortalidade (28%)[24].

BISFOSFONATOS, SERMS E OUTROS | *679*

Recentemente, estudo FPT (*HORIZON – Pivotal Fracture Trial*), de extensão, mostrou os benefícios do tratamento de zoledronato durante 6 anos. Nos anos de 3 a 6, a DMO do colo do fêmur permaneceu constante no grupo zoledronato e caiu um pouco no grupo-interrupção (diferença entre o tratamento = 1,04; IC 95%; 0,4-1,7), mas manteve-se acima dos níveis pré--tratamento. Outros sítios da DMO mostraram diferenças similares. Novas fraturas vertebrais morfométricas foram menos frequentes no grupo zoledronato (*odds ratio* = 0,51), enquanto outras fraturas não foram diferentes[25].

Os eventos adversos mais comuns relatados com o uso de bisfosfonatos orais estão relacionados com a intolerância gastroesofágica, relatada em até 10% dos participantes do estudo[26,27]. Um risco aumentado de fibrilação atrial foi relatado no estudo HORIZON[23], mas outros estudos observacionais têm falhado em detectar um aumento do risco com os bisfosfonatos[27].

Casos de osteonecrose da mandíbula (ONM) foram relatados, principalmente em pacientes com câncer que receberam doses elevadas e cumulativas de bisfosfonatos intravenosos. ONM é definida como a exposição de osso necrótico na cavidade oral, sem cura de 6-8 semanas, na ausência de radioterapia e metástases das maxilas. Em pacientes com osteoporose tratados com bisfosfonatos, a ONM é rara, representando 0,8-5% dos casos notificados e nenhum caso foi identificado em ensaios clínicos com alendronato, ibandronato ou risedronato. No estudo HORIZON-FPT, foram notificados dois casos de ONM entre 7.765 pacientes, um no grupo--placebo e um no grupo zoledronato[23]. A incidência desta condição é estimada em 0,9/100.000 pacientes-ano de tratamento, entre os pacientes que recebem tratamento com bisfosfonatos orais, e associação causal não está comprovada[9,26,27].

De acordo com as Recomendações Gerais da *American Dental Association 2011*, os clínicos geralmente não devem modificar o tratamento odontológico de rotina apenas por causa do uso de agentes antirreabsortivos. Um programa de saúde oral que consiste em práticas de higiene e atendimento odontológico regular pode ser a melhor abordagem para diminuir o risco de ONM. Nenhuma técnica de diagnóstico validada existe para determinar quais pacientes estão em maior risco de desenvolver ONM. A interrupção do tratamento com bisfosfonatos não pode diminuir o risco, mas pode ter um efeito negativo sobre os resultados de baixa massa óssea de tratamento[28].

Casos de fraturas subtrocantéricas atípicas por baixo trauma e fratura da diáfise do fêmur foram relatados em pacientes recebendo bisfosfonatos por longo prazo. Antes da fratura, os pacientes relataram sintomas prodrômicos de dor (normalmente na virilha ou coxa). Os achados radiográficos são o espessamento do córtex na face lateral do fêmur proximal, que é o local de tensão mais elevado. Uma fratura atípica completa exibe, além de uma linha de fratura transversa reta, uma espícula cortical mediana[29]. A associação entre esse tipo de fratura e o uso de bisfosfonatos possivelmente está relacionada com a supressão de longo prazo de remodelação óssea[9,27]. No entanto, esta hipótese aponta, na avaliação retrospectiva da série de casos, para um pequeno número de pacientes envolvidos. Não há nenhum estudo controlado randomizado que aponte a evidência de um aumento no risco de fraturas atípicas. Há também uma possível associação de renovação óssea diminuída, induzida pelos bisfosfonatos e associada a outros fatores de risco, como idade mais jovem no início ou terapia concomitante com corticosteroides, inibidores da bomba de prótons ou outros agentes antirreabsortivos[9,27].

A duração ideal de tratamento com bisfosfonatos é incerta neste momento. Há grande evidência de que os agentes antirreabsortivos são eficazes na redução do risco de fratura e eles são bem tolerados por 3 a 5 anos. Vale a pena ressaltar que estas drogas se acumulam no esqueleto, o que leva a um reservatório que continua a ser liberado por meses ou anos após o tratamento ser interrompido. Interrompendo o uso de alendronato após 10 anos de tratamento com uma dose de 10 mg por dia (que deve ser o mesmo que 70 mg por semana), a quantidade de alendronato liberada do osso ao longo dos próximos meses ou anos seria o equivalente a tomar um quarto do normal da dose (2,5 mg por dia ou 70 mg uma vez por mês).

Existe uma preocupação de que o tratamento a longo prazo tenha o potencial para a excessiva supressão da remodelação óssea e iniba a reparação de danos microscópicos, causando mineralização óssea excessiva e aumento de microfissuras. Os dados do estudo FLEX[16] sugerem que um subgrupo de pacientes pode ter "férias" seguras do alendronato após 5 anos de terapia sem experimentar um rápido declínio na DMO. Os dados nos sugerem que, embora haja algum benefício residual, em termos de redução da fratura para algum tempo depois de um curso de terapia de bisfosfonatos com 3-5 anos, a continuação do tratamento por 10 anos pode ser benéfica para alguns pacientes (aqueles com alto risco de fratura). As decisões sobre a suspensão devem ser individualizadas e com base na avaliação do risco de fratura em curso[9].

CALCITONINA

O estudo PROOF (*Prevent Recurrence of Osteoporotic Fractures*) mostrou que uma dose de 200 UI em *spray* nasal de calcitonina de salmão reduziu significativamente o risco de novas fraturas vertebrais em 33% (RR 0,67; IC 95%; 0,47-0,97) e 36% em mulheres com fraturas prevalentes (RR 0,64; IC 95%; 0,43-0,96). Rinite ocasional pode ocorrer. Dor de cabeça, rubor, náuseas e diarreia foram relatados mais frequentemente com dose subcutânea de calcitonina intranasal. Não há dados sobre a redução do risco de fratura em quadril ou fratura não vertebral[30]. Atualmente, a calcitonina é relegada como agente de segunda ou terceira linha no tratamento da osteoporose.

DENOSUMAB

Denosumab é um anticorpo monoclonal humano que inibe o RANKL e a osteoclastogênese. É administrado por injeção subcutânea de 60 mg a cada 6 meses. Sua eliminação ocorre através do sistema reticuloendotelial, e não através da excreção renal, por isso o denosumab pode ser administrado a pacientes com insuficiência renal. O estudo FREEDOM (*Fracture Reduction Evaluation of Denosumab in Osteoporosis Every 6 Months*) avaliou a eficácia de denosumab durante 3 anos; o grupo tratado teve ganhos significativos na densidade da coluna lombar (9,4%) e do fêmur total (4,8%). Denosumab reduziu o risco de novas fraturas vertebrais radiográficas em 68% (RR 0,32; IC 95%; 0,26-0,41), fratura de quadril em 40% (RR 0,60; IC 95%; 0,37-0,97) e fratura não vertebral em 20% (RR 0,80; IC 95%; 0,67-0,95). Foi relatado um maior número de casos com celulite em pacientes que tomam denosumab, em comparação com placebo (0,3% *vs.* < 0,1%), embora o risco absoluto seja muito baixo[31].

No estudo de extensão com duração de 6 anos, a DMO ainda apresentou ganhos cumulativos de 15,2% (coluna lombar) e 7,5% (fêmur total); a incidência de fratura permaneceu baixa e casos raros de ONM foram relatados[32]. Os pacientes em descontinuação de denosumab registraram as maiores reduções na DMO durante os primeiros 12 meses, com a taxa subsequente de perdas da DMO sendo semelhante à do placebo, demonstrando que o denosumab não confere um efeito residual após o término da terapia[33].

TERIPARATIDA

A administração intermitente de baixas doses de PTH tem efeito anabólico no osso e aumenta a atividade dos osteoblastos e a formação óssea. Dois peptídeos de PTH foram aprovados para o tratamento da osteoporose: teriparatida (PTH 1-34) e PTH 1-84. Apenas a teriparatida está disponível no Brasil. É administrada como uma injeção de 20 µg por dia por via subcutânea.

Houve uma redução de 65% e 54% no risco de fratura em fraturas vertebrais e não vertebrais, respectivamente. Devido a um pequeno número de fraturas de quadril observado no estudo principal, não ficou demonstrada redução significativa do risco deste tipo de fratura[34]. O uso concomitante de bisfosfonatos pode diminuir o aumento da massa óssea observado com a teriparatida isoladamente, mas a administração de um antirreabsortivo deve ser considerada após o término do tratamento de 2 anos, a fim de manter o ganho de massa óssea obtido[35]. A duração máxima do tratamento de 2 anos é recomendada por causa da limitada evidência de eficácia para além deste período, e em estudos pré-clínicos mostrou o desenvolvimento de osteossarcoma em ratos[34].

Hipercalcemia assintomática, náusea ocasional, tonturas, cãibras nas pernas e dor de cabeça foram associadas ao uso de teriparatida. A teriparatida é contraindicada em crianças, outras doenças ósseas metabólicas que não a osteoporose (ou seja, a doença de Paget, osteomalacia, por exemplo), pacientes com neoplasias ósseas (devido à possibilidade de metástases ocultas nos ossos), irradiação esquelética ou elevações inexplicadas da fosfatase alcalina. O uso de teriparatida é limitado devido ao alto custo do tratamento.

Ranelato de Estrôncio

O ranelato de estrôncio contém dois átomos de estrôncio, que é um cátion bivalente, e tem um número atômico maior que o do cálcio. Ele tem uma ação dupla no osso, antirreabsortiva e pró-formadora. Há diminuição de marcadores de reabsorção óssea e aumento dos marcadores de formação óssea. O mecanismo de ação exato ainda é incerto. O estudo SOTI (*Spinal Osteoporotic Therapeutic Intervention*) mostrou uma redução de risco de 49% no primeiro ano de tratamento com 2 g, e 41% durante o período de estudo de 3 anos (RR 0,59; IC 95%; 0,48-0,73)[36].

O estudo TROPOS (*TReatment Of Peripherial OSteoporosis*) mostrou uma redução de 19% de fraturas não vertebrais, e entre as mulheres com alto risco de fratura de quadril a redução desta fratura foi de 36%[37]. Os efeitos colaterais mais comuns são náuseas, diarreia leve e elevação transitória da creatinoquinase. É contraindicado em pacientes com risco de tromboembolismo, fato observado quando os ensaios SOTI e TROPOS foram agrupados. Foram relatados casos raros de hipersensibilidade com eosinofilia e sintomas sistêmicos[38].

O tratamento em longo prazo com o ranelato de estrôncio é associado a aumentos sustentados na DMO ao longo de 10 anos, com um bom perfil de segurança, e manteve a eficácia antifratura por mais de 10 anos[38]. Como estrôncio tem um número atômico maior que o do cálcio, que atenua mais raios X do que o cálcio, isto pode resultar em uma superestimação da DMO, que requer um ajuste para o conteúdo de estrôncio ósseo[39].

NOVAS DROGAS E NOVOS MECANISMOS DE AÇÃO

Inibidores da Catepsina K – Odanacatib (ODN)

A catpesina K é uma enzima lisossomal expressa em osteoclastos, e o odanacatib é um inibidor específico desta. O estudo de fase II mostrou que as mulheres que receberam combinações de odanacatib (10-50 mg) durante 5 anos tiveram ganhos na DMO da coluna e do quadril e mostraram reduções maiores na reabsorção óssea do que os marcadores de formação óssea. A interrupção do ODN resultou na reversão dos efeitos do tratamento. O tratamento com ODN de até 5 anos foi geralmente bem tolerado[40].

Anticorpos Antiesclerostina

A esclerostina é um regulador negativo da via Wnt do osteoblasto e a sua inibição pode ser um novo objetivo terapêutico promissor no tratamento da osteoporose.

REFERÊNCIAS BIBLIOGRÁFICAS

1. Johnell O, Scheele WH, Lu Y, Reginster JY, Need AG, Seeman E. Additive effects of raloxifene and alendronate on bone density and biochemical markers of bone remodeling in postmenopausal women with osteoporosis. JCEM. 2002;87(3):985-92.
2. Sambrook PN, Geusens P, Ribot C, Solimano JA et al. Alendronate produces greater effects than raloxifene on bone density and bone turnover in postmenopausal women with low bone density: results of EFFECT (Efficacy of FOSAMAX versus EVISTA Comparison Trial) International. J Intern Med. 2004;255(4):503-11.
3. Ettinger B, Black DM, Mitlak BH, Knickerbocker RK, Nickelsen T et al. Reduction of vertebral fracture risk in postmenopausal women with osteoporosis treated with raloxifene: results from a 3-year randomized clinical trial. Multiple Outcomes of Raloxifene Evaluation (MORE) Investigators. JAMA. 1999;282(7):637-45.
4. Siris ES, Harris ST, Eastell R, Zanchetta JR et al. Continuing Outcomes Relevant to Evista (CORE) Investigators. Skeletal effects of raloxifene after 8 years: results from the continuing outcomes relevant to Evista (CORE) study. JBMR. 2005;20(9):1514-24.
5. Vogel VG, Costantino JP, Wickerham DL, Cronin WM et al. Effects of tamoxifen vs raloxifene on the risk of developing invasive breast cancer and other disease outcomes: the NSABP Study of Tamoxifen and Raloxifene (STAR) P-2 trial. JAMA. 2006;295(23):2727-41.
6. Barrett-Connor E, Mosca L, Collins P, Geiger MJ et al. Raloxifene Use for The Heart (RUTH) Trial Investigators. Effects of raloxifene on cardiovascular events and breast cancer in postmenopausal women. NEJM. 2006;355(2):125-37.
7. Cummings SR, Ensrud K, Delmas PD, LaCroix AZ et al. PEARL Study Investigators. Lasofoxifene in postmenopausal women with osteoporosis. NEJM. 2010;362(8):686-96.
8. Silverman SL, Chines AA, Kendler DL, Kung AW et al. Sustained efficacy and safety of bazedoxifene in preventing fractures in postmenopausal women with osteoporosis: results of a 5-year, randomized, placebo-controlled study. Osteoporos Int. 2012;23(1):351-63.
9. Watts NB, Diab DL. Long-term use of bisphosphonates in osteoporosis. JCEM. 2010;95(4):1555-65.
10. Fleisch H. Bisphosphonates: mechanisms of action. Endocr Rev. 1998;19(1):80-100.
11. Boivin GY, Chavassieux PM, Santora AC, Yates J, Meunier PJ. Alendronate increases bone strength by increasing the mean degree of mineralization of bone tissue in osteoporotic women. Bone. 2000;27:687-694.
12. Schnitzer T, Bone HG, Crepaldi G, Adami S et al. Therapeutic equivalence of alendronate 70 mg once-weekly and alendronate 10 mg daily in the treatment of osteoporosis. Alendronate Once-Weekly Study Group. Aging (Milano). 2000;12(1):1-12.
13. Black DM, Cummings SR, Karpf DB, Cauley JA et al. Randomised trial of effect of alendronate on risk of fracture in women with existing vertebral fractures. Fracture Intervention Trial Research Group. Lancet. 1996;348(9041):1535-41.
14. Cummings SR, Black DM, Thompson DE, Applegate WB et al. Effect of alendronate on risk of fracture in women with low bone density but without vertebral fractures: results from the Fracture Intervention Trial. JAMA. 1998;280(24):2077-82.
15. Pols HA, Felsenberg D, Hanley DA, Stepán J et al. Multinational, placebo-controlled, randomized trial of the effects of alendronate on bone density and fracture risk in postmenopausal women with low bone mass: results of the FOSIT study. Fosamax International Trial Study Group. Osteoporos Int. 1999;9(5):461-8.

16. Black DM, Schwartz AV, Ensrud KE, Cauley JA et al. Effects of continuing or stopping alendronate after 5 years of treatment: the Fracture Intervention Trial Long-term Extension (FLEX): a randomized trial. JAMA. 2006;296(24):2927-38.

17. Harris ST, Watts NB, Genant HK, McKeever CD et al. Effects of risedronate treatment on vertebral and nonvertebral fractures in women with postmenopausal osteoporosis: a randomized controlled trial. Vertebral Efficacy with Risedronate Therapy (VERT) Study Group. JAMA. 1999;282(14):1344-52.

18. Reginster J, Minne HW, Sorensen OH, Hooper M et al. Randomized trial of the effects of risedronate on vertebral fractures in women with established postmenopausal osteoporosis. Vertebral Efficacy with Risedronate Therapy (VERT) Study Group. Osteoporos Int. 2000;11(1):83-91.

19. McClung MR, Geusens P, Miller PD, Zippel H et al. Effect of risedronate on the risk of hip fracture in elderly women. Hip Intervention Program Study Group. NEJM. 2001;344(5):333-40.

20. Chesnut III CH, Skag A, Christiansen C, Recker R et al. Effects of oral ibandronate administered daily or intermittently on fracture risk in postmenopausal osteoporosis. JBMR. 2004;19(8):1241-9.

21. Miller PD, McClung MR, Macovei L, Stakkestad JA et al. Monthly oral ibandronate therapy in postmenopausal osteoporosis: 1-year results from the MOBILE study. JBMR. 2005;20(8):1315-22.

22. Delmas PD, Adami S, Strugala C, Stakkestad JA et al. Intravenous ibandronate injections in postmenopausal women with osteoporosis: one-year results from the dosing intravenous administration study. Arthritis Rheum. 2006;54(6):1838-46.

23. Black DM, Delmas PD, Eastell R, Reid IR et al. Once-yearly zoledronic acid for treatment of postmenopausal osteoporosis. NEJM. 2007;356(18):1809-22.

24. Lyles KW, Colón-Emeric CS, Magaziner JS, Adachi JD et al. Zoledronic Acid in Reducing Clinical Fracture and Mortality after Hip Fracture. NEJM. 2007;357:nihpa40967.

25. Black DM, Reid IR, Boonen S, Bucci-Rechtweg C et al. The effect of 3 versus 6 years of zoledronic acid treatment of osteoporosis: a randomized extension to the HORIZON-Pivotal Fracture Trial (PFT). JBMR. 2012;27(2):243-54.

26. Boonen S, Ferrari S, Miller PD, Eriksen EF et al. Postmenopausal osteoporosis treatment with antiresorptives: effects of discontinuation or long-term continuation on bone turnover and fracture risk--a perspective. JBMR. 2012;27(5):963-74.

27. Rizzoli R, Reginster JY, Boonen S, Bréart G et al. Adverse reactions and drug-drug interactions in the management of women with postmenopausal osteoporosis. Calcif Tissue Int. 2011;89(2):91-104.

28. Hellstein JW, Adler RA, Edwards B, Jacobsen PL et al. Managing the care of patients receiving antiresorptive therapy for prevention and treatment of osteoporosis: executive summary of recommendations from the American Dental Association Council on Scientific Affairs. J Am Dent Assoc. 2011;142(11):1243-51.

29. Daroszewska A. Prevention and treatment of osteoporosis in women: an update. Obstetrics, Gynaecology and Reproductive Medicine. 2012;22(6):162-169.

30. Chesnut CH 3rd, Silverman S, Andriano K, Genant H et al. A randomized trial of nasal spray salmon calcitonin in postmenopausal women with established osteoporosis: the prevent recurrence of osteoporotic fractures study. PROOF Study Group. Am J Med. 2000;109(4):267-76.

31. Cummings SR, San Martin J, McClung MR, Siris ES et al. Denosumab for prevention of fractures in postmenopausal women with osteoporosis. NEJM. 2009;361(8):756-65.

32. Bone HG, Chapurlat R, Brandi ML, Brown JP et al. The Effect of 3 or 6 Years of Denosumab Exposure in Women With Postmenopausal Osteoporosis: Results From the FREEDOM Extension. J Clin Endocrinol Metab. 2013;98(11):4483-92.

33. Bone HG, Bolognese MA, Yuen CK, Kendler DL et al. Effects of denosumab treatment and discontinuation on bone mineral density and bone turnover markers in postmenopausal women with low bone mass. JCEM. 2011;96(4):972-80.

34. Neer RM, Arnaud CD, Zanchetta JR, Prince R et al. Effect of parathyroid hormone (1-34) on fractures and bone mineral density in postmenopausal women with osteoporosis. NEJM. 2001;344(19):1434-41.

35. Black DM, Greenspan SL, Ensrud KE, Palermo L et al. The effects of parathyroid hormone and alendronate alone or in combination in postmenopausal osteoporosis. NEJM. 2003;349(13):1207-15.

36. Meunier PJ, Roux C, Seeman E, Ortolani S et al. The effects of strontium ranelate on the risk of vertebral fracture in women with postmenopausal osteoporosis. NEJM. 2004;350(5):459-68.

37. Reginster JY, Seeman E, De Vernejoul MC, Adami S et al. Strontium ranelate reduces the risk of nonvertebral fractures in postmenopausal women with osteoporosis: Treatment of Peripheral Osteoporosis (TROPOS) study. JCEM. 2005;90(5):2816-22.
38. Reginster JY, Kaufman JM, Goemaere S, Devogelaer JP et al. Maintenance of antifracture efficacy over 10 years with strontium ranelate in postmenopausal osteoporosis. Osteoporos Int. 2012;23(3):1115-22.
39. Nielsen SP, Slosman D, Sørensen OH, Basse-Cathalinat B et al. Influence of strontium on bone mineral density and bone mineral content measurements by dual X-ray absorptiometry. J Clin Densitom. 1999;2(4):371-9.
40. Langdahl B, Binkley N, Bone H, Gilchrist N et al. Odanacatib in the treatment of postmenopausal women with low bone mineral density: five years of continued therapy in a phase 2 study. JBMR. 2012;27(11):2251-8.

68 | Cálcio e vitamina D

- Jaime Kulak Junior
- Carolina Aguiar Moreira Kulak
- Tayane Muniz Fighera

INTRODUÇÃO

Cálcio e vitamina D apresentam um papel fundamental na saúde do esqueleto, pois suportam o crescimento e a mineralização óssea em crianças e adolescentes e previnem a perda óssea em adultos e idosos[1]. Por outro lado, a falta de cálcio e vitamina D aumenta a fragilidade óssea e o risco de fraturas osteoporóticas. Com o envelhecimento, existe um declínio na eficiência da absorção intestinal de cálcio e também na síntese de vitamina D na pele, o que justifica a reposição de ambos como uma medida de prevenção e tratamento da osteoporose[2].

Neste capítulo iremos revisar a fisiologia óssea, o papel do cálcio e da vitamina D na densidade mineral óssea, a prevenção de fraturas e a força muscular. Além disto, as necessidades diárias de cálcio e vitamina D e os principais sais de cálcio também serão abordados.

FISIOLOGIA DO CÁLCIO

A mineralização óssea é um processo passivo, que ocorre em níveis adequados de cálcio e vitamina D. Indivíduos adultos normalmente apresentam um total aproximado de 1.000 g de cálcio no organismo, sendo 99% localizados no esqueleto sob a forma de cristais de hidroxiapatita. Os cristais garantem propriedades mecânicas ao tecido ósseo e funcionam como um reservatório para diversas funções fisiológicas importantes exercidas pelo cálcio. O restante está localizado no plasma e em tecidos moles. O cálcio sérico circula 50% em sua forma iônica, que representa a fração livre e biologicamente ativa; 40% ligados a albumina; e 10% formam complexos com citrato ou fosfato[1].

Os ossos, rins e intestino estão intimamente envolvidos na homeostase do cálcio. Com uma ingesta diária de 1.000 mg de cálcio, por exemplo, aproximadamente 200 mg são absorvidos no trato gastrointestinal, principalmente no duodeno e jejuno. A absorção é maior em crianças e adolescentes, bem como em gestantes e lactantes. Períodos de restrição alimentar também aumentam a absorção. Cerca de 1 g são filtrados nos rins diariamente, com uma excreção urinária em 24 horas entre 100 a 300 mg. Através do remodelamento ósseo, aproximadamente 500 mg de cálcio por dia são liberados do esqueleto para a circulação sanguínea[1].

A secreção do paratormônio (PTH) é o principal mecanismo de manutenção do cálcio iônico e do fosfato sérico dentro dos valores normais, através do aumento da reabsorção óssea e da reabsorção renal de cálcio. Além disso, o PTH, bem como a hipocalcemia, podem estimular a ativação da vitamina D, elevando os níveis séricos de cálcio[3] e com isto aumentando a reabsorção intestinal de cálcio. Este controle "fino" da concentração sérica do cálcio é realizado por receptores localizados na superfície das células principais, os sensores do receptor do cálcio (CaSR), que modulam a produção hormonal, ou seja, identificam a necessidade da produção de PTH através da calcemia (Figura 68.1).

Em uma situação de baixa ingestão de cálcio pode ocorrer hipocalcemia, estimulando a secreção de PTH e, consequentemente, a remodelação óssea. O resultado é a liberação de cálcio na circulação com aumento da calcemia, bem como perda de massa óssea. Importante ressaltar que o aumento da remodelação óssea, além de levar à perda óssea, também é considerado um fator de risco independente para fraturas.

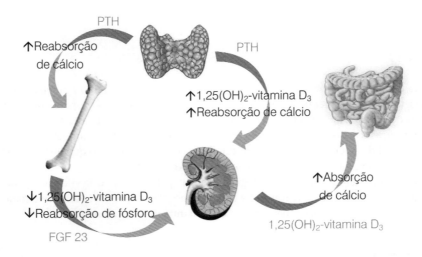

Figura 68.1 – Metabolismo do cálcio e da vitamina D.

Vitamina D

A vitamina D_3 é produzida a partir do 7-di-hidrocolesterol (7DHC) que, sob ação do calor e dos raios ultravioleta na pele, forma a pré-vitamina D_3. Neste sentido, vários fatores influenciam a síntese de vitamina D, entre eles, a intensidade da exposição solar e a pigmentação da pele, uma vez que a melanina pode absorver a radiação ultravioleta e reduzir a produção de vitamina D. Da mesma forma, altas latitutes e o uso de filtro solar também podem reduzir a síntese de vitamina D_3[4].

Uma vez no plasma, a vitamina D circula ligada a sua proteína carreadora, sendo que duas enzimas citocromo P450 mitocondriais participam de sua bioativação. No fígado, ocorre a primeira hidroxilação da vitamina D, onde a enzima 25-hidroxilase catalisa a conversão da pré-vitamina D_3 em 25-hidroxivitamina D (25-OHD). Esta é a forma mais abundante na circulação, e por isso é o melhor parâmetro laboratorial para a avaliação dos níveis de vitamina D no organismo. Nos rins, ocorre a segunda hidroxilação e a 25-OHD é convertida em 1,25-di-hidroxivitamina D [1,25-$(OH)_2$D] por ação da enzima 1,alfa-hidroxilase. Apesar de outros metabólitos serem formados, a 1,25$(OH)_2$D ou calcitriol é o principal metabólito ativo[2,5].

A forma ativa da vitamina D atua abrindo os canais de cálcio nas células intestinais e assim aumentando a absorção de cálcio e fósforo, tornando-os disponíveis para a formação de matriz óssea[6]. No esqueleto, a principal ação da vitamina D é a ativação indireta da reabsorção, a partir de sua ligação aos pré-osteoblastos, funcionando como um estímulo para a diferenciação de células precursoras em osteoclastos a partir do sistema RANK/RANK ligante[7]. A 1,25(OH)$_2$-vitamina D promove a reabsorção tubular de fósforo no túbulo proximal renal, entretanto, ainda é incerto se a vitamina D tem alguma ação direta sobre a reabsorção tubular de cálcio, embora ela aumente a expressão dos CaSR nos rins.

A produção renal de 1,25(OH)$_2$D é estimulada pela hipocalcemia, hipofosfatemia, e por altos níveis de PTH. Por outro lado, é inibida por altos níveis de fator de crescimento dos fibroblastos 23 (FGF 23). O FGF 23 é um hormônio descoberto recentemente, que é secretado pelos osteócitos e age primariamente nos rins induzindo a perda urinária de fosfato, através da inibição de cotransportadores sódio-fosfato[8].

IMPACTO DO CÁLCIO E DA VITAMINA D SOBRE A DENSIDADE MINERAL ÓSSEA E RISCO DE FRATURAS

A osteoporose é caracterizada por baixa massa óssea e deterioração da microarquitetura, resultando em fragilidade do esqueleto e suscetibilidade a fraturas[9]. Embora o pico de massa óssea tenha um componente genético, outros fatores como a nutrição desempenham um papel importante na qualidade do tecido ósseo. A suplementação com cálcio e vitamina D tem sido sugerida como uma estratégia de baixo custo para a prevenção da perda óssea e de fraturas. De fato, uma ingestão suficiente de cálcio, usualmente 1.000 mg por dia ou mais, diminui a remodelação óssea em 10 a 20% em idosos, e esta redução na taxa de remodelação leva a um aumento da densidade mineral óssea (DMO) após 12 a 18 meses.

Cálcio e vitamina D reduzem a perda óssea em adultos e idosos. Entretanto, a associação do cálcio com a massa óssea é diretamente influenciada pelo *status* da vitamina D[2]. Os níveis de vitamina D estão associados à densidade mineral óssea (DMO), não apenas em pacientes com deficiência de vitamina D (< 20 ng/ml), mas também em pacientes com insuficiência (20-29 ng/ml)[11]. Um estudo longitudinal que avaliou a DMO em indivíduos recebendo cálcio e vitamina D observou uma redução de 0,54% na perda óssea em quadril e 1,19% em coluna, quando comparado com o grupo que recebeu placebo[12]. A média de tempo de tratamento foi 3 a 5 anos, e a resposta foi maior em indivíduos idosos, institucionalizados, com elevado risco de fraturas, baixo peso e que apresentavam uma baixa ingesta de cálcio na dieta. Em outra metanálise de 15 estudos (n = 1.806)[13], o uso de suplementos de cálcio apresentou impacto positivo sobre a DMO, com aumento de 1,7% em coluna lombar, 1,6% no quadril e 1,9% no rádio distal. O efeito do cálcio da dieta ou de suplementos parece ser similar[14].

Até a nona década de vida estima-se que uma em cada três mulheres e um em cada seis homens sofrerá este tipo de fratura[10]. As fraturas contribuem significativamente para o aumento da morbidade e redução da qualidade de vida, bem como aumento da mortalidade, principalmente fraturas de quadril, que representam a forma mais grave de uma fratura osteoporótica[10]. Uma metanálise de 29 estudos (n = 63.897)[12] avaliou a suplementação de cálcio e vitamina D na prevenção de fraturas. Nos estudos que reportaram a fratura como desfecho primário, houve uma redução de 12% na incidência de fraturas vertebrais e não vertebrais nos pacientes que foram suplementados, em comparação com o grupo placebo.

Estes dados demonstram que a suplementação com cálcio, sozinho ou em combinação com vitamina D, tem um efeito positivo na DMO e é um tratamento efetivo na prevenção de fraturas osteoporóticas. A aderência ao tratamento, por sua vez, parece ser o maior obstáculo para o sucesso terapêutico, pois, na maioria das vezes, os suplementos de cálcio são comprimidos grandes e que podem levar ao desenvolvimento de sintomas gastrointestinais.

CÁLCIO E VITAMINA D | *689*

IMPACTO DO CÁLCIO E DA VITAMINA D NA FORÇA MUSCULAR E NO RISCO DE QUEDAS

Embora muitos fatores contribuam para o aumento do risco de fraturas osteoporóticas, a frequência elevada de quedas é sem dúvida um fator de risco que deve ser considerado e prevenido. Neste sentido, a deficiência de vitamina D pode estar associada à fraqueza muscular, enquanto, por outro lado, a força muscular é marcadamente aumentada, com níveis crescentes de vitamina D. Uma metanálise de cinco estudos clínicos randomizados[15] (n = 1.237) revelou que o aumento da ingestão de vitamina D reduziu o risco de quedas em 22% comparado com a suplementação isolada de cálcio ou placebo. Esta mesma metanálise examinou a frequência de quedas e sugeriu que a dose diária de 800 UI associada ao cálcio é superior à dose diária de 400 UI isolada na prevenção de quedas. Em um estudo randomizado e controlado[16] conduzido por 5 meses em uma casa de repouso, a suplementação de vitamina D 800 UI/dia associada ao cálcio reduziu em 72% o risco de quedas, comparada com o grupo placebo.

No estudo NHANES III, mulheres com 60 anos ou mais apresentaram melhora funcional nas extremidades inferiores (caminhadas rápidas) com níveis elevados de vitamina D[17]. Da mesma forma, uma avaliação de 1.234 indivíduos idosos reportou relação entre concentração de 25-OHD > 20 ng/mL e melhor desempenho físico[18]. O mecanismo exato pelo qual a vitamina D influencia a força muscular não é completamente compreendido, mas possivelmente envolve os receptores de vitamina D sabidamente presentes nos músculos. A suplementação com 1.000 UI de vitamina D diariamente durante 2 anos, comparada com o placebo, aumentou significativamente o diâmetro das fibras musculares tipo II em mulheres idosas com história de acidente vascular cerebral recente[19].

Finalmente, a vitamina D parece influenciar favoravelmente o equilíbrio em idosos. Em dois estudos independentes, randomizados e controlados por placebo, a suplementação diária com 800 UI de vitamina D associada ao cálcio, comparada ao uso de cálcio isoladamente, melhorou o equilíbrio em 28% por períodos de 2 a 12 meses[20,21]. O mecanismo de ação da vitamina D sobre o equilíbrio ainda permanece incerto.

SEGURANÇA

Estudos recentes têm sugerido potenciais riscos da suplementação excessiva de cálcio, com relação à formação de cálculos renais e eventos cardiovasculares. Uma avaliação detalhada do *Women's Health Initiative* (WHI)[22], que incluiu mais de 36.000 mulheres, revelou um aumento de 17% no risco de nefrolitíase em mulheres tratadas com cálcio e vitamina D, em comparação com o grupo placebo. As pacientes apresentavam uma ingesta diária média de 1.150 mg de cálcio e 365 UI de vitamina D_3 em suas dietas, antes de qualquer intervenção, e é possível que a suplementação adicional possa ter induzido a uma hipercalciúria no grupo que recebeu tratamento. Indivíduos com elevada ingestão de cálcio na dieta, sem utilização de suplementos, não apresentam este risco, e podem na verdade apresentar um risco reduzido de litíase renal[2]. Estes resultados sugerem que a suplementação de cálcio deve ser individualizada de acordo com ingestão alimentar de cada paciente, e que as necessidades diárias devam ser obedecidas.

Bolland e cols.[24] publicaram uma metanálise de 15 estudos (n = 11.921) avaliando a suplementação de cálcio e o risco cardiovascular. Os resultados mostraram aumento do risco de infarto do miocárdio em até 30% com o uso de suplementos de cálcio, além de um pequeno e não significativo aumento no risco de acidente vascular cerebral e mortalidade. Nenhum dos estudos analisados tinha como desfecho primário a avaliação cardiovascular, e estudos comparando o uso de cálcio com placebo foram excluídos. Outras metanálises não confirmaram estes resultados[25].

Com base nestes dados, parece prudente a recomendação da ingesta de cálcio da dieta na maior quantidade possível, suplementando apenas a quantidade necessária para atingir a dose diária adequada. Com relação à vitamina D, mesmo níveis acima de 50 ng/mL parecem não apresentar riscos[26].

Em conclusão, uma ingestão adequada de cálcio e vitamina D é essencial como estratégia de prevenção, bem como em regimes terapêuticos para osteoporose. Muitos indivíduos podem necessitar de suplementação para atingir a ingestão diária recomendada. Não há nenhuma vantagem, além dos potenciais riscos, em exceder a dose de cálcio recomendada, particularmente com o uso de suplementos.

ASPECTOS PRÁTICOS DO USO DO CÁLCIO E DA VITAMINA D

Os anos críticos para a formação da massa óssea são durante a infância e adolescência. Este processo continua até os 20 anos, aproximadamente, quando o pico de massa óssea é alcançado. A perda óssea inicia-se por volta dos 40 anos, quando a velocidade de reabsorção excede a capacidade de formação. Em mulheres, a taxa de perda óssea aumenta substancialmente nos anos que seguem a menopausa, pela queda dos níveis de estrogênio e por seu efeito antirreabsortivo[27].

Fontes Alimentares

As medidas para a prevenção da osteoporose devem ser iniciadas já na infância, com o objetivo de assegurar um pico de massa óssea adequado na adolescência e reduzir as perdas ao longo da vida. Para isso, uma dieta balanceada com quantidades adequadas de proteína, cálcio e vitamina D é fundamental para reduzir a remodelação óssea, bem como a perda óssea relacionada com a idade e o risco de fraturas. Nesse sentido, a proteção óssea envolve uma dieta rica em produtos lácteos, frutas e verduras, bem como carnes, peixes e aves (Tabelas 68.1 e 68.2)[9].

Tabela 68.1 Conteúdo de Cálcio nos Alimentos		
Alimento	*Quantidade*	*Cálcio (mg)*
Leite integral	236 mL	278
Leite semidesnatado	236 mL	283
Leite desnatado	236 mL	288
Iogurte	150 g	243
Queijo cheddar	40 g	296
Queijo mussarela	28 g	101
Sorvete	75 g	75
Brócolis	112 g	45
Laranja	160 g	75
Figo	220 g	506
Sardinha enlatada	100 g	500
Pão branco	30 g	53

Adaptada da Ref. 27.

Tabela 68.2
Conteúdo de Vitamina D nos Alimentos

Alimento	Quantidade	Vitamina D (UI)
Margarina	20 g	278
Cereal	30 g	283
Ovo	50 g	288
Fígado	100 g	243
Atum	100 g	296
Sardinha	100 g	101
Salmão	100 g	75
Óleo de fígado de bacalhau		45

Adaptada da Ref. 27.

Necessidades Diárias de Cálcio e Vitamina D

A perda óssea associada a idade e menopausa, bem como ao aumento do risco de fraturas, ocorre quando há um desequilíbrio entre a formação e a reabsorção óssea. Embora este processo esteja primariamente associado à queda dos níveis de estrogênio, a redução da DMO em homens e mulheres também é determinada por fatores genéticos, hormonais e nutricionais. O estudo WHI não demonstrou redução significativa de fraturas em mulheres randomizadas para receber suplementação diária de cálcio de 1.000 mg e vitamina D 400 UI, quando comparada com o placebo, possivelmente pela ingesta de cálcio no grupo placebo ser de aproximadamente 1.154 mg/dia, ou seja, adequada. Entretanto, estudos observacionais sugerem que existe um aumento da perda óssea e do risco de fratura quando a ingesta de cálcio diária é menor que 700 a 800 mg[28].

As necessidades fisiológicas diárias de cálcio e vitamina D variam de acordo com idade, sexo e condições associadas (Tabela 68.3). A principal fonte de cálcio na dieta é o leite e seus derivados, embora outros alimentos possam ser utilizados. Preferência deve ser dada ao cálcio alimentar, reservando-se a suplementação para indivíduos que não consomem a dose diária recomendada. Não existem até o momento evidências suficientes para recomendar a suplementação de cálcio ou vitamina D de rotina, porém esta abordagem deve ser considerada quando o consumo na dieta é inadequado. Em geral, os suplementos disponíveis são bem tolerados e apresentam poucos efeitos colaterais, entre eles constipação, sangramento gastrointestinal e raramente nefrolitíase[28].

Tabela 68.3
Recomendações Diárias de Cálcio e Vitamina D

Idade	**Cálcio (mg)	*Vitamina D (UI)	**Vitamina D (UI)
0-6 meses	200	400 a 1.000	400
6-12 meses	260	400 a 1.000	400
1-3 anos	700	600 a 1.000	600
4-8 anos	1.000	600 a 1.000	600
9-18 anos	1.300	600 a 1.000	600
19-50 anos	1.000	1.500 a 2.000	600
51- 70 anos			
Mulheres	1.200	1.500 a 2.000	600
Homens	1.000	1.500 a 2.000	600
> 70 anos	1.200	1.500 a 2.000	800

Adaptada da Ref. 11 e 27.

Tipos de Sais de Cálcio e Doses

Quando a ingestão dietética não é suficiente, há necessidade de suplementação com comprimidos de sais de cálcio. As preparações diferem com relação à quantidade de cálcio elementar e à absorção no trato gastrointestinal (Tabela 68.4). O *carbonato de cálcio* é a forma mais utilizada, provavelmente por apresentar maior porcentagem de cálcio elementar disponível (40%). Comparado com outras preparações, o carbonato está mais associado à constipação e deve ser utilizado próximo às refeições, uma vez que a acidez gástrica é necessária para uma absorção adequada. O *citrato de cálcio* apresenta menor porcentagem de cálcio elementar (21%), porém apresenta menor incidência de efeitos gastrointestinais e independe da acidez gástrica para sua absorção, uma propriedade importante para pacientes com acloridria ou que foram submetidos à cirurgia bariátrica[28].

Tabela 68.4
Sais de Cálcio Disponíveis

Formulação	Dose Diária	Cálcio Elementar (%)	Comentários
Carbonato	500-1.000 mg 2-3 vezes	40	Junto às refeições pois precisa da acidez gástrica; pode causar constipação
Citrato	1.000-2.000 mg 2-3 vezes	21	Indicado em pacientes com acloridria, submetidos a gastroplastia ou em uso de inibidores de bomba de prótons
Gluconato	500, 648 ou 972 mg	9	Raramente usados na prevenção de fraturas
Lactato	300 ou 325 mg	13	Raramente usados na prevenção de fraturas

Adaptada da Ref. 28.

Deficiência de Vitamina D

Atualmente tem-se observado uma epidemia mundial de insuficiência/deficiência de vitamina D[11]. Desde que o sol é a principal fonte de vitamina D, a baixa exposição solar é também a principal causa de hipovitaminose D. Obesidade, pele hiperpigmentada e uso de protetor solar são fatores comumente associados a um maior risco de deficiência. Pacientes em uso de glicocorticoides ou com síndromes disabsortivas, como doença celíaca, doença inflamatória intestinal e pós-cirurgia bariátrica também apresentam risco, pois há uma menor absorção gastrointestinal de cálcio e vitamina D nestas condições. Finalmente, uma variedade de medicamentos, como anticonvulsivantes e antirretrovirais, pode aumentar o catabolismo da 25-OHD e da $1,25(OH)_2D$ e levar a um quadro de hipovitaminose D[2] (Quadro 68.1).

Em casos de deficiência de vitamina D, doses elevadas são necessárias. Nestes casos, recomenda-se utilizar colecalciferol (vitamina D_3) em dose oral de ataque de 7.000 UI por dia ou 50.000 UI por semana durante 6 a 8 semanas (ou até obter níveis de 25 OHD > 30 ng/mL), seguida de uma dose de manutenção de 1.500 a 2.000 UI por dia. Pacientes obesos ou submetidos a cirurgia bariátrica podem necessitar de doses mais elevadas[11].

Quadro 68.1 – Condições Associadas a Deficiência de Vitamina D

- Exposição ao sol limitada: roupas, latitude
- Pele hiperpigmentada
- Uso de protetor solar
- Envelhecimento
- Obesidade
- Doenças disabsortivas: doença celíaca, fibrose cística, doença inflamatória intestinal, pancreatite crônica, bypass intestinal/cirurgia bariátrica
- Síndrome nefrótica
- Insuficiência hepática
- Insuficiência renal crônica
- Drogas: anticonvulsivantes, antirretrovirais

Adaptada da Ref. 2.

SITUAÇÕES ESPECIAIS

Gestação e Lactação

Durante o primeiro e o segundo trimestres de gravidez ocorre o desenvolvimento da maior parte dos órgãos fetais, bem como a formação da matriz de colágeno do esqueleto. No último trimestre, o feto inicia a calcificação do esqueleto, aumentando a demanda materna de cálcio. Para suprir estas necessidades há um aumento da produção de $1,25(OH)_2D$ pela placenta e rins maternos. As concentrações séricas de $1,25(OH)_2D$ aumentam gradualmente durante o primeiro e o segundo trimestres, em parte pelo aumento de sua proteína ligadora no plasma. Entretanto, os níveis livres de $1,25(OH)_2D$, responsável pelo aumento da absorção gastrointestinal de cálcio, elevam-se significativamente apenas no último trimestre. Por estas razões, gestantes apresentam maior risco de deficiência de vitamina D, o que além de aumentar o risco de fraturas, também pode ter consequências negativas sobre a gestação, como um maior risco de pré-eclâmpsia[11]. Sendo assim, é importante manter a 25-OHD nas gestantes em níveis adequados, ou seja, maiores ou iguais a 30 ng/mL.

Durante a lactação, além de uma maior absorção intestinal e reabsorção renal de cálcio, ocorre maior liberação de cálcio do esqueleto para a composição nutricional do leite materno. Mais uma vez, há aumento da conversão da $25-OHD_3$ em $1,25(OH)_2D$ para suprir esta demanda. Entretanto, apesar desta adaptação fisiológica do organismo para aumentar a disponibilidade de cálcio e vitamina D, muitas vezes a suplementação de ambos torna-se necessária. A dose de vitamina D recomendada para gestantes e lactantes varia de acordo com a faixa etária. Para mulheres de 14 a 18 anos, a dose diária de vitamina D3 é 600-1.000 UI, associada a 1.300 mg de cálcio. Em mulheres com mais de 19 anos, recomenda-se vitamina D_3 1.500-2.000 UI ao dia, associada a 1.000 mg de cálcio[11].

Insuficiência Ovariana Primária

A insuficiência ovariana primária, também conhecida como falência ovariana precoce, ocorre pela depleção de oócitos, com deficiência estrogênica e consequente síndrome climatérica.

Clinicamente, observa-se amenorreia e elevação das gonadotrofinas. Ocorre antes dos 40 anos e pode acometer 1 a 2% das mulheres nesta faixa etária[30]. Independentemente da causa ou da idade em que ocorre, a queda nos níveis de estrogênios acelera a perda de massa óssea, aumentando o risco de osteoporose e fraturas. Em mulheres pós-menopausadas, a taxa de remodelação óssea aumenta de maneira drástica, já na transição menopausal.

Este aumento da remodelação óssea decorre do encurtamento da meia-vida dos osteoblastos e da maior taxa de apoptose dos osteócitos, enquanto a meia-vida dos osteoclastos se prolonga, resultando em um desequilíbrio entre a formação e a reabsorção[9]. O uso de suplementação de cálcio e vitamina D em mulheres com deficiência estrogênica é eficaz em prevenir fraturas e reduzir a perda de massa óssea em coluna e quadril e, portanto, recomendado na prevenção e no tratamento da osteoporose[12]. A dose diária recomendada de vitamina D_3 é 1.500-2.000 UI, associada a 1.200 mg de cálcio elementar[11,29].

CONCLUSÃO

A adequação de cálcio e vitamina D é importante para a manutenção da saúde óssea desde a infância até a senilidade. Nas mulheres, em fases importantes da vida, como a gestação e lactação, e também na menopausa, o cálcio e a vitamina D têm um papel importante na manutenção da saúde óssea.

A suplementação com sais de cálcio é recomendada quando a ingestão alimentar não é suficiente para atingir as necessidades diárias ideais e é uma ferramenta importante na prevenção e no tratamento da osteoporose. Elevada prevalência de hipovitaminose D tem sido observada mundialmente e, portanto, o diagnóstico e a prevenção têm sido recomendados, especialmente em pacientes com risco de osteoporose e fraturas.

REFERÊNCIAS BIBLIOGRÁFICAS

1. Rosen CJ.; American Society for Bone and Mineral Research. Primer on the Metabolic Bone Disease and Disordens of Mineral Metabolism. In: Regulation of Calcium and Magnesium. 8th ed. New Jersey: Editora Wiley-Blackwell; 2013.
2. Holick MF. Vitamin D deficiency. N Engl J Med. 2007;357:266-281.
3. Brown EM. Physiology of calcium homeostasis. In: The parathyroids: clinical and basic concepts. 2th ed. Eds Bilezikian JP, Marcus R, Levine MA. São Diego: Academic Press; 2001.
4. Holick MF, McLaughlin JA, Clark MB, Doppelt SH. Factors that influence the cutaneous photosynthesis of previtamin D3. Science. 1981;211:590-593.
5. Heaney RP, Horst RL, Cullen DM, Armas LA. Vitamin D3 distribution and status in the body. J Am Coll Nutr. 2009;28:252-256.
6. Li YC, Pirro AE, Amling M et al. Targeted ablation of the vitamin D receptor: An animal modelo of vitamin D dependent rickets type II with alopecia. Proc Natl Acad Sci USA. 1997;94:9831-9835.
7. Takahashi N, Udagawa N, Takami M et al. Cells of boné: Osteoclast generation. In: Principles of boné biology. 2ª ed. Eds Bilezikian JP, Raisz LG, Rodan GA. San Diego: Academic Press; 2002. p.109.
8. Shimada T, Hasegawa H, Yamazaki Y, Muto T, Hino R, Takeuchi Y et al. FGF-23 is a potent regulator of vitamin D metabolism and phosphate homeostasis. J Bone Miner Res. 2004;19:429-435.
9. Vilar L. Endocrinologia Clínica. In: Osteoporose Pós-menopausa – Uma visão geral. 5ª ed. Rio de Janeiro: Editora Guanabara Koogan Ltda.; 2013.
10. Bishoff-Ferrari HA, Willett WC, Wong JB, Giovannucci E, Dietrich T, Dawson-Hughes B. Fracture prevention with vitamina D supplementation: a meta-analysis of randomized controlled trials. JAMA. 2005;293:2257-2264.

11. Holick MF, Binkley NC, Bischoff-Ferrari HA, Gordon CM, Hanley DA, Heaney RP et al. Evaluation, treatment, and prevention of vitamin D deficiency: an Endocrine Society clinical practice guideline. J Clin Endocrinol Metab. 2011;96:1911-1930.

12. Tang BM, Eslick GD, Nowson C, Smith C, Bensoussan A. Use of calcium or calcium in combination with vitamin D supplementation to prevent fractures and bone loss in people aged 50 years and older: a meta-analysis. Lancet. 2007;370:657-666.

13. Shea B, Wells G, Cranney A et al. Meta-analysis of calcium supplementation for the prevention of postmenopausal osteoporosis. Endocrine Review. 2002;23:552-559.

14. Prince R, Devine A, Dick I et al. The effects of calcium supplementation (milk powder or tablets) and exercise on boné density in postmenopausal woman. J Bone Miner Res. 1995;10:1068-1075.

15. Bischoff-Ferrari HA, Giovannucci E, Willett WC, Dietrich T, Dawson-Hughes B. Estimation of optimal serum concentrations of 25-hydroxyvitamin D for multiple health outcomes. Am J Clin Nutr. 2006;84:18-28.

16. Broe KE, Chen TC, Weinberg J, Bischoff-Ferrari HA, Holick MF, Kiel DP. A higher dose of vitamin d reduces the risk of falls in nursing home residents: a randomized, multiple-dose study. J Am Geriatr Soc. 2007;55:234-239.

17. Bischoff-Ferrari HA, Dietrich T, Orav EJ et al. Higher 25-hydroxyvitamin D concentrations are associated with better lower extremity function in both active and inactive persons aged > or = 60y. Am J Clin Nutr. 2004;80:752-758.

18. Wicherts IS, van Schoor NM, Boeke AJ, Visser M, Deeg DJ, Smit J et al. Vitamin D status predicts physical performance and its decline in older persons. J Clin Endocrinol Metab. 2007;92:2058-2065.

19. Sato Y, Iwamoto J, Kanoko T, Satoh K. Low-dose vitamin D prevents muscular atrophy and reduces falls and hip fractures in women after stroke: a randomized controlled trial. Cerebrovasc Dis. 2005;20:187-192.

20. Pfeifer M, Begerow B, Minne HW, Abrams C, Nachtigall D, Hansen C. Effects of a short-term vitamin D and calcium supplementation on body sway and secondary hyperparathyroidism in elderly women. J Bone Miner Res. 2000;15:1113-1118.

21. Bischoff HA, Stähelin HB, Dick W, Akos R, Knecht M, Salis C et al. Effects of vitamin D and calcium supplementation on falls: a randomized controlled trial. J Bone Miner Res. 2003;18:343-351.

22. Wallace RB, Wactawski-Wende J, O'Sullivan MJ, Larson JC, Cochrane B, Gass M et al. Urinary tract stone occurrence in the Women's Health Initiative (WHI) randomized clinical trial of calcium and vitamin D supplements. Am J Clin Nutr. 2011;94:270-277.

23. Serio A, Fraioli A. Epidemiology of nephrolithiasis. Nephron. 1999;81(Suppl 1):26-30.

24. Bolland MJ, Avenell A, Baron JA, Grey A, MacLennan GS, Gamble GD et al. Effect of calcium supplements on risk of myocardial infarction and cardiovascular events: meta-analysis. BMJ. 2010;29:341-c3691

25. Wang L, Manson JE, Song Y, Sesso HD. Systematic review: Vitamin D and calcium supplementation in prevention of cardiovascular events. Ann Intern Med. 2010;152:315-323

26. Ross AC, Taylor CL, Yaktine AL, Del Valle HB. Committee to review dietary reference intakes for vitamin D and calcium. DRI Dietary reference intakes for calcium and vitamin D, 2011. Disponível em: http://www.nap.edu (30 jan. 2014).

27. International Osteoporosis Foundation. Invest in your bones. Bone Ápetit – The role of food and nutrition in building and maintaining Strong bones, 2006.

28. Bauer DC. Calcium supplements and fracture prevention. N Eng J Med. 2013;369:1537-1543.

29. Ross AC, Manson JE, Abrams SA, Aloia JF, Brannon PM, Clinton SK et al. The 2011 report on dietary reference intakes for calcium and vitamin D from the Institute of Medicine: what clinicians need to know. J Clin Endocrinol Metab. 2011;96:53-58.

30. Shuster LT, Rhodes DJ, Gostout BS, Grossardt BR, Rocca WA. Premature menopause or early menopause: long-term health consequences. Maturitas. 2010;65(2):161-6.

69 | Antidepressivos

• Vivian Ferreira do Amaral

INTRODUÇÃO

As flutuações do ciclo menstrual no período do climatério, as alterações de humor e as ondas de calor estão relacionadas com a oscilação hormonal que ocorre nesta fase da vida da mulher. O mecanismo fisiológico relacionado com a depressão no climatério é a deficiência na produção de estrogênios.

Os efeitos benéficos da terapia hormonal (TH) na depressão são controversos, uma vez que os trabalhos utilizam diferentes dosagens, vias de administração, posologias e diversas associações hormonais. Alguns estudos relatam que a TH pode ser coadjuvante no tratamento da depressão na menopausa. Estudos comprovam a melhora dos sintomas vasomotores, do trofismo vaginal, da qualidade do sono e da libido, assim como a diminuição da osteoporose e da incidência de doenças cardiovasculares[1-3].

Pesquisadores observaram que um período prolongado de transição menopausal, ao redor de 27 meses, poderia representar um risco moderado à ocorrência de depressão. Outros estudos descrevem um aumento da incidência de depressão na transição menopausal associada a episódios depressivos prévios, fatores socioeconômicos, história de transtorno disfórico pré-menstrual, história de depressão puerperal, luto e doenças crônicas[4,5].

Há relatos contraditórios da ação de neuroesteroides no sistema nervoso central. Acredita-se que estes hormônios atuem na excitabilidade neuronal e na expressão genética, favorecendo seu efeito sobre as manifestações clínicas em curto prazo. Seu efeito em longo prazo e a associação dos esteroides com outros medicamentos, como os antidepressivos e os benzodiazepínicos, ainda não estão bem estabelecidos[6-10].

Acredita-se que fármacos não esteroides que interferem na síntese dos esteroides, como inibidores de enzimas e antidepressivos, poderiam ser utilizados para influenciar o equilíbrio de ambos, contudo são necessários mais estudos para conclusões definitivas. Na Tabela 69.1 há um resumo dos trabalhos que abordam o uso concomitante de estrogênios e antidepressivos[11].

A eficácia terapêutica depende de uma boa relação médico-paciente e um bom relacionamento da mulher com um participante ativo como o cônjuge e/ou familiares. Antes de escolher o tipo de antidepressivo é necessário realizar um inventário dos ensaios medicamentosos prévios, medicações atuais e sua posologia. Evidências têm demonstrado a eficácia dos antidepressivos, a psicoterapia individual ou a associação de ambos na prevenção de recorrência de transtorno depressivo maior em idosos[13-15].

Tabela 69.1
Resumo de Trabalhos entre a Associação de Estrogênios e Antidepressivos

Associação de estrogênio ao antidepressivo

Schneider et al.[38] 1997	Pós-menopausadas deprimidas	367	6 semanas	E (vários) + FL; E (vários) + PL; sem TRE + FL; Sem TRE + PL; retrospectivo	TRE aumentou a resposta no tratamento com FL
Amsterdam et al.[40] 2001	TDM; mulheres < 45 vs. ≥ 45 anos	568	12 semanas	FL; mulheres em TRE (variada) vs. sem TRE; aberto retrospectivo	Sem efeito antidepressivo adicional com a TRE
Schneider et al.[40] 2001	TRM; > 60 anos	127	12 semanas	TRE (EC 0,625 mg/dia oral) + SERT n = 34; SERT apenas n = 93; retrospectivo	Sem benefício adicional com TRE
Joffe et al.[41] 2001	Peri e pós-menopausadas deprimidas	22	8 semanas	TRH (variada) + MIRT (30-45 mg/dia); aberto	16 pacientes completaram o estudo; 87,5 (14) apresentaram remissão total (HAM-D < 7) após 8 semanas
Soares et al.[42] 2003	Peri e pós-menopausadas deprimidas	13	12 semanas	E2 (T 100 μg/dia) apenas; não respondedoras receberam E2 + CIT (20-40 mg/dia) por 8 semanas; aberto	69% (9 pacientes) apresentaram remissão total (MADRS < 10) depois de associar CIT; 85 % (11 pacientes) apresentaram remissão total após 8 semanas de adicionar CIT
Westlund Tam & Parry[43] 2003	Perimenopausadas deprimidas	5	8 semanas	(1) fluoxetina 10-20 mg, (2) adesivo de estradiol 0,1-0,2 mg (3) fluoxetina 10-20 mg + adesivo de estradiol 0,1-0,2 mg. Todas receberam os 3 tratamentos	Fluoxetina + estradiol > fluoxetina > estradiol
Liu P et al.[44] 2004	Pós-menopausadas deprimidas	120	8 semanas	TRH: 2 ciclos, com 14 dias de TRE e 14 TRH + fluoxetina vs. TRH, aberto, randomizados e paralelo	TRH + fluoxetina melhor evolução nos escores HAMD, BKI e CGI

CIT – Citalopram; CGI – Escala de Impressão clínica global; CO – *crossover* (tratamento cruzado); DC – duplo cego; E – Estrogênio; E2 – Estradiol; EC – Estrógenos conjugados, usualmente 0,625 mg/dia; FL – Fluoxetina; HAM-D – Escala de Depressão de Hamiltom; IDB – Inventário de Depressão de Beck; MADRS – Escala de Depressão de Montgomery Asberg; MIRT – Mirtazapina; PL – Placebo; SERT – Sertralina; T – Transdérmico; TDM – Transtorno Depressivo Maior; TRE – Terapia de Reposição Estrogênica; TRH – Terapia de Reposição Hormonal (estrógeno + progestágeno); → indica efeito significativo; = indica sem efeito significativo entre os tratamentos.

Adaptado da Ref.[12].

Estrogênios e o Cérebro

Evidências biológicas sugerem que o estrogênio pode ser determinante nos transtornos de humor em mulheres. Um grande número de receptores estrogênicos alfa e beta está localizado nas células do cérebro, indicando que o sistema nervoso central é um importante órgão-alvo para o estrogênio. O sistema límbico, a área primariamente associada com a emoção, é rico em receptores estrogênicos. O estrogênio tem sido demonstrado influenciar neurônios no cérebro por meio de efeitos genômicos e transmembrana[13].

Estudos *in vitro* demonstram que o estrogênio promove crescimento neuronal e formação de sinapses, além de ativar as células neuronais maduras. Entre seus muitos efeitos fisiológicos, estudos biológicos têm mostrado que o estrogênio aumenta a percepção sensorial, a perfusão cerebral, o uso de glicose pelo sistema nervoso central e altera as vias de dor. O efeito excitatório generalizado do estrogênio tem sido implicado na melhora da *performance* mental[14].

Em uma teoria corrente, a relação entre o estrogênio e as desordens afetivas pode ser mediada pela *up regulation* da resposta pós-sináptica da serotonina. O estrogênio também tem sido associado com aumento nas concentrações de serotonina nas sinapses. Em ratas ooforectomizadas, a administração de estradiol induz aumento da utilização de serotonina no cérebro. Além disso, os níveis de estradiol em mulheres correlacionam-se positivamente com os níveis sanguíneos de serotonina, e a reposição estrogênica parece aumentar os níveis séricos de serotonina[15].

O estrogênio aumenta a concentração de norepinefrina nas sinapses, diminui a atividade da monoamina oxidase (MAO) e aumenta a produção de opioides e endorfina no cérebro. O estrogênio tem sido proposto como um ativador da produção de adrenocorticoides, resultando em uma redução da reação ao estresse mais pronunciada e prolongada[16,17].

Os efeitos depressores da progesterona têm sido atribuídos aos efeitos opositores aos estrogênios na MAO. A progesterona aumenta as concentrações de monoamina oxidase nas sinapses neuronais. Este efeito pode estar relacionado com o humor negativo induzido pela progesterona, atenuado pelas altas doses de relação estrogênio-progesterona. Finalmente, embora nenhum consenso tenha sido obtido, o papel dos androgênios na proposta síndrome de deficiência androgênica feminina sugere que este hormônio esteroide possa também ter uma melhora no humor[16,17].

Fatores de Risco para Depressão na Transição Menopausal

Vários estudos epidemiológicos têm observado a presença de sintomas depressivos, que variam de 8 a 40% em mulheres na transição menopausal. No entanto, as amostras nesses estudos consistiram de mulheres que estavam em diferentes fases da vida reprodutiva, e sintomas depressivos frequentemente foram avaliados independentemente da presença de síndromes depressivas clinicamente significativas[18-21].

Os estudos em mulheres que se tornam deprimidas durante a transição menopausal têm identificado variáveis associadas com risco de depressão, incluindo os episódios prévios depressivos, longo período da transição menopausal, presença de ondas de calor, relatos prévios de sintomas depressivos pré-menstruais ou depressão pós-parto, fatores estressantes na vida, queixas de problemas de saúde, história de tabagismo, distúrbios de sono, baixa paridade e ausência de um companheiro. Estudos recentes têm identificado a transição menopausal como um fator de risco independente para a depressão nas mulheres. Insônia e estresse podem ser sintomas, mas não necessariamente a causa de episódio depressivo atual[22,23].

Ondas de Calor e Depressão

As ondas de calor (fogachos) são os principais sintomas da transição menopausal. Os fogachos noturnos estão associados com despertares breves e repetidos durante o sono. Ocorrem com frequência no final da transição menopausal e nos primeiros anos após a menopausa, e estudos têm demonstrado uma forte associação entre ondas de calor e depressão.

Alguns autores têm sugerido que a depressão durante a transição menopausal é uma consequência indireta da interrupção do sono que ocorre por causa das ondas de calor. Outros acreditam que a depressão durante a transição menopausal resulta da sensibilidade a mudanças no estradiol cerebral e sugerem que a associação entre depressão e ondas de calor pode ser devida a marcadores da sensibilidade no cérebro a alterações nas concentrações séricas hormonais[22,23].

Alterações Hormonais na Depressão e Transição Menopausal

O mecanismo responsável pelas alterações neurorreguladoras relacionadas com a transição menopausal e que podem afetar o humor ainda é desconhecido. Tem sido estabelecido que a transição menopausal causada pelas oscilações hormonais interfere com a produção e o equilíbrio dos estrogênios presentes na mulher[2,6].

A teoria da retirada dos estrogênios propõe que o início ou a piora dos sintomas de humor na transição menopausal resultam de uma significativa queda nas concentrações periféricas de estradiol. Em mulheres que foram submetidas à ooforectomia bilateral parece haver uma incidência maior de sintomas depressivos, comparadas com aquelas que tiveram menopausa natural. Embora possa haver um viés porque as mulheres submetidas à ooforectomia podem ter um maior risco de depressão antes da cirurgia, esta observação embasa a hipótese de que uma alteração abrupta nos níveis de estrogênio tenha algum papel no desenvolvimento de sintomas depressivos nesta população[13-17].

Outras alterações hormonais podem afetar o humor durante a transição da menopausa. Os sintomas depressivos e de ansiedade, assim como a diminuição da libido, têm sido descritos entre mulheres após a menopausa que apresentam testosterona diminuída, particularmente após a ooforectomia. A suplementação de testosterona tem demonstrado aliviar estes sintomas em algumas mulheres tratadas concomitantemente com estrogênio[13-17].

Abordagem da Depressão na Transição da Menopausa

Se a transição da menopausa é um período de risco para transtornos de humor, então o manejo apropriado de tal depressão é crítico, dada a morbidade associada a essas desordens afetivas não tratadas. Múltiplos estudos têm demonstrado a eficácia de modalidades não farmacológicas e agentes farmacológicos para o tratamento da depressão em geral. Há um crescente número de estudos descrevendo a eficácia de um espectro de tratamentos da depressão em mulheres menopáusicas. Estes estudos sugerem que mulheres com depressão na transição menopausal respondem a intervenções específicas, como terapia hormonal, enquanto o estrogênio não é efetivo no tratamento da depressão em mulheres após a menopausa[11].

Terapia Estrogênica

A terapia hormonal tem sido usada amplamente para tratar sintomas menopausais, incluindo as ondas de calor. Estudos randomizados placebo-controlados de estrogênio para depressão na transição menopausal indicam que também é um tratamento efetivo nesta população. Nestes estudos, o uso de estradiol transdérmico (50 a 100 mg/d) resultou em remissão parcial ou total de episódios depressivos em 60 a 75% das mulheres recebendo tratamento hormonal durante 4 a 12 semanas, comparado com uma taxa de resposta de 20 a 30% obtida com o placebo. O tratamento hormonal funciona dentro dos primeiros meses de uso, mas nenhum dado está disponível para guiar os clínicos na duração do uso necessário para manter os benefícios antidepressivos dos estrogênios[6,11,20-24].

Os estudos dos estrogênios para o tratamento da depressão associada a transição menopausal não investigaram especificamente o papel do uso concomitante da progesterona no humor.

Apesar da evidência clínica de que o uso de progestógenos pode levar a aumento da irritabilidade e fadiga, poucos estudos sugerem que o uso cíclico de progesterona deteriora o humor naquelas mulheres em que a depressão responde à terapia estrogênica[15].

Os resultados do *Women's Health Initiative* (WHI) deixaram mulheres preocupadas a respeito do uso de estrogênios durante um período indeterminado, embora a maioria delas que apresentam sintomas menopausais tipicamente não necessite do uso contínuo de terapia estrogênica além de 4 a 5 anos, após o qual o risco cumulativo de câncer de mama e doença cardiovascular se torna significativo[3].

O uso de estrogênios permanece uma importante opção terapêutica para mulheres menopausadas com depressão que não tenham nenhuma contraindicação, particularmente se as mulheres tiverem ondas de calor concomitantemente. No entanto, algumas delas preferem evitar o uso de estrogênios e outras não podem utilizá-los devido ao risco de câncer de mama ou tromboembolismo[6,11,15,20-24].

Antidepressivos

Embora o estrogênio possa ter um efeito global de estimular ou ativar o sistema nervoso central, ele não o faz de maneira indiscriminada. Se a depressão clínica é reconhecida como resultado de uma redução na serotonina disponível nas sinapses neuronais, pode-se pensar que a desordem é mais bem tratada com medicações especificamente designadas para aumentar a atividade serotoninérgica[25-27].

Dados extensos existem com relação à eficácia da terapia antidepressiva. Estudos de antidepressivos para o tratamento específico da depressão na transição menopausal e após a menopausa demonstram a eficácia dos antidepressivos convencionais nesta população.

Como os estudos indicam que os inibidores seletivos da recaptação da serotonina (ISRS) (Tabela 69.2) são superiores aos antidepressivos tricíclicos (AT) (Tabela 69.3) para o tratamento da depressão em mulheres, os ISRS são o tratamento de escolha para depressão na transição menopausal e após a menopausa. A fluoxetina, a paroxetina e a venlafaxina podem oferecer benefícios adicionais para mulheres no período do climatério, por sua habilidade em aliviar as ondas de calor[25-27].

Os ISRS têm sido preferidos aos AT pelo seu perfil de efeitos colaterais mais favoráveis. No entanto, no cenário da meia-idade, quando mulheres ou seus parceiros podem experimentar dificuldades sexuais relacionadas com a idade, o potencial para efeitos colaterais sexuais com esses agentes deve ser considerado. Um estudo demonstrou aumento de quatro a seis vezes no risco de disfunção sexual com ISRS do que com outros antidepressivos. Os médicos devem questionar as mulheres com relação à satisfação sexual antes e durante a intervenção terapêutica[25].

Tabela 69.2
Relação dos Antidepressivos Inibidores da Recaptação da Serotonina (ISRS) com as Respectivas Doses Diárias

Medicamento	Doses Diárias
Fluoxetina (Prozac®)	20-80 mg
Sertralina (Zoloft®)	50-200 mg
Paroxetina (Aropax®)	20-60 mg
Citalopram (Cipramil®)	20-60 mg
Escitalopram (Lexapro®)	5-20 mg
Fluvoxamina (Luvox®)	100-300 mg

Tabela 69.3
Relação dos Principais Antidepressivos Tricíclicos com as Respectivas Doses Diárias

Medicamento	Doses Diárias
Imipramina (Tofranil®)	100-300 mg
Clomipramina (Anafranil®)	100- 250 mg
Amitriptilina (Tryptanol®)	100-300 mg
Nortriptilina (Pamelor®)	50-200 mg
Maprotilina (Ludiomil®)	100-225 mg
Doxepina (Sinequan®)	100-300 mg

Nenhum ISRS tem demonstrado ser claramente superior aos outros para o tratamento da depressão no atendimento básico ou relacionado com o climatério. A diferença entre os medicamentos está relacionada com a resposta e a tolerância em uso prévio individual, comorbidades, presença de sintomas psicóticos e efeitos colaterais. A escolha inicial de um agente terapêutico é baseada nos efeitos colaterais e na aceitação do paciente. Como os vários agentes diferem em sua farmacocinética, meia-vida e metabolismo, um pode ser preferido sobre outro em uma situação particular. Como exemplo, citamos a classe que afeta as enzimas do citocromo P-450, alguns têm um potencial maior que outros na interação medicamentosa. Isto pode ser particularmente pertinente para indivíduos que usam várias medicações, em que o índice terapêutico é estreito[25-27].

Acredita-se que a paroxetina seja o mais sedativo, a sertralina o mais ativador e a fluvoxamina a mais associada a efeitos gastrointestinais; no entanto, nenhum estudo conseguiu comprovar esses achados consistentemente, o que pode ter aplicabilidade clínica limitada. A resposta à terapia é altamente individual e a mudança para um agente alternativo pode oferecer eficácia aumentada ou uma redução dos efeitos colaterais para qualquer mulher. Esta variação em resposta é provavelmente mais causada pela heterogeneidade de polimorfismos de receptores enzimáticos do que algo inerente à droga[28,29].

Estudos mostram que os agentes serotoninérgicos citalopram e escitalopram são efetivos como monoterapia, e que o citalopram e a mirtazapina (Tabela 69.4) são efetivos quando associados à terapia estrogênica nos casos em que os sintomas depressivos não respondem à terapia estrogênica isolada. Tais antidepressivos são efetivos dentro de 1 mês de uso, mas o tempo que devem ser usados ainda não foi investigado.

Os inibidores seletivos da recaptação da serotonina (ISRS) têm sido usados para tratar sintomas vasomotores, mas a recorrência após a sua interrupção é desconhecida. Em estudo cego, randomizado, controlado por placebo, foi observada a recorrência de sintomas vasomotores (SVM) por 3 semanas após a suspensão do escitalopram, em mulheres na perimenopausa com ondas de calor e sudorese noturna. Entre as mulheres que haviam melhorado com escitalopram, em torno de 1/3 recaíram em seguida da interrupção da medicação. Aquelas com insônia pré-tratamento e com uma resposta mais fraca ao escitalopram têm maior risco de recorrência após a descontinuação do tratamento. Portanto, as mulheres devem ser alertadas sobre esta possibilidade após a interrupção dos ISRS[29,30].

Os estudos com tratamento antidepressivo sugerem que a recidiva da depressão é minimizada se os antidepressivos são continuados por 6 a 12 meses após a melhora dos sintomas. Embora antidepressivos serotoninérgicos tenham poucos efeitos colaterais, a prevalência de disfunção sexual com o tratamento e o ganho de peso associados a alguns dos componentes limitam seu uso amplo[26-29].

Tabela 69.4
Relação de Diferentes Tipos de Antidepressivos com Suas Doses Diárias e Mecanismos de Ação

Medicamento	Doses Diárias	Mecanismo de Ação
Amineptina (Survector®)	100-400 mg	Inibição da recaptação da DA
Bupropriona (Wellbutrin®)	200-450 mg	Inibição da recaptação da NE e DA
Cloridrato de duloxetina (Cymbalta®)	30-60 mg	Inibição da recaptação da 5HT e noradrenalina
Fenelzina (Nardil®)	15-60 mg	Inibição da MAO
Milnaciprano (Ixel®)	50-100 mg	Inibição da recaptação de 5HT e NE
Mirtazapina (Remeron®)	15-60 mg	Facilitação da transmissão de 5HT e NE
Moclobemida (Aurorix®)	150-600 mg	Inibição da MAO reversível
Nefazodona (Serzone®)	200-600 mg	Inibição da recaptação de 5HT e NE, e bloqueio de 5HT2
Reboxetina (Prolift®)	4-12 mg	Inibição da recaptação da NE
Tianeptina (Stablon®)	25-50 mg	Aumento da recaptação de 5HT
Tranilcipromina (Parnate®)	20-60 mg	Inibição da MAO
Trazodona (Donaren®)	75-300 mg	Inibição da recaptação 5HT e NE e bloqueio de 5HT2
Venlafaxina (Efexor®)	75-375 mg	Inibição da recaptação 5HT e NE

DA: dopamina; NE: norepinefrina; 5HT: 5-hidroxitriptamina; 5HT2: 5–hidroxitriptamina subtipo 2; MAO: monoamina oxidase.

Embora o benefício não seja firmemente estabelecido, poucos estudos têm sugerido que a terapia estrogênica pode servir de adjunto à terapia antidepressiva na mulher após a menopausa. Em um estudo, 20% de 358 mulheres acima de 60 anos com o diagnóstico de depressão maior sentiram-se significativamente melhor quando tratadas com associação de terapia estrogênica e fluoxetina do que com fluoxetina isolada. Em outro estudo, dois *trials* multicêntricos incluindo 127 mulheres acima de 60 anos usando sertralina, houve melhora do índice global e qualidade de vida quando o antidepressivo foi combinado com terapia estrogênica[25-28].

Em pesquisa publicada em 2013, foi avaliado o uso da duloxetina em mulheres com transtorno depressivo maior que apresentavam ondas de calor no período de transição da menopausa. Houve uma redução significativa (p = 0,0006) da escala de depressão Hamilton-D (HAM-D), além da melhora da ansiedade (p = 0,012). Entre aquelas que relataram fogachos no início do estudo, o número e a severidade das ondas de calor melhoraram de forma significativa de maneira global (p = 0,009 e p = 0,008, respectivamente)[31].

Outros tratamentos para a depressão neste período da vida da mulher estão sendo investigados. Um dos estudos está avaliando o uso do agente hipnótico zolpidem. Embora agentes hipnóticos não sejam efetivos no tratamento da depressão na população geral, a explicação de que ela possa ser consequente à interrupção do sono devido às ondas de calor aumenta a possibilidade de que agentes hipnóticos possam ter eficácia específica no tratamento da depressão nesta população. Foi avaliada a frequência do uso de antidepressivos após a descontinuação da terapia hormonal em estudo coorte de 101.911 mulheres inscritas e observaram um risco ligeiramente aumentado no uso de terapia com antidepressivos após a interrupção da terapia hormonal.

Outras Terapias

Intervenções não farmacológicas, como psicoterapias específicas, não têm sido sistematicamente avaliadas como um tratamento para depressão durante a transição menopausal. Poucos relatos indicam que medidas como técnicas de relaxamento e exercícios podem ajudar na prevenção ou no alívio de sintomas de depressão durante a transição menopausal ou após a menopausa. Dado o impacto dos fatores psicossociais no risco para o desenvolvimento de sintomas depressivos em algumas mulheres durante a transição menopausal, a eficácia de intervenções psicoterapêuticas necessita de investigação adicional[25-32].

Manejo da Depressão conforme a Idade e o Estado Menopausal

Com a divulgação pública da eficácia dos antidepressivos para tratar a depressão, particularmente ISRS como a fluoxetina e o citalopram, e antidepressivos de ação dupla (inibidores da recaptação da serotonina e da norepinefrina – IRSN), tais como a venlafaxina e a duloxetina, é crítico determinar as populações de homens e mulheres que irão responder ao tratamento com essas medicações. Agentes como os antidepressivos tricíclicos têm sido menos prescritos devido a seu perfil de efeitos colaterais e riscos de *overdose*, mas eles podem ser particularmente efetivos em certas populações[25-32].

Diversos estudos têm examinado se o estado menopausal influencia a resposta aos ISRS e IRSN. A maioria tem usado a idade para definir o *status* menopausal. Um estudo concluiu que, em grupos de maior idade, a depressão nas mulheres é mais responsiva a antidepressivos tricíclicos do que em mulheres mais jovens, que são mais responsivas a inibidores seletivos da recaptação da serotonina. Em contraste, outros estudos não encontraram diferenças relacionadas com a idade em mulheres e suas respostas aos ISRS, IRSN e AT. Outro estudo examinou a eficácia de um ISRS de acordo com o estado menopausal – definido pelo padrão de ciclo menstrual e sintomas vasomotores – e não encontrou nenhuma diferença significativa na resposta antidepressiva nas mulheres no menacme, na transição menopausal e após a menopausa tratadas com ISRS[25-32].

CONCLUSÕES

A evidência clínica baseada no uso dos antidepressivos e da terapia estrogênica é clara, mas a efetividade do tratamento primário da depressão tem sido dificultada devido à segurança da terapia hormonal a longo prazo. Entretanto, a segurança e a eficácia dos antidepressivos, bem documentadas pela literatura, tornam esses agentes a escolha no tratamento de mulheres que apresentam depressão durante a transição menopausal. Contudo, a presença de disfunção sexual emergente ao tratamento e o ganho de peso associado ao uso de alguns medicamentos são fatores que devem ser considerados quando se trata a depressão nesta população.

O desafio nesta área é identificar a medicação adequada sem comprometer o tratamento da depressão. Deve-se considerar o espectro de efeitos colaterais e outros fatores psicossociais que também podem ser um risco para o desenvolvimento de distúrbios de humor.

REFERÊNCIAS BIBLIOGRÁFICAS

1. Abraham S, Perz J, Clarkson R, Llewellyn-Jones D. Australian women's perperceptions of hormone replacement therapy over 10 years. Maturitas. 1995;21(2):91-5.
2. Dennerstein L. Well-being, symptoms and the menopausal transition. Maturitas. 1996;23(2):147-57.
3. Avis NE, Brambilla D, McKinley SM, Vass K. A longitudinal analysis of the association between menopause and depression. Results from the Massachusetts Women's Health Study. Ann Epidemiol. 1994;4(3):214-20.
4. Weissman MM, Bland RC, Canino GJ, Faravelli C, Greenwald S, Hwu H-G et al. Cross-national epidemiology of major depression and bipolar disorder. JAMA. 1996;276 (4):293-9.

5. Eaton WW, Kramer M, Anthony JC, Dryman A, Shapiro S, Locke BZ. The incidence of specific DIS/DSM-III mental disorders: Data from NIMH Epidemiologic Catchment Area Program. Acta Psychiatr Scand. 1989;79(2):163-78.

6. Koster AE, Davidsen M. Climacteric complaints and their relation to menopausal development – a retrospective analysis. Maturitas. 1993;17(3):155-66.

7. Kaufert PA, Gilbert P, Tate R. The Manitoba Project: a re-examination of the link between menopause and depression. Maturitas. 1992;14(2):143-55.

8. Hunter MS. Psychological and somatic experience of the menopause: a prospective study. Psychosom Med. 1990;52(3):357-67.

9. Pearlstein TB. Hormones and depression: what are the facts about premenstrual syndrome, menopause, and hormone replacement therapy? Am J Obstet Gynecol. 1995;173(2):646-53.

10. Anderson E, Hamburger S, Liu JH, Rebar RW. Characteristics of menopausal women seeking assistance. Am J Obstet Gynecol. 1987;156(2):428-33.

11. Rupprecht R. Neuroactive steroids: mechanisms of action and neuropsychopharmacological properties. Psychoneuroendocrinology. 2003;28(2):139-68.

12. Silva Dias R. Menopausa e Depressão. Arq Bras Psiq Neurol e Med Legal. jan-mar 2005;99(1).

13. Harlow BL, Wise LA, Otto MW, Soares CN, Cohen LS. Depression and its influence on reproductive endocrine and menstrual cycle markers associated with perimenopause: the Harvard Study of Moods and Cycles. Arch Gen Psychiatry. 2003;60(1):29-36.

14. Joffe H, Hall JE, Soares CN, Hennen J, Reilly CJ, Carlson K et al. Vasomotor symptoms are associated with depression in perimenopausal women seeking primary care. Menopause. 2002;9(6):392-8.

15. Casson PR, Elkind-Hirsch KE, Buster JE, Hornsby PJ, Carson SA, Snabes MC. Effect of postmenopausal estrogen replacement on circulating androgens. Obstet Gynecol. 1997;90(6):995-8.

16. Kraemer RR, Synovitz LB, Gimpel T, Kraemer GR, Johnson LG, Castracane VD. Effect of estrogen on serum DHEA in younger and older women and the relationship of DHEA to adiposity and gender. Metabolism. 2001;50(4):488-93.

17. Simon J, Klaiber E, Wiita B, Bowen A, Yang HM. Differential effects of estrogenandrogen and estrogen-only therapy on vasomotor symptoms, gonadotrophin secretion, and endogenous androgen bioaviability in postmenopausal women. Menopause. 1999;6(2):138-46.

18. Yonkers KA, Brawman-Mintzer O. The pharmacological treatment of depression: is gender a critical factor? J Clin Psychiatry. 2002;63(7):610-5.

19. Rossouw JE, Anderson GL, Prentice RL, LaCroix AZ, Kooperberg C, Stefanick ML et al. Writing Group for the Women's Health Initiative Investigators. Risk and benefits of estrogen plus progestin in health postmenopausal women: principal results from the Women's Health Initiative randomized controlled trial. JAMA. 2002;288(3):321-33.

20. Soares CN, Almeida OP, Joffe H, Cohen LS. Efficacy of estradiol for the treatment of depressive disorders in perimenopausal women: a double-blind, randomized, placebo-controlled trial. Arch Gen Psychiatry. 2001;58(6):529-34.

21. Rasgon NL, Altshuler LL, Fairbenks L. Estrogen-replacement therapy for depression. Am J Psychiatry. 2001;158(10):1738.

22. Cohen LS, Soares CN, Poitras JR, Prouty J, Alexander AB, Shifren JL. Short-term use of estradiol for depression in perimenopausal and postmenopausal women: A preliminary report. Am J Psychiatry. 2003;160(8):1519-22.

23. Amsterdam J, Garcia-Espana F, Fawcett J, Quitkin F, Reimherr F, Rosenbaum J et al. Fluoxetine efficacy in menopausal women with and without estrogen replacement. J Affect Disord. 1999;55(1):11-7.

24. Cohen LS, Soares CN, Joffe H. Diagnosis and management of mood disorders during the menopausal transition. Am J Med. 2005;118(Suppl 12B):93-7.

25. Schneider LS, Small GW, Clary CM. Estrogen replacement therapy and antidepressant response to sertraline in older depressed women. Am J Geriatr Psychiatry. 2001;9(4):393-9.

26. Beasley CM, Ball SG, Nilsson ME, Polzer J, Tauscher-Wisniewski S, Plewes J et al. Fluoxetine and adult suicidality revisited: an updated meta-analysis using expanded data sources from placebo-controlled trials. L Clin Psychopharmacol. 2007;27:682-6.

27. Liu P, He FF, Bai WP, Yu Q, Shi W, Wu YY et al. Menopausal depression: comparison of hormone replacement therapy and hormone replacement therapy plus fluoxetine. Chin Med J. 2004;117(2):189-94.

28. Schmidt PJ. Mood, depression, and reproductive hormones in the menopausal transition. Am J Med. 2005;118(Suppl 12B):54-8.

29. Soares CN, Cohen LS, Poitras JR, Prouty J, Alexander AB, Shifren JL et al. Efficacy of citalopran as a monotherapy or as an adjunctive treatment to estrogen therapy for perimenopausal and postmenopausal women with depression and vasomotor symptoms. J Clin Psychiatry. 2003;64(4);473-9.

30. Carpenter JS, Guthrie KA, Larson JC, Freeman EW, Joffe H, Reed SD et al. Effect of escitalopram on hot flash interference: a randomized, controlled trial. Fertil Steril. 2012;97(6):1399-404

31. Freeman MP, Hirschberg AM, Wang B, Petrillo LF, Connors S, Regan S et al. Duloxetine for major depressive disorder and daytime and nighttime hot flashes associated with the menopausal transition. Maturitas. 2013;75(2):170-4. 32-Citarella A, Andersen M, Sundström A, Bardage C, Hultman CM, Kieler H. Initiating therapy with antidepressants after discontinuation of hormone therapy. Menopause. 2013;20(2):146-51.

70 | Acupuntura

- Lúcia de Fátima Cahino da Costa Hime
- Ceci Mendes Carvalho Lopes
- Alexandre Castelo Branco de Luca

Entre as várias formas de abordar o tratamento dos problemas climatéricos, uma opção é o uso da acupuntura, técnica desenvolvida há milênios pelos chineses, trazida para o Ocidente. O raciocínio chinês difere muito da maneira ocidental. Para se aplicar as técnicas tradicionais de acupuntura é importante compreender essa diferença, procurando integrar o raciocínio oriental com o ocidental. O tratamento na medicina tradicional chinesa segue duas grandes vertentes, que são a fitoterapia, ou seja, a cura das doenças através do uso de plantas ou ervas medicinais, e a acupuntura[1-3].

A acupuntura é o conjunto de conhecimentos teórico-empíricos da medicina tradicional chinesa que visa à terapia e à cura das doenças através da aplicação de agulhas e moxas. Moxabustão é um método no qual a estimulação é feita através do calor produzido pela queima da moxa – material com folha de artemísia moída e preparada sob a forma de algodão – no ponto de aplicação das agulhas. Esse tratamento tem como objetivo a normalização dos órgãos doentes por meio de um suporte funcional que exerce efeito sobre eles[1-3].

MECANISMO DE AÇÃO DA ACUPUNTURA

Pesquisas vieram comprovar e ajudar a esclarecer a ação dessa técnica milenar, diminuindo as reservas dos ocidentais. Demonstraram que ela altera a circulação sanguínea, modificando a dinâmica da circulação regional proveniente de microdilatações, relaxamento muscular, sanando o espasmo, diminuindo a inflamação e a dor. Por exemplo, o estímulo de pontos promove a liberação de cortisol (através do estímulo de ACTH)[4,5] e de endorfinas (betaendorfinas, encefalinas e dinorfinas), promovendo analgesia[6].

As agulhas agem, principalmente, sobre as fibras nervosas A-delta (A-δ) e C, desencadeando potenciais de ação na membrana destas fibras. Para que isso ocorra, é necessária a formação de um potencial elétrico que seja suficiente para a despolarização da membrana da célula nervosa. As agulhas agem sobre as fibras nervosas A-δ e C, desencadeando potenciais de ação na membrana destas fibras, cujos estímulos seguem para a medula espinhal e podem estabelecer arcos reflexos, ativar os neurônios pré-ganglionares e projetar-se através dos tratos espinorreticular e espinotalâmico para o encéfalo[7].

Estudos sobre lesões celulares e cicatrização mostraram que a estimulação provoca alterações celulares que liberam substâncias algógenas, que ativam quimiorreceptores e podem atuar sobre o sistema nervoso autônomo e o encéfalo[8].

A agulha de acupuntura geralmente é feita de dois metais diferentes, sendo um deles para fazer o cabo, e o outro, a ponta e o corpo. As características diversas entre os dois metais promovem diferença de potencial que pode ser observada entre as extremidades da agulha, e é potencializada pela distribuição em espiral do metal que compõe o cabo e pode determinar efeito solenoide[9]. Age como antena receptora, em forma de espiral, captando as ondas eletromagnéticas que se propagam ao longo de seu cabo (esta captação depende do formato do cabo e do comprimento da haste), além de ondas do meio ambiente (como de objetos, fios elétricos, lâmpadas elétricas acesas e aparelhos eletrônicos, e também dependendo da estação do ano). Observou-se que o potencial médio das agulhas curtas é menor que o das médias e longas, as mais longas captando mais as ondas eletromagnéticas e com bons efeitos na terapia (Figura 70.1)[10].

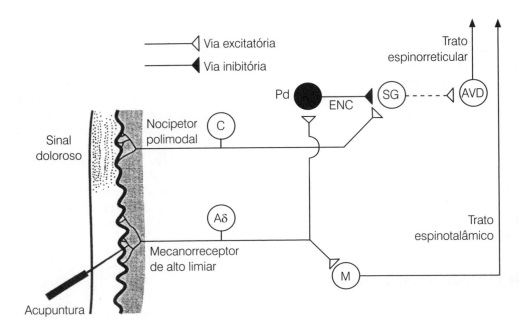

Figura 70.1 – Mecanismo de ação nociceptiva segmentar espinhal[10].

Pontos de Acupuntura

Na década de 1970, demonstrou-se que a acupuntura é ineficaz quando aplicada em uma área cujo suprimento nervoso tenha sido bloqueado por anestésico local, comprovando que o efeito desse tratamento é conduzido ao longo dos nervos.

Os pontos de estímulo correspondem a pequenos feixes nervosos *cutâneos* (sensoriais ou sensoriais e simpáticos), *vasculares* (sensoriais e simpáticos) ou *musculares* (sensoriais e motores). O chamado "ponto eficaz" é aquele que gera sensação subjetiva de calor e eritema local semelhante à do reflexo do axônio, desencadeado pela estimulação das fibras nervosas. A ausência desse fenômeno indica que a agulha não alcançou essas fibras. A acupuntura superficial (na pele) e profunda (muscular) envolve fibras A-☐. A sensibilidade dolorosa que acompanha este tratamento é o resultado do estímulo das fibras C[11-13].

Mecanismo Heterossegmentar

A prática em determinados pontos é capaz de aliviar a dor em regiões distantes supridas pelos nervos originados de segmentos totalmente diferentes. Os mecanismos fisiológicos que possam ser a base desse fenômeno envolvem: a. mecanismo neuro-humoral generalizado, que implica a liberação de betaendorfina livre e, provavelmente, metencefalina; b. mecanismos neuronais descendentes: serotoninérgico, adrenérgico e controle inibitório nocivo difuso (DNIC)[14].

Correlação do Mecanismo de Ação com os Sintomas Climatéricos

Há indicações de que as ondas de calor têm uma origem central envolvendo o hipotálamo, mais precisamente o núcleo arqueado, principal origem dos neurônios que liberam GnRH no sistema porta-hipofisário e a área pré-óptica medial, onde está situado o centro termorregulador nos mamíferos. Os mediadores da liberação de GnRH e da termorregulação, durante as ondas de calor, seriam as catecolaminas, cujo representante fundamental é a noradrenalina.

As opiopeptinas exercem atividade neuromoduladora, com o objetivo de inibir a atividade dos neurônios noradrenérgicos, diminuindo a liberação do GnRH (consequentemente a liberação pulsátil de LH), afetando a termorregulação e determinando hipotermia, por reduzir o limiar da temperatura interna do corpo. Podemos inferir que mecanismo semelhante ao que ocorre no controle da dor possa ser envolvido no controle sintomático do climatério, uma vez que pelo menos as ondas de calor são causadas por processo que envolve o sistema nervoso central[15].

MEDICINA TRADICIONAL CHINESA

A medicina tradicional chinesa (MTC) fundamenta-se numa estrutura teórica sistemática e abrangente, de natureza filosófica. Ela inclui, entre seus princípios, o estudo da relação de *yin* e *yang*, da teoria dos cinco elementos e do sistema de circulação da energia pelos meridianos do corpo humano.

Teoria *Yin-Yang*

As primeiras observações na China antiga levaram à conclusão de que a estrutura básica do ser humano era a mesma do universo. Seguindo este raciocínio, observou-se que os fenômenos da natureza poderiam ser classificados em dois polos opostos: o *yin* (negativo) e o *yang* (positivo), seguindo uma linha de equilíbrio, lei da polaridade[16-19].

A teoria yin-yang considera o mundo como um todo e esse todo é o resultado da unidade contraditória dos dois princípios, o *yin* e o *yang*, que estão presentes em todos os aspectos da teoria da MTC, sendo utilizados para explicar a estrutura orgânica do corpo humano, suas funções fisiológicas, as leis referentes à causa e à evolução das doenças, e para servir de guia no diagnóstico e tratamento clínico. Considera-se sempre haver um relacionamento dos fatos e fenômenos ao mesmo tempo em oposição e recíproco; há independência, mas complementaridade; há controle mútuo de seu crescimento e decrescimento e transformação de um no outro, transmutando-se.

O *tao*, ou o *tei-gi*, antigo diagrama chinês, permeia toda a filosofia de Lao-Tsé (famoso filósofo chinês), mostrado sempre em preto e branco, com as áreas que delimitam as polaridades perfeitamente idênticas, com o masculino (preto) sobre o feminino (branco) (Figura 70.2).

Ele pode simbolizar o objetivo supremo da vida, que é o completo equilíbrio das polaridades, dos opostos, do masculino e do feminino, do dia e da noite, do ativo e do passivo, do sol e da

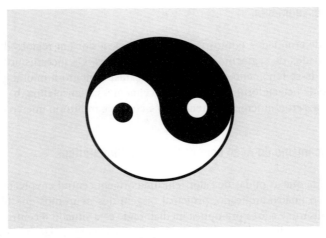

Figura 70.2 – O *tao*, ou o *tei-gi*.

lua, do positivo e do negativo, do céu e da terra, do *yang* e do *yin*. Seu movimento é incessante, significando a contínua busca do equilíbrio perfeito.

O *Yin-Yang* na medicina ocidental traduz a harmonia e o equilíbrio do corpo. A homeostasia das funções dos órgãos, caracterizada pelo ciclo circadiano enzimático, hormonal e neuronal. As afecções do corpo humano, para os orientais, são encaradas de modo diferente dos ocidentais. Por exemplo, na síndrome climatérica há diminuição ou falência dos folículos ovarianos, com consequente *deficit* hormonal, que pode ser acompanhada de sinais e sintomas característicos. Na MTC, os exemplos de sintomas da síndrome climatérica são atribuídos à deficiência do *Yin* (matéria, estrutura, órgão) do rim (órgão, onde abriga a essência do rim), com quadro clínico que abrange tontura, zumbido, rubor malar, sudorese noturna, rubores quentes (fogachos), febre em toda a palma da mão, dor nas costas, boca seca, cabelos e pele secos, prurido, constipação.

Considera-se que *Yin* abrange matéria, órgão ou estrutura física, e *Yang*, movimento ou função. Por exemplo, a parte *Yin* do coração significa órgão, estrutura, ligada à parte mental e de sonhos; a parte *Yang* do coração abrange a função de bombear o sangue.

Teoria dos Cinco Elementos ou dos Cinco Movimentos

Além da teoria *yin-yang* há a teoria dos cinco elementos, que correlaciona os cinco elementos básicos (a madeira, o fogo, a terra, o metal e a água) que constituem a natureza, com os quais se constrói um contexto entre o macrocosmo e o microcosmo. No corpo, denota características peculiares de interdependência e inter-restrição, que determinam constante movimento e mutação[11,17-19].

Considera-se que esses cinco princípios têm entre eles relações constantes: eles se originam reciprocamente e são condicionados uns pelos outros. Seus movimentos e suas alterações incessantes realizam um ciclo ao longo do qual eles se sucedem continuamente, assim sendo denominado também como "os cinco movimentos". São então as representações abstratas das cinco naturezas diferentes; geram-se e controlam-se mutuamente, compondo o mecanismo de autorregulação (ciclos fisiológicos). Em condições patológicas, as interações se manifestam de modo peculiar, aparecendo condições de excesso e deficiência (ciclos patológicos).

Ciclos Fisiológicos

O ciclo de produção ou geração envolve o processo de produzir, crescer e promover. Os antigos chineses denominavam essa relação de "mãe–filho", em que mãe é o elemento que gera, e filho é o elemento gerado (Figura. 70.3). O ciclo de dominação envolve o aspecto da ideia de restrição e controle (Figura70.4).

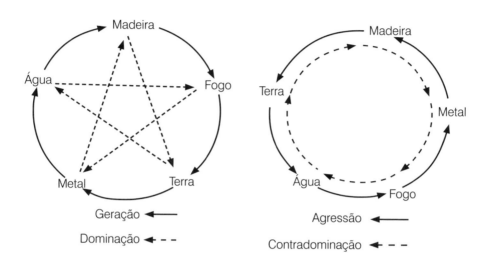

Figura 70.3 – Ciclos de geração, dominação, contradominação e agressão.

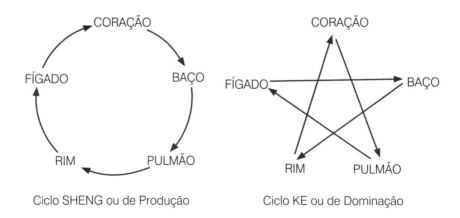

Figura 70.4 – Ciclos de produção e de dominação.

ACUPUNTURA | 711

Ciclos Patológicos

O ciclo de agressão ou do excesso de trabalho (*cheng*) segue a mesma sequência do ciclo de dominação (*ke*), ocorrendo quando a dominação se faz de modo exacerbado (Figura 70.5). No ciclo de contradominação ou sequência de lesão (*wu*) ocorre uma inversão do ciclo de agressão (*cheng*), sendo que o dominador passa a ser dominado.

Os cinco elementos abrangem diferentes aspectos, do meio ambiente e do organismo. Têm como perspectiva a imagem em espelho entre o macrocosmo (o universo) e o microcosmo (o nosso organismo). A intenção é fazer a correlação dos elementos da natureza com os órgãos internos, com os sentimentos, com os órgãos do sentido e os tecidos corporais, bem como em constante movimento e inter-relação entre os elementos da natureza e os órgãos em questão. Exemplificando, o elemento madeira sofre ou proporciona a sua queima, na qual produz o elemento fogo, gerando as cinzas. As cinzas consolidam-se e formam o elemento terra. O elemento terra consolida-se e transforma-se no elemento metal. O elemento metal produz o elemento água, assim sendo, o elemento água alimenta o elemento madeira, fechando o ciclo de ação e perpetuando o ciclo de geração e ação dos elementos entre si.

O elemento madeira está correlacionado com o órgão fígado, que tem como seu acoplado a víscera vesícula biliar. O *zang fu* fígado/vesícula biliar tem como órgão do sentido e abertura nos olhos, correlacionado com o tecido corporal, os tendões, com o sentimento de raiva, seu ornamento é a unha e o sabor é ácido.

Pela visão chinesa, o quadro clínico da síndrome climatérica abrange a face branca e pálida (correlaciona-se com o metal), ondas de calor ou fogachos (correlacionam-se com o fogo). Quando a paciente apresenta fogachos, a face anteriormente correlacionada com o metal, por ser pálida e branca, transforma-se e apresenta-se com rubor. Mostra a hiperdominação do fogo (coração) sobre o metal (pulmão).

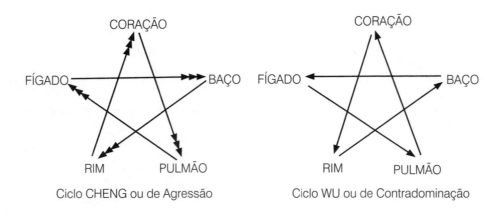

Figura 70.5 – Ciclos patológicos (ciclos de agressão e de contradominação).

Teoria dos Meridianos ou Canais de Energia – *Jing Luo*

Existem no corpo humano muitos pontos de acupuntura, os quais, quando estimulados, levam à sensação de calor e parestesia seguindo direções predeterminadas, assim percorrendo certas vias do corpo (do nosso ponto de vista, talvez se explique por pertencerem a dermátomos iguais). Unindo esses pontos, obtêm-se linhas ou trajetórias longitudinais, que foram denominadas *jing* ou meridianos, e trajetórias horizontais denominadas *luo* ou comunicações. *Jing luo* é o termo genérico que engloba os meridianos e suas ramificações, tendo *jing* o sentido de "caminho" ou "via" (os meridianos são os ramos principais do sistema de canais) e *luo* são os ramos dos meridianos que se cruzam em diagonais e cobrem o conjunto do corpo[16-19].

Também se observou nítida relação entre os órgãos e os meridianos do corpo humano. Assim, traçaram-se 12 meridianos ordinais, os quais têm relação direta com os órgãos e as vísceras do corpo (Tabela 70.1).

Tabela 70.1
Relação dos Doze Meridianos com os Cinco Elementos

Meridianos Profundos	Cinco Elementos	Meridianos Superficiais
Pulmão	Metal	Intestino grosso
Rins	Água	Bexiga
Fígado	Madeira	Vesícula biliar
Coração	Fogo	Intestino delgado
Pericárdio	Fogo	Triplo aquecedor
Baço-pâncreas	Terra	Estômago

Todos os meridianos se interligam de forma complexa, na qual os fluxos de energia (*qi*), sangue (*xue*), nutrição (*ying*) e defesa (*wei*) são ordenados e seguem um padrão. Nos membros superiores, os três meridianos *yin* (pulmão, pericárdio e coração) percorrem a face palmar do braço, os três meridianos *yang* (intestino grosso, triplo-aquecedor e intestino delgado), a face dorsal do braço. Nos membros inferiores, os meridianos *yin* (baço-pâncreas, fígado e rins) seguem o lado medial da perna e da coxa e os meridianos *yang* (estômago, vesícula biliar e bexiga), as faces lateral e dorsal da perna e da coxa.

Os 12 meridianos ordinários acoplam-se aos pares, visando o perfeito equilíbrio do corpo (teoria *yin-yang*), sendo 12 meridianos profundos (tendinosos) e 12 meridianos superficiais; os meridianos *yin* pertencem aos órgãos e seu *luo* às vísceras e os meridianos *yang* pertencem às vísceras e seu *luo* aos órgãos.

Podemos compreender, ao nosso modo, o funcionamento do estímulo dos meridianos, observando que os pontos da acupuntura estão correlacionados com os receptores nociceptivos na pele e com os pontos em gatilho (pontos de dor e inserção do nervo no músculo). Estão correlacionados com os ramos nervosos da coluna espinhal, bem como com as estruturas anatômicas que correspondem ao dermátomo (área da pele), miótomo (área muscular paraxial, ventral ou dos membros), esclerótomo (área de periósteo) e viscerótomo (porção de uma víscera) (Figura 70.6)[20].

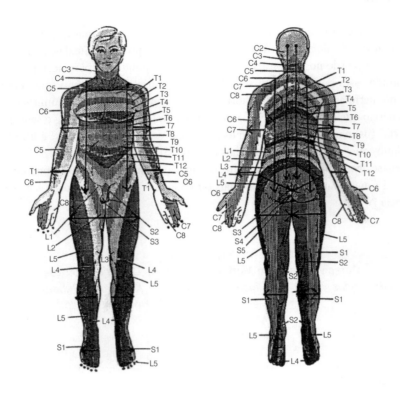

Figura 70.6 – Dermátomos de acordo com Keegan e Garrett[20].

Acupuntura Escalpeana

O tratamento pelo agulhamento escalpeano é uma técnica conhecida há muito tempo. No antigo livro sobre acupuntura, o Lin Shu Jing, já existiam registros a respeito desta abordagem. Todos os canais e meridianos conectam-se na cabeça, especialmente os seis canais ordinários *yang* e os oitos canais extraordinários. Têm-se tratado as cefaleias, os problemas oftalmológicos, as doenças dos ouvidos, vários distúrbios mentais e algumas disfunções dos órgãos genitais através da inserção da agulha nos pontos tradicionais dos meridianos localizados na região escalpeana[21].

AS SUBSTÂNCIAS FUNDAMENTAIS: VITAIS E BÁSICAS

Pela visão chinesa, as substâncias fundamentais são: *qi*, sangue (*xue*), essência (*jing*) e líquidos orgânicos ou fluidos corpóreos (*jin ye*). Estas substâncias são diferentes formas das manifestações de *qi*. E a interação harmônica das substâncias fundamentais determina a fisiologia do organismo e, consequentemente, a saúde[16-19].

A essência (*jing*) apresenta três tipos de manifestações, que são: *jing* congênito, *jing* adquirido e essência do rim.

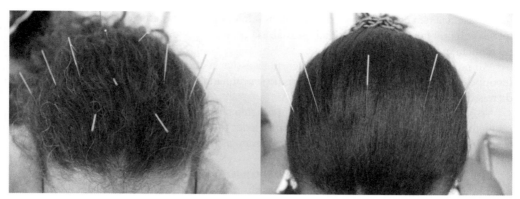

Figura 70.7 – Agulhas inseridas nas áreas de tratamento.

Jing Congênito (Inato, Pré-celestial ou do Céu Anterior)

Representa a carga genética herdada dos pais e determina a constituição básica do indivíduo. É o único tipo de *jing* presente no feto, o qual nutre o embrião e o feto durante a gestação e é dependente de *qi* do rim da mãe. Sua harmonia e o equilíbrio podem ser influenciados pela vida sexual regrada, dieta balanceada e equilíbrio entre trabalho e repouso.

Jing Adquirido (Essência Adquirida dos Alimentos, Pós-celestial ou Céu Posterior) e *Gu Qi* (*Qi* dos Alimentos)

Representa a essência refinada extraída dos alimentos, água e grãos, pelo baço (*pi*) e estômago (*wei*) após o nascimento. Os alimentos são enviados ao *jiao* médio (baço – *pi* e estômago – *wei*), onde no estômago são macerados e pela ação de *qi* do baço são transformados em *jing* adquirido (essência adquirida dos alimentos). O baço transporta o *jing* adquirido até o pulmão para ser misturado com o ar (*qi* celeste, *tian qi*) e formar *qi* torácico (*zong qi*). No pulmão é enviado ao coração, onde é transformado em sangue e distribuído para todo o corpo pela ação do *qi* torácico.

O *qi* dos alimentos é chamado de *gu qi* e encontra-se nos alimentos sob forma de um *qi* que não pode ser utilizado pelo organismo, portanto é necessário ser transformado em uma forma que possa ser absorvida pelo mesmo.

Podemos compreender, sob o ponto de vista ocidental, que o *jing* adquirido é formado pela união dos alimentos digeridos e absorvidos (proteínas, carboidratos, gorduras, vitaminas e sais minerais) com o ar que respiramos (oxigênio). A união de ambos irá produzir energia em forma de trifosfato de adenosina (ATP) e propiciar o funcionamento celular.

Essência do Rim (*Shen Jing*)

Representa a essência que se origina da interação entre *jing* congênito e *jing* adquirido e determina a constituição do indivíduo. É armazenada no rim e circula por todo o organismo, especialmente nos vasos maravilhosos (meridianos).

A essência tem como função controlar o crescimento ósseo das crianças, dentes, desenvolvimento cerebral normal e a maturidade sexual. Na mulher, a essência flui num ciclo de 7 anos e no homem, num ciclo de 8 anos.

Ao nosso contexto, podemos entender que a essência do rim representa a união dos nossos fenótipo e genótipo, dando as características do ser humano. Essas características são reguladoras de nosso ciclo circadiano.

– *Qi*: representa a essência aprimorada produzida pelos sistemas internos para nutrir o corpo e a mente (*shen*). Indica a manifestação das atividades funcionais dos órgãos e vísceras (*zang fu*). É o substrato material e mental do homem, podendo assumir diferentes formas, dependendo de sua função. É o comandante do sangue.

Sob o nosso ponto de vista, poderíamos entender que o *qi* representa a força ou a energia que impulsiona as reações químicas, metabólicas, nutricionais e hormonais de nosso organismo.

– Sangue (*xue*): o sangue é a forma mais densa e material de *qi*, que flui para todo o organismo com a função de nutrir e umedecer os órgãos e vísceras (*zang fu*) e todos os tecidos. O sangue é a mãe do *qi*.

Para nós, ocidentais, é representado pelo próprio sangue, com as suas funções de nutrição e elemento fundamental para a homeostasia.

– Líquidos orgânicos (*jin ye*): os líquidos orgânicos têm sua origem nos alimentos e na água recebidos pelo estômago, que são transformados e transportados pelo baço e compreendem: suor, saliva, lágrima, muco, urina e os líquidos próprios dos órgãos e vísceras e das articulações.

Nós entendemos os líquidos orgânicos de forma semelhante à medicina oriental, constituindo o suor, a saliva, a urina, o líquor, líquido sinovial, etc.

Órgãos e Vísceras – *Zang Fu*

Na MTC, o termo genérico *zang fu* designa o conjunto de órgãos e vísceras do corpo e abrange na realidade três categorias bem distintas.

Os *zang* são cinco órgãos: coração, fígado, baço, rim e pulmão. Têm a função de produzir, transformar e armazenar a energia (*qi*), o sangue (*xue*), os líquidos orgânicos (*jin ye*), a essência adquirida e a essência inata (*jing*) e o espírito vital (*shen*)[16-19].

As *fu* abrangem as seis vísceras e as vísceras extraordinárias (*qi heng zhi fu*). As seis *fu* são intestino delgado, estômago, intestino grosso, bexiga, vesícula biliar e triplo-aquecedor. Têm a função de receber, digerir e transformar os alimentos e excretar os resíduos. As vísceras extraordinárias são o cérebro (*nao*), a medula (*sui*), os ossos (*gu*), os vasos (*mai*) e o útero (*nu zi bao*). Têm a função de armazenar a essência.

Quando os *zang fu* não estão em harmonia energética, os estímulos promotores dos sete sentimentos tornam-se excessivos, agindo de maneira danosa e lesando o *yin qi* dos *zang fu* e estes se manifestam em níveis psíquicos pelas emoções.

A matriz (*bao gong*) que engloba o útero e anexos, segundo a MTC, está relacionada com o *gan* (fígado), o *shen* (rins) e o *pi* (baço e pâncreas), sendo o primeiro o mais importante na fisiologia energética da matriz, assim como o *shen* (rins), pela geração dos cinco movimentos.

Os órgãos e vísceras da teoria *zang fu* apresentam nomes idênticos na China e no Ocidente, entretanto é bom lembrar que suas atividades fisiológica e patológica não são entendidas da mesma forma. As funções de um órgão ou víscera (*zang fu*) podem abranger as de vários órgãos da medicina ocidental e inversamente, e as atividades de um determinado órgão anatômico podem ser repartidas em várias *zang* ou *fu*, pelo fato de que a concepção chinesa não é fundamentada na função morfológica exata, e sim numa função fisiológica/patológica global do ser humano.

Exemplo: O órgão coração tem como sua víscera o intestino delgado, o qual tem a função de comando do sangue e o controle dos vasos sanguíneos. Manifesta-se através do brilho da face, da abertura na língua, da emoção da alegria, do suor como líquido corpóreo, localiza-se no precórdio e a estação do ano é o verão.

Causa de Doenças – *Bing Yin*

Nei Jing (25 a 220 d.C.) classificou as causas das doenças em fatores *yin* e *yang*, sendo que as doenças *yang* seriam causadas por vento, frio, calor e a chuva (umidade) e doenças *yin* seriam de origem alimentar, de moradia, sexual e afetiva[16-19].

Em 1174, Chen Wu Ze classificava as doenças em:

1. **Doenças de causas externas** (*wai yin*): causadas pelos seis fatores climáticos. Que são: *feng*, o vento; *shi*, a umidade; *shu*, o calor de verão; *han*, o frio; *zao*, a secura; *huo*, o fogo. São fatores climáticos ou ambientais próprios de cada estação (*liu qi*), podendo causar doenças quando existe quebra do equilíbrio entre o corpo e o meio ambiente (*qi* correto debilitado com relação ao fator patogênico externo).

A doença se manifesta no exterior, na superfície do corpo (pele, músculos, boca e garganta).

2. **Doenças por causas internas** (*nei yin*): causadas pelos sete sentimentos. Que são: *xi*, a alegria; *nu*, a raiva; *si*, a meditação; *you*, a ansiedade, a tristeza; *kong*, o medo, a ansiedade; *jing*, o medo intenso repentino, pavor; *bei*, a mágoa, aflição, pavor e choque.

São respostas emocionais do corpo aos estímulos externos e normalmente não causam doenças. Quando os estímulos forem muito intensos, prolongados, repetidos ou súbitos, provocando desarmonia de *qi* e sangue (*xue*) nos órgãos e vísceras (*zang fu*) e nos meridianos (*jing luo*), ocorrem as doenças.

3. **Doenças por causas mistas ou não internas nem externas** (*bu nei wai yin*). As causas mistas são: a alimentação, a fadiga, os traumatismos, as feridas por arma branca, as fraturas, as picadas de inseto e mordidas de animais peçonhentos.

A desarmonia entre os órgãos e vísceras (*zang fu*) e suas funções podem causar doenças sob todos os aspectos, tanto quantitativos quanto qualitativos, havendo alterações no *qi*, sangue (*xue*) e *jin ye*.

Do que podemos entender, causas externas estão correlacionadas com fatores ambientais ou climáticos (vento, umidade, calor de verão, frio, secura e fogo). As causas internas estão correlacionadas com emoções, e fatores psicossomáticos (alegria, raiva, meditação, ansiedade/tristeza, medo, pavor e mágoa). As causas mistas, com alimentação, traumas, picada de animais ou insetos, ferimento por arma de fogo ou arma branca, etc.

DIAGNÓSTICO NA MEDICINA TRADICIONAL CHINESA

O diagnóstico em MTC tem como base os "quatro exames" da semiologia, e os "oito princípios" do diagnóstico. O diagnóstico e o tratamento de uma doença levam em consideração a observação do corpo como um todo e seus sinais e sintomas. Alguns conceitos e princípios, inclusive, são semelhantes aos da medicina moderna alopática ocidental[16-19].

Os quatro períodos do exame são dependentes, relacionam-se e se suplementam ao longo da investigação.

O exame se baseia na noção de que o aspecto externo reflete o estado do organismo, informando sobre *qi*, sangue (*xue*), *yin-yang* e órgãos e vísceras (*zang fu*).

O objetivo é determinar a causa e a natureza das doenças, elaborando e formulando os diagnósticos segundo os oito princípios: *yin-yang*, superficial/profundo (*biao – li*), frio/calor (*han – re*) e deficiência/excesso (*xu – shi*).

ACUPUNTURA | *717*

Os quatro exames, quatro métodos de diagnóstico ou quatro períodos do exame são: inspeção, ausculta e olfação, interrogatório e palpação.

Inspeção

Observam-se a expressão e vitalidade do paciente, as quais são as manifestações gerais das atividades vitais do corpo humano e o estado mental. Incluem aparência, ânimo, expressão facial, fala, respiração, brilho dos olhos, exame da língua, estado de consciência e coordenação de movimentos.

O diagnóstico pelo exame da língua tem papel importante, porque a língua reflete a condição dos diferentes órgãos. A correspondência das áreas da língua são: a ponta se refere ao coração (C); a área entre a ponta e o centro, pulmão (P); o centro, estômago (E) e baço (B); a raiz, rins (R), intestino (intestino delgado – ID e intestino grosso – IG) e bexiga (B) (e nas mulheres, ao útero); a borda esquerda, fígado (F); e a borda direita, vesícula biliar (VB), como se observa na Figura 70.8.

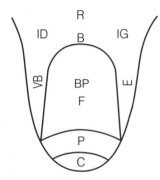

Figura 70.8 – Correspondência das áreas da língua[1].

Ausculta e Olfação

É através da ausculta que podemos ouvir o som do paciente, como sua voz, fala, respiração, tosse, eructação, soluço e vômitos. A olfação observa o hálito, excreções e secreções (fezes, urina, suor e mucosidades). A ausculta e a olfação proporcionam ao médico avaliar as características e repercussões das mais variadas doenças, processos inflamatórios e infecciosos nos diferentes órgãos e vísceras.

Interrogatório

Durante o interrogatório, a relação médico-paciente se complementa, levando ao conhecimento da doença em termos de oito princípios, dos órgãos e vísceras, dos meridianos e das causas de doenças. Na tentativa de seguir uma rotina de perguntas necessárias, ou seja, uma anamnese para determinar um diagnóstico preciso sobre os sintomas dos pacientes, como é realizada na nossa prática diária, a MTC elaborou dez perguntas nas quais tenta englobar as teorias anteriormente citadas, bem como realizar uma análise dos diversos órgãos e sistemas. Estas perguntas incluem:

1. sensação de frio e calor;
2. transpiração;
3. cabeça e corpo;
4. tórax, hipocôndrio, epigástrio e abdome;
5. olhos e ouvidos;
6. ingesta e paladar;
7. sono;
8. excreções;
9. ginecologia;
10. pediatria.

Exemplo:

1. **Sensação de frio e calor:** os sintomas estão correlacionados com a teoria *yin-yang*: *yin* (frio) e *yang* (calor). Na síndrome climatérica as pacientes apresentam ondas de calor (fogachos) que representam a subida do *yang*.
2. **Transpiração:** correlaciona-se com a teoria *yin-yang*: deficiência de *yin* apresenta-se com sudorese noturna e deficiência de *yang* e *qi* através da sudorese diurna. Na síndrome climatérica apresenta-se nas duas formas.
3. **Cabeça e corpo:** existem doenças que comprometem determinadas áreas do corpo e da cabeça, neste sentido os pontos que pertencem a este meridiano estão acometidos. Meridianos que vão para a região da cabeça; meridiano *yang*: estômago, vesícula biliar, bexiga, triplo-aquecedor, intestino delgado e intestino grosso. Obstruções nestes meridianos provocam cefaleia.
4. **tórax, hipocôndrio, epigástrio e abdome:** todos os meridianos, direta ou indiretamente percorrem estas regiões de nosso corpo. A análise de cada sinal e sintoma do paciente corresponde a uma síndrome, que reflete os órgãos e vísceras.
5. **Olhos e ouvidos:** a correlação dos meridianos, dos cinco elementos e dos órgãos e vísceras acomete estas estruturas. A senilidade acomete a essência do rim, a qual tem sua abertura nos ouvidos, consequentemente existe perda da audição, mas também a lubrificação dos olhos e acuidade visual.
6. **Ingesta e paladar:** estão correlacionados com o estado geral do paciente, bem como com os órgãos e vísceras responsáveis pelo trato gastrointestinal.
7. **Sono:** é um período de repouso de nosso organismo, por isto representa grande valor. Existem meridianos, órgãos e vísceras que regulam o sono. Na síndrome climatérica ocorre deficiência do *yin* do rim, mucosidade, ascensão do *yang* do fígado, assim propiciando o quadro clínico de alterações do sono.
8. **Excreções:** são representadas por vários órgãos e vísceras que produzem urina, fezes, saliva, suor, tosse etc. Cada excreção possui a sua própria característica e correlaciona-se com uma síndrome.
9. **Ginecologia:** é uma especialidade médica e apresenta um questionário próprio.
10. **Pediatria:** é uma especialidade médica e apresenta um questionário próprio.

Palpação

A palpação avalia as temperaturas locais, as respostas às pressões, o exame do pulso e a presença e as características de tumorações. Os segmentos do corpo a serem examinados são os membros (mãos e pés), a superfície corporal, tórax, epigástrio, flancos, abdome e sensibilidade nos pontos de acupuntura.

A pulsologia é um método da MTC para, através do exame do pulso do paciente, diagnosticar as alterações dos órgãos e vísceras – *zang fu*. A palma da mão do paciente deve estar voltada para cima em semiflexão e em repouso. O examinador usará os três dedos (indicador, médio e anular) da mão direita para examinar no pulso radial da mão esquerda do paciente e vice-versa com a outra mão. Difere da forma ocidental de observar o pulso, pois analisa o pulso radial bilateral, considerando diferentes pulsos em termos de suavidade, intensidade, ritmo etc., correlacionando com os órgãos e vísceras, *yin-yang*, os cinco elementos, superficial/profundo, calor/frio e deficiência/excesso. Procura verificar o ritmo cardíaco, a sua frequência, a sua intensidade, associando os dados obtidos com o estado geral do paciente, a perda de sangue, os estados agudos ou crônicos de saúde.

Classificação das Síndromes

Na MTC, as doenças são classificadas em síndromes, ou seja, através dos quatro exames referidos anteriormente chega-se a diagnóstico mais preciso e fidedigno. Para a classificação das síndromes existem oito critérios: externa (superficial) e interna (profundo); frio e calor; deficiência e excesso; *yin* (negativo) e *yang* (positivo)[16-19].

O diagnóstico diferencial é feito através de seis fatores etiológicos, que são: vento, frio, calor de verão, umidade, secura e calor de fogo. Esses fatores relacionam os sintomas decorrentes do desequilíbrio.

As síndromes apresentam sinais e sintomas característicos de cada órgão e víscera e das teorias já mencionadas. É bastante difícil traduzi-las para o modo de ver ocidental.

ETIOLOGIA DA SÍNDROME CLIMATÉRICA DE ACORDO COM A MEDICINA TRADICIONAL CHINESA

Pela descrição da MTC, as mulheres vivem ciclos de 7 anos, e a menopausa ocorre aos 49 anos (sete vezes 7 anos). Por essa perspectiva, os sintomas do climatério são geralmente causados por um declínio da essência do rim em seu aspecto *yin* ou *yang*; entretanto, dentro do quadro básico, pode haver muitas variações de padrão, tais como: deficiência do *yin* do rim, deficiência do *yang* do rim; deficiência do *yin* e do *yang* do rim; deficiência do rim e do fígado com subida do *yang* do fígado; rins e coração não harmonizados; acúmulo de mucos e estagnação do *qi*; estase de sangue[2].

Manifestações Clínicas

Deficiência do Yin do Rim

Tontura, zumbido, rubor malar, sudorese noturna, rubores quentes, febre em toda a palma da mão, dor nas costas, boca seca, cabelos e pele secos, prurido, constipação. Língua: vermelha sem revestimento. Pulso: flutuante-vazio, ou fino-rápido, ou muito profundo-fraco em ambas as posições posteriores e muito flutuante em ambas as posições de frente.

Deficiência do Yang do Rim

Rubores quentes nas mãos e pés frios, sudorese de manhã, face pálida, depressão, calafrios, cefaleia, edema de tornozelos. Língua: pálida. Pulso: fino, profundo.

Deficiência do Yin e do Yang do Rim

Rubores quentes nos pés e mãos frias, sudorese noturna, polaciúria de diurese pálida, rubor ao redor do pescoço ao falar ou agitar-se levemente, calafrios, garganta seca, tontura, zumbido, dor nas costas. Língua: pode ser pálida ou vermelha, dependendo de qual deficiência predomina. Pulso: pode ser flutuante-vazio ou fino-rápido se a deficiência do *yin* predominar ou fraco-profundo se predominar a deficiência do *yang*.

Deficiência do Yin do Rim e do Fígado com Subida do Yang do Fígado

Irritabilidade, tontura, zumbido, visão borrada, olhos secos, pele seca, rubores quentes, dor nas juntas, sudorese noturna, dor nas costas, cefaleia. Língua: vermelha sem revestimento. Pulso: flutuante-vazio, em corda sobre posição média esquerda.

Rins e Coração não Harmonizados

Rubores quentes, palpitações, insônia, sudorese noturna, visão borrada, tontura, zumbido, ansiedade, inquietude mental, dor nas costas, rubor malar, sensação de calor à noite, boca e garganta secas, memória precária, fezes secas. Língua: corpo vermelho sem revestimento com uma ponta mais vermelha. Pulso: rápido-fino, ou flutuante-vazio, ou fraco-profundo em ambas as posições posteriores e transbordante em ambas as posições de frente. Este padrão consiste em deficiência do *yin* do rim com vazio do calor do coração.

Acúmulo de Mucos e Estagnação do Qi

Obesidade, sensação de opressão no peito, catarro no peito, sensação de plenitude do epigástrio, sensação de distensão das mamas, irritabilidade, eructação, náusea, falta de apetite, mau humor, depressão. Língua: levemente vermelha, revestimento grudento. Pulso: em corda. Este é um padrão que aparece na menopausa prematura em mulheres jovens; em poucos casos, a menopausa pode surgir não por um declínio dos rins, mas por obstrução do aquecedor inferior.

Estase do Sangue

Rubores quentes, inquietude mental, menopausa precedida por alterações do ciclo menstrual, quando as menstruações são muito irregulares, parando por um longo tempo e iniciando-se novamente, sangue escuro coagulado, insônia, pressão sanguínea alta, dor abdominal. Língua: púrpura. Pulso: em corda ou rugoso.

ACUPUNTURA E CLIMATÉRIO

A acupuntura é um método terapêutico prático, de baixo custo, sem grandes restrições. Tem sido empregada para o atendimento a mulheres climatéricas, como opção de tratamento não hormonal. No entanto, pode haver algumas críticas ao seu uso, como animosidade e temor das pessoas porque o instrumento de tratamento são as agulhas.

Newton e cols., em 2002, através de contato telefônico, avaliaram oito tipos de terapias alternativas e seu uso nos sintomas da menopausa. As pacientes que realizaram algum tipo de terapia somaram 76,1%. Destas, 43,1% para controle do estresse; 37%, com o uso de medicamento alternativo; 31,6% com quiropraxia; 29,5% com massagem; 22,9%, dieta de soja; 10,4% com acupuntura; 9,4% com naturopatia ou homeopatia; e 4,6% com fitoterapia[22].

Em estudo com 24 mulheres que haviam passado por menopausa natural e apresentado ondas de calor, realizado por Kronenberg e Fugh-Berman (2002) e Wyon e cols., em 1994, no qual as mesmas foram divididas em dois grupos, um grupo foi tratado com eletroacupuntura e o outro por agulhamento superficial (grupo-controle). O tratamento foi realizado por 8 semanas, sendo duas vezes por semanas nas primeiras 2 semanas e nas restantes uma vez por semana. As ondas de calor reduziram mais de 50% em ambos os grupos, entretanto o resultado foi mais pronunciado no grupo de eletroacupuntura. O índice menopausal de Kupperman demonstrou diminuição dos sintomas em ambos os grupos[23,24].

Foram realizados estudos não controlados, os quais sugeriram o efeito da acupuntura no alívio dos sintomas vasomotores (Albertazzi, 2006; Dong e cols., 2001; Porzio e cols., 2002) e outros distúrbios do climatério (Albertazzi, 2006; Dong e cols., 2001). Os efeitos da acupuntura parecem manter-se, mesmo após o término do tratamento, por 3 a 6 meses[25-27].

Em outro estudo, Wyon e cols., em 2004, avaliaram 45 mulheres na pós-menopausa, randomizadas em três grupos: eletroacupuntura, inserção superficial de agulha (*sham* acupuntura) e tratamento com estrógeno oral por 12 semanas, com 6 meses de seguimento. O tratamento oral com estrógeno diminuiu a frequência de ondas de calor em 90%. Em contrapartida, apenas 50% das pacientes que foram tratadas com acupuntura tiveram melhora dos sintomas em ambas as técnicas[28].

Nedstrand e cols., em 2005, referiram que a eletroacupuntura e o relaxamento são aparentemente equivalentes na redução das ondas de calor em 31 pacientes em tratamento de câncer de mama[29].

Vincent e cols., em 2007, realizaram um estudo prospectivo, randomizado e cego em 103 mulheres com sintomas menopausais divididas em dois grupos: *sham* acupuntura e acupuntura. O tratamento foi realizado por 13 semanas, sendo a primeira semana de coleta de dados, 5 semanas de tratamento (duas vezes por semana) e 7 semanas de seguimento após a acupuntura. Ambos os tratamentos diminuíram os fogachos, não havendo diferença estatística significante[30].

Zaborowska e cols., em 2007, avaliaram 102 mulheres na pós-menopausa divididas em dois estudos: o primeiro estudo no total de 60 mulheres divididas em quatro grupos (relaxamento, acupuntura superficial, eletroacupuntura e estrógeno) e o segundo estudo no total de 42 mulheres divididas em dois grupos (estrógeno e placebo). As pacientes foram seguidas durante 12 semanas, sendo avaliadas as ondas de calor e o índice menopausal de Kupperman (IMK). Os fogachos e o IMK decresceram significativamente após a quarta e a 12ª semana, exceto no grupo-placebo[31].

Avis e cols., em 2008, realizaram estudo com 56 mulheres na pós-menopausa divididas em três grupos: cuidados gerais, *sham* acupuntura e acupuntura tradicional (duas vezes por semana).

O tratamento foi realizado por 8 semanas. Observou-se diminuição significativa da frequência dos fogachos entre a primeira e a oitava semana em todos os grupos, entretanto os grupos de *sham* acupuntura e acupuntura tradicional obtiveram diminuição acentuada dos mesmos[32,33].

Em 2008, Grimsgaard e cols. apresentaram estudo com 535 mulheres divididas aleatoriamente em dois grupos, um deles praticando o que eles chamaram de *self-care*, o outro tratado por acupuntura, verificando melhora de ondas de calor em 48% das mulheres tratadas por acupuntura e somente 28% no grupo-controle[34].

Kim e cols., em 2008, realizaram um estudo clínico randomizado e multicêntrico dividido em dois braços, sendo realizado em pacientes na perimenopausa e pós-menopausa com três sessões de acupuntura por semana por um período de 4 semanas seguido de 4 semanas de acompanhamento. Foi observada a melhora das ondas de calor, bem como a melhora da qualidade de vida e dos sintomas do climatério[35].

Alraek e Malterud, em 2009, demonstraram em 127 mulheres após a menopausa após dez sessões de acupuntura diminuição dos sintomas vasomotores (ondas de calor) e qualidade de vida (sono e humor)[36].

Lee, Shin e Ernst, em 2009, realizaram uma revisão sistemática em 17 bases de dados em seis triagens clínicas randomizadas de acupuntura *versus sham* acupuntura, não observando melhora dos sintomas vasomotores (ondas de calor) com o uso da acupuntura[37].

Cho e Whang, em 2009, observaram em 19 bases de dados eletrônicas, seguidas de 11 estudos com 764 mulheres após a menopausa, realizando acupuntura *versus sham* acupuntura, sem significância estatística entre ambos os grupos no alívio dos sintomas vasomotores[38].

Borud e cols., em 2009, realizaram um estudo clínico controlado e randomizado com 267 pacientes após a menopausa divididas em dois grupos, sendo um de acupuntura e outro controle, por período de 12 semanas, com dez sessões de acupuntura. Observou-se melhora das ondas de calor e do *Womens Health Questionnaire* no grupo de acupuntura. No entanto, Borud e cols., em 2010, com o seguimento das pacientes por um período de 6 e 12 meses, constataram que não houve manutenção do alívio dos sintomas nos meses que se seguiram sem tratamento[39,40].

Kim e cols., em 2010, demonstraram num estudo clínico multicêntrico e randomizado a melhora das ondas de calor nas pacientes na perimenopausa e após a menopausa[41].

Venzke e cols., em 2010, em 51 mulheres após a menopausa divididas em dois grupos, acupuntura e *sham* acupuntura por 12 semanas, demonstraram não haver diferença estatística entre ambos os grupos, mas apresentando melhora dos sintomas vasomotores, da escala climatérica e inventário Beck[42].

Borud e White, em 2010, realizaram uma revisão da literatura do uso da acupuntura nos sintomas climatéricos, bem com o alívio dos sintomas vasomotores e a melhora da qualidade de vida[43].

Kim e cols., em 2011, observaram 54 mulheres na peri e na pós–menopausa, divididas em dois grupos, acupuntura e *sham* acupuntura, com uma a duas sessões semanais por 7 semanas, seguidas por 8 semanas de observação, em que não foi demonstrada significância estatística entre ambos os grupos, apenas a melhora parcial da severidade das ondas de calor no grupo acupuntura[44].

Sunay e cols., em 2011, demonstraram, através de um estudo clínico controlado e randomizado com 53 pacientes após a menopausa, divididas em dois grupos, um com acupuntura e outro com *sham* acupuntura, sendo duas sessões por semana, no total de dez sessões, a melhora das ondas de calor e dos sintomas da menopausa no grupo de acupuntura[45].

Em 2011, De Luca cols. realizaram um estudo prospectivo em 81 pacientes, divididas, aleatoriamente, em dois grupos: grupo 1, constituído de 56 pacientes com sintomas menopausais tratadas com acupuntura de acordo com a medicina tradicional chinesa por 1 ano e, em seguida, submetidas à eletroacupuntura-placebo por mais 6 meses; grupo 2, formado por 25 pacientes com sintomas menopausais, submetidas à eletroacupuntura-placebo por 6 meses, e, em seguida, tratadas com acupuntura de acordo com a medicina tradicional chinesa, por 1 ano. Ambos os tratamentos causaram redução média no IMK (p < 0,05), mas o tratamento com acupuntura foi estatisticamente superior ao tratamento com eletroacupuntura-placebo (p < 0,05). A ordem dos tratamentos não afetou os resultados, pois, quando os grupos fizeram a acupuntura, os resultados obtidos foram os mesmos. Quando foi feita a inversão do tratamento, na qual o grupo 1 realizou como tratamento a eletroacupuntura-placebo, ocorreu retorno dos sintomas em 67,8%, e no grupo 2, ao realizar como tratamento a acupuntura, ocorreu alívio dos sintomas em 93,8%. O trabalho demonstra a eficácia do tratamento, e sua durabilidade[46].

Painovich e cols., em 2012, realizaram um trabalho com 33 mulheres na pré e na pós–menopausa, divididas em três grupos, respectivamente com acupuntura, *sham* acupuntura e controle, utilizando três sessões semanais por 12 semanas. Concluíram melhora dos sintomas vasomotores e do escore vasomotor do questionário MENQOL nos respectivos grupos de acupuntura e *sham* acupuntura com relação ao grupo-controle. Observou-se a diminuição de cortisol e DHEA no grupo de acupuntura[47].

Jeong e cols., em 2012, observaram em dez pacientes com câncer de mama em tratamento com tamoxifeno, melhora das ondas de calor realizando três sessões semanais de 20 minutos de acupuntura por 4 semanas e alívio dos sintomas por 1 mês após o término do tratamento[48].

Alguns autores estudaram os efeitos da acupuntura sobre outros fatos que costumam acompanhar após a menopausa.

Gang e cols., em 2002, estudaram o efeito sobre a densidade mineral óssea em 42 mulheres após a menopausa com osteoporose. Foram divididas em dois grupos, sendo o grupo de tratamento com acupuntura e ingestão de cálcio e vitamina D e o grupo-controle tratadas com cálcio e vitamina D, por 6 meses. Os dois grupos obtiveram aumento da densidade mineral óssea, melhor com acupuntura[49].

Jianfei e Jia, em 1985, aplicaram a acupuntura em 26 pacientes diabéticos para o controle dos níveis de glicemia e insulina. Foi observada a redução dos níveis de glicemia e aumento dos níveis de insulina. Acupuntura foi menos efetiva em pacientes muito magros e não teve efeito no tratamento de pacientes diabéticos insulino-dependentes juvenis[50].

Jianfei e cols., em 2001, demonstraram a eficácia da acupuntura em 37 pacientes diabéticos não insulino-dependentes com acidente vascular cerebral isquêmico no controle da glicemia, níveis plasmáticos de insulina, glucagon e hipercoagulabilidade, divididos em dois grupos (tratamento de rotina e tratamento de rotina e acupuntura). O grupo de acupuntura apresentou diminuição em 45% dos níveis de insulina e glucagon, diminuição da agregação plaquetária e dos níveis de fibrinogênio. O tratamento para recuperação das alterações do AVC foi mais efetivo[51].

Dey e cols., em 2002, descreveram efeito benéfico da acupuntura no controle da diabete, bem como de suas complicações. Seu mecanismo de ação tem efeito na glicose-6-fosfato, síntese de insulina pelo pâncreas, aumento do número de receptores nas células-alvo, acelerando a utilização de glicose e o efeito hipoglicemiante. Consideram que acupuntura apresenta vários mecanismos de ação no tratamento da diabete [52].

Cabroglu e Ergene, em 2006, descreveram os efeitos da eletroacupuntura no peso corpóreo, no nível sérico de insulina, no peptídeo C e na glicemia em 52 mulheres obesas, divididas em três grupos: placebo, eletroacupuntura e dieta. Foi observado aumento da perda de peso, nível sérico de insulina e peptídeo C nas pacientes em tratamento com eletroacupuntura, e diminuição da glicemia nos grupos eletroacupuntura e dieta[53].

Limitamo-nos a mencionar estudos em humanos. Há ainda um longo caminho a percorrer, mas a acupuntura tem-se demonstrado um recurso efetivo para o tratamento da síndrome climatérica, podendo, talvez, atuar de forma positiva em processos concomitantes à menopausa, como diabete, obesidade e outros.

As pacientes para as quais está indicado esse método são aquelas em que haja contraindicação para o tratamento hormonal, e aquelas que optem por esse tipo de tratamento. É um processo barato e sem contraindicações significativas. A limitação é que, fundamentalmente, para a administração dessa terapia é essencial um profissional adequadamente treinado.

REFERÊNCIAS BIBLIOGRÁFICAS

1. Maciocia G. Os fundamentos da medicina chinesa. São Paulo: Roca; 1995. p. 658.
2. Maciocia G. Síndrome do Climatério. Obstetrícia e Ginecologia em Medicina Chinesa. São Paulo: Editora Roca; 2000. p. 671-691.
3. Nghi NV, Recours-Nguyen C. Médecine traditionnelle chinoise. Marseille NVN; 1984. p. 717.
4. Kotani N, Hashimoto H, Sato Y, Sessler DI, Yoshioka H, Kitayama M et al. Preoperative intradermal acupuncture reduces postoperative pain, nausea and vomiting, analgesic requirement, and sympathoadrenal responses. Anesthesiology. 2001;95:349-56.
5. Sato A, Sato Y, Suzuki A, Uchida S. Reflex modulation of catecholamine secretion and adrenal sympathetic nerve activity by acupuncture-like stimulation in anesthetized rat. Jpn J Physiol. 1996;46:411-21.
6. Andersson S, Lundeberg T. Acupuncture — from empiricism to science: functional background to acupuncture effects in pain and disease. Med Hypotheses. 1995;45:271-81.
7. Jones AKP, Brown WD, Friston KJ et al. Cortical and subcortical localization of response to pain in man using positron emission tomography. Proc R Soc Lond B. 1991;244:39-44.
8. Teixeira MJ, Filho JLB, Márquez JO, Yeng LT. Dor: Contexto Interdisciplinar. São Paulo: Editora Maio; 2003.
9. Romodanov AP, Gostev VI, Liashenco DS, Kaidashi IN. Antena properties of acupuncture needle. Gras Delo. 1985;8:93-6.
10. Ernst E, White A. Acupuntura – uma avaliação científica. São Paulo: Editora Manole; 2001.
11. Kendall DE. Part I: A scientific model for acupuncture. Am J Acupunct. 1989;17:343-60.
12. Kendall DE. Part II: A scientific model for acupuncture. Am J Acupunct. 1989;17:343-60.
13. Smith FWK. Neurophysiologic basis of acupuncture. Probl Vet Med. 1992;4:34-52.
14. Bossut DF, Mayer DJ. Electroacupuncture analgesia in naïve rats: effects of brainstem and spinal cord lesions, and role of pituitary-adrenal axis. Brain Res. 1991;549:52-8.
15. Halbe HW, Fonseca AM. Síndrome do Climatério. Tratado de Ginecologia. São Paulo: Editora Roca; 2000. p. 1519-57.
16. Wen TS. Manual Terapêutico de Acupuntura. São Paulo: Editora Manole; 2008.
17. Min LS, Darella ML, Pereira OAA. Curso Básico de Acupuntura e Medicina Tradicional Chinesa. Florianópolis: Instituto de Pesquisa e Ensino de Medicina Tradicional Chinesa; 2000.
18. Auteroche B, Navailh P. O diagnóstico na medicina tradicional chinesa. São Paulo: Editora Andrei; 1992.
19. Scognamillo-Szabó N, Rizzo MV, Bechara GH. Acupuntura: bases científicas e aplicações. Ciênc Rural. 2001;31(6):1091-9.
20. Keegan JJ, Garrett FD. The segmental distribution of the cutaneous nerves in the limbs of man. Anat Rec. 1948;102-409.
21. Hsing WT. Modificações clínicas e cintilográficas de pacientes com acidente vascular cerebral isquêmico crônico tratados pela estimulação elétrica subcutânea. Tese de Doutorado na Faculdade de Medicina da Universidade de São Paulo. São Paulo; 2001.
22. Newton K, Buist D, Keenan NL, Anderson LA, LaCroix AZ. Use of alternative therapies for menopause symptoms: Results of a population-based survey. Obstet Gynecol. 2002;100(1):18-25.
23. Kronenberg F, Fugh-Berman A. Complementary and alternative medicine for menopausal symptoms: a review of randomized, controlled trials. Annals of Internal Medicine. 2002;137(10):805-13.
24. Wyon Y, Lindgren R, Hammar M, Lundeberg T. Acupuncture against climateric disorders? Lower number symptoms after menopause. Lakartidningen. 1994;91(23):2318-22.
25. Albertazzi P. A review of non-hormonal option for the relief of menopausal symptoms. Treat Endocrinol. 2006;5(2):101-13.
26. Dong H, Ludicke F, Comte I et al. An exploratory pilot study of acupuncture on the quality of life and reproductive hormone secretion in menopausal women. J Altern Complement Med. 2001;7(6):651-8.

27. Porzio G, Trapasso T, Martelli S et al. Acupuncture in the treatment of menopause-related symptoms in women taking tamoxifen. Tumori. 2002;88:128-30.

28. Wyon Y, Wijma K, Nedstrand E et al. A comparison of acupuncture and oral estradiol treatment of vasomotor symptoms in postmenopausal women. Climacteric. 2004;7:153-64.

29. Nedstrand E, Wijma K, Wyon Y et al. Vasomotor symptoms decrease in women with breast cancer randomized to treatment with applied relaxation of eletro-acupuncture: a preliminary study. Climacteric. 2005;8:243-50.

30. Vincent A, Barton DL, Mandrekar JN, Cha SS, Zais T, Wahner-Roedler DL et al. Acupuncture for hot flashes: a randomized, sham-controlled clinical study. Menopause. 2007;14(1):45-52.

31. Zaborowska E, Brynhildsen J, Damberg S, Fredriksson M, Lindh-Astrand L, Nedstrand E et al. Effects of acupuncture, applied relaxation, estrogens and placebo on hot flushes in postmenopausal women: an analysis of two prospective, parallel, randomized studies. Climacteric. 2007;10:38-45.

32. Avis NE, Pian-Smith MCM. Acupuncture for hot flashes. Menopause. 2007;14(1):10-3.

33. Avis NE, Legault C, Coeytaux RR, Pian-Smith M, Shifren JL, Chen W et al. A randomized, controlled pilot study of acupuncture treatment for menopausal hot flashes. Menopause. 2008;15(6):1-9.

34. Grimsgaard S, Borud EK, Alraek T. Acupuncture reduces hot flashes in postmenopausal women. Acuflash, a randomized controlled trial. Climacteric. 2008;11(suppl 2):113-6.

35. Kim KH, Kang KW, Kim DI et al. Study protocol: effect of acupuncture on hot flushes in perimenopausal and postmenopausal women – a multicenter randomized clinical trial. A BioMed Central. 2008;9(70):1-8.

36. Alraek T, Malterud K. Acupuncture for menopausal hot flashes: A qualitative study about patient experiences. The Journal of Alternative and Complementary Medicine. 2009;15(2):153-8.

37. Lee MS, Shin B-C, Ernst E. Acupuncture for treating menopausal hot flushes: a systematic review. Climacteric. 2009;12:16-25.

38. Cho S-H, Whang W-W. Acupuncture for vasomotor menopausal symptoms: a systematic review. Menopause. 2009;16(5):1065-73.

39. Borud EK, Alraek T, White A, Grimsgaard S. The acupuncuture on hot flashes among menopausal women (ACUFLASH) study: a randomized controlled trial. Menopause. 2009;16(3):484-93.

40. Borud EK, Alraek T, White A, Grimsgaard S. The acupuncuture on hot flashes among menopausal women study: observational follow-up results at 6 and 12 months. Menopause. 2010;17(2):262-8.

41. Kim KH, Kang KW, Kim DIet al. Effects of acupuncture on hot flashes in perimenopausal and postmenopausal women: a multicenter randomized clinical trial. Menopause. 2010;17(2):269-80.

42. Venzke L, Calvert JF., Gilbertson B. A randomized Trial of acupuncutre for vasomotor symptoms in post-menopausal women. Complementary Therapies in Medicine. 2010;18:59-66.

43. Borud E, White A. A review of acupuncture for menopausal problems. Maturitas. 2010;66:131-4.

44. Kim DI, Jeong JC, Kim KH et al. Acupuncture for hot flushes in perimenopausal and postmenopausal women: a randomized, sham controlled trial. Acupunct Med. 2011;29:249-56.

45. Sunay Didem, Ozdiken Muruvvet, Arslan Huseyin, Seven Ali, Aral Yalcin. The effect of acupuncture on postmenopausal symptoms and reproductive hormones: a sham controlled clinical trial. Acupunct Med. 2011;29:27-31.

46. Luca A. Castelo Branco et al. Acupuncture-ameliorated menopausal symptoms:single-blind, placebo-controlled, randomized Trial. Climacteric. 2011;14:140-5.

47. Painovich JM, Shufelt CL, Azziz Ret al. A pilot randomized, single blind, placebo-controlled trial of tradicional acupuncture for vasomotor symptoms and mechanistic pathways of menopause. Menopause. 2012;19(1):54-61.

48. JJeong YJ, Park YS, Kwon HJ, Shin IH, Bong JG, Park SH Acupuncture for the treatment of hot flashes in patients with breast cancer receiving antiestrogen therapy: a pilot study in Korean women. J Altern Complement Med.. 2013;19(8):690-6.

49. Gang O, Lingling W, Dongyan W, Tiejun Z, Zhixiang S. The effect of acupuncture on bone mineral density in postmenopausal women. Journal of Tradicional Chinese Medicine. 2002;22(1):9-11.

50. Jianfei C, Jia W. Changes of plasma insulin level in diabetics treated with acupuncture. Journal of Tradicional Chinese Medicine. 1985;5(2):79-84.

51. Jianfei C, Chuangpeng L, Ping D, Yaling M. Effect of acupuncture on plasmic levels of insulin, glucagon and hypercoagulability in NIDDM complicated by acute cerebral infarction. Journal of Tradicional Chinese Medicine. 2001;21(4):267-9.
52. Dey L, Attele AS, Yuan CS. Alternative Therapies for Type 2 Diabetes. Alternative Medicine Review. 2002;7(1):45-58.
53. Cabroglu MT, Ergene N. Electroacupuncture therapy for weight loss reduces serum total cholesterol, triglycerides, and LDL cholesterol levels in obese women. The American Journal of Chinese Medicine. 2005;33(4):525-33.

71 Homeopatia

- Ceci Mendes Carvalho Lopes
- Lúcia de Fátima Cahino da Costa Hime
- Rafael Emmanuel Gualter Karelinsky

Homeopatia é uma palavra de origem grega, que significa *homeos* – semelhante, da mesma natureza, e *pathos (ia)* – doença. A homeopatia é a cura através do semelhante, tratam-se as doenças por meio de substâncias que, quando utilizadas numa pessoa sã, produzirão sintomas semelhantes aos da doença a ser tratada[1].

Para que uma substância possa se transformar em medicamento homeopático é feito um estudo científico denominado experimentação no homem são. Através deste estudo são descritas e determinadas as propriedades curativas da substância.

Este ramo da medicina foi desenvolvido, há mais de 200 anos, pelo médico alemão Samuel Hahnemann, que estudou, experimentou e descreveu diversas substâncias extraídas da natureza. Atualmente estes estudos continuam e a cada ano novas substâncias se tornam medicamentos homeopáticos. Estas substâncias, que podem se originar tanto de plantas como de animais ou minerais, passam por um processo de preparação especial denominado *dinamização*[2].

Em homeopatia a *dinamização* é feita através da diluição da substância em água, álcool ou em uma solução hidroalcoólica e, posteriormente, ela é agitada. Todo este processo fará com que o medicamento adquira um potencial energético específico, eliminando toda sua toxicidade, fazendo aflorar sua capacidade medicamentosa e curativa. A esta agitação denomina-se *sucussão*[2].

Algumas das substâncias em estado puro na natureza possuem toxicidade, como *Arsenicum album* (mineral), *Cicuta virosa* (vegetal) ou *Lachesis muta* (animal), mas lembramos que, após passar pelo processo de diluição e sucussão, elas acabarão perdendo a sua toxicidade original, ativando o que importa ao homeopata: a "informação" da mesma, ou seja, a mensagem a ser transmitida ao organismo para que ele desenvolva a reação curativa[3].

As primeiras informações obtidas sobre a Homeopatia no Brasil datam de 1811. Desde essa época, houve várias ondas de aceitação e repulsa a essa forma de tratar. Enfraquecida, desde a Primeira Guerra Mundial, ganhou novas forças a partir da década de 1970. No ano de 1980 houve uma grande conquista da Homeopatia brasileira, que foi o reconhecimento pelo Conselho Federal de Medicina (CFM) da Homeopatia como Especialidade Médica. Figura importante desta articulação coube ao Dr. Alberto Soares de Meirelles[2].

Em 1990, a Associação Médica Homeopática Brasileira (AMHB) passou a ser reconhecida oficialmente pela Associação Médica Brasileira (AMB) e a fazer parte do Conselho de Especialidades Médicas da AMB. Desde então, a AMHB realiza anualmente prova para o Título de Especialista em Homeopatia, em convênio com a AMB/CFM. Ela tem atuado ao discutir e buscar soluções para o ensino médico da Homeopatia, bem como para o atendimento da população carente de nosso País. Para isso, vem promovendo o incremento do espírito associativo dos médicos homeopatas e estimulando o seu desenvolvimento científico[2].

A Homeopatia no Brasil, como especialidade médica, reconhecida pela AMB/AMHB só pode ser exercida por profissionais habilitados na área médica, farmacêutica, veterinária e odontológica. No caso de médicos, estes devem ser reconhecidos através do Título de Especialista em Homeopatia. Este título é fornecido, após aprovação do médico em concurso e prova, pela Associação Médica Homeopática Brasileira/Associação Médica Brasileira.

O tratamento homeopático do climatério, assim como em outras situações, inicia-se com uma boa avaliação do caso, com uma entrevista detalhada, seguindo-se do exame físico/ginecológico e dos exames subsidiários que se façam necessários. A escolha do esquema terapêutico vai ser ditada pelos achados individualizados[3].

As pacientes que deverão ser tratadas por esse método são, antes de tudo, aquelas que desejam homeopatia, as que têm contraindicação para medicamentos alopáticos (especialmente os hormonais) e por suas convicções pessoais.

A escolha do medicamento homeopático mais adequado é feita através do diagnóstico homeopático, em que a totalidade dos sintomas leva à escolha particularizada do medicamento, ou seja, para cada paciente cabe o medicamento mais indicado ao seu quadro clínico-sintomatológico, portanto cada paciente tem o seu medicamento em particular. O medicamento homeopático mais utilizado é preparado com base em *Lachesis mutta*. Outros podem ser utilizados, em separado ou em associação, a partir de *Sulphur, Glonoinum, Jaborandi, Amylenum nitrosum, Lilium tigrinum, Sepia succus, Sulphuris acidum, Sanguinaria, Boricum acidum, Crotalus horridus, Graphites*. O tempo do tratamento depende da reatividade e da evolução de cada paciente[4].

Gardner, em 1999, relata haver mais de 70 diferentes remédios homeopáticos e herbáceos utilizados com sucesso em mulheres no período do climatério[4].

Kass-Annese, em 2000, estudou as opções terapêuticas alternativas à reposição hormonal, em mulheres após a menopausa, concluindo que, embora a pesquisa clínica seja ainda limitada, desde que utilizada criteriosamente, e não havendo contraindicações, a homeopatia e outras opções podem ser escolhidas pelo seu potencial extremo de efetividade e segurança[5].

Clover e Ratsey, em 2002, fizeram estudo-piloto com 31 pacientes em tratamento por câncer de mama, parte delas utilizando tamoxifeno, e consideraram o tratamento homeopático de bom resultado para diminuir as ondas de calor[6].

Thompson e Reilly, em 2003, estudaram 45 pacientes que tiveram de abandonar o tratamento hormonal em razão de câncer de mama, com sintomas climatéricos, algumas utilizando tamoxifeno, conforme o protocolo de tratamento do seu tipo de câncer, notando melhora em ondas de calor, fadiga e humor. Concluem que a homeopatia foi útil, mas que seria necessário fazer estudo controlado por placebo[7].

Wasilewski, em 2004, propondo o uso de formulação homeopática com *Ignatia amara* em substituição ao placebo, conclui que esse preparado não pode ser utilizado como placebo, uma vez que melhorou os sintomas climatéricos em mais de 95% das pacientes e, comparado com medicamentos habituais, apresentou menos efeitos adversos e melhor tolerância[8].

Jacobs e cols., em 2005, fizeram estudo-piloto randomizado, testando dois esquemas terapêuticos homeopáticos no tratamento sintomático de mulheres climatéricas sobreviventes de câncer mamário, e com pelo menos três ondas de calor ao dia. Foram administrados placebo ou um dos dois tratamentos homeopáticos, e seguidas bimestralmente por 1 ano. Os autores concluíram que, embora as amostras fossem pequenas, a homeopatia demonstrou-se de valor, encorajando a realizar estudos com maior amostra e incluindo mulheres saudáveis[9].

Relton e Weatherley-Jones, no ano de 2005, em uma clínica pública de atendimento a mulheres climatéricas, levantaram os dados referidos pelas pacientes atendidas entre 2001 e 2003, durante 6 meses (consulta mensal) e tratadas com homeopatia, escolhida por terem contraindicação ao tratamento hormonal, ou porque não o desejassem ou havia sido ineficaz. As pacientes referiram benefício significativo, especialmente em relação a cefaleia, sintomas vasomotores, sintomas psicológicos e fadiga[10].

Carpenter e Neal, em 2005, revisaram tratamentos alternativos para o climatério, declarando que a homeopatia melhorou as medidas subjetivas de ondas de calor, humor, fadiga e ansiedade, em estudos abertos, não controlados[11].

Em 2011, autores indianos, relatando o receio de muitas mulheres quanto ao tratamento hormonal, após o estudo WHI, e ainda que cerca de 13% da população do país preferem tratamentos homeopáticos, reviram alguns estudos. O primeiro, estudo-piloto com 31 pacientes, trouxe alívio para 73% das pacientes. Outro, com 45 pacientes tratadas de câncer mamário, mostrou melhora sintomática e da qualidade de vida. Um terceiro, estudo observacional, com 438 pacientes, mostrou significância alta ($p < 0,001$) na melhora de ondas de calor e outros desconfortos diários. Propuseram, então, um estudo multicêntrico, que reuniu seis centros no país, com um total de 1.091 pacientes, das quais foram selecionadas 293 (concordância com o estudo e resposta ao questionário), com acompanhamento por 12 meses, obtendo resultado significativo na melhora sintomática não só das ondas de calor, como de outros sintomas associados, como ansiedade, depressão, insônia, entre outros, ($p = 0,0001$). Embora não se observasse alteração nas concentrações séricas de FSH, verificou-se significativa melhora nos padrões de colesterol total ($p = 0,033$), triglicerídeos ($p = 0,022$) e VLDL ($p = 0,006$). A terapêutica homeopática foi administrada por definição caso a caso, como orientação das sociedades médicas da especialidade, as mais frequentes tendo sido *Sepia, Lachesis, Calcarea carb., Lycopodium* e *Sulphur*[12].

Um dos problemas muito comuns no período do climatério é a depressão. Por outro lado, a grande crítica que se faz, usualmente, contra a homeopatia, é de que os estudos não são controlados, especialmente por placebo. Foi proposto estudo comparando a eficácia de fluoxetina e homeopatia, controlando-se com placebo, em mulheres climatéricas com o diagnóstico de depressão maior, e sem tratamento específico, quer para a depressão, quer para os sintomas menopausais nos pelo menos últimos 3 meses. Devem ser incluídas 189 pacientes, divididas aleatoriamente em três grupos. O primeiro recebendo fluoxetina e placebo homeopático (água destilada), o segundo recebendo fluoxetina-placebo (sucrose) e homeopatia, o terceiro recebendo somente placebo. A distribuição dos casos será aleatória e o esquema, duplo-cego. O acompanhamento programado será de 6 semanas, todas se comprometendo a responder a questionários evolutivos a cada 15 dias. Programou-se fazer a avaliação sintomática do quadro depressivo e, secundariamente, dos sintomas climatéricos. Os resultados deste estudo ainda não foram publicados[13].

Podemos deduzir, da análise dos estudos encontrados, que a homeopatia é um recurso válido para o tratamento sintomático de mulheres climatéricas. No entanto, deve ser abordada por profissionais afeitos à técnica. Pode ser uma boa escolha no caso de mulheres com contraindicação para o tratamento hormonal e para aquelas que recusem a alopatia. Enfim, os estudos são encorajadores em relação ao uso dessa técnica terapêutica, especialmente por sua segurança e baixo risco. Podemos acrescentar, inclusive, seu baixo custo. A exigência de que haja um especialista para a administração desse processo não chega a ser uma barreira, pois há disponibilidade de profissionais treinados em nosso meio. Muitas pacientes gostariam de adotar esse critério, portanto não há por que fazê-las desistir.

REFERÊNCIAS BIBLIOGRÁFICAS

1. Pommier L. Homeopatia de urgência. 13ª ed. São Paulo: Editora Andrei; 1991.
2. Voisin H. Terapêutica e repertório homeopáticos do clínico. São Paulo: Editora Andrei; 1982.
3. Vijnovsky B. Tratamiento homeopatico de las afecciones y enfermedades agudas. Buenos Aires: Landa; 1994. p. 30-31.
4. Gardner C. Ease through menopause with homeopathic and herbal medicine. J Perianesh Nurs. 1999;14(3):139-43.
5. Kass-Annese B. Alternative therapies for menopause. Clin Obstet Gynecol. 2000;43(1):162-83.

6. Clover A, Ratsey D. Homeopathic treatment for hot flushes: a pilot study. Homeopathy. 2002;91(2):75-9.
7. Thompson EA, Reilly D. The homeopathic approach to the treatment of symptoms of oestrogen withdrawal in breast câncer patients. A prospective observational study. Homeopathy. 2003;92(3):127-8.
8. Wasilewski BW. Homeopathic remedies as placebo alternatives -verification on the example of treatment of menopause-related vegetative and emotional disturbances. Science and Engineering Ethics. 2004;10:179-188.
9. Jacobs J, Herrman P, Heron K, Olsen S, Vaughters L. Homeopathy for menopausal symptoms in breast cancer survivors: a preliminary randomized controlled trial. J Altern Complement Med. 2005;11(1):21-7.
10. Relton C, Weatherley-Jones E. Homeopathy service in a National Health Service community menopause clinic audit of clinical outcomes. J Br Menopause Soc. 2005;11(2):72-3.
11. Carpenter JS, Neal JG. Other complementary and alternative medicine modalities: acupuncture, magnets, reflexology, and homeopathy. Am J Med. 2005;118(suppl 12B):109-17.
12. Nayak C, Singh V, Singh K, Singh H, Gupta J, Lamba CD et al. Management of distress during climacteric years by homeopathic therapy. J Altern Complement Med. 2011;17(11):1037-42.
13. Macías-Cortés EC, Aguilar-Faisal L, Asbun-Bojali J. Efficacy of individualized homeopathic treatment and fluoxetine for moderate to severe depression in peri- and postmenopausal women (HOMDEP-MENOP): study protocol for a randomized, double-dummy, double-blind, placebo-controlled trial. Trials. 2013;14:105.

PARTE 11

Anexos

734 | MENOPAUSA, O QUE VOCÊ PRECISA SABER

72 | Bulário

- Sônia Maria Rolim Rosa Lima
- Sheldon Rodrigo Botogoski
- Benedito Fabiano dos Reis

Tabela 72.1 – Terapia Hormonal (Estrogênios + Progestógenos: Doses Convencionais)

Tabela 72.2 – Terapia Hormonal de Baixa Dose (Estrogênios + Progestógenos)

Tabela 72.3 – Terapia Hormonal (Estrogênios + Progestógenos – Via Parenteral)

Tabela 72.4 – Terapia Hormonal (Estrogênios: Doses Convencionais)

Tabela 72.5 – Terapia Hormonal Estrogênios (Baixa Dose – Via Oral)

Tabela 72.6 – Terapia Hormonal com Estrogênios (Via Parenteral)

Tabela 72.7 – Terapia Hormonal Progestógenos (Via Oral)

Tabela 72.8 – Terapia Hormonal Progestógenos (Via Parenteral)

Tabela 72.9 – Produtos Androgênicos

Tabela 72.10 – Outros Produtos

Tabela 72.11 – Produtos Anticoncepcionais Orais

Tabela 72.12 – Produtos Anticoncepcionais Parenterais

Tabela 72.13 – Produtos Anticoncepcionais – Anticoncepção de Emergência

Tabela 72.14 – Antiandrogênicos

Tabela 72.15 – Inibidores da Reabsorção Óssea, Cálcio e Vitamina D

Tabela 72.16 – Fitoestrogênios e outros Fitoterápicos

Tabela 72.17 – Indutores da Ovulação

Tabela 72.18 – Antiprolactinêmicos

Tabela 72.19 – Análogos do GNRH

Tabela 72.20 – Hipolipemiantes

Tabela 72.1
Terapia Hormonal (Estrogênios + Progestógenos: Doses Convencionais)

Composição Apresentação Oral	Nome do Produto	Dose Disponível	Laboratório
Estradiol + Acetato de Noretisterona	Trisequens	12 cp 2 mg E; 10 cp 2 mg E + 1 mg NET 06 cp -1 mg E	Medley
	Cliane	2 mg E + 1 mg NET (28 cp)	Bayer-Schering
	Kliogest	2 mg E + 1 mg NET (28 cp)	Medley
	Suprema	2 mg E + 1 mg NET (28 cp)	Biolab
Etinilestradiol+ Noretisterona	Primosiston	0,01 mg EE + 2 mg NET	Bayer-Schering
Valerato de Estradiol + Levonorgestrel	Cicloprimogyna	11 cp 2 mg VE e 10 cp 2 mg VE + 0,25 mg LNG	Bayer-Schering
Valerato de Estradiol + Noretisterona	Merigest	2 mg VE + 0,7 mg NET	Novartis
Valerato de Estradiol + Acetato de Medroxiprogesterona	Dilena	2 mg VE + 10 mg AMP	Organon
Valerato de Estradiol + Acetato de Ciproterona	Climene	2 mg VE + 1 mg AC (28 cp)	Bayer-Schering
	Elamax	11 cp 2 mg VE e 10 cp 2 mg VE + 1 mg AC	Biolab
Estrogênios Conjugados + Acetato de Medroxiprogesterona	Premelle	0,625 mg E + 2,5 mg AMP (28 cp)	Wyeth
	Premelle Ciclo	14 cp 0,625 mg E 14 cp 0,625 mg E + 5 mg AMP	Wyeth
	Repogen Conti	0,625 mg E + 2,5 mg AMP (28 cp)	Libbs

Tabela 72.2
Terapia Hormonal de Baixa Dose (Estrogênios + Progestógenos)

Composição	Nome do Produto	Dose Disponível (mg)	Laboratório
Apresentação Oral			
Estradiol+ Acetato de Noretisterona (NET) (*Combinado Contínuo*)	Activelle	1 mg E + 0,5 mg NET (28 cp)	Medley
	Natifa-pró	1 mg E + 0,5 mg NET (28 cp)	Libbs
	Suprelle	1 mg E + 0,5 mg NET (28 cp)	Biolab
Valerato de Estradiol + Acetato de Noretisterona (*Combinado Contínuo*)	Mericomb	1 mg VE (16 cp cinza) 1 mg VE + 1 mg NET (12 cp branco)	Novartis
Estradiol + Didrogesterona (*Combinado Cíclico*)	Femoston 1/10	1 mg E (14 cp branco) 1 mg E + 10 mg P (14 cp cinza)	Solvay Farma
Estradiol + Didrogesterona (*Combinado Contínuo*)	Femoston Conti	1 mg E + 5 mg P (28 cp)	Solvay Farma
Estradiol + Drospirenona – *Combinado Contínuo*	Angeliq	1 mg E + 2 mg P (28 cp)	Bayer HealthCare
Estradiol + Gestodeno – (*Combinado Contínuo*)	Avaden	1 mg E (16 cp bege) 1 mg E + 0,25 mg P (12 cp azul)	Bayer HealthCare
Estrogênio Conjugado + Acetato Medroxiprogesterona – (*Combinado Contínuo*)	Selecta	0,45 mg EEC + 1,5 mg AMP (28 cp)	Libbs
17-β-Estradiol + Norgestimato – (*Combinado Contínuo*)	Prefest	1 mg E (15 cp rosa) 1 mg E + 0,090 mg P (15 cp branco)	Janssen-Cilag
Estradiol + Trimegestona	Totelle	1 mg E + 0,125 mg P (28 cp)	Wyeth
	Totelle Ciclo	1 mg E (14 cp rosa claro) 1 mg E + 250 mg P (14 cp rosa)	Wyeth

Tabela 72.3
Terapia Hormonal (Estrogênios + Progestógenos – Via Parenteral)

Composição Apresentação Adesivo Transdérmico	Nome do Produto	Dose Disponível	Laboratório
Estradiol + Acetato de Noretisterona	Estalis	50 mg E + 140 mg NET (8 unid)	Novartis
	Estalis SQ	50 mg E (4 unid) 50 mg E + 250 mg NET (4 unid)	Novartis
	Estragest TTS	25 mg E + 0,125 mg NET (8 unid)	Novartis
	Systen Conti	50 mg E + 170 mg NET (8 unid)	Janssen-Cilag
	Systen Sequi	50 mg E (4 unid) 50 mg E + 170 mg NET (4 unid)	Janssen-Cilag

Tabela 72.4
Terapia Hormonal (Estrogênios: Doses Convencionais)

Composição Apresentação Oral	Nome do Produto	Dose Disponível (mg)	Laboratório
Estrogênios Conjugados	Estrogenon	0,625 mg	Sanval
	Estroplus	0,625 mg	Solvay Farma
	Menoprin	0,625 mg	Cifarma
	Repogen	0,625 mg	Libbs
	Premarin	0,3 e 0,625 mg	Wyeth
Estriol	Ovestrion	2 mg	Organon
Valerato de Estradiol	Estrofem	1 e 2 mg	Medley

Tabela 72.5
Terapia Hormonal Estrogênios (Baixa Dose – Via Oral)

Composição Apresentação Oral	Nome do Produto	Dose Disponível (mg)	Laboratório
Valerato de Estradiol	Merimono	1 mg	Novartis
	Primogyna	1 mg	Bayer-HealthCare
	Estrofem	1 mg	Medley
	Natifa	1 mg	Libbs
	Estrell	1 mg	Biolab
Estriol	Ovestrion	1 mg	MSD

Tabela 72.6
Terapia Hormonal com Estrogênios (Via Parenteral)

Composição Apresentação Adesivo Transdérmico	Nome do Produto	Dose Disponível	Laboratório
Estradiol	Estradot	25; 50 e 100 mg (8 adesivos)	Novartis
	Fem 7	25; 50 e 100 mg (4 adesivos)	Merck
	Systen	25; 50 e 100 mg (6 e 8 adesivos)	Janssen-Cilag
Apresentação Tópica			
Estriol	Ovestrion	Creme vaginal	MSD
	Stele	Creme vaginal	Biolab
Estrogênio Conjugado Tópico	Estrogenon	Creme vaginal	Sanval
	Premarin	Creme vaginal	Wyeth
Promestrieno	Colpotrofine	Creme vaginal	Merck
		Óvulo vaginal	Merck
Apresentação Gel			
17-β-Estradiol	Sandrena Gel	0,5; 1 mg (sachês)	MSD
	Hormodose	75 μg/dose	Farmasa
	Oestrogel	0,6 mg (cada 1 g)	FQM
	Estreva Gel	0,5 mg (pump)	Teva

Tabela 72.7
Terapia Hormonal Progestógenos (Via Oral)

Composição Apresentação Oral	Nome do Produto	Dose Disponível	Laboratório
Acetato de Medroxiprogesterona	Acemedrox	10 mg	Bunker
	Cycrin	2,5 mg	Wyeth
	Farlutal	2,5; 5 e 10 mg	Pfizer
	Medroxon	10 mg	Sanval
	Medroxitest	10 mg	Delta
	Provera	2,5; 5 e 10 mg	Pfizer
Acetato de Nomegestrol	Lutenil	5 mg	Merck
Levonorgestrel	Minipil	0,03 mg	Sigma Pharma
Noretisterona	Micronor	0,35 mg (35 cp)	Janssen-Cilag
	Norestin	0,35 mg (35 cp)	Biolab
	Primolut - Nor	10 mg (30 cp)	Bayer-HealthCare
Progesterona Natural	Evocanil	100 mg; 200 mg	Zodiac
Micronizada	Utrogestan	100 mg; 200 mg	Besins-Healthcare
Didrogesterona	Duphaston	10 mg (14 e 28 cp)	Abbott
Linestrenol	Exluton	0,5 mg (28 cp)	MSD
Acetato de Megestrol	Femigestrol	40; 160 mg	Bergamo
	Megestat	160 mg	Bristol-Myers
Dienogeste	Allurene	2 mg (28 cp)	Bayer-HealthCare

Tabela 72.8
Terapia Hormonal Progestógenos (Via Parenteral)

Composição	Nome do Produto	Dose Disponível	Laboratório
Gel Vaginal			
Progesterona a 8%	Crinone	90 mg/aplicador	Merck
Sistema Intrauterino			
Levonorgestrel	Mirena	52 mg (20 µg/dia)	Bayer-HealthCare
Injetáveis			
Acetato de	Contracep	150 mg (amp. 1 mL)	Sigma Pharma
Medroxiprogesterona	Depo – Provera 150	150 mg (amp. 1 mL)	Pfizer
	Depo – Provera 50	50 mg (amp. 1 mL)	Pfizer
Implante			
Etonogestrel	Implanon	68 mg	MSD

Tabela 72.9
Produtos Androgênicos

Composição	Nome do Produto	Dose Disponível	Laboratório
Undecilato de Testosterona	Androxon Testocaps	40 mg (30 cp)	MSD
Cipionato de Testosterona	Deposteron IM	200 mg (amp. 2 mL)	Sigma Pharma
Decanoato de Nandrolona	Deca-Durabolin	25 mg (amp. 1 mL)	MSD
		50 mg (amp. 1 mL)	
Propionato de Testosterona + Fempropionato de Testosterona + Isocaproato de Testosterona + Decanoato de Testosterona	Durateston	250 mg (amp. 1mL)	MSD

Tabela 72.10
Outros Produtos

Composição	Dose Disponível (mg)	Nome do Produto	Laboratório
Apresentação Oral			
Clordiazepóxido + Estrogênio Conjugado	CLD 5 mg + EC 0,4 mg	Menotensil	Solvay Farma
Tibolona	Tibolona 1,25 e 2,5 mg	Livial	MSD
		Livolon	Biolab
		Reduclim	FQM
		Libiam	Libbs
	Tibolona só de 2,5 mg	Klimater	Cifarma
		Tiloger	Germed
Gel Vaginal			
Ácido Poliacrílico + Associações	30 g gel + 10 aplicadores	Vagidrat	Myralis

Tabela 72.11
Produtos Anticoncepcionais Orais

Composição Apresentação Oral	Nome do Produto	Dose Disponível (mg)	Laboratório
Levonorgestrel + Etinilestradiol	Ciclo 21	0,150 P + 0,030 EE	União Quimica
	Ciclofemme	0,150 P + 0,030 EE	Cifarma
	Microvlar	0,150 P + 0,030 EE	Bayer-HealthCare
	Nordette	0,150 P + 0,030 EE	Wyeth
	Evanor	0,250 P + 0,050 EE	Wyeth
	Neovlar	0,250 P + 0,050 EE	Bayer-HealthCare
	Level	0,100 P + 0,02 EE	Biolab
	Triquilar	06 cp 0,05 P e 0,030 EE 05 cp 0,075 P e 0,040 EE 10 cp 0,125 P e 0,030 EE	Bayer-HealthCare
Gestodeno + Etinilestradiol	Allestra 20	0,075 P + 0,020 EE	Aché
	Femiane	0,075 P + 0,020 EE	Bayer-HealthCare
	Micropil	0,075 P + 0,020 EE	Sigma Pharma
	Gynesse	0,075 P + 0,020 EE	FQM
	Gynera	0,075 P + 0,030 EE	Bayer-HealthCare
	Minulet	0,075 P + 0,030 EE	Wyeth
	Fertnon	0,075 P + 0,030 EE	Cifarma
	Adoless	0,060 P + 0,015 EE	FQM
	Minesse	0,060 P + 0,015 EE	Wyeth
	Mirelle	0,060 P + 0,015 EE	Bayer-HealthCare
Desogestrel + Etinilestradiol	Femina	0,150 P + 0,020 EE	Aché
	Mercilon	0,150 P + 0,020 EE	MSD
	Primera Vinte	0,150 P + 0,020 EE	Eurofarma
	Mercilon Conti	21 cp branco: 0,150 P + 0,020 EE 02 cp verde: inerte 05 cp amarelo: 0,01 EE	MSD
	Primera Trinta	0,150 P + 0,030 EE	Eurofarma
	Gracial	07 cp azul: 0,025 P + 0,040 EE 15 cp branco: 0,125 P + 0,030 EE	MSD
Acetato de Ciproterona + Etinilestradiol	Diane 35	2 P + 0,035 EE	Bayer-HealthCare
	Selene	2 P + 0,035 EE	Eurofarma
	Tess	2 P + 0,035 EE	Biolab
	Artemidis 35	2 P + 0,035 EE	Sigma Pharma
	Ferane 35	2 P + 0,035 EE	Cifarma
Noretindrona + Etinilestradiol	Ciclovulon	0,25 P + 0,050 EE	Sanval
Drospirenona + Etinilestradiol	Yasmin 21+7	3 P + 0,03 EE (21 cp)	Bayer-HealthCare
	Elani Ciclo	3 P + 0,03 EE (21 cp)	Libbs
	Dalyne	3 P + 0,03 EE (21 cp)	Sigma Pharma
	Molieri	3 P + 0,03 EE (21 cp)	Eurofarma
	Yang 30	3 P + 0,03 EE (21 cp)	Athaia
	Elani 28	3 P + 0,03 EE (28 cp)	Libbs
	Liara	3P +0,03 mg (21 cp)	Germed
	Yaz 24+4	3 P + 0,02 EE (21 cp)	Bayer-HealthCare
	Iumi	3 P + 0,02 EE (21 cp)	Libbs
Dienogeste + Valerato de Estradiol	Qlaira	28 cp	Bayer-HealthCare
Estradiol + Acetato de nomegestrol	Stezza	24 cp (1,5 mg E + 2,5 mg P) + 4 cp (inertes)	MSD

Continua >>

>> Continuação

Tabela 72.11
Produtos Anticoncepcionais Orais

Composição	Nome do Produto	Dose Disponível (mg)	Laboratório
Apresentação Oral			
Desogestrel	Cerazette	75 mg (28 cp)	MSD
	Nactali	75 mg (28 cp)	Libbs
	Juliet	75 mg (28 cp)	Sandoz
	Araceli	75 mg (28 cp)	Medley
Linestrenol	Exluton	0,5 mg	MSD
Apresentação Oral Minipílulas			
Noretisterona	Micronor	0,35 mg (35 cp)	Janssen
	Norestin	0,35 mg (35 cp)	Biolab
	Primolut - Nor	10 mg (30 cp)	Bayer-HealthCare
Levonorgestrel	Minipil	0,030 mg	Wyeth
	Nortrel	0,030 mg	Sigma Pharma

Tabela 72.12
Produtos Anticoncepcionais Parenterais

Composição	Nome do Produto	Dose Disponível (mg)	Laboratório
Apresentação Injetável			
Acetato de	Contracep	150 mg (amp. 1 mL)	Sigma Pharma
Medroxiprogesterona	Depo – Provera 150	150 mg (amp. 1 mL)	Pfizer
	Depo – Provera 50	50 mg (amp. 1 mL)	Pfizer
Cipionato de Estradiol+ Acetato de Medroxiprogesterona	Cyclofemina	25 mg amp. + 5 mg CE (amp. 1 mL)	Millet Roux
Enantato Estradiol + Didroxiprogesterona +	Perlutan	150 mg DIP + 10 mg EE (amp. 1 mL)	Boheringer
	Dáiva	150 mg DIP + 10 mg EE (amp. 1 mL)	Eurofarma
Valerato de Estradiol +	Mesigyna	50 mg EN + 5 mg VE	Bayer-HealthCare
Enantato Noretisterona	Noregyna	50 mg EN + 5 mg VE	Cifarma
Apresentação Anel Vaginal			
Etinilestradiol +Etonogestrel	Nuvaring	ENG 11,7 mg + 2,7 mg EE	MSD
Apresentação Adesivo Transdérmico			
Etinilestradiol + Norelgestromina	Evra	Norelgestromina 150 mg + 20 mg EE/ dia	Janssen-Cilag
Apresentação Implante			
Etonogestrel	Implanon	68 mg Etonogestrel	MSD
Apresentação Sistema Intrauterino			
Levonorgestrel	Mirena	52 mg Levonorgestrel (20 μg/dia)	Bayer-HealthCare

Tabela 72.13
Produtos Anticoncepcionais – Contracepção de Emergência

Composição Apresentação Oral Contracepção de Emergência	Nome do Produto	Dose Disponível (mg)	Laboratório
Levonorgestrel	Minipil-2	0,75 mg	Germed
	Pilem	0,75 mg	União Química
	Poslov	0,75 mg	Cifarma
	Postinor Uno	1,5 mg	Aché
	Postinor-2	0,75 mg	Aché
	Pozato Uni	1,5 mg	Libbs

Tabela 72.14
Antiandrogênicos

Composição Apresentação Oral	Nome do Produto	Dose Disponível (mg)	Laboratório
Acetato de Ciproterona	Androcur	50 mg AC	Bayer-HealthC.
	Androsteron	50 mg AC	Bergamo
	Andelux	50 mg AC	Novartis
Flutamida	Eulexin	250 mg	Mantecorp
	Tecnoflut	250 mg	Zodiac
Nilutamida	Anandron	50 mg	Sanofi Aventis
Espironolactona	Aldactone	25; 50 e 100 mg	Pfizer
	Spiroctan	25; 50 e 100 mg	Biolab
Finasterida	Finalop	5 mg	Libbs
	Propecia	5 mg	Merck
Eflornitina	Vaniqa	Creme HCL 13,5%	

Tabela 72.15
Inibidores da Reabsorção Óssea, Cálcio e Vitamina D

Composição Apresentação Oral	Nome do Produto	Dose Disponível (mg)	Laboratório
Alendronato de Sódio	Alendil; Endronax;Bonalen; Ostenan; Fosamax; Osteoform	10 e 70 mg	FQM Solvay Farma União Química Marjan MSD Sigma Pfarma
Alendronato de Sódio + Carbonato de Cálcio + Vitamina D	Alendil Cálcio D	70mg Alendronato + 1.250 mg Carb. Cálcio + 200 UI Vitamina D	FQM
Ibandronato de Sódio	Bonviva Osteoban	150 mg 150 mg	Roche Aché
Risedronato de Sódio	Actonel Actonel Risedross Risedross	35 mg (1/sem.) 150 mg (1 cp/mês) 35 mg (1/sem.) 150 mg(1 cp/mês)	Sanofi-Aventis Sanofi-Aventis EMS EMS
Teriparatida	Forteo	20 μg por aplicação subcutânea	Eli Lilly
Calcitonina	Miacalcic Acticalcin Seacalcit	50 UI (amp. 0,5 mL) 50 e 100 UI (ampola) Spray + nebulizador (200 UI/ dose)	Novartis TRB Pharma Bergamo
Cloridrato de Raloxifeno	Evista	60 mg (30 cp)	Eli Lilly
Denosumabe (Inibidor do RANKL)	Prolia	60 mg (amp. 1 mL) 6/6 meses subcutâneo	GSK
Ácido Zoledrônico	Zometa	4 mg (amp. 5mL) uso IV	Novartis
Carbonato de Cálcio + Vitamina D	Caldê Caltrate 600D Os-Cal 500 D	600 mg/400 UI 500 mg/400 UI	Marjan Wyeth Sanofi-Aventis
Fosfato de Cálcio + Vitamina D	OsteoNutri	600 mg/400 UI	Medley
Citrato Malato de Cálcio + Vitamina D	Osseoprot	250 mg/65 UI	Biolab
Carbonato de Cálcio (Isolado)	Os-Cal 500 Calciolit Calcium Sandoz F Calcium Sandoz FF	500 mg 500 mg 500 mg 1.000 mg	Sanofi-Aventis Nutrovit Novartis Novartis
Vitamina D (colecalciferol) – (isolada)	Addera D$_3$ Addera D$_3$ 1.000UI Addera D$_3$ 7.000UI Addera D$_3$ 50.000UI Maxxi D$_3$ DeSol Vitersol D	130 UI/ gota Embalagem com 30 comprimidos revestidos Embalagem com 4 comprimidos revestidos. Embalagem com 4 comprimidos revestidos 200 UI/ gota 200 UI/ gota 200 UI/ gota	Farmasa Myralis Pharm Apsen Marjan Farma

744 | MENOPAUSA, O QUE VOCÊ PRECISA SABER

Tabela 72.16
Fitoestrogênios e outros Fitoterápicos

Composição Apresentação Oral	Nome do Produto	Dose Disponível (mg)	Laboratório
Cimicifuga racemosa	Aplause	20 mg	Marjan
	Amenopan	40 mg	Barrenne
	Clifemin	160 mg	Herbarium
Glycine Max (Isoflavonas Totais)	Soyfit	50 mg	Jansen
	SoyFemme	60 mg	Aché
	Fisiogen	80 mg	Zambon
	Buona	60 mg	Eurofarma
Trifolium pratense	Climadil	40 mg	Marjan
	Promensil	100 mg	FQM
Tribulus terrestris (Saponina Esteroidal)	Androsten	250 mg	Herbarium
Vitex agnus-castus	Tenag	40 mg	Marjan Farma
Oryza sativa (Antilipêmico)	Monaless	600 mg	Marjan Farma

Tabela 72.17
Indutores da Ovulação

Composição Apresentação Oral	Nome do Produto	Dose Disponível	Laboratório
Ciclofenila	Menopax	200 mg (cp)	Aché
Citrato de Clomifeno	Clomid	50 mg (cp)	Medley
	Serophene	50 mg (cp)	Serono
	Indux	50 mg (cp)	EMS
FSH/LH	Humegon	75 UI	
	Pergonal 500	75 UI/75 UI	Serono
	Pergonal 1000	150 UI/150 UI	Serono
FSH Recombinante	Puregon	50, 100 e 150 UI	MSD
	Gonal F	50, 150 UI	Serono
Tamoxifeno	Nolvadex	10; 20 mg	Astrazeneca
	Tamoxin	10; 20 mg	Eurofarma
	Taxofen	10; 20 mg	Blausiegel
	Festone	10; 20 mg	Novartis

Tabela 72.18
Antiprolactinêmicos

Composição Apresentação Oral	Nome do Produto	Dose Disponível (mg)	Laboratório
Bromoergocriptina	Parlodel	2,5 mg	Novartis
	Bagren	2,5 e 5 mg	Serono
	Parlodel SRO	2,5 e 5 mg	Novartis
Cabergolina	Dostinex	0,5 mg (0,5-2 mg/sem)	Pfizer
	Cabertrix	0,5 mg (0,5-2 mg/sem)	Zodiac
Hidrogenomaleato de Lisurida	Dopergin	0,2 mg	Bayer-HealthCare

Tabela 72.19
Análogos do GNRH

Composição Apresentação Injetável	Nome do Produto	Dose Disponível (mg)	Laboratório
Acetato de Leuprolida	Lupron Depot	3,75; 7,5 mg	Abbott
	Lupron	5 mg	Abbott
Goserelina	Zoladex	3,6 mg	Astrazeneca
	Zoladex LA	10,8 mg	Astrazeneca
Acetato de Leuprorrelina	Lorelin Depot	3,75 e 7,50 mg	Bergamo
	Lectrum	3,75 e 7,50 mg	Novartis
Triptorelina	Neo-decapeptyl	3,75 mg	Aché
Busserelina	Suprefact Depot	6,3 mg (bastonete)	Sanofi

Tabela 72.20
Hipolipemiantes

Composição Apresentação Oral	Nome do Produto	Dose Disponível (mg)	Laboratório
Estatinas			
Atorvastatina	Lipitor	10; 20; 40 e 80 mg	Pfizer
Sinvastatina	Clinfar	5; 10 e 20 mg	Merck
	Sinvastamed	5 e 10 mg	Cimed
	Lipotex	10; 20 e 40 mg	Medley
	Sinvascor	10; 20 e 40 mg	Baldacci
	Mevalip	10; 20; 40 e 80 mg	Teuto
	Sinvalip	5; 10; 20; 40 e 80 mg	Sigma Pharma
	Sinvastatina	5; 10; 20 e 40 mg	Medley
	Sinvax	5 e 20 mg	Geolab
Rosuvastatina	Vivacor	10 e 20 mg	Astrazeneca
Pravastatina	Mevalotin	10; 20 e 40 mg	Sankio
	Pravacol	10 e 20 mg	B-MS
Apresentação Oral Estatinas e Associações			
Besilato de Anlodipino + Atorvastatina	Caduet	5/10; 5/20; 10/10 e 10/20 mg	Pfizer
Valsartana + Sinvastatina	Diocomb SI	80/10 e 160/20 mg	Novartis
Ácido Acetilsalicílico + Sinvastatina	Prevencor	100/10; 100/20 e 100/40 mg	Medley
Ezetimiba + Sinvastatina	Vytorin	10/10; 10/20; 10/40 e 10/80 mg	Merck
Apresentação Oral Hipolipemiantes			
Bezafibrato	Cedur	200 mg (1-3x/dia)	Roche
	Cedur Retard	400 mg	Roche
Ciprofibrato	Lipless	100 mg (1-3x/dia)	Biolab
Etofibrato	Tricerol	500 mg (1/dia)	Pharmacia
Fenofibrato	Lipidil	200 mg (1/dia)	Farmalab
Genfibrozil	Lopid	600 mg (2/dia)	Pfizer
Probucol	Lesterol	250 mg (2/dia)	Merrell Farm

Índice Remissivo

A

Acupuntura, 707
  climatério e, 722
  diagnóstico na medicina tradicional chinesa, 717
  etiologia da síndrome climatérica de acordo com a medicina tradicional chinesa, 720
  mecanismo de ação, 707
  medicina tradicional chinesa, 709
  substâncias fundamentais: vitais e básicas, 714
Androgênios, 547
  androgenoterapia nos dias atuais, 549
  doses e esquemas terapêuticos, 552
  efeitos adversos da testosterona e (potencialmente) dos demais androgênios, 550
  terapia androgênica: considerações gerais, 548
Anticoncepção, 97
  anticoncepção hormonal, 100
    contracepção de emergência, 101
    contraceptivo oral combinado, 100
    injetáveis combinados, 101
    pílula de progesterona isolada ou minipílula, 101
    progestógeno injetável, 102
  métodos de barreira, 98
    anticoncepção cirúrgica, 100
    diafragma, 98
    dispositivo intrauterino (DIU), 99
    espermaticidas, 99
    preservativo
      feminino, 98
      masculino, 98
    sistema intrauterino liberador de levonorgestrel (SIU), 99
  outros métodos hormonais, 102
    anel vaginal, 102
    contraceptivo hormonal transdérmico, 102
    implante subdérmico, 103
    quando interromper a contracepção no climatério, 104
Antidepressivos, 697
  abordagem da depressão na transição da menopausa, 700
  alterações hormonais na depressão e transição menopausal, 700
  estrogênios e o cérebro, 698
  fatores de risco para depressão na transição menopausal, 699
  manejo da depressão conforme a idade e o estado menopausal, 704
  ondas de calor e depressão, 699

outras terapias, 703
    terapia estrogênica, 700
Artrite e artralgia, 331
Aspectos gerais do climatério, 69
    sexualidade, 71
        métodos de avaliação da resposta sexual, 73
            Brief Sexual Functioning Index for Women (BSFI-W), 75
            estudo do comportamento sexual no Brasil (ECOS), 74
            Female Sexual Distress Scale (FSDS), 76
            Female Sexual Function Index (FSFI), 75
            Modified McCoy Sex Scale, 76
            outros questionários, 76
            Profile of Female Sexual Function (PFSF), 76
            quociente sexual – versão feminina, 74
Aspectos legais dos direitos da mulher, 169
Atrofia vulvovaginal, 217
    avaliação e diagnóstico, 221
        exame físico, 221
        história, 221
    fisiologia da atrofia vulvovaginal, 218
    tratamento, 222
        estrogênio vaginal, 224
        fitoterápicos, 223
        lubrificantes e hidratantes, 223

B

Bisfosfonatos, SERMs e outros, 677
    bisfosfonatos, 678
    calcitonina, 681
    denosumab, 681
    moduladores seletivos do receptor estrogênico (SERMs), 677
    novas drogas e novos mecanismos de ação, 682
    teriparatida, 681

C

Cálcio e vitamina D, 687
    aspectos práticos do uso do cálcio e da vitamina D, 691
    fisiologia do cálcio, 687
    impacto do cálcio e da vitamina D
        na força muscular e no risco de quedas, 690
        sobre a densidade mineral óssea e risco de fraturas, 689
    segurança, 690
    situações especiais, 694
        gestação e lactação, 694
        insuficiência ovariana primária, 694

Câncer da tireoide, 415
  avaliação do nódulo da tireoide, 415
  epidemiologia, 415
  exames de imagem na avaliação do nódulo tireoidiano, 417
    cintilografia, 417
    ultrassonografia (USG), 417
  linhas gerais do tratamento do CDT, 419
    ablação/terapia com radioiodo (I131), 422
    abordagem cirúrgica do CDT, 420
    avaliação e planejamento pré-operatório, 419
    estadiamento e estratificação de risco, 420
    seguimento, 424
    supressão do TSH, 423
Câncer de mama, 359
  diagnóstico, 363
  estadiamento, 364
    clínico, 364
    histopatológico, 365
  no Brasil, 359
  rastreamento mamográfico e demais métodos de imagem, 361
  sintomas climatéricos em pacientes sobreviventes do câncer de mama, 370
  tratamento, 367
    cirúrgico, 367
    endocrinoterapia, 369
    quimioterapia, 369
    radioterapia, 369
    terapias-alvo, 370
Câncer do colo uterino, 377
  disseminação, 380
  estadiamento, 386
  etiopatogenia, 379
  fatores de risco, 377
  profilaxia, 390
  rastreamento, 381
  sinais e sintomas/diagnóstico, 385
  sobrevida, 389
  tipos histológicos, 380
  tratamento, 387
    câncer do colo uterino, 388
    neoplasia intraepitelial cervical, 387
Câncer ginecológico
  endométrio e ovário, 401
    câncer de ovário, 407
      características clínicas, 409
      carcinogênese dos tumores serosos do ovário, 407
      diagnóstico, 410
      estadiamento, 410
      fatores de risco, 408
      rastreamento, 409
      recomendações para mulheres sob alto risco de câncer de ovário, 408

ÍNDICE REMISSIVO | *749*

seguimento, 411

tratamento, 411

câncer do endométrio, 401

características clínicas, 404

diagnóstico, 404

estadiamento, 405

fatores de risco para o desenvolvimento do câncer endometrial, 401

importância, 401

patologia, 405

rastreamento, 403

seguimento, 406

tratamento, 406

incidência e mortalidade, 335

registros oficiais

da incidência das neoplasias malignas, 336

de mortalidade, 338

vulva e vagina, 393

câncer de vagina, 393

diagnóstico, 394

diferencial, 394

epidemiologia, 393

estadiamento, 394

histologia, 393

prognóstico e sobrevida, 395

tratamento, 395

câncer de vulva, 396

diagnóstico, 396

estadiamento, 397

fatores de risco, 396

histologia, 396

prognóstico e sobrevida, 398

tratamento, 398

Cefaleia, 293

em salvas, 296

migrânea ou enxaqueca, 294

tensional, 296

Cirurgia plástica estética e reparadora, 157

blefaroplastia, 162

característica da

cicatrização no climatério, 158

pele no climatério, 157

cirurgia plástica estética, 159

abdominoplastia, 159

lipoaspiração, 160

mamoplastia de aumento, 161

mastopexia/mamoplastia redutora, 161

cirurgia plástica reparadora, 163

câncer de pele, 164

reconstrução de mama, 163

úlceras de membros inferiores, 164

cuidados pós-operatórios, 165
procedimentos estéticos complementares, 163
ritidoplastia, 162
Cuidados bucais, 131
cáries e problemas periodontais, 131
estratégias preventivas, 134
osteoporose e suas implicações bucais, 133
síndrome da ardência bucal, 134
xerostomia ou "boca seca", 133
Cuidados dermatológicos: pele e cabelo, 149
alterações dermatológicas comuns na perimenopausa, 151
complicações cutâneas da terapia hormonal, 153
distúrbios pigmentares, 153
keratoderma climatericum, 152
líquen escleroso, 152
porfiria cutânea tardia, 153
vulvovaginite atrófica, 152
cabelos, 153

D

Demências, 203
avaliação cognitiva, comportamental e funcional, 205-206
depressão e, 208
diminuição da prevalência, 213
etiologias e, 207
hipótese, 204
hormonal, 212
outras estratégias preventivas estudadas, 211
prevenção, 210
controle de riscos cardiovasculares, 210
queixa de memória, 203
Densitometria óssea, 491
artefatos, 495
indicações, 496
informações técnicas, 491
posicionamento e preparação, 493
preditor de fraturas, 497
resultados, 496
seguimento, 496
Diabetes *mellitus*, 255
outras drogas utilizadas para tratamento do diabetes mellitus tipo 2, 257
análogos do GLP-1, 257
inibidores da dipeptidil peptidase IV, 258
insulinização do paciente com diabetes mellitus descompensado, 258
Disfunções da tireoide, 311
doença tireoidiana e ossos, 318
hipertireoidismo subclínico, 317

ossos e, 319
hipotireoidismo, 311
osso e, 320
subclínico, 313
tireotoxicose, 315
Dislipidemias, 271
classificação, 272
etiológica, 272
laboratorial, 272
situação após a menopausa, 273
diagnóstico, 271
risco cardiovascular e, 271
tratamento, 273
estratificação de risco, 273
farmacológico, 279
metas, 277
não farmacológico, 279
objetivos, 279
Doenças autoimunes, 323
artrite reumatoide, 323
dermatite herpetiforme, 326
doença
celíaca, 325
de Crohn, 326
lúpus eritematoso sistêmico, 324
pênfigo bolhoso, 326
síndrome de Sjögren, 324
Doenças do fígado e da vesícula biliar, 299
avaliação das enzimas hepáticas alteradas, 299
alteração de
aminotransferases, 299
enzimas colestáticas, 301
gamagutamiltransferase, 302
cirrose
biliar primária, 307
hepática e terapia hormonal, 308
colelitíase, 307
doença hepática gordurosa não alcoólica, 303
hepatite(s)
B, 305
C, 306
virais, 305

E

Emergências no climatério, 441
algia pélvica ginecológica, 447
doença inflamatória pélvica, 447
endometriose, 448

infecções do trato urinário, 449
torção de hidrossalpinge, 448
síndromes
hemorrágicas, 443
inflamatórias/infecciosas vulvovaginais, 445
terapêutica, 444
traumas, 449
Estilo de vida, 125
mudanças
de estilo de vida, 126
na distribuição de gordura, 127
balanço de energia e peso corpóreo, 127
prevalência de obesidade e riscos à saúde, 127
riscos específicos na perimenopausa, 127
álcool, 128
dieta, 127
exercício, 128
tabagismo, 127
Estrogênios e progestógenos, 529
alterações endócrinas relacionadas à idade, 529
estrogênios, 535
progestógenos, 537
terapia
estrogênica dos fogachos, 530
hormonal contínua após a menopausa, 534
uso do progestógeno para a proteção endometrial, 533
Exames específicos, 453
análises clínicas, 455
análises recomendadas, 458
avaliação
colorretal, 460
da função tireoidiana, 459
da glicemia, 459
do metabolismo lipídico, 458
exame(s)
complementares, 457
físico, 457
hormonais e genéticos, 463
quadro clínico, 455
androgênios, 465
estrogênios, 464
exames genéticos, 466
gonadotrofinas, 463
hormônios da tireoide, 465
prolactina, 464
Exercícios, 115
anaeróbios, 119
associação de exercícios aeróbio e anaeróbio, 120
atividade aeróbia, 118
flexibilidade, 121

F

Falência ovariana prematura: aspectos diagnósticos e emocionais, 11
   recomendações, 14
Fatores de risco para o câncer de mama, 343
   analisando os fatores de risco, 343
      acrilamida, 350
      álcool, 348
      anticoncepcionais, 346
      antitranspirantes ou desodorantes, 350
      atividade física, 349
      densidade mamográfica, 347
      exposição à radiação, 347
      herança genética, 345
      história
         de doença na mama, 347
         familiar, 344
         reprodutiva e menstrual, 345
      idade, 343
      ingestão de soja, 355
      lactação, 346
      metformina, 349
      nutrição, 348
      obesidade, 348
      terapia hormonal, 351
      vitamina D, 350
   modelos de predição para risco de câncer de mama, 355

G

Gestação após os 40 anos: orientações básicas, 17
   avaliação da fertilidade, 18
   fertilidade e envelhecimento, 17
   gestação, 21
      complicações do final da gestação, 22
         hipertensão, diabetes e desordens placentárias, 22
      complicações do início da gestação, 22
         aborto espontâneo, 22
         anormalidades cromossômicas e malformações congênitas, 22
         gestação ectópica, 22
      morbidade perinatal, 23
   tratamento da infertilidade, 19
      reprodução assistida, 19
         doação de óvulos, 20
         fertilização in vitro, 20
         inseminação artificial, 19

H

Hipertensão arterial, 259
  diagnóstico e classificação da hipertensão arterial sistêmica, 261
    avaliação complementar da hipertensão arterial sistêmica, 262
    prognóstico e estratificação de risco da hipertensão arterial sistêmica, 261
  etiologia, 259
  fisiopatologia, 259
  hipertensão arterial sistêmica na menopausa, 268
  medida da pressão arterial, 260
  tratamento, 262
    esquema terapêutico farmacológico da hipertensão arterial sistêmica, 267
    medicamentos usados no tratamento da hipertensão arterial sistêmica, 265
    mudança do estilo de vida, 263
Histeroscopia, 483
  aspectos histeroscópicos do canal cervical e da cavidade uterina no climatério, 483
    canal cervical, 483
    cavidade uterina, 484
  câncer do corpo do útero, 486
  indicações de histeroscopia no climatério, 484
Homeopatia, 729
Hormônios bioidênticos, 581
  metabolismo do estrogênio, 584
    avaliação da eficácia, 584
    progesterona tópica, 585
  receptores de estrogênios, 583
Humanização na atenção à saúde da mulher no climatério, 25
  gênero, corpo e climatério, 29
  humanização no atendimento à mulher no climatério, 31
    cuidado da mulher no climatério, o, 32
  sexualidade, 30

I

Interpretação da sorologia e da biologia molecular na hepatite C, 306

J/K/L/M

Mamografia, 501
  apresentação e interpretação do BI-RADS®, 505
    achados mamográficos ou alterações mamográficas, 506
    composição mamária, 505
  informações básicas para interpretação da mamografia, 502
  sistema BI-RADS®: aplicação básica, 505
Menopausa e climatério, 1
  conceitos, 3

ÍNDICE REMISSIVO | 755

Miomas no climatério, 241
   diagnóstico, 245
      histeroscopia, 246
      ressonância nuclear magnética, 246
      ultrassonografia, 245
   epidemiologia, 244
   etiofisiopatogenia, 242
   quadro clínico, impacto e riscos, 244
      dor, 245
      sangramento, 244
   tratamento, 246
      embolização da artéria uterina, 249
      expectante, 247
      terapia medicamentosa, 247
      tratamento
         cirúrgico, 249
         hormonal, 247
      ultrassom focalizado – guiado por ressonância nuclear magnética, 249

N

Nutrição, 107
   aspectos básicos dos alimentos, 108
      alimentos funcionais, 109
      nutrientes essenciais, 109
   comorbidades no climatério, nutrição e desvios ponderais, 107
   recomendações dietéticas no climatério e após a menopausa, 110

O

Osteopenia e osteoporose, 189
   conceito, 189
   densidade mineral óssea (DMO), 193
   diagnóstico, 192
   etiologia, 190
   exames laboratoriais, 194
   fatores de risco, 191
   fisiologia da formação óssea/patogenia, 189
   marcadores bioquímicos de remodelação óssea, 195
   medidas não farmacológicas, 195
   monitoração de tratamento, 199
   prevenção/tratamento, 195
   quadro clínico, 192
   terapia farmacológica, 199
Outros tipos de câncer, 427
   câncer
      da tuba uterina, 434

da vagina, 431
de traqueia, brônquio e pulmão, 430
do cólon e reto, 428
  grupos de risco, 429
  rastreamento, 428
  risco
    alto, 429
    elevado, 429
    normal (populacional), 429
do estômago, 430
vitamina D no CCR, 429

P

Peculiaridades das cardiopatias na mulher, 177
  classificação do risco cardiovascular, 179
  epidemiologia, 177
  fatores de risco, 180
    diabetes, 181
    hipertensão arterial, 182
    idade, 181
    lípides, 181
    sedentarismo, 182
    síndrome metabólica (SM), 182
    tabagismo, 182
  prevenção da doença cardiovascular, 183
    cardiopatia isquêmica na mulher, 185
    intervenções em fatores de risco e intervenções medicamentosas, 184
      diabetes, 185
      lípides, 185
      pressão arterial, 184
    intervenções no estilo de vida, 183
      atividade física, 183
      depressão, 184
      dieta, 184
      peso, 184
      reabilitação cardíaca, 184
      tabagismo, 183
Perspectivas da terapia hormonal, 587
  indicações atuais da terapia hormonal no climatério, 587
  janela de oportunidade, 588
  perspectivas terapêuticas, 588
  terapia estrogênica isolada, 588
Pólipos endometriais no climatério, 233
  diagnóstico, 235
    curetagem uterina, 236
      biópsia endometrial e, 237
    diferencial, 237

histeroscopia diagnóstica, 236
histerossonografia, 236
outros métodos diagnósticos, 237
ressonância nuclear magnética (RNM), 236
ultrassonografia pélvica, 235
pólipos endometriais e climatério, 234
quadro clínico, 235
tratamento, 237
histeroscopia cirúrgica, 237

Q

Qualidade de vida e climatério, 35

R

Resposta sexual no climatério, 81
avaliação da função sexual, 83
tratamento das disfunções sexuais, 84
Ressonância magnética, 511
aplicações da RM mamária, 513
futuro da ressonância magnética na ginecologia, 525
influência hormonal, 513
operacionalização e segurança, 522
princípios técnicos e conceitos básicos, 512
ressonância magnética
da pelve, 521
das mamas, 511
para patologia ginecológica, 522

S

Síndrome metabólica, 287
dislipidemia aterogênica, 288
estados pró-inflamatório e pró-trombótico, 290
hipertensão arterial sistêmica, 289
obesidade, 288
prevenção e tratamento da SM, 290
resistência à insulina, 289
Sintomas no climatério, 45
psicológicos e psicogênicos, 51
urogenitais, 63
atrofia
genital, 63
uretral, 64
sintomas da atrofia urogenital, 65

vulva, 64

vasomotores (ondas de calor), 47

T

Terapia hormonal em situações especiais, 571
- diabetes mellitus, 574
- dislipidemia, 573
- doenças autoimunes, 575
  - artrite reumatoide, 576
  - esclerose múltipla, 577
  - falência ovariana prematura, 576
  - lúpus eritematoso sistêmico, 575
  - púrpura trombocitopênica idiopática, 577
  - tireoidite de Hashimoto, 577
- hipertensão arterial sistêmica, 571
  - mecanismo de ação dos estrogênios e progestógenos sobre a pressão arterial, 571
  - TH em mulheres hipertensas, 572

Tibolona, 559
- libido e sexualidade, 561
- sintomas
  - climatéricos, 560
  - urogenitais, 560

Tratamento das ondas de calor em mulheres com contraindicação à terapia hormonal, 601
- fisiopatologia dos sintomas vasomotores, 603
- tratamento não hormonal dos sintomas vasomotores, 604
  - acupuntura, 606
  - bloqueio do gânglio estrelado, 611
  - fitoestrogênios, 607
  - fitoterapia, 608
  - hipnose, 607
  - mudanças de estilo de vida, 605
  - técnicas médicas psicocorporais, 606

Tratamento farmacológico das disfunções sexuais, 89
- ciclo
  - da resposta sexual, 89
  - hormonal, neurotransmissores e função sexual, 89
- climatério e função sexual, 91
- terapia hormonal, 91
  - de-hidroepiandrosterona (DHEA), 93
  - estrógenos, 91
  - testosterona, 92
  - tibolona, 93
  - vias de administração dos androgênios, 92
- tratamento(s), 91
  - não hormonais, 93
    - agentes farmacológicos monoamina, 94
    - fibanserina, 93

inibidores da fosfodiesterase tipo 5 (PDE5I), 94
outros medicamentos, 94
Tratamento fitoterápico, 617
Cimicifuga racemosa (L.) Nutt., 637
considerações gerais, 619
espécies vegetais oficializadas na assistência farmacêutica financiada pelo Ministério da
Saúde: considerações gerais, 657
alcachofra, 657
aroeira, 663
cáscara sagrada, 658
espinheira-santa, 659
garra-do-diabo, 658
guaco, 660
soja, 661
unha-de-gato, 660
Glycine max (L.) Merr. e Trifolium pratense L., 625
ômega 6, 651
Tribulus Terrestris, 645
considerações gerais: sexualidade humana, 645
contraindicações, 648
disfunção sexual e, 646
efeitos adversos, 648
posologia, 648
revisão da eficácia clínica, 646
transtorno do desejo sexual hipoativo, 646
Tratamento hormonal, 545
Tratamento no período de transição menopausal, 565
sintomas, 566
tratamento hormonal, 566

U

Ultrassonografia, 471
ultrassonografia e climatério, 472

V

Vacinas, 137
Vias de administração e esquemas terapêuticos, 591